电子病历技术与应用

主　审　刘海一　薛万国

主　编　李小华　李华才

副主编（以姓氏笔画为序）

龙　武　严静东　杨　眉　吴庆斌
陈联忠　周　毅　赵　霞　鲁冰青

编　委（以姓氏笔画为序）

王　琼　广州医科大学附属第三医院
龙　武　北大医疗信息技术有限公司
叶　凯　江苏曼荼罗软件股份有限公司
孙　超　江苏曼荼罗软件股份有限公司
严静东　南方医科大学南方医院
李小华　广州总医院
李华才　《中国数字医学》杂志社
李济忠　中山大学附属第五医院
杨　眉　武警广东省总队医院
吴庆斌　暨南大学附属第一医院
邱　扬　汕头市中心医院
何必航　浙江和仁科技股份有限公司
陈　坚　智业软件股份有限公司
陈联忠　北京嘉和美康信息技术有限公司
周　毅　中山大学
赵　霞　广州总医院
胡占生　广州总医院
袁　浩　北大医疗信息技术有限公司
黄永健　北京嘉和美康信息技术有限公司
曹晓均　广州市妇女儿童医疗中心
常　奕　珠海市人民医院
鲁冰青　江苏曼荼罗软件股份有限公司

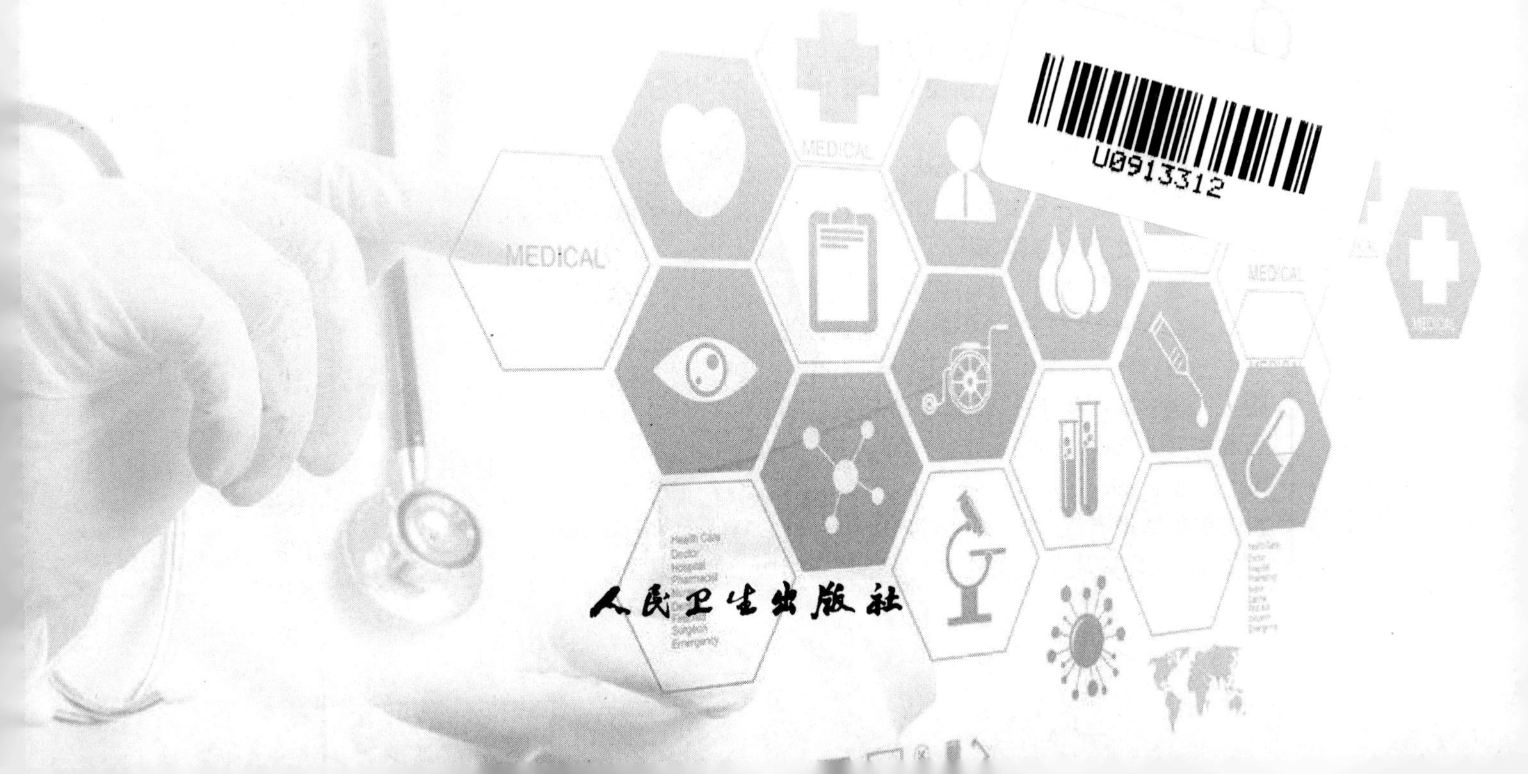

人民卫生出版社

图书在版编目(CIP)数据

电子病历技术与应用/李小华，李华才主编.—北京：人民卫生出版社，2017

ISBN 978-7-117-24104-5

Ⅰ.①电…　Ⅱ.①李…　②李…　Ⅲ.①电子技术-应用-病案-基本知识　Ⅳ.①R197.323

中国版本图书馆 CIP 数据核字(2017)第 063287 号

电子病历技术与应用

主　　编：李小华　李华才
出版发行：人民卫生出版社（中继线 010-59780011）
地　　址：北京市朝阳区潘家园南里 19 号
邮　　编：100021
E - mail：pmph @ pmph.com
购书热线：010-59787592　010-59787584　010-65264830
印　　刷：北京人卫印刷厂
经　　销：新华书店
开　　本：889×1194　1/16　　**印张：**29
字　　数：960 千字
版　　次：2017 年 5 月第 1 版　2017 年 5 月第 1 版第 1 次印刷
标准书号：ISBN 978-7-117-24104-5/R・24105
定　　价：89.00 元

前言

电子病历和电子病历系统在医院信息化建设中具有重要的地位，电子病历是医疗信息的核心部分，电子病历系统则是医院信息化建设的重点工程。2009 年《中共中央、国务院关于深化医药卫生体制改革的意见》提出要以医院管理和电子病历为重点，推进医院信息化建设。2009 年以来，国内先后出台了《电子病历基本架构与数据标准(试行)》《电子病历基本规范(试行)》《电子病历系统功能规范(试行)》《基于电子病历的医院信息平台建设技术解决方案》《电子病历系统功能应用水平分级评价方法和标准》《基于电子病历的医院信息平台技术规范》《电子病历共享文档规范》《电子病历与医院信息平台标准符合性测试规范》《电子病历应用规范》等一系列电子病历相关标准规范，从国家和行业层面大力推动电子病历的应用和发展。

相比电子病历和电子病历系统在国内的广泛应用，国内电子病历方面的专著还较少。对国内电子病历的技术与应用做一个整理和展望，为同行提供一部专业参考书，是我多年的愿望。这个想法得到了李华才教授的大力支持，在他的共同主持下，终于在一年前得以启动本书的编写工作。

参加本书编写的作者都是医疗卫生信息行业的专家学者，特别是几位电子病历系统研发专家的加入，大大地提升了本书的关键技术和新技术含量，使读者能够更深入、细致和全面地了解电子病历的技术与应用。

本书由刘海一教授和薛万国教授担任主审，他们是国内电子病历领域的探索者、实践者和引领者，在电子病历的研究和应用方面有很深的造诣。两位教授在百忙中对全书做了认真的审阅，对组织编排、内容编写、关键技术等都提出了具体的指导意见，使得本书能以高水准与读者见面。

衷心感谢两位主审和各位编委对本书作出的贡献，将国内电子病历技术与应用的最新技术和发展成果展现在读者面前。

本书分为四篇，分别为概论篇、电子病历篇、电子病历系统篇和实例篇。概论篇，介绍电子病历与电子病历系统的基本概念和原理；电子病历篇，从信息技术的角度，介绍电子病历的结构、标准、质量管理、安全与隐私保护、应用等内容；电子病历系统篇，从系统软件的角度，介绍电子病历系统的模型、架构、功能、标准、测评和应用等内容；实例篇，介绍了目前国内几家具有代表性的电子病历系统。

本书基于关键技术和实际应用，对电子病历和电子病历系统做了详细介绍，内容丰富、结构严谨、条理清晰、深入浅出，适合于电子病历及电子病历系统的应用、研发、教学和培训使用。

由于水平所限，书中必有不当之处，敬请读者批评指正。

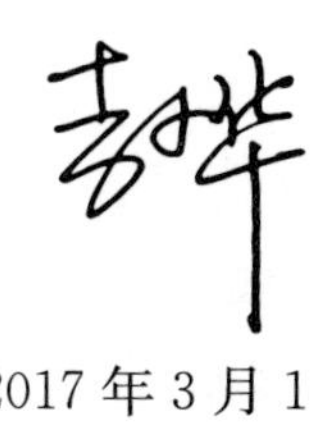

2017 年 3 月 1 日

目 录

概 论 篇

电子病历篇

电子病历系统篇

实 例 篇

概　论　篇

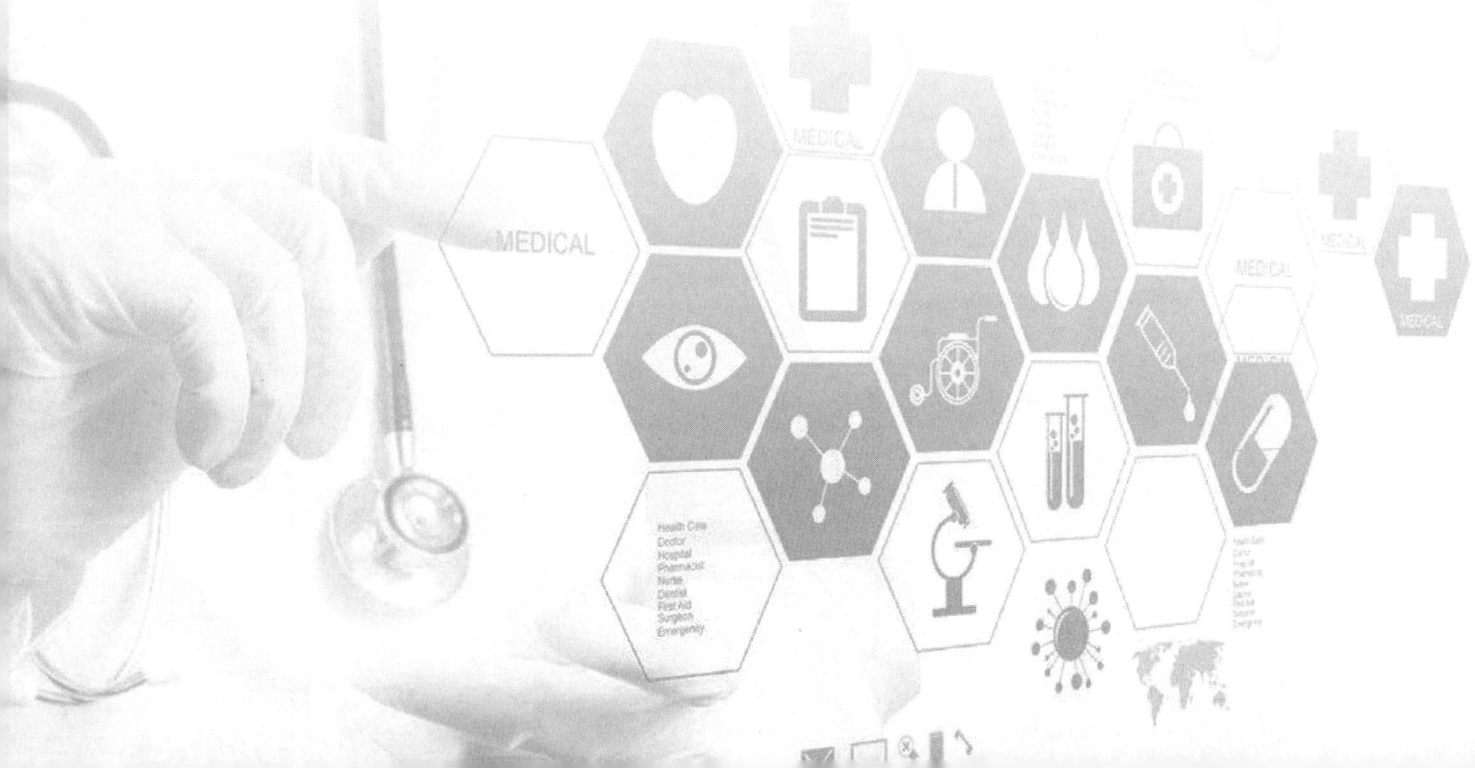

第一章 电子病历

电子病历的产生与发展经历着传统纸质病历电子化、电子病历结构化、电子病历专科化、电子病历集成化、电子病历智能化等发展过程,基于电子病历的医院信息平台的建设,标志了电子病历已经成为医院信息化建设和应用的核心内容。电子病历是随着医院信息化建设与信息技术的发展而不断改进、提升和完善的过程,同时也是一个不断演化、递进和永无止境的发展过程。

第一节 电子病历概述

一、电子病历定义

电子病历是医疗工作的全面记录,客观地反映疾病病情、检查、诊断、治疗及其转归的全过程,是医务人员在医疗活动过程中形成的所有文字、数据、图表、影像等资料的有机整合。电子病历是患者在医疗机构内接受各种医疗服务过程中产生的临床诊疗和指导干预的数据集成,是随着患者诊疗过程逐步生成和记录存储。电子病历改变了传统纸质病历的应用模式,它不仅仅是纸质病历的电子化,而且建立了一个以患者为中心的信息资源库,为各医疗机构的医护人员提供患者信息的实时访问和共享,以及基于电子病历的应用服务。

电子病历由医院电子病历系统(EMRs)生成并整合,其内容来源于医疗机构中部署运行的所有临床信息系统,如医嘱系统、影像系统、检验系统、手术麻醉系统等系统所产生的电子记录。就电子病历本身来讲,表面上看其包含的内容是纸质病案的全部内容,包括病案首页、病程记录、护理记录、手术记录、麻醉记录、检验检查报告和各类知情同意书。从数据角度看,电子病历包括患者基本信息、患者病史、药物过敏史、免疫情况、实验室检测结果、各类放射影像、生命体征信息和账单信息等。这些数据记录不仅在医疗机构内部使用,而且可以通过区域医疗及远程医疗系统或其他信息网络进行共享和交换。

2009 年 12 月,原卫生部发布的《电子病历基本架构与数据标准》中将电子病历(Electronic Medical Record,EMR)定义为:由医疗机构以电子化方式创建、保存和使用的,重点针对门诊、住院患者(或保健对象)临床诊疗和指导干预信息的数据集成系统。是居民个人在医疗机构历次就诊过程中产生和被记录的完整、详细的临床信息资源。

国际电子病历协会(The Computer-based Patient Record Institute,CPRI)对电子病历的定义为:获取、存储、处理、保密、安全、传输、显示病人有关医疗信息的技术。目前国际更为通用的是电子健康记录(Electronic Health Record,EHR)的概念,它更包含了免疫接种、接受保健服务、参与健康教育活动的记录等其他内容,因其共享特征及适用人群的全覆盖而使其在大健康领域中具有更广泛而实际的意义。

从定义来看,我国更偏向于电子病历在医疗机构中的应用,而国际上并未强调应用主体限于医疗机构而更呈多元化和广泛性,同时将保密、安全和传输(即共享性的需求)列于与应用同等重要的地位。

二、电子病历架构

根据《电子病历基本架构与数据标准(试行)》(卫办发〔2009〕130号)中的描述,电子病历是居民健康档案的主要信息来源和重要组成部分。健康档案对电子病历的信息需求并非全部,具有高度的目的性和抽象性,是电子病历在概念上的延伸和扩展。

电子病历架构遵循健康档案架构的时序三维概念模型,是健康档案架构在医疗服务领域的具体体现。健康档案架构的三个维度分别是生命阶段、健康和疾病问题、卫生服务活动(或干预措施),电子病历中分别体现为就诊时间、就诊问题、医疗服务活动。电子病历以居民个人为主线,将居民个人在医疗机构中的历次就诊时间、疾病或健康问题、针对性的医疗服务活动以及所记录的相关信息有机地关联起来,并对所记录的海量信息进行科学分类和抽象描述,使之系统化、条理化和结构化。电子病历三维架构如图1-1所示,此图是参考了健康档案的三维架构制作的。

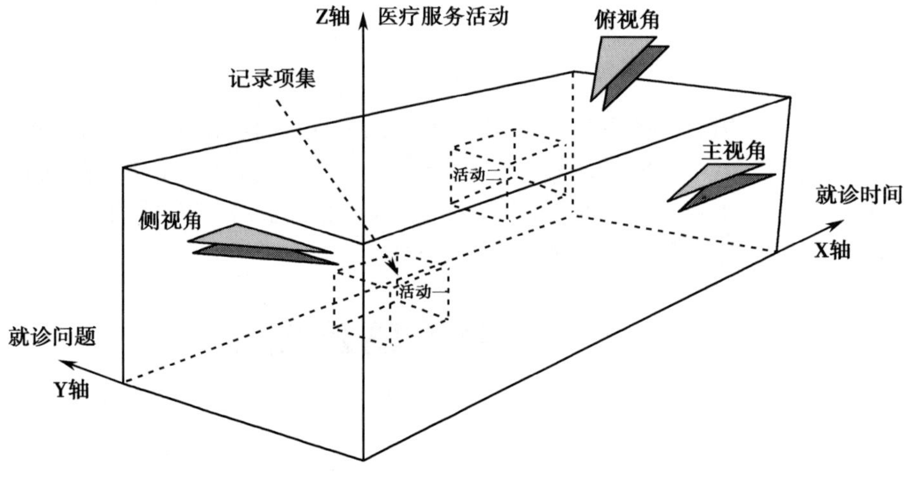

图1-1 电子病历三维架构图

电子病历的三维架构描述如下:

电子病历的三维概念模型,可以清晰地反映出就诊时间(x轴)、就诊问题(主要健康和疾病问题)(y轴)、医疗服务活动(z轴)三者之间的相互联系。由于三维空间中的任意一个空间位置都对应着某个特定的医疗服务活动记录,从而构成了一个完整、立体的医疗服务活动记录,这些医疗服务活动记录全面地反映了电子病历内容的全貌。电子病历架构的三维坐标轴上,某一区间连线所圈定的空间域,表示居民个人在特定的就诊时间,因某种疾病或健康问题而接受相应的医疗服务所记录的临床信息数据集。理论上一份完整的电子病历是由人的整个生命过程中,在医疗机构历次就诊所产生和被记录的所有临床信息数据集构成。

电子病历明确了临床信息系统的数据架构,一份患者的电子病历是在医疗机构历次就诊时所产生和被记录的所有诊疗活动的完整记录,是以历次就诊、健康和疾病问题、医疗服务活动(或干预措施)作为三个维度构建的一个逻辑架构,用于全面、有效、多视角地描述电子病历的组成结构以及复杂信息间的内在联系。通过一定的时序性、层次性和逻辑性,将历次就诊的健康和疾病问题、针对性的医疗服务(或干预措施)以及所记录的相关信息有机地关联起来，并对所记录的海量信息进行科学分类和抽象描述，使之系统化、条理化和结构化。

三、电子病历数据结构

电子病历数据结构是电子病历概念中重要的内容，定义良好的数据模型可以反映业务模式的本质，确保信息架构能为业务需求提供全面、一致、完整的高质量共享数据，且为划分应用系统边界、明确数据引用关系、定义应用系统间的集成接口提供开发依据。良好的数据建模与数据标准的制定是实现数据共享、保证信息一致性、完整性与准确性的基础。电子病历数据结构如图 1-2 所示。

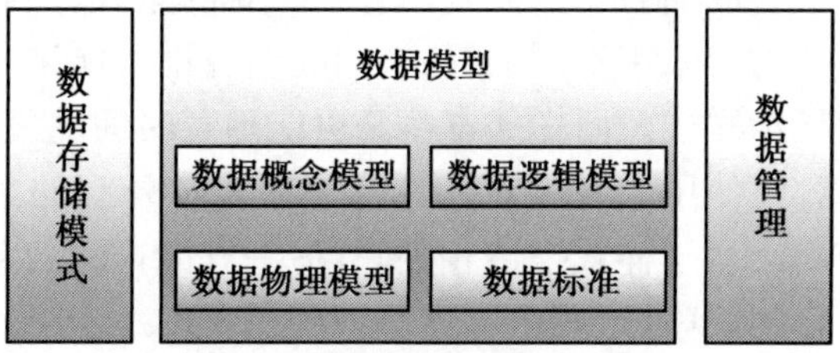

图 1-2 电子病历数据结构图

电子病历数据模型分为：数据概念模型、数据逻辑模型、数据物理模型。数据概念模型是对电子病历各种数据的最高层抽象，用来描述临床信息的概念化结构，数据范围以及数据之间的联系等，与具体业务域和技术实现方法无关。数据概念模型的特点是凌驾于个别业务需求之上，满足全局的共性需求。数据逻辑模型是用户对某一业务域内对数据的抽象描述，从具体的一个业务域提出对数据内容和逻辑关系的理解，而与信息技术实现方法无关。数据逻辑模型的特点是技术无关性。数据物理模型是描述数据具体存储实现方式，例如使用什么数据库系统或使用什么存储介质。

数据概念模型提供了一个易于理解的电子病历的整体信息定义框架，是电子病历信息模型的基础架构。在数据概念模型的指导下，可以针对各个具体的业务域建立相应的逻辑数据模型。因此，数据概念模型将为基于电子病历的区域临床信息系统的开发提供一个整体信息框架和数据应用指南。

数据逻辑模型描述具体的电子病历信息，它与数据概念模型一样独立于任何具体的信息系统。其作用是为电子病历中来源于各种卫生服务活动的所有记录信息，建立一个统一的标准化的数据表达模式和信息分类框架，并方便对这些信息的快速理解和实现电子病历等临床信息的信息共享。

基于电子病历的临床信息系统中，建立数据模型的目的是为了更全面地理解信息和描述信息。数据模型有利于支持多个信息系统的开发，减少重复性工作，降低开发成本，加快系统的开发速度。在同一个数据模型指导下开发的多个系统间具有良好的信息一致性，为系统间的数据交换与共享奠定了基础。

四、电子病历标准

原卫生部的卫生信息标准专业委员会结合我国国情和深化医改的需求，提出“国家卫生信息标准体系基本框架”，旨在实现卫生信息互联互通和信息共享，并将基础类标准、数据类标准和以信息集成交换平台为核心的技术类标准作为卫生信息标准工作初期的重点任务。我国电子病历标准体系遵循卫生信息标准体系的主题框架标准，国家相继制定了《国家卫生信息标准基础框架》《中国医院信息基本数据集标准》《国家公共卫生信息系统基本数据集标准》《电子病历基本数据集》《电子病历共享文档规范》《基于电子病历的医院信息平台技术规范》和《电子病历与医院信息平台标准符合性测试规范》等一系列卫生信息标准，涉及基础类标准、数据类标准、技术类标准和管理类标准。其中基础类标准包括标准体系与技术指南、医学术语、标识和卫生信息模型；数据类标准包括：数据元与元数据、代码与编码、数据集和卫生信息共享文档；技术类标准包括功能规范、技术规范、安全与隐私和传输与交换；管理类标准包括：建设指南、测试与评价、运维管理和监理与验收。电子病历在整个卫生信息领域处于核心位置，是卫生资源整合、互联互通、信息共享最核心的内容之一。

五、电子病历集成

电子病历作为临床的核心建设内容，不仅是为临床医护人员提供完整的工作环境，同时集成医院各种异构系统的临床数据。根据需要将原本孤立的、封闭的外部数据有机地整合到病案之中。电子病历通过病人主索引服务，实现病人信息的唯一性、数据集成的唯一性，数据不会被覆盖，所有的数据以统一的格式、统一的数据格式、唯一的记录编码集成到电子病历中。电子病历数据集成机制，可以与医疗保险、疾病监控等公共信息系统相连接。

集成是电子病历发展中要考虑的重要问题。在内容上、病历信息来自于多个不同的系统，甚至是不同厂商的系统，病历的内容不断发展变化，需要集成共享；在数据库方式下，将检查报告抽象为一种统一的结构，不能体现各类报告的区别。XML 描述一个文档的基本特征是，使用者可以通过文档类型定义（DTD）来定义文档（病历）的结构。所有遵循这一结构的病历文档通过 XML 分析器（Parser）将其内容还原为结构化的字段并进行处理，这为病历内容的通用化处理奠定了基础。

集成的另一方面是内容与外观的集成。当病历信息在浏览器中显示时，需要规定显示的样式。不同类型的内容采用不同的样式，同类内容也可能采用不同的样式。如：不同科室的检查检验报告，可能希望不同的显示样式。而样式本身又可能随着时间的发展而变化。我们希望样式能与内容一样保存起来，展现病历内容时使用原有样式。这就是内容与外观的集成。我们可以通过两方面的工作实现这一需求：一方面在 XML 中，与样式描述相关联，另一方面，要在存储管理 XML 内容的同时，管理 DTD 和样式描述，并将其与内容相关联，这些由存储管理程序实现。

病历无纸化的首要条件就是实现电子病历的全面性，即电子病历至少应包括纸质病历的所有内容。这就要求医院实施以患者为中心的临床信息系统，并进行集成，构建临床数据中心（Clinical Data Repository，CDR）是实现电子病历全面性的必然途径。CDR 是电子病历系统的核心部分，通过对各类临床数据进行标准化、结构化地表达、组织和存储，为各类信息化应用提供统一的、完整的数据，实现患者门诊、住院、查体等医疗数据集成和长期大容量存储管理。建立统一的临床数据中心，解决可能面临的下述问题：

1. 临床系统更换可能因无法迁移而导致临床数据丢失。
2. 患者的病历信息分散在多个系统之中，导致综合应用困难。
3. 无法有效使用病人既往病历信息。
4. 非标准的病历数据使得未来的科研利用和临床决策支持困难。
5. 无法按照标准统一对院内外共享病历信息。

临床文档库（CDA）建设的最基本要求是对标准的符合性：临床文档库对《电子病历基本数据集》（WS 445-2014）的遵循，能够从数据语义层实现各机构数据统一。而《电子病历共享文档规范》（WST 500X-2016）规定了文档的架构和内容，进一步解决了传输与交换层的统一问题，最终为实现系统之间、平台之间、机构之间的互联互通提供了基础。

临床文档库按照《电子病历基本数据集》（WS 445-2014）和《电子病历共享文档规范》（WST 500X-2016）要求存储来自医疗机构各业务系统的电子病历数据，每一份电子病历数据均采用二维表格式和 XML 文件格式两种存储格式分别存储。电子病历的存在不仅仅是要满足临床信息查询的需要，更重要的是要满足临床决策、教学、科研的深层次的要求。

六、电子病历应用

（一）电子病历在临床诊疗中的应用

1. 电子病历共享浏览　依据国家卫生计生委下发的电子病历数据集标准，建立院内统一的临床数据标准规范，实现全电子病历集成视图，利用临床数据中心数据，按照标准及医疗视图逻辑，展示各类临床数据，帮助医师全面实时的掌握患者各类临床数据，及时采取相应的医疗措施，减少医疗错误。电子病历文档作为临床业务中最重要的信息载体，它的信息与数据来源于各个日常不断运转的业务系统中，患者历次在本院就诊的信息不仅仅分散存储在各业务系统中，还通过数据采集平台统一整合存储到医院信息集成平台数据中心，并与病人的主索引 MPI 相关联，这使得查询患者在医院的历次和本次诊疗资料成为可能。可浏览的信息主要是患者在本院的既往记录，形成以患者为中心的电子病历视图。将临床医护人员关心的患者生命体征信息、医嘱信息、护理情况、检查检验报告等综合信息在一个界面中以时间为轴线进行集成展现。通过集成视图可以定位到具体的一份护理记录、住院病程记录、手术记录等信息并通过电子病历浏览器展示具体内容。提供患者信息多视角浏览，包括按时间排序、按科别排序、按文书资料类别排序等。

2. 语音识别的病历书写　有些医院已经尝试将语音识别技术引入电子病历的书写之中，医生利用麦克风述说病历内容，语音识别软件可以实时将语音转换成汉字，实时将文本插入到需要输入的地方，有效提高了文本输入效率。语音识别技术可以用在查房记录、手术记录、医技报告录入等平时需要口述、手记的应用系统中。

3. 移动医疗应用　移动医疗系统的应用是基于电子病历的后续延伸应用，能够为患者提供更加安全、高效、便捷的服务。移动电子病历是基于无线网络和移动平台软硬件技术，如移动推车、掌上电脑或智能手机，使用电子病历系统。为体现移动应用，移动电子病历系统需要为移动平台定制，医疗信息的传递更加快捷、医疗数据更加翔实直接。应用移动医疗系统，实现病人床边护理工作的信息化操作，医嘱的现场录入、医嘱现场执行，达到优化医护流程、提升工作效率、降低医疗差错、提高服务和质量的目的。

随着移动设备本身功能和性能不断提升，特别是拍照、录像、录音性能日益优化，也促进移动电子病历中不仅可以记录文字，医生也可以用移动设备的拍照、录音录像功能，将诊疗相关的图片和音、视频记录加入电子病历中，可以更加详细直观，方便于以后的阅读和跟踪，也有利于日后的科研和教学工作。基于移动电子病历，患者可以通过视频或者文字随时与主管医生交流病情，医生可以随时在必要时提醒患者服药和锻炼等，以获得更好的医疗效果，维系医患关系，满足除查房之外的医患沟通需求。

4. 临床医疗协同应用　在医院运转过程中，存在许多的事件，包括医疗事件和管理事件等，这些事件的发生需要医务人员或管理者及时做出相应的处置。基于平台，在发生任何医疗行为事件时，对关系用户进行实时提醒，加强院内医疗协同，让医护人员的临床工作由被动变主动。

基于电子病历的临床医疗协同应用包括：

(1)医护协同：主要是医嘱开立执行的协同。

(2)临床医技协同：医生开立医嘱、医技科室自动登记、检验检查报告发布、医生及时查看处理的协同。

(3)临床手术室协同：临床医生进行手术通知、手术室进行手术安排准备。

(二) 电子病历在临床辅助决策中的应用

1. 医院管理指标的决策分析　医疗管理是指对医院诊疗活动和医疗费用进行全过程监控，从工作效率、工作负荷、患者负担、医疗质量等多方面进行统计分析，帮助管理者从全局的角度掌握医院的整体运营状况，保障医院医疗活动的质量和安全，合理控制医疗费用。在医院临床数据中心统一的数据模型及内容标准下，利用数据挖掘工具及分析模型，生成各种分析统计报表，建立医疗监控模型，业务系统可以通过监控模型进行实时的医疗行为监控，整体提高医院医疗质量。决策分析指标以图表形式展示管理决策人员最为关心的指标；常规报表展示以报表的形式展示医院关心的指标，深度分析挖掘以图表形式展示疾病谱分析、用药分析、工作量分析等内容，多角度、多层次、深入地分析医疗业务指标。对临床数据进行抽取和分析，实时分析处理数据，使用者可以随时了解到医院当时的各种情况，同时能从不同角度对数据进行分析，为医院管理者提供多样化决策支持分析，快速的展示各种业务统计分析的报表及结果。

2. 临床医疗事件的监控　加强医疗质量监督和管理，是促进医疗工作规范化、标准化、制度化和精细化，改善医疗服务，提高医疗服务水平与服务能力的重要举措。基于电子病历的精细化管理，立足管理数据展现和管理流程闭环，重点解决管理决策无依据，形成模糊管理、盲目管理和片面管理等一系列问题。通过门诊住院监控、不良事件上报、重点事件监控、抗生素应用规范化管理、手术及技术项目分级授权、多维度全院大交班、绩效考核等功能的实现，促进医院管理工作和临床工作持续改进。

在整合医院现有业务信息系统的基础上，从管理角度出发，通过信息化手段实现以下机制：

(1)业务流程闭环管理机制：根据平台设置，系统从各个业务模块中获取数据，设置自动向相关责任人、责任部门和管理者发送消息提醒，由管理部门根据需要对消息及时进行批示，临床工作者根据批示执行，打造覆盖全院“上通下达”的消息网络，严格按照对各项业务流程进行闭环管理，保障临床行为的规范性和可追溯性。医院质管办定期对医院的各类事件进行分析，形成持续改进的建议，提交院领导决策。

(2)全院大交班机制：系统从各个业务模块中获取数据，自动生成全院大交班信息，在每日(周)晨会上面向医院的主要领导和主要职能科室负责人进行展示，使管理人员能够在短时间内掌握医院现在的主要情况和重点事件，交班事项包括覆盖医院运营指标达成情况、重点事件、重点患者、各类不良事件数据、患者表扬投诉情况等。

(3)绩效考核机制：由医院质管办对各类主动登记、主动上报或系统自动获得的事件和数据进行定性分析评价，分析结果发送给绩效考核系统，与医务人员奖惩挂钩。

（三）电子病历在临床科研中的应用

建立科研数据资源库，形成可支持未来临床研究的信息储备。从院内系统自动采集的信息经过以病人为中心、以时间为顺序的重新组织，通过持续的信息积累，形成不断增长的临床研究资源，达到一定程度即可支持疾病领域的多种临床研究。建立科研电子病历采集系统，构建科研数据资源库模型，为临床科研医生提供数据和工具支持。

1. 建立临床大数据搜索引擎　实现对医院结构化和非结构化数据的智能搜索，电子病历内容的调阅与利用，方便医生检索和利用临床数据资料。以电子病历大数据为核心，利用计算机技术对本院的历史病例进行搜集、整理、分析，在疾病的整个诊断和治疗过程中提供全方位的提示，包括知识库搜索、知识库管理、分科决策主题配置等。

2. 建立基于病种的临床科研分析系统　基于自定义病种的入组排除规则筛选出需要进行临床科研随访、临床指标科研分析的病例。根据制定病种的相关临床指标，确定计算与分析算法，进行专科病种的科研数据分析。按照相关专业组制定的随访计划与标准化随访模板，补充该病种需要完善的临床数据。临床科研分析系统将实现临床指标数据特征展示。

3. 建立临床循证知识推送系统　利用计算机技术对医院的历史病例进行搜集、整理、分析，在疾病的整个诊断和治疗过程中提供全方位的提示，包括临床循证知识推送、知识库搜索、知识库管理、分科决策主题配置等。

（四）电子病历在互联网医疗中的应用

利用互联网技术开设网络门诊，患者就医过程可在线上进行。传统的患者就诊信息归属所就诊的医院，而电子病历如果通用，数据私有化就会消除，就诊信息将归属于患者。如此，患者可以将其发送给网络主治医生或上传到“云端”进行分析判断。居民的电子病历建档后，只有经过患者本人的授权，医生才能阅览，了解患者历史病情，并把新的诊疗结果输入到电子病历系统中，确认存档；医生对病历的每一次修改都要存档在案。患者可以在线上直接查阅医生诊断结果和开出的处方。

若要实现线上诊疗，需要线上线下有机结合。而线上诊疗包括线上预诊和线上复诊业务，患者线上挂号候诊，线上预诊部分是网络门诊的医生开完医嘱后，患者网上支付检查费用便可以去相应的医疗机构进行检验检查；线下部分主要是患者进行检查检验，并把检查结果收集全，通过线上诊疗平台进行复诊。

线上预诊结束后，需要借助线下检查，将医疗机构内现有检查设备（如 X 光机，超声机等）生成的结果进行数字化转换并形成结构化数据，然后集中上传至网络服务器。患者复诊时，利用线上诊疗平台进行预约，医生通过网络远程访问病历数据，实现线上诊疗。患者登录系统，若是初次诊疗，则新增线上诊疗申请，若是复诊，则上传病历、检验检查资料，进行电子病历读取操作。系统管理员端对会诊和会议进行管理。管理员查看会诊申请并安排专家，患者和专家便可查看会诊安排，若是复诊，专家端则读取病历。申请端和专家端进行视频会诊，专家端制订治疗方案并下达医嘱，进行病历录入。管理员端对会诊进行评价，并上传会诊报告，写入病历。申请端读取病历，查看会诊报告，在线会诊便结束。

（五）电子病历在区域医疗中的应用

1. 区域电子病历信息共享　病历文书内容的共享是区域医疗信息化的基础。医疗数据和信息的共享，不仅可以避免重复检查检验，而且可以通过区域医疗数据中心与区域医院实现数据集成与联动。医院每天定时将当天的病历、检查、检验报告数据上传到平台，病人在医院就诊时系统实时连接到中心平台，通过病人的“统一就诊号”检索该病人近期在其他医院是否做过同类的检查检验项目，如果有，则调出报告内容，供医生浏览，医生视具体情况考虑是否取消开立的属于重复检查的项目。

2. 区域医疗质控　对临床病历和病案的采样，可进行各类的数据采集，如医务人员、临床医疗组、科室、病区、医院等，然后按照质控模板定义的质控逻辑进行质控调查。建立临床电子病历实时、主动、自定义的医疗数据中心的区域医疗质控体系，辅助主管部门实现对下属医疗机构的临床质控、诊疗关键环节监管和护理质量监管，实现对医疗差错等高风险医疗安全事件的监控、预警和报告。

3. 远程会诊　基于电子病历共享的一体化远程诊疗协同，以电子病历共享和互操作为基础，高清音频和视频信号进行实时交流，诊断意见和治疗方案直接写入共享电子病历。通过对区域电子病历的共享，可方便医务人员跨机构快速全面掌握患者的诊疗信息。结合各种医学专家知识库并应用计算机人工智能、通讯技术等科学手段来辅助基层卫生机构医务人员提供最佳就诊流程及提高诊疗医技的同时，可最大化的减少误诊率，规范医疗行为、提高医疗质量，节约医疗成本。

（六）电子病历在公共卫生中的应用

基于电子病历数据的区域疾病自动监测，可改进现有的疾病上报模式。当发生大疫情时，能够使相关人员及时了解潜在的病患，做到早发现早处理早控制。新的模式可以对临床医疗信息进行实时或准实时的自动监控，在第一时间，将疾病发生的信息汇集到数据中心进行提醒和疾病的统计分析。这些信息可以是症状、体征、病情的时间变化过程、症状体征相关的临床检验数据、症状体征相关的医学影像报告、症状体征相关的处方和医嘱项等。改进现有的疾病手工填写或者电话上报模式，提高疾病监控的准确性和效率。

将慢性病患者和高危人群在各级医疗卫生机构诊治情况、健康档案管理及新农合中的信息共享，动态监测收集、上报、分析，慢性病发病、死亡、就诊情况，慢性病患者和高危人群管理管理情况，以及慢性病危险因素情况，为政府决策提供依据。

七、电子病历安全与隐私

随着信息技术的快速发展，越来越多的医疗机构加速实施基于信息化平台的整体建设，以提高医疗机构的服务水平与核心竞争力，其中电子病历建设是医疗卫生信息化建设的重点。随着电子病历的普及及深入应用，不可避免地带来患者个人医疗健康信息隐私保护问题。保障患者权益、尊重和保护患者隐私、保证患者的医疗信息安全是医疗机构应尽的责任和义务。提升电子病历的安全性，需要法律法规的保障，同时匹配相应的技术手段，才能满足人们日益增长的医疗卫生需求，更好地为卫生事业服务。

第二节 国外电子病历发展概况

电子病历是获取、存取、处理、保密、安全、传输、显示病人有关医疗信息的技术。它是一个庞大的系统工程，涉及技术、网络、软件、管理、系统安全等多方面问题。随着管理科学和信息技术的发展，世界各国（特别是经济发达的国家）都非常重视电子病历的系统研发和临床应用，纷纷制定一系列相应的政策法规、标准规范、方案举措，大力推进电子病历的普及应用。目前，电子病历在欧美等发达国家的应用已经覆盖临床决策、医疗教育、科研文献检索、患者服务、医院信息系统建设与规划、医疗保险、远程会诊等方面。

一、美洲

（一）美国

美国是研究电子病历最早的国家，最早可追溯到1960年，以美国麻省总医院为代表开发的门诊电子病历并投入使用。1972年，Regenstreif Institute 推出了医学信息系统 RMIS，相当于表格式电子病历，通过手写的方式，固定必须填写的内容，再由专人录入计算机供医护人员查阅。

20世纪80年代中期，美国政府投资为其退伍军人事务部成功开发出一套具有电子病历功能的分散式医院通讯系统（Decentralize Hospital Communication Program，DHCP），实现了所有的退伍军人医院共享医疗信息。1991年，美国国家科学院医学研究所发表了题为“CPR 是医疗保健的基本技术”的研究报告，总结了实现病历记录计算机化的经验，提出了推动 CPR 发展的多项建议。1994年，西门子公司（SNI）推出了多媒体电子病历记录系统（View scope），该系统是集图像、视频、声频以及文本于一体的多媒体微型计算机系统，它能从多种数据源同时存取信息，使医务人员能从一台普通的微机上一次查阅有关病人的所有病历记录。

1991年和1997年，美国医药研究所（Institute of Medicine）先后两次开展了电子病历进展状况研究，并分别于出版了电子病历研究进展报告：电子病历——一项用于保健的基础技术，对电子病历的概念、意义、进展及存在的困难进行了综述。该书把电子病历称为 Computer-Based Patient Record。他们不仅对电子病历的发展进行了比较系统的研究，而且组织了一个松散的电子病历研究机构——电子病历研究所。

说到美国政府推进电子病历的发展，还得从1997年总统克林顿制定的政府电子病历行动计划。1997年，美国总统克林顿制定了政府电子病历行动计划，把电子病历档案作为全民健康保障的重要措施。并于1999年设立了政府电子病历研究课题。

2003 年，美国最大的非盈利性健康计划和综合医疗服务机构 Kaiser Permanente(KP)启动了一个关于电子病历档案数据共享的项目，计划 10 年的时间投资 45 亿美元来实现医疗信息共享，以提高病人安全以及护理的质量和效率。该项目全面覆盖全美的六个州，2010 年在北加州地区部署。它使用了最大的电子记录软件提供商 Epic 公司提供的应用软件，并全部基于一个单一的病人信息数据库，用电子病历整合包括救护车护理、住院病人电子医疗系统、预约软件、检查安排和供病人与医生使用的 WEB 门户。

2004 年 1 月，小布什总统在国会演讲中隆重开启电子病历推广仪式，提出了在 10 年内为绝大多数美国人建立电子病历的目标。在布什总统的年度国情咨文中，电子病历的概念也演变成包含个人终生健康状况和医疗保健信息共享的电子健康记录(EHR)，目的是避免医疗事故，降低医疗费用，提高医疗水平，并以 EHR 为基础，预算在 10 年内需投入 2760 亿美元，建立国家健康信息体系(National Health Information Infrastructure，NHII)，实现不同区域和医疗机构之间的信息共享，随后医疗机构使用电子病历的比例呈现了快速增长。

2006 年，美国医疗保健信息与管理系统协会(HIMSS)提出电子病历应用成熟度评估模型(EMRAM)，该模型通过收集医疗 IT 的数据，检测医院核心技术和流程的实施深度、及支持电子化的医疗记录状况，将医院电子病历应用情况由低到高划分为 0 至 7 级，从而确立该医院的信息化水平，这种评估方法已在全球得到广泛应用。

2007 年，卫生信息标准开发的国际组织 HL7 的《电子病历系统功能》获得美国国家标准局(ANSI)正式批准，成为世界上第一个关于电子病历的国家标准。(HIMSS)的电子病历评估模型和 HL7 的《电子病历系统功能》标准对于电子病历开发和应用具有里程碑意义。

2009 年，奥巴马上任后推行新医改，针对电子病历实施了 270 亿美元的经济刺激计划，并且出台了一系列的法律强制性规范，重金奖励推广电子病历的发展。2009 年，奥巴马总统签署的“美国复苏与重新投资法案”(American Recovery and Reinvestment Act)中，把电子病历系统的推广作为法案的重要内容。法案中的核心和关键是对医生“有意义使用”电子病历系统给予财政激励和惩罚。医生要想证明电子病历属于“有意义的使用”需要满足美国老年医疗报销中心 10 个核心指标，以及 10 个“选择性指标”中的 5 个。除此之外，诊所还需要汇报 3 个核心临床质量指标以及 3 个额外的临床指标。

美国政府计划分三个阶段逐步提高电子病历系统有效使用的要求。从概念上看，先从利用电子病历进行数据提取和共享开始，然后利用提取的信息来改进治疗流程，最终是要提高治疗效果。2011～2012 年为第一阶段，主要是基于收集到医疗信息，可以跟踪关键临床条件、沟通医疗诊治需求(包括医疗提供者之间以及医疗提供者和医生之间的沟通)、促进疾病和药品管理以及提供关于医疗质量和公共卫生信息的统计报告。2013 年开始第二阶段：该阶段关注在医疗信息的交换和应用，用以促进、提升单个病人的临床治疗效果。2015 年开始第三阶段：该阶段致力于促进系统改进，改善医疗质量、病人安全和临床效率，增强临床决策，通过自助管理工具支持病人访问医疗信息，同时促进公共人群健康。为此，该法案专门拨付 270 亿美元用于推广医疗信息技术。为配合该法案的执行，美国医疗保险和医疗救助服务中心(CMS)在 2010 年 7 月 13 日正式颁布了电子病历“有效使用”评价第一阶段的评价指标。电子病历“有效使用”(Meaningful Use)评价指标体系的建立，是为了鼓励临床医生和医疗机构积极有效地使用电子病历系统，从而提高临床医疗质量和效率。可以说，电子病历“有效使用”评价指标的颁布和推广，极大地影响和推进了美国电子病历系统的发展。

2015 年，美国医疗保险与医疗补助服务中心(CMS)宣布开始进行第三阶段有意义的使用电子病历。同时，美国国家卫生协调办公室(Office of the National Coordinator for Health IT)也发布了 2015 年电子病历认证标准。根据这份标准，2017 年以前医院可以选择是否遵循此标准，但 2018 年起这份标准将在所有医院强制执行。新的指南包括了一些有关患者的条款的改变。比如其中一项条款将允许把应用程序接口用于患者门户网站，从而使得患者和相关人员安全地传递和访问他们的数据。51.6%的医疗服务提供者表示，选择电子病历的最高标准是连通性或有意义使用。

2009 年以来，无论是小布什政府还是奥巴马政府都在利用政策和财务两个方面推行电子病历的有效使用。从实施结果来看，多数医生和医院都能借助政府补贴切换至电子病历系统。根据相关资料显示：2014 年，美国 61%的医生使用电子病历，比上年上升 50.3%。34.8%的医生使用功能全面的电子病历系统(功能全面覆盖了电子处方、电子图表、与检验和成像中心集成等功能)。使用率最高的医疗专业为诊断(80.6%)、内科/儿科(75.8%)、肾脏学(70.5%)和病理学(69.4%)。

美国电子病历“有效使用”评价指标体系是由美国联邦政府主导、各州政府配合推动的医疗信息化水平评价措施,结合经济激励的手段,直接促进了医院和医生对电子病历系统的使用,极大地推进了电子病历系统完善和发展。

美国电子病历发展经历了自由发展、政府推动、经济刺激三个阶段。其中,研究、标准化和政府三个因素互相促进,起到关键作用。当前,美国政府通过建立标准、产品认证、奖励应用三个环节,大力推动电子病历的有效使用。

在美国政府大力推动电子病历广泛应用的同时,美国在电子病历理论研究方面也最为深入。HIMSS组织的电子病历评估模型将医院电子病历应用情况从低到高划分为0至7级,2011～2012年美国电子病历的发展趋势显示:3级水平的医院占41.3%,为最多,3级以下的医院数量在减少,4级以上水平的医院数量呈增长态势。

(二)加拿大

加拿大政府计划完成一个加拿大公民医疗卫生档案的信息数据库,并于2000年9月建立了加拿大卫生信息通道(health infoway),即加拿大的卫生信息网络系统。2001年制订了《加拿大电子健康记录蓝图》,目标为2016年实现电子健康档案的全民覆盖。

2005年5月,加拿大卫生信息通道宣布投资约1.35亿美元用于建设两个关键的电子健康档案子系统:药物信息系统和诊断影像系统,计划至2012年完成包括健康档案共享、医务人员及患者档案共享、电子病历共享、药物治疗电子共享、远程医疗等8大类电子健康档案系统。2009年3月,加拿大卫生信息通道公布的项目进展报告显示,只有17%的人口已实现电子健康档案的共享交换。

加拿大电子病历系统和电子健康档案的建设目标是以病人为中心,存储居民整个生命过程的临床数据,允许私有、安全的访问存放于电子健康档案中的有效数据;允许更多的点服务应用和数据来源,导入到电子健康档案;同时让更多的用户访问和使用电子健康档案中的数据;互操作,可集成的,基于标准的,可支持更多的内科预约检查和决策支持。

二、欧洲

(一)英国

20世纪80年代,英国政府发起国家卫生信息化战略,2002年开始启动国家医疗IT项目(national program for IT,NPfIT),目标是:利用10年时间为每个公民建立一个全生命周期电子病历系统。2005年,英国卫生部签署了一份价值55亿英镑的合同,为所有NHS机构建立一个综合完整的IT基础网络平台,为5000万民众建立电子健康档案。为此,专门成立了NHS“连接医疗”机构,负责实施国家的医疗规划,在全国实现电子医疗记录、网上选择医疗机构和预约服务、电子处方、卫生网络基础设施等。2006年,英国政府宣布计划把5千万份电子病历放到国家中心电子数据库。

从2000年到2010年,在国家的主导下,英国电子病历研究工作开展得比较全面和深入,建立了整合式IT基础架构与系统,可安全有效地传输医疗健康护理信息。2014年,英国卫生大臣Jeremy Hunt要求NHS体系下所有的基层医疗服务和医院服务都必须在2020年实现电子病历,否则将不再允许接待病人。

(二)法国

根据法国颁布的相关法令,电子病历是指通过互联网访问的电子医疗文档材料,可以在不同卫生机构的专业工作人员之间进行传递。法国的电子病历(法语称为DMP)系统在2010年推出。据了解,法国DMP计划自规划以来,在具体的实施上却不断拖延,所以一直面对着各方面的批评。对于此次,法国卫生部定下了2010年的期限。

2010年末,法国电子健康机构负责人说,现在法国东部的安省,目前有大约5500名医生,在对500多万病人诊治时,使用了电子病历。据法国卫生厅长介绍,电子健康机构在说服医生使用电子病历方面取得重大进展,每个应用电子病历的医生,在今后的三年中会获得政府2万8000元补助,希望到2015年每个人都能用上电子病历。

(三) 瑞典

瑞典的斯德哥尔摩郡区域范围内电子健康档案建设是瑞典的样板和标杆。该郡统辖26个直辖市，拥有190万居民(近20%的瑞典人口)，其每年的卫生IT投入在2亿美金左右。他们的电子病历系统建设目标是通过一个单一的资料库，支撑以病人为中心的完整生命过程的医疗记录保存；面向医疗IT提供通用的存储，通过互联网实现病人主动式自服务、Web服务、临床应用、展现和安全服务等。

目前，全郡医疗卫生从业者和医院管理者，都通过构建跨郡的电子健康档案系统，得到更加便捷有效的为辖内的居民提供高质量的诊疗服务。

(四) 荷兰

荷兰Gorinchem市(县市级范围)的电子健康档案建设具有一定的代表性。该市为了解决病人从一个治疗中心转诊到另一个治疗中心，由于无法共享病人电子病历，导致需要进行重复的医疗卫生检测。他们通过建立一个基于HL7 RIM和HL7的消息机制的卫生信息库和通讯平台，从每天的病人就诊环节，聚合病人相关数据和临床治疗信息为一个单一的电子病历，所有信息源来自于全科医师、医疗专家区域、实验室和药剂师，为居民提供更好的诊疗体验。

三、亚太地区

(一) 澳大利亚

澳大利亚的电子健康档案研究由海洋信息组织(ocean informatics)来负责。其推进电子健康档案的速度也是显而易见的，2006年的电子健康档案覆盖率就已经达到79%。澳大利亚使用名为“clinical packages”的医疗信息系统来实现电子诊疗的全覆盖，该系统以电子处方和电子健康档案为核心，包含了丰富的电子诊疗功能模块。2009年澳大利亚的电子健康档案使用率(全科医生使用电子健康档案的比率)已经上升到了95%。

(二) 日本

20世纪70年代末，日本的一些大型医院开始研究建立HIS(医院信息系统)，计算机化医生医嘱录入系统(CPOE)开始应用。1995年，成立了电子病历开发委员会，出台了《医用画像电子保存的共同规格》。1999年，电子病历被法律允许作为正式的医疗文档。2001年，政府投入200亿日元资助电子病历系统的安装实施。2006年，厚生省在全国推广静冈县的电子病历系统，政府投入8800万日元对该系统进行升级并免费在全国推广。2009年7月，IT战略总部发布了“i-Japan战略2015”，制订了到2015年建立电子健康档案的目标。

(三) 韩国

韩国于1995年将电子健康档案系统引进医院。截至2004年，教学医院应用全功能和基本功能的电子健康档案系统的比例分别为13.3%和53.3%；非公立医院使用上述两种系统的比例分别为7.6%和30.4%。2005年，针对全科医院电子健康档案使用情况的调查结果显示，除药物剂量警报和药物相互作用提醒两项外，其余电子健康档案功能的使用比例均不过半。

第三节 我国电子病历发展概况

我国医院信息化经历了30多年的发展，电子病历的应用是随着医院信息化的发展而不断演变和进化。到目前为止，我国电子病历的发展，应用技术经历了纸质病历电子化、半结构化、结构化到智能化交叉重叠的递进过程，应用轨迹走过了摸索起步、探究前行，普及应用、持续改进，大力发展、强势推进的实践历程。

一、摸索起步，探究前行

电子病历应用的起步，是满足医院信息系统的应用需求而发生发展的。我国医院计算机应用初始于20世纪70年代，从业务数据处理方面开始着手。这个阶段，随着计算机的汉字处理、关系数据库和网络技术的发展，一些医院开始利用计算机录入医嘱、书写病程记录的应用，启动了电子病历边试边用、探究前行的“车轮”。

20 世纪 80 年代，随着改革开放和国外计算机技术的引进，当时较为先进成熟的计算机系统陆续在医疗机构应用，主要用于工资管理、收费统计等方面，逐渐拉开了计算机单机版独立应用的序幕。

20 世纪 90 年代初期，越来越多有思想、有实力的医院开始在患者入出转院、病案统计、药品管理、收费核算使用部门级信息网络管理系统。此后，源于解决医疗收费的需求，医嘱系统的应用开始起步，病历的电子文档或纸质病历的电子化逐渐在一些医院尝试应用。这是因为医院大量用 FoxBase 和 NOWELL 环境建立的集中费用录入系统，为医嘱项目的建立、快速医嘱输入积累了丰富的经验。人们随之希望能够分散地录入医嘱，同时让这些医嘱数据能够解决繁重的医嘱转抄与核对问题。1989 年，解放军总医院开始在 HP3000 小型机的系统上尝试建立医嘱的录入系统，解决了护士的医嘱三次转抄（医嘱记录单、药疗单、治疗单）及核对问题。

20 世纪 90 年代中期，随着信息技术的发展和系统应用的不断深入，一些医院配备了计算机用于录入医嘱的医生工作站，计算机书写病历的尝试得到青睐，纸质病历电子化提到了医院信息系统应用的重要议程。这个系统在一个病区使用直到 1997 年军字一号系统的应用。1994 年，众邦慧智公司开发了一个比较完整的商品化医院信息系统中，已经有了专门以医疗为目的的处理住院医嘱的子系统。一些医院也在尝试扩展医嘱系统的应用范围，逐步扩展出代替护士手工转抄医嘱的功能。1994 年，广东东莞石龙人民医院开发出了对电子病历住院医嘱处理的信息系统，把住院病区、中心药房、住院收费实行联网和信息共享。1998 年"军字一号"医院信息系统中，开发嵌入 Word 方式提供了描述性病历书写的工具，并在解放军总医院的两个科室进行试点试用。1999 年，由于电子化的病历书写能够大大方便病历的编辑修改、减少工作量，深受临床医务人员的欢迎。因此，电子化的病历书写迅速在解放军总医院及数十所军队医院推广应用，并作为军字一号系统（军惠医院信息系统）推广到地方医院应用。

纸质病历电子化或病历的电子文档是电子病历是这个时期的显著特征，其典型的应用方法就是让临床医生使用 Word 或类似文本处理器直接输入病历文本，所提供病历书写工具主要采用文本记录、简单地嵌入 Word、WPS 等编辑工具方式来记录描述性病历，并提供了病历模板、复制与粘贴功能，提高了病历书写和阅读的效率，受到了临床医生的欢迎，但所记录的病历数据通常是纯文本或带编辑记录的文本方式进行存储的，不具备对病历内容进行结构化检索和病历质量控制功能。因此，为提高病历的书写质量和提取有价值的临床信息数据处理分析，医疗信息软件公司和医院在电子病历结构化处理进行了探索。2000 年前后，广州军区总医院研究开发了结构化的病历书写工具。2002 年南京军区总医院肾脏病研究所提出建立能对病历和随访资料进行快速分类检索的电子病历，其与相关信息技术有限公司共同研发，推出了能够将临床资料进行数据结构化处理、以电子病历为主线的临床信息系统。

这个时期，一些临床专科或专科医院开始琢磨表格化电子病历的应用。所谓表格化的电子病历，是按照病历规范制定电子表格，设置医护人员必须填写的固定项目，如体重、血压、脉搏，可能新增的诊断、药物疗法等。如果医生或护士认为工作需要，还可以手写既往病史、检查结果和过去的用药处方等。这种电子表格式的病历对必要的检查、报告填写体现了通用性和便捷性。如中山大学肿瘤医院于 1999 年在住院病历中除病程记录外，对九大肿瘤疾病实行表格式的病历，具有专科特色的病历初见端倪。

二、普及应用，持续改进

随着医院信息化向临床信息系统方向发展，特别是医生工作站的普及应用，人们对于电子病历的关注程度不断提升，对电子病历的研究也受到越来越广泛的重视。从国内期刊与学位论文中可以看出，电子病历相关研究应用文章显示出电子病历研究与应用的路径。1999 年出现了"军字一号工程"电子病历书写系统在医院应用；检索到 2000 年口腔专科电子病历的应用研究；2001 年出现利用 XML 描述结构化病历对电子病历进行质量控制应用的论文；2004 年在论文中出现了结构化电子病历在医院实际应用的案例；2005 年的论文中反映了电子病历整合其他医疗信息的研究内容；2006 年出现了电子病历结合区域医疗健康档案的研究文章。

2000～2010 年这个阶段，是电子病历研究开发、普及应用、不断完善、持续改进的关键时期。2000 年初期，电子病历的应用基本上都是从医嘱录入、病历编辑逐步开始的。随着临床应用的不断深入，人们开始对电子病历的应用提出了许多新的需求。从管理者的角度出发，提出了将传染病上报、病历首页、合理用药、病历质量监控等相关的内容纳入电子病历研究开发的要素之中；从医生的角度考虑，提出了医嘱全过程计算机处理，要求从医生在计算机上下达医嘱开始，药房、护士执行、检查与检验申请等后续的医嘱信息全部在信息系统中进行录入、加工、传递与处理。

电子病历的发展也促进了医院对病历质量的监控与管理，通过病历质量管理工具，管理部门可方便查看病历、记录问题和质量评分，医生工作站可及时接收质控评价与反馈，实现了病历的过程质量管理。不少医院将病历本中的病案首页、医嘱、描述性记录、检查报告、检验结果、治疗记录、手术记录等再加上医院的胶片等内容完全电子化归纳入电子病历的建设内容，认为电子病历应该是完整医疗档案的电子化。2004 年开始，电子化的病历书写在国内医院逐步推开，初期是少数专注于电子病历的信息技术公司开发软件，电子病历是作为单一系统被引进医院中应用，和已上线的医嘱处理和收费系统做接口，后续上线的医院有些则选用了由 HIS 开发商整体开发的病历书写编辑软件，这类软件与医生的其他工具，如医嘱处理、检查检验申请与报告查看等，有较好地集成。但大多数还处于病历电子化阶段，仅作为 HIS 功能的简单扩充，停留在数据记录阶段。少数是以电子病历为基础构建临床信息系统，与其他各系统间信息互通困难。部分医院还在医嘱录入系统中嵌入合理用药自动审核功能，能够自动发现潜在的用药错误问题。在病历编辑录入系统开发和应用方面，一些 IT 公司开发了结构化、半结构化的病历编辑软件。医生可以根据专科和病种需要自行定义编辑模板，在模板中可通过单选、多选等方法快速录入患者体征、体格检查等内容。在信息化程度比较好的医院，实现了病人医嘱、处方、住院病历、检查报告的计算机管理。部分医院实现了放射影像检查、超声检查、心电图检查、护理记录、手术麻醉记录等综合应用的局面。

检查报告与影像是电子病历体系中不可缺少的内容。2000 年以后，越来越多医院的信息系统中实现了检查报告与影像的处理功能。到 2010 年，医院的检查报告系统与 PACS(医学影像管理系统)的应用已经比较普及，其中相当部分的医院实现了检查申请与医嘱处理系统的整合，检查报告与病历查看系统的整合。

据 2010 年 CHIMA 的调查中，大型医院医生处理医嘱的比例达到了 59.46%，直接反映电子病历应用情况的门急诊医生工作站系统、病区医生工作站系统和电子病历(EMR)系统，分别从 2008 年的 39.26%、43.30%、24.91%提升到 2012 年的 51.55%、59.14%、46.67%，电子病历成为发展速度最快的应用。

三、精准发力，强势推进

2009 年 4 月 8 日，中共中央、国务院发布了《关于深化医药卫生体制改革的意见》，文件要求“以医院管理和电子病历为重点，大力推进医院信息化建设”。因此，医院信息化成为深化医改的重要保障和有力举措，受到前所未有的高度关注和重视，各级政府和医疗卫生主管部门纷纷出台一系列相关的政策法规、标准规范、管理规则、指导意见、规划计划和方法举措，明确了医院信息化要“建立以电子病历为核心的医院信息系统平台”，电子病历成为了医院信息化建设重中之重。

2009 年 8 月，受卫生部委托，卫生部医院管理研究所(NIHA)与中国医院协会信息管理专业委员会(CHIMA)组织专家编写了《推动我国电子病历应用发展的策略》，从政策引导、财政支持、发展方向、研究重点、试点引路、方法举措等方面，向卫生部领导和相关部门建言献计。

2009 年，卫生部组织相关部门和行业协会专家制定《电子病历基本规范(试行)》草案，并于 2010 年 2 月正式下发。该《规范》对电子病历的定义有了明确的界定，其目的使电子病历应用规范化和合法化，适用于医疗机构电子病历的建立、使用、保存和管理。

2010 年 6 月，卫生部组织编写了《基于电子病历的医院信息平台建设技术解决方案》，内容包括业务需求分析、数据与信息建模、业务需求与信息架构、以及医院信息平台的系统架构、软件体系、数据存储、网络架构和系统安全等方面的内容。

2010 年 10 月 14 日，卫生部发布《关于开展电子病历试点工作的通知》及《电子病历试点工作方案》，决定在北京等 22 个省区市 50 家试点医院及 3 个区域承担电子病历试点工作，探索建立适合我国国情的电子病历系统。

2010 年 11 月 18 日，“全国以电子病历为核心的医院信息化建设试点工作现场会”在辽宁省沈阳市召开。卫生部医政司有关领导在讲话中指出：建立和完善以电子病历为核心的医院信息系统，既是深化公立医院改革的重要内容之一，又是改善医疗服务，强化各项管理的重要基础。

2011 年 1 月 4 日卫生部办公厅颁布了《电子病历系统功能规范(试行)》《电子病历基本架构与数据标准(试行)》等法律、法规等，这些都为电子病历的实施和应用提供了良好的政策性基础。

2011 年 2 月 14 日，卫生部副部长马晓伟在全国医疗管理会议上强调：要推进以电子病历为核心的医院信息化建设，加强医疗服务体系建设。

2011 年 10 月，卫生部医政司发布了《电子病历系统功能应用水平分级评价方法及标准(试行)》，从此，卫生部每年都按照《电子病历系统功能应用水平分级评价方法及标准(试行)》选定电子病历的试点地区与试点医院进行了应用状况评估。

2012 年 3 月 19 日，"卫生部电子病历与医院信息化建设座谈会"在沈阳召开。座谈会目的是深入了解我国医院信息化建设的实际情况，交流探讨各地在以电子病历和医院管理为重点的医院信息化建设方面取得的经验成果。

2012 年 5 月 10 日，卫生部医政司在上海市闵行区召开"以电子病历为核心的医院信息化建设工作会议"。会议系统总结了我国开展电子病历试点工作情况，部署了"十二五"期间推进电子病历应用研究的重点。

2014 年 5 月 30 日，国家卫计委发布《电子病历基本数据集》等 20 项卫生行业标准。同年，又发布了《基于电子病历的医院信息平台技术规范》。

2016 年 4 月 21 日，国务院办公厅印发了《深化医药卫生体制改革 2016 年重点工作任务》的通知，提出要推进卫生信息化建设，推动实现电子健康档案和电子病历的连续记录。

2016 年，国家卫生计生委发布了《电子病历共享文档规范》《电子病历与医院信息平台标准符合性测试规范》《电子健康档案与区域卫生信息平台标准符合性测试规范》，规范了电子病历的医院信息平台和居民健康档案的区域卫生信息平台的标准化建设，进一步促进了电子病历向区域化发展。

医疗卫生信息化作为深化医药卫生体制改革的"四梁八柱"之一，为电子病历系统的研发和应用提供了强有力的政策驱动和发展机遇，电子病历受到高度重视且处于高速发展阶段。特别是建立和完善以电子病历为核心的医院信息化的同时，把电子病历系统建设作为促进医疗服务均等化的大事来抓，各级政府多措并举全方位推动了电子病历的应用和发展，呈现出生机勃勃的发展格局。

四、需求驱动，应用创新

近年来，随着医疗体制改革的不断深入和社会经济的发展与生活水平的提高，以及区域医疗协同、医院信息系统应用升级、智慧医疗建设、医疗质量检测监管、临床科研教学、远程医疗会诊和医疗保险管理等，都对电子病历系统研发应用提出了更多的需求。

(一) 人口健康信息平台建设需求

近年来，按照党中央、国务院决策部署，把深化公立医院改革作为保障和改善民生重要举措的出发点和立足点。要求构建完善的区域人口健康信息平台，建立动态更新的标准化电子健康档案和电子病历数据库，逐步实现居民基本健康信息和公共卫生、医疗服务、医疗保障、药品管理、综合管理等应用系统业务协同的新模式。因此，推进公立医院改革重要任务中包括构建电子病历数据库，这是公立医院在改革中让患者得到方便、快捷、安全有效的医疗服务的有效措施。为满足构建标准化电子病历数据库的需要，各医疗机构和 IT 厂商努力搭建系统集成信息平台，积极引用相关先进成熟的标准，研发异构系统的医疗数据和医疗信息统一交换方式方法，不断提升医疗数据集成和医疗信息资源综合利用水平，力求实现电子病历与电子健康档案信息实时更新，满足"记录一生、服务一生、管理一生"的全人口、全生命周期精细化医疗健康服务需求。

(二) 区域医疗业务协同需求

近年来，各地利用信息技术和相关标准规范，大力构建区域医疗信息平台，许多地区已经建成以大型医院或区域中心医院为核心、辐射区县医院、基层医疗机构的区域医疗协同体系，广泛开展分级医疗、区域一卡通、区域 PACS、远程会诊、区域慢病中心、异地结算、医疗行为监控等业务，实现了电子病历调阅、检查报告和结果异地查询、重复检查或用药提醒、合理用药和诊疗规范告示、药物过敏史复查核验、人群特征禁忌关系核查、诊断结果相关禁忌提示等信息服务，进一步促进了以电子病历和健康档案为核心的区域医疗卫生信息化建设，大大地提升了区域卫生信息资源共享和业务整合利用水平。

（三）医疗质量管理控制需求

建立电子病历质量管理监控体系，完善基于电子病历的医疗质量、医疗安全管理模式，支持辅助管理决策，是各级医疗行政主管部门、医疗保险管理单位和医院管理者的共同需求。电子病历形成的实质是医疗全过程的信息化，蕴含着丰富的医疗信息资源。许多医院采取管理者、应用者、研发者三结合方法，研究开发可视、可控、可管的电子病历质量管控系统，满足医疗质量管理与控制多种需求。他们从电子病历录入、形成的源头抓起，通过与医院信息系统、护理管理、手术麻醉、医学影像、检验病理、药品流通等业务系统整合集成，完善患者主索引编码，提供电子病历临床路径支持，建立电子病历书写质量、时限质量、内容质量、内涵质量、过程质量监管控制体系和质量指标考评体系，灵活定义病历质控项目和内容，实行病历书写、执行、流转、归档、存储、管理、分析、反馈全过程质量实时监督与动态评价，将传统的事后控制变为事前提醒、事中监督、事后考核全过程闭环质量控制，创新了电子病历应用与管理模式，有效地保证了电子病历质量的真实性、完整性和规范性，使电子病历质量管理控制水平达到了前所未有的新高度。

（四）患者就医就诊需求

患者就医需求是一种主动的和有意识的心理期望，利用信息技术满足患者就医需求，门急诊电子病历和住院电子病历系统应用显得尤为重要。近年来，“以病人为中心”“以患者需求为导向”的电子病历系统研发和应用理念得到广泛的认同。有的了以临床数据为核心的数据库，具备结构化病历记录、支持多媒体病历、检查检验结果引用和各种智能模板等功能，为患者提供方便快捷的就医服务；有的利用云计算、大数据、物联网、移动互联网，建立起“互联网＋医疗”服务模式，依托电子病历共享平台，积极开展视频面对面、掌上面对面医疗服务模式，解决患者就医咨询、检诊预约、诊断治疗、健康教育、康复指导，为患者就医提供形式多样的便民、利民、益民和惠民服务。

（五）医疗护理工作需求

医疗护理工作是医疗机构的主体和主业，贯穿于院前急救、预约、咨询和院中检查、诊断、治疗或住院处置以及院后随访等各个环节。繁重的医疗护理工作需求，强烈要求利用信息技术提供方便快捷和可信可靠的方法和手段，化繁为简，从随时随地和繁杂琐碎的书写记录中解放出来。近年来，为了解决医生病历书写的问题，先后出现了各式各样的检诊记录模板、查体记录模板、医嘱记录模板、手术记录模板、护理体征记录模板、交互式记录模板、专科专病个性化记录模板和填空式表格病历，以及具有全自由文本编辑、半结构化编辑和全结构化编辑的病历编辑器和语音识别转换记录系统，基于医学主题词、关键词、常用词或利用知识库和语义学等手段的编辑与索引，在辅助电子病历记录和书写中发挥了极其重要的作用。形形色色的病历记录模板和病历编辑系统，既减轻了医务人员病历录入或书写的劳动强度，又解决了特定场所手写笔记、易漏易错等问题。信息技术方法和手段，较好地满足了医疗护理工作迫切需求，同时，极大地提高了电子病历书写质量和医疗质量与工作效率，有效地规避了医疗差错事故的发生几率。

（六）临床科研教学需求

临床科研、教学是临床医疗工作的延续、传承和重要组成部分。临床科研、教学需求是将患者在院前、院中、院后所有的医疗活动全过程如实记录、系统完整和规范严谨。医疗活动记录主要包括门急诊和住院病历、各种检查检验结果报告、医学影像资料、出院后的随访记录等，据此加工整理、统计分析、科学论证，开展病种、病例的回顾性、前瞻性和综合性研究，达到剖析病情、病例，揭示病种、病源发生机理机制，判断预测疾病发展趋势等目的。原始性、真实性、完整性和规范性病历资料是搞好临床科研教学的关键。因此，各地大力加强临床信息化建设，研究探讨临床数据中心建设模式和管理模式，强化门急诊和住院电子病历规范形成和深入应用，充分利用系统集成、数据挖掘、知识仓库、智能分析等信息化手段，积极探索信息化条件下临床科研教学方式方法，摸索出许多行之有效的实践经验，为疑难病例讨论、死亡病例分析、重大手术规划、医疗差错事故追溯等典型医疗事件的科研教学，提供了强有力的信息技术支持和保障。

（七）远程医疗服务需求

远程医疗是当前发展十分迅速的医疗活动之一，受到社会各界广泛的重视，成为各级政府、医院管理者、医学专家和患者及家属普遍接受的医疗服务方式。构建全方位、立体化远程医疗服务体系，广泛开展远程医疗会诊、远程医学影像诊断、远程病理诊断、远程超声及心电诊断、远程手术指导、远程重症监护、远程医学教育等医疗活动。开展远程医疗服务，不仅能够满足患者的“质优价廉、方便快捷”的就医需求，而且，还是深化医改、缓解医疗资源配置不平衡的重要举措。电子病历是开展远程医疗服务活动重要的前提条件之一，它是将传统的纸质病历数字化，提供声音、图像、文字、视频等信息的存储、查询、统计、分析、交换、传输和重现的患者医疗记录。这些记录包括门急诊和住院病历视图、病历首页、病程记录、检查处置记录、生理体征记录和手术记录等。电子病历共享是远程医疗服务活动的基本特征，远程电子病历能够根据临床诊疗关键词进行全病历模糊搜索，再现病历全部内容。

除上述以外，涉及电子病历系统研发和应用的需求还有许许多多，诸如分级诊疗、临床路径、医疗救援、专科专病、中医中药、公共卫生、健康管理、三医联动、司法鉴定等。对此，各级政府、主管部门、医疗机构、科研单位、IT 厂商等高度重视，纷纷出台了许多规范标准、管理办法、指导意见、实施方案和保障措施，研发出许多针对需求而研发的电子病历，极大地提升了医疗工作质量和工作效率。

五、技术引领，与时俱进

近年来，随着云计算、大数据、物联网、移动互联网和数字技术、虚拟仿真技术和人工智能等信息技术在临床的研究应用与实践，以及“互联网＋”行动计划、智慧城市建设试点和大数据热潮，一大批基于“云大物移”和人工智能等新技术与新理念需求的电子病历应运而生。带着浓厚“云大物移”和智能化元素的电子病历具有使用便捷、适用广泛等特点，为方便患者就医就诊、辅助临床诊疗决策、辅助医疗管理决策、远程医疗服务、疾病监测预警预后、慢病康复管理发挥了重要作用。

（一）移动互联网与电子病历

随着“互联网＋医疗”和“互联网＋健康”在医疗卫生机构的推广应用，许多单位充分利用移动互联网、物联网、云计算和其他相关技术，研究探讨搭建医院信息平台、区域医疗信息平台、虚拟医疗云平台、移动医疗服务平台和远程医疗平台与移动互联网相结合应用的路子，结合医院信息系统、门急诊和住院电子病历、体检信息系统、医疗 APP，连接医院门户网站、医护工作站、智能手机、手持机、可穿戴设备和其他终端，开展网上诊疗、就医咨询、预约检诊、医患互动、生命体征数据检测、康复指导等医疗活动，采集和传输患者信息、生命体征检测数据、检查检验结果报告、医嘱处置确认、电子病历资料、医疗护理资讯、医疗费用信息，线上就诊记录、开具电子处方等医疗数据和信息，通过互联网传输和系统接口，及时归纳、汇总、传入患者就诊电子病历记录。

在医院，医护人员依托移动互联网医疗服务平台，借助智能手机和相关软件，能够在网络覆盖范围内的任何地点和任何时间不仅可以提供远程医疗会诊、远程医学影像诊断、远程病理诊断和远程心电诊断服务，还可以调阅、浏览、处理电子病历，查阅诊疗文书、了解患者病情、下达处置医嘱、记录病历病程、开展病例讨论和组织专家会诊。

互联网环境下线上诊疗“面对面”、掌上诊疗“面对面”、视频诊疗“面对面”的开展，不仅创新了医疗服务模式，而且创新了电子病历数据来源和形成途径。互联网医疗延伸了电子病历应用途径和使用范围，拓展了电子病历系统功能和内涵。在提高电子病历使用频次和工作效率的同时，也提升了医疗质量和医疗服务水平。

（二）云计算与电子病历

许多地区和医疗机构纷纷借助云计算超大规模、高可靠性、高可扩展性、虚拟化、通用性和按需服务的技术特点，着力搭建“云医疗服务平台”，创建“云”环境下的电子病历软件设计、技术架构与应用模式，将系统应用移植到云平台之上，通过“用户端＋云端”的应用环境，实现医疗护理业务协同和信息资源互通共享。因此，电子病历系统需要与“云”相适应，能够与虚拟化为核心的云平台有机结合，以适应运算能力、存储能力和应用的动态变化；另外，还要基于互联网能够满足大量用户、多类（手机、PC、平板电脑、笔记本电脑）终端、不定场所和复杂环境的使用，包括数据存储结构、处理能力、抗干扰攻击等。“云”模式下的电子病历应用实践，能够及时地获取患者医疗信息，并通过网站、电话、短信、邮件、微博、微信、语音、视频和现场等多种形式实现医生与患者的实时沟通，可使就医就诊更加方便、快捷、灵活、高效和安全。基于云计算的分布式电子病历全文检索，能够更有效地处理和利用非结构化的电子病历数据，可以把多医院的多格式电子病历数据进行统一处理，进而为医院、医生和患者提供电子病历内容查询服务。

（三）物联网与电子病历

在一些信息化基础较好的医院，充分利用传感器、射频识别和定位等技术搭建医疗物联网平台和远程无线监护平台，开发辅助临床诊疗决策支持系统、婴儿定位管理系统、移动诊疗助理系统、特殊人群管理系统、手术器械敷料跟踪系统等软件，采集与医疗相关的声、光、热、电、力学、化学、生物、位置等各种数据和信息，建立全时段、全空间、全过程的医疗服务新模式，形成实时的、系统的和完整的电子病历，实行“无边界”的疾病监测预警、疑难危重病例讨论、重症生命体征监测监护、诊断治疗效果评估、医疗质量监控监管、医疗差错事故规避、危险因素干预、远程医疗会诊、医疗康复指导，实现了可感知、可互动、可控制、可管理和多途径、多类型医疗数据采集与信息交互，满足了无线临床、无线诊疗、无线定位、无线追踪等多方位的应用，大大加速了临床信息化建设步伐，大幅度提升了医院信息化整体水平。

（四）数字医疗与电子病历

目前，大多数三级医院都部署实施了 HIS、PACS、RIS 和 LIS 等信息系统，各种数字技术与数字医疗设备和系统产生的数据及信息能够源源不断地传送到电子病历系统之中，准确无误地生成图像逼真、图文并茂的医疗文书。众多临床科室医生利用数字医疗设备产生的图像进行病变结构的三维重建，在计算机上模拟真实病灶的部位和形状，测量计算病变数值，精确描绘病变形态，虚拟病变组织器官的分割与提取，模拟假体植入关联方式，三维显示动态浏览。三维重建在临床诊断治疗、病灶模型构建、术前规划和模拟仿真、术中定位导航、整形外科仿真、假体植入引导、放射治疗设计、个性化医疗服务、解剖教学等方面都发挥着重要应用。诸如三维重建病变部位、结构、形态的图形图像与数据；假体植入生物活性虚拟仿真态势分析；中医望、闻、问、切数字诊断检测图形和数据等，皆可作为病程记录的依据，镜像生成丰富多彩的电子病历文档，为实现临床信息更广泛的资源共享开辟了新的途径。

（五）人工智能与电子病历

当前，专家系统、医用机器人、自然语言处理、生物三维（3D）打印技术、智能搜索、智能识别技术、机器学习算法等人工智能技术在医院诊疗活动中应用最为活跃，特别是利用知名专家临床知识和推理方法求解疑难杂症问题，广泛应用于中医和其他专科诊疗过程中。机器人辅助完成高难度手术已成为大医院、名医院的标志性应用；将深度学习引入计算机辅助诊断系统中，应用于医学图像分析诊断、显微镜下病理图像分析以及协助基因组诊断；有的采用人工智能软件提高器官移植匹配的准确性，更好地匹配器官捐赠者和器官接受者，最大程度避免移植失败和病人死亡的情况；还有开展类人智能的应用研究，实现类人视觉、类人听觉、类人语言和类人思维，以解决智障和残障患者的康复治疗问题。凡此种种，举不胜举。通过人工智能技术改善疾病的检测、诊断、治疗以及管理，不仅提高了诊断精度和诊断效率，降低医疗成本，给病人提供更佳的诊断和治疗方案，助推医学发展。全过程实时和动态的语音、文本、视频、图形、图像和轨迹，通过系统转换形成电子病历诊疗记录文档。

（六）大数据与电子病历

随着互联网、物联网、云计算和人工智能等信息技术在医疗卫生机构的应用，由不同场所、不同环境、不同终端、不同设备和不同来源产生的文本、声音、图形、图像、视频等非结构化数据体量巨大，数据类型繁多，增量速度迅猛，无一不是电子病历数据来源或承载的方式。实时性、多元化、大规模、多结构、高价值的医疗健康大数据，拓展了电子病历数据采集、病程记录、文档形成的资源供给途径，促进了医疗模式和电子病历文档发生深刻的变化，提升了电子病历质量和效率。

电子病历是临床医疗数据的重要来源，多样的数据类型、海量的数据容量、不同的应用场景，蕴含丰富的医疗知识和信息，为医疗健康大数据分析利用创造了良好的条件。有的利用大数据相关技术挖掘电子病历多维诊疗数据和相关信息，开展基于大样本的临床病理诊断、治疗及药物研究，以及专科专病发生机理、药品不良反应、疾病比较效果研究；有的利用病案首页的大数据，动态分析人群疾病发生趋势、患者地区分布、诊疗病种结构、疾病区域特征、首诊疾病类型、患者就诊流向分析，辅助分级诊疗影响因素的监测评估工作，形成科学合理就医秩序；还有利用电子病历信息，开展常见病、多发病、慢性病、职业病的多源多维监测分析，分析不同疾病在不同等级医院就诊的费用影响因子。利用电子病历归纳分析、获取数据潜藏价值，为医、教、研、管提供决策支持的案例不胜枚举。

回顾我国电子病历建设和发展历程，各级政府、主管部门、医疗机构和 IT 企业厂商都在积极推进电子病历系统的广泛普及和深度应用，无论在政策支持、法规保障、规则管控、规划导向、实施部署、考核评价，还是在高度规划、广度普及、深度应用等方面成效显著。电子病历的系统研发、功能性能、应用水平、实践能力、管理运维等与时俱进；电子病历的覆盖范围日益扩大，涉及面日益宽广，内涵外延日益拓展，电子病历研发应用的多样化，有力地支持和保障了深化医疗体制改革与医院持续发展，较好地满足了医疗服务和就医需求。展望未来，智能化、集成化、可视化和人性化的电子病历指日可待。

（李华才 常 奕 吴庆斌）

参考文献

1. 中国医院协会信息管理专业委员会，《中国数字医学》杂志编写组.中国医院信息化30年.北京：电子工业出版社，2016.
2. 卫生部电子病历委员会.国外电子病历应用现状与发展.西安：第四军医大学出版社，2009.
3. 曹荣桂.医院管理学.信息管理分册.第2版.北京：人民卫生出版社，2011.
4. 中国医院协会信息管理专业委员会，卫生部医院管理研究所.中国医院信息化发展研究报告2008—2013(白皮书).北京：人民卫生出版社，2014.
5. 薛万国，李包罗，张琨.美国电子病历发展历程及启示.中国数字医学，2011，(6)11：10-13.
6. 李娜.国外电子病历档案发展现状.档案学通讯，2010，(5)：87-89.
7. 白威，黄子杰，李跃平.国外电子健康档案建设概况.中国数字医学，2011(6)8：33-35.
8. http://cio.it168.com/a2014/1208/1688/000001688289.shtml.
9. 钟世镇数字人与数字医学研究现状及展望.中国数字医学，2009，4(1)：5-7.
10. 王正国.数字化时代的医学革命.中国数字医学，2009，4(1)：8-11.
11. 傅征.数字化医院建设与数字医学的发展.中国数字医学，2009，4(1)：11-14.
12. 朱远燕.混合冗余式区域电子病历数据中心模型研究.中国数字医学，2016，11(3)：10-12.
13. 陈卫平，徐渊洪，马洁.区域医疗环境下可信电子病案应用探索与思考.中国数字医学，2015，10(4)：43-45.

第二章　电子病历系统

电子病历系统用于实现对电子病历的应用和管理。电子病历是医疗信息中最重要的部分，因此电子病历系统的建设和应用成为医院信息化建设的重点工程。2009 年《中共中央、国务院关于深化医药卫生体制改革的意见》提出要以医院管理和电子病历为重点，推进医院信息化建设。2009 年以来，卫生部先后出台了《电子病历基本架构与数据标准（试行）》《电子病历应用管理规范》《电子病历系统功能规范（试行）》《基于电子病历的医院信息平台建设技术解决方案》《电子病历系统功能应用水平分级评价方法和标准》，从国家层面大力推动电子病历及其系统的应用和发展。

第一节　电子病历系统概述

一、电子病历系统定义

与电子病历一样，有不同的组织和国家对电子病历系统做出定义，其中两个定义经常被引用，分别是美国国家医学研究所（institute of medicine，IOM）和欧洲标准化委员会（CEN/TC 251）的定义。

IOM 定义电子病历系统作为一个能够为用户提供对电子病历数据的完整和准确应用，以及具有提示、警示、临床决策支持、联接医疗知识库等功能的专用信息系统。

欧洲标准化委员会（CEN/TC 251）定义电子病历系统是一个在电子健康记录中记录、提取、操作信息的系统。

IOM 还进一步描述了电子病历系统（CPR Systems）具有的 12 项属性：

1. 清晰描述病人临床问题和疾病状态，形成面向疾病问题的医学记录。
2. 支持对病人健康状态的系统性测试和记录，提供对病人诊疗结果的准确和常规的评估。
3. 对所有的诊断和结论进行归档，用于进一步指导病人诊疗。
4. 以病人个体为单位，获得各种临床记录，整合病人一生的健康信息。
5. 必须保证电子病历的授权使用，保护病人隐私。
6. 授权用户可以随时访问电子病历，支持并发和远程访问。
7. 支持用户对信息内容的选择读取和显示格式的个性化处理。
8. 能够连接本地或远程的医学知识数据库和临床辅助系统，为临床诊疗提供帮助信息。

9. 提供决策分析、临床报警、风险评价和其他临床工具，指引临床诊疗处理。

10. 支持数据直接录入，以及结构化数据采集和采用定义术语存储。

11. 帮助医疗服务人员和机构进行医疗质量和费用管理、评价。

12. 具有足够的灵活性和扩展性，适应新的需求和发展。

有人将上述12项属性称为电子病历系统的标准，用于评价电子病历系统。随着电子病历研究和应用的发展，新一代电子病历系统将能提供更完善的功能，以满足日益增长的医疗服务需求。

2010年国家卫生部发布的《电子病历系统功能规范（试行）》指出：电子病历系统是指医疗机构内部支持电子病历信息的采集、存储、访问和在线帮助，并围绕提高医疗质量、保障医疗安全、提高医疗效率而提供信息处理和智能化服务功能的计算机信息系统，既包括应用于门（急）诊、病房的临床信息系统，也包括检查检验、病理、影像、心电、超声等医技科室的信息系统。

国内有学者提出了狭义电子病历系统和广义电子病历系统的概念。狭义的电子病历系统仅具有病历收集、储存、展现、处理和应用功能，并不具备病历内容的产生功能。而广义的电子病历系统不仅具有病历收集、储存、展现、处理和应用功能，所有与病历有关的系统都属于电子病历系统范畴，包括各类临床信息系统和医技信息系统。按照狭义电子病历系统的概念，电子病历系统常用的电子医嘱和病程记录书写编辑功能就不在其功能范畴内。而广义电子病历系统的功能就等同于临床信息系统（CIS）。

2016年国家卫生计生委发布了《医院信息平台应用功能指引》，根据该指引，医院信息平台包括惠民服务、医疗业务、医疗管理、运营管理、医疗协同、数据应用、移动医疗、信息安全、信息平台基础9类，共122个子系统。在《医院信息平台应用功能指引》中并没有单列出电子病历系统，《电子病历系统功能规范（试行）》中的各项功能被分别归在《医院信息平台应用功能指引》的医疗业务、医疗管理和医疗协同等类别中。

二、电子病历系统发展历程

早在20世纪的1968年，美国医生劳伦斯·韦德（Lawrence weed）博士首次提出了电子病历的概念，70年代初，电子病历系统开始在美国应用。2014年美国市场调查显示，电子病历系统在医生中的使用率达到61%。在美国电子病历系统发展的历程中，2004年总统推广使用电子病历国情咨文的发表、卫生信息化总协调官办公室ONCIT的成立以及2009年HIT促进经济与临床健康法案（Health Information Technology for Economic and Clinical Health，HITECH）的颁布，是美国在政策层面上大力推动电子病历应用发展的三大有力举措。

国内电子病历系统的应用开始于20世纪90年代中期，随着计算机在医院中的应用，一些医院开始使用计算机书写病历。这个阶段的病历书写工具主要采用文本记录、简单地嵌入Word、WPS等编辑工具来记录病历。所记录的病历数据通常是以纯文本或带编辑记录的文本方式进行存储的，不具备对病历内容进行结构化检索功能。电子化的病历书写工具提供了编辑修改、复制粘贴、模板等功能，明显提高了医生书写和使用病历的效率。但早期电子病历编辑工具的复制粘贴等功能，容易造成病历错漏等病历记录质量问题。

2000年以来，电子化病历被医院广泛接受，病历书写编辑工具不断改进和发展，专用的病历书写软件系统陆续产生并在医院中得到应用。新一代电子病历系统具有更完善的病历编辑书写功能，并具备了结构化、半结构化病历记录，智能病历模板，检查检验结果复制，用户定义的选择设置等新功能。新一代电子病历系统的应用，促进了电子病历在医院诊疗和管理中的核心作用发挥，使电子病历及其系统的作用受到高度重视。后期的电子病历系统增加了质量监管、诊疗辅助、医学知识库、临床路径、医患交流等更多的拓展功能。

根据中国医院协会信息管理专业委员会（CHIMA）发布的《2015～2016年度中国医院信息化调查报告》，2015年国内电子病历系统的使用率达到69.4%。

2011年卫生部发布的《基于电子病历的医院信息平台建设技术解决方案（1.0版）》（以下简称"《方案》"）提出：医院信息化要求以电子病历为核心，围绕与电子病历相关的医疗业务和管理业务，促进信息资源在临床医疗和运营管理中的高效利用。为实现医院内不同业务系统之间实现统一集成、资源整合和高效运转，以及在区域范围支持实现以患者为中心的跨机构医疗信息共享和业务协同服务，要求建立以患者电子病历的信息采集、存储和集中管理为基础，连接临床信息系统和管理信息系统的医院信息平台。

在《方案》中，电子病历以临床文档存储库(Clinical Data Repository，CDR)的形式表现，而基于电子病历的医院信息平台，就类似一个广义电子病历系统。但《方案》对电子病历的应用赋予了更多的功能，包括满足以病人为中心的信息资源整合与利用，满足以电子病历为核心的医院数据中心建设，满足以临床路径和知识库为基础的临床决策支持，满足以医疗与人财物运营为内容的管理决策支持，满足以信息交换与共享为支撑的区域医疗协同等。

国内电子病历系统经历了 20 年的发展，已经成为医院信息化的核心系统。伴随国家医疗卫生信息化建设的快速发展，对电子病历系统的技术和电子病历系统的应用都提出了更高的要求，本章的第二节和第三节将分别介绍电子病历系统的技术和应用发展。

第二节 电子病历系统技术发展

一、HIMSS的电子病历系统架构

图 2-1 是美国 HIMSS 提出的电子病历体系架构示意图，图中的电子病历系统的基本构件包括(图 2-1 的虚线范围内)：①位于核心的临床数据存储库 CDR(clinical data repository)；②可控医学术语服务 CMV(Control Medical Vocabulary)；③临床决策支持系统 CDSS(Clinical Decision Support System)；④工作流组件(workflow components)；⑤计算机辅助医嘱录入系统 CPOE(computerized provider order entry)；⑥文档管理系统(clinical documentation systems)；⑦药品管理系统(pharmacy management system)。

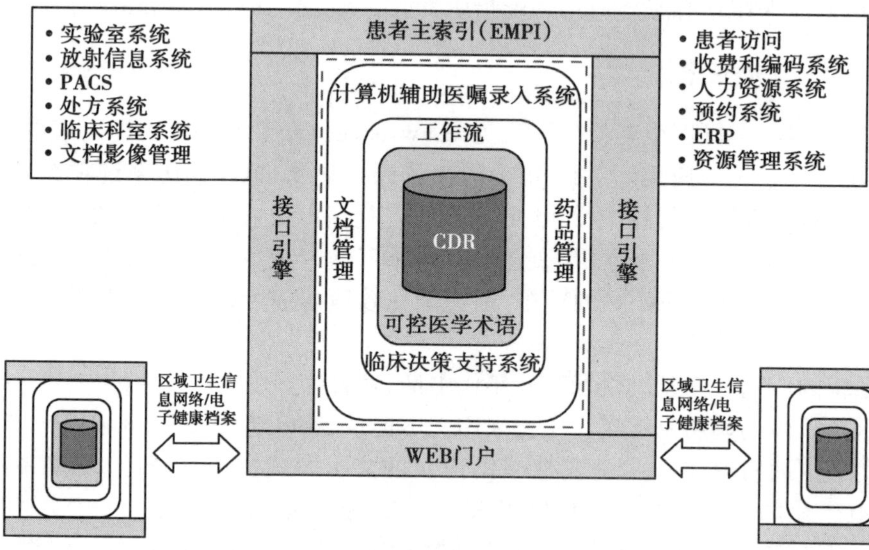

图 2-1 HIMSS 的电子病历体系架构示意图

在电子病历系统与 HIS 其他业务系统(CIS 的实验室系统、PACS 等，MIS 的患者访问、ERP 等)之间的是患者主索引 EMPI(master patient identifiers)和接口引擎(Interface Engine)。电子病历系统与区域卫生信息网络之间是 Web 门户。

(一) 临床数据存储库

临床数据存储库(CDR)是电子病历系统的核心部分。CDR 是一个实时的业务处理数据库，其主要功能是患者临床诊疗数据的存储和管理，为电子病历系统的应用提供数据。与 HIS 的其他业务系统不同，CDR 是以患者为中心，采用可控医学术语标准的数据集中存储，并通过患者主索引方式进行访问。有关 CDR 的详细内容，可阅读本节第三部分，以及第十七章(CDR)的内容。

(二) 可控医学术语

1. 可控医学术语概念　可控医学术语(CMV)是指经过定义、审核的医学术语编码清单，是一套关于医学数据的标准，是医学数据信息在采集、传输、交换和利用时所采用的统一的规则、概念、名词、术语、代码和技术。常用的可控医学术语包括：人类与兽类医学系统术语(Systematized Nomenclature of Human and

Veterinary Medicine，SNOMED）、观测指标标识符逻辑命名与编码系统（Logical Observation Identifiers Names and Codes，LOINC）、国际疾病分类（International Classification of Diseases，ICD）等，国内有《电子病历基本数据集》《电子病历共享文档规范》《中医临床诊疗术语》《疾病分类与代码》等。

2. 可控医学术语服务功能

（1）术语浏览：通过图形用户界面，基于一定逻辑形式浏览术语。

（2）术语检索：提供检索工具，支持在层次结构中快速发现和直接定位术语单元。

（3）术语编辑：通过手工或者批量修改来编辑术语，建立数据安全机制，保证标准术语的准确性。

（4）术语维护：术语的创建、配置、更新管理，术语版本控制，术语变更日志和审计。

有关电子病历可控医学术语的更多介绍，可阅读本书第三章（电子病历相关标准）和第二十一章（电子病历系统的标准化应用）。

（三）临床决策支持系统

1. 临床决策支持系统概念　临床决策支持系统（CDSS）是用来协助临床诊断和治疗的决策支持信息系统，系统将临床数据作为输入，将推论结果作为输出，为临床医生提供诊疗决策支持信息。CDSS 的应用可以有效解决临床医生知识局限、人为疏忽等问题，提高临床诊断和治疗质量。

CDSS 具有多种机制：

（1）按照预先定义规则实时监视患者临床数据，一旦条件得到满足，相关规则将被触发。

（2）通过在线医药知识库为医生的诊断或治疗提供辅助支持。

（3）对患者的临床数据进行分析、评估，为医生提供参考建议。

（4）利用先进的大数据技术，为患者提供个性化治疗方案。

2. 临床决策支持系统功能

（1）警告及提醒：基于医药知识库、电子病历等信息，为医生在在临床诊疗过程中提供实时的提醒和警告。

（2）辅助临床诊疗决策：通过患者数据和医药知识库之间的比较，初步确定可能的临床诊断和治疗方案，为初级医生或者复杂病例提供辅助诊疗支持。进一步，还可以利用健康医疗大数据，为患者提供精准医疗服务。

有关电子病历临床决策支持系统的介绍，可以参考本书第十章（电子病历在精准医疗的应用）和第十三章（电子病历系统的主要功能）的内容。

（四）计算机辅助医嘱录入系统

1. 计算机辅助医嘱录入系统概念　计算机辅助医嘱录入系统（CPOE）是指医生下达医嘱的计算机信息系统，医嘱是指医生根据患者的病情在诊断和治疗过程中，在指定的时间段内对患者的用药、护理、饮食、治疗操作、检查、检验、输血和手术等方面做出的指示。

2. CPOE 功能

（1）下达医嘱：具有长期医嘱、临时医嘱、特殊医嘱功能，支持医嘱套餐、医嘱共享等功能。

（2）患者信息显示：显示病人病程记录、过敏药物、检查检验结果、循证临床指南等信息。

（3）合理用药监控、危急值告警、多重耐药菌提醒：采用合理用药知识库、危急值管理数据库等，为医生下达医嘱提供帮助、提示和指引。

（4）医嘱计费：具有医嘱中诊疗项目的计费功能。

有关 CPOE 的内容，可参考本书第十三章（电子病历系统的主要功能）。

（五）临床文档系统

1. 临床文档概念　临床文档是指患者既往病史、体格检查结果、过敏史、现病史、过程报告、护理记录、入院记录、病程记录、查房记录、会诊记录、知情同意书，还包括医技科室出具的检查报告、监视记录等各种医疗文书。临床文档通常以非结构化数据为主，例如上述的各类由医生、护士录入的诊疗记录。临床文档也有结构化数据，如医嘱、检验结果等。

2. 临床文档系统功能

（1）文档记录：按照《电子病历应用管理规范》《电子病历书写基本规范》等临床文档书写规范提供各种医

疗文书的书写、编辑、修改、打印、归档等功能。

(2)病历查询：患者电子病历的查阅、浏览，可以根据医生的要求形成集成视图、趋势图的等数据展示方式。

(3)知情同意书：主要辅助医生完成告知患者各种诊疗相关信息，并征得患者或家属同意和签字的工作。

(4)病案首页：从患者基本信息和电子病历中，自动提取数据形成病案首页，能够辅助医生选择疾病诊断ICD编码。

有关临床文档系统的详细内容，读者可阅读本书第四章(电子病历的记录结构)、第二十一章(电子病历系统的标准化应用)等章节的内容。

(六) 药品管理

1. 药品管理概念　药品管理(pharmacy management)是医院管理的重要部分，药学部门负责药品管理、药学服务和药事管理工作，开展以病人为中心，以合理用药为核心的临床药学工作，组织药师参与临床药物治疗，提供药学专业技术服务。药品管理是一个动态管理过程，药品从采购、验收入库、储存、配送、应用每一环节都必须按照法律法规、规章制度和操作规程进行专业化管理。药品管理系统(pharmacy management system)是应用信息技术实现药品管理的信息化操作。

2. 药品管理系统功能　药品管理系统通常属于药学部门的业务系统，在新一代电子病历系统中，将药品管理系统中的涉及患者用药安全的功能纳入电子病历系统中，有助于为医生合理、安全用药提供支持，有利于形成医嘱下达→护士校对→药师审核→药品配送→床边校对→患者服用→处方点评的医嘱PDCA质量管理，达到减少医疗差错改善患者安全的目的。有关患者用药安全管理，可参考本书第七章(电子病历质量管理)中的药品闭环管理内容。

(七) 工作流组件

电子病历系统的工作流组件是一组中间件，通过将工作分解成定义的任务、角色，按照预设的规则和过程来执行这些任务，并对它们进行监控和管理，达到提高运行效率、实现业务功能的目的。有关电子病历系统工作流组件的详细内容，请阅读本书第十二章(电子病历系统技术架构)第三节内容。

二、医院信息平台电子病历系统

(一) 医院信息平台架构

以上介绍了HIMSS的电子病历系统结构，下面从医院信息平台的视角，介绍电子病历系统。图2-2是《基于电子病历的医院信息平台建设技术解决方案》提出的医院信息平台架构图。医院信息平台架构包括四个层面：①基于电子病历的医院信息平台；②基于医院信息平台的应用系统；③与医院信息平台连接的临床服务、医疗管理和运营管理等业务应用系统；④医院信息平台对外接入的基于区域卫生信息平台的应用系统。

(二) 医院信息平台功能组件

1. 注册服务　注册服务用于基于电子病历的医院信息平台各种共享服务资源的注册，通过服务资源的发布—发现—访问机制，实现服务资源共享。注册服务包括对患者、医疗卫生服务人员、医疗卫生机构(科室)、医疗卫生术语等实体的注册管理服务。注册服务遵守标识标准，为这些实体提供唯一的标识。针对各类实体形成各类注册库(如个人注册库、医疗卫生机构注册库等)，每个注册库都具有管理和解决单个实体具有多个标识符问题的能力。

2. 患者主索引服务　患者主索引MPI(master patient identifiers)是指在特定域范围内，用以标识该域内每个患者信息，并保持其唯一性的编码。患者主索引服务是指，为保持在多域或跨域中用以标识患者信息的唯一性，所提供的一种跨域的系统服务。MPI有一个域的范围，或者说应用范围或适用范围。MPI通常指医院范围内的患者主索引，区域范围应用的MPI通常称为EMPI(Enterprise master patient identifiers)。对于不同域中患者标识的索引可以应用患者标识交叉索引(PIX)机制实现。PIX主要功能是为业务系统提供业务系统交叉索引表，交叉索引表存储了患者在多个域中的标识信息，该信息可以提供给业务系统在不同的域中定位患者的信息。

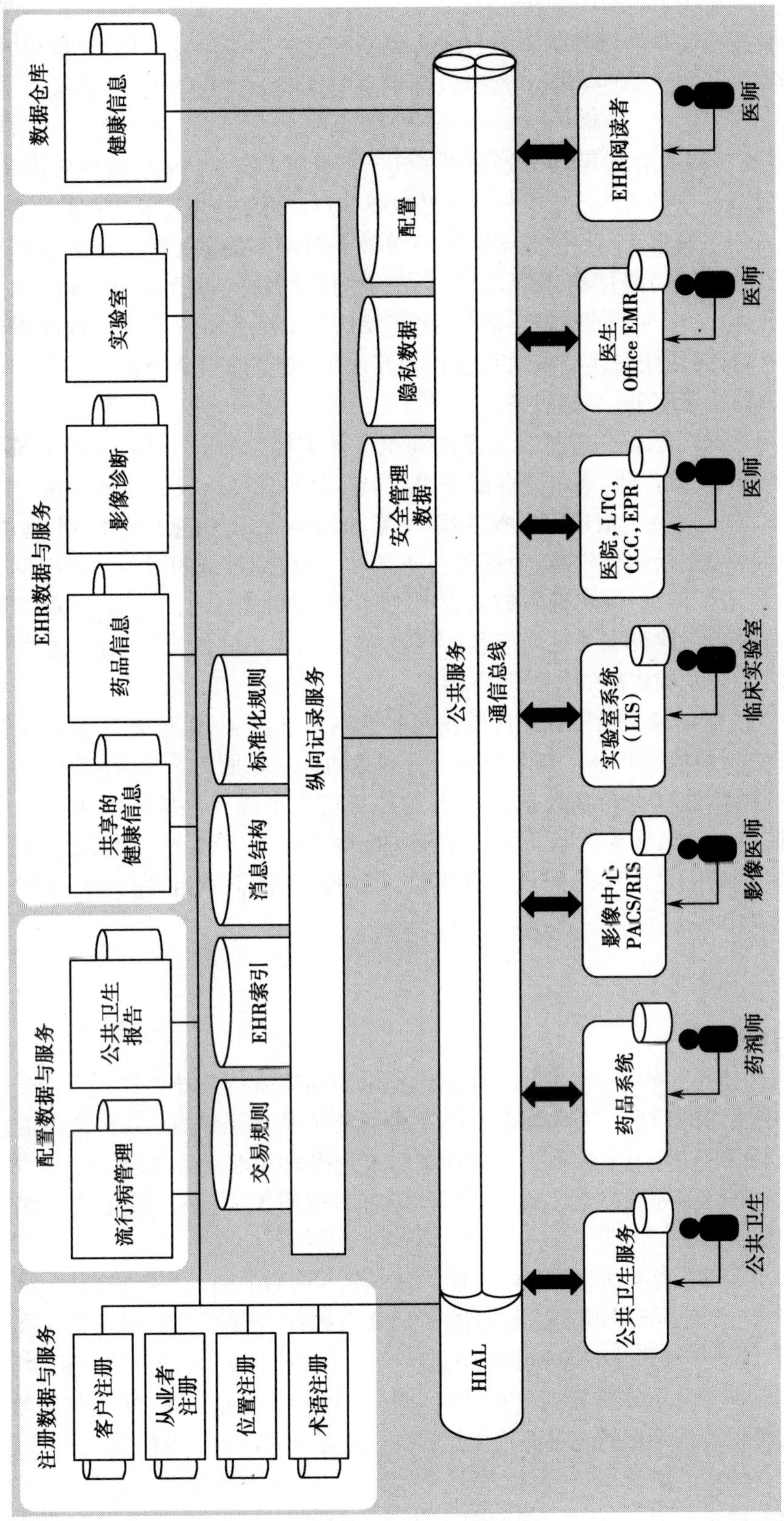

图 2-2 医院信息平台架构图

3. 临床数据存储库　临床数据存储库(CDR)是基于电子病历的医院信息平台的核心部分,提供临床诊疗数据的存储和管理服务,为医院信息平台的应用提供数据,有关 CDR 的概念和功能在本节的第十七章介绍。

4. 电子病历档案服务　电子病历档案服务包括索引服务、数据服务以及业务和事务服务,以下介绍索引服务和数据服务。

(1)索引服务:索引服务全面掌握医院信息平台所有关于患者的诊疗信息事件,包括患者何时、在哪个科室、接受过何种医疗服务,并产生了哪些文档。索引服务主要记录两大类的信息,一是医疗卫生事件信息,另一为文档目录信息。

医院信息平台用户在被授权的情况下,可以通过电子病历档案服务提供的索引服务从基本业务系统查看某患者的诊疗事件信息,以及事件信息所涉及的文档目录及摘要信息。再结合电子病历存储服务可以实现文档信息的即时展示,使医生更多的了解患者既往的健康情况,为本次医疗服务提供相应的辅助参考作用。

(2)数据服务:数据服务提供功能性的支持,以执行正确的数据访问过程和与不同的注册服务、存储服务、业务管理或辅助决策服务交互所需的转换。通常,电子病历档案服务可以与平台内部组件相互作用。它依赖于基于标准的通信机制,并使用交换层来执行这种相互作用,或者使用更为直接或私有化的接口机制来访问或更新数据到任何一种注册服务、存储服务。

5. 平台业务协同支撑服务　医院信息平台基于面向服务的架构(service oriented architecture,SOA)设计,将各种类型的协同工具服务组件化,通过企业服务总线(ESB)实现可插拔的服务协调、传输协议转换、消息转换和路由功能。ESB 总线支持主流的开放标准和规范,提供可靠的消息传输机制,建立服务之间的通信、连接、组合和集成的服务动态松耦合机制,为平台基于 SOA 的应用系统的服务集成提供支撑。并在此基础上,开发面向应用的业务适配器组件,实现各集成应用之间可管理的接口透明,为企业应用提供了便捷、一致、安全并符合标准的丰富接口,保证服务之间信息的可靠传送,实现不同的操作系统、数据库和中间件运行平台及其基于这些平台之上开发的应用软件的服务集成。

6. 医疗信息交换层　医疗信息交换层提供医院信息平台与临床服务、医疗管理和运营管理业务应用系统的信息交换,实现业务协同和数据共享。与上述的平台业务协同支撑服务一样,医疗信息交换层同样是基于面向服务的架构 SOA 设计,通过企业服务总线 ESB 为业务应用系统提供接入服务。医疗信息交换层主要功能包括:①支持各种开放标准;②支持基于消息基础中间件及第三方消息中间件;③支持同步和异步服务调用,采用 web 服务直接调用;④支持可插拔服务组件;⑤内置丰富引擎组件;⑥支持集中管理和分布部署;⑦可靠的安全策略。

三、临床数据存储库

(一)临床数据存储库概念

在 HIMSS 的电子病历体系架构中,临床数据存储库是电子病历系统的核心组成部分,为电子病历系统乃至 HIS 系统的应用提供所需的数据。与采集和存储于各自临床信息系统(CIS)和管理信息系统(MIS)的数据不同,CDR 将各个 CIS 和 MIS 产生的临床和管理数据进行提取和规范后,按照标准格式进行存储,从而形成临床数据中心。CDR 是医院为支持临床诊疗、管理和科研,以病人为索引构建的数据存储结构,提供安全、高效利用临床数据的服务。

美国学者 DEAN F. SITTIG 对 CDR 的定义:CDR 是一个实时数据库,综合来自各种临床数据源的数据,如电子病历系统、实验室系统、PACS 系统等;提供一个患者的综合视图。数据类别包括患者基本信息、实验室结果、用药信息、影像报告和影像、病理报告、入出转信息、诊断信息、转归及治疗记录。

国际上通常认为 CDR 本身并不提供数据分析功能,只是类似于数据库一样保存临床数据,一般不与管理系统集成,因此不能提供患者连续医疗的跟踪。因为这些主要因素,CDR 不能提供每个患者每次的费用视图,也不能显示患者每次就诊的满意度评分,也就不适合质量和成本改善项目。但随着大家对数据价值认识的提高,很多医疗机构扩展了 CDR 的内涵,将与患者相关的所有数据都在 CDR 中存储,为后续整体机构数据利用和对外共享提供数据的集中存储。

(二)CDR 结构

图 2-3 是《基于电子病历的医院信息平台建设技术解决方案》提出的电子病历文档来源结构。 在这个架

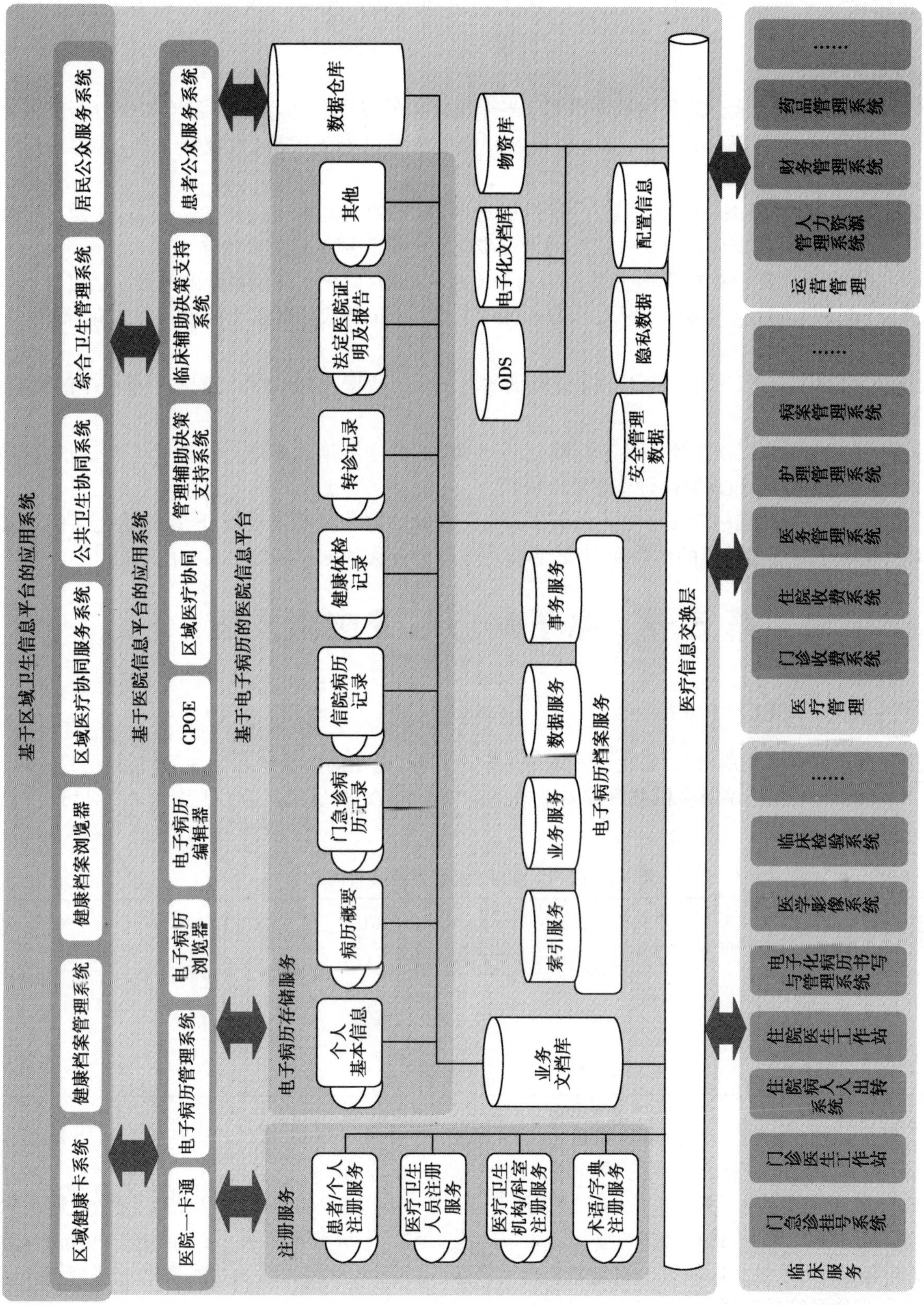

图 2-3 电子病历文档来源结构

构中，临床数据和临床文档构成了 CDR。在这里，临床数据(Clinical Dada)是指结构化录入和存储的数据，即按照数据标准规范的数据(数据元)。常用的数据标准包括 ICD、SNOMED、LOINC 以及国内颁布的医疗卫生信息数据标准等。临床文档(Clinical Document)通常是指医务人员书写的病程记录、护理记录等非结构化医疗文件，通过采用 HL7 CDA 的文档结构方式产生并以 XML 方式存储的规范化文档数据。

(三) CDR 的作用

1. 独立于复杂业务流程　CDR 的数据来源于各个医疗业务应用系统，数据存储到 CDR 后，就基本与原业务系统的架构模型、业务流程无关了。CDR 将各类诊疗数据以电子病历(数据和文档)的形式向外提供服务。

2. 透明、一致的数据模型　CDR 构建了统一的、透明的、一致化的电子病历信息模型，这样一个模型对应用系统开发商、对系统集成以及对病人信息的进一步应用都将起到十分重要的作用。

3. 简化应用系统升级　由于 CDR 和复杂的业务流程相分割，简化了应用系统的升级换代过程。以往应用系统升级，新老系统的数据过渡和迁移是十分烦恼的事情，CDR 的应用使这个问题得以简化，除非是 CDR 自身升级。

4. 数据利用效率高　以患者为索引的集成存储的电子病历数据，与分散在不同应用系统中的数据相比，更方便理解和应用。

5. 利于电子病历的深层次应用　基于标准化的 CDR，不仅能满足临床信息查询的需要，而且更适于临床决策支持、临床知识应用和教学科研等深层次应用。

6. 利于健康医疗大数据的应用　电子病历是健康医疗大数据的重要组成部分，医院将电子病历整合到 CDR 后，有利于电子病历与外界的传输和交换，为实现健康医疗大数据应用提供良好的基础。

第三节　电子病历系统应用发展

一、电子病历系统应用

随着医院信息化应用发展，作为医院信息系统的核心部分，电子病历系统在国内医院得到日益广泛和深入的应用。表 2-1 是中国医院协会信息管理专业委员会(CHIMA)开展的医院信息化状况年度调查结果中电子病历系统的应用情况。

表 2-1　国内医院电子病历系统应用情况

调查年度	2007	2008～2009	2010～2011	2012～2013	2015～2016
调查样本	967	1164	1305	1067	536
实施数量	180	290	441	498	372
实施率(%)	18.61	24.9	38.28	46.67	69.4

表 2-1 显示，国内医院电子病历系统经过十年的发展，使用率从 2007 年的 18.61%上升到 2015～2016 年度的 69.4%，增加了近 4 倍。

为了进一步推进国内电子病历系统的有效应用，2011 年，卫生部发布了《电子病历系统功能应用水平分级评价方法及标准(试行)》。该标准将电子病历系统的应用水平等级分为 8 级，未形成电子病历系统的为 0 级，实现完整电子病历系统和区域医疗信息共享的为 7 级。推行电子病历系统功能应用水平分级评价的目的是推进电子病历系统的广泛和深入应用，目标是实现医疗数据共享、医疗质量闭环管理和医疗决策支持。表 2-2 是 2014 年国内 2622 家医院的电子病历系统功能应用水平测评结果，可以看到，国内仍有 46.38%的医院未形成电子病历，而且高等级应用水平的医院也不多，还没有 1 家达到 7 级的医院。在 2015 年的测评中，已有医院达到 7 级的水平，显示了国内医院电子病历系统应用的进步。

表 2-2　2014 年电子病历系统功能应用水平测评结果

等级	描述	医院数	百分比(%)
7	完整电子病历系统，区域医疗数据共享	0	0.00
6	全流程医疗数据闭环管理，高级医疗决策支持	5	0.19
5	统一数据管理，各部门系统数据集成	10	0.38
4	全院信息共享，中级医疗决策支持	147	5.61
3	部门间数据交换，初级医疗决策支持	400	15.25
2	部门内数据采集	571	21.78
1	部门内初步数据采集	273	10.41
0	未形成电子病历系统	1216	46.38

二、互联互通标准化成熟度

从《电子病历系统功能应用水平分级评价方法及标准(试行)》可见，随着电子病历系统应用水平的上升，要求实现医院信息系统内数据共享，直至区域医疗数据共享，因此标准化就成了电子病历系统应用发展的关键因素。

2015 年 5 月，国家卫生计生委发布了《医院信息互联互通标准化成熟度测评方案(试行)》，医院信息互联互通标准化成熟度测评是以卫生信息标准为核心，以信息技术为基础，以测评技术为手段，以实现信息共享为目的。该方案的实施将进一步推动电子病历系统的应用发展。

《医院信息互联互通标准化成熟度测评方案(试行)》测试医院是否依照卫生部《电子病历基本架构与数据标准》《WS 445-2014 电子病历基本数据集》建立了电子病历数据资源库，是否依照卫生部《基于电子病历的医院信息平台建设技术解决方案(1.0 版)》《WS/T 447-2014 基于电子病历的医院信息平台技术规范》建立了医院信息平台。表 2-3 是 2014 年和 2015 年国内医院信息互联互通标准化成熟度测评结果。

表 2-3　国内医院信息互联互通标准化成熟度测评结果

等级	分级要求	医院数	
		2014 年	2015 年
五级甲	平台实现符合标准要求的与上级交互的术语和字典调用及映射服务、预约安排及预约服务；通过医院信息平台能够与上级平台进行丰富的交互，实现医院与上级术语和字典的统一；平台实现丰富的跨机构的业务协同和互联互通应用；联通的外部机构数量不少于 6 个。	—	—
五级乙	法定医学报告及健康体检部分共享文档符合国家标准；平台实现符合标准要求的术语和字典注册、与上级平台交互的共享文档检索及获取服务；平台实现院内术语和字典的统一，实现与上级平台共享文档形式的交互；平台上的应用功能数量不少于 15 个；平台初步实现与上级信息平台的互联互通；联通的外部机构数量不少于 5 个。	1.1.1　—	1.1.2　—
四级甲	建成较完善的基于电子病历的医院信息平台；建成基于平台的独立临床信息数据库；平台实现符合标准要求的电子病历整合服务、就诊信息查询及接收服务，基本支持医疗机构内部标准化的要求；联通的业务系统数量不少于 24 个；联通的外部机构数量不少于 4 个。	5	11
四级乙	初步建成基于电子病历的医院信息平台；建成基于平台的电子病历共享文档库，门(急)诊部分电子病历共享文档符合国家标准；平台实现符合标准要求的注册服务以及与上级平台的基础交互服务；平台上的应用功能数量不少于 13 个；联通的业务系统数量不少于 15 个；联通的外部机构数量不少于 3 个。	5	4

续表

等级	分级要求	医院数	
		2014 年	2015 年
三级	初步建成医院信息集成系统或平台，实现电子病历数据整合；建成独立的电子病历共享文档库，住院部分电子病历共享文档符合国家标准；实现符合标准要求的电子病历档案服务；集成系统或平台上的应用功能数量不少于 6 个；联通的业务系统数量不少于 6 个；联通的外部机构数量不少于 2 个。	—	2
二级	部署医院信息管理系统，门(急)诊部分电子病历数据符合国家标准。	—	—
一级	部署医院信息管理系统，住院部分电子病历数据符合国家标准。	—	—

2016 年 9 月，国家卫生计生委发布了《WS/T 500. X-2016 电子病历共享文档规范》《WS/T 501-2016 电子病历与医院信息平台标准符合性测试规范》等 57 项卫生行业标准。《WS/T 500. X-2016 电子病历共享文档规范》是在《WS 445-2014 电子病历基本数据集》的基础上，对医院信息传输与交换层面的规范和要求，推进实现医院信息跨机构、跨区域交换与共享。《WS/T 500. X-2016 电子病历共享文档规范》《WS/T 501-2016 电子病历与医院信息平台标准符合性测试规范》与《医院信息互联互通标准化成熟度测评方案(试行)》配套，旨在指导、促进我国基于电子病历的医院信息平台的标准化建设。上述标准于 2017 年 2 月 1 日起施行。

三、电子病历系统应用展望

(一) 集成化和平台化

随着国内医院信息化建设发展，基于电子病历的医院信息平台建设正在成为国内医院信息化建设的热点，成为医院信息化建设，特别是电子病历系统建设的发展方向。

基于电子病历的医院信息平台是指：以患者电子病历的信息采集、存储和集中管理为基础，连接临床信息系统和管理信息系统的医疗信息共享和业务协作平台，是医院内不同业务系统之间实现统一集成、资源整合和高效运转的基础和载体。医院信息平台也是在区域范围支持实现以患者为中心的跨机构医疗信息共享和业务协同服务的重要环节。

基于电子病历的医院信息平台的核心是集成和整合：一是数据的集成，即实现医疗信息共享，在平台中体现为 CDR 的建设。二是业务流程的集成，即实现业务协同，包括平台内部系统的集成、与医院 CIS 和 MIS 的集成以及与院外信息平台(系统)的集成。三是用户界面集成，包括单点登录、集成视图、统一服务等功能，实现平台以整体应用的方式向用户提供服务。

标准化是医院信息系统集成化和平台化的关键。基于 SOA 和 ESB 实现系统集成架构、基于 HL7 实现的数据接口引擎，将是基于电子病历的医院信息平台建设的关键内容。

(二) 智能化

1. 连续临床文档　连续临床文档(Continuity of Care Document，CCD)是指将患者在不同的医疗机构(医院、诊所等)和不同的时间段所产生的电子病历，归档为连续的病历记录。通常患者在一家医疗机构完成一次医疗过程(住院或门诊)后，该患者的本次电子病历就在该医疗机构归档保存。建立电子健康档案(EHR)后，患者每次就诊的电子病历(EMR)被上传到电子健康档案，形成该患者的 CCD。电子病历作为电子健康档案的子集，是电子健康档案的重要内容。跨机构、区域化共享的 CCD 建立，为下一步电子病历系统的智能化、大数据应用奠定了基础。

2. 电子病历系统的智能化应用将给传统医疗模型带来变革　基于人工智能、智能导航、智能传感、海量知识库等高新技术的新一代电子病历系统，将具有深度机器学习、临床决策支持、人工智能诊断等智慧功能。在被视为顶级人类智力的棋类比赛中，2016 年，人工智能系统阿尔法围棋(AlphaGo)以总比分 4 比 1 战胜了韩国围棋九段棋手李世石。这是人类历史上，围棋人工智能第一次在公开比赛中战胜职业围棋手。可以预见，随着人工智能的不断发展，人工智能在对疾病判断的快速性和准确性等方面，将有可能达到甚至超出人工水平。

3. 电子病历数据是健康医疗大数据的重要组成部分，为健康医疗大数据应用提供临床医疗方面的数据。同时，在电子病历数据的应用中，健康医疗大数据又能为其深度、精确应用提供相关数据的支持。例如精准医疗，基于患者的电子病历数据，加上该患者的基因组学数据、电子健康记录、生活环境数据等，使得电子病历系统能够为医生做出的诊断和治疗方案提供个性化的、精准的指引。

（三）专科化

随着临床医学的发展，精准医疗的出现，临床诊疗技术向专科专病深入。与一般的电子病历应用不同，专科电子病历更关注临床数据分析、研究与应用，体现专科诊疗特色，充分利用专家学术资源，从而全面提升专科专病的诊疗水平和临床医疗信息的科研价值。

专科电子病历系统除了具有临床业务的功能外（即普通电子病历系统的功能），在科研临床数据的采集和分析、专科诊疗知识的积累、专科知识库的建立、专科诊疗的决策支持等方面更具特色。

专科电子病历系统特色功能包括：专科临床数据定义、专科病历模板定义、临床科研数据采集、临床样本选择、数据二次应用、科研观测项目设定、样本导出等，可以通过对数据的提取、过滤和统计，全面提升诊断和科研价值。专科电子病历系统需要体现专科病历书写的习惯和特点，具备专科专病知识库。

目前，口腔、中医、肿瘤、眼科、骨科、心血管等专科在电子病历专科化进程中走在前沿，综合医院的重点科室也是电子病历专科专病化建设的积极参与者。

（李小华）

参考文献

1. https://ehrintelligence.com/news/epic-takes-a-10-bite-out-ambulatory-ehr-market/.
2. http://s3.amazonaws.com/rdcms-himss/files/production/public/HIMSSorg/Content/files/WP_EMR_EHR.pdf.
3. 傅征，梁铭会.数字医学概论.北京：人民卫生出版社，2009.
4. 中国医院协会信息管理专业委员会，《中国数字医学》杂志社编写组.中国医院信息化30年.北京：电子工业出版社，2016.
5. 胡铮.电子病历系统.北京：科学出版社，2011.
6. 舒婷，杨威，梁铭会.美国主要电子病历系统应用评价项目综述.中国数字医学杂志，2012，7(5)：17-21.
7. 李包罗.CDR是电子病历存储架构的核心.中国数字医学杂志，2015，10(5)B：35-36.
8. 袁浩，姜明.HIMSS电子病历系统概念界定及系统构成分析.医学信息学杂志，2013，34(4)：2-6.
9. 袁浩，姜明.HIMSS电子病历应用模型分析.医学信息学杂志，2013，34(4)：7-11.
10. 卫生部信息化工作领导小组办公室，卫生部统计信息中心.基于电子病历的医院信息平台建设技术解决方案(1.0版).2011.
11. 张国伟.医院专科电子病历系统建设.信息与电脑，2013，19：128-130
12. 李包罗.对"以电子病历为核心的医院信息集成平台"的几点思考.中国数字医学杂志，2014，10(10)B：2-6.
13. 李军，朱珉，徐华.美国电子病历集成平台的现状与进展.中国数字医学杂志，2014，10(10)B：7-10.
14. 李小华.医院信息化技术与应用.北京：人民卫生出版社.，2014.

电子病历篇

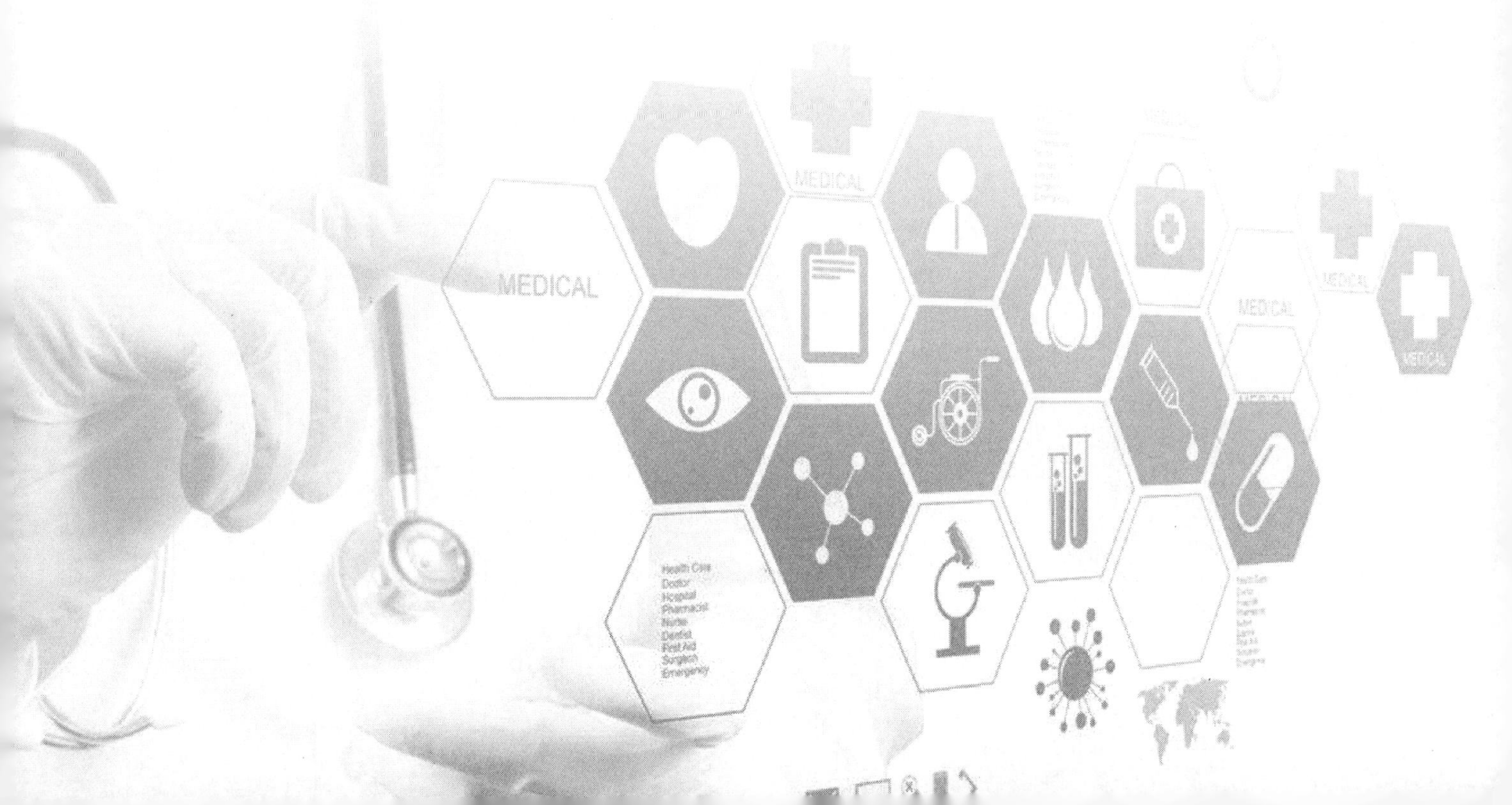

第三章 电子病历相关标准

随着国家卫生信息化“3521”工程建设的不断推进，以居民健康档案和电子病历为核心、建设共享的医药卫生信息系统工作的逐渐开展，加强统一的、有中国特色的卫生信息体系建设得到了应有的重视。在此背景下，国家相继制定了《国家卫生信息标准基础框架》《中国医院信息基本数据集标准》《国家公共卫生信息系统基本数据集标准》《电子病历基本数据集》《电子病历共享文档规范》和《基于电子病历的医院信息平台技术规范》等一系列卫生信息标准，涉及基础类标准、数据类标准、技术类标准和管理类标准。越来越多的电子病历数据结构将按照卫生部相关标准进行构建，了解和熟悉这些标准已经成为医院信息化工作人员、电子病历IT厂商的必修课，本章将简单介绍国内和国外电子病历相关的标准，为读者提供快速了解相关标准的捷径。由于篇幅限制，只能做简要介绍，读者可以根据自己的需要，在国家卫生计生委员会的网站和国外相关网站上下载对应标准详细了解。

第一节　电子病历相关基础类标准

一、我国电子病历相关标准的整体框架

原卫生部的卫生信息标准专业委员会结合我国国情和深化医改的需求，提出“国家卫生信息标准体系基本框架”，旨在实现卫生信息互联互通和信息共享，并将基础类标准、数据类标准和以信息集成交换平台为核心的技术类标准作为卫生信息标准工作初期的重点任务。国家卫生信息标准体系框架将卫生信息标准分为四大类：一是基础类标准；二是数据类标准；三是技术类标准；四是管理类标准。

我国电子病历标准体系遵循卫生信息标准体系的主题框架标准，同样包括：基础类标准、数据类标准、技术类标准和管理类标准，见图 3-1。其中基础类标准包括标准体系与技术指南、医学术语、标识和卫生信息模型。数据类标准包括：数据元与元数据、代码与编码、数据集和卫生信息共享文档。技术类标准包括功能规范、技术规范、安全与隐私和传输与交换。管理类标准包括：建设指南、测试与评价、运维管理和监理与验收。电子病历在整个卫生信息领域处于核心位置，是卫生资源整合、互联互通、信息共享最核心的内容之一。

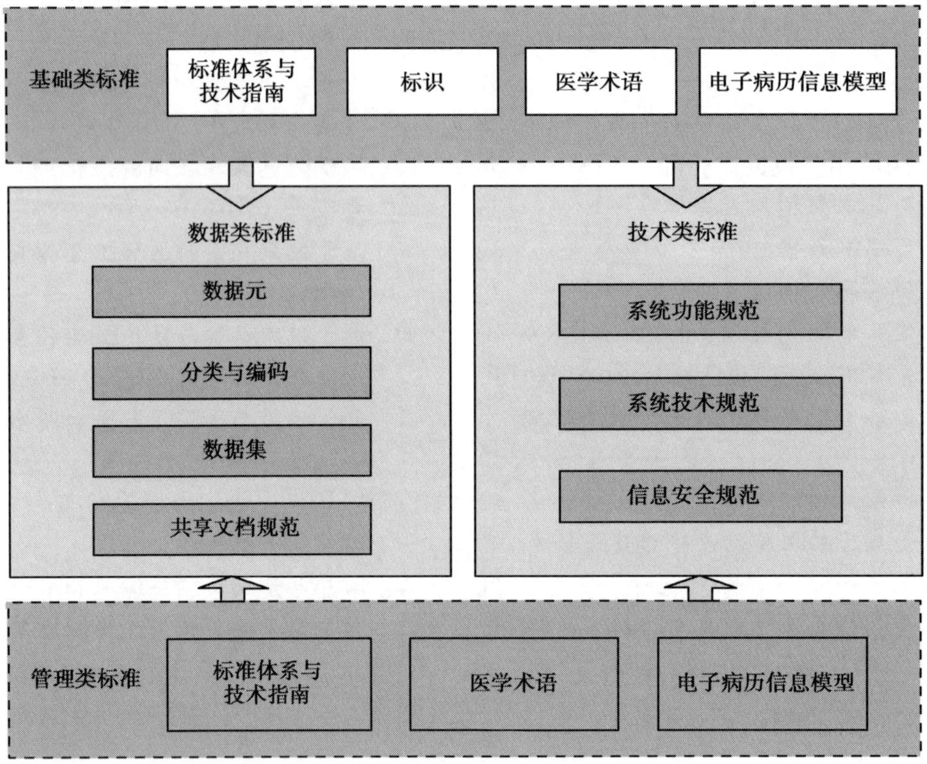

图 3-1　电子病历标准体系

二、标准编制规范

2009 年 1 月 22 日，WS/T 303-2009《卫生信息数据元标准化规则》由原卫生部发布，规定自 2009 年 8 月 1 日开始实施。该标准在参考 ISO/IEC 1179：2004《信息技术元数据注册系统》、GB/T 18391—2001《信息技术数据元的规范与标准化》和 EN ISO 3166 1：2006《表示国家及其区域名称的代码国家代码》的基础上，结合卫生信息领域数据元的特性进行了针对性扩展。规定了卫生信息数据元模型、属性、卫生信息数据元的命名、定义、分类以及卫生信息数据元内容标准编写格式规范。在应用电子病历系统相关的卫生数据元标准(例如 WS363. 10-2011《卫生信息数据元目录第 11 部分：医学评估》)时，需要参考该标准的规定，对电子病历系统相关数据元进行元数据注册时，需要参考该标准的规定。

其他应该参考的标准规范还包括：

GB/T 2261.1-2003 个人基本信息分类与代码
GB/T 2659-2000 世界各国和地区名称代码
GB/T 3304-1991 中国各民族名称的罗马字母拼写法和代码
GB/T 4658-1984 文化程度代码
GB/T 15657-1995 中医病证分类与代码
GB/T 16751.3-1997 中医临床诊疗术语法则治法部分
WS 218-2002 卫生机构(组织)分类与代码
WS/T 304-2009 卫生信息数据模式描述指南
WS/T 305-2009 卫生信息数据集元数据规范
WS/T 306-2009 卫生信息数据集分类与编码规则
WS/T 370-2009 卫生信息基本数据集编制规范
WS/T xxx-2013 卫生信息共享文档编制规范

三、卫生信息数据元目录

《WS 363-2011 卫生信息数据元目录》是原卫生部于 2011 年 8 月 2 日发布，要求 2012 年 2 月 1 日起实施的卫生信息相关数据元标准。数据元目录包括总则在内的 17 部分，为电子病历、电子健康档案的数据元设计提供了参考标准。主要包括标识、人口学及社会经济学特征、健康史、主诉与症状、临床辅助检查、实验室检查、医学诊断、药品、设备与材料等方面的数据元标准。

四、卫生信息数据元值域代码

《WS 364-2011 卫生信息数据元值域代码》是原卫生部于 2011 年 8 月 2 日发布，要求 2012 年 2 月 1 日起实施的卫生信息相关数据元域值代码标准。数据元值域代码包括总则在内的 17 部分，为电子病历、电子健康档案的数据元域值范围和对应的计算机代码提供了参考标准。为不同信息系统之间医疗数据的互联互通提供了计算机可识别的代码基础。《卫生信息数据元值域代码》对应《卫生信息数据元目录》，为每一部分的数据元提供了值域代码。

五、标识标准

标识标准在卫生信息标准化领域是非常重要的一类标准，起到信息的识别、关联作用，在多院区医疗、区域医疗、互联网医疗中，对医疗机构、患者、检验标本、医疗设备、药品药物等健康卫生服务应用到的对象的标识尤为重要。在电子病历信息系统中，最为重要的是患者的唯一标识。我国的患者唯一标识有居民身份证号、社保卡号和居民健康档案号三种身份标识方法。

虽然公民身份证号使用最为广泛，但绝大部分医疗机构并不直接将身份证号用作患者身份标识，而是使用居民健康卡或者院内就诊卡。这造成了患者在信息系统的标识不唯一问题，因此在区域医疗电子病历和远程医疗电子病历中，存在患者病历不能共享和识别的问题。

身份索引技术是解决患者唯一标识的一种途径，身份索引技术基于姓名、性别、年龄、籍贯、亲属关系等自然身份属性，利用这类自然身份信息进行编码，将身份证号、医保号、医院内部就诊号等建立交叉索引，同时记录数据路由表，从而实现医疗系统内的唯一身份识别。

六、疾病分类与代码

原卫生部组织专家编写了我国的《疾病分类与代码(GB/T 14396-2001)》，参照世界卫生组织《疾病和有关健康问题的国际统计分类(ICD-10)》，并在此基础上作了扩展，即在 4 位 ICD-10 标准代码基础上拓展到 6 位代码，共对 22 542 个疾病进行了扩展，扩展码的疾病条目来源于部分省市疾病编码字典库及医院出院病人数据库。

疾病分类与代码规定了疾病、损伤和中毒及其外部原因、与保健机构接触的非医疗理由和肿瘤形态学的分类与代码，适用于医疗卫生服务、医疗保障、民政、公安等部门对疾病、伤残、死亡原因分类的信息收集、整理、交换、分析等。标准采用以病因为主、解剖部位、临床表现、病理为轴心的基本原则。使用“字母数字编码”形式的 3 位代码、4 位代码、6 位代码表示。

七、中国医疗服务操作项目分类与编码

《中国医疗服务操作项目分类与编码》(以下简写 CCHI)，是国家卫生和计划生育委员会卫生发展研究中心研发的一套用于医疗服务项目的收费编码系统，它是一个独立的 8 位(字母数字)多轴心的编码系统，包含了临床操作项目、住院、门诊、中西医临床专业的操作项目等。国家卫生和计生委于 2014 年 6 月发函征求意见，并于 2014 年 10 月 1 日全面实施。开发者希望通过 CCHI 应用，达到实现一码多用，取代在目前在我国应用的 ICD-9-CM-3，并逐步应用于电子病历、病案管理、统计分析、科研管理、医院绩效考核和医疗服务的补偿与支付等领域。

第二节　电子病历相关数据类标准

一、电子病历基本架构与数据标准

为满足医疗机构临床诊疗信息的数据交换和共享需要，促进实现区域医疗服务信息的协同，2008 年，原卫生部统计信息中心开展了电子病历数据标准的研究制定工作。该标准的研制是在收集了国内 20 家数字化试点医院的上万张各类业务表单的基础上，通过对业务表单的综合分析与整理，归纳出 138 张各类业务表单，完成了业务需求分析。在此基础上，结合各类医疗业务规范，完成了电子病历基本架构与数据标准的研制，并与 2009 年 7 月形成征求意见稿。2009 年 12 月，《电子病历基本架构与数据标准(试行)》由原卫生部和国家中医药管理局联合颁布。

《电子病历基本架构与数据标准(试行)》是我国卫生领域制定发布的首部国家级具有中西医结合特点的电子病历业务架构基本规范和数据标准，制定了我国电子病历业务架构和数据标准的基本框架。主要包括六个部分：①前言；②电子病历的基本概念和体系架构；③电子病历的基本内容和信息来源；④电子病历信息模型；⑤电子病历数据组与数据元标准；⑥电子病历基础模板与数据集标准。电子病历数据标准的制定严格遵循原国家卫生部之前发布的各项上位标准或相关标准，如：WS/T 303-2009 卫生信息数据元标准化规则、WS/T 305-2009 卫生信息数据集元数据规范、WS/T 306-2009 卫生信息数据集分类与编码规则，以及健康档案基本数据集编制规范、健康档案数据元分类代码以及健康档案公用数据元标准等，以保证电子病历与健康档案之间的无歧义衔接。

《电子病历基本架构与数据标准(试行)》包含三份附件：附件一《电子病历数据组与数据元》；附件二《电子病历基本数据集编制规范》；附件三《电子病历基础模板数据集标准》。

《电子病历数据组与数据元》是《电子病历基本架构与数据标准(试行)》的组成部分，其目的是统一和规范电子病历的信息内涵，指导电子病历数据库及相关电子病历信息系统的设计开发，支持电子病历与相关卫生服务活动以及其他信息资源库间的数据交换与共享；同时为相关卫生服务活动的信息管理规范化与标准化提供依据，为构建整体的卫生信息模型和国家卫生数据字典提供基础信息资源。《电子病历数据组与数据元》以数据元为标识单元，按照摘要式目录格式编制，包含电子病历临床文档中的 74 个数据组，共计 450 个数据元、90 个数据元值域代码表。

《电子病历基本数据集编制规范》规定了电子病历基本数据集的内容结构，数据元描述规则、分类代码和目录格式，以及数据集元数据描述规则、数据集分类编码等，是电子病历基本数据编制与使用时遵循的规范。

《电子病历基础模板数据集标准》是对电子病历基础模板中所包含的各数据组和数据元，按照统一的属性描述规则进行有关限制性说明，包括数据元及数据元值域代码标准。一个基础模板一般对应一个数据集，共制定 19 个电子病历基础模板数据集标准(其中住院病程记录基础模板对应 3 个数据集)。在《电子病历基本架构与数据标准(试行)》中，每个基础模板作为一个独立的文件放在附件三中，分别为医疗服务活动中对应电子病历记录提供了一套术语规范、定义明确、语义语境无歧义的基本数据集标准，规范了对应电子病历

记录的内容，实现相同电子病历记录在收集、存储、发布、交换等应用中的一致性和可比性，保证电子病历的有效交换、统计和共享。

二、电子病历基本数据集

2014 年 5 月 30 日，国家卫计委发布行业标准《WS 445-2014 电子病历基本数据集》，该标准分别定义了病历概要、门(急)诊病历、门(急)诊处方、检查检验记录、一般治疗处置记录、助产记录、护理操作记录、护理评估与计划、知情告知信息、助产记录、护理操作记录、护理评估与计划、知情告知信息、住院病案首页、中医住院病案首页、入院记录、住院病程记录、住院医嘱、出院小结、转诊(院)记录，医疗机构信息 17 个部分的基本数据集的数据集元数据属性和数据元属性，适用于指导以上 17 类电子病历基本信息的采集、存储、共享以及信息系统开发。

该标准对于每一类电子病历文档都做了数据元定义，确定了子数据集应包含的具体数据元，每一个数据元都有内部标示符、数据元标识符、医疗机构组织机构代码、数据元定义、数据元值的数据类型、数据元的允许值，对于确定电子病历的具体文档必须包含的数据、数据元属性具有非常强的指导意义。

三、电子病历共享文档规范

《电子病历共享文档规范》是《卫生信息共享文档规范》的一部分。2011 年 8 月 2 日，原国家卫生部发布了《卫生信息数据元目录》《卫生信息数据元值域代码》等 35 项强制卫生行业标准，2012 年 3 月和 7 月，原国家卫生部在此基础上发布了《卫生信息基本数据集》系列标准。至此，卫生行业数据层次的基础标准基本完善，已经能较好实现卫生信息语法上的共享。2012 年 5 月 4 日，原卫生部又发布关于征求《卫生信息共享文档规范：总则》等 22 项标准(征求意见稿)意见函，征求意见稿共包含 1 个总则、19 个健康档案共享文档规范、2 个电子病历共享文档规范，真正开始语义层次的信息标准体系建设。

2012 年 12 月，原国家卫生部征求《电子病历共享文档规范》数据交换标准(征求意见稿)修改意见，此处共发布了包括中医在内的电子病历共享文档规范共 53 部分的征求意见稿，结合之前发布的共享文档标准，这一系列标准中，《卫生信息共享文档规范总则》是整个文档规范的总纲，明确规范涉及的基本概念、文档架构、基本描述规则等方面的内容；《健康档案共享文档规范》和《电子病历共享文档规范》各部分则是在《卫生信息共享文档规范总则》的指导下结合业务实际所做的细化和落地。

2016 年，国家卫生计生委又新发布了 WS/T 500. X-2016《电子病历共享文档规范》总共包含 53 项电子病历文档共享规范，是自 2012 年 12 月发布征求意见稿以后，正式发布的确定版标准化文档。该规范在借鉴国内外成功经验的基础上，建立了一套适合中国国情的、科学规范的电子病历共享文档，为我国卫生信息互联互通标准化成熟度测评提供了数据标准支持。该标准研制历经项目启动、标准初稿形成、标准征求意见稿完成、标准审查、测评验证、标准修订完善 6 个阶段。目前，已在 13 个省份的 17 个区域、19 家医院开展的区域(医院)信息互联互通标准化成熟度测评试点示范工作表明，采用《电子病历共享文档规范》建设医院信息平台，满足了各级别医院信息传输与交换层面的规范、统一需求，为实现医院信息跨机构、跨区域交换与共享提供了基础。

《电子病历共享文档规范》采用 W3C 的 XML 语言，文档架构借鉴 HL7 CDA R2 临床文档架构，定义了每个医疗业务活动文档的内容构成，包括文档头、文档体以及文档体对应的文档章节、文档条目，文档头中包括数据元素，并详细描述了每类元素组成及其与数据元的映射关系、数据元值域、属性及相对应的标识符等，适用于规范电子病历信息的采集、传输、存储、共享交换以及信息系统的开发应用。标准对各地规划、设计和建设基于电子病历的医院信息平台具有重要的、直接的指导作用，是全国各级各类提供医疗卫生服务的医疗保健机构、从事人口健康信息化服务的 IT 厂商以及相关行政管理部门开展与电子病历共享有关的信息系统建设的重要规范性依据。

2016 年最新发布的《电子病历共享文档规范》系列标准里面，除了包含 53 项文档规范，还包含了《WS/T 501-2016 电子病历与医院信息平台标准符合性测试规范》《WS/T 502-2016 电子健康档案与区域卫生信息平台标准符合性测试规范》《WS/T 517-2016 基层医疗卫生信息系统基本功能规范》和《WS/T 526-2016 妇幼健康服务信息系统基本功能规范》。

四、健康档案基本架构与数据标准

电子病历是居民健康档案的主要信息来源和重要组成部分。区域电子病历集成了区域内各医疗机构的电子病历信息，可以及时记录、补充和完善区域健康档案，它的内容涵盖从生命诞生直到生命结束的所有有关该生命临床信息集，不仅包括诊疗记录，还包括其他的生命体征信息，是一个在时间上连续，在空间上全面覆盖所有涉及该生命有关的信息集合。在进行电子病历信息系统设计和区域电子病历信息系统设计时，有必要参考《健康档案基本架构与数据标准》标准。该标准是原国家卫生部发行的关于居民健康管理（疾病防治、健康保护、健康促进等）过程的规范、科学记录的标准，包括系统架构、信息内容、大量标准基本数据集及标识标准。

《健康档案基本架构与数据标准》主要包括两部分内容。第一部分是健康档案基本架构，包括：①健康档案的基本概念和系统架构；②健康档案的作用和特点；③健康档案的基本内容和信息来源。第二部分是健康档案数据标准，包括：①健康档案相关卫生服务基本数据集标准；②健康档案公用数据元标准；③健康档案数据元分类代码标准。

第三节　电子病历相关技术类标准

技术类标准分为三类：系统功能规范、系统技术规范、信息安全规范。系统功能规范主要是提供信息系统所具备的功能的列表，使所有的功能按照业务功能来描述，使信息的功能标准化，提供基本的功能列表和特定的功能列表。技术规范主要从技术层面，描述医院信息平台的技术实现，包括总体框架、技术架构，以及平台所需的功能、性能、管理、交互、集成等能力的技术要求。信息安全规范是指导医院建立信息安全保障系统，保证医院信息系统能够安全、健康、稳定、高效地运行，为医院提供安全可靠性的医院信息化环境，在健康医疗大数据应用不断发展的今天，电子病历相关的安全和隐私保护标准变得更为重要。

一、电子病历基本规范与中医电子病历基本规范

为加强我国医疗机构电子病历管理，规范电子病历临床使用，促进医疗机构的信息化建设，2010 年 2 月 20 日，原国家卫生部印发了《电子病历基本规范（试行）》的通知（以下简称《规范》）。《规范》共五章三十六条，其明确指出，电子病历是指医务人员在医疗活动中，使用医疗机构信息系统能够生成的文字、符号、图表、图形、数据、影像等数字化信息，并能实现存储、管理、传输和重现的医疗记录，是病历的一种记录形式。使用文字处理软件编辑、打印的病历文档，不属于《规范》所称的电子病历。电子病历包括门（急）诊电子病历、住院电子病历及其他电子医疗记录。《规范》对电子病历信息录入方面、安全管理方面、实施电子病历基本条件方面、信息系统运行方面、电子病历数据的规范管理方面都做了明确要求。

2010 年 4 月 21 日，国家中医药管理局印发《中医电子病历基本规范（试行）》（以下简称《规范》）的通知，其对规范医疗机构中医电子病历的使用管理，病历质量监控、医疗卫生服务信息及数据统计分析和医疗保险费用审核提供了技术支持。《规范》明确了中医电子病历包括门（急）诊电子病历、住院电子病历及其他电子医疗记录。中医电子病历应使用国家中医药管理局统一制定的项目名称、格式和内容，体现中医药治疗方面的特色，包括中医证候、中医四诊、中医辨病辨证依据和中医预防保健服务的相关内容。病历录入应当使用中文和医学术语，中医术语的使用依照相关标准、规范执行。电子病历系统应设置医务人员审查、修改的权限和时限。实习医务人员、试用期医务人员记录的病历，应当经过在本医疗机构合法执业的医务人员审阅、修改并予电子签名确认。

二、电子病历系统功能规范（试行）

为进一步规范医疗机构电子病历管理，明确医疗机构电子病历系统应当具有的功能，更好地发挥电子病历在医疗工作中的支持作用，促进以电子病历为核心的医院信息化建设工作，原国家卫生部于 2010 年 12 月 30 日印发了《电子病历系统功能规范（试行）》（以下简称《规范》）的通知。

《规范》是根据《中华人民共和国执业医师法》《医疗机构管理条例》《病历书写基本规范》《电子病历基本

规范(试行)》和《电子病历基本架构与数据标准(试行)》等法律、法规和规范性文件制定的，当时是作为医疗机构建立和完善电子病历系统的功能评价标准而发布的，侧重提高医疗质量、保障医疗安全、提高医疗效率相关重要功能，不涉及实现各项功能的技术和方式，主要适用于医疗机构电子病历系统的建立、使用、数据保存、共享和管理。

《规范》共五章六十六章，包含：①总则；②电子病历系统的基础功能；③电子病历系统的主要功能；④医嘱管理功能；⑤检查检验报告管理功能。《规范》将电子病历系统功能分为三个等级，即必须、推荐和可选。必须功能指电子病历系统必须具备的功能；推荐功能指电子病历系统目前可以暂不具备，但在下一步发展中应当重点扩展的功能；可选功能指为进一步完善电子病历系统，医疗机构根据实际情况选择实现的功能。

三、基于电子病历的医院信息平台建设技术解决方案

2011 年 3 月 23 日，原国家卫生部统计信息中心发布《基于电子病历的医院信息平台建设技术解决方案(1.0)版》(以下简称《技术方案》)的文件。《技术方案》的发布背景是，原国家卫生部研究提出了"十二五"期间卫生信息化建设总体框架，简称"3521 工程"，即建设国家、省和地市 3 级卫生信息平台，加强公共卫生、医疗服务、新农合、基本药物制度和综合管理等 5 项业务应用，建设居民电子健康档案、电子病历等 2 个基础数据库和 1 个专用网络。各级医院急需一个进行信息平台建设的参考性技术文件的出台。

《技术方案》提出医疗信息化从"以管理为中心"转变到"以病人为中心、以业务人员为主体，全面提升医疗决策、医院管理和诊疗水平"的要求。该技术方案要求以电子病历为核心，围绕与电子病历相关的医疗业务和管理业务，促进信息资源在临床医疗和运营管理中的高效利用。为实现医院内不同业务系统之间实现统一集成、资源整合和高效运转，以及在区域范围支持实现以患者为中心的跨机构医疗信息共享和业务协同服务提供数据支持，要求建立以患者电子病历的信息采集、存储和集中管理为基础，连接临床信息系统和管理信息系统的医院信息平台。

《技术方案》为各地在规划和实施医院信息化时提供了一个参照样本，为各级医院灵活裁减和修正出适合自己的技术方案提供了帮助，为医院与供应商进行沟通，标书的撰写提供了方便。其目前并不是强制执行的规范、标准，仅是一个指导医院信息化建设的重要参考。

《技术方案》共九章：①概述；②现状分析与总体设计思路；③业务需求分析；④数据需求分析与信息模型构建；⑤医院信息平台设计；⑥基于平台的应用与业务协同；⑦安全保障体系；⑧项目管理；⑨运维管理。

《技术方案》强调了电子病历的核心作用。电子病历贯穿整个医疗过程，完整集中地记录了各种医疗服务者下达的医疗指令及执行结果，并被诊疗过程的各个环节使用，具有高度的共享性，是医院信息系统的核心。

《技术方案》还强调医院的电子病历系统的建设目标应满足以下五个方面的需求：一是满足以病人为中心的信息资源整合与利用。二是满足以电子病历为核心的医院数据中心建设。三是满足以临床路径和知识库为基础的临床决策支持。四是满足以医疗与人财物运营为内容的管理决策支持。五是满足以信息交换与共享为支撑的区域医疗协同。

四、基于电子病历的医院信息平台技术规范

2014 年 5 月 30 日，国家卫计委发布行业标准《WS/T 447-2014 基于电子病历的医院信息平台技术规范》，该标准规定了医院信息平台的总体技术要求、平台基本功能要求、信息资源规范、交互规范、IT 基础设施规范、安全规范和性能要求等。标准定义了医院信息平台的软件技术总体要求、平台基本功能要求、信息资源规范、交互规范、IT 基础设施规范、安全规范和性能要求。该标准对医院平台上各业务信息交互的流程做了非常详尽的规范与提示，是医院建立以电子病历为核心的信息平台非常重要和非常有价值的参考文件。

五、电子签名法

中华人民共和国电子签名法是为了规范电子签名行为，确立电子签名的法律效力，维护有关各方的合法

权益而制定的法律。中华人民共和国电子签名法由中华人民共和国第十届全国人民代表大会常务委员会第十一次会议于 2004 年 8 月 28 日通过，自 2005 年 4 月 1 日起施行。当前版本为 2015 年 4 月 24 日第十二届全国人民代表大会常务委员会第十四次会议修正。

随着电子病历使用的普及，医院病历的无纸化趋势的推动，电子病历作为证据在医疗纠纷诉讼中的法律效力亟待《电子签名法》的支持与规范。符合《电子签名法》规定的电子病历完全有可能在医疗纠纷中作为有效证据使用。电子病历属于数据电文，即《电子签名法》第二条第二款规定“以电子、光学、磁或者类似手段生成、发送、接受或存储的信息”，其符合《电子签名法》所规定的原件形式，理论上可以在诉讼中作为证据使用。

但我国《电子签名法》在电子病历相关领域还缺乏实施细则，也没有直接适用于医疗范畴的条款，所以电子病历在诉讼中的应用仍然受到限制，应结合医疗的特殊情况，探索《电子签名法》在电子病历领域的细则，促进电子病历的法律效力的规范，推动医院病历无纸化的进程。

六、卫生系统数字认证服务管理办法

2009 年 12 月，为保障卫生信息系统安全，规范卫生系统数字认证服务体系建设，满足卫生信息系统在身份认证、授权管理、责任认定等方面的信息安全需求，依据《中华人民共和国电子签名法》和《数字认证服务管理办法》，结合卫生系统业务特点，原国家卫生部制定了《卫生系统数字认证服务管理办法（试行）》，对卫生信息系统数字认证数字证书应用提出了明确要求，其第十五条规定：凡涉及国家安全、社会稳定、公众利益等方面的各类重要卫生信息系统，应当按照国家法律法规、信息安全等级保护制度等要求，采用数字认证服务，解决身份认证、授权管理、责任认定等安全问题。各类重要卫生信息系统主要包括：①涉及公共卫生业务的信息系统；②涉及医疗保健的医疗卫生信息系统；③网上申报、年检、备案、资质认定等行政审批信息系统；④各类网上招标采购信息系统；⑤其他重要卫生信息系统。第二十二条规定：已建成但尚未采用数字证书的重要卫生信息系统，应当尽快采用数字证书，实现身份认证、授权管理和责任认定；已经采用数字证书的重要卫生信息系统应当尽快按照本办法的有关要求进行系统改造，纳入卫生系统数字认证服务体系。

七、卫生行业信息系统安全等级保护基本要求

2011 年 12 月，国家原卫生部发布《卫生部办公厅关于全面开展卫生行业信息安全等级保护的通知》要求卫生行业“全面开展信息安全等级保护工作”，同时发布《卫生行业信息安全等级保护工作的指导意见》（后简称《指导意见》），结合卫生行业实际，提出了针对信息系统安全的指导意见。《指导意见》指出三级甲等医院的核心业务信息系统的安全保护等级原则上不低于第三级。医院的最核心业务信息系统包括电子病历信息系统，系统承载着大量病人的个人隐私信息，一旦泄露将会对患者本人及社会秩序带来重大影响，因此，医院的电子病历信息系统原则上安全保护等级不应低于三级。

第四节　我国电子病历管理类标准

管理类标准是指整个在卫生信息系统建设包括卫生标准的执行层面，制定的一些相关的标准。主要包括标准管理、安全管理、数据管理、项目管理，用于指导医院信息平台的日常运行管理、数据维护管理。

一、电子病历系统功能应用水平分级评价方法及标准

2011 年 10 月 24 日，原国家卫生部办公厅印发《电子病历系统功能应用水平分级评价方法及标准（试行）》（以下简称《方法与标准》）的文件。制定电子病历的应用分级标准的主要目的是考察和度量各医疗机构的电子病历应用所达到的水平。通过应用该标准的评价，医疗机构能够明确地了解各阶段电子病历应当实现的功能，也能使医疗机构能评估自己所处理的位置。该标准也给出了电子病历系统建设的路线图与发展指南，可以为医疗机构沿着正确的发展路线建立电子病历系统提供指导。

《方法与标准》评估的重点包括两个方面，一方面是医疗机构中电子病历系统实现功能的评估；另一个方面是所实现系统功能的应用水平的评估。其指出一个非常重要的现实，虽然医疗机构电子病历系统所具有的功能是决定一个医疗机构电子病历能够应用到什么水平的基础，但仅仅系统有这些功能是不够的，医疗机

构还需要通过组织、管理、培训、保障等一系列措施，使电子病历系统所具有的功能能够在整个医疗机构内得到应用才可以，这不仅考验医院信息化建设的水平，也考验医院的组织管理水平。

《方法与标准》将电子病历系统应用水平分为 8 个等级，每一等级的标准包括电子病历系统局部的要求和整体信息系统的要求。0 级：未形成电子病历系统；1 级：部门内初步数据采集；2 级，部门内数据交换；3 级：部门间数据交换，初级医疗决策支持；4 级：全院信息共享，中级医疗决策支持；5 级：统一数据管理，各部门系统数据集成，基本建立以电子病历为基础的医院信息平台；6 级：全流程医疗数据闭环管理，高级医疗决策支持；7 级：完整电子病历系统，区域医疗信息共享。该标准根据《电子病历系统功能规范（试行）》《电子病历基本规范（试行）》等规范文件，确定了医疗工作流中的 9 各角色，37 个评价项目，分别对电子病历系统功能、有效应用两个方面给出了评分规则。

二、医院信息互联互通标准化成熟度测评方案

2015 年 5 月，国家卫生标准委员会信息标准专业委员会与国家卫生计生委统计信息中心联合发布了《医院信息互联互通标准化成熟度测评方案》。该测评方案主要通过对电子病历与医院信息平台标准符合性测试以及互联互通实际应用效果的评价，构建医院信息互联互通成熟度分级评价体系。电子病历与医院信息平台标准符合性测试是针对医疗机构所采用产品的电子病历数据、电子病历共享文档、平台交互服务分别与对应卫生信息标准的符合性测试。互联互通实际应用效果的评价是针对医疗机构内部、医疗机构与上级信息平台之间的应用效果等情况的评价体系。

《医院信息互联互通标准化成熟度测评方案》是医院信息互联互通标准化成熟度测评工作的指导性文件，其明确了测评工作的原则、依据、内容、评价方案、方法、流程、等级评定等内容，确定了电子病历信息标准应用的评价要素，用于检验相互独立又协同合作的医院信息平台及医疗机构业务系统是否符合卫生部的相关信息标准。方案考量标准包括《电子病历基本数据集》《电子病历共享文档规范》《基于电子病历的医院信息平台技术规范》等的符合性及实际应用效果的评价，测评能够综合考察医疗机构的数据资源标准化情况、互联互通标准化情况、基础设施建设和互联互通应用效果等的情况。是医院进行以电子病历为核心的医院信息平台建设重要参考标准，是考量信息平台建设成果的重要依据。

三、基于健康档案的区域卫生信息平台建设指南

2009 年 5 月，国家卫计委发布了《基于健康档案的区域卫生信息平台建设指南（试行）》（以下简称《指南》）。作为临床信息系统核心的电子病历因其存储量大、节省资源、查询方便、共享性好、有利于提高诊疗工作效率等优点，开始在医疗机构推广应用；同时，医保、远程医疗、科研教学的需要，以及数据传输标准的确立和推广，也使得电子病历的应用更加深入。在《指南》中还定义了隐私保护的需求，提出数据调阅对安全的需求以及应用系统对安全的需求。

四、电子健康档案与区域卫生信息平台标准符合性测试规范

区域电子病历是区域内医疗机构对门诊、住院患者（或保健对象）临床诊疗和指导干预的、数字化的医疗服务工作记录，是居民个人在区域内医疗机构历次就诊过程中产生和被记录的完整、详细的临床信息资源。简单说，区域电子病历是将分散在区域内不同医疗的电子病历数据，通过对其进行归纳、分析、整理，最终形成一份逻辑完整、符合相关标准的临床信息载体，最终形成区域电子病历。在进行区域电子病历标准化工作时，应参考《电子健康档案与区域卫生信息平台标准符合性测试规范》（以下简称《测试规范》）。该规范最新版由国家卫计委于 2016 年 8 月 23 日和电子病历共享文档系列规范一并发布，规定于 2017 年 2 月 1 日起实施。

《测试规范》旨在借鉴国内外标准符合性测试成功经验，针对于我国卫生信息标准化发展现状，建立一套适用的标准符合性测试方法和规范；为国家人口健康信息互联互通标准化成熟度测评提供技术支持，指导、促进我国基于居民健康档案的区域卫生信息平台的标准化建设，规范人口健康信息化发展。

五、电子病历与医院信息平台标准符合性测试规范

《WS/T 501-2016 电子病历与医院信息平台标准符合性测试规范》（以下简称：《测试规范》）的最新版于

2016年8月23日由国家卫计委发布，并于2017年2月1日实施。《测试规范》旨在借鉴国内外标准符合性测试成功经验，针对于我国卫生信息标准化发展现状，建立一套适用于国内医疗机构电子病历系统建设的标准符合性测试方法和规范。

《测试规范》是指导医院信息互联互通标准符合性测试工作的标准，规定了测试过程、测试方法、测试内容和测试结果判定准则等，适用于电子病历基本数据集标准符合性测试、电子病历共享文档规范标准符合性测试和基于电子病历的医院信息平台标准符合性测试。电子病历与医院信息平台标准符合性测试规范，规定的测试过程包括四个阶段，分别为：测试策划、测试设计、测试执行和测试总结。

《测试规范》建立了一套科学、系统的医院信息互联互通标准符合性测试方法，是开展以电子病历及医院信息平台为核心的卫生信息标准符合性测试工作的依据，对加强卫生信息标准应用检验、执行测试，促进卫生信息标准的采纳、应用和实施，推进医疗卫生服务与管理系统标准化建设具有重要意义。

第五节　国外电子病历相关标准

国际上，尽管有时EMR、EPR、CPR、EHR在术语上互用，但它们分别强调了电子病历不同的范围。而在国内，人们一般仅使用“电子病历”一词来表达上述不同的概念，在几个概念之间没有直接的区分。当人们在医院内部的背景下讨论电子病历时，指的是医疗机构内部的电子病历；当在区域医疗信息化范围内讨论时，指的是的电子健康记录。国际上，曾经有过关于EHR与EMR的区别的讨论，其实EHR与EMR的区别是非常大的。EMR是指单一的电子病历记录，其仅仅是传统病案资料的电子化，而EHR的概念则包含病人诊疗照护相关的所有电子文档记录，是对某位患者相关所有健康医疗信息的电子化记录。EMR是很难将信息与其他医务工作者共享，而EHR从最初设计时就将医生与设备的方便共享与访问作为目标之一，当然也包括患者自己的安全访问。EMR是为了将病历进行电子化而设计，而EHR是为改善病人诊疗和医院管理而设计。随着电子病历系统的不断发展，EHR的内涵正逐步成为对电子病历的共同认识。因此，国际上与电子病历相关的标准，也都是以EHR为内涵的标准。本节，将国际上主流的电子病历相关的标准进行的总结，并对各标准设计的规范性内容进行的对比。

一、国外电子病历相关标准

（一）ISO/TS 18308

ISO/TS 18308标准是专用于规范电子健康信息系统的必要内容的标准。该标准明确列出了电子健康信息系统的架构以及为适应临床病历、临床数据和临床术语特点所必须满足的条件。该标准还定义了电子健康信息系统必须满足的以下几个方面的需求：①明确了医疗健康应用信息系统之间进行数据交换、应用、共享数据的标准；②电子健康信息系统在数据安全和隐私保护标准方面需要满足的条件；③电子健康信息系统必须遵循的临床事件标准；④法律及伦理要求；⑤从就医者或医保支付机构角度分析需要满足的条件等。ISO/TS 18308是一项国际性的标准，任何一个EHR信息系统都应该尽力达到该标准的要求。

（二）CEN/TC 215 EN 13940

CEN/TC 215 EN 13940(CONT sys)将临床诊疗流程进行了具体化的定义，其描述了标准的临床概念和临床流程，为不同医院之间理解临床概念和临床流程提供了标准和共识。在该标准中，其基本的概念包含：①在临床诊疗过程中所涉及的角色；②临床事件；③病人和医生交流的记录；④临床诊疗过程中的临床决策；⑤电子病案和数据管理的基本概念。这些基本概念对于确定诊疗过程中的不同实体具有非常重要的作用，而在该标准中定义的诊疗过程也明确这些基本概念在电子病历信息系统中不同工作流中的应用。参照该标准开发的电子病历信息系统一般可以通过其系统模型基本反映真实的就医诊疗过程。

（三）HL7 电子健康病历系统功能模型

HL7电子健康病历系统功能模型（HL7 EHR-S Functional Model）提供了电子健康病历系统的功能模型要求。该标准将电子病历系统按照功能框架进行分类，类型包含直接照护、辅助性功能和信息基础架构（参照中文进行修改）。而且每一分类中都详细列出了不同的功能需求，包含病人照护管理、临床决策辅助、行政和运营管理、医疗质控管理、电子病案管理、用户登录注册认证管理、标准术语和基础服务。该标准可以被用来分析和评价电子健康病历系统的功能是否完善。

（四）CEN/ISO EN 13606

CEN/ISO EN 13606 标准包含五个部分，其为电子健康病历信息系统的通信在“参考模型”层面（openEHR 标准的两个层面之一）提供了技术规范。其描述了一个可以用来代表部分或整个 EHR 的架构，这些架构可以随着采用的 openEHR 原型的具体技术规范的改变而改变。标准中的参考原型和术语列表提供了表示临床术语的一种结构，这种表达结构在支持已存在标准或架构（如 HL7 v3 与 openEHR）间的互操作性方面，是独立于编码系统和参考原型的。标准还提供了数据交换的规范和用于 EHR 安全认证的组件规范。CEN/ISO EN13606 标准提供的技术规范是基于 ISO/TS 18308 标准对于 EHR 的规定，若希望开发在技术规范上符合互操作性要求的 EHR 系统，应该充分参考 CEN/ISO EN13606 标准。

（五）HL7v2. x

HL7v2. x 是为促进医疗健康信息应用系统之间进行数据交互而提供的标准。这个标准中一个重要的概念是消息模型，在进行数据交互时，进行的是基于消息交换模型的（Reference Information，RIM），而不是 EHR 模型的。消息交换模型不是基于面向对象开发的，虽然其提供了一种非常灵活的用于定义特定领域消息内容的方式，但是在支持互操作性方面却差强人意。HL7v2. x 是早期开发的，虽然存在诸多缺点的标准，但其在 HIT 标准领域的应用最广泛的。

（六）HL7 v3

HL7 v3 标准的开发是为了解决 HL7v2. x 的缺陷，它是基于面向对象的方法论的。该标准包含参考消息模型（Reference Information，RIM）和取值域（Vocabulary Domain，VD）两个主要部分。取值域描述了 EHR 系统进行消息交换的时候的内容及内容类型。HL7 v3 标准采用 XML 格式的数据进行数据交换。HL7 v3 也提供了一种交互模型（Interaction Model，IM），交互模型定义了医疗应用信息系统之间进行数据交换时有可能用到的各种互动操作。HL7 v3 在近期实施的 EHR 信息系统和区域 EHR 信息系统之间进行数据交互中的应用非常广泛。

（七）CDA

CDA（clinical document standards）是基于 HL7 v3 RIM 的 XML 文档标准，始于 1997 年，2005 年正式发布 CDA Release 2（CDA R2）。CDA 是专门为规范用于区域间数据交换的临床电子文档所必备的内容而开发，是一种指定结构和语义的文档标记标准，具有持续性、可操作、可鉴定、整体性和可读性的特点。CDA 使用章节、标题、内容等对文档的结构进行定义。HL7 CDA 已经被广泛使用在许多国家的 EHR 框架中，如澳大利亚、奥地利、加拿大、英国、新加坡、美国，我国电子病历相关标准也是参考了 HL7 CDA 文档规范标准而研发的。

CDA 能够在进行患者记录传输时区分优先级，允许在更多系统中进行复用性的实施，支持在不同技术水平的人们之间交换可读性临床文档，支持大量处理信息交换的应用系统，能够与大量文档编辑系统相兼容，提供独立于传输和存储的交换机制。

完整的 CDA 包括一套分层级的文档规范。CDA 文档的内容在 RIM 中定义，CDA 本身不对文档内容建模，只对需要交换的临床文档的结构和语意制定标准。一个 CDA 文档由一个头和一个体组成。“头”即“CDA Header”“体”在 CDA Level One 中，即“CDA Level One Body”。CDA Header 确定了文档的分类，提供了鉴定信息、受访数据、患者、提供者等。CDA Level One Body 包括了临床报告。CDA 体式由可嵌套的内容集组成，共有四种内容集：节、段、列表、表格。内容集包含有内容和可选的标题。内容包含纯文本、链接和多媒体。头和体都遵循 HL7 RIM 中定义的数据类型。

（八）持续护理文档规范

持续护理文档规范 CCD（continuity of care document）也是一个基于 XML 文档的标准规范，是为了在医疗健康应用信息系统之间交互出院病人和转诊病人信息而开发的一个标准，CCD 应用了 HL7 v3 中的取值域规范，同时也采用了 HL7 v3 RIM 和 CDA 中规范的文档结构来定义用于转诊的临床文档格式。

护理记录规范（CCD）是由美国材料与试验协会（American Society for Testing and Materials，ASTM）早期开发的标准，标准当时开发的目的是为了实现美国马萨诸塞州县的各医院间转移病人、费用结算提供充分的连续性信息。ASTM 曾修订过 CCD，修订后的 CCD 更全面的包含了医疗过程中涉及的所有护理文档。

在 CDA 等基于文档结构的标准普及的推动下，ASTM 和 HL7 组织合作，使 CCD 采用了与 CDA 相同的语义和 RIM 模型。现在的 CCD 标准是 ASTM 与 HL7 组织共同努力的结果，CCD 标准的文档已经成为结构完善、语义丰富，并可以转变成 HL7 v3 标准化消息被发送和理解的文档。CCD 已成为 HL7 标准的一个组成部分。

与 CDA 的广泛应用比较，HL7 CCD 的应用范围显得特别局限，CCD 现在还仅在美国被使用，用于创建和交换患者简要的护理记录，所以国内对 CCD 的研究和应用并不多。

(九) DICOM

DICOM 是一个在医疗设备和 RIS 中广泛应用的医学图像数据标准。因此，从医疗设备和 RIS 中提取图像并整合到 EHR 信息系统中时，首要的一步就是应用 DICOM 标准，使用 DICOM 标准可以规范 EHR 信息系统与医疗设备的接口标准，也是实现医学图像信息系统与 EHR 信息系统之间的互操作性的必要步骤。DICOM 是在放射影像学和病理学领域最为综合完整的标准之一。

(十) 持续性照护记录

持续性照护记录(continuity of care record，CCR)主要是为患者转诊而提供的诊疗总结性文档的标准。CCR 中定义的消息模型提供了患者转科记录、出院小结、病案首页等诊疗总结性文档应遵循的结构、内容和类型规范。CCR 仅用于医疗机构之间交换患者的诊疗信息，其包含患者识别信息、患者诊疗总结性文档、文档由谁发出、发往哪里、患者的既往病史、病情现状等，使下一个医疗机构能够了解患者病情、诊疗情况等。在 CCR 中也定义了患者信息隐私保护的标准。

以上提到的各种标准为 EHR 信息系统的不同方面提出了不同的需求和标准。HL7 v2. x 专注于临床数据的交互，其新的版本 HL7 v3 则专注于规范消息模型。DICOM 强调的是医学图像数据交互应该遵循的标准。ISO/TS 18308 仅提供了 EHR 结构性功能要求，因此同样遵循 ISO/TS 18308 标准的不同的 EHR 信息系统也会有很大不同。虽然 CEN/ISO EN13606 并没有通过原型模型为电子临床信息必须满足的条件提供一个准确的需求列表，但其为 EHR 信息系统间的数据通信提供了详细的技术标准。CEN/TC 215 EN 13940 则规范了诊疗过程中涉及的临床概念和诊疗流程。

EHR 信息系统的需求因应用的不同而不同，区域之间，国家之间也有很多不同。因此，要求全国的 EHR 信息系都遵循同一个标准，是很难实现的。另外，每一个标准都有其对应的标准化重点，所以，一个 EHR 信息系统在所有领域，所有功能上都遵循同一个标准是不现实的。协调各个标准之间的规范，促进系统与系统之间的互操作性还有很长的路要走，还有很多工作要做。在进行电子病历标准化改造或进行新一代电子病历研发的时候，应参考多个标准，借鉴其在诊疗过程、消息模型、注册认证和隐私保护等各方面的规定，博取精华。可以参考对上述标准的一个比较列表(表 3-1)。

表 3-1　国际上电子病历相关的各种标准的比较

标准	ISO/TS 18308	EN 13940	HL7 电子病历功能模型	EN 13606	HL7 v2. x	HL7 v3	CCD	CDA	DICOM	CCR
需求规范	√	×	√	部分	×	×	×	×	×	×
过程模型	×	√	×	×	×	×	×	×	×	×
结构模型	×	×	×	√	部分	√	√	√		√
安全/隐私保护	×	×	×	√	×	√	√	√	√	√
法律	×	×	×	√	×	×	×	×	×	×

二、国外电子病历相关编码和术语标准

(一) ICD

国际疾病分类(International Classification of Diseases，ICD)。是根据疾病的某些特征，按照规则将疾病分门别类，并用编码的方法来表示的系统。ICD 已有 110 年的发展历史，早在 1891 年，为了对死亡进行统一

登记，国际统计研究所组织了一个对死亡原因分类的委员会进行工作，1893 年该委员会主席 Jacques Bertillon 提出了一个分类方法《国际死亡原因编目》，此即为第一版。以后基本上是 10 年修订一次。1940 年第 6 次修订工作由世界卫生组织承担，首次引入了疾病分类，并强调继续保持依据病因进行分类的哲学思想。1994 年，在日内瓦进行了第 10 次修改，这次修改后的版本在世界得到了广泛的应用，即是全球通用的 ICD-10。2010 年 WHO 发布了最新的 ICD-10 更新版本。

WHO 只提供 4 位编码的 ICD-10。各国在引用的时候可以添加附加码来增加疾病数量。澳大利亚于 1998 年发布了首部 5 位编码的 ICD-10AM。接着加拿大在 2000 年、法国在 2005 年、泰国在 2007 年、韩国在 2008 年都出了自己的本地化修改版本。美国在 2013 年 10 月正式启用 6 位编码的 ICD-10。我国在 2001 年发布了自己的《疾病分类与代码》标准，并将 ICD-10 编码扩展到 6 位。根据 WHO 的规定，各国的本地化版本都可以对照转换成标准的 ICD-10 编码以便国际间交流。

ICD 分类依据疾病的 4 个主要特征，即病因、部位、病理及临床表现（包括：症状体征、分期、分型、性别、年龄、急慢性发病时间等）。每一特性构成了一个分类标准，形成一个分类轴心，因此 ICD 是一个多轴心的分类系统。

ICD 使得疾病名称标准化、格式化，是医学信息化、医院信息管理等临床信息系统的应用基础。ICD 使得疾病信息得到最大范围的共享，可以反映国家卫生状况，也成为医学科研和教学的工具和资料。ICD 是医院医疗和行政管理的依据，有利于医院进行管理。疾病分类可以作为医疗经费控制的重要依据之一，是费用管理的有效工具。

（二）ICD-9-CM-3

ICD-9-CM-3 是 ICD-9-CM 的一部分，ICD-9-CM 是国际疾病分类与编码的第 9 版的临床重编码部分，其是自 ICD-9 的 4 位编码扩展到 6 位的编码规范，其共分为三卷，第一、二卷完全与 ICD-9 兼容，只是在第五位数上对 ICD-9 进行了增补。ICD-9-CM-3 第三卷来自对 ICPM 第五章的改编。ICPM 是国际医疗操作分类，但是由于更新不及时，使用 ICPM 的医疗机构越来越少。ICD-9-CM-3 又是在 ICPM 第五章的基础上进行细分，并得到了世界卫生组织的承认。其工作草案是在 1975 年完成的，其标号是 WHO/ ICD-9/ Rev. Conf. 75. 4。由于美国每年都对 ICD-9-CM-3 进行修订和补充，保持了其与临床及当代科学的同步，而且由于我国医院大多近二十年的资料都是采用 ICD-9-CM-3 进行分类编码的，所以我国卫生部建议医疗机构使用 ICD-9-CM-3 进行手术分类编码。目前，全国各级医院手术编码以使用 ICD-9-CM-3 为主流，而且大部分医院已经使用 ICD-9-CM-3 做手术分类编码，但是使用水平差异很大。

（三）当前诊治专用码

美国医生组成的美国医学会（American Medical Association）为了标准化医生的医疗服务，并便于沟通和管理，为所有可能的治疗、诊断、手术过程设置了一套 5 位数的编码标准，称为“当前诊治专用码”（Current Procedural Terminology，简称 CPT），每年都会有增删并予以公布。CPT 代码是标准化核算医生诊疗和手术费率的基础，其利用“基于成本的相对价值参数”（Resource-Based Relative Value Scale），为每一个 CPT 代码确定了一个加权值，叫做“相对价值单位”（Relative Value Unit or RVU）。这个值越大，说明医生提供这项医疗服务消耗的时间，人力和其他成本越大。

联邦医保中心按照每年的财政预算算出一个费率常数，叫“变换常数”（Conversion Factor）。与每一个 CPT 代码的“相对价值单位”（RVU）相乘，其积就是每个 CPT 代码所代表的诊疗手术的费率。这里类似国内的医保总额控制。预算区域内的总 RVU 值越高，那么费率常数就越低，CPT 手术费率就越低。费率常数随地区的不同略有不同，是与各个地区的财政预算相关。

美国是通过 CPT 代码来进行临床路径规范的，这些 5 位数代码规范了临床路径及其价格，是支付方付费的基础。CPT 代码由全美医学会负责，由 RUC 的委员会负责讨论定价。决定每个 CPT 代码价值的因素包括三点，医生所需的劳动、行医成本以及医疗出错成本。医生的劳动包括很多种变量，主要是医生的脑力劳动强度、医疗技能、精神压力以及医生教育成本所需得到的相应补偿。

与 ICD-9-CM-3 比较，CPT 的应用主要是在门诊操作、医生服务操作，ICD-9-CM-3 则应用在住院手术的编码中。借鉴 CPT 编码系统针对不同的医疗需求和有限的卫生资源，建立国家医疗服务和评价的计算机管理系统，编制适合我国国情的医疗服务（操作）编码系统，是改变现行医疗和医保报销价格制定中的不合理和不科学性的一个值得探索的途径。

(四) 医疗保险资金管理通用操作编码系统

医疗保险资金管理通用操作编码系统(Healthcare Common Procedure Coding System,HCPCS)是用数字编码的医疗任务和服务代码,用于表示所有治疗操作参与者提供的治疗、手术、诊断等医疗服务。HCPCS是CMS(Centers for Medicare and Medicaid Services)用于收费的编码,是由AMA(American Medicare Association)基于CPT开发的。HCPCS为医疗相关收费提供了统一的代码。HCPCS与CPT一起,为美国医疗的保险支付、医疗收费以及医生获得劳动支付提供了统一编码标准和支付规则。

(五) 医学系统命名法-临床术语医学系统命名法-临床术语(Systematized Nomenclature of Medicine-Clinical Terms,SNOMED CT)

是当前国际上广为使用的一种临床医学术语标准。这套术语集,提供了一套全面统一的医学术语系统,涵盖了大多数方面的临床信息,如疾病、所见、操作、微生物、药物等,可以协调一致地在不同的学科、专业和照护地点之间实现对于临床数据的标引、存储、检索和聚合,便于计算机处理。同时,它还有助于组织病历内容,减少临床照护和科学研究工作中数据采集、编码及使用方式的变异。对于临床医学信息的标准化和电子化起着十分重要的作用。

在指称同一事物的时候,不同的临床医生和医疗卫生机构往往会采用不同的临床术语。例如,对于心脏病学专科医师来说,心脏病发作、心肌梗死以及MI可能指的是同一含义,而对于计算机来说,三者之间则全然不同。因此,不同的医疗保健服务提供者、医疗服务设施、研究人员以及其他相关方之间需要协调一致地交换临床信息(语义互操作性);而且,不同的地方对于医学信息的记录方式也各不相同(如采用纸质记录或者采用电子记录),因而需要一种广泛全面而又协调统一的医学术语系统(medical terminology system),作为信息基础结构(information infrastructure)的组成部分。SNOMED CT就是解决这一问题的国际标准。

中文SNOMED电子版含145,856词条,其与英文版的数目(146,217)不同是由于中文删去了英文的异型拼写词条(例如anaemia和anemia)。

SNOMED电子版共分为11个模块:

解剖学(T,Topography)用于人、兽医学的解剖学术语。

形态学(M,Morphology)用来描述人体结构变化的术语,WHO《国际疾病分类》中所用编码、术语与之完全一致。

功能(F,Function)描述身体生理和病理的功能,包括护理人员使用的对病人观察和诊断的术语。

活有机体(L,Living Organisms)完整的动、植物学分类,基本包含了所有病原体和动物疾病的传病媒介。

化学制品、药品和生物制品(C,Chemicals,Drugs,and Biological Products)。

物理因素、活动和力(A,Physical Agents,Activities and Forces)通常与疾病和创伤有关的器具和活动的项目表。

职业(J,Occupations)国际劳工局(ILO)的职业目录。

社会环境(S,Social Context))。

疾病/诊断(D,Diseases/Diagnoses)。

操作(P,Procedures)手术与操作相关术语。

连接词/修饰词(G,General Linkage/Modifiers)用来连接和修饰每个模块中术语的连接词、描述符及限定词。

以上11个模块的层次结构通过该词条代码的树型构造表达。每个词条的内容包括:编码、中文名、英文名、类别符、层次、与该词条相关的外部编码、ICD-9-CM码、药品编码、药厂编码、酶编码及SNOMED相关词条的交叉参照列表。

它与普通的词典不同,SNOMED所含词条不是独立的、彼此无关的,而是根据一些原则严格组织起来的。为了便于计算机的应用,SNOMED还为每个词条赋予唯一的编码。

(六) 观测指标标识符逻辑命名与编码系统

观测指标标识符逻辑命名与编码系统(Logical Observation Identifiers Names and Codes,LOINC)。

LOINC 数据库旨在促进临床观测指标结果的交换与共享。其中，LOINC 术语涉及用于临床医疗和护理、治疗结果管理和临床研究等目的的各种临床观测指标，如血红蛋白、血清钾、各种生命体征等。当前，大多数实验室及其他诊断服务部门都在采用或倾向于采用 HL7 等类似的卫生信息传输标准，以电子消息的形式，将其结果数据从报告系统发送至临床医疗和护理系统。然而，在标识这些检验项目或观测指标的时候，这些实验室或诊断服务部门采用的却是其自己内部独有的代码。这样，临床医疗护理系统除非也采用结果产生和发送方的实验室或观测指标代码，否则，就不能对其接收到的这些结果信息加以完全的"理解"和正确的归档；而当存在多个数据来源的情况下，除非花费大量的财力、物力和人力将多个结果产生方的编码系统与接受方的内部编码系统加以一一对照，否则上述方法就难以奏效。作为实验室检验项目和临床观测指标通用标识符的 LOINC 代码解决的就是这一问题。

LOINC 数据库实验室部分所收录的术语涵盖了化学、血液学、血清学、微生物学（包括寄生虫学和病毒学）以及毒理学等常见类别和领域；还有与药物相关的检测指标，以及在全血计数或脑脊髓液细胞计数中的细胞计数指标等类别的术语。LOINC 数据库临床部分的术语则包括生命体征、血流动力学、液体的摄入与排出、心电图、产科超声、心脏回波、泌尿道成像、胃镜检查、呼吸机管理、精选调查问卷及其他领域的多类临床观测指标。Regenstrief 研究院一直负责并承担着 LOINC 数据库及其支持文档的维护工作。

（七）计算机化的情报检索语言集成系统

UMLS(Unified Medical Language System)是美国国立医学图书馆（NLM）自 1986 年起研究和开发的一体化医学语言系统。

UMLS 是计算机化的情报检索语言集成系统，它不仅是语言翻译、自然语言处理及语言规范化的工具，而且是实现跨数据库检索的词汇转换系统，它可以帮助用户在连接情报源，包括计算机化的病案记录、书目数据库、事实数据库以及专家系统的过程中对其中的电子式生物医学情报作一体化检索。

UMLS 包括四个部分：超级叙词表（Metathesaurus）、语义网络（Semantic Network）、情报源图谱（Information Sources Map）和专家词典（SPECIALIST Lexicon）。其中超级叙词表是生物医学概念、术语、词汇及其涵义、等级范畴的广泛集成。1997 年第 8 版的超级叙词表收录了来源于 30 多种生物医学词表和分类表的能表达 33 万多个概念的 739439 个词汇，词汇量达到空前规模。而语义网络则是为建立概念术语间相互错综复杂关系而设计的，是为超级叙词表中的所有概念提供语义类型及相互关系结构的工具。UMLS 的语义网络不仅运用了常规的语义控制手段，如语义等级、属分、相关关系控制，而且在语义规范和语义关系分析、延伸等多方面有许多创新。

语义和编码标准时进行信息化互操作功能实现的基础，剪辑性使用时可以参考表 3-2。

表 3-2 国外医疗编码标准对比

临床领域	LOINC	SNOMED CT	ICD-10	CPT	HCPCS
治疗操作	√	√	√	√	√
医疗管理	*	√		√	√
疾病/诊断	*	√	√	*	*
检查	√	√	*	*	*
功能	*	√	*	*	*
失常	*	√	√	*	*

三、国外电子病历相关评价标准及其他

电子病历分级评价是促进医疗信息化技术发展的重要手段。在医疗信息化较为先进的美国，主要有两项比较知名的电子病历系统应用评价方法，分别为美国医疗信息与管理系统学会分析（HIMSS Analytics）的电子病历采纳模式（EMRAM）、医疗保险和医疗补助服务中心（CMS）的电子病历的有效应用（Meaningful Use）两套评价标准。IHE 虽不是一套成型的标准，但其给出了系统互联互通，信息系统标准化得一种路径规范，也有非常大的参考价值。

（一）HIMSS EMRAM 简介

HIMSS Analytics 是 HIMSS 旗下的分析机构，于 2005 年开发了电子病历采纳模式（EMRAM），用来评价 HIMSS Analytics 数据库中医院电子病历系统的进展和影响。通过跟踪其完成 8 个等级（0-7 级）的进展，医院可以审查对信息技术应用的实施和利用状况。医疗机构信息化建设的目标是达到 7 级水平，7 级代表着先进的电子病历环境。即便在美国医院中，达到 6 级和 7 级的医院也较少。2016 年 11 月，中国仅有 4 家达到 7 级：泰达国际心血管病医院、中国医科大学盛京医院、北京大学人民医院和广州市妇女儿童医疗中心。

HIMSS EMRAM 评估体系共分 8 级，即 0～7 级，分别为：

0 级：局部临床工作自动化，尚未建设药房、实验室和放射信息系统。

1 级：建设了药房、实验室和放射系统。

2 级：采用 CDR（clinical data repository，临床数据存储库）存储临床系统数据、受控医学数据，以供临床工作者调用。CDR 采用受控医学词汇及临床决策支持的规则引擎，进行冲突检查。其中，影像数据存储系统可能已和 CDR 关联。

3 级：支持三测单、特护单临床文档，完成护理记录、护理计划和 EMAR（electronic medical administration record，电子医疗管理记录）和 CDR 的整合，并至少在一个病区上线使用。完成初级 CDSS（clinical decision support system，临床决策支持）和医嘱录入整合应用，PACS 初步可供临床医生调阅图像。

4 级：CPOE（computerized physician order entry，计算机医嘱录入）供所有医务人员应用，同时加入到护理和 CDR 环境。具有基于循环临床指南的中级 CDSS。至少一个病区 CPOE 上线运行。

5 级：至少一个病区应用药物闭环管理。EMAR、条码或 RFID 等技术与 CPOE 和药房系统整合应用，最大限度保证患者安全。

6 级：至少一个病区部署包含结构化模板的完整医疗文档。应用高级 CDSS，为所有临床工作提供基于临床指南和结果相关的提示。具有完整的 PACS，可通过网络查看医疗影像，完全取代胶片。

7 级：实现全院无纸化，支持同院外各种医疗相关机构共享信息，支持真正理想化的电子健康档案。

0-6 级可以直接申报，7 级不能直接申报，必须先达到 6 级之后升级。0-5 级评审可选择采用现场评审或者电话评审的方式。6 级和 7 级必须进行现场评审。

从 8 个级别的划分可以看出各层级的要求侧重不同，大致分为三个层级。第一个层级的要求重视药房、实验室和放射科三大辅助系统和临床数据仓库 CDR 的初步建立和简单整合（0、1、2 级）；第二个层级的要求重视 CDR 与文档和医生医嘱录入 CPOE 的整合，以实现初、中级水平的临床决策支持功能（3、4、5 级）；第三个层级要求重视在初、中级水平的基础上进行数据应用与数据共享，实现高级水平的临床决策支持，如无纸化、无胶片化，以支持改进医疗质量提高患者安全等医院管理工作同时要能实现与其他医疗机构数据共享（6、7 级）。

（二）CMS Meaningful Use 简介

美国医疗保险和医疗救助服务中心在 2010 年 7 月 13 日正式颁布了电子病历“有效使用（Meaningful Use）”评价指标。电子病历“有效使用”评价指标体系的建立，是为了鼓励美国 70 万独立执业的临床医生和 5000 多家医院积极有效地使用电子病历系统，从而提高临床医疗质量和效率。电子病历“有效使用”评价指标的颁布和推广，极大地影响和推进了美国电子病历系统的发展。

1. 有效使用的含义与目标　“有效使用”的内涵包括以下几方面内容：通过“有效”的方式应用电子病历系统。确保电子病历系统互联互通，能够进行医疗信息的电子交换，从而促进医疗质量。医疗机构或者独立执业医生能够使用电子病历系统向医疗监管部门上报关于医疗质量和其他度量指标的信息数据。

推广“有效使用”包含以下 5 个目标：

（1）促进医疗质量、病人安全、临床效率以及减少医疗差异。

（2）确保病人及其家属能够参与到病人的治疗过程中来。

（3）促进医院内、医院间的医疗协作。

（4）促进社区人群健康以及公共卫生。

（5）针对个人健康信息，确保提供适度地隐私和安全保护。

2. 有效使用的实施　“有效使用”是一套重视电子病历的临床实际应用效果、分阶段分步骤、有奖有罚的评价工具。为了方便实施，CMS 制定了临床质量评价指标(Clinical Quality Measures，CQMs)。这些指标能够帮助医疗监管机构去评价和跟踪医生及医院提供医疗服务的质量。这些指标利用医疗机构和医生提供医疗服务能力的相关数据，进行医疗质量的评价。临床质量评价指标对病人治疗评价内容大致包括以下几点：①医疗结果；②临床过程；③病人安全；④医疗资源的有效利用；⑤医疗协作；⑥病人参与；⑦群体及公共卫生；⑧临床指南。针对临床质量评价指标持续的评价及向监管机构汇报，有效支持医疗服务系统提高医疗效能及效率、以病人为中心保障病人安全、提供优质及时的医疗服务。

3. 有效使用的作用　美国 HITECH 法案把在全美医疗机构推行电子病历的“有效使用”作为国家的重点工作。CMS 负责电子病历“有效使用”评价指标体系的具体推广和监管工作，基于美国两大医疗保险体系：Medicare 和 Medicaid，制定了详尽的电子病历激励计划以及“有效使用”评价指标体系，该激励计划针对独立执业的医生和医院分别制定了激励方案，并每年针对医生和医院提交的评测资料进行评价，对满足“有效使用”评价指标的予以奖励。从 2015 年开始，没有有效使用电子病历系统的医院和独立执业的医生，将通过医保支付方式进行经济处罚。

“有效使用”是美国有史以来推动建立电子病历系统的最有效方法。自从 2009 年实施，其已经帮助美国电子病历的使用率实现了翻倍增长。

(三) IHE

IHE 并不是一套评价标准，也不是定义新的集成标准，而是基于现有成熟的标准(例如 DICOM、HL7 和其他一些系统集成的行业标准)制定的一套集成方案。IHE 定位在制定一套规范的流程，并通过 DICOM、HL7 等消息系统实现这种流程，以实现不同系统的集成。尽管 IHE 不制定具体的标准，但却制定了不同场景和流程下如何在纷繁标准中选择合适可用的内容的一种规范，对于电子病历及其标准化来说是非常重要的。

IHE(Integrating the healthcare Enterprise)是 1997 年由美国卫生保健信息管理系统学会(HIMSS)和北美放射学会(RSNA)联合提出，并在 1998 年明确定义应用现有的标准，特别是 DICOM 和 HL7，用来解决放射科信息系统的通讯工作。最开始限于放射学领域，旨在提高影像和信息系统更高水平的协同工作能力。

由于 PACS/RIS 系统的工作流程相对比较成熟，IHE 率先定义了放射信息系统的功能流程，但时至今日，IHE 已不只局限于放射领域，逐步被其他领域所采用，如：IT 基础设施、心脏病学、实验室和医药管理等，在国际上已经开展的非常广泛和深入，具有相当知名度和影响力。

IHE 的目标在于为医疗部门内、医疗机构内、区域或全国范围内的医疗机构之间等不同层次的单位之间提供医疗服务互动性(互操作)解决方案，提高临床信息化应用的效率和效能，改善信息系统协同工作能力，也就是解决异构系统间的互操作性问题。进一步改善临床工作流程，提高数据的准确性和可用性，降低运作成本，用标准的解决方案替代私有方案。

为了达成既定目标，IHE 确定了相应的策略，并通过组织测试以及每年的活动安排实现，其中包括：

1. 动员用户要求厂商寻求 IHE 方案。
2. 通过技术框架定义和促进每年的增长目标。
3. 提供标准测试工具使厂商易于通过其一致性。
4. IHE 在各种全球性的展览中提供教育培训及展示，如：RSNA、HIMSS 的会议以及测试会议等。
5. 通过不同的国际卫生保健社团合作，实现全球化的技术框架。

结语：

虽然电子病历已经成为当前医院信息化发展的热点，但从整体上看，电子病历标准化的发展还存在以下问题：

1. 对电子病历的概念认识不准确　对电子病历的内容、功能、目标缺乏一致的认识。相当一部分人认为电子病历就是医师利用计算机书写病历，对医师工作站与电子病历的关系、电子病历系统与医院信息系统的关系、医院内部电子病历与区域医疗信息共享之间的关系等认识不清。虽然大家都在讨论电子病历，但往往主题内涵不一。

2. 电子病历系统相关产品标准化程度低，功能不系统、不完善　目前医院多数已经实现的电子病历系统，但在建设过程中并没有参照国际或国家的相关标准。电子病历的功能主要处于医疗事务性处理的层次，特别是集中在医嘱录入、病历书写和检查结果查阅上，对于如何更好地组织和呈现信息、如何辅助提高医疗质量、如何防止医疗差错等功能关注不够。在一些电子病历系统的基本功能如患者唯一标识、医疗记录交互和交换需求重视不足、信息的安全保密等方面重视不够。个别声称已经实现电子病历的医院甚至没有为患者建立长期唯一标识。新建或更新医院电子病历信息系统的医院应该在建设过程中给予电子病历的标准化以足够的重视。

3. 缺乏标准的电子病历应用，难以实现医疗行为的规范化管理　传统的以纸张和手写为手段的病历记录和传递模式，有一套与之相适应的规范化医疗流程和查对制度，例如医嘱的"三查七对"、处方发药查对、病历质量管理等。电子病历的应用改变了信息的记录、传递和处理方式，也改变了传统的医疗流程和管理模式。因此，在使用电子病历的过程中，要采用信息化的手段替代传统的查对方式。重视电子病历的标准化应用，则是实现医疗流程规范化，提高医疗质量控制和管理的重要手段。

（王　琼）

参考文献

1. 刘海一，刘帆.中美电子病历评价方法的比较研究.中国数字医学，2012，7(5)：22-27.
2. 王羽.电子病历系统功能规范与分级评价标准解读.北京：人民军医出版社，2012.
3. 陈金雄.电子病历与电子病历系统.医疗卫生装备，2010，31(10)：1-4，7.
4. 王力华，李玉宝，刘琪.电子签章技术在数字化医院中的应用.中国数字医学，2012，7(8)：90-93.
5. 刘翰腾，周毅.基于医院信息平台患者主索引的建立和应用.现代医院，2013，11
6. 杨剑、张志美.基于 hl7 和 ihe 的中国卫生信息文档共享规范深入研究.中国数字医学，2012，12
7. 曹吉龙，陆锋，何国平，等.构建符合标准的医院信息平台.中国数字医学，2015，7
8. 陈金雄.电子病历建设与发展.中国数字医学，2011，6(5)：53-55.
9. 2016 年度互操作性标准咨询报告.美国国家卫生信息技术协调办公室，2016.
10. 薛万国，李包罗.美国电子病历发展历程及其实.中国数字医学，2011，6(11)：11-13.
11. 李小华.医疗卫生信息标准化技术与应用.北京：人民卫生出版社，2016.

第四章　电子病历的记录结构

结构化电子病历是指从医学信息学的角度，将以自然语言方式录入的医疗文书按照医学术语的要求进行结构化分析，并将这些语义结构最终以关系型(面向对象)结构的方式保存到数据库中。

结构化电子病历系统中的病历数据直接以 XML 方式进行结构化存储，对海量病历数据的检索和统计具有实在的意义。为病历信息的传输、转换、脱机使用、区域病历信息共享奠定了基础。

结构化主要目的是对于病历中的数据进行后续应用以及区域间的共享。从机器阅读角度，只有充分的结构化，也就是说结构化粒度足够细致才能实现。而从区域间共享角度看，结构化粒度无需细致到元素，结构化到段落就已经足够满足区域共享的要求了。结构化电子病历发展历史看，在实际应用中，完全的结构化采集对于临床医生来说也是不可能的，特别是在病程记录、查房记录、讨论记录等，这些主观分析病情的文书很难被模板化，当然也就很难结构化。

所以，电子病历的结构化属性，完全取决于电子病历的用途。临床病历、科研病历，由于用途不同，其结构化粒度以及系统架构均有很大差别。

电子病历的系统架构遵循健康档案系统架构的时序三维概念模型，是健康档案系统架构在医疗服务领域的具体体现。健康档案系统架构的三个维度是：生命阶段、健康和疾病问题、卫生服务活动(或干预措施)，在电子病历中分别体现为就诊时间、疾病或健康问题、医疗服务活动。电子病历以患者为主线，将患者在医疗机构中的历次就诊时间、疾病或健康问题、针对性的医疗服务活动以及所记录的相关信息，有机地关联起来，并对所记录的海量信息进行科学分类和抽象描述，使之系统化、条理化和结构化。

第一节　结构化与半结构化

一、电子病历结构化模型

在电子病历的设计中，病历数据录入方式和病历数据处理方法是着重考虑的问题。在目前应用的各种电子病历中，既能够使医生方便的录入，又能够使病历数据被充分的结构化，以满足临床科研需要的还很少。解决这一问题的关键是需要一个结构化输入引擎。通过分析中文病历规范、医生书写病历的习惯、病历在临床中的使用要求以及计算机对信息处理的特点，设计并实现一种新的面向对象的层次化病历模型和对应的结构化输入引擎。模型可以清晰的描述各种病历文件内容的语义结构，对病历数据可以达到85%以上的结构化。结合模型内置的单位换算、数据代码化等处理，使得准确、快速的查询分析病历数据成为可能。所见即所得的结构化数据录入方式——医生书写病历的界面和纸质病历的样式基本趋向一致。实现文字编辑器中嵌入结构化输入的功能，并在输入界面上显示病历的结构化信息。输入的病历数据通过引擎的转换，可以映射到病历模型，达到病历数据结构化的目的。同时引擎内置结构保护功能，防止用户在编辑数据时破坏结构化信息。

二、XML结构

（一）电子病历的基础问题

电子病历是患者病历的计算机化，电子病历实现病历信息的采集、存储、传递、表现和加工利用。由于电子病历在医院信息管理中的基础地位以及对人的健康的重要性，人们投入越来越多的力量来发展它。由于患者信息类型的多样性和内容的复杂性，在电子病历的发展中，存在着一些基础性问题。

首先是病历内容的表示问题。对患者信息的表示应当是以单个人为中心的，这是病历的使用、存储和交换所要求的；对患者信息内容的描述必须是结构化的，这是电子病历信息后续处理的基本要求。由于病历内容的复杂性和使用上的习惯，对病历很难设计出一个统一的结构进行描述。

第二是病历的存储问题。电子病历要求患者的信息长期保存、随时可以获得。在传统的医院信息系统中，患者信息以数据库的形式进行存储，这些信息的存储管理是以支持日常业务管理为目的。出于数据库效率和容量管理方面的考虑，不可能长期将历史信息联机保存。如何使患者信息在脱离数据库后仍然能够维持以个人为中心的结构并且随时可以获得，是病历存储要解决的主要问题。

第三是各种表格病历和专科病历的处理问题。这些表格或专科病历都有各自的结构，它们的内容是病历的重要组成部分，同时又有对其内容进行结构化处理的各种需求。这样的内容类型繁多，很难针对每种情况开发专用的软件，如何在电子病历中对其进行统一的处理也是十分困难的问题。

当然，还有其他一些问题。这些问题关系到电子病历的基础，是制约电子病历发展的主要问题。

XML的出现，对上述问题的解决提供了一种较好途径。

（二）以XML作为病历的描述基础

病历的描述模型是电子病历最基础的问题，XML为病历内容的描述提供了有效手段。

XML是一种结构化描述语言，它随着因特网技术和电子商务的发展成为HTML的后继者。它的优势在于，它不仅是一种标识语言，更是一种可以定义描述对象结构的元语言。XML文档自含结构，使得系统间交换的信息可以互相“理解”。

使用XML作为病历内容的描述语言有以下优势：

1. XML采用了层次化的面向对象的结构描述方法，非常适合于描述病历这样复杂的内容，在表达能力方面优于关系数据库。

2. XML是一种元语言，可以定义描述对象的结构。这适合于病历中不同内容结构的变化，适合于保持病历的历史。

3. XML与因特网有天生的联系，可以通过浏览器直接浏览病历内容，减轻开发工作量。

4. XML将内容与样式关联在一起，这不仅可以保留病历内容，也可保留病历外观。

5. XML作为电子商务时代的“标准语言”，拥有大量的开发和应用工具，有利于对病历内容的处理。

使用XML描述病历内容，要先定义病历内容的结构(DTD，Document Type Definition)，在此基础上，实现业务数据库中患者信息到病历结构的转换、从而实现由以类型为中心的数据库描述到以人为中心的描述，形成的XML文件是病历存储管理的基本单位。

采用XML文件来记录病历，并不排斥患者信息的数据库表示。病历的XML描述、与数据库记录有各自的适用范围，它们将共同存在。数据库系统主要用于支持日常的业务处理和患者信息的采集。其中需要大量的数据检索和更新。业务系统要保持高效率，过期的数据不宜在数据库中长期保存。电子病历所实现的病历浏览，主要是对患者信息的提取，数据不再更改，要保证数据长期联机。因此，将其建立在XML内容管理上，患者出院后，将病历内容转为XML描述文件。两种描述同时存在并保持相对独立，依用途各自使用。

（三）基于 XML 的病历集成

集成是电子病历发展中要考虑的重要问题。在内容上、病历信息来自于多个不同的系统，甚至是不同厂商的系统，病历的内容又在不断发展变化，希望能够将病历信息的外观与其内容集成到一起。

电子病历研究的一个重要方面是专科、表格或结构化病历的处理问题。随着病历内容覆盖越来越多，结构化的内容会越来越多，结构化程度会不断细化。电子病历的设计必须考虑这一发展要求，能随时将新出现的结构化内容集成到病历中来，采用 XML 技术为这种发展创造了条件。以检查报告为例，心脏超声与腹部超声的报告格式就不相同。在数据库方式下，将检查报告抽象为一种统一的结构，不能体现各类报告的区别，而在 XML 下，它们可以对应不同的 DTD。新出现的报告形式在设计阶段是不能预见的，但却能容易地集成到系统中来而无须修改已有的软件。

另外一点，信息系统的发展必然要走集成的道路，有第三方的系统所产生的患者信息。如果它也是 XML 的或者可以转为 XML 的，这部分内容也要集成到电子病历中来。

这些是病历内容上的集成。内容上的集成可以通过 DTD 的集成来实现。不同时期可以采用不同的 DTD。在传统方式下，要解决这一问题只能依靠修改应用程序来实现。

集成的另一方面是内容与外观的集成。当病历信息在浏览器中显示时，需要规定显示的样式。不同类型的内容采用不同的样式，同类内容也可能采用不同的样式，如：不同科室的检查检验报告，可能希望不同的显示样式。而样式本身又可能随着时间的发展而变化。我们希望样式能与内容一样保存起来，展现病历内容时使用原有样式，这就是内容与外观的集成。我们可以通过两方面的工作实现这一需求：一方面在 XML 中，与样式描述相关联，另一方面，要在存储管理 XML 内容的同时，管理 DTD 和样式描述，并将其与内容相关联，这由存储管理程序实现。

（四）基于 XML 的病历信息处理

XML 描述一个文档的基本特征是，使用者可以通过文档类型定义（DTD）来定义文档（病历）的结构。所有遵循这一结构的病历文档通过 XML 分析器（Parser）可以将其内容还原为结构化的字段并进行处理，这为病历内容的通用化处理奠定了基础。

对病历信息的处理包括信息的录入、显示和检索等。

病历信息除了通过开发传统的基于数据库的录入程序录入不同的信息内容外，还要考虑大量的表格化的专科病历的录入方法。这些表格化的内容在病历中大量存在，而我们又很难为各种表格化的病历内容开发各自不同的数据结构和应用程序。XML 为这一问题的解决提供了契机。我们可以通过设计工具来定制符合各种表格病历内容的 XML 文档 DTD 以及相应的录入屏幕。通过通用的 XML 处理程序对表格病历 DTD 以及屏幕定义的处理，实现定制的录入屏幕。用户录入的内容就是结构不同的表格病历 XML 文档，它可以与其他病历内容一起管理和处理。当前甚至出现了商品化的类似于 WORD 的 XML 文档编辑器，从而使基于 XML 的病历内容的录入更为简便。

基于 XML 的病历内容的显示可以说是“水到渠成”，因为浏览器 IE5 直接支持对 XML 描述的浏览。将病历的 XML 描述配合以 XSL 样式描述，可以通过浏览器生成希望的界面，无需开发专门的应用程序。

由于 XML 文档的结构化，理论上，可以对 XML 文档进行各种结构化检索和统计。目前，已经有许多工具提供 XML 文档的检索。当然，对于大数据量，基于 XML 的检索与基于数据库的检索在性能上相比还有较大差距。

（五）基于 XML 的病历信息交换

病历的信息交换是电子病历的一个重要目标，信息交换的前提是标准化。XML 为电子病历提供了很好的交换载体，但 XML 仅是描述病历信息的“元语言”，要使交换的病历的内容能为对方所“理解”和处理，还必须有交换双方约定一致的病历描述结构即 DTD。制定有关病历信息的文档类型定义—DTD 的标准，是应用 XML 于电子病历交换的关键，在这方面 HL7 已经做了大量工作。

以医疗信息交换为目标的 HL7，在其正在制定的最新版本 3.0 中结合了 XML。HL7 组织正在制定用于医疗和患者信息交换的 DTD。它包括两个方面的标准：一是在 HL7 的消息（message）中处理原来的语法，定义 XML 作为消息的另一种描述语言：二是制定采用 XML 描述的病历结构 PRA，后一种标准可以直接用于电子病历描述。在该标准中，根据病历信息的结构化程度，依次将标准划分为三级：仅描述病历头信息的一级结构、描述到病历的各个组成节的二级结构、描述到各节具体内容的三级结构。

接收方只要根据约定的结构，借助于 XML 分析器，编写相关的处理程序，就可以将病历存入到本地数据库中或进行相关的处理。

由上可见，XML 的出现为电子病历的发展开创了一条前景光明的道路。但是，真正利用 XML 技术开发出成功的电子病历，还有许多工作要做。

建立电子病历 XML 描述的 DTD。这是电子病历内容表示和数据交换的前提。

由于架构和设计上的差异，往往造成现有数据迁移的困难，造成大量资料的丢失，如果电子病历的建设没能很好地解决这个问题，那么它就失去了基石。电子病历目前在病历内容的表示、存储、各种表格病历和专科病历的处理问题上都存在问题。而且，由于架构和设计上的差异，往往造成现有数据迁移的困难，造成大量资料的丢失，如果电子病历的建设没能很好地解决这个问题，那么它就失去了基石。

XML(可扩展标记语言)是一种结构化描述语言。它随着因特网技术和电子商务的发展成为 HTML 的后继者。它的优势在于，它不仅是一种标识语言，更是一种可以定义描述对象结构的元语言。XML 文档自含结构，使得系统间交换的信息可以互相“理解”。

用 XML 建立电子病历的优点在于，首先，便于长期保存病历。用 XML 记录的病历是文本格式，不依赖于任何计算机平台、软件或者数据库格式，不会因为软硬件更新作相应的升级工作。其次，便于信息交换和查询。由于 XML 对内容进行了标记，因而其中的信息可以方便地在用户之间进行交换和检索。另外，XML 是一种强壮的语言，允许用户在不违背标准的前提下根据自己的当前和今后的需要进行扩充，具有很大的适应性和灵活性。原来扩充数据库往往是把层次拆分，然后综合对象成为一个数据库，经过拆分一层一层分下去，层次一多，表一多，到一定的时候就很困难，而且有错误出现的话，就要回头一层层恢复，效率受到很大的影响。而且，所有的层次是不是能够完全全恢复还不能肯定，所以需要一个直接用 XML 结构的存储方式和技术。

三、临床文档结构

（一）临床文档结构 CDA 简介

HL7 临床文档结构(CDA)是制定的以交换文档为目的，一种指定结构和语意的文档标记标准。临床文档中包括观测、服务等描述，并有以下特点：①持续性：一个临床文档在一个被定义的局部和调整好的需求内会在一个时间段内保持稳定不变；②可操作：一个临床文档是由一个受医疗所委托的人或组织维护；③可鉴定：一个临床文档是一组有法律效应的临床信息集合；④整体性：文档鉴定是适用于整个文档，并非只适用于整个文档的一部分；⑤可读性：一个临床文档是便于人们阅读的。临床文档是一个完全的信息对象的定义，它包括文本、图像、声音和其他多媒体内容。

一个 CDA 文档由一个头和一个体组成。头即：“CDA Header”。体即：“CDA Body”。CDA Header 确定了文档的分类，提供了鉴定信息、受访数据、患者、提供者等。体包括了临床报告内容。CDA 体是由可嵌套的内容集组成，共有四种内容集：节、段、列表、表格。内容集包含有内容和可选的标题，内容包含纯文本、链接和多媒体。体和头都是使用 HL7 RIM 中定义的数据类型。一个 CDA 文档是一个已定义的可以存于消息内容以外或在 HL7 消息中以 MIME 编码程载的完整信息对象。因此，CDA 是 HL7 消息规范的补充。

（二）《电子病历共享文档规范》解读

《电子病历共享文档规范》旨在进一步提升区域卫生平台的建设质量，满足各级各类医院信息传输与交换层面的规范，实现了医院信息跨机构、跨区域交换与共享。

1. 标准起草背景　深化医改要求建立实用共享的医药卫生信息系统，整合资源，加强信息标准化和公共服务信息平台建设，逐步实现统一高效、互联互通。当前，随着人口健康信息化建设全面推进和新技术快速发展与应用，全国各级各类卫生计生部门采集产生的电子健康档案、电子病历、全员人口信息等人口健康信息数据量越来越大，人口健康信息互联共享范围也越来越广，利用人口健康信息服务群众健康需求也越来越多。

医院信息系统是电子病历信息的重要来源，医院信息平台建设规范性是人口健康信息共享和业务协同的重要支撑。标准是实现医院信息平台互联互通、电子病历信息共享的基础，WS363、WS364、WS445 等标准已在数据语义层实现了标准化，统一、规范的信息共享文档是进一步实现信息传输与交换层标准化的有效手段。

《电子病历共享文档规范》旨在借鉴国内外成功经验，建立起一套适合中国国情的、科学规范的电子病历共享文档规范，从而为卫生信息互联互通标准化成熟度测评提供数据标准支持，进一步提升区域卫生平台的建设质量。标准研制历时 2 年，历经项目启动、标准初稿形成、标准征求意见稿完成、标准审查、测评验证、标准修订完善 6 个阶段。目前，已在 13 个省份的 17 个区域、19 家医院开展的区域(医院)信息互联互通标准化成熟度测评试点示范工作，采用《电子病历共享文档规范》建设医院信息平台，满足了各级各类医院信息传输与交换层面的规范，实现了医院信息跨机构、跨区域交换与共享，有力促进了人口健康信息共享和业务协同。

2. 标准使用范围　标准规定了电子病历共享文档模板以及对文档头和文档体的一系列约束，适用于规范电子病历信息的采集、传输、存储、共享交换以及信息系统的开发应用。

标准对各地规划、设计和建设基于电子病历的医院信息平台具有重要的、直接的指导作用，是全国各级各类提供医疗卫生服务的医疗保健机构、从事人口健康信息化服务的 IT 厂商以及相关的行政管理部门开展与电子病历共享文档有关的信息系统建设的重要规范性依据。

3. 标准制定的方法和依据　电子病历共享文档是以满足医院内部不同信息系统以及医院外不同机构之间的互联互通、信息共享为目的的科学、规范的医疗信息记录，在结构上遵循《卫生信息共享文档编制规范》，并结合业务实际进行了细化和应用落地。

标准遵循 HL7 RIM 模型，借鉴了国际上已有的成熟文档架构标准 ISO/HL7 CDA R2 三层架构，同时结合我国医疗卫生业务需求，进行本土化约束和适当扩展，以适合我国卫生信息共享文档共享与交换。

总体上，标准以文档架构为依据来规范性说明电子病历共享文档的通用架构，通过模板库约束来规范性描述电子病历共享文档的具体业务内容，以电子病历基本数据集为基础来规范定义电子病历共享文档所包含的数据元素，以值域代码为标准来规范性记载电子病历共享文档的编码型数据元素，清晰展示了具体应用文档的业务语境以及数据单元之间的关联关系，支持更高层次的语义互联互通。

具体研制中，按照确定的总体技术路线和文档架构，分析梳理我国医院面向信息共享的临床业务的实际需求，对各业务表单的内容进行业务梳理与划分，形成若干个内容模块，进一步划分形成若干章节，构建可重用的章节模板和条目模板。在此基础上，以电子病历基本数据集等规范为基础，选择确定共享文档的章节、条目，同时并将数据集的内容映射到共享文档的文档头、文档体中，进一步规范约束共享文档的数据元素，从而生成具体的电子病历共享文档。

4. 标准使用的说明　标准是国家层面电子病历基本数据传输与交换标准，主要满足医院信息平台互联互通、电子病历信息共享，实现区域医疗卫生服务协同和数据共享。标准数据遵循《WS 445 电子病历基本数据集》，实现电子病历共享文档中用到的数据元素及代码都与 WS445 标准高度统一。

标准研制过程中充分考虑目前我国医疗卫生服务业务相关信息采集、传输和存储的实际需要，汇总了服务过程中必需、基本的医疗信息共享文档，平衡各地卫生服务业务水平，立足于相关规范的业务流程进行分析研究，在全国范围内具备普遍适用性。各地在进行医院信息化新建、改建、扩建项目，应以按本标准设定的共享文档为基准，并可结合实际情况按照《卫生信息共享文档编制规范》确定的技术路线进行扩展，以更好地契合各地卫生业务需求。

四、结构化粒度

在电子病历发展初期，有的专家质疑“结构化”电子病历不利于培养年轻医生。他们认为一个医生的培养，尤其是一个年轻医生的培养，需要一种业务上的训练，这种训练是一个思维过程，如果都是结构化处理了，会使医生在诊断时对其产生依赖感而失去应有的分析能力。还会造成疾病的诊断不是按照书本的知识，而是按照结构化病历获得。但也有专家不同意这个观点，例如，医生进行皮疹诊断，如果没有电子病历，可能就只会写“皮疹”，但是皮疹范围有多大？是什么颜色？结构化就会提醒医生做这些工作，这样一来，结构化的应用可以训练年轻医生的工作严谨性。

实际应用中，电子病历不应过分地突出“结构化”，以便满足不同应用的需求。首先在书写病历上，能减轻医生的工作负担，缩短录入时间。在教学需求上，用自然语言写病历，“结构化”为日后查询和管理提供了基础。电子病历内容应该是结构化或半结构化的描述和存储，对于以描述性内容为主的内容，支持半结构化的方式提取内容的框架。上述结构不仅在编辑过程中使用，在保存时依然可以保持这些结构以便后续利用。“结构化”更强调“交换”，事实上，比较规范的电子病历应该包括患者所有诊疗卫生信息、医疗记录的信息、用药的信息，以及检查等各种信息，是一个较为完整的患者记录信息。国际上谈电子病历，更注重“交换”，也就是区域或者国家的卫生信息网，以实现卫生信息共享。“结构化”符合循证医学的需要，只有通过结构化的电子病历，才能将病史、查体、化验检查结果、治疗方法和预后联系在一起，并做出客观的分析和预测。

五、临床科研一体化

“结构化”在教学、科研方面的需求大家一致认可，医院希望结构化电子病历模板是根据专业教科书设计的，从而更好地训练医学院学生规范地书写病历，并拓展对疾病鉴别诊断的思路。还可以专门设计学生用模板，供考试使用。医院希望通过电子病历结构化将医疗文书中的内容都以标准化字段的形式存储于数据库中，既能够完成病历书写，又便于随时查询、统计、分析。

电子病历不应该为结构化而结构化，需要医生逐条录入，很不方便。多层次结构化的电子病历目前受到欢迎。譬如，描述患者头痛，主诉为：右颞部持续性疼痛半天。通过下拉菜单，先选择出“身体部位”；在子菜单中，选择头痛；再相继选择右侧、颞部。通过数据量化标准的模式，把文字录入式的描述降到了最少。这样，操作虽然简单，但得出的病历却很详尽。

针对临床医疗实践与科研信息应用对电子病历提出的需求，研发一种可实现挖掘、发现、分析及总结诊疗规律与知识，支持临床决策的自由录入弹性结构化电子病历。

（一）方法

将科研数据的采集工作分解到日常临床工作中去——能够从现有信息系统中自动获取，避免人工录入，临床医疗文书中已有的信息直接从电子病历系统中获取，以上范围之外的内容经过分析整理，形成科研数据采集内容，纳入到电子病历的相关模板中，在临床病历书写过程中自然完成，最大限度提高研究数据采集效率、减轻医生工作量，使临床信息快速转化为研究资源，从而提高研究效率。

（二）内容

1. 数据采集方案　包括方案基本信息、参与科室及人员、入组/排除条件、数据采集流程、相关病历模板。

可以新建、修改数据采集方案，每个数据采集方案针对一个特定的病种、研究课题或随访，填写方案基本信息，设置参与管理和数据采集的科室和人员，设置数据采集目标患者的入组、排除条件，设定数据采集点，数据采集点可以包括入院、出院、门诊、随访等，以及每个点需要填写的病历模板。数据采集方案可被有权限的管理人员中止。

2. 临床科研一体化数据采集　临床医生在书写病历时，如果该医生是参与数据采集的人员、并且病历也是符合入组条件且不符合排除条件的患者的病历，或者是已经在数据采集过程中的患者病历，系统自动调出科研数据采集模板给医生填写。

3. 患者的排除　对于符合排除条件的患者，系统能够自动判断的，要给出提示，让医生确认排除患者，对于需要人工判断的内容，可以在病历模板中增加相应的选项，如果医生填写的是符合排除条件的内容，提示医生排除患者。确认排除时要填写排除日期、原因等信息。

4. 数据采集过程管理　数据采集方案的管理人员能够在系统中看到本方案中所有已入组/排除的患者及其数据采集情况，能够查看患者病历数据、排除原因。

5. 科室模板改造服务　每个病种的临床科研一体化数据采集病历模板改造服务，在临床医生给出的数据采集内容的基础上，基于标准化数据元建立/改造临床病历模板，使其成为符合标准化、结构化要求的临床科研一体化病历模板，对模板实施较为完善的数据质量控制和填写控制，确保医生完成的病历数据符合科研要求。

（三）结果

经过电子病历系统采集、质控清洗的科研数据最终进入科研数据中心。科研数据中心提供灵活的数据检索能力，方便查找符合入组条件的病例，并支持数据导出功能，导出的数据可以被 SAS、SPSS 等统计分析软件直接读取。提供了数据丰富、即时互见的信息存储与交换平台，辅助临床医疗决策，推动临床科研一体化及医院信息化建设。

第二节　病历模板

一、模板建立机制

模板该怎么做？如何设计符合各科室特色的模板？结构化模板是否能适应所有需求？结构化模板受到争论的地方，例如内科就包括呼吸内科、心血管内科等，对每个内科做模板，还是统一做通用内科模板，里面内容医生自己可以定义。前者使医生的灵活度增加，但灵活也同时带来了难以规范的问题。在模板由谁来设定、如何设定的问题上也有各种意见。模板是应该由每个医院统一设置，还是具体到每个科室、每个医生呢？按现在正常的做法，每个医生根据自己的习惯设置模板，例如：精神科的医生根据自己病例的特点设置一套规范的模板；呼吸内科的医生根据自己病例的特点设置一套规范的模板等。但这种做法自由度太高，每个医生会根据自己的喜好、自己的经验程度去设置，然后将模板保存，这样到最后肯定会造成模板缺少规范并产生大量冗余模板而无法管理。根据 XML 的格式特点可知，XML 文档由节点和叶子组成，因此在模板设计时可分为基本元素和复合元素，在编辑过程中可动态加载这些模板，模板加载时，节点顺序根据当前的位置动态重排，生成 XML 架构。通过对这些基本元素和复合元素应用国家颁布的“最小基础数据集”，就可实现基础数据代码的标准化，为以后数据再利用的标准化提取奠定良好的基础。我国的电子病历特点是结构化需要提取的数据是分布在叙述性文字中的，因此现有的书写工具和编程方式很难满足 XML 书写和自然叙述语言书写混合的书写模式，开发电子病历专用编辑器成为必然的选择，也成为能否开发成功一个好的电子病历的核心技术。电子病历编辑功能应实现以下功能：

（一）XML 书写和自然叙述语言书写混合的书写模式

能够支持病历、病程、申请单、知情文件、其他记录、护理文书、图文诊疗报告等各种病历文书。

（二）类似 MS Word 所见即所得的编辑方式

允许对病历内容的版式外观进行控制，使病历的版式外观具有人性化，而不是统一的机械输出。MS Word 的所见即所得的编辑方式易用性和方便性已广泛为大家所接受，特别是打印的效果和编辑时看到的效果是一致的，这个是电子病历的一项重要功能指标，始终保持电子版和纸张版的一致性，在任何时候，可以通过纸张输出病历的原始格式。

（三）表格、图形、上下角标的处理

表格在表达意思上的直观和准确性，在病历的专科检查和制式病历中具有广泛的应用，表格在版面排版的特殊作用，决定了编辑器要很好支持表格功能（如合并、拆分单元格等）。病历草图的标注在表达意思上有时比文字叙述更直观、明确，病历中经常用到。上下角标在产科病历中体现很充分。

（四）能够适应内容结构变化发展的要求

由于医学技术的发展，会不断地有新的内容结构增加到病历中。而由于认识和技术手段的进步，原有的结构也会发生改变。病历的描述模型要能适应这种结构上的变化，能够支持新的结构类型并能保持历史结构。内容与结构在本质上是可分离的，在表现时内容又必须与结构结合才能准确表达意思，由于病历是一种长期存储的资源，病历的内容及病历的结构不仅在书写的用到，而且在日后的查看中也需要用到，同时新旧模板的更替使系统要能准确的调用与内容对应的结构，原有的内容和结构分离存储的方式在时间长后将造成大量的模板冗余。采用了内容和结构一起存储的方式，很好地解决了上述问题，同时又很好地实现内容与结构的分离处理。

（五）能够适应科研数据的要求，保证科研数据从病历中一个方向提取

编辑器在制作模板时能够设置病历科研所需的数据项，保证这些数据能够始终存在，同时按照科研的要求只能做选择、按格式录入或对输入的数据能做必要正确性检查，满足科研需求。临床科研数据和病历数据的关系主要是先处理临床科研数据，再处理病历的内容，科研数据通过严格的表单式操作或其他严格的手段进行，结果保存到特定的数据库中，而病历的内容再根据科研数据进行补充和完善，这样的一个弊端是病历内容中和科研数据重复的部分不是保存到同一个地方的，而且编辑的方法也不同，即保存到数据库中用于科研的内容和病历实际的内容是分两条路来处理。医生日后的修改和补充都是在病历上进行的，用于科研的内容很难再反馈到数据库中，导致大量的科研用的内容数据和真实的病历数据不一致，从长远的临床数据应用来说是致命的，也就失去了科研的意义。

（六）病历编辑的特殊要求

电子病历的应用首先要解决临床病历文书书写的快捷性和准确性，编辑器提供了宏、单选、多选、有无选择、录入提示、关键词、分页符、输入法、病历现有数据提取等功能，通过模板的制作配合，大大加快了病历的生成速度。其次要解决三级检诊功能，实现修改痕迹保留功能。最后满足病历所需的整洁打印、续打、局部选择打印功能。

（七）脱机使用功能

病历满足脱机使用才能很好的实现未来交换和传输的需求，病历可以脱离电子病历环境独立浏览，为将来电子病历最终实现“数字病案室”“区域医疗病案集中归档”“个人健康记录”奠定必要的信息转移基础。

（八）XML 内容和架构的直接分离

电子病历功能集中在病历文书书写流程的设计、各种临床数据提取、临床数据分析和医疗质量控制上。通过接口触发的各种事件，电子病历做相应的处理，如提取检查信息、检验信息、医嘱、生命体征、拼音输入法、症状和体征模板的调用等，再通过接口写回病历的相应位置，实现了业务功能和书写功能分层，方便了系统改造和扩展。电子病历作为临床信息系统的基础性平台，一方面它需要通过集成各种临床系统接口，获取相关的数据信息，满足自身的需求，另一方面，其他临床系统也需要调阅电子病历中相关病历文书辅助临床人员操作，因此电子病历需要向其他临床系统提供一种简单的能够融合到其系统中的工具和方法，使其能够方便调用和控制，保证其系统操作的协调一致性。

电子病历是一个全院级的临床应用系统，这个是由临床医疗的特点决定的，患者由于病情、诊断等的不同需要入住不同的科室或转科至其他科室，由于患者的流动，电子病历的相关文书和数据也随着患者在院内流转，同时各种诊疗、检验、护理等均需配套流转，因此需要电子病历能够在全院快速实施。其次是维护问题，软件的维护能力决定着一个软件的生命力，电子病历的主要维护工作是模板，这个也是最费时、最困难和变化最快的部分，最佳实现方式是提供方便的模板制作工具，标准部分模板采用统一升级，自定义部分由用户自己维护，用户可根据需要制作所需的各种专用科研病种模板。这样从根本上降低维护成本，保证了系统具有强大的生命力，保护了医院的投资。

二、模板与数据元

（一）数据规划

1. 病例对象的入选和排除条件　临床事件及事件数据（如门诊入院事件和门诊问诊数据，住院入院事件和入院问诊记录，检验检查事件和检验检查报告等）质量评价方法等。

2. 数据内容规划应采用“病例报告表”（Case Report Form，CRF）的形式进行表达，所有数据项的定义应准确、清晰。

数据规划方案完成后，应提交专业学术委员会进行评审，管理者应根据评审意见，进一步调整规划方案至最终确认。数据规划方案的后续调整应经过专业学术委员会审批后，方可执行。

（二）开发数据元

对于数据规划方案中涉及的每个数据项，数据库管理员应在临床领域专家的协助下，依据 GBT 18391-2009《信息技术——元数据注册系统（MDR）》以及 WST 303-2009《卫生信息数据元标准化规则》的要求对其进行规范化描述，借鉴并扩展形成相应专业领域的公共数据元字典（CDE），以用于规范和约束临床数据的电子化采集，为数据积累、交换与共享建立基础条件。

CRF 表是分析医学数据项的基础。CRF 表一般由临床领域专家设计完成，其描述形式一般分为两种类型：自然语言描述和表格描述，参考以下示例。

示例：自然语言描述 CRF

1. 自然语言描述

既往史：肝炎史：{　}，结核史：{　}，疟疾史：{　}，高血压史：{　}，心脏病史：{　}，糖尿病史：{　}，……

个人史：生于{　}，久居{　}，疫区、疫情、疫水接触史：{　}，牧区、矿山、高氟区、低碘区居住史：{　}，化学性物质、放射性物质、有毒物质接触史：{　}，吸毒史：{　}，吸烟史：{　}，饮酒史：{　}。

吸烟史：吸烟{　年}，每日吸烟{　支}，{戒烟，已戒烟年数年}。

饮酒史：饮酒{　年}，每日饮酒{　两}，{未戒酒}。

2. CRF 表格制定　CRF 表格制定见表 4-1。

表 4-1　表格描述 CRF

姓名	
性别	○1-男性　○2-女性
年龄	______岁
民族	○1-汉族　○2-壮族　○3-满族　○4-回族　○5-苗族　○6-其他______
医保类型	□-城镇职工医保　□2-商业保险　□3-公费医疗　□4-城镇居民医疗保险　□5-农村合作医疗　□6-自费

数据管理员应通过主题词分析、上下文分析，从 CRF 表中提取医学数据项及其关联临床事件，并对分离出的数据项进行单一性审核，最终形成数据项列表。在抽取医学数据项时，应掌握“一个数据项必须且只能包含一个医学概念”的基本原则。如示例 1“个人史”中的一个数据项“患者疫区、疫情、疫水接触史”，实际上包含了多个医学概念，因此要将其拆分为 3 个独立的数据项，“患者疫区接触史”“患者疫情接触史”和“患者疫水接触史”。

(1)拆分语义成分：对于数据项列表中的数据项，应逐一进行语义拆分，并获得与一个数据项所对应的 4 个主要成分：对象类、特性、表示和值域，其中值域是当前数据项所有允许值的集合。表 4 2 为数据项的语义拆分结果：

表 4-2　语义拆分结果

分类	数据项	对象类	特性	表示	值域
既往史/现病史	肝炎史	患者	肝炎史	有无布尔型，1 位数字标识	0-无 1-有
人口统计学	性别	患者	性别	人的性别，1 位数字代码	1-男性 2-女性
既往史/现病史	吸烟年数	患者	吸烟时间	数值(年)	正有理数集合

(2)值域定义：在完成数据项的语义拆解后，应通过文献调查或专家讨论等方法规范每个数据项的定义、出处和允许值。根据定义、允许值发布者的不同，可将“出处”划分为四个等级：国际通用标准、国家标准、行业标准和企业/单位标准。以数据项“患者性别”为例，通过查阅国际上的相应标准可知，“患者性别”的数据元概念定义为“the classfication of the sex or gender role of the patient”，数据元定义为“The code representing the gender of a patient”，因为此定义出自 WHO，应可以视作国际通用标准。

(3)标准符合度：在规范数据项值域的允许值时，由于各国国情不同，一般选择我国国家标准或行业标准。比如“患者性别”数据项，可选择我国国家标准“GB-T 2261. 1—2003 个人基本信息分类与代码第 1 部分人的性别代码”，该值域包含 4 个允许值“0-未知的性别”“1-男性”“2-女性”“9-未说明的性别”。为了简化允许值，也可选择行业标准/院级标准，比如仅将国家标准中的“1-男性”“2-女性”抽取出来，组成医学行业标准或某医院标准。

将数据项转换成标准化的数据元,应使用同一套编码规则对数据项本身以及其成分进行标识。一般需要至少5个编码队列,以对应数据元和它的4个成分(对象类、特性、表示和值域)。根据GB/T 18391《信息技术——元数据注册系统》以及WST 303—2009《卫生信息数据元标准化规则》的要求,将数据元和其4个成分的描述部分归纳为数据元的属性列表如表4-3所示。

表4-3 数据元属性列表

序号	属性种类	数据元属性名称	约束	备注
1	标识类	数据元标识符	必选	专用属性
2		数据元名称	必选	专用属性
3		版本	必选	公用属性
4		注册机构	必选	公用属性
5		相关环境	必选	公用属性
6	定义类	定义	必选	专用属性
7	关系类	分类模式	必选	公用属性
8	表示类	数据元值的数据类型	必选	专用属性
9		表示格式	必选	专用属性
10		数据元允许值	必选	专用属性
11	管理类	主管机构	必选	公用属性
12		注册机构	必选	公用属性
13		提交机构	必选	公用属性

(4)数据元:数据元属性统一规定采用5类13项属性,其中公用属性包括7项,专用属性包括6项。每个数据元的专用属性(又称关键属性)的值有所不同,但同一机构所定义的数据元公用属性完全相同。因此,在整理数据元属性时,宜将公用属性和专用属性分开整理。

数据元专用属性的描述规则如下:

1)数据元标识符:为数据元分配的与语言无关的唯一标识,标识符应采用字母数字混合码,包含数据标识符(DI)和版本标识符(VI)两级结构。

2)数据元名称:数据元"中文名称"应是唯一的,并以字母、汉字、数字式的字符串形式表示。数据元的命名应使用一定的逻辑结构和通用的术语。完整的数据元名称=对象类名称+特性名称+表示名称+值域名称。

3)定义:数据元定义以字母、汉字、数字式的字符串形式表示。"定义"属性必须与"定义出处"属性联合使用才能清晰地表达出该数据元的标准等级。

(5)数据元值的数据类型:数据元值的数据类型描述规则见下。

1)字符型(string):表示符S,通过字符形式表达的值的类型。可包含字母字符(a～z,A～Z)、数字字符等(默认GB2312)。字符型可细分为三种形式,S1表示不可枚举且以字符描述的形式;S2表示枚举型,且列举值不超3个;S3表示代码表的形式。

2)布尔型(boolean):表示符L,又称逻辑型,采用0(False)或1(True)形式表示的逻辑值的类型。

3)数值型(number):表示符N,通过"0"到"9"数字形式表示的值的类型。

4)日期型(date):表示符D,采用GB/T7408中规定的YYYYMMDD格式表示的值的类型。

5)日期时间型(datetime):表示符DT,采用GB/T 7408中规定的YYYYMMDDThhmmss格式表示的值的类型(字符T作为时间的标志符,说明日的时间表示的开始)。

6)时间型(time):表示符T,采用GB/T 7408中规定的hhmm$格式表示的值的类型。

7)二进制(binary):表示符BY,上述无法表示的其他数据类型,如图像、音频、视频等二进制流文件格式。

（三）开发数据元步骤

1. 从 CRF 中分离数据项　医学数据项是未标准化的数据元，一个数据项必须且只能包含一个医学概念。它必须经由相应学科的专业医学人员从 CRF 中进行判读并分离。

2. 拆分语义成分　数据项需要进行语义拆分，得到全部的组成成分后，才可以进一步标准化成数据元。一个数据项/数据元包含以下 4 个成分：对象类、特性、表示和值域。

(1)对象类：是可以对其界限和含义进行明确地标识，且特性和行为遵循相同规则的观念、抽象概念或现实世界中事物的集合，它是我们希望采集和存储数据的事物。对象类是概念，在面向对象的模型中与类相对应，在实体-关系模型中与实体对应，例如，患者、医生、卫生机构等。对象类可以是一般概念。当对象类所对应的对象集有两个或多个元素时，就是一般概念，如患者、医生、卫生机构等就是一般概念。对象类也可以是个别概念，当对象类对应的对象集仅有一个元素时，就是个别概念，例如“北京市医疗机构集合”。

(2)特性：是一个对象类的所有成员所共有的特征。它用来区别和描述对象，是对象类的特征，但不一定是本质特征，它们构成对象类的内涵。特性也是概念，对应于面向对象模型或实体-关系模型中的属性，例如身高、体重、血压、脉搏、血型等。特性也可以是一般概念或个别概念，作为个别概念的例子有病床总数或医疗收入。

(3)表示：包括数据类型、表示类(可选的)和计量单位三部分，其中任何一部分发生变化都成为不同的表示。数据类型是表达数据元允许值的不同值的集合，以这些值的特性和运算为特征，例如患者姓名的数据类型是“字符”；表示类是表示类型的分类，它是可选的，例如性别代码这一值域的表示类是“类别”；计量单位是用于计量相关值的实际单位，例如患者血压测量的计量单位是“mmHg”。

(4)值域：是数据元允许值的集合。一个允许值是某个值和该值的含义的组合，值的含义称为值含义。例如，示例 2 中，“患者民族”数据项的值域是：1-汉族、2-壮族、3-满族、4-回族、5-苗族和 6-其他。1、2、3、4、5 和 6 是值，其值含义分别是汉族、壮族、满族、回族、苗族和其他。

值域有两种(非互斥的)子类：

1)不可枚举值域：由描述规定的值域，对应上节提到的填空类数据项。

2)可枚举值域：由允许值(值和它们的含义)列表规定的值域，对应上节提到的单项选择类数据项和多项选择类数据项。

三、临床科研一体化模板

（一）实施目标

通过临床科研一体化电子病历的建设，将科研病历按内容分类拆分补充到临床病历的各种记录表单中，使电子病历模板同时包含有临床病历与科研病历所需要的内容；在电子病历中应用改造后的病历记录表单使临床医生可以一次完成临床病历数据和科研病历数据的采集，并且利用信息系统的数据质控功能对采集的数据进行质控，保证数据质量；经过数据质控符合要求的科研数据进入专科科研数据中心，并且提供灵活的数据检索、导出功能，使数据为科研所用。

临床科研一体化电子病历的建设，可以将科研人员从繁重耗时的数据收集与数据质控工作中解放出来，使科研人员有更多的时间与精力投入到科研工作当中去。信息系统长期、动态、连续、大规模、日趋完善的数据积累，有助于将我国丰富的临床病例资料转化为宝贵的医学研究资源，是医学信息领域一项重要的创新。在多重作用的基础上，研究过程将得到显著优化，研究效率、研究质量、研究能力得到大幅提升，这对于加快我国在生物医药领域的创新发展，强化国际竞争能力具有重要意义。

（二）实施方法

临床科研一体化电子病历的实施方法主要介绍在医院推行系统的通用、概要方法，具体各个科室各个病种的使用可以以该实施方法为指导依据，并加以其他必要的系统实施过程。

1. 选定试点科室　由于医院科室、研究课题众多，所以在全院所有科室同时推行临床科研一体化电子病历，无论从人力、时间、成本、质量等方面来考虑都是极其不现实的，为此，有必要先选定一个试点科室进行试点，等试点科室实施系统成功后，再以此试点科室为参照进行全院推广。

由院领导、科研管理部门领导、医务科、各科室主任、各学科专家讨论确定首先推行临床科研一体化电子病历的试点科室及试点课题。选定的试点科室一般需要是医院的重点科室，试点课题在所属研究领域要具有一定的影响力。建议考虑医院的重点学科、重点实验室、承担国家科研课题、科研基础雄厚的科室。

试点科室试点课题的选择对整个医院临床科研一体化电子病历的推广具有重要的战略意义。试点科室和试点课题选择得恰当，应用得顺利，对整个系统的全院推广具有积极有效的导向作用。如果试点科室试点课题选择不当，应用不顺利，或者试点科室试点课题在全院无足轻重，则会使其他科室对系统产生抵触心理，不利于系统的全院推广。

2. 确定科研数据与质控要求　试点科室的临床专家从学科发展、疾病研究方向出发，确定需要采集的科研数据范围。修订现有的临床病历文档的内容，补充需要进行临床科研一体化的相关科研专项数据，包括各类评估表、量表、测量数据等。同时给出明确的数据质控要求，如取值范围、填写条件、逻辑关系等，以保证研究数据填写的及时性与准确性，保证研究数据的可靠性。

确定科研数据内容与质控要求是整个科研工作的基础，也是非常重要的环节，因为在完成数据采集与数据质控后，最终将要以这些数据为基础来开展科研统计分析工作，所以科研数据内容与质控要求一定要经过学科专家的评审、确认，以满足课题研究的需要。

3. 数据标准化　未经标准化的数据只能称为数据项，如果仅使用数据项进行存储，则保存后数据无法进行再利用。为此就需要对这些科研专项数据进行结构化分析，建立信息系统可以识别处理的标准化数据元，建立不同学科各自的数据元体系，并且汇总成为全院的研究数据标准。基于国际标准和国家标准以及科研实际需要，对于每项数据的内容(值域)也要进行术语的标准化，实现不同数据元取值的统一。

数据标准化是从各学科专家确定的科研数据内容中分离数据项，拆分语义成分，规范其定义、允许值及其出处，最终形成标准化数据元的过程。

医学数据标准化应当符合国际标准化文件 ISO-IEC 11179 Information technology — Specification and standardization of data elements、我国标准文件 GB/T 18391《信息技术——数据元的规范与标准化》以及我国卫生部标准文件 WST 303-2009 卫生信息数据元标准化规则。

4. 临床事件分析与病历模板改造　各科室根据原有临床病历模板的内容，进行临床事件分析，并将需要采集的科研数据分成两类：一是现有病历模板中包含的内容，需要将病历模板中原有的结构化元素进行标准化，使其成为基于数据元的标准化元素；二是现有病历模板中没有的内容，要按照病历模板内容、分类和格式把这些数据项目对应的数据元补充到病历模板中。这样病历模板同时包含了临床和科研两方面的内容，实现临床科研一体化的科研数据采集，并且病历模板中的科研数据不会打印在临床病历中。

在质控方面，病历系统原有的质控功能不变，对病历书写时限和临床内容进行质控，同时根据科研数据的质控要求，配置病历模板质控规则，保证科研数据的完整性、有效性和高质量。另外，改造后的病历模板还要通过院内相关管理部门的审核，使病历既满足临床工作、科研工作的需要，又符合医院病历方面的相关规范。

5. 数据采集与质控　应用改造后的病历模板完成数据采集，并通过质控功能对采集的数据进行质控，具体功能包括：在电子病历中应用改造后的病历模板在完成临床病历内容采集的同时完成科研病历内容的采集，使临床科研数据采集一体化。使用病历系统原有的质控功能完成病历书写时限质控和内容质控，根据科研病历内容的具体要求，建立一套基于可变、复杂规则的质控系统，便于质控人员对病历数据的灵活检查，保证病历数据的真实性、有效性、完整性，保证病历数据的高质量，支持临床病历数据与科研病历数据分开存储，支持临床病历内容的单独打印。

6. 科研数据中心建立与应用　病历系统中经过质控的科研数据最终进入数据中心存储。数据中心中的数据以病例个体为单位，以时间为线索进行组织存储，形成每个患者在医院就诊的研究数据队列，提供研究数据长期、动态、连续积累的能力。科研数据中心提供灵活的数据检索功能，使用者能够自由定义查询条件和所需要的查询结果内容，支持复杂条件检索，并支持数据导出功能，导出的数据可以被 SAS、SPSS 等统计分析软件直接读取。

7. 全院推广　在试点科室应用临床科研一体化电子病历并满足相关功能要求、个性化需求后，就可以在全院各个科室推广使用，并建成全院级的以病种为单位的专科科研数据中心，对全院的临床科研起到有效的支撑作用，大大提高全院的研究效率与研究能力。

第三节 数据的标准化与管理

一、数据标准

电子病历无法脱离病历本质的内涵：作为诊疗记录，通过信息沟通以服务于之后在不同医疗服务提供者中就诊。集成医疗环境下更强调这样的信息沟通，传统纸张病历受到物理材质的制约，应用往往局限于同一机构，电子病历信息可以高效的复制和交换，相互交换的数据基于一定的标准是确保信息在不同机构中被充分利用的前提。即使在同一医疗机构内，各种病历数据供给系统和病历信息利用系统也要求电子病历信息具有一定的标准以确保病历信息的采集和充分利用。再退一步，病历作为需要一个长期保持的数据，在一份病历的生存期内信息技术的升级换代是必然的，标准化的病历信息是安全、可靠和低成本信息系统升级的保障。ISO TC215 给出的三个层次的 EHR 定义中将 EMR(或者 Sharable EHR)定义为：具有独立于系统的标准化信息模型的 EHR，它满足安全的存储和传递，可以由多个授权用户通过不同的应用程序来访问。该定义同样强调了标准化对于电子病历的基础意义，综上所述，无论进行那个层次和规模的电子病历建设，标准化对于建设电子病历的意义是直接而明了的。因而可以把信息模型是否标准化作为判别电子病历的前提。因此在建设电子病历的过程中首先需要关注的问题是：电子病历中的病历信息是否具有标准化信息模型？标准化自然依赖于标准，传统的医疗信息标准包括术语标准（如 ICD、LOINC、SNOMED CT、DRG、CPT、Mesh、MST 等以及集成术语体系 UMLS)、信息通信标准（如 HL7、DICOM 等)、法规标准（如 HIPAA)。术语标准是信息标准的基础，正像上面列出的那些术语标准很多，但是仍然不能满足需要，同时许多重叠领域不同术语容易造成混乱（比如同一项检验在不同术语标准中可以分别写作 CBC、Complete Blood Count、Blood Cell Count 等)，UMLS 在一定程度上解决了这个问题，它通过概念将不同术语集成在一起，IHTSDO 的成立也为最终构建统一的医学术语标准提供了基础。而电子病历的标准化是指术语标准化之上更高层次的信息模型的标准化，信息模型往往用来规范信息的结构和语法，使得信息系统之间具有该信息构成具有共同的理解，信息通信标准可以理解为特定语用环境下的信息模型标准，这也可以解释为什么 HL7CDA 的初衷仅仅是临床文档交换的信息标准，却成为应用最为广泛的 EHR 信息模型标准。从理论上讲达到对信息模型标准化依赖于在句法、语义和语用三个层次的标准来满足计算机处理，XML 技术的发展提供了信息句法层次的标准，而语义层的理解依赖于具有概念化的术语标准，例如 HL7 RIM 结合 HL7 V3 数据类型实现了 HL7 CDA 的语义层标准化，而语用层和实际应用紧密结合，比如信息交换需要的上下文相关信息、信息认证需要的电子签名、相关医疗法规所要求内容等，目前一些通用标准已经存在，比如 IETF/W3C XML Signature 电子签名标准，但是，结合医疗法律环境融合现有医疗信息标准的语用标准还不成熟。

二、数据集建设

（一）建立数据元管理系统

标准化的数据元是不同业务系统间进行数据交流的基础，也是正确进行临床药物研究与转化医学研究的前提。因此，项目工作中，以上述问题为导向，在解决问题的基础上进一步完善 CDE 系统，使其能够帮助临床科研人员在科研过程中，按照标准化的数据格式进行临床数据的采集、整理与分析。由于数据元标准是动态变化的，因此 CDE 系统旨在建立一套标准化的模板定义、属性列表、指导说明，以便研究者在整个课题研究过程中都能使用格式一致的 CRF 模板，而避免由于数据元标准变化带来的数据采集模板的不一致性。

（二）总体架构

CDE 系统根据数据元标准定义，需参考国际成熟数据标准。制定 CDE 整体架构。CDE 系统中维护数据库对象类、特性类、表示类以及值域四个数据元所必需的数据集合。由这四个对象类就可以确定一个最小的数据元集合。把数据元的成分下放到了具体的数据集合中，这样设计可以减少数据元制作的工作量。提高数据元编码的一致性和唯一性。

CDE 系统根据不同项目创建不同的数据集，并把数据元筛选到相对应的数据集中。系统根据已经设计好的 XSD 规则，引擎批量生成数据集。采用根据 XSD 解析器批量生成模板的方法，大大减少模板维护编辑的工作量。更节省了不同系统，不同平台之间的数据传输。数据共享的成本。生成之后只需根据自己需求稍微调整模板样式即可。

应用程序服务层：通过传入的请求，通过 WCF(SOAP 协议)，给 EDC、LDR 队列数据中心提供服务。

数据访问层：负责数据的查询检索，并公布相应的接口给应用程序服务层调用。

(三) 业务流程

数据元依据数据元质控体系，根据质控规则，生成数据集、数据块，在数据集层面，还有一层数据集的质控，这层质控主要质控数据集内的必填项，数据元和数据元之间的逻辑关系等，然后通过 XSD 解析引擎，根据 XML 规则模板生成 CRF 模板。

(四) 系统功能

基于数据元管理的 CDE 系统主要用于对数据元进行统一管理，为用户提供自主设计数据元的功能，保证用户在可操作性比较强的方式下，以标准化的形式进行数据元的录入和管理。在系统中，将主要从数据元管理和 CRF 资料库两方面对 CDE 系统进行升级和完善，不断提高数据采集的标准化与规范化，促进不同病种间数据的共享与利用，为不同课题间数据的对比与分析提供基础性保障，为临床科研提供内容完整、精确可靠、规范统一的临床数据。使其能够帮助临床科研人员在科研过程中，按照标准化的数据集格式进行临床数据的采集、整理分析。由于数据元标准是动态变化的，因此 CDE 系统旨在建立一套标准化的模板定义、属性列表、指导说明，以便研究者在整个课题研究过程中都能使用格式一致的 CRF 模板，而避免由于数据元标准变化带来的数据采集模板的不一致性。

1. 数据元　数据元是数据的基本单元，需要通过一系列属性来进行描述，包括数据元的定义、标识符、表示方法和数据类型等。定义和描述数据元属性的数据称为元数据。因此，在数据元管理模块，主要是对数据元的一些基本元数据进行管理与维护。此外，系统还应支持 XML 格式数据元的导入，增加系统的灵活性与便捷性。

2. 数据元属性　数据元有对象类、特性类、表示类以及值域，由这四个基本属性就可以组成一个最小的数据元集合，生成数据元关键属性，从而把数据元类型标示，数据类型值域等属性分别下放到了四个属性类里面，减少数据元维护的成本。数据元成分包含 23 个基本属性，其中 6 个为关键属性，关键属性是标准数据元的最小属性集合。

3. 数据元维护　主要包括数据元的添加、修改，以及删除。添加数据元需要选择已经维护好的对象类、特性类、表示类以及值域，通过四个对象类的有效组合形成一个最小的数据元。标准化的数据是统计和分析的基础，是科学做出判断与决策的依据，临床数据的标准化更是正确进行医疗科研的前提。

4. 数据项质控　为保证数据项的标准化与统一性，在制定数据元模板时，将采用多种方式来对数据项的属性进行限制，如正则表达式、自定义函数等。系统在程序中定义多个函数，然后在制作数据元模板时可以方便调用，这样不仅增加了函数的复用性，减少代码维护的工作量，也使得数据项的质控更加灵活。在数据录入过程中，主要采用两种方式对数据项进行质控，一种是通过后台代码进行限制，另一种是通过制定规则来进行限制。通过规则编辑器对某些数据项制定相应的规则，可以对不同 CRF 表中的数据元之间的逻辑关系进行限制，而对于某些不能用函数及规则来限定的数据项，则采用代码的方式进行控制。通过规则来实现数据交叉逻辑验证主要是通过系统自定义的两个事件——Show Action 和 Hide Action。Show Action 用于控制数据项的显示属性，而 Hide Action 则与其相反，用于控制数据项的隐藏属性。系统通过定义触发条件即可实现数据项之间的逻辑验证。例如，如果患者的性别为男，则在身体检查中将不会出现与月经史等有关的条目，那么此时通过制定规则即可控制数据元或整个数据元组的显示顺序。在一般情况下，患者的性别属于人口学特征 CRF，而妊娠试验却属于实验室检查 CRF，那么此时通过规则来限制不同 CRF 之间的逻辑关系更显得的尤为重要。

目前 CDE 系统的质控方式分为数据元层面的质控，数据集的质控，以及数据元之间逻辑关系的质控。数据元层面的质控采用的是根据数据元所采用的正则表达式。采用前端验证的方式，验证数据元录入是否符合该数据元的正则表达式。

5. 数据元质控维护　根据生成好的正则表达式，生成数据元或者 CRF 模板的时候如果该数据元有正则表达式。就去添加相对应的规则，并在数据采集的时候验证数据的合法性。只有符合该正则表达式才能通过。

(1)数据元版本管理：由于数据标准是不断变化和完善的，所以同一个数据元可能会出现多个版本。针对这个问题CDE系统制定了版本管理机制。针对不同版本的数据元，进行数据元历史版本的查看、销毁、删除等。

(2)值域管理：值域是数据元的允许值，多个数据元可以共用一个值域，因此，做好数据元值域的维护至关重要。数据元值域的确定严格依照国际或国内有关标准，不同的取值表示不同的含义。同时系统也应支持Excel格式文件的导入，方便对数据元进行维护与管理。

(3)值域版本管理：值域的版本管理涉及值域的版本变更，当前使用的版本，不同版本之间的合并以及各个版本之间的差异等功能。

1)值域维护：包含值域信息的维护，以及查看当前值域的使用情况。

2)概念域维护：包含概念域基本信息维护、概念域下金标准维护，以及概念域和金标准之间对应关系的维护。

3)金标准管理：金标准的添加、修改、删除等，以及金标准允许值的修改。

(4)数据块管理：数据块即为有一定关系的数据元的组合。比如子集关系、运算关系，日期计算等。

CDE系统把这些具有一定关系的数据元有效组合，形成一个数据块。这样我们在做数据集或者CRF模板的时候可以直接引用我们维护好的数据块，减少做数据集的工作量。

CDE根据用户自己创建的数据元之间的逻辑关系和运算关系以及子集关系形成一定的规则，然后在做数据集或者CRF模板的时候可以直接引用维护好的规则，生成所需要的数据集或者CRF模板。

6. 数据集管理　数据集管理主要用于对CRF中各个数据集进行管理，包括数据集的添加、修改以及数据集与数据元、数据元与数据元之间逻辑关系的管理等。数据集由多个数据元构成，用以描述一类信息，如既往史、月经史等。

(1)数据集维护：数据集的维护通过拖拽数据元的方式，将数据元添加到数据集中，系统根据设计好的模板生成规则。通过拖拽生成CRF模板。同时支持数据块的批量生成。数据集管理中支持对数据元顺序的调整，生成表格以及对值域的顺序编辑等。

(2)数据集生成：支持根据设定好的schema格式，根据数据集或者子定义分组，根据XSD解析引擎生成XML文件，把数据元所有属性以XMl属性的方式表现出来。然后根据生成的XML文件，根据CRF模板生成规则生成CRF模板，用XMl定义数据格式。

7. CRF模板管理　模板管理主要是进行CRF模板与数据集、数据集与数据集之间逻辑关系的管理。一张CRF可以包含多个数据集，系统以可视化的操作界面来维护数据集与数据集之间的关联关系，大大减少了模板维护人员的工作量。系统能够对各疾病病种的标准化的CRF模板进行统一管理，其中包括不同CRF模板版本间的管理。对于某个疾病病种下的多个CRF版本，系统需要提供版本说明，尤其是针对版本间的差异部分，以便用户进行正确选择。

(1)定制查询模板：在定制查询模板界面，用户可以根据实际需求自定义检索模板，通过选择相应数据集下的数据元，并配置数据元的属性值来定义查询模板。方便用户在对数据库中某些信息进行检索时直接采用，是提高工作效率的一个有效途径。

(2)CRF分类：系统内CRF主要分为四类，即通用CRF、数据专项CRF、数据专项补充CRF、数据专项扩展CRF。通用CRF包括临床研究中各病种通用的一些数据元，如姓名、门诊号、病历号、出生日期、民族等，由这些通用数据元组成的CRF模板具有通用性，不会因为病种的不同而有特殊变化。因此，可以将该类CRF制作成通用数据元模板，比如基线资料、过敏史、月经史等，提高模板的利用率。数据专项CRF主要是由某个疾病病种的专用数据元组成，而且这些数据元必须是该病种在临床研究中必须要采集的，且不会因为不同研究目的和研究方法而变化的。数据专项补充CRF是指那些除了数据专项CRF中的数据元外，在临床数据采集中依然需要的数据元，用户在制定其研究课题的CRF模板时，可以根据实际需要选择是否加入该CRF模板内的内容。数据专项扩展CRF主要包括那些随着疾病的发展和相关领域研究的深入，而出现的与该疾病病种有关的一些新的指标项。将CRF按以上方式进行分类，不仅利于CRF的管理，也使得CRF

的利用率有较大提升。用户在建设新课题的临床数据采集模板时，即可使用通用数据元模板加上疾病病种专项数据元模板，大大节省了重新制作模板的时间，而且采用通用数据元模板也更利于数据采集的标准化。

(3)自定义模板：用户可以根据实际需要利用系统中的数据元组建一个符合需求的数据元模板。用户需要先在CDE系统中选择合适的数据元，并将这些数据元进行自由组合，形成特定的数据集。后期用户再根据课题的研究目的及研究方法将这些特定的数据集组合成符合一定要求的CRF模板，供临床数据采集使用。自定义模板功能主要是协助数据管理人员创建符合课题研究目的的数据元字典和模板。

在选择数据元时，提供两种方式供用户浏览数据元的基本信息。一种是通过下载数据元Excel模板，其中包含了该数据集内所有数据元的基本信息，如数据元名称、数据类型等；另一种方式是通过网页形式进行浏览，将该数据集内所有的数据元相关信息以网页的形式向用户进行展示，用户可以清晰看见所有数据元的基本属性及版本信息等，方便用户进行选择。对组建完成的数据元模板，系统提供下载链接供用户进行下载。对下载下来的数据元模板，用户即可在临床数据采集平台上利用。自定义模板功能大大增加了CRF模板制作的灵活性，不仅减少了操作人员的工作量，使模板的重复利用率增高，也在数据标准化的基础上更好地满足了某些医院的个性化需求。

(4)CRF资料库：CRF资料库主要存储所有项目相关标准化的CRF模板以及CRF模板的各个版本，并提供下载链接供用户下载。资料库内的CRF模板都是由相关领域的专家根据国内外数据元标准，在数据元的质量、内容以及格式等方面进行严格审核而确定的。后续在对CRF模板版本升级时，也是根据CRF的实现方式、完成向导、CRFs注释、规则模板以及整合渠道等方面进行升级，且在执行过程中严格遵守相关标准。

CRF资料库的创建是提高数据元模板利用率的有效途径，通过建立疾病专项数据元模板与通用数据元模板，促使临床数据采集过程中的标准化与统一性，进一步明确了数据采集的范围，也为后续建设独立的CDR系统，实现临床数据自动抽取提供了一定的便捷性。

(陈联忠　黄永健)

参考文献

1. 薛万国.XML与电子病历.国外医学医院管理分册，2002，(1)：33-34.
2. 周奕，吴宇浩.结构化电子病历的应用探讨.中国卫生质量管理，2010，17(4)：12-14.
3. 卫生部.《基于健康档案的区域卫生信息平台建设技术解决方案(试行)——业务部分》.2009.
4. 肖强，吴伟斌.自由结构录入法在电子病历系统中的应用.解放军医院管理杂志，2005，12(3)：222-223.
5. 张恩思，陈艳梅，周丰华.电子病历的结构化数据录入分析.现代医院，2015，15(3)：144-145.
6. 郑西川，胡燕峰，吴允真，等.结构化描述语言电子病历模型及其关键技术实现.中国卫生信息管理杂志，2011，8(1)：59-63.

第五章 电子病历的主要应用

电子病历是患者在医疗机构内接受各种医疗服务过程中产生的临床诊疗和指导干预的数据集成，是随着患者诊疗过程逐步生成和记录存储。电子病历改变了传统纸质病历的应用模式，它不仅仅是纸质病历的电子化，而是建立了一个以患者为中心的信息资源库，为各医疗机构的医护人员提供患者信息的实时访问和共享，以及基于电子病历的应用服务。

第一节 电子病历应用概论

一、电子病历应用

（一）电子病历的内容

电子病历由医院电子病历系统（EMRs）生成并整合，其内容来源于医疗机构中部署运行的所有临床信息系统，如医嘱系统、影像系统、检验系统、手术麻醉系统等系统所产生的电子记录，表现形式是纸质病案的全部内容，包括病案首页、病程记录、护理记录、手术记录、麻醉记录、检验检查报告和各类知情同意书。从数据角度看，电子病历包括患者基本信息，患者病史，药物过敏史，免疫情况，实验室检测结果，各类放射影像，生命体征信息和账单信息等。这些数据记录不仅在医疗机构内部使用，而且可以通过区域医疗及远程医疗系统或其他信息网络进行共享和交换。

电子病历不仅是用电脑代替手工书写，完成病历电子化，更重要的是通过电子病历系统，结合临床知识库，在医务人员书写医嘱、病历时能够给出有助于诊疗的提示和避免差错的警示，在诊疗过程提供临床决策支持、临床辅助诊断以及依托电子病历信息的挖掘和应用，实现医疗机构内部患者诊疗信息资源集合，实现实时访问和共享。

(二) 电子病历应用

电子病历最基本的作用就是方便、规范地记录、共享患者诊疗过程，但其真正核心价值在于对临床决策的支持，同时能够促进医疗质量、患者安全的持续改进及科学的绩效管理。

临床决策支持方面主要体现在计算机系统根据患者电子病历内容和系统知识库进行用药警告、预警提示、临床指南、用药指南等，并为循证医学、精准医疗提供大量的临床信息。

电子病历提供用于医疗质量评价所需的数据。评价医疗质量各项指标数据源于临床诊疗过程的记录。电子病历准确、及时的数据为医疗质量评价创造了基础条件。

电子病历为医疗机构和各级卫生体系绩效评价提供了有效手段。当医疗机构内部电子病历越来越完善，机构内部进行绩效评价的数据指标体系可以做得越来越精细，当建立电子病历的医疗机构越来越多，各级卫生系统绩效评价体系的及时、精确性可以得到有效改善和提高。

二、电子病历应用水平评价

电子病历系统的实施需要金钱、人力，电子病历应用的如何是管理者、业务部门都关心的，并且希望看到有一个客观、相对合理的应用评价。国内外对电子病历实施和应用水平评价有各自的评价标准。2005 年美国医疗卫生信息与管理系统协会(HIMSS)提出了电子病历采纳模型(EMR Adoption Model，EMRAM)，采纳模型，共分为 0-7 级，评价电子病历应用水平。2011 年原国家卫生部下发了《电子病历系统功能应用水平分级评价方法及标准》，并开始了电子病历系统应用水平分级评价工作。此方法及标准将电子病历系统按功能分为 9 个角色，共 37 个项目，主要是考察和度量各医疗机构电子病历应用达到的水平，使医疗机构能够明确各阶段电子病历的具体应用功能，也能使医疗机构能自我评估电子病历系统建设现状，明确医院信息系统建设路线。

三、电子病历应用现状

经过 20 多年的发展，电子病历在美国、欧洲、日本和香港等地区达到了较高的水平，这些国家对电子病历理论和应用具有广泛深入的研究和应用。美国政府大力推广、普及 EMR 的应用，波士顿 EMR 协会研究通过互联网和移动救护车传输急救患者 EMR。英国已将 EMR IC 卡应用于孕妇围产期管理、产程启示及跟踪观察。香港的患者卡记录了患者完整的医疗过程，包括医生检查、检验结果、X 线片、CT/MR 片及处方等。

近 20 年来，我国医院信息系统发展迅速，大部分医院基本建立了覆盖医院各医疗业务域的信息系统，为我国电子病历的研究和应用奠定了坚实的基础。从中国医院参加电子病历系统应用水平评价结果来看，病房医嘱处理、医嘱执行、患者管理与评估、处方书写、病房检验报告、报告生成、病历数据存储 7 项的平均分较高，得分较低的为麻醉信息和监护数据，得分最低的集中在病房医疗知识库、护理记录、门诊病历记录、电子认证与签名等功能。某些功能项目在多个系统和角色中都会有应用的，其水平高低影响整体信息化水平。国内对医疗知识库的定义和范围的理解在各医院间还存在一定差异，因此在开发和实际应用中也呈现不同的结果和效果。

第二节　电子病历在临床诊疗中的应用

电子病历是医疗信息系统产生的所有电子记录的集合。医疗信息系统的主要功能是为医院的医疗提供信息服务，其各项功能不仅支持了医务人员的日常诊疗活动，同时对电子病历信息进行处理和应用。

一、病案电子化

电子病历最基本的应用是将原来纸质病案形成电子记录，但电子化后的电子病历应用有了质的飞跃。

(一) 电子病历与纸病案的差别

1. 电子病历是主动的　传统纸质病历中的各项内容都是在诊疗过程中产生的，但一旦打印就成为静态的、孤立的被拥有者使用。传统纸质病历完全不具有电子病历的智能性，各部分纸质之间没有关联和知识，病历内容与患者的实际状态不是实时相关。电子病历的革命性，在于其储存的信息不仅是块状信息，而是知识的集合。新增加的信息会与已存在的所有信息建立必要的联系，各部分信息结构会有不同，能够根据知识、规律、规则、先例对患者的状态进行综合分析判断，主动提示检查、治疗计划等。例如：一个智能的肾透析电子病历系统，记载患者全部生理指标及既往透析资料等电子病历，这些资料在进入系统时已经被加工整理，当某位患者完成一次透析治疗后，系统会根据最新的检测结果和医生输入的新病历内容，综合既往情况立即给出一套详细的下一阶段治疗计划或相关建议。医生参考系统提供的方案，根据自己的经验确认方案后，电子病历系统会根据其存储的知识库进行判断，如果发现有矛盾或不符合一般规律或违反特殊原则之处，就会提醒医生。医生可以看到系统显示原理、文献。医生可以坚持实施自己制定的治疗方案，方案实施后，并证明有效，电子病历系统会进行自我学习，并作为先例保存。由此可见纸质病历只是电子病历诸多功能的一个方面。

2. 电子病历的完整准确性优势　纸质病历很难做到保存患者所有诊疗记录，而逐渐完善的电子病历则可具有完整、准确、及时的诊疗记录。按照病案管理的初衷，所有患者诊疗资料最后都应集中到医院病案室进行统一保管，但实际情况是除了医嘱、病程日志、文字检查检验报告外，很多患者检查治疗资料都没有留到病案中。随着医疗技术的发展，很多检查设备生成的病历信息越来越多，很难归入纸质病案。医院的X线片、CT/MR片、B超影像等各种成像造影检查胶片都在各检查科室自己保存。病理切片、涂片更是从来没有归入病案。围术期监护、透析治疗、康复治疗等大量的信息资料均被保存在病案室之外，进入纸质病案的只是文字报告或缩小的、有限的打印出来的图片。另一方面，由于传统病历纸介质的限制，有些资料，如多普勒超声录像、DSA动态影像与病案一同保管是不可能的。

当医院建设各类信息系统后，各类信息都可存入信息系统，尽管纸质病案仍然存在，但到病案室翻看纸质病历的人越来越少，基本上都是看电子病历。当随着有法律效力的电子签名逐渐在各系统应用，纸质病历必然会失去其存在意义。

3. 电子病历的共享和及时获取性　随着国家医疗体制改革的推进，患者可以选择多家医院就诊。如果是纸质病历，患者就诊医院医生只能看到由患者携带的其他医院的纸质病历。不同医院的检查结果、习惯用语、设备、诊疗质量控制标准会随着地区不同而有区别，另外患者保存的纸质病历有可能也会丢失，造成接诊医生很难获知患者的全部医疗记录。医院内部当纸质病案被借用、尚未归档等原因造成病历不可能总是在病案室保存。

电子病历可以集中、全面保存、管理患者的病历资料，患者的接诊医生可以通过电子病历系统随时查看患者的电子病历。电子病历不仅可以多人同时获取，而且符合规范和标准的电子病历可在医院间完成数据传输交换，被异地的不同医院获取和阅读。理想电子病历虽然比传统纸病历有更多的优势，但是电子病历无论从内涵还是外延都是一个发展的过程。

(二) 电子病历系统

电子病历由电子病历系统实现其与人的交互，完成数据采集、记录、加工、存储、管理、传输和应用。电子病历系统是电子病历依附存在的计算机系统，是电子病历的功能形式。医务人员虽然使用的是电子病历系统，但更关心病历的内容及其应用。

电子病历系统不只是一个病历书写器，它用于各种医疗活动的记录，主要包括各种医生站、护士站、实验室系统、医学影像系统、手术麻醉系统、电生理系统、重症监护系统等，这些系统产生的符合病历规范的医疗记录形成了电子病历。

(三) 语音识别的病历书写

电子病历内容的多样性和复杂性必定使医务人员花费大量的时间进行电子录入，医生查房时，通常高年资医生进行口头表述，低年资医生记录并录入电子病历。目前语音识别技术已经用在部分日常生活中，如语音电话拨号、手机的语音问答等。有些医院已经尝试将语音识别技术引入电子病历的书写，医生对着麦克风述说病历内容，语音识别软件可以实时将语音转换成汉字，有效提高了文本输入效率。可以用在查房记录、手术记录、医技报告录入等平时需要口述、手记的应用系统中，省时省力，把医生的时间还给患者。

语音识别技术在欧美的医院中已经得到广泛应用，但要克服嘈杂的环境、识别复杂的医学专业术语、满足不同语速和口音使用者。为提高语音识别率，有效的降噪麦克风也是必要。同时医疗文书是严谨、不容出错的，要考虑尽可能降低误识率，通过标记拒识文字提高后期校对的便捷性。

（四）电子病历集成视图

患者诊疗集成视图一般来讲是基于临床数据中心建立，主要实现患者在医院历次就诊的详细信息集成统一展示。以时间为横轴，按照患者就诊时间顺序，将患者每次就诊和住院诊疗数据分层次可视化、直观地展现，便于医生一目了然看到患者就诊概况，并可以方便医生通过其中的节点跳转到医院各系统调阅患者所有就诊情况和诊断情况。患者集成视图主要包括患者基本信息、门诊就诊时间和就诊记录、住院时间，以及住院诊疗信息、患者体征视图、患者病历内容，还包括每次就诊的检查、检验、处方信息等。

二、基于电子病历的科间会诊

在传统的院内科间会诊中，申请科室首先填写纸质会诊申请单，再由人工送往受邀会诊科室，受邀会诊科室医师前往申请科室会诊，会诊完成后手工书写会诊意见，并将纸质会诊记录放入患者所在科室，即会诊申请科室的纸质病案夹中。此模式由于人为原因有以下几方面缺陷：①纸质会诊申请单在不同科室间手工传递，效率低，延长了会诊时间；②纸质会诊单不便于存取，如果加入电子病历，同样存在有效法律签名问题。③纸质申请单和会诊记录单容易丢失，影响患者的及时诊治；④基于纸质申请和记录单的会诊，较难进行效率、质量的考评。本节主要介绍基于电子病历的科间会诊及应用。

（一）会诊系统基本流程

会诊系统以医院HIS和电子病历系统为基础，通过科室申请、电子病历授权、接受申请，调阅患者电子病历，了解会诊患者诊断信息、病情、前期诊疗过程等，完成会诊后完成符合电子病历规则的半结构化会诊记录。

会诊系统流程结构主要包括如图5-1所示：①申请科室发出会诊申请；②申请科室开放患者病历；③应邀科室调阅病历；④应邀科室进行会诊回复；⑤会诊全程进行时限监控。其中第5步专门针对质量控制，设计了时限监控模块，通过对会诊申请时间、会诊回复时间等时点的记录与计算，实现对会诊时限的监控。

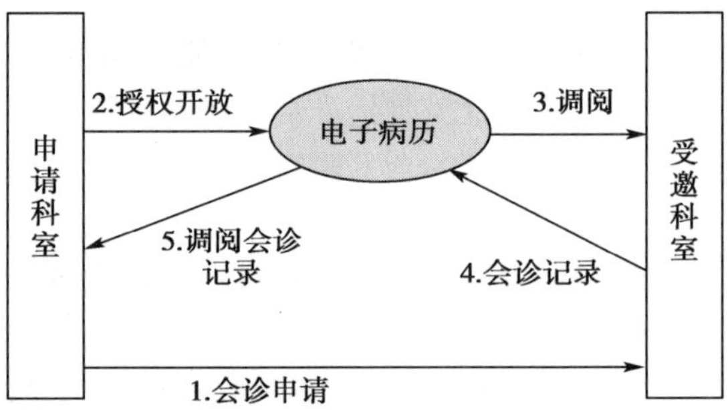

图5-1　会诊流程

（二）会诊系统功能模块

1. 会诊记录信息的结构化存储　在大部分半结构化电子病历系统中，患者病程记录护理记录等是以文件形式保存。文件的位置索引保存在数据库的病历文件索引表中。该表主要有病历文件名称、文件主题、创建时间、修改时间、创建人等主要字段，会诊记录一般也以这种方式存取。文件名称是每个文件的存储位置标识。文件主题是各文档之间识别和区分的标志，可由电子病历系统自行定义，可以采用卫生行政部门病历管理的标准名称作为模板。

医生创建会诊记录时可以由会诊记录模板文件创建。电子病历系统中事先定义了为方便医生书写电子病历而创建的一系列相对规范的模板，会诊记录模板是其中的一个模板文件。会诊记录由会诊申请信息、患者诊断、会诊意见等半结构化信息组成，医生按照模板书写会诊记录并生成正式的会诊记录，成为电子病历的一部分。

2. 会诊时限监控　电子病历系统按照卫生机构规定的医疗质量管理引入时限管理，较完善的会诊系统可以实现会诊时间的管理和监控。会诊申请时间、会诊回复时间、会诊结束时间都会在系统中保存，通过对时间的计算，系统可以自动判断会诊是否准时完成，进行各类时间的统计，实现医疗质量的环节质控。

3. 会诊系统的应用效果　会诊系统在以下方面具备明显应用效果：

(1)缩短会诊时间，提高会诊效率，并且实现会诊工作量统计。

(2)通过对会诊全流程的时限监控，促进了会诊工作的按时完成，有效推动医院质控目标。

(3)会诊记录作为电子病历的一部分，可以方便进行内容检索、会诊效果分析。

三、移动查房电子病历

传统病房医生查房需要携带大量纸质病历材料，在查房过程中翻阅患者病历对患者的病情和治疗现状进行评估。随着无线网络技术的成熟、智能平板电脑的发展和电子病历系统应用越来越广泛，医生希望能够在床边随时查看、检索患者的电子病历信息，可以便捷、准确、及时地获取相关诊断、检查检验结果和处置信息，在这样的背景下，移动电子病历应运而生。移动电子病历是基于无线网络和移动平台软硬件技术，使用电子病历系统。为适应移动应用，移动电子病历系统最好是为移动平台定制。

（一）移动电子病历现状

美国 HIMSS 组织定义移动医疗为："通过使用移动通信技术，如掌上电脑、移动电话和卫星通信来提供医疗服务和信息"。美国 FDA 在移动医疗应用指南草案中，将移动医疗应用程序定义为"在移动平台上使用的软件应用程序，或专为移动平台定制，可部署在服务器上使用的基于 Web 的应用软件。"由此可知，移动通信网络是移动医疗的基础，当医院部署了无线局域网医生可以随时随地在无线网络信号覆盖的地方利用智能平板设备处理医疗信息，护士也可在床边实时录入病人的体征信息，通过智能移动设备、条码功能的结合完成用药核对、医嘱执行与巡视的信息采集，实现对病人评估和护理的文书实时处理和无纸化应用，实现医嘱的闭环管理。

目前医院实现移动电子病历有两种方式：第一种是移动推车上放置触屏一体机或者笔记本电脑，使用与固定台式机一样的电子病历系统。但是移动推车的使用地点只能在较宽敞病房，无法完全发挥移动电子病历的有网但地域不限的最大优点。第二种方式是医生可以通过平板电脑或者医生个人智能手机访问专用的移动电子病历系统，平板电脑和手机可以放入医生的白大衣口袋里便于携带。但是由于此类设备屏幕较小，浏览和操作电子病历可能存在界面小、字体小的问题。

（二）支持智能平板设备的 EMR

目前大多数电子病历系统的客户端都是基于 Windows 平台，并且触摸平板操作方式和习惯与使用键盘、鼠标的传统 PC 的操作截然不同，因此如果移动电子病历采用平板电脑或智能手机，不能简单地把 PC 版本的电子病历系统直接部署在智能平板设备上。要充分考虑智能平板设备屏幕的尺寸、按键及移动设备操作方式设计移动电子病历系统，才能保证移动电子病历的普及。现有的主要技术手段分为以下 4 类：

1. 基于 Web 的 B/S 模式的电子病历　此类电子病历系统使用主流的 Web 开发语言及框架开发，使用者可通过智能平板安装的浏览器访问并处理电子病历，医生可以方便地获取到适合临床诊疗需要信息。这种方法由于使用了基于 Web 的方式，使得电子病历系统具有了良好的通用性和跨平台运行的能力，即同一个电子病历系统既可以使用 iPad 的 Safari 访问，也可以使用安卓设备的浏览器进行访问。此类电子病历因为是基于浏览器应用，平板设备上惯用的多点手势操作等人机交互体验欠佳，对平板设备的摄像头、条码或 RFID 标签等底层硬件设备的互操作较困难。

2. 本地 C/S 模式的电子病历　此类移动电子病历系统采用平板设备操作系统支持的开发语言和框架，程序可能也会因操作系统不同而不同。但因为针对应用场景和触摸平板功能开发，医生可以方便浏览患者诊疗信息、医嘱列表，甚至对影像进行操作。这种解决方案的优势在于操控性好、用户体验佳、与底层硬件交互便利等，但跨平台的程序移植较复杂等。

3. 远程访问电子病历　这种解决方案类似于传统的 Telnet 等远程桌面方案，可以通过运程桌面访问工具在平板电脑或手机上通过无线网络远程访问 PC 端的电子病历系统，台式机上运行的电子病历系统所展示的各种临床信息都可以远程展现在移动平板上。由于原有台式机的电子病历客户端不需改变就可在平板电脑上直接远程访问，为医院节约了购买移动设备专用的电子病历系统的成本。但是，这种解决方案中，用户无法使用平板电脑本身人机交互界面的操作方式，如多点触控、滑动等操作，操作体验差；其次，这种解决方案依赖于持续稳定的网络连接，一旦网络不稳定甚至中断，之前操作的数据可能丢失或损坏。

4. 虚拟化技术　虚拟桌面技术（例如 Virtual Desktop Infrastructure，VDI）是一种基于服务器的计算模型。医护人员可以在无线网络环境下用平板电脑使用在虚拟桌面上的电子病历客户端，用户体验较好。这种移动电子病历实现方式，对硬件、存储、网络等资源要求较高，每个虚拟机需要占用较高的资源配置才能提供良好的用户体验，对整体架构环境和虚拟化管理技术要求高。另一方面，由于与服务器端耦合较紧，电子病历客户端在平板电脑上使用时，可能会造成操作的灵敏度较低。

（三）电子病历内容多样性

随着移动设备本身功能和性能不断提升，特别是拍照、录像、录音性能日益优化，也促进移动电子病历中不仅可以记录文字，医生也可以用移动设备的拍照、录音录像功能，将诊疗相关的图片和音、视频记录加入电子病历中，可以更加详细直观，方便于以后的阅读和跟踪，也有利于日后的科研和教学工作。

（四）便捷的医患互动

基于移动电子病历，患者可以通过视频或者文字随时与主管医生交流病情，医生可以随时在必要时提醒患者服药和锻炼等，以获得更好的医疗效果，维系医患关系，满足除查房之外的医患沟通需求。

四、分级诊疗和远程医疗

远程医疗是医师和病人不在同一地点的诊疗方式，利用信息技术手段传递交流信息以达到诊治疾病的目的。病人的病史、检查数据、心电图、检查影像等可以通过网络传递给远方的医师，医师据此做出诊断并提出治疗方案，通过网络传送给病人。在此期间，医师和病人或两地医师可以交谈讨论。远程医疗的基础在于医疗信息的远程共享，即电子病历和网络技术、远程医疗设备的结合。

远程医疗是目前国内外研究和发展的一个热点。依托规范化的电子病历和网络技术，建立远程医疗平台，同时建立统一的远程医疗患者的电子病历医疗信息库，是发展远程医疗乃至区域医疗服务的根本所在。

（一）电子病历交换标准

只有遵循标准的电子病历才能在远程医疗中实现电子病历的共享交换和互认。电子病历在形式上应采用 HL7 组织定义的 CDA（Clinical Document Architecture）标准，并参照国家卫生行政管理部门颁发的《病历书写基本规范》《电子病历基本数据集》《电子病历共享文档规范》《远程医疗信息系统基本功能规范》《远程医疗信息系统技术规范》和《远程医疗信息系统建设技术指南》等一系列与电子病历相关的规范作为电子病历数据存储和交换提供标准。基于 CDA 可以方便的实现异构电子病历系统以及不同医疗机构之间临床文档的交换和共享应用。

通过建立面向分级诊疗和远程医疗的电子病历标准交换平台，将不同医院的不同信息系统内的异构医疗数据统一归档到数据中心的标准化数据库中，为远程医疗乃至未来的区域医疗提供可共享的医疗数据服务。

（二）远程医疗电子病历的特点

1. 数据标准化　患者的病历资料保存在医院的各个医疗信息系统，甚至在医疗设备。目前已有很多医院着手建立院内或集团医院的临床数据中心，主要目的是标准化各信息系统的异构数据，再进行相对集中的存储。

2. 反映特定时间段的静态数据　与医院使用的电子病历不同，远程医疗电子病历主要采集并归纳集成远程医疗或分级诊疗所需要的病历数据，反映的是患者特定时间段内某个静态时间的纵向数据。而医疗机构内的电子病历应用关注的是动态时间的纵向数据。

3. 数字签名和验证　医院内部电子病历主要包括患者医嘱、病程记录和检验检查等信息，对病历的数字签名及认证主要是在病历信息生成环节进行签名和认证，而远程医疗一般是共享浏览某个患者某次的完整电子病历，因此是对整体电子病历签名验证。

（三）基于电子病历的区域远程医疗平台功能

基于电子病历的区域远程医疗平台不仅包括远程医疗业务管理，还要支持在诊断或会诊过程中，电子病历、远程医疗影像和实时互动的各种服务。通过平台数据中心交换，实现对患者电子病历的分布式访问，实现便捷、高效的异地医疗资源共享，特别是向偏远地区提供专家资源和医学信息。

1. 远程医疗业务管理系统　远程医疗业务管理系统主要包括：患者信息管理模块、医生身份和资质管理模块、计费及支付系统、远程医疗流程管理模块、报告模块等。

2. 远程医疗应用系统

（1）远程医疗电子病历：主要包括门诊、住院病历视图。门诊电子病历主要包括诊疗记录、检验和检查；住院电子病历主要包括病历首页、体温单、病程记录、检验检查和手术记录等。电子病历视图可以根据医生需要分为集成视图、医嘱视图、病历视图、检验检查视图以及综合查询功能。提供按医疗机构、按时间、按医嘱类别等搜索，特别是能够根据临床诊疗关键词进行全病历模糊搜索，为医生提供准确便捷的病历内容展现。

（2）远程影像诊断：使用成熟的医学影像DICOM标准，连接医院的PACS系统，实时获取医院的影像数据。被授权的医生可以远程浏览患者原始影像进行诊断和书写影像报告，为医学专家提供一个综合的医学影像浏览、诊断和测量分析的远程工作平台。

（3）分布式影像后处理：随着网络技术和医学影像学的发展，医学影像后处理在影像设备生成的影像基础上进行后处理，为临床提供更加精细、多维的影像。由于后处理对技术和经验要求较高，因此可以在大医院建立后处理中心，各基层医院搭建终端和高级后处理分布式系统，将最新的影像后处理共享到基层医院，减少基层医院购置昂贵但使用较少的医疗诊断技术，这是一种新型的医疗数据服务模式。

3. 远程医疗数据交换平台

（1）数据集成引擎：在各医院搭建一个数据集成引擎，可以从各异构的医疗信息系统中收集医疗数据，可以根据远程电子病历中各类信息要求模式，采用自动、半自动或手工模式进行数据采集，进而实现数据集成。

（2）数据转换：按照电子病历规范和卫生行业医疗数据相关标准，将医疗数据转换成适用于远程医疗互操作的电子病历。

（3）数据发送：各医疗机构电子病历数据和医技检查影像和报告数据，需要传送到数据中心。

分级诊疗是远程医疗的一种特定诊疗模式。在电子病历数据、存储和共享等技术上，两者基本是一致的。分级诊疗电子病历更加明确了病历共享和传输的范围，规范了上下级之间病历调阅的权限，但在电子病历功能应用上基本一致。

远程电子病历主要面向远程医疗以及区域医疗服务，通过整合异构电子病历，建立依托医疗数据和高清网络多媒体的远程医疗电子病历共享平台，为开展远程医疗和集团医疗服务。

五、电子病历在医疗质量管理中的应用

医疗质量是医院的生命线，医疗质量管理的加强可以有效提升医院的核心竞争力。传统的医疗质量管理多为阶段性地对医疗质量进行分析、讲评的终末质量管理，虽然能起到总结经验、督促改进的作用，但无法在医疗问题发生前进行提醒或有效阻止。通过部署有效的电子病历系统，生成完善的电子病历，逐步建立临床诊疗知识库，提高疾病的诊疗质量，并将医疗质量监管前移，提高医疗水平。有关电子病历医疗质量管理应用的更多内容，可阅读本书第七节电子病历质量管理。

（一）电子病历的提醒警示

电子病历在保证医疗质量方面的一个基本的但非常重要的应用是诊疗过程中医护人员医疗行为的有效警示和提示，如病情危重警示、手术、输血以及创伤性检查适应证警示。医生在开药疗医嘱时，如遇到不符合病人病理、过敏、禁忌证、妊娠或儿童等药物，嵌入电子病历系统的合理用药功能能够提醒医护人员。有大量文献研究表明，电子病历中设置这样的警示功能可以有效避免医疗差错的发生。

（二）环节质控

电子病历对诊疗质量的管理主要包括：危急值平台、高风险预警以及等级医院医疗数质量指标评价体系等。电子病历为诊疗质量管理提供了方便、快捷、准确的评价手段。

医院部署电子病历系统之后，纸质病历由结构化电子病历取代，依托电子病历系统生成电子病历的各类信息，使得对病历书写质量管理不仅能够做到病历时效性质控，也可以做到病历内容与逻辑的质控、病历书写权限的质控、病历痕迹保留。

（三）电子病历质量控制

1. 电子病历标准化评分　基于《病历书写基本规范》的《住院病历质量考评标准》，在电子病历质控系统中，根据病历的检查项目及评分标准评价分值建立《电子评分表》。质控员检查电子病历时，对病历的评价和扣分可以按考评结果逐项录入电子评分表，系统自动统计计算考评分值进行自动考评，自动生成该份病历的考评分数。此种评价方法对病历缺陷的扣分标准统一，并可按质控类别对质控分值进行统计，便于对病历质量进行分析。

2. 内容辨识功能　对病历书写中的内容进行简单地识别：例如输入病人身份证号后系统会自动生成性别、年龄等；此外，在住院医生站醒目位置增设住院历史项目，方便医生查询、了解病人以往住院治疗的信息，包括诊断、治疗方案、化验检查结果等。

在病历质量控制实践中，病历质控的核心在于如何保持病历质量管理的压力和有效性，以及临床各科室的参与和重视，而非病历抽检的数量。借助医疗质量与病历质控系统的辅助功能，依托服务器终端强大的运算能力，可对质控信息进行统计和分析，以实现对工作量、病历质量缺陷分布趋势、各科室病历质量综合评价等统计和分析、辅助质控部门对病历质量的分析、讲评等。同样，对质控信息进行后期统计分析，并用于指导临床，是医疗质量控制工作的又一重点。

六、电子病历中的抗菌药物管理

抗菌药物是治疗各种病原微生物所致感染性疾病的主要药物，也是应用最广泛的药物之一，其应用的合理性与医疗质量的好坏密切相关。抗菌药物使用率越高，越易产生耐药性，院内感染发生的危险性增加。在电子病历的医嘱系统中嵌入合理用药系统，可对临床医生使用抗菌药物进行指引监管，进行事中干预和事后监督。

常规合理用药系统是通过医生下达的医嘱时使用的。例如，医生在下达二线以上抗菌药物时，监控系统自动警示医生需确定是"治疗性用药"还是"预防性用药"，当医生选择了"治疗性用药"时，系统将自动要求医生需进行院内感染上报。当患者的细菌培养及药敏试验结果报告中，存在符合细菌与抗菌药物耐药预警线时，系统自动预警临床医生使用该类抗菌药物时须谨慎。

（一）抗菌药物知识库

抗菌药物知识库主要包括：抗菌药物抗菌谱、适应证、同类抗菌药物、剂量疗程、不良反应、禁忌证、感染性疾病的病原治疗方案中抗菌药物选择查询、外科手术不同手术类型预防用药选择查询、肝功能减退用药查询和口服抗菌药物给药时机查询等。

（二）抗菌药物使用痕迹管理

医院可以根据自身的管理需要，随时调整某种抗菌药物在使用的过程当中是否需要填写使用理由，是否需要强制控制，并且进行理由的填写采集与统计分析。理由填写方案由医院根据实际情况进行调整，如图5-2所示：

（三）抗菌药物查询功能

在电子病历系统中嵌入合理用药系统，可以对抗菌药物的各类信息查询，主要包括：抗菌药物抗菌谱查询、抗菌药物适应证和禁忌证查询、抗菌药物剂量疗程和给药时机查询、抗菌药物不良反应查询、感染性疾病的病原治疗方案中抗菌药物选择查询、外科手术不同手术类型预防用药选择查询等。

（四）抗菌药物监控功能

1. 超权限使用监控　根据《抗菌药物临床应用指导原则》规定"医师"只能使用一线抗菌药物，特殊情况下可以越权使用二线抗菌药物，但使用时间不得持续超过24小时，同时只能下达临时医嘱；如需使用三线抗菌药物，应由上级主管医生下达；"主治医师"可以使用一线和二级抗菌药物，特殊情况下可以越权使用三线抗菌药物，但使用时间不超过24小时，同时只能下达临时医嘱；"副主任医师"和"主任医师"不受限制。当在电子病历系统开药物医嘱时，对超限使用给出提示。

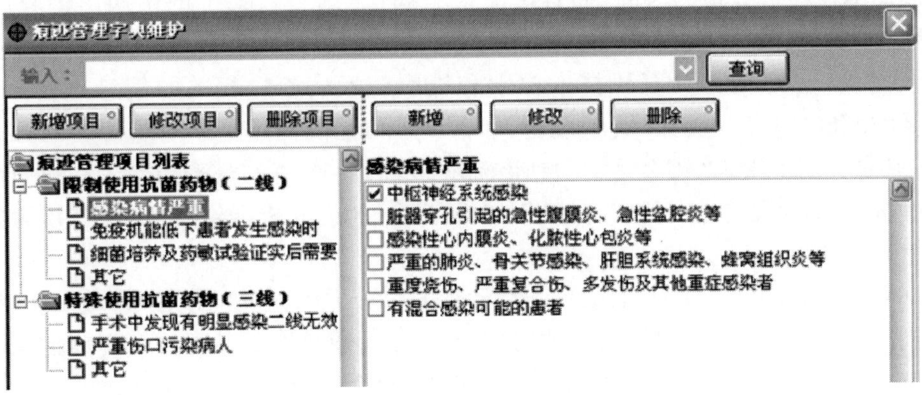

图 5-2　抗菌药物痕迹管理

2. 抗菌药物重复用药和超时用药监控　根据一天时间范围内，重复使用 2 以上的种同类抗菌药物进行监控。如果医生继续使用时，必须说明理由之后才能使用，并且采集相关信息，如图 5-3 所示：

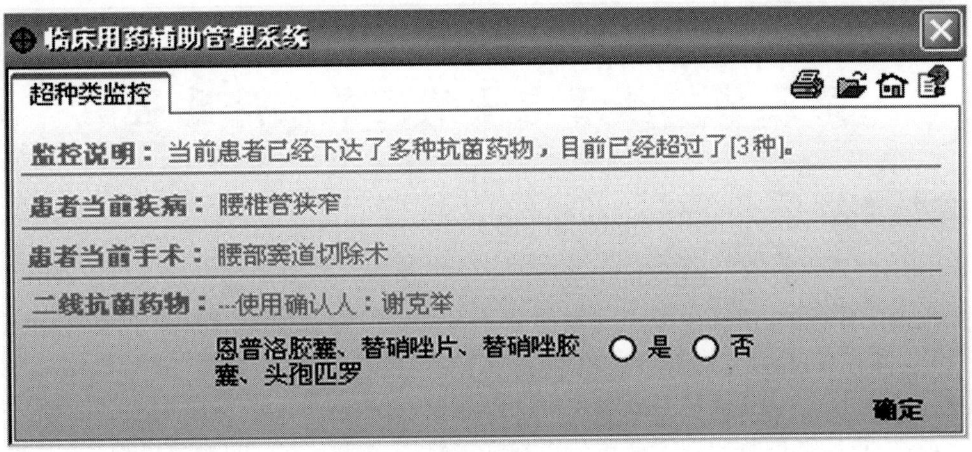

图 5 3　抗菌药物重复用药监控

当某患者连续 6 天使用同一种抗菌药物时，医生应停止用药医嘱，电子病历系统自动提醒，如果医生根据患者病情仍然需要继续使用，必须说明理由之后才能进入下一步操作。

3. 细菌培养结果监控　根据医院检验科细菌实验室的药敏报告结果，审查医嘱中是否存在药敏报告为耐药的药物品种，系统自动进行监控。如果医生继续使用时，必须说明理由之后才能使用，并且采集相关信息。

4. 儿童用药监控　根据儿童的年龄情况，审查医嘱中是否存在不能用于儿童或儿童应用需要特殊注意的药物品种。如果医生继续使用时，必须说明理由之后才能使用，并且采集相关信息。

5. 围术期抗菌药物监控　开展手术的患者，在手术麻醉系统中会填写手术切口类别，抗菌药物管理系统会获取手术切口类别信息，如果是Ⅰ类切口手术，医生在开具抗菌药物医嘱时，必须在围术期Ⅰ类切口手术范围内使用抗菌药物。超出范围使用抗菌药物的话，必须说明理由之后才能使用。

6. 抗菌药物无指证和联合用药监控使用二线以上的抗菌药物并且超过了 48 小时仍未做细菌或真菌培养和药敏试验时，系统将自动进行了监控。如果医生确实继续使用，必须说明理由之后才能使用，并且采集相关信息。

一天范围内使用了二联以上的抗菌药物时，系统将自动进行监控，如果医生继续使用时，必须说明理由之后才能使用，并且采集相关信息。

七、医疗质量评估

电子病历可用于评价疾病诊疗的医疗质量。常规的医疗质量评价方法是对患者的病历进行回顾性检索、分析。这种方式不仅耗费大量的时间，而且可能检索病例不完整、人工记录病历内容的差错或漏检而导致医疗质量评估结果的误差。完整的 EMR 包括详细的医师诊查记录、用药记录，同时还有患者既往史、发病情况、历次就诊记录，通过计算机技术检索和提取与疾病诊疗相关的信息，使得对医疗质量评价具有更好的便利性和和经济性。例如，文献报道，耶鲁新港口医院使用基于电子病历的方式和传统的方式对比用于评价 2001 年 1 月到 2002 年 2 月期间到该院就诊的 2～18 岁的咽炎患者的医疗质量。该院评价咽炎患者链球菌的病原学检查及抗生素的应用效果，如果基于 EMR 分析，能够更快更有效的分析抗生素应用效果。

在美国，2009 年联邦政府制定了针对医疗卫生行业电子病历“有意义的使用(meaningful use)”的激励政策，包括利用电子病历技术实现医疗保健电子数据的交换，以及通过电子病历技术实现临床服务质量控制和测评。Meaningful use 从 2010 年到 2015 年分为三个阶段，每个阶段有各自的评定准则和激励金额。

Meaningful use 的第一阶段(2011～2012 年)考察内容包括 15 项核心考察指标和 10 项可选考察指标，对于认证诊所来说在达到全部 15 项考察指标之后再在 10 项考察指标中任选 5 项完成；同时认证诊所还需要通过电子病历系统提供 3 项临床质量评价指标 CQM(clinical quality measures)，认证医疗机构需要能够提供 15 项 CQM。例如，电子化产生和传输经许可的处方；能够产生按特定疾病分类的患者清单，用于改善医疗质量；向医疗保险与医疗救助服务中心(CMS)或各州报告门诊质量测评等。

第三节 基于电子病历的临床路径

一、临床路径理论

临床路径(clinical pathway，CP)是对病人治疗过程进行管理的一种方法。临床路径作为一种跨学科的、深化整体医疗护理的工作模式，由医生护士与其他专业人员对特定病种的诊断和手术做最恰当的有序性和时间性的诊疗计划，将常见的治疗、检查与护理等医疗活动细化和标准化，根据住院天数设计表格，使患者入院到出院都依此模式接受诊疗，从而达到既可保证医疗质量，又可降低医疗成本的目的。临床路径不仅指导医生的日常诊疗活动，更深远的意义在于通过分析在临床路径指导下患者的治疗情况，并以此为依据不断完善与优化临床路径，最终使得临床路径成为治愈该疾病的“最优”诊疗执行方案，从而实现提高医疗质量、降低医疗成本的目的。

对医院来说，实行临床路径便于医院对资料进行归纳整理，规范诊疗流程，降低平均住院日和医疗成本，也便于单病种付费制度的全面实施。对医务人员来说，有了统一的临床路径，通过有计划的标准医疗和护理，减轻工作量，减少医疗差错。由于各种处理措施是依据临床路径制定的，可以使医务人员在医疗、护理过程中的协调性增强。对患者而言，通过了解住院中的治疗计划，可提高患者对自身疾病治疗的心理准备；可以提高患者的自身管理意识，增加患者同医务人员的沟通；由于可以大致预计出院时间，因此患者可以对费用进行预测；减少患者家属的护理陪护时间，降低疾病间接经济负担。

二、临床路径与电子病历的关系

(一) 临床路径系统的特点

1. 时效性　临床路径是以时间为执行的参考节点，需要严格遵循路径中每个节点的时间标准，按时完成路径节点要求；

2. 与电子病历的整合　临床路径涉及的信息面广，不但包括医生的医嘱、用药时间和病历记录，还包括护理措施、手术等临床信息。某个疾病或病种的临床路径跨越患者整个诊疗过程。

3. 知识库　临床路径系统中包含临床诊疗知识库，在患者诊疗过程中，系统根据患者电子病历记录的信息和知识库为医生提供用药、检查、检验、护理等医疗临床专业指引。

4. 变异性　临床路径执行过程中，根据患者诊断可以选择进入路径，但在诊疗过程中，路径可以在一定范围内发生变异，也可以退出路径。

（二）临床路径实现方法

临床路径系统主要包括两大部分，第一部分为实时功能，即路径执行和监控，在患者诊疗过程实时体现。第二部分为路径的定义和分析，是在系统层面和后续数据利用层面实现。

系统的第一部分很难和电子病历的医嘱部分分离，需要自动提示医生新入院患者是否符合路径纳入条件、利用预先定义表单批量下达医嘱，并用电子病历来监控患者病情、不符合路径医疗方法的预警、常规医嘱下达、路径治疗计划提醒等。因此实时部分功能需要嵌入在电子病历系统中。

系统第二部分可以有单独的一套系统支持，获取进入路径病历的情况和医嘱执行情况，完成临床路径管理的统计分析。

（三）与电子病历的关系

电子病历是患者在整个诊疗活动中信息记录的载体，反映患者整个诊疗活动情况，因此临床路径和电子病历相辅相成，电子病历书写过程中，对于进入路径患者的病历记录需要根据临床路径模板进行合理选择、优化、分析以及变异处理路径，在结构化电子病历系统中自动建立医嘱清单、检查申请单和执行单，减少单一医嘱的录入工作量。应用临床路径也可以自动形成病历信息，科学、系统地记载患者病情。脱离电子病历系统的临床路径很难实施，以电子病历为基础不断完善临床路径是临床路径发展的必然趋势。

三、临床路径系统功能

（一）临床路径制定

1. 路径创建　根据国家卫生计生委标准和医院需求制定的临床路径文本，在临床路径系统中完成路径名称、启用时间，建立电子表格、医嘱表单、路径步骤、路径版本等信息录入。

2. 路径纳入　制定出入路径标准，标准中包含诊断名称、手术名称。最好采用 ICD 编码体系，以便系统可以自动提醒可纳入路径的患者。

3. 路径执行制定　根据路径执行的 7 个阶段，即路径纳入条件、住院第 1～3 天、住院期间、出院前 1～3 天、住院第 7～14 天（出院日）、出院标准、路径退出，制定各阶段的医嘱、检查、检验项目。

（二）临床路径执行应用

临床路径的业务流程图见图 5-4 所示。

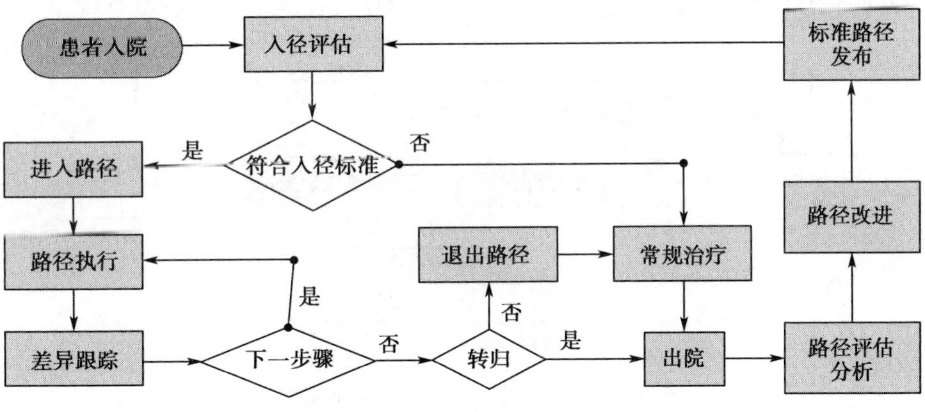

图 5-4　临床路径业务流程

1. 智能推荐和路径引入　临床路径系统可根据患者的诊断自动判断患者是否符合某一入路径条件，可根据患者诊断所在科室匹配相关路径，也可关联其他科室创建的全院级路径。

2. 执行路径　当患者诊疗进入路径后，电子病历、医嘱系统将根据选定的路径模板执行相应的治疗方案。在医护端系统会给予医护人员当天任务提示，如电子病历书写提示等。临床路径系统会根据医嘱执行情况自动形成临床路径执行情况表单，方便医护人员和医疗质量管理人员及时了解路径执行情况。

3. 获取保存变异信息　当患者病情发生变化，不能再按照路径标准继续完成诊疗，可以退出路径，但需要填写路径变异原因，便于后续临床路径数据的分析。

（三）临床路径监控与统计分析

主要依据医院所有入径患者诊疗数据统计各病种/病例的临床路径医疗数质量指标，自动生成费用、时间等各方面汇总报表，特别是针对路径终止率、完成率、变异情况的统计分析，对临床路径的方案和实施效果进行评估。

四、临床路径模式下的单病种管理

临床路径系统不仅是对某种疾病制定合理的治疗、护理、检查及康复等整体的治疗计划，同时也可以降低单病种医疗费用和住院时间，达到符合预期的疾病治疗效果。大部分医院进行临床路径系统的基础是电子病历，以便于利用电子病历来完善监控患者病情、路径执行计划的提醒。所以电子病历中单病种临床路径的实施是十分重要的。

（一）单病种知识库架构

依据国际疾病分类系统筛选临床路径知识库病种，回顾、归纳、分析以及制定相关病种信息，建立特定病种治疗构成费用，从住院天数、诊疗项目、用药、手术项目等角度设计临床路径系统。通过临床路径变异设计，分析患病原因，不断归纳总结完善临床路径特定病种系统。为了能够控制单病种住院费用以及医疗质量，需要设置评价效果，合理评价临床路径特定病种住院天数、满意度、住院费用、并发症等相关信息。

（二）单病种医疗质量管理

单病种质量管理是根据我国人群发病和患病情况、危害程度，对医疗资源消耗情况，选择那些具有代表性的常见与多发的疾病，对其诊疗过程的核心质量进行有效的监控。单病种质量管理某种程度上反映了医疗质量的变化趋势，可以评价医生诊疗行为是否符合规范，是否合理，也可以作为考核医院总体质量管理水平和绩效管理状况的指标，同样也是在医院等级评审中评价医疗质量的一项重要手段。国家陆续发布了多个病种和手术的单病种质量控制指标，并要求各级医院在完成上述病种每例诊疗后十日内进行单病种相关病例信息上报工作。

通过单病种管理系统可以强化单病种的预防控制，做到事前提醒、事中监督，重点分析单病种质量管理中医疗质量评价指标的变化，提前进行干预或纠正。如对输血量大于等于800ml、24小时或者48小时重返重症医学科、非预期再次手术、术后发生不良事件、住院天数大于等于30天的患者，应作为重点关注对象。在重视环节质量的同时也要重视终末质量。图5-5是基于诊疗过程的单病种质量管理。

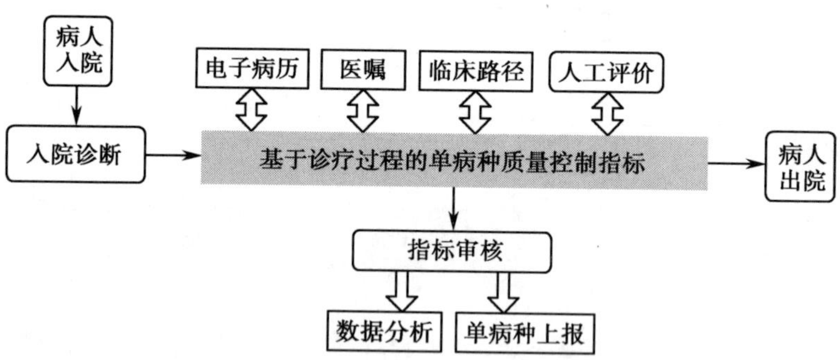

图5-5　基于诊疗过程的单病种质量管理

虽然许多研究表明临床路径在控制医疗成本、降低医疗费用等方面有明显作用，但如果医院信息化程度较低，临床路径表单、医嘱处理、病历书写等需要手工完成，医院实施临床路径反而会增加医护人员的工作任务，增加临床路径实施的难度。建立与临床信息系统、电子病历、电子医嘱有机结合的临床路径系统，可提高临床路径的使用效果。

第四节　电子病历在临床辅助决策中的应用

电子病历的核心价值体现在其发展到相对成熟阶段后的智能化、知识化对临床决策支持的功能上。不仅是其电子化、结构化带来的书写规范、高效共享上，更体现在医护人员在诊疗过程中对信息的需求和在线循证医学知识库，减少诊疗决策中的失误和医疗差错。电子病历智能化、知识化后带来了更高的价值。

(1)医生在诊疗工作过程中对电子病历信息需求。

(2)为医护人员提供在线循证医学知识库。

(3)电子病历可以整合医学诊疗常规。

(4)为医护人员提供实时的诊疗活动现场的决策支持。

(5)帮助医护人员减少诊疗决策中的失误和医疗差错。

由此可以看出，只有新一代整合了临床决策支持功能的电子病历系统，才能有效地防止医疗差错，从而提高医疗质量。

一、基于电子病历的临床决策支持系统

在电子病历中加入神经网络、决策分析树、贝叶斯模型等对医学信息，包括病人年龄等基本信息、症状、诊疗过程、辅助检查结果等进行综合分析，提出规则、关联模型，最后对患者的进一步诊治方案提出辅助建议。临床决策支持主要有两方面，一是帮助医护人员对诊疗决策是否正确的判断，如诊断；二是帮助医护人员决策下一步应该做什么事。

(一) 医疗活动中的临床决策支持应用

1. 提搞医生工作质量　临床决策支持系统对医生工作质量的影响国外已有很多的报道，2005 年 *JAMA* 发表的一篇文章中的系统性回顾研究，97 项经过严格挑选的随机研究中的 62 份(64%)发现临床决策支持系统能够提高医生的工作质量。这个研究结果与 1998 年发表于 JAMA 的 66%(43/65)的研究结果相类似。医生的工作质量表现在诊疗过程中诊断所需时间的缩短，筛查准确率提高，同时能够减少非必要的入院和实验室检查等。

2. 减少医疗差错　哈佛大学的 David W. Bates 做过大量临床决策支持系统对减少医疗差错的研究。他们课题组在 2003 年的一篇回顾性研究文章中总结了所有有关的文献，结果是五篇有关电子处方的研究和七篇有关独立临床决策支持系统的文章都报道了电子病历的决策支持系统对减少医疗差错所起的作用。因此通过信息化手段减少医疗差错是可行的。

3. 减少医疗成本　虽然许多研究报道了信息系统可以减少医疗差错和提高医疗质量，但软件系统高额的投入和缺少其对经济收益的评估阻碍了医院对临床系统信息化的进程。Kaushal，R 等发表于 JAMIA 的文章公布了美国波士顿 Brigham and Women's Hospital(BWH)十多年来使用带有决策支持功能的电子处方系统的一组经济数字。该医院从 1993 年到 2002 年间，共投入了 11.8M 美元用于电子处方系统的开发、实施和运行。在这十几年里，该系统为该院节省了 28.5M 美元，净收益为 16.7M 美元。虽然有关临床信息系统对医疗经济的报道并不多见，但 BWH 实施电了处方系统的数据说明设计良好的临床决策支持系统能够为医院带来经济上的利益。

(二) 信息提取

电子病历可通过自然语言处理技术和数据挖掘技术来获取信息、完善临床决策知识。信息提取作为自然语言处理技术的分支，其目的是将非结构化数据经过一定技术进行处理，得到结构化数据。信息提取一般借助上下文模型规则、命名实体及其关系识别、统计学方法、标点符号或关键词等触发词完成。

(三) 临床应用

常用的决策方法主要包括机器学习、统计学习、规则归纳法。这些算法在相关理论书籍中有详细讲述，在此不再累述。本书主要介绍决策方法在医疗临床中的应用。

1. 临床诊断标准自动识别　诊断标准是由政府组织或卫生行业相关权威学术机构制定、对临床诊疗活动进行规范化的标准集，用于指导卫生相关从业人员工作。不同地区针对不同人群制定的疾病诊断标准基本一致，但随着科学技术的发展，人们对于疾病的进一步认知，诊断标准也会随之更新。从临床实践中自动识别某疾病诊断标准，不仅有助于金标准的选择，而且还可以辅助临床决策。Byrd 等以 Framingham 心力衰竭标准为参考注释集，经自然语言处理工具处理 EMR 数据后进行文本解析，而后反复注释精练标准参考集

得出心力衰竭诊断的金标准。

2. 药物应用风险预测　临床用药的风险提示和预警是嵌入在电子医嘱系统中的合理用药系统。

电子处方用药预警。药物治疗是医疗事件中最常见的治疗方法，但药品种类不断增多，使得药物不良反应事件以及因不合理用药造成的损害日趋严重。医疗过程中保障患者的用药安全和有效性极其重要，故基于电子病历中记录的患者药敏信息、个人病史和历史用药信息等设计开发的合理用药及药物不良反应风险预警系统越来越受到重视和普及。药物不良反应信息预警监测系统主要包括可能的药物拮抗、药物禁忌、不合理的药物剂量和用法、药物过敏、药物适应证、重复用药等。通过嵌入在电子病历系统中的合理用药系统，可以在医生开具处方的同时对药嘱进行判断，实现对不良用药及时提醒，维护患者用药安全。

Kirkendall 等研究的典型案例是一个基于 Web 开发的应用程序，其中嵌入一个电子触发器，基于灵敏度、特异度、阳性和阴性预测值生成自动化报告，建立肾毒性药物相关性急性肾损伤发生前的风险预判分级系统。Kirkendall 等收集某儿童医院 EMR 中的用药信息，基于训练集构建了给药次序和预警剂量值数据集，将此数据集嵌入到电子病历测试系统中，获得当给药剂量过大或极大前提下给药次序和预警剂量值，从而建立新型过度用药预警分析系统，提高预警性能。

3. 临床决策支持示例　阿尔茨海默病是一种老年慢性进展性中枢神经系统退行性疾病，以认知障碍为主要临床表现。目前，该病已成为严重危害人类健康的几大疾病之一，严重影响老年人的身心健康与生命质量。轻度认知障碍是介于正常衰老和阿尔茨海默病之间的一种认知损伤状态，患者存在轻度记忆或认知功能障碍，但日常生活能力未受到明显影响。正确诊断和识别轻度认知障碍，对早期预防阿尔茨海默病的发生有着重要意义。有研究基于阿尔茨海默病神经影像协会中轻度认知障碍患者基线数据，应用稀疏性学习和稳定选择模型方法预测轻度认知障碍转至阿尔茨海默病的进展情况。

（四）电子病历信息提取存在的问题

信息提取作为快速获取重要信息的自动化工具被应用于多个领域。在医学领域，随着电子病历和临床决策支持系统的不断发展，如何从电子病历中高准确率地自动提取信息并服务于临床决策，是医疗卫生信息化需要解决的问题。目前我国对电子病历信息提取研究较少。究其原因主要是中文医学信息的提取比较困难：从语言类型上看，中文医学信息有自己的语言语义特色，不能完全照搬英文信息提取方法。目前，中文医学信息提取缺乏丰富的中文医学语言知识库资源和统计学方法所必备的语料库资源。针对电子病历信息，电子病历内容的复杂性更是增加了信息提取的难度。

结构化电子病历是实现电子病历质量控制、科研分析等的前提，同时也可以建立数据仓库支持信息提取，建立大规模病历语料库，为应用数据挖掘方法提供完备的语料基础，同时需要优化医学术语库、规则库。由于有些专科有自己认定的电子病历模板，因此需要针对不同专科电子病历建立相应语料子库，体现临床语言的语法特点，为精确分析语法提供支撑。另一方面可以研究实现基于本体的信息提取技术，如参照现有的 SNOMED 医学术语，建立大型中文医学本体库，根据概念描述和概念间关系进行信息提取。三是建立一种可实现完整病历信息提取的方法，不只提取病症名、时间词或药物名，而是通过结构化病历构建临床路径和临床数据仓库，为电子病历辅助临床决策提供基础支持。

（五）辅助决策

临床决策具有不确定性，需要进行风险值判断，决策时需要将疾病治疗和手术等历史数据同对风险值的判断和其他信息结合起来分析。决策之前，需根据电子病历文本类型或数值类型数据进行组织、转换、整合，考虑语义连接，构成知识库，实现结构化、数据库化。同时需要考虑如何对缺失数据进行预处理。临床路径、Uptodate 等临床顾问循证数据库、临床诊断系统、药物预警系统等逐渐涌现，而临床决策的实时性仍是未来发展的挑战。

电子病历重点应用价值主要体现在临床路径、临床指南、数据挖掘三方面，可包括临床决策支持、诊疗过程追踪和指南差异性跟踪。突出其临床决策应用价值，关系到患者的切实利益。目前基于电子病历大数据研究和应用已逐渐开始为慢性病患者提供远程数据分析和服务。同时可为公共卫生机构提供及时的统计分析。通过建立完善的疾病早期预警或诊断干预辅助决策系统，方便患者就医，突出基于电子病历大数据辅助临床决策的循证意义。

电子病历辅助临床决策的发展不仅依赖信息提取技术、决策方法的完善以及决策系统的开发，而且依赖于临床工作实践中的需求。未来在电子病历更加合理、有效的结构化的基础上，如何基于其大数据辅助临床决策，覆盖更多病种，惠及更多人群，仍是计算机信息人员及临床工作者共同的挑战。

二、基于护理电子病历的临床决策支持

随着护理电子病历的细化应用，特别是移动护理系统为载体的护理电子病历应用，为护士在护理现场提供了必要的知识库。目前基于护理电子病历的临床决策支持的应用主要包括提示和干预两大方面。提示主要是给临床医护人员提供相关信息，帮助他们更好决策、预防判断错误及改善医疗护理质量。干预包括护理指南、警示及分析患者数据的工具。

（一）护理管理知识库

护理管理知识库主要包括健康教育、护理诊断、护理措施知识库。目前国际国内并没有标准的护理知识库，一般都是各医院根据文献及临床科室提供的信息归纳整理，在电子病历系统中建立初步的知识库，同时根据临床护理过程中对知识库的应用反馈，实现具有机器学习模型的知识库。

（二）护理决策支持应用

在知识库基础上，建立危险因素评估、护理计划、健康教育。

1. 危险因素评估　采用国际公认的量表，如住院患者坠床/跌倒危险因子评估表、小儿坠床/跌倒危险因素评估表等，护士通过勾选电子评分量表，系统自动统计总分并生成护理记录，当评分结果异常时，说明患者处于相应危险状态。将量表嵌入临床护理电子病历系统，在患者床边即可将评估结果进行勾选，系统根据评分结果、针对不同等级的评分危险程度，显示不同的指导性措施供护士参考。

2. 护理计划　护理计划包含在院和出院计划。在护理电子病历系统中，所有护理诊断、诊断依据和相关因素、结构化的预期目标可以提供给护士参考和选择，护理计划和护理处置方案系统构成了有效的护理临床决策系统。

出院计划是在患者入院第一天就开始评估并制订其出院计划，包括评估患者出院饮食、药物、社会支持系统等，建立出院计划单，在患者住院过程中随时调整出院计划，尽早为患者进行健康教育。出院计划也是患者院后随访的参考内容。

3. 健康教育　健康教育内容包含各学科健康教育处方。根据患者病情和住院时间，自动安排每天的健康教育内容和患者健康评估内容。

三、电子病历系统中的循证医学

循证医学（evidence-based medicine，EBM）是一门遵循科学证据的医学。1992 年首先由加拿大著名临床流行病学家 Sackett 提出。其基本思想是依据当前最好的临床证据做出医疗决策。医生应用当前所能获得的最好的研究证据来确定对患者的治疗措施，同时结合临床医师个人的专业技能和长期临床经验，考虑患者的价值观和医院，制定出具体的治疗方案，最终目的是解决临床实际问题，包括临床表现、病因、诊断试验、预后等。根据对上述问题的有效检索、鉴别有关医学文献，获得解决的证据，对证据进行质量评价，看这些证据是否有利于改善健康、提高医疗水平。

循证医学快速进入临床医学，使临床医生的知识获取方式发生了较大变化，要求临床医生不仅是找文献，而是要找到与临床决策相关的最新文献知识。

（一）循证医学与电子病历的关系

经过近 10 年的发展，电子病历已经从当初的文本编辑到目前的结构化电子病历，在医学术语、医学描述语言、数据标准上得到规范和应用。针对 EBM 的要求，通过电子病历可以实现患者从发病、住院、各类检查检验结果、治疗方案与康复全程数据收集、存储问题。一体化展现和应用患者的何种医疗信息，形成庞大的临床数据资源。临床医生可以在循证途中快速、直接、客观、真实、可靠地提取临床数据，通过使用嵌入到电子病历系统的 EBM 知识库，寻找循证知识文献，最终找到疑难疾病的症结，提供最佳的治疗方案。

目前大部分电子病历系统都是按照事物处理的功能设计的，没有考虑到医疗业务分析和循证决策的需

要。与事物处理不同，循证医学处理的对象不是患者个例而是病人集合，这就要求所有病历具有符合临床逻辑的结构，即病人—病情—治疗—疗效结构。结构化电子病历能够提供结构化的病人属性、疾病属性和治疗属性数据，具备了以历史病历为临床证据进行循证决策的基础。

（二）循证医学临床知识库

电子病历为医生提供了在海量病人的疾病诊疗过程中的文字、数据、图片、视频等基本临床数据信息。如何在最短的时间内快速获取所需的最佳证据文献，应用于支持临床医疗决策，快速挖掘出针对某种疾病的有效方法？如何在执行临床路径的实践中遵循 EBM 原则，最终解决问题？构建 EBM 临床知识库的重要性凸显出来。目前面向临床决策的 EBM 知识库的共同特点是通过整合、挖掘、发现。有效解决临床医生在实际工作中对特定信息的需求，不仅是找到文献，而且找到与临床决策相关、最新的知识和答案，为临床医生快速检索、有效评价和获取决策信息提供了检索工具。

将循证医学知识库嵌入电子病历系统可以满足临床医生进行临床决策支持，对提高医生医学素质和治疗水平起到促进作用。当医生下达治疗方案，尤其是疑难、不易抉择的病例时，医生可以通过嵌入在电子病历系统中的 EBM 知识库查找相关循证文献，完成疑难特殊病例治疗方案的下达。

第五节　电子病历在临床科研中的应用

临床科学研究是整个生物医药研究领域中非常关键的一环，对于提出研究问题，促进领域创新，推动新的药物、诊断技术、医疗设备、治疗方法的研究开发和临床应用具有不可替代的重要作用。

整合临床和科研应用的电子病历系统，是医学信息领域一项重要的创新。长期、动态、连续、大规模、日趋完善的数据积累，有助于将丰富的临床病例资源转化为宝贵的医学研究资源。

一、传统临床科研模式及 CRF 电子化

临床科研需要有目的性的选取某些患者为目标对象，有选择性的记录与科研相关的临床活动，记录的数据需要经过严谨的分类和标准化处理，确保数据的语义一致性和描述的标准化，保证采集的临床数据能够为相关科研分析提供基础的临床数据。

传统临床科研的方法是通过手工模式进行数据处理。临床医生从临床业务系统中检索适合科研的患者或预先指定受试者的临床资料，手工在受试者的病例报告表（CRF）上记录每一项的结果，在比较简单的试验中，每位病人的 CRF 经常会有四五十页。在二期临床试验中，如果要满足 100 对有效受试者的最低要求，几百本一式三份的 CRF 放在一起，厚度很可观。在这个领域甚至还培育出来了专门的 CRF 印刷厂。

手工整理的 CRF 表可以导入 SAS 或 SPSS 软件，根据模型分析得出的结果证明科研方法和结果的正确性。

二、临床科研电子病历

当医院部署了较为完整的电子病历系统后，电子病历数据基本涵盖临床诊疗工作的各环节，医护人员由各临床信息系统提取的可用于临床科研的数据越来越多。但随着医务人员对信息系统应用的深入和理解，希望依托于临床业务系统在临床诊疗过程中增加针对临床科研的功能需求。

（一）临床科研电子病历的必要性

当前医院内部信息化主要偏向于临床应用，特别是电子病历系统主要是满足临床诊疗工作，为了最终获得电子化的患者病案，自动、便捷的提高病历质量和质量控制，较少的考虑满足临床科研需求。

科研电子病历与临床电子病历的主要区别：

1. 专科化需求　临床科研专科化程度很高，往往需要建立专科数据库，将临床某种疾病的相关数据按照科研目的、根据专科特色进行收集、整理、归档。因此要对通用的电子病历进行专科化改造，同时不影响电子病历的常规诊疗需求。

2. 数据差异性　临床科研工作需要准确的临床数据，必须以结构化形式存储，可以便捷的通过检索和筛

选、过滤，快速提取科研所需的临床数据。虽然目前电子病历以结构化形式存储，但其中的很多数据都是非结构描述，也不是标准的描述，无法直接被临床工作使用。如果完全按照科研需要进行全结构化改造，会增加临床工作负担。满足科研的电子病历需要在两者间进行平衡。

3. 内容完整性　临床科研数据要求有患者的完整临床数据，对患者长期追踪十分必要，但大部分医院的门诊电子病历很难像住院病历一样完整记录。由于患者随访时评价疗效的关键数据，因此门诊随访电子病历是临床科研关注的主要内容之一。

随着转化医学和精准医学的快速发展，临床科研所需要的数据不仅是患者临床诊疗的内容，还包括患者基因检测数据等，因此科研电子病历需要整合其他非临床业务系统。

4. 内容检索　以临床诊疗为目的的电子病历提供的检索主要是定位到患者的历次诊疗记录和检查检验结果，为后续治疗提供患者的完整信息。科研电子病历检索目的并不关注具体某个人的信息，往往需要依托语义元素知识库，从病程描述、检查报告描述等文本内容中，检索一类人的诊疗信息。这样，常规的数据库结构化索引方式在速度、检索结果等方面不能满足科研需求。

（二）科研电子病历的目标

临床科研电子病历主要从学科发展、疾病研究方向出发，确定病历的内容范围和数据来源。利用这些标准化的医学术语来设计临床工作中使用的各种医疗记录表单，保证不同时期、不同业务记录中相同数据项内容表达的一致性。

在临床电子病历系统中应用事前定义好的满足临床科研需要的医疗记录表单，在日常诊疗过程中完成病历数据的采集工作，通过临床病历数据质控系统对数据质量进行及时监控，并对问题的数据进行质询。临床科学研究成果的转化，不但丰富完善专科医疗的疾病知识库系统，还可用于改进临床实践活动。

三、临床科研电子病历平台

临床科研电子病历主要针对三种信息，即回顾性研究随访信息、前瞻性研究随访信息、分病种随访信息。在电子病历中加入随访信息，可以在门诊医生站、随访系统中对科研数据进行采集、整合和完善（图 5-6），最终导出 EXECL，并导入到专业的科研分析系统中，如 SAS、SPSS 等，得出统计分析结果。也有通过手机短信、移动 APP、电话等多种平台对患者进行随访，获取患者不在本医院的各种临床、健康数据是目前科研电子病历完整性数据采集的有效方法。

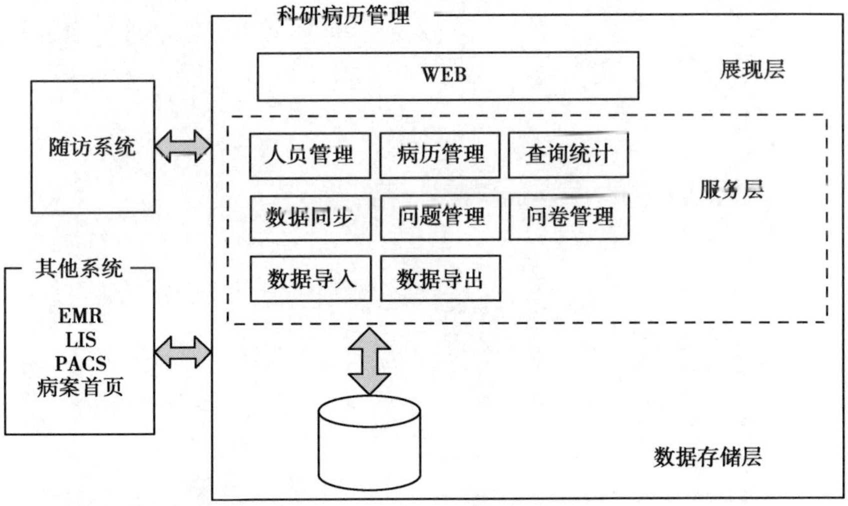

图 5-6　科研电子病历系统的基本结构

门诊随访子系统实现对患者病历随访数据的增、删、改、查功能，保证科研数据库数据的一致性和安全性。该系统医生可以在门诊工作时使用，也可由科室专门做随访的护士使用。

病历管理子系统可以查看患者所有相关病历数据。可以导入医院各业务系统数据到随访系统，也可以根据研究的疾病种类和临床研究目的制定问卷，用于导入数据的存储和随访数据的录入。

第六节　医学影像教学仿真

医学影像是电子病历的重要组成部分。随着医院影像数字化程度越来越高，医学影像系统实现了患者各类医技检查影像的数字化采集、存储、传输和管理，医务人员在临床诊疗过程中便捷应用数字影像的基础上，在影像教学方面也引入了网络化影像仿真教学。

随着互联网在医科院校的快速普及，使得各类、各层次人员都可以快速便捷的获取最新医学情报。医学影像 DICOM 标准的普及使得开发影像诊断和仿真教学系统成为可能，并能快速将以病人为核心的影像诊断库转换成以知识点为核心的影像教学库。特别是医院信息化发展的越来越成熟，为仿真教学系统的开发和应用打下好的基础。医学院校和临床医学院的公共电脑室、网络多媒体教室、高速校园网以及学生宿舍大规模联网具有了较强的网络基础。

一、网络化情景仿真教学

情景仿真教学在教育技术改革中，特别是在实验和操作要求高的教学中，发挥过重要作用。网络化情景仿真就是借助于计算机和通讯先进技术，以低成本构建、逼真场景呈现实现虚拟化人机、人人操作和互操作的技术，分为单一情景和多情景仿真。网络化情景仿真主要针对多情景特别是复杂协同情景的仿真。

网络化情景仿真的核心技术就是在：①丰富、系列的教学案例库，同时能够实现教学库与医院临床业务库实时更新；②依据主流的业务系统，开发围绕知识点的情景仿真教学系统；③能全方位的实现互动交互、互操作和网络协同。

网络化情景仿真教学实训已经开始兴起在网络协同操作类的银行、海关、证券等，而数字医院特别是医学影像的情景仿真会复杂很多。

二、医学影像仿真教学

目前有大型医院已经较好地开展了医学影像仿真教学，依托一库、三环、三仿、三互动理念，实现医学影像仿真教学(图 5-7)。

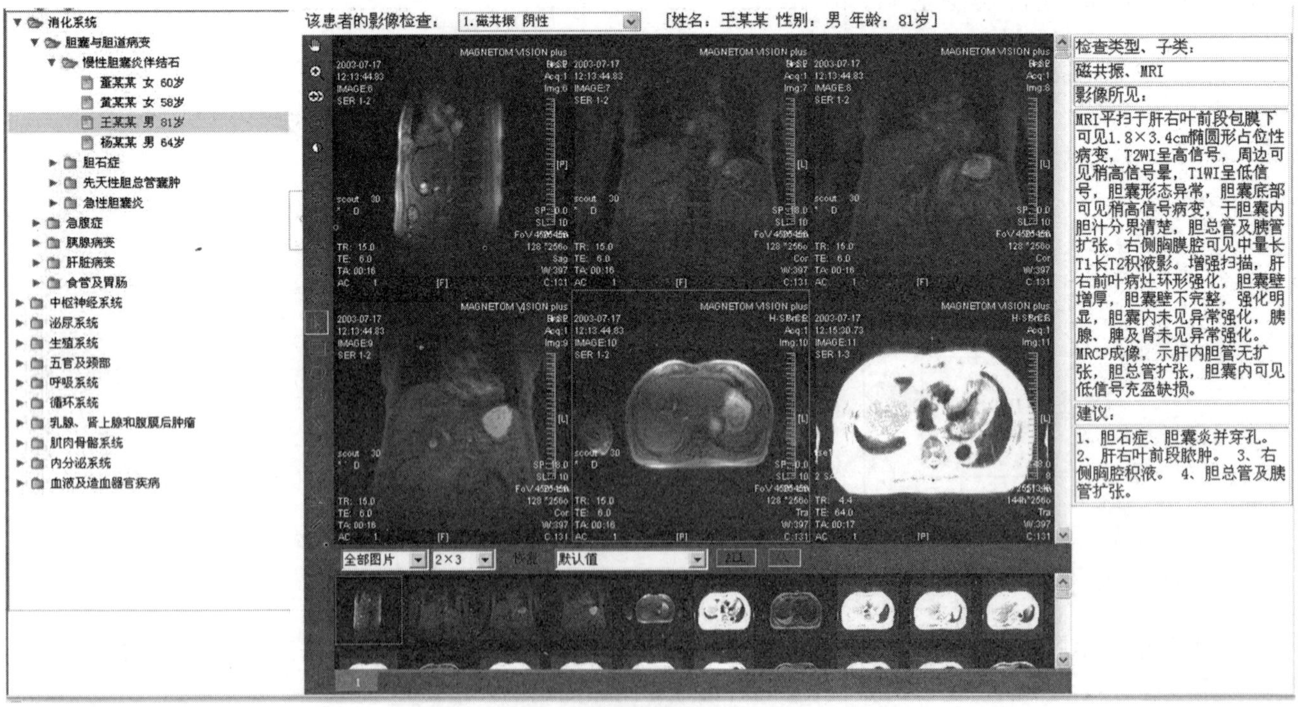

图 5-7　医学影像仿真教学

一库：丰富、按知识点编排的教学病例库并同步临床诊断库，将有教学价值最新病例实时转换更新典型病例教学库。

三环：整个情景仿真实训按照教学内容、对象划分功能权限，分布在公共电脑室实训室、校园网（在宿舍）、互联网（继续教育、家）三环网络上训练。

三仿真：

(1)仿真设备：可将普通的学生电脑仿真 CT、MR、超声、内镜、显微镜等工作站的功能，用于诊断和报告实验和训练。

(2)仿真流程：划分不同角色通过预约-扫描-分诊-影诊断-审核-临床查阅，用于流程和协同训练。

(3)仿真课堂：打破时空限制，学生在三环网络的任一台电脑上，都可以仿真课堂师生面授教学。

（严静东　黄子楷　周慧琼）

参考文献

1. 张燕等.电子病历--基于病人全集的循证医学临床证据.循证医学，2010，10(5)：286-289.
2. 肖强，王蜀燕，陈联忠.基于电子病历的临床路径系统的设计与实现.中国数字医学，2011，06(11)：38-40.
3. 陈黎明等.基于护理电子病历的临床决策支持系统的设计与应用.中华护理杂志，2014，49(9)：1075-1079.
4. 雷健波.电子病历的核心价值与临床决策支持.中国数字医学，2014，3(3)：26-30.
5. 雷飞.电子病历在提高疾病诊疗质量方面的应用.中国卫生事业管理，2010，2：92-104
6. Addrea L，Benin，et al.Validity of Using an Electronic Medical Record forAssessingQualityof Care in an Outpatient Setting. Medical Care，2005：43(7)：691-698.
7. 丁馨娜，张立华.浅谈护理电子病历的临床应用.中国药物经济学，2014，(2)：182-183.
8. 柴红芳.护理电子病历的临床应用和管理.基层医学论坛，2014，18 卷增刊：121-122.
9. 杨少友，黄心砚.科研电子病历系统的设计.计算机应用与软件，2013，30(5)：73-75.
10. 姜盼，罗娟，唐晓东.基于新版电子病历系统融合平台的循证医学应用研究.循证医学，2013，13(4)：247-249.
11. 袁骏毅，谢晶晶，汤钦华.医院患者信息集成视图的设计与思考.中国医疗装备，2015，3(3)：78-80.
12. 曾宏旭，李初民.基于电子病历的科间会诊系统设计与实现.重庆医学，2011，40(35)：3568-3569.
13. 刘奇，秦成勇，张喜雨，等.基于电子病历的远程区域医疗平台设计.中国医疗器械杂志，2009，33(5)：347-350.
14. 刘羿妍，王淼.电子病历应用在医疗质量管理与监控中的作用研究.航空航天医学杂志，2015，26(11)：1407-1408.
15. 张晔，张晗.电子病历辅助临床决策.医学信息学杂志，2015，36(6)：7-12.
16. Kaushal R，Ashish K，et al.Return on investment for a computerized physician order entry system.J Am Med Inform Assoc，2006，13(3)：261-266.

第六章　区域电子病历

本章通过阐述区域电子病历的概念、原理、方法以及所遵循的标准等内容，介绍区域电子病历信息资源的整合，并在区域电子病历信息资源基础上，通过对电子病历的各方面的需求分析，介绍区域电子病历的各种应用场景。

国内越来越多的医疗机构正在加紧建设电子病历系统，但由于技术条件、政策要求以及实际应用需求等方面的差异，导致医疗机构与医疗机构之间的医疗信息分散独立，造成在某局部区域范围内医疗信息无法共享，出现一定程度的医疗资源浪费、医疗服务效率降低、患者就医费用增加等问题。建设区域电子病历不仅可以解决以上问题，而且还能提高医疗服务效率，减少患者就医压力，又可以为下级卫生诊疗机构提供良好的卫生指导工作，切实达到"走进一家医院，整个区域的医疗资源为您服务"的效果。

第一节　区域电子病历概述

一、区域电子病历的基本概念

电子病历是医疗工作的全面记录，客观地反映疾病病情、检查、诊断、治疗及其转归的全过程，是医务人员在医疗活动过程中形成的所有文字、数据、图表、影像等资料的有机整合。在区域医疗协作中，以区域电子病历为基础支撑，实现电子病历信息共享，提高医护人员的工作效率，增强医疗机构的服务水平和降低医疗事故，促进分级诊疗服务体系建设，提高区域内医疗服务的可及性和公平性。

区域电子病历是区域内医疗机构对门诊、住院患者（或保健对象）临床诊疗和指导干预的、数字化的医疗服务工作记录，是居民个人在区域内医疗机构历次就诊过程中产生和被记录的完整、详细的临床信息资源。简单说，区域电子病历是将分散在区域内不同医疗机构的电子病历数据，进行归纳、分析、整理，最终形成一份逻辑完整、符合相关标准的临床信息载体，最终形成区域电子病历。

二、区域电子病历的基本原理

电子病历是居民健康档案的主要信息来源和重要组成部分。区域电子病历集成了区域内各医疗机构的电子病历信息，可以及时记录、补充和完善区域健康档案，它的内容涵盖从生命诞生直到生命结束的所有有关该生命的临床信息，不仅包括诊疗记录，还要包括其他的生命体征信息，是一个在时间上连续，在空间上全面覆盖所有涉及该生命的临床信息。

根据国家卫计委 2011 年颁发的《基于电子病历的医院信息平台建设技术解决方案(1.0 版)》文件，电子病历的主要内容由：门(急)诊电子病历、住院电子病历和其他医疗电子记录(包括病历概要、健康体检记录、转诊记录、法定医学证明及报告、医疗机构信息等)基本医疗服务活动记录构成。具体内容如下：

1. 病历概要　病历概要的主要记录内容包括：患者基本信息、基本健康信息、卫生事件摘要、医疗费用记录。

2. 病历记录　按照医疗机构中医疗服务活动的职能域划分，病历记录可分为：门(急)诊病历记录、住院病历记录和健康体检记录等三个业务域。

3. 转诊记录　指医疗机构之间进行患者转诊(转入或转出)的主要工作记录。

4. 法定医学证明及报告　指医疗机构负责向服务对象签发的各类法定医学证明信息，或必须依法向有关业务部门上报的各类法定医学报告信息。主要包括：出生医学证明、死亡医学证明、传染病报告、出生缺陷儿登记等。

5. 医疗机构信息　主要指负责创建、使用和保存电子病历的医疗机构法人信息。

根据《电子病历基本数据集》规范，为了患者的病历信息可供医院、患者、卫生管理部门、医保部门共享，以最大化电子病历使用价值，电子病历信息资源整合与共享应遵循以下原则：

1. 标准化原则　由于电子病历的信息异构性，使得信息资源无法集中整合。所以电子病历的资源整合和共享需要遵循信息标准化原则，从而形成贯穿居民一生的电子病历。

2. 开放性原则　由于电子病历信息的非开放性，使得信息难以共享和利用。所以电子病历信息资源整合和共享需要遵循信息开放性原则，以最大化电子病历利用价值。

3. 真实性原则　电子病历信息资源整合和共享要遵循真实性原则，一旦数据录入后不得随意篡改，以保证电子病历完整性、真实件和有效性，从而发挥其使用价值。

4. 安全性原则　建立区域电子病历信息资源库，就意味着信息的公开，这必然会触及个人的隐私权。所以共享信息必须有限制，不同用户拥有相应权限进行选择性信息共享以防止信息的泄露。

5. 政策性原则　电子病历信息共享需要政策的大力推进，单靠个人或者单个医疗机构的推行是不可能实现的。上级主管部门在电子病历信息资源整合与共享工作上责无旁贷。

三、区域电子病历的实现方法

区域电子病历的实现既要考虑适合于现有需求，又要考虑未来发展的总体要求，从而保证其可持续发展的需求。为了能够正确有效的建设区域电子病历，首先需要采用科学的方法对区域内的医疗卫生信息资源进行梳理，即需要方法论的指导。

(一) 信息资源规划

信息资源(Information Resources)与人力、物力、财力和自然资源一样，成为一项重要的资源，信息资源规划(Information Resources Planning，IRP)则是对信息从产生、获取、处理、存储、传输和使用进行全面的规划。区域电子病历的建设同样需要对区域内医疗卫生信息从产生到使用进行规划。

区域医疗卫生信息资源规划是以数据工程为基础，对医疗卫生领域内的信息资源作总体规划，作为建立区域电子病历的基础和先导。在总体数据规划过程中，建立信息资源管理基础标准、稳定的数据模型，从而落实医疗卫生领域的良好数据环境。

在区域电子病历建设中，关于业务模型的分析实际上借鉴了 IRP 的职能区域至业务活动的业务建模驱动方法；同时在区域电子病历的信息模型分析中，对于静态模型的建立，也结合了 IRP 的信息资源标准化方法和思想。信息资源规划理论和思想为区域电子病历建设提供了信息资源设计与整合指导。

（二）面向对象的分析与设计

采用面向对象方法对区域电子病历应用领域进行分析。在业务领域内部，采用 UML 进行描述，包括业务分析、功能分析和系统分析。采用业务用例对卫生服务活动进行描述，采用用例图和活动图对系统的内部逻辑关系进行较为详细的描述。通过这些 UML 图，能够总体上较为详细和准确地描述区域电子病历的构建，对于技术开发与实现，具有标准化的指导意义。

1. 面向对象方法学　面向对象(Object-Oriented，OO)方法学的出发点和基本原则是尽可能模拟人类习惯的思维方式，使开发软件的方法与过程接近人类认识世界解决问题的方法和过程。

面向对象方法学提出了对象、类、实例、消息、方法、属性、封装、继承、多态性等概念。每个对象都是一个独立的实体，把对象的属性和方法封装在内，对象之间通过消息传递(方法调用也是一种消息传递方式)来进行交互。类是对一组相似的对象的定义描述，是一个支持继承的抽象数据类型，而对象就是类的实例。子类可以从父类继承其定义的属性和方法，又可以拥有自己的属性和方法，具有多态性，增强了面向对象软件系统的灵活性。

面向对象作为一种先进的设计理念，从面向对象的语言发端，已经渗透到业务描述、需求分析、设计、到编码实现的整个开发过程，而 HL7 开发框架(HDF)就是应用了面向对象的开发思想，在医疗软件开发领域的具体应用。

采用面向对象方法成功开发软件的关键是应用建模方法。模型是为了理解事物而对事物作出的一种抽象，是对事物的一种无歧义的书面描述，建立模型就是为了帮助人们理解事物看清问题的一种方法。采用面向对象方法开发软件，常用到三种模型，即描述系统数据结构的对象模型，描述系统控制结构的动态模型和描述系统功能的功能模型。随着面向对象方法不断发展，模型领域越来越广泛，从业务建模、系统建模、集成建模到项目管理建模等。与此同时，建模工具和方法也得到了发展。

2. 统一建模语言　统一建模语言(Unified Modeling Language，UML)是用来对软件密集系统进行可视化建模的一种语言，是为面向对象开发系统的产品作说明、可视化和编制文档的一种标准语言。

UML 可以用于多种系统的建模：软件系统、业务系统或任何其他系统。统一的术语和标准的符号对于参与沟通的各方，都可以使事情更加容易。UML 是伴随着建模技术需求而发展起来的，既可以从简单模型开发着手，也可以对复杂系统详细地进行建模。UML 展现了一系列最佳工程实践，这些最佳实践在对大规模，复杂系统进行建模方面，特别是在软件架构层次方面已经被验证有效。因此，区域电子病历的建立，采用 UML 能够有效的进行模型的建立。

UML 作为一种模型语言，它使开发人员专注于建立产品的模型和结构，而不是选用什么程序语言和算法实现。当模型建立之后，模型可以被 UML 工具转化成指定的程序语言代码。UML 适用于系统开发的全过程，它的应用贯穿于从需求分析到系统建成后测试的各个阶段，包括需求分析、系统分析、设计、构造、测试，以及到项目管理。

UML 的最新版本更是从业务系统模型、信息系统模型和系统集成模型等三大方面作了许多改进，添加了新的自主元素，使各种模型的应用更加灵活，描述更加精确。

（三）结构化描述

病历的电子化首先要建立病历内容的结构化描述。病历信息有极其复杂的内容和结构，如首页、医嘱、各类检查化验报告、病程记录、护理记录等等。其中既有结构化程度较高的内容，也有大量描述性内容，而且种类繁多、各专科又有不同的特点。同时，由于医学的不断发展，病历的结构组成也会不断发生变化。电子病历的结构应能够保留历史状态、适应发展变化、平衡结构化与自由化需求。

在病历里，我们可以将病历描述性文字拆分为许多小的、有业务含义的、不可再分的部分，即结构化。这部分被结构化的文字称为元素。把这些元素进行分类，汇总，就组成了元素库。例如：主诉中："腹部疼痛 2 日"。我们就可以对其进行拆分，"腹部"(身体部位)；"疼痛"(症状)；"2"(量词)；"日"(时间单位)。通过元素库的建立，可以规范化医生的用词用语，提高整个病历的可读性，并且随着元素库的不断扩充和完善，还为以后病历的检索和查询奠定了坚实的基础，进一步提高了病历的学术价值。

（四）信息的集成方法

各类临床信息系统是电子病历的信息源，它们以各自业务为中心来管理某一方面的病人信息。电子病历强调“以病人为中心”的信息管理和服务(存储、访问、备份、授权等),电子病历系统要实现基于多厂商系统的以病人为中心的信息集成。为了保持区域电子病历的相对独立性和稳定的系统结构,区域电子病历应当具备开放的集成框架,能够与不同厂商的专有系统及专有信息结构相连接。

(五)长期存储体系

提供如同纸张病案库的病历信息长期存储是电子病历系统的基本功能,为此需要建立病历数据的长期存储和管理体系。长期存储体系要解决病历数据脱离业务数据库后如何保持结构的问题,允许不同时期的同类数据采用不同的结构。它的管理系统应能够支持病人信息累积式增加,支持病历数据的备份和迁移。

(六)安全访问控制

病历的安全涉及病历内容的原始完整性保障、病历访问控制和不可否认性。病历的原始完整性是指进入到区域电子病历中的病历内容不会被修改,或者其修改能够被系统所发现;病历访问控制指病历内容不会被未授权的用户所访问,为了保护病人隐私,访问控制应能够按病人和按病历内容分类进行授权;不可否认性是指医生不能否认它所做过的医疗行为。

(七)病历访问服务

访问服务有两种类型。一种是为最终用户提供基于WEB方式的浏览服务,为此,要开发一个WEB服务器,负责提供病历浏览过程的交互和导航服务;另一种是为其他电子病历应用的开发提供一个病历内容访问平台,提供标准化的访问接口,实现各类病历提取服务。

(八)基于XML的结构化或半结构化编辑录入

在确定的病历结构基础上,针对病历中的描述性内容,定义一个基于XML的半结构化编辑器。它能够实现在病历结构框架下的内容导航,支持自由文本录入,允许用户定义专科病历要求的交互式模板。建立各种电子检验、检查申请单和收费项目的规范和标准。

(九)模板在电子病历中应用的方式、途径和规范

电子病历的一个更深层次的研究就是建立各种电子病历模板。模板是解决录入问题的。模板是解决电子病历手工录入的一个关键性的技术手段。问题在于如何解决好一般与特殊、个体与群体、规律与例外的关系。而电子病历模板的建立依赖于临床路径的研究和临床知识库的建立。如果一个病建立了临床路径,就可以用电子化的方法在系统内预先定义好模板来辅助医生的治疗过程。只有有了及时准确的临床知识库,才能有效地使用信息化的手段来帮助医生减少医疗差错,提高医疗质量。

第二节　区域电子病历的需求分析

一、区域电子病历的需求概述

本书将电子病历信息共享用户分为四类,分别是医疗机构、社会公众、卫生管理部门及相关研究机构、其他卫生相关单位与部门。每类用户对区域电子病历信息需求均不同,本节将着重介绍不同类型用户对区域电子病历的不同需求。

(一)医疗机构

医疗机构应用区域电子病历:了解病情、减少重复检查、区域医疗协同、指导下级医院诊疗四类主要用途。

1. 了解病情　医生是为居民提供医疗服务的重要组成人员,在就医人群数量庞大的现状下,医生希望调阅到当前患者的历次诊疗信息,能够查询患者在区域内其他医疗机构的就诊资料,以此为基础做出的诊断更加全面和准确,有助于规律性疾病的早发现、早治疗。同时在患者入院之后,所有和患者有关的医护人员均能查阅患者病历信息,确保患者入院后每个诊疗环节都是在医护人员全面了解患者病症的前提下进行,提高医生诊断质量、减少医疗纠纷的同时不降低诊疗效率,有效减轻医生和医院的压力。

2. 减少重复检查　区域范围内实现病人检验单、检查报告的共享和互认。在进行远程会诊时,为了提高医疗质量和提供更合适的治疗方案,所有专家都可以调阅到当前患者的历次诊疗信息,包括在其他医院就诊的检验、检查、诊断等各类资料。

3. 区域医疗协同　区域医疗协同为管理者提供了一套可以实时监控、管理和统计的管理工具，是一套跨医院、跨地区的，实现对各医院资源进行合理性协调和调度的软件，支持区域医疗协同管理，医院间的电子病历共享。

4. 指导下级医院诊疗　大型综合性医院希望能够发挥医院在区域的中心优势，有效利用本院的专家资源、设备资源，使本院的服务辐射到整个区域，希望能够集中资源进行疑难杂症的诊疗，有效提高本院资源的利用效率。

（二）患者

随着经济的发展，患者对医疗服务的品质要求越来越高，迫切需要享受更高品质的医疗卫生服务，提高生活质量。这种需求主要体现在以下几个方面：

1. 了解病情　居民在进行诊疗时，可以让就诊医生查阅自己的既往诊疗信息，从而使就诊医生更好地为自己服务，并可对不必要的检验/检查进行提示，逐步缓解“看病贵”的问题。

2. 预防与健康教育　通过区域医疗信息化建设，医院开展专家门诊预约、远程会诊、转诊等服务，使居民就医更方便，减少看病等待时间。获得个性化诊疗信息查询、医患互动及信息发布，从专业网站获得健康教育信息，提高自我保健能力。

3. 康复指导。对于各类慢病患者给予康复指导与管理，尽快恢复健康。

（三）卫生管理部门及研究机构

针对卫生管理部门及研究机构，区域电子病历主要满足如下需求：

1. 实现病历信息研究价值　电子病历信息具有重要的科研价值，通过数据分析和数据挖掘，可以发现疾病的发展规律、不同疾病间的内在关联。为高效准确的医疗方案提供理论基础和数据支撑。加之大量的数据挖掘和数据分析工具的涌现为研究价值的实现提供保障。

2. 紧急疫情控制　卫生管理部门通过日常统计各医疗机构上传的电子病历数据信息，准确了解疾病的发病率。对某些发病率异常的数据，实时跟踪关注。如果卫生管理部门能在第一时间查知疫情就能对医院做出正确引导，以防止大规模疾病暴发并提高突发公共卫生事件应急处置能力。

3. 准确评价医院及医生医疗水平　卫生管理部门通过区域医疗数据中心并对其进行分析，可以准确评价医院的管理和医生的医疗水平。使医疗评判回归到以患者为中心，真正做到医院、医生评级的公平性和科学性。

4. 实现对医务人员的医疗监督　由于医患之间信息的不对称，医护人员可能做出一些有违职业道德的行为而从中获利。电子病历作为医疗档案是医疗监督的有力凭证，有助于遏制败坏医德的行为，一定程度上能够缓解医患关系。完全实现市场化的监督，杜绝胡乱开药，多余拍片的行为。

（四）医保支付部门

医保支付部门控制费用、政策研究（卫生经济、疾病预防）、药物使用研究。区域电子病历海量数据中，包涵了区域内大量诊疗数据，药监部门可以从中获得丰富的药品使用有关数据，可以进行实时在线的不良药物事件的监测，提供用药分析服务等等。社会保险部门可以通过对这些数据进行统计分析，了解医疗整体面貌，进一步辅助和推动医保/新农合业务的开展，并完成审核监督、定点医疗机构布点、医保政策制定或更新等辅助管理。

二、区域电子病历的必要性

1. 改善民生　实现医院之间电子病历信息共享，减少重复检验检查、重复用药，是缓解“看病难、看病贵”的重要抓手。近年来，人们的就医观念是不论大病小病都想进大医院好医院，大医院人满为患，小医院门可罗雀，老百姓对“看病难，看病贵”、“三长一短”等就医问题的呼声一浪高过一浪，已经成为一个人人都怨声载道的社会问题，对社会的稳定发展也造成了影响。其中，“看病贵”体现在药费和重复检查上，医院中存在的过度医疗、医疗机构之间的临床信息不共享等因素，造成患者到另一家医院需要重复检查、化验、用药。电子病历文档共享或患者病历互认，可以有效减少重复检验检查、重复用药，有效缓解看病贵的问题。

2. 支撑改革　推进医疗信息共享是医疗改革的基础。建立区域性医疗卫生信息平台，实现电子健康档案和电子病历的连续记录，以及不同级别、不同类别医疗机构之间的信息共享，以提升整体医疗服务质量、提高医疗服务可及性、降低医疗费用、减少医疗风险。利用信息化手段促进医疗资源纵向流动，提高优质医疗资源可及性和医疗服务整体效率。医疗机构电子病历信息共享对推进分级诊疗制度、纵向医疗资源整合、双向转诊、预约诊疗，完成预防、社区基本医疗，建立检验、检查、影像诊断中心、疑难病会诊中心奠定必要的基础，积极响应全国卫生信息化发展“46312 工程”的总体框架、《全国医疗卫生服务体系规划纲要（2015—2020年）》《关于推进分级诊疗制度建设的指导意见》等文件对卫生信息化建设的要求。

3. 促进发展

医疗信息共享是医疗服务现代化的必然要求。区域电子病历建设有助于积极探索区域卫生信息化的规范化、标准化建设，协调、平衡、引导、指挥区域内各级医疗卫生机构信息化建设，促进区域医疗卫生管理和服务的健康、有序发展，推进卫生信息化建设体制机制创新、服务模式创新，实现区域内卫生信息共享、互联互通。

三、区域电子病历的业务需求

（一）医疗服务需求

1. 提高医疗服务质量的需要　通过区域医疗数据中心医生可以全面掌握和了解患者过去就医及其健康状况，为医生诊疗提供了更多的决策所需要的基础信息，能较大程度的提高医疗服务质量。

2. 节省患者支出，缓解群众看病贵的问题　通过计算机网络技术，形成以居民个人为核心的电子病历资料，使无论在各级各类医疗卫生服务机构的医生都能随时获取患者病史资料，避免了重复医学检查，既提高了效率，也节省了患者支出。

3. 争抢生命绿色通道“黄金时间”的需要　通过居民电子病历可以在第一时间了解患者的病史、药物过敏史等情况，并有针对性地进行医疗诊治准备，避免因无法询问病情造成病史不明确导致救治不力的情况，真正地把握急诊抢救的黄金 6 小时。

4. 有效、合理利用医疗资源的需要　在不同机构之间开展的有效、持续的患者服务与医疗管理，通过建立居民电子病历，促进城乡医疗卫生事业协调发展，真正解决城乡居民“看病难看病贵”问题。促进大中型医院与城市社区卫生服务机构之间形成业务联动、优势互补、疾病诊治连续化管理的机制，最终实现小病在社区，大病进医院，康复回社区的就医格局。

（二）综合管理需求

1. 围绕对于医疗机构的两大管理内容实现：管理与决策类应用和服务类应用。

2. 建立以区域服务为半径的医疗、营运信息的采集管理，实现医疗和运营信息的自动化采集，保证数据的准确性、时效性、完整性。

3. 医疗信息的自动化处理、共享和有效利用机制，构建一套科学、精细、专业化的医疗管理系统，实现医院医疗监管的系统化和常态化，逐步实现对医院医疗行为的全过程、动态监管，从而加强医院医疗行为监管能力，提高医院医疗服务质量和效率。通过强化医院医疗行为和质量监管，建立系统化、常态化的医疗行为监管机制，提高医院医疗行为管理工作的科学化、精细化、专业化水平，强化卫生局对医院医疗行为的全过程、动态监管和预警决策能力。

4. 随着区域医疗数据中心的建成，卫生行政管理部门可以获得宏观管理所需的数据支持，以辅助其决策，高效开展电子政务、传染病疫情监测、应急联动等；通过互联互通的医疗卫生网络体系，将使行政管理部门对卫生业务部门的监督和控制更加的及时和准确，提高对整体卫生资源的调配力度，加强对疾病与疫情的控制，加强卫生监督，提高行业内的应急指挥处理能力。丰富的医疗卫生信息资源，为政府进行全市的宏观管理、宏观调控和决策支持提供基础数据。

（三）实现跨业务跨系统的数据共享利用的需求

由于目前卫生信息化建设各自为政，缺乏统一规范，各医疗卫生机构之间的网络物理上不联通，业务标准、数据标准不一致，数据无法交换共享，形成了各单位、各条线的信息孤岛。区域医疗数据中心的建设，将避免各单位对基础与公共信息的重复采集与存储，减少人力、物力与财力的重复投资，提升数据的一致性与唯一性，实现数据的标准化采集和信息共享。

（四）公众服务需求

针对目前“看病难”现象，患者希望能够获得更便捷的服务，改变目前一次就诊多次排队现象，希望能够通过多种方式进行预约挂号、获取检验检查结果。通过网络信息手段为公众提供特色服务。

四、区域电子病历的安全需求

区域电子病历应用范围由一个医疗机构封闭的环境扩展到广域网开放的环境，通信、人员权限、访问控制、存储地域等都大大增加了复杂度，因此安全需求增多，实现难度加大。

区域电子病历的信息安全是开展各类业务的基础，是任何信息系统需要重点考虑的建设内容，这些业务信息遭到破坏后会带来严重的后果。需要从物理级（环境、设备、存储介质等）、网络级（防火墙、病毒入侵、网络入侵检测等）、系统级（主机设备使用安全、系统漏洞扫描、病毒防杀等）、应用级（应用系统访问、数据库等）以及安全管理方面（管理体系、管理制度等）对信息安全体系进行全面设计。此外，由于电子病历各类信息涉及居民隐私，因此，在设计过程中特别考虑了居民电子病历隐私的保护策略，包括医生在进行诊疗服务中调阅居民电子病历，居民自己通过网站、手机等方式调阅等。

区域电子病历的安全体系包括以下四个层次，即物理安全、网络安全、系统安全和应用安全，网络系统基础防御体系是一个最基本的安全体系，主要从物理级、网络级、系统级几个层次采取一系列统一的安全措施，构建一个网络系统的基础防御体系，为信息系统的所有应用提供一个基础的、安全的网络系统运行环境。该体系的主要安全建设范围如下所述：

（一）物理级安全

主要提供对系统内部关键设备、线路、存储介质的物理运行环境安全，确保系统能正常工作。主要内容包括：

1. 使用符合机房设计规范的运行环境，做到防火、防水、防盗、防电磁辐射、冗余电源等基本要求。
2. 设立物理屏障，通过门禁、安全制度等技术和管理措施保证机房的安全性。
3. 将脱机保存的存储介质存放在一个安全可靠的场所。

（二）网络级安全

在网络层上，提供对系统内部网络系统、广域网连接和远程访问网络的运行安全保障，确保各类应用系统能在统一的网络安全平台上可靠地运行。网络级安全的主要内容包括：

1. 网段隔离，利用物理隔离、VLAN 划分、防火墙、路由器等手段对网络进行子网划分。
2. 对网络设备（如路由器、交换机等）的安全配置和管理，保证网络的正常运行。
3. 对远程网络的安全管理，实现对远程用户的安全控制。
4. 关键网段配置入侵检测系统，监控异常网络访问。
5. 采用网络冗余设计，提高网络的稳定性与可用性。

（三）系统级安全

主要是从操作系统的角度考虑系统安全措施，防止不法分子利用操作系统的一些 BUG、后门取得对系统的非法操作权限。系统级安全的主要内容包括：

1. 主机设备使用安全　主要利用操作系统本身提供的安全机制，通过科学合理的设置来充分利用操作系统所提供的强大安全性能。
2. 避免单点故障　对重要服务器设备实行双机热备。
3. 漏洞及时修补　及时检测、发现操作系统存在的安全漏洞，对发现的操作系统安全漏洞做出及时、正确的处理。
4. 数据保护　对数据的存储提供防护，建立一套完善的备份制度与应急措施，加强数据的可恢复能力。
5. 防病毒　建立网络化防病毒系统，保护系统的安全。
6. 主机防护　采用专用软件，细化主机操作系统的访问控制，提高操作系统的安全等级。

在建设完成一个合格的网络系统基础防御体系后，随着应用系统的壮大、完善，安全要求的提高，还需要同步规划应用安全体系。

应用安全体系以密码技术为基础，建立一个应用级的安全平台，针对系统内各类具体的应用系统统一提供相应的应用级安全保护，包括数据资源的保护和应用系统处理过程的保护。应用级安全主要包括：

1. 应用审计　负责业务操作行为的记录、分析和管理，它可以使系统管理员更好、更准确地了解和掌握业务系统运行情况，及时发现并解决出现的异常情况，是对传统安全审计系统的有效补充。

2. 用户管理与授权认证　通过用户身份认证系统对用户的身份进行统一管理和认证，对用户的访问请求根据系统运行环境和访问控制策略进行授权，以确定用户对他人资源、网络资源和信息资源的访问权限。

3. 数字证书应用　利用 PKI 技术，保证操作人员的身份真实性，保障数据的完整性和业务操作的抗抵赖。

第三节　区域电子病历的应用领域

一、区域电子病历在区域医疗信息化方面的应用

(一) 个人基本信息查询

医疗卫生机构的日常业务中，在对就诊患者个人基本信息登记时，经常由于各种原因造成个人基本信息的漏填、错填或者填写信息模糊等情况，例如患者记不清楚、老年人患者描述不清、操作人员登记时大意或者急诊患者等。这样患者在注册时就很难根据这些信息进行唯一标识认证，也不能把同一个患者的健康档案信息全部关联起来。通过区域电子病历平台，医疗机构在登记时可以直接调阅此注册信息，会极大地增加个人基本信息的准确性和完整性，为实现将患者全生命周期诊疗数据全部收集打下良好基础。

(二) 电子病历调阅

电子病历调阅是基于区域电子病历平台，通过对区域内医疗机构业务和管理数据的采集、整合和利用，实现各医疗机构间电子病历的调阅和共享。主要内容包括患者的病历概要、门(急)诊病历记录、住院病历记录、健康体检记录、转诊记录等基本医疗服务活动记录。

医疗机构的门诊医生或住院医生申请电子病历调阅时，区域电子病历平台对患者身份标识进行校验，通过患者索引关联到平台存储的电子病历信息，并返回患者的电子病历信息。

(三) 统一预约

基于区域电子病历平台，通过整合区域内所有医疗卫生机构的诊病及检查号源，实现所有医院门诊预约的集中化、统一化管理，包括统一的专家资源数据中心、统一的预约流程、统一的预约途径、统一的评价体系和投诉中心，并开放客服中心、网络、微信、电话、APP 等全方位多渠道预约模式，为居民提供诊病、检查、手术、住院、体检等统一预约服务，预约时间精确到分钟，诊疗结束后，患者可以对相应医院、科室、排班医生进行评价。

(四) 重复用药提醒

一段时间内，当医生开设处方中类似同成分或同功能药品(主要针对抗生素类药品)时，弹出窗口提醒医生，提示近期同类用药，并展示历史处方的开设医疗机构、用量等信息。

(五) 重复检验检查提醒

一段时间内，当医生开设医嘱中性质相同的检验、检查时，弹出窗口提醒医生，提示近期同类检验检查，并展示历史医嘱的开设医疗机构、检验检查项目等信息。

(六) 诊疗规范提醒

不同类型的病人应遵循一定的诊疗规范，如特殊人群，包括老年人、孕妇、哺乳期等，还如慢性病患者，包括肿瘤、高血压、糖尿病患者等。当这类患者就诊时，平台根据患者特征和相应诊疗规范，对应该做而未做的检验检查或相应的诊疗行为给予提示，提示诊疗规范，展示诊疗规范具体内容等。

(七) 合理用药提醒

实现诊疗过程中对医务人员的合理用药提醒，具体包括以下几方面的功能：

1. 西医药物相互作用核查　对处方药物相互之间存在的副毒作用予以警示。

2. 药物过敏史核查　对具有过敏史、家族过敏史或过敏性体质患者的过敏药物使用提醒。

3. 人群特征禁忌关系核查　对老年人/儿童/妊娠期妇女/哺乳期妇女等人群的用药禁忌警示。

4. 诊断结果相关的禁忌提示　对历史诊断、当前诊断与药物的禁忌关系核查和警示。

（八）处方管理提醒

医务人员开具处方时，对不符合规范要求的进行提醒，主要包括：

1. 不符合医保规定的提醒　如部分药品限定支付内容（如氟达拉滨，限慢性淋巴细胞白血病）；参保监控人员等。

2. 不符合国家卫生部处方管理办法　如处方超过 7 日用量；急诊处方超过 3 日用量等。

（九）治疗安全提醒

对医生本次开具的医嘱，判断其对于患者的健康特征及近期的诊断、处方、检验检查、治疗、手术相关的要素，是否会形成医疗上的不安全因素；如是则提醒。

（十）其他医疗服务资源共享利用

根据具体条件和需求，依托区域电子病历平台，还可以建立区域内血液净化、消毒供应等资源共享利用系统，提供这些服务的申请、审核、应答、计划、服务记录、物流信息等管理功能。

二、区域电子病历面向医疗大数据的应用

（一）数据整合

数据的利用依赖于数据整合功能，抽取源数据，通过数据清洗、数据转换，装载到数据库中；同时按照数据集市和数据挖掘建设的要求，通过复制或重组，加载到数据集市或数据仓库中。数据仓库通过 BI 工具，提供报表的定时刷新和发行的功能。

数据整合（Data Integration）是大数据应用中数据准备的部分。它从业务系统中通过异构病历数据采集抽取数据，然后通过医疗数据分析服务（自然语言信息抽取）进行数据清洗和转换，将数据加载到数据资源库中。在数据整合过程中需要采取多种策略确保数据质量，比如缺省值策略、数据清洗策略、数据标准化策略等。数据质量管理也包含主数据管理（Master Data Management），比如如何判断两组患者的信息是否指的是同一个患者。

对于区域电子病历数据中心需要的数据，根据数据的实时性要求从业务系统推送（Push）数据到数据仓库和抽取（Extract）业务系统的数据模式相结合。既考虑数据的时效性也兼顾对于网络和硬件的负担。

（二）区域统计报表

智能报表给用户提供了历史、现在和预测的视角去审视区域医院的运营。通过智能报表工具，业务分析人员和管理层可以知道区域医疗机构过去发生了什么，为什么会发生，和今后将发生什么。智能报表根据不同的业务需求，或者不同用户类型的需求，提供以下几种功能：

1. 固定格式报表　它可以满足中国式报表的需求。中国式报表通常有多层表头、斜线、交叉表、表格和图表混排。

2. 仪表盘报表　可以通过仪表盘、消息树、雷达图、模拟仿真分析等直观的方式，可视化地呈现关键信息和关键绩效指标，便于对它们进行监控、分析、管理，并据此进行判断、决策。

3. 即时自助查询　通过一个简单的查询面板可以直接连上语义层，对关心的数据进行报表展现，随机查询和数据分析工作。语义层按照业务的语言进行呈现，屏蔽了数据库中的字段、表以及表与表之间的关系等技术术语。它提供了丰富的数据展现形式，如表、交叉表、图等；也提供了丰富的在线数据分析手段，如切片、切块、向下钻取、向上钻取、交叉表、旋转等。

4. 多维在线分析　主要是针对多维联机分析处理（MOLAP）数据库的数据分析。它提供多维视图和动态分析报表功能，支持客户对数据进行旋转、切片和分层钻取，并从各个角度对数据进行分析和比较。

（三）数据挖掘

数据挖掘是从海量数据中，提取隐含在数据中的、人们事先不知道的但可能有用的信息和知识的过程。数据仓库为数据挖掘提供了很好的数据准备。基于数据仓库，人们可以根据不同的业务需求采用合适的数据挖掘算法分析数据，发现规则。

电子病历数据中心的数据挖掘算法包含决策树、关联规则。

1. 决策树　决策树是根据数据源，找到决定预测目标的因素的重要关系等级以及程度。当根据一个或

多个变量预测目标时，分析变量对目标的重要程度。比如可以用来分析医院的目标客户，即患者。

2. 关联规则 分析发现数据库中不同变量或个体间之间的关系程度。比如可以用来分析疾病与疾病之间的关系，研究是否存在并发症的可能。

三、区域电子病历面向分级诊疗业务协同的应用

（一）双向转诊

依托互联网及区域电子病历平台，建立双向转诊业务协同应用系统。为社区卫生服务机构向上转诊服务：提供转诊指征判别标准服务、向上转诊申请服务、分级诊疗管理部门的审核管理、转诊目的医院挂号预约服务（由转诊系统自动提供，无需患者预约）、转诊目的医院接收转诊绿色通道管理；为医联体二三级医院提供出院转回诊服务，将恢复期、康复期、慢病患者转诊回社区卫生服务机构，提供向下转诊消息服务，社区卫生机构转回诊病人提醒服务。

在双向转诊过程中，提供电子病历共享文档的交互传输服务，提供实时的电子病历共享文档调阅服务。

（二）远程会诊

依托互联网及区域电子病历平台，建立远程会诊业务协同应用系统。为社区卫生服务机构提供远程会诊申请服务、分级诊疗管理部门的审核管理、会诊请求消息传输服务、会诊计划安排管理、会诊医院的会诊任务提醒。支持多医院、多学科的会诊服务。

在远程会诊过程中，提供电子病历共享文档的交互传输服务，提供实时的电子病历共享文档调阅服务。

远程会诊系统可提供与医联体建立的远程视频会诊系统、影像会诊系统、心电会诊系统等建立会诊申请、计划安排、任务提醒等消息接口，及这些平台的调用接口。

（三）转检管理

依托区域电子病历平台，提供区域内影像检查、心电检查、病理检查等检查资源的共享服务；提供社区卫生服务机构向上级医院的检查电子申请单服务，分级诊疗管理部门的审核管理，申请单传输服务，转检的集中预约计划安排管理，转检目的医院的检查申请单消息提醒服务，检查登记服务，检查结果报告服务。

在转检过程中，提供电子病历共享文档的交互传输服务，提供实时的电子病历共享文档调阅服务。

（四）转验管理

依托区域电子病历平台，建立转验管理系统，提供区域内医院临床检验资源的共享服务；提供社区卫生服务机构向医联体上级医院的检验电子申请单服务，分级诊疗管理部门的审核管理，申请单传输服务、检验采样信息服务、样本物流信息服务，转验计划安排管理，转验目的医院的检验申请单消息提醒服务，检验登记服务，检验结果报告服务。

在转检过程中，提供电子病历共享文档的交互传输服务，提供实时的电子病历共享文档调阅服务。

四、区域电子病历面向居民健康服务的应用

（一）检验检查报告查询

患者通过网站可以进行个人诊疗资料查询，具体可查询的范围由用户定，一般情况下患者经身份认证后，在确保安全的情况下可在网上查询自己的检验检查报告。

（二）健康咨询

健康咨询为医生和患者提供一个网上交流互动平台，为患者提供专业的诊前、诊中和诊后咨询服务，能够加强医患之间的沟通和理解，有效改善医患之间的关系。

健康咨询服务必须体现其专业性，包括：由具有专业能力和素养的医疗专业人员进行咨询回复、回复之前医生能够全面了解提问者既往的健康状况、回复时医生能够参考专业的标准的医学教育资料。

健康咨询流程和功能如下：

1. 用户可以查看数据中心提供的医生简介，包括其专业、特长、经验以及在本版块中进行咨询答复的星级评定。

2. 注册用户可以登录后编辑问题内容进行咨询，支持选择指定医生进行咨询。

3. 医生登录后可以查看问题列表和内容，并在权限允许的范围选择问题进行相关回复。

4. 医生可以查看用户在各医院的既往就诊资料以及患者自我健康监测的数据，全面了解患者健康状况。

5. 提供咨询回复和满意度的统计功能，并对所有参与咨询答复的医生进行满意度星级评定，评定从回答的时效性、回答的采用和态度等多方面进行综合评价。

（三）就诊满意度评价

患者在医疗机构就诊后，可以登录网站对本次就诊的满意度进行评价，满意度评价包括：服务速度、服务态度、服务质量几个方面。

可对满意度评价进行统计分析，并反馈至各医疗卫生机构，促进医疗机构有针对性地整改，提高整体医疗卫生服务品质。

第四节　区域电子病历的发展趋势

一、发展历程

随着医疗卫生事业的发展，对医院信息化的要求越来越高，传统的医院信息系统已经不能满足医院需求，电子病历系统就随之出现，并且成为医院信息系统的核心，在优化工作流程、提高工作效率、降低医疗差错、提高医疗质量以及区域医疗卫生平台建设等方面都具有重要作用。

电子病历在一些发达国家已经有了较深入的研究和应用，美国、英国、荷兰、日本等部分发达国家由于基础和现实环境较好，电子病历发展起步早，已经形成阶段性的成果，发展了一批区域性的电子病历系统。同国外的发达国家相比，我国的电子病历起步较晚。从建设水平看，电子病历的发展经历了纸质病历电子化、结构化电子病历、完整的电子病历等阶段。

我国在 20 世纪 90 年代末期到 21 世纪初期开始出现少数大型医疗机构使用“计算机打印病历”代替手写病历。

2002 年发布《全国卫生信息化发展规划纲要(2003-2010)》指出：“三级医院在全面应用管理信息系统的基础上，要创造条件，重点加强临床信息系统的建设应用，如电子病历、数字化医学影像、医师和护士工作站等应用”。

2003 年非典期间曾出现一次快速发展。这是从政府层面首次提出电子病历概念。

2009 年国务院颁发《关于深化医药卫生体制改革的意见》，在该文件中就明确提出：“探索整合公共卫生服务资源的有效形式，逐步建立统一高效、资源整合、互联互通、信息共享、透明公开、使用便捷、实时监管的医药卫生信息系统”，并在区域范围内实现各医疗机构互相协作、资源共享，从而达到医疗资源利用的最大化。此次，提出了电子病历发展目标。

2009 年 12 月发布《电子病历基本架构与数据标准》，成为我国首部电子病历业务构架基本规范和数据标准。2010 年相继出台《电子病历基本规范(试行)》《电子病历系统功能规范》《电子病历试点工作方案》，其中《方案》要求在 22 个省(区、市)部分区域和医院开展电子病历试点工作，并指定了 29 家医院和 3 个区域作为卫生部电子病历试点单位和试点区域。

2009 年 12 月，卫生部办公厅关于印发《基于健康档案的区域卫生信息平台建设技术解决方案(试行)》的通知，进一步推进以电子病历和健康档案为核心的区域卫生信息化建设，促进区域卫生信息资源共享和业务整合，为各地区域卫生信息化建设提供技术指导。

回顾我国这些年来电子病历的应用发展历程，政府一直在大力倡导电子病历的应用，电子病历应用的范围在日益扩大，并朝着广度和深度双方向发展，这是医疗信息化未来发展的重点与方向，尤其是在区域医疗的发展过程中，它能起到很大的作用。

二、现状与进展

卫生部的“十二五”卫生信息化规划中，明确提出建立国家一级的电子病历基本数据库。卫生部开展的全国电子病历试点工作，也将“探索医院现有医疗信息系统的集成方法，建立区域电子病历；逐步建立区域内安全共享的电子病历信息管理系统"作为工作目标。区域电子病历的大规模应用，必将从根本上提升我国医疗信息化的整体水平，支撑医改后新的医疗服务体系。

现有的医疗信息化系统主要包括单一医院的电子病历，HIS，LIS 和基于健康档案的区域卫生信息平台等系统，能够满足一定的医疗信息化需要，但又在某一方面存在一定的缺陷，都无法同时满足"完整性"、"准确性"、"时效性"、"医疗协同"这四个方面的实际医疗需要。采取医疗数据采集、基于医疗数据分析、病历建档及索引、医疗协同流程管理等关键技术的区域电子病历系统，较好地解决了目前医疗信息化系统存在的缺陷。

目前国内的电子病历主要面向单一医院，不符合医疗信息化和医疗服务应用的发展方向。无法解决零散地分布在各家医疗机构的多维医疗数据的采集和集成；无法实现完整医疗数据的建档和索引（目前常用"基于健康档案的区域卫生信息平台"进行数据索引，存在医疗数据不完整、时效性差、二次索引容易丢失医疗数据的情况）；不完整的事后的区域医疗数据，无法实现完整医疗数据的分析，大大弱化了医疗数据的利用价值；无法实现区域医疗服务的实时过程管理和区域医疗服务协同（实际的医疗协同服务需要完整医疗数据的共享和交互）。国外例如 IBM 等公司的电子病历软件，由于①不符合我国的相关法律和行业规范（无中医病历，病历归属权为患者个人等）；②国外的医疗政策的现状基本没有区域电子病历的方案（一般为区域健康档案），国外医疗机构基本是医疗集团等原因，在区域电子病历上不具备推广价值。上述产品在系统性、功能性、扩展性和标准规范等方面的缺失，未能充分发挥区域电子病历应用价值，因此研发拥有自主知识产权的区域电子病历成为必然的发展方向，是医疗信息化的最优选择。

北京、上海、福建（厦门）、云南、青岛等省市在区域卫生信息平台建设方面进行了有益的探索。如福建省的区域医疗信息平台项目建设方案、居民健康档案信息系统建设方案，厦门市的区域协同医疗系统，云南省卫生信息化建设总体方案框架等，对推动区域卫生信息化和促进医改都起着积极作用。上海市长宁区在"十一五"期间实施了全区的社区卫生信息化、区域卫生数据中心和区域卫生业务协同系统建设，推行以惠及百姓为目标的数据中心应用（如自费病人一卡通项目、检查检验报告市民信箱联动项目、居民健康咨询服务平台等）、以决策智能为目标的数据中心应用（如财务监管、医院视频监控、GIS 平台等），实现了多项业务联动的信息化系统（如慢性病管理、传染病管理、意外伤害、计划免疫、孕产妇保健、精神卫生业务协同等管理系统），医疗联合体业务联动的信息化系统（如二级医院出院病人社区随访和转诊预约信息系统等），第三方专业机构业务联动信息系统（如第三方临床检验中心信息系统、心电图远程诊断信息系统、药品统一采购物流配送平台、中医体质辨识信息系统）等功能。上海市闵行区投入资金 3 亿元，基本建成覆盖全区范围各级医疗卫生机构（卫生局、区域医疗中心、专业站所、社区卫生服务中心、社区卫生服务站点、村卫生室）的卫生信息网络和区级数据交互平台，开通了二个区域远程医疗会诊中心，实现了与三级医疗机构的部分业务联动。

三、发展趋势

（一）推动区域医疗数据资源的标准化、规范化

为了使医疗活动可以准确、快速地进行，医疗服务者不但要接收到清晰的医疗指令信息，还需要掌握服务对象相关各方面信息、记录服务对象在医疗活动中的情况及结果；因此要保证数据信息的高效利用，达到一处采集多处利用；使用电子病历是实现医疗数据得到最大限度共享的手段。通过数据中心实现不同信息系统、组织机构间信息资源整合，实现基础数据实时更新，确保信息同步；满足管理决策、临床决策、科学研究、对外信息共享；实现统一的数据仓库的设计及技术文档、元数据管理等功能。建设区域电子病历需要制定信息交换标准，统一卫生信息标准与数据字典，可以形成区域医疗业务信息的内容规范与标准，推进区域医疗数据资源的标准化和规范化。

（二）促进医院之间患者信息资源整合与利用

传统的医疗卫生机构的信息各自为政，相互隔离，医疗卫生系统大量的医疗卫生数据和信息得不到充分利用。病人重复检查、重复用药，医疗服务缺乏有效实时监管，医疗信息资源没有共享，造成人民群众医疗支出年年攀高；一旦开展全行业综合性业务服务，信息不能共享利用，又需再次投入人力物力调整和清理数据，甚至需要手工方式再次加工处理后，才能提供给综合管理、服务使用。通过区域医疗信息平台的建设，将原

先分布在各业务系统中的病人信息交换整合到平台，实现医院各个科室之间、医院之间信息的互联互通，最大限度地方便病人就医、方便医院一线医护人员工作、方便各类管理人员分析决策。

（三）有利于区域医疗资源的共享

目前，相当部分居民看病就医倾向于到大型综合性医院和高水平的专科医院，大医院人满为患，处于超负荷运转的状态，患者排队时间长、意见大，也影响了大医院技术水平的发挥和服务质量的保证，而基层医疗卫生机构则业务量不足，卫生资源利用率较低，对于基层卫生医疗机构的技术水平和未来发展均产生不利影响。

大量高精尖的医疗设备和高水平的卫生技术人员分布在城区内的大医院，而乡镇仅配置较少的低档次的卫生资源；由于缺乏有效的信息化网络支撑，城市大型医疗机构的优质资源的可及性受到很大限制。只有通过信息化手段加强区域医疗协作、均衡医疗资源配置，才能提升基层机构卫生服务能力、实现医疗资源的合理转移，提升全市居民的满意度和幸福感。

（四）深化区域医疗服务协同应用

电子病历跨越不同的机构和系统，在不同的信息提供者和使用者之间实现医疗信息交换和共享，是提高病人的安全、提高医疗质量、改善健康护理、推进病人康复和降低医疗费用的有效手段。通过区域医疗协同平台的建设实现医疗卫生资源纵向和横向的整合，充分利用资源实现各医疗卫生机构之间的协作。

区域卫生服务协同基于医院信息平台、区域医疗信息平台，实现医疗机构之间的业务协同。通过医疗业务协同，包括专家门诊预约、专家远程咨询会诊、跨医院转诊转检、双向转诊，治疗安全警示、药物过敏警示、辅助检查结果共享等，可以有效利用医疗资源，降低医疗成本，提高医疗质量。

卫生业务的联动主要体现在区域范围内各医院、社区卫生服务中心与疾控、妇幼保健等业务条线的业务联动。由于许多卫生服务的信息源头是二、三级医院，例如产妇在产科医院分娩，病人在二、三级医院手术。产妇出院后，社区可以开展后续的产妇保健工作；同样病人手术出院后，需要康复指导。通过区域电子病历建设，社区卫生服务人员将及时获得二、三级医院的信息，从而开展高效的卫生服务。

（五）对医改任务执行进行监测

区域医疗信息化将实现全市各级医疗卫生机构业务系统的集成、信息资源的共享与利用，同时加强各医疗机构、公共卫生机构、基层医疗卫生机构的内部信息化建设，从而提升各级卫生行政管理部门对医改任务执行状况的监测和分析水平。

（宋洪健　张珂珂　吴庆斌　孙　超）

参考文献

1.《基于电子病历的医院信息平台解决方案（试行）（1.0 版）》，国家卫计委.2011 年.

2.《基于健康档案的区域卫生信息平台建设指南（试行）》，国家卫计委.2009 年.

3.《基于健康档案的区域卫生信息平台建设技术解决方案（试行）》，国家卫计委.2009 年.

4. 王锦福，于广军，吴晓峰.医疗信息共享系统的需求分析与可行性研究.中国医院，2010，14（10）：7-8.

5. 汪鹏，李刚荣，周来新.电子病历系统发展趋势.卫生信息化论坛，2015.09.006：19-21.

6. 王继伟，董志强.从电子病历系统到区域电子病历系统建设与发展.医学信息学，2006，11（19）：07-10.

7. 许军，黄东浅.谈区域性电子病历信息共享.电子设计工程，2012，20（05）：61-63.

第七章　电子病历质量管理

国内电子病历经过十多年的发展，在医院中，尤其是三甲医院的使用已日渐成熟。电子病历的应用提高了临床医疗的质量和效率，有效地规范病历的书写、保存和应用。但是电子病历的应用也给医疗质量管理带来一些新问题，其中某些问题直接影响了医疗质量。本章介绍电子病历质量管理的标准、内容和方法。

第一节　电子病历质量管理概述

一、电子病历质量现状

目前在国内医院电子病历应用中普遍存在如下问题：

（一）电子病历专科化程度有待提高

电子病历是在医院中所使用的临床医疗记录载体，要体现并符合临床特点、方便临床工作者记录，同时满足原卫生部相关的诊疗规范、我国相关医疗法律法规和管理制度。与此同时，电子病历也是临床业务信息，包括患者信息、患者诊疗信息、患者病程记录等重要内容的采集来源，也是临床开展科研教学、质量改进、患者服务工作的重要数据来源，是医院开展精细化管理的前提与基础，同时也是实现基于患者信息及病情的分级诊疗、双向转诊、远程医疗、人群健康记录与分析的主要应用工具。电子病历中的文字与符号录入应当按照原卫生部颁发的《电子病历基本规范》中的相关病历管理规范使用标准术语。但目前，我国电子病历主要仍是为全院各科室所使用，因此主要特色体现为大而全，但因为医疗诊疗活动是根据专病专科所进行的，因而大而全的电子病历无法满足各个专科专病的特殊要求，这也是临床提出对电子病历无法体现及满足其专科要求及专科特色的核心问题所在。

（二）诊断书写不规范

例如，西医与诊断混淆导致填写不准确；主要诊断与次要诊断排列顺序颠倒；诊断不完全，出现有证无型或有型无证；前后诊断关联性差等。与此同时，由于临床医生对专业病案编码不太熟悉，可能会出现将错误编码填入相对应的诊断编码栏里的情况；但如果都交由病案室编码人员负责填写，因每间医院工作量不同及各专科专业性要求相对较高，需要病案室编码员与临床医生沟通与确认，在一定程度上也影响了电子病历的工作效率。

（三）复制粘贴导致的问题

临床医生普遍工作繁忙，同时需要面对很多突发状态，例如抢救、紧急手术等，总体上来说很少有时间能持续地、完整地书写病历，经常出现在病历书写到一半的时候就得去处理紧急状况。而目前，国内大部分的电子病历仍未采用结构化的文书录入方式，还是传统的类 word 书写模式，即允许医生预先在 word 中编辑好病历模板内容，然后从 word 中把预先编辑好的病历模板内容复制粘贴到电子病历中的相关文书记录中。因此，可能会出现男女性别不分、张冠李戴等错误，不仅闹出了本来不必的笑话，同时也给原本严谨的医疗工作蒙上了安全隐患。

（四）电子病历中内容缺失、甚至错误

在《电子病历基本规范》中对电子病历有明确的要求，其中有关电子病历的基本要求是这样描写的：要求电子病历应当遵循客观、真实、准确、及时、完整的原则。但在实际使用的过程中如患者在办理入院手续的过程中，入院处对患者基本信息的采集和录入往往过于简单，更有甚者出现患者基本信息填写缺漏，给未来可能发生的医疗纠纷埋下了隐患。同时，我国部分医院存在电子病历中没有将患者性别、身份证号码等重要信息设置为必填项，从而造成患者重要信息的缺失，更有甚者患者年龄、性别填写错误，与患者身份证不符。患者联系方式、联系地址缺失给后续的出院随访、传染病上报等工作带来不便。

（五）三级查房体系在电子病历中未实现监控

很多情况下，8 小时内未完成首次病程记录、24 小时内未完成入院记录、48 小时内没有主治医生查房记录，7 天内无主任医生查房记录等国家一些有明确时限要求的检诊、记录不按时限完成的情况。上级医生未及时对下级医生书写的病历、病程记录等进行修改并确认等。

（六）电子病历存在前后矛盾的内容

由于入院记录、病程记录、抢救记录、护理记录等多种记录的书写录入者不同、录入时间不同、对患者病情变化认识也不尽相同，因此医生书写的病程记录和护士录入的护理记录间可能会存在某些方面的差异，甚至是前后矛盾的地方。

（七）电子病历的安全性问题

电子病历中各类医疗及护理文书形成流程与传统的纸质病历不尽相同，有可能会因其书写、修改、浏览等权限划分不够细致与严谨，从而导致病历文书生成过程中的安全性。例如，上级医生把自己的电子病历的登录工号及登录密码告知下级医生或自己所带的研究生，让其代替上级医生进行病历书写，甚至是病历文书修改与确认工作，这都是给电子病历的安全及医疗质量带来隐患。

综上所述，随着我国医疗技术水平的发展与提高，临床医务工作者日常工作量及工作强度将逐步加大，同时为了保障患者及医院自身医疗质量与医疗安全，临床医务工作者势必将在电子病历中加大患者病情及相关诊疗经过及结果记录量，但临床用在电子病历上书写时间不会有明显的增加，随着越来越严格的医疗行业从业规范与医疗质量管理规范的发布与执行，因电子病历中由于医生病历书写不规范所造成的在医疗事故中法律败诉已屡见不鲜，所以对电子病历质量管理显得尤为紧迫。

二、电子病历质量管理现状

目前国内大部分医院中的病历质量与管理工作是由医院中专门的病历质控人员负责，但由于医院中病床数量多、床位周转快的特点，病历质控人员管理与监控病历质量的工作压力较大，同时由于临床业务中可能出现的各种不可预知的问题，患者在住院期间的病历质量较难做到准确和实时监控。我国大部分医院中的电子病历质量管理仍采用传统的终末质量管理模式，对正在书写的未到归档期的电子病历采用抽查方式，从而造成许多病历质量问题未能及时被发现，当问题被检查出来以后，患者往往已出院，医院的质控办只能根据病历质量结果对病历书写者按照相关病历书写规定进行教育和处罚。一旦发生医患矛盾及医疗纠纷的时候，由于病历书写的不规范，将把医院和临床工作人员置于被动不利处境，甚至会导致案件败诉。因此，如果医院及质控部门不能做到及时发现与督促临床工作人员及时修改与避免病历中所出现的纰漏，有效地改进病历质量，将会对医院的医疗安全带来很大影响。传统的病历质量方式是采用人工质控的模式，即质控工作人员对每份已归档的病历按照基本的病历书写规范和要点进行逐一检查，检查标准往往因人而异，存在人为误差，质控工作人员把主要精力集中在简单的重复性劳动上，未能进行病历内涵质量检查。与此同时，由于医院各临床科室专科化、专病化的特点，要求质控工作人员掌握所有临床专科的所有知识几乎是不可能的，因此在病历质量监控中，影响专科专病的许多深层次的医疗质量问题无法被质控工作人员有效地筛选和发现。综上所述，事后质量管理模式是目前我国各级医院对病历质量管理主要采用的方式，这种方式管理手段陈旧、效率低下、时效性差，管理效果欠佳，检查过程依靠人工核查，工作量大，查验病历数量有限，难免避免差错的发生，同时缺乏自查自纠机制，无法实时提示临床纠正病历中的错误，这样若一旦发生医患矛盾及纠纷，医院在举证倒置方面因自身病历不合规性往往可能陷于被动局面。

国内对电子病历的使用与管理还没形成一套完整的管理规范与体系标准，同时法律对电子病历的法律效力问题，包括电子病历中的电子签名问题尚未有明确的司法解释，有的医院为了符合国家规定，减少自身医疗风险，仍将已经电子化了的电子文书记录打印出来，再由医生手工签名后纸质归档封存。纸质病历的保存管理不仅浪费人力物力，还占用了医院的业务用地，产生不必要的管理经费；在纸质病历的归档、编目、借阅等环节中容易造成人为错误，甚至是病历丢失和篡改。纸质病历随着时间推移会累积得越来越多，从而导致病历管理人员对查找相关病历的难度也越来越大，丢失的风险与日俱增，如果医院对病历资料丢失不能尽早发现，将可能造成难以估量的后果。

三、电子病历质量管理的内涵与意义

（一）电子病历质量管理的内涵

根据美国技术评估办公室（Office of Technology Assessment，OTA）在1988年提出的"医疗服务质量是指医学即知识和技术，在现有条件下，医疗服务过程增加患者期望结果和减少非预期结果的程度"。而我国国家卫生计生委将医疗质量定义为"在现有医疗技术水平及条件、能力下，在临床诊断及治疗过程中，按照职业道德及诊疗规范要求，给予患者医疗照顾的程度"。因此，在医院中，医疗质量管理在很大程度上与电子病历质量管理是相通的，不仅包括狭义诊疗记录的完整性、及时性、准确性、诊断是否符合等，还包括更为广义的内容，例如患者医疗费用管理、医疗技术投入与产出关系、医疗的连续性与可及性、医疗工作效率、医疗服务质量等。

电子病历质量管理由结构质量、过程质量与结果质量三部分组成。其中，结构质量是由符合电子病历质量要求、满足医疗工作需要的要素构成，在医院中的人财物管理，其质量管理的好坏将直接决定整体医疗质量。过程质量是医疗全过程中的各个环节质量，是一个动态管理的过程，可以及时发现问题并纠正以保证医疗全过程的质量。结果质量是医疗质量管理的终末管理，以数据为依据来综合评价医疗终末质量效果，即各类统计分析指标，这也是目前国内主要医疗质量检查的重点之一。

（二）电子病历质量管理的意义

病历作为患者在医院中诊断和治疗全过程的记录载体，各种检验（检查）项目、治疗方案和手段及疾病变化情况都要及时准确地记录在患者病历中，是患者整个医疗过程中的最重要记录，对内承担着为医院的医疗质量、科研教学服务，对外承担着医疗纠纷、工伤事故鉴定等法律责任的重要依据以及医保报销的重要凭证。病历质量的高低是该医院的医疗技术水平、医疗管理水平、医疗服务水平的综合体现，是该医院的医疗质量管理和安全管理的重点。病历的质量管理，也是医院医疗质量管理的重点与难点。病历书写的质量好坏一方面体现了临床医生的专业素养与职业素质，另一方面通过对疾病分析、辩证思考过程的记录，反映了临床医生的逻辑思维能力及专业知识运用能力，以及药物使用与临床疾病诊断的符合程度。因此，病历文书质量的高低将对患者在整个医疗过程中的安全带来最直接影响。因此对电子病历形成全程连续的质量管理和监控具有重要意义。加强电子病历质量管理和监控可以有效发现隐患，解决质量方面所存在的问题，进一步完善和提高电子病历质量。

国际上，很多发达国家医院中的电子病历应用已相当普遍，具有较高的电子病历应用水平与等级，为我国电子病历发展提供了许多可以学习和借鉴的地方，但国外的医疗质量要求、文字语言、书写规范毕竟与我国不同，因此完全照搬或照抄国外的电子病历管理与监控体系是不切合实际的。病历的书写过程是医疗质量固化的过程，加强电子病历各个环节的质量监控与监控，是一种可行而有效的监控方法。只有建立符合我国病历规范的电子病历质量管理，才能更快、更好地促进我国电子病历的成长。电子病历质量管理对电子病历文书内容进行全程动态、实时监控，对临床书写的电子病历中不足和缺陷进行实时监控，对于一些重要的问题将实时反馈给临床医生，提醒并督促临床医生修改问题。通过电子病历质量管理可以节约医院大量的人力物力，同时更好地提高病历文书书写质量。因此，电子病历质量管理不仅要对电子病历的完整性、客观性与及时性进行检查，还要以符合与方便临床工作人员书写与记录为设计出发点，进一步加强监控文书记录中的规范与细节，重点监控与提高电子病历的内涵质量。

电子病历质量管理在帮助临床工作者减少病历文书书写差错，提高文书质量的同时，也帮助医务部门，例如质控办对病历与医疗质量的有效管理。电子病历质量管理对电子病历功能完善和健壮性起到了重要作用，为医院在医疗质量、医疗安全和患者服务等方面提供了技术保障。

第二节 电子病历质量管理相关标准介绍

为了加强对医疗机构病历医疗质量的管理与评价，国内于 1995 年和 2011 年先后发布了《医疗机构评审办法》，此评审标准作为所有医疗机构必须满足和达到的基础要求和准入门槛。同时，JCI 标准与 ISO 9000 标准两个国际医疗质量评价标准，也日渐受到我国医疗机构的认同和接受，作为提高医疗质量管理水平的重要方法和措施。医疗质量管理在很大程度上与电子病历质量管理是相通的，下面简要介绍一下这三个医疗质量评价体系：

一、医疗机构等级评审标准

1995 年推出第一版的《医疗机构评审办法》，并在此基础上于 2011 年推出了新一版的《医疗机构评审标准》，以此作为全面推进和深化我国医药卫生体制改革，积极推进公立医疗机构改革，促进医疗机构加强自身建设和管理，不断提高医疗质量，保证医疗安全，改善医疗服务，更好地履行社会职责和义务，提高医疗行业整体服务水平与服务能力，满足人民群众多层次的医疗服务需求。

2011 年版的《医疗机构评审办法》中重点关注了医疗机构的医疗质量和医疗安全，具体将评价的重点放在改进服务管理、加强护理管理、推进规范诊疗、临床路径建设与管理以及特定（单）病种费用控制等工作落实情况。同时，针对患者关心的热点、焦点问题，重点考核反映医疗机构管理理念、服务理念的制度、措施及落实情况，以及医疗机构的学科建设和人才培养情况、辐射带动作用等。促使医疗机构改进思维模式和管理习惯，坚持“以患者为中心”以及“医疗质量与医疗安全”作为医疗机构发展的核心环节。

2011 年版《医疗机构评审标准》共 7 章 73 节 378 条标准与监测指标，其中第 1 章至第 6 章分别为坚持医疗机构公益性、医疗机构服务、患者安全、医疗质量安全管理与持续改进、护理管理与质量持续改进、医疗机构管理，共 67 节 342 条 636 款标准，用于对医疗机构实地评审及医疗机构自我评价与改进（表 7-1）。而第 7 章共 6 节 36 条监测指标，用于对医疗机构医疗质量与安全信息进行日常监测与追踪评价。

表 7-1 第 1 章至第 6 章各章节的条款分布

名称	节	条	款	核心条款(★)
第一章坚持医疗机构公益性	6	31	33	4
第二章医疗机构服务	8	33	38	5
第三章患者安全	10	25	26	4
第四章医疗质量安全管理与持续改进	27	163	379	27
第五章护理管理与质量持续改进	5	30	53	2
第六章医疗机构管理	11	60	107	6
合计	67	342	636	48

2011年版《医疗机构评审标准》采用A、B、C、D、E五档表述方式，其中A代表优秀，B代表良好，C代表合格，D代表不合格，E代表不适用(是指卫生行政部门根据医疗机构功能任务未批准的项目或不同意设置的项目)。其中，判定原则是要达到B良好的前提条件是必选完全符合该条款中的所有C档条款，达到A良好的前提条件是必选完全符合该条款中的所有B档条款，表7-2为评审结果分档。

表7-2 医疗机构等级评审结果分档

项目类别	第一章至第六章基本标准			核心条款		
	C级	B级	A级	C级	B级	A级
甲等	≥90%	≥60%	≥20%	100%	≥70%	≥20%
乙等	≥80%	≥50%	≥10%	100%	≥60%	≥10%

其中，第四章医疗质量安全管理与持续改进共有27节163条379款条款，占总评审标准条款约60%。由此可见，医疗机构等级评审标准对医疗机构的医疗质量的重视程度以及对医疗质量管理提出了很高的要求。

二、JCI评审标准

JCI是美国医院评审联合委员会(Joint Commission on Accreditation of Healthcare Organizations，JCAHO)下属国际部(Joint Commission International，JCI)用于对美国以外的国际性医院进行相关认证的机构。美国医院评审联合委员会及其国际部一直致力于推动美国及全球其他国家和地区的医院在医疗质量与安全、患者服务、医院管理等方面水平的提高。鉴于医院的复杂性、多样性及专业性，JCI评审涵盖了医疗、护理、药品、院感、患者服务、后勤保障以及信息管理等多个方面。1999年JCI标准第1版正式向全世界推出，其后随着JCI评审的不断深入及结合国际医院的先进做法和经验，JCI评审标准不断完善与丰富，分别于2003年推出JCI标准第2版、2007年推出JCI标准第3版、2011年推出JCI标准第4版以及2014年推出JCI标准的最新版，即目前国际上和国内正在使用的JCI标准第5版。JCI第5版标准主要包括17个章：参与评审的要求(APR)、国际患者安全目标(IPSG)、医疗可及性与连续性(ACC)、患者及家属的权利(PFR)、患者评估(AOP)、患者治疗(COP)、麻醉及外科治疗(ASC)、药品管理与使用(MMU)、患者及家属教育(PFE)、质量改进及患者安全(QPS)、感染预防及控制(PCI)、治疗、领导及管理(GLD)、设施管理与安全(FMS)、人员资质及教育(SQE)、信息管理(MOI)、医学专业教育(MPE)、人体受试者研究项目(HRP)，共304个标准1218条衡量要素。

JCI评审因其严谨性及专业性，越来越受到我国医院的重视和认可。截至2015年12月，我国已有50多家医院通过了JCI认证。在我院通过JCI认证的医院中既有大型三甲医院，也有二甲医院，还有民营医院，分布相当广泛，体现了我国各类医院对JCI评审的肯定与认可。JCI标准具有以下特点：

(一) 标准的国际性与实效性

JCI标准的撰写由来自全球七大洲所组成的国际医疗标准化工作小组组成，成员涵盖医院管理者、医生、护士、公共政策、后勤管理、信息等各领域专家。JCI标准是在专家们对世界各国医院进行长时间、大范围的调研和论证的基础上制定而成，因此该标准具有广泛的国际性。与此同时，国际医疗标准化工作小组会关注当下国际医疗行业的最新发展趋势，并收集JCI标准在世界各国实施和评审中所遇到的困难、问题以及建议，并以此为依据再进行深入的调研和讨论，对标准条款进行必要的更新或解释说明，使得JCI标准可以真实反映世界各国医院最新医疗活动。

(二) JCI标准的基本理念是基于持续改进的患者安全与医疗质量

JCI标准的两大核心宗旨分别是患者安全与持续改进。因此，JCI标准的各评审标准和评价要素都是围绕上述这两大宗旨来展开。比起医院的医疗技术水平，JCI评审更关注于医院的医疗质量和医疗服务是否规范、专业。

(三) JCI标准的编排是以医疗安全为核心

JCI第5版主要包括17个章：参与评审的要求(APR)、国际患者安全目标(IPSG)、医疗可及性与连续性

（ACC）、患者及家属的权利（PFR）、患者评估（AOP）、患者治疗（COP）、麻醉及外科治疗（ASC）、药品管理与使用（MMU）、患者及家属教育（PFE）、质量改进及患者安全（QPS）、感染预防及控制（PCI）、治疗、领导及管理（GLD）、设施管理与安全（FMS）、人员资质及教育（SQE）、信息管理（MOI）、医学专业教育（MPE）、人体受试者研究项目（HRP），共 304 个标准 1218 条衡量要素。

（四）JCI 评审会兼顾到各国（各地区）的实际情况和因素

作为一个国际性的评审标准，必须把各国（各地区）的实际差异考虑在评审标准中，因此，JCI 标准中有很多评审要素只要符合该国或该地区卫生行政主管部门的规范要求即可，JCI 并没有对这类标准提出过于明确的指标要求，例如床护比、重点疾病占比等。

（五）JCI 评审采用以患者为中心的现场追踪法

追踪检查法是 JCI 现场评审的基础，追踪检查法通过追踪一定数量的患者来对医院整个医疗流程进行真实的体验，并通过这种“案件还原”的方式来检查医院在处理各类医疗活动中是否符合规范和要求，是否存在漏洞和不足之处。

三、ISO 9000 族评审标准

ISO 是国际标准化组织（International Standard Organization）的简称。ISO 9000 体系族标准是国际标准化组织质量保证技术委员会，于 1987 年发布的关于质量管理和质量保证的一系列评价标准。由于其所具有的标准性、实用性和适时性，迅速得到世界各国的普遍采用，从而使该标准成为国际公认的供方建立质量保证体系和实施质量体系的统一标准。

ISO 9000 族标准包括五大部分：术语标准、使用或实施指南、质量保证标准、质量管理标准及支持性技术标准。其中，质量管理与质量保证这两大类标准是 ISO 9000 族的核心内容，其主要包含质量保证标准：ISO 9001 包括设计、开发、生产、安装和服务；ISO 9002 包括生产、安装和服务；ISO 9003 包括最终检验和试验；ISO 9004 包括通用指南、服务、流程性材料和质量改进，而质量保证标准则是用于外部认证的质量保证模式。我国国家技术监督局于 1992 年 10 月决定等同采用 ISO 9000 族标准，所谓等同采用就是将 ISO 9000 族标准的中文译本直接作为我国国家标准，同时采用双编写办法。

ISO 9000 族有三个质量保证标准，它们分别将一定数量的质量体系要素组成三种不同模式，而这三种模式又分别代表了需方在具体情况下，对供方质量体系的要求。ISO 9001～9003 的三种质量保证模式中质量体系要素构成的情况：ISO 9001 包含了设计、开发、生产、安装和服务等各个阶段的 20 个质量体系的要素，ISO 9002 包含了生产、安装和服务的质量体系要素，ISO 9003 则是最终检验和试验的质量保证模式。这三种包含不同质量体系要素的质量保证模式，反映了三种不同契约关系下，供方从需方的要求出发，选择合适的保证模式，通过第三方认证后使需方对供方的产品或服务建立信心。不同的行业和部门，可以根据自己的产品性质和合同环境，为建立和满足质量保证的需要，去选择一种适合自己特点的质量保证模式。

在 ISO 9000 族标准中，医院可选择 ISO 9002 标准，其依据是：

1. 医院作为服务行业，其经营范围是从事医疗保健服务，其性质属于服务性单位，其产品是医疗服务。
2. 在供需关系上，医院是供方，患者是需方，医院需向社会和患者提供安全、优质的服务。
3. 建立符合国际标准的医院质量保证体系，以便向患者证实医院提供服务的能力，不断满足患者明确的和潜在的需求。

第三节　电子病历质量管理的主要内容

一、病案首页质量管理

病案首页是病历内容汇总，是病历中核心的内容，因此对病案首页进行必要的质量控制与管理在整体病历质量控制与管理中占据重要的位置。病案首页信息包括医院基本信息、患者基本信息、诊疗过程及结果信息和患者住院总费用四大项内容，其医院基本信息一般来源于医院信息；患者基本信息一般来源于医院入院登记处，由入院登记处统一采集患者基本信息，在登记时信息要根据国家相关编码进行结构化录入（例如患

者居住地址等），患者身份信息则采用核对与自动读取（或输入）身份证模式录入。患者诊疗过程及结果信息是病案首页中最丰富、医疗内容最多的项目，里面绝大部分是医疗主要过程及结论性内容、主要及次要诊断、手术和操作名称等内容需要临床医生填写，主要疾病诊断及手术及操作编码一般由病案室编码员填写，需做好疾病诊断名称、手术和操作名称与标准编码间的映射关系。除在入院登记信息、电子病历及住院收费管理等主要临床业务实现对患者住院病案首页数据的记录与管理之外，住院病案首页也有相关的质量监控与管理功能，对病案首页的相关数据进行质量检测与评价，以此来不断提升病案首页的质量。一般情况下病案室工作人员在尊重临床一线工作人员填写内容的基础上，再结合病案知识进一步补充与完善病案首页内容。原卫生部在 2011 年下发了《关于修订住院病案首页的通知》，该通知中特别提及各地卫生行政主管部门和各级医院需要提高医院病案管理，尤其是病案首页的信息化、精细化、规范化、科学化监控与管理能力，加强各级医院质量控制和管理工作，进一步完善病案管理。

（一）病案首页的主要作用

病案首页主要作用包括：

1. 掌握医疗工作人员的执业资格　在病案首页中拥有各级别临床医生及护士签名，可凭此对医疗工作人员进行全面人才结构和能力结构上的多维度分析，方便了人员的管理与调配，可帮助医院人事部门在职务晋升、聘任、业绩等方面进行综合考量与评估，全面掌握医疗从业人员的整体素质、状况，帮助医院合理组合临床服务人员架构，及时帮助医院评估医疗从业人员在对从事某一医疗或护理岗位上的工作情况与绩效情况，并作为临床从业者业绩、聘任、职务晋升等方面的主要参考依据。

2. 提供医疗质量评价指标　在病案首页的信息中包含评价医疗质量的各种指标，例如患者的收治情况、院内感染率、手术展开的情况、患者的诊断符合、确诊的天数、好转率、治愈率等重要质量指标。通过对这些质量指标进行统计，及时进行病种分析和平均住院天数等分析，能够快速评价医院的诊疗技术及诊疗能力，提升医院的医疗质量。

3. 提供医疗服务和运营信息　病案首页信息中基本涉及医院各个方面的内容，医院决策层与管理层可以依据这些信息对医院的整体医疗服务和运行状况进行全面综合的分析和预判，并在此基础上有针对性地强化管理，不断提高医院整体医疗服务质量，提升患者满意度。

（二）病案首页现存的问题

当前由于医疗人员对病案首页的重视与质量监管不够完善，存在着不少问题，给病案首页的管理带来一定的困难：

1. 患者基本信息缺失或错误　患者姓名、性别、年龄、家庭住址等基本信息填写缺失或错误，尤其是身份证号缺失最普遍。这些信息的缺失或错误将直接影响到患者的出院随访、医保结算、法医鉴定等工作，导致国家和省市医疗管理部门进行的疾病统计、疾病预防、患者来源等大数据分析可能出现偏差。

2. 主要疾病诊断归类错误　主要疾病诊断归类为患者在本次诊疗过程中由主管医生选择对患者健康危害最主要的疾病诊断作为疾病主要诊断。但在实际的病案首页检查中却发现部分临床医生并没选择对患者健康危害最严重的作为主要诊断，而是按入院临床科室的先后顺序所填写的诊断作为主要诊断，从而造成病案首页中主要疾病诊断选择错误。

3. 手术信息不正确　主要存在的问题是手术及操作编码排序错误、手术名称笼统不够具体、操作遗漏和手术分级错误等主要问题。例如临床医生只标注肺癌切除术，但没有具体指明切除范围是左侧还是右侧，是全肺切除术伴纵隔淋巴结清扫或是肺癌病损切除术等，手术解剖部位是手术操作术语的核心部分，必须明确写出，否则会出现手术编码的错误。再例如临床医生习惯性地按时间顺序填写手术操作，可能会出现导致主要手术选择的错误情况。因为主要手术应选择与主要疾病手术作为主要手术编码，而非以手术操作的时间顺序填写。

（三）病案首页质量管理要点

病案首页是整个病案的概括与核心，它能辅助临床工作者做出对患者疾病的正确判断与医疗决策，也可根据需要索引出与患者疾病相似的历史病历资料，为临床工作者和医疗管理人员作为正确的、科学的决策提供重要的参考依据。病案首页的质量将在一定程度上决定了该院的医疗质量和医疗安全，因此各医院均需强化对病案信息，尤其是病案首页信息的质量管理。

1. 病案首页电子化及信息化管理　在目前电子病历广泛应用的环境下，电子病历除了是现有患者纸质病历的计算机格式存储外，更是要求基于电子病历的电子化、信息化的患者诊疗全过程记录。患者诊疗全过程记录包括：患者历次住院期间的历史就诊信息、检验检查报告及影像资料、患者本次住院期间的病案内容及相关辅助检查、辅助治疗等医疗过程信息，是患者在医院诊疗信息及相关处理过程资料与信息的汇总。为了实现电子病历与各业务系统的互联互通，各检验检查科室均可以通过医学检验及医学影像存储传输查看电子病案中患者的相关信息，医生工作站中需要集成检验报告及检查报告查阅及浏览，方便临床及时查看各医技科室报告。

2. 规范各业务数据接口对接规范　通过与各业务进行讨论，明确和规范各业务间接口表内容及标准：

(1)医院病案统计管理信息中住院患者的基本信息，例如住院号、患者姓名、性别、出生年月、身份证号、联系电话、联系地址、过敏史等信息从医院信息管理(HIS)中关联获取。

(2)病案归档中的病历信息，例如住院号、患者姓名、出院日期、出院科室、病程记录、检验检查记录等从电子病历、HIS、LIS、PACS 系统中获取。

(3)病案管理中的疾病诊疗与操作信息，例如出院诊断、手术与操作码、三级主管医生等，通过与病案统计管理系统对接获得。

(4)主数据管理：在数据集成平台或 HIS 系统中加强对主数据，例如科室代码、人员代码、收费物价代码、疾病与手术操作编码、手术切口愈合等级代码等设置与维护，使其他业务数据实现医院主数据的同步，减少因主数据映射或关联错误所造成的问题。

3. 病案信息检索目录　在实现病案管理与病案统计信息对接的基础上，病案室编码工作人员在病案首页信息录入与核对之后，本次患者病案首页中的病案号、患者姓名、年龄、性别、住院次数、入出院时间、入出院科室、本次住院天数、支付方式等基本信息，还包括患者出院时的诊断信息，例如主要疾病诊断、其他次要诊断、ICD-10 编码、病理诊断等及手术及操作信息，例如手术日期、手术名称、ICD-9 编码、主刀医生、切口等级、麻醉医生、麻醉方法、愈合等级等医疗信息均实现导入到数字化病案管理中，提高病案首页信息的查询功能。

4. 病案流通闭环管理　数字化病案管理把 HIS 系统中的出院患者信息实现自动导入外，病案管理部门工作人员在完成病历的回收、整理、缩微扫描后，再输入病案管理号并打印出具有患者唯一标识条形码，将完成电子病案的归档与签收工作。工作人员对回收的纸质病历进行病历数量与质量核查，加快病历数据采集与处理的准确性与效率，便于病案管理工作人员及时收集与统计院级与各科室 24 小时出院病案回收率。目的在于通过病案流通闭环管理，实现病历流通全流程管理，监控与督促临床科室做好出院病历归档工作。

5. 病案质量管理功能　按照原卫生部颁布的《病历书写基本规范》要求，医院各病案管理应制定终末病历标准字典库，实现病历书写质量检查自动评分功能；终末病历质量标准及统计功能，包括病历质量评分查询、住院病历质量问题汇总表、住院病历质量问题明细表、住院病历质量结果分析表和病案首页填写准确率等多种病历质量监控与管理报表，有利于规范病历书写质量，提高病历质量效率，为临床、管理、教学、科研提供更准确的数据支撑。

(1)病案首页信息采集因涉及部门多，参与人员多、信息分散等特点，因此医院除了要加强医疗工作者对病案首页填写的操作培训外，还要加大对轮科医生、新入职员工、进修生与研究生等具体工作人员加强上岗前、入职前的培训教育力度，确保其填写的医学术语和操作的规范，保证病案首页信息资料的准确与统一，提高病案首页填写的规范与准确。

(2)成立病案管理委员会，医务处领导下的质量办全面负责医院病案质量管理，每份病案要求患者出院后 72 小时由病区审查合格收集到病案室后，病案管理工作人员要对病历首页内容中的每一项进行核对，发现问题要及时与临床联系，及时更改与修正，杜绝不合格病历归档，确保病历质量。

(3)提高 ICD 编码能力。病案编码人员要持证上岗，定期参加国家卫计委组织的国际疾病分类 ICD-10 培训班，加强理论和业务学习。病案编码员要定期或不定期到各科室中与临床一线进行交流互动，并加强对临床关于 ICD 编码的使用讲解与培训，实现疾病编码与临床医学结合，相辅相成。对于不标准或不规范的 ICD-10 编码的病案由病案室回退至临床科室并要求其限期整改，同时病案室工作人员应主动与临床医生沟通，了解临床科室在疾病编码使用中所存在的困惑与问题，并给予正确指导，为有需要的科室添加和扩充ICD-10编码，从而有效提高临床科室疾病标准编码与手术操作标准编码使用的正确率。

二、电子病历质量监控管理

电子病历质量控制管理是以对电子病历的病历质量管理为主要任务，围绕在运行的电子病历质量和终末病历质量所开展的管理工作。主要包括以下内容：电子病历的时限质量、内容质量、内涵质量、电子病历质量指标管理等。

（一）电子病历时限质量

病历书写时限是指按照原卫生部《病历书写基本规范》中所要求的病历内容书写规定的时限范围。病历书写时限的控制好坏，不但反映了患者在住院期间病情的变化趋势及病情的发展过程，而且还反映了临床一线工作人员对患者病情的研判及处置过程等连续性医疗行为的客观性与及时性，因此病历时限质量是病历书写质量的重要评价指标之一。但由于临床实际工作中，管床医生原本已根据患者的病区做出了相应的处置，但因为各种原因，例如遇到抢救等特殊情况，导致未能第一时间把刚才的患者病情记录及医生的处置过程完整地及时地记录到患者的病程记录中，造成无法在电子病历体系中被及时的发现。因此，电子病历必须拥有自己的质量控制管理模块，从而可以更全面地监控临床实际工作、及时提示病历上的不足与问题等等，保障患者安全及减少医疗隐患。

原卫生部《病历书写基本规范》中对病历书写时限具有明确的规定：

1. 入院记录、再次或多次入院记录　应当于患者入院后24小时内完成，24小时内入出院记录应当于患者出院后24小时内完成，24小时内入院死亡记录应当于患者死亡后24小时内完成。

2. 首次病程记录　是指患者入院后由经治临床医生或值班临床医生书写的第一次病程记录，应当在患者入院8小时内完成。

3. 主治临床医生首次查房记录　应当于患者入院48小时内完成，主任临床医生首次查房记录应当于患者入院1周以内完成。

4. 对病危患者应当根据病情变化随时书写病程记录，每天至少1次，记录时间应当具体到分钟。对病重患者，至少2天记录一次病程记录。对病情稳定的患者，至少3天记录一次病程记录。

5. 交班记录　应当在交班前由交班临床医生书写完成，接班记录应当由接班临床医生于接班后24小时内完成。

6. 转出记录　由转出科室临床医生在患者转出科室前书写完成，转入记录由转入科室临床医生于患者转入后24小时内完成。

7. 阶段小结　是指患者住院时间较长，由经治临床医生每月所作病情及诊疗情况总结。

8. 抢救记录　因抢救急危患者，未能及时书写病历的，有关医务人员应当在抢救结束后6小时内据实补记，并加以注明。

9. 有创诊疗操作记录　应当在操作完成后即刻书写。

10. 常规会诊意见记录　应当由会诊临床医生在会诊申请发出后48小时内完成，急会诊时会诊临床医生应当在会诊申请发出后10分钟内到场，并在会诊结束后即刻完成会诊记录。

11. 术前小结　是指在患者手术前，由经治临床医生对患者病情所作的总结，手术记录应当在术后24小时内完成。

12. 术后首次病程记录　是指参加手术的临床医生在患者术后即时完成的病程记录。

13. 出院记录　是指经治临床医生对患者此次住院期间诊疗情况的总结，应当在患者出院后24小时内完成。

14. 死亡记录　是指经治临床医生对死亡患者住院期间诊疗和抢救经过的记录，应当在患者死亡后24小时内完成。

15. 死亡病例讨论记录　是指在患者死亡一周内完成。根据规定在事先设定具体的时限值，通过定期的读入医嘱和电子病历中的数据，已入院时间和相关医嘱为触发点，进行电子病历的时限质量。

病历书写具体时限要求如表7-3所示。

表 7-3 病历书写时限

编号	内容类别	项目名称	标准时限
B01	入院记录	入院记录(唯一性)	入院后 24 小时内
B02		上级临床医生审核签字	入院后 48 小时内
B03		确定诊断	入院后 72 小时内
B04		确定诊断上级临床医生审	入院后 96 小时内
B05	首次病程记录	首次病程记录(唯一性)	入院后 8 小时内
B06		主治临床医生首次查房记录(唯一性)	入院后 48 小时内
B07		上级临床医生审核签字	入院后 72 小时内
B08		副主任临床医生以上首次查房记录	入院后 72 小时内
B09		上级临床医生审核签字	入院后 96 小时内
B10	日常病程记录	病情稳定病程记录	每 3 天(72 小时)一次
B11		慢性病病情稳定病程记录	每 5 天(120 小时)一次
B12		上级临床医生查房记录	每 5 天(120 小时)一次
B13		病危患者病程记录	每天(24 小时)至少一次
B14		上级临床医生查房记录	每天(24 小时)至少一次
B15		病重患者查房记录	每 2 天(48 小时)一次
B16		上级临床医生查房记录	每 3 天(72 小时)一次
B17		转科记录(唯一性)	医嘱下达 24 小时内
B18		转入记录(唯一性)	医嘱下达 24 小时内
B19		交班记录(唯一性)	医嘱下达 24 小时内
B20		接班记录(唯一性)	接班后 24 小时内
B21		阶段小结	入院后 30 天
B22		抢救记录(唯一性)	抢救结束后 6 小时内
B23		抢救记录上级临床医生审核签字	抢救结束后 24 小时内
B24	手术记录	手术记录(唯一性)	每次术后 24 小时内
B25		术后当日记录	每次术后 24 小时内
B26		术后次日记录	每次术后 48 小时内
B27		术后第 3 日记录	每次术后 72 小时内
B28		术后上级医师查房记录	每次术后 72 小时内
B29		术前麻醉访视记录	每次术前 24 小时内
B30	麻醉记录	麻醉记录	每次术后 8 小时内
B31	死亡记录	死亡记录(唯一性)	死亡后 24 小时内
B32		死亡记录上级医师审签	死亡后 24 小时内
B33		死亡讨论记录	死亡后 168 小时内
B34		死亡讨论记录上级医师审签	死亡后 168 小时内
B35	出院记录	出院记录(唯一性)	出院后 24 小时内
B36		出院记录上级医师审签	出院后 24 小时内

（二）电子病历内容质量

病历作为患者在住院期间的诊疗全过程记录载体，详细而具体地记载了住院患者从入院评估和入院记录开始的由临床医护工作者对患者所采取的检查、诊断、治疗操作与过程，直到患者出院全过程的情况记录。医生书写的病历内容是患者整个医疗行为质量形成的关键内容，医生书写的病历内容质量高低也是医疗行为质量高低的具体体现。当前情况下，因病历书写内容问题所造成的医患纠纷事件时有发生，从而医院必须更加重视提高临床病历书写内容质量，同时应加强对病历书写内容质量的监控。

病历内容质量包括正在运行的病历质量事中监控和终末病历质量事后管理两种方式，从而降低因电子病历内容所造成的质量问题，有效提高病历内容质量，改变医院因病历质量而导致被动局面。病历内容质量模块通过与电子病历和电子医嘱进行数据对接，质量会根据预设好的病历内容质量点与病历中的实际书写内容进行对照，及时发现病历书写中的问题并将问题反馈给临床医生。通过对预设好的质量点进行逐项检查，避免人工检查中可能出现的遗漏与偏差。在患者病程记录中，医嘱记录是病程记录的主要内容之一，通过质量对病历内容与医嘱记录是否一致的对应性检查，及时发现病程记录与医嘱记录是否及时完整，病历内容是否符合医嘱内容，手术记录与抢救记录是否准确，通过对病历内容进行实时监控，触发相关问题时通过对话框形式实时反馈给临床医生，帮助医生尽早发现问题并及时纠正病历中的错误或缺陷，通过电子病历质量及早发现医疗质量隐患，杜绝乙级、丙级病历出现，提高了工作效率和质量。通过对正在运行的电子病历采取事先预设、事中监控及事后管理的环节质量监测功能，是目前国内对电子病历内容质量的一种切实可行管理方式。

（三）电子病历内涵质量

在电子病历中除了常规内容需要质控外，还有一些具有专科特色的电子病历内涵质量的质控要求，这需要医院医务部及病案部门在电子病历中加入与专科病历质量相关的质控内容和质控点，以期通过信息实现病历内涵质量控制与管理之目的。虽然依靠电子病历各个管理功能具有标准、准确、自动、实时等特点，但是为实现电子病历内涵的全面、具体内容监控管理，不能仅仅只依靠电子病历中的自动监控与管理，为了使监控能够更加全面，有一部分病历内容（例如病历主观内容的质量等）仍需要依靠病案部门工作人员和病历质量人员去人工监控与评价。

通过采用信息自动质量管理和由病案质量工作人员人工质量管理相结合模式，充分发挥各自优势，通过信息自动质量管理可以降低病案质量工作人员的工作压力与工作强度，同时能及时反馈给临床，从而提高病历的整体质量。而由病案质量工作人员人工检查病历内容，例如病历书写的条理性、诊断依据充分和必要性、疾病诊断是否存在遗漏等，通过人工方式对病历的内涵质量进行质量，对发现有问题的病历给予标注，使得医疗工作者可根据病案质量工作人员的提示信息对病历进行完善与修正，表 7-4 是病历日常内涵质控的部分关键监控点举例说明，监控重点为病例中是否存在与患者性别不符的生理与病例描述、部分诊断是否有检验结果支持、诊断是否符合生理、病理的描述等。电子病历的内涵质量模块可充分落实三级病历质量管理要求，首先由根据预设的质量点进行初级筛选，再由科级病历质量人员对全科病历进行二级病历筛查。之所以要增加科级二级病历筛查，主要是病案科室质量人员没有各科室具体质量人员对各专科专病更为了解与掌握，因此科室级的病历内涵质量能更有效地对病历质量进行检查，发现和杜绝病历内容中的专业性问题。通过电子病历设置相关权限，授权科室病历质量人员以账号的形式登录后，浏览全科所有患者信息，并检查所有提交的病历材料，并提示相关医生及时进行修改。医院病案管理质量科室也可通过电子病历浏览全院各病区在院或出院患者的电子病历资料，获取病历质量的全部资料，对科室提交上来的病历进行最终的检查和审核，从而实现院内电子病历三级病历质量管理要求。

（四）电子病历质量指标管理

根据医院对医疗质量管理的需求，以及医院等级评审对医疗管理数据的要求，医疗质量管理指标主要包括：医院运行基本监测指标、住院患者医疗质量与安全监测指标、特定（单）病种质量指标、重症医学（ICU）质量监测指标、合理用药监测指标及医院感染控制质量监测指标这六大数据模块。每一模块又可细分若干子统计分析模块，例如医院感染控制质量监测指标模块中可以分为：呼吸机相关肺炎感染、留置导尿管相关泌尿系感染、血管导管所致血行感染、手术部位感染四大子模块。

表 7-4　病历内涵质量举例表

监控名称	病历内容	质量控制内容	问题提示
女性患者病历中是否存在男性生理、病历描述	主诉 现病史 既往史 个人史 体格检查 专科情况	在病历中不能出现男性生理部位的记录，例如：前列腺、睾丸、阴茎等。	女性患者病历中有男性生理、病理描述，请注意修正！
男性患者病历中是否存在女性生理、病历描述	主诉 现病史 既往史 个人史 体格检查 专科情况	在病历中不能出现女性生理部位和生理期的记录，例如：子宫、阴道、哺乳、妊娠、怀孕、引产、流产等。	男性患者病历中有女性生理、病理描述，请注意修正！
女性贫血诊断是否有检验数据支持	检验报告	女性患者需进行血红蛋白检验，且血红蛋白结果数据需低于 110g/L	女性贫血诊断，无检验报告，或与检验报告不符。
麻痹性肠梗阻诊断是否有不符合生理、病理的描述	体格检查 专科情况	不能有肠鸣活跃、高调肠鸣、肠鸣正常等记录	麻痹性肠梗阻病历中有不符的生理、病理描述，请注意修正！

与此同时，需要根据各职能科室的管理任务，设置各自的数据查询权限。例如院领导作为全院医疗质量的负责人，可以查询及浏览所有医疗质量指标，医务部可以浏览全院患者医疗质量与安全监测指标、特定(单)病种质量指标、重症医学(ICU)质量监测指标、医院感染控制质量监测指标这五个模块的数据，药学部可以浏览合理用药监测模块的数据，各科室主任只能浏览本科室的医疗质量指标等。

医疗质量指标管理可根据原卫生部《基于电子病历的医院信息平台建设技术解决方案》的总体架构，在业务层之上，分为集成服务、分析服务、管控服务三层，总体架构如图 7-1 所示：

1. 集成服务　通过医院信息平台整合全院各种不同开发商的异构应用及异构数据，形成医院全局业务数据中心。

2. 分析服务　在全局业务数据中心基础上进行数据仓库的构建，以实现医院全局业务数据关联分析，为医院以医疗质量持续改进为重点的临床诊疗、运营管理提供多维度、全方位的决策支持。

3. 管控服务　基于分析的结果与业务管控规则，通过医院信息平台发布业务管控服务，对相关业务环节进行在线管控，为医院执行 PDCA 管理循环提供信息化支持。

数据仓库的实现通常有自顶向下、自底向上和平行开发等三种模式，自顶向下的模式需要在项目开始时完成更多的整体设计工作，需要对所有相关部门或业务进行全面梳理，实现难度较大并且项目进展缓慢；自底向上模式不需要首先对所有业务范围进行设计，实现难度较小并且可快速见成效，但随着分析涉及的业务和部门逐步扩大，也容易造成后续数据的一致性和重构的困难。因此，最好的模式应该是总体规划、分步实施，也就是所谓的平行开发模式。

针对医院医疗质量监控与管理的实际需求，分为以下三阶段实现医疗质量管理的数据挖掘设计：

第一阶段对医院 HIS、EMR、LIS、PACS、手术麻醉、院感等核心业务数据进行 ETL 处理，即数据清洗、转换及加载，并确定数据挖掘的维度和事实表。在 SSIS 过程中，数据的清洗可以通过 SQL 语句实现，而本系统的维度设计主要包括 6 个方面：时间、患者、科室、医生、项目、费用。为了满足进一步数据挖掘需要，在这 6 大维度中，可以进一步开发若干层级，例如科室维度可设计为院区、科室、治疗组三级。通过 ETL 过程，可以将各业务大量的原始数据经过初步整理和筛选后进入到数据仓库，从而保证了数据的高

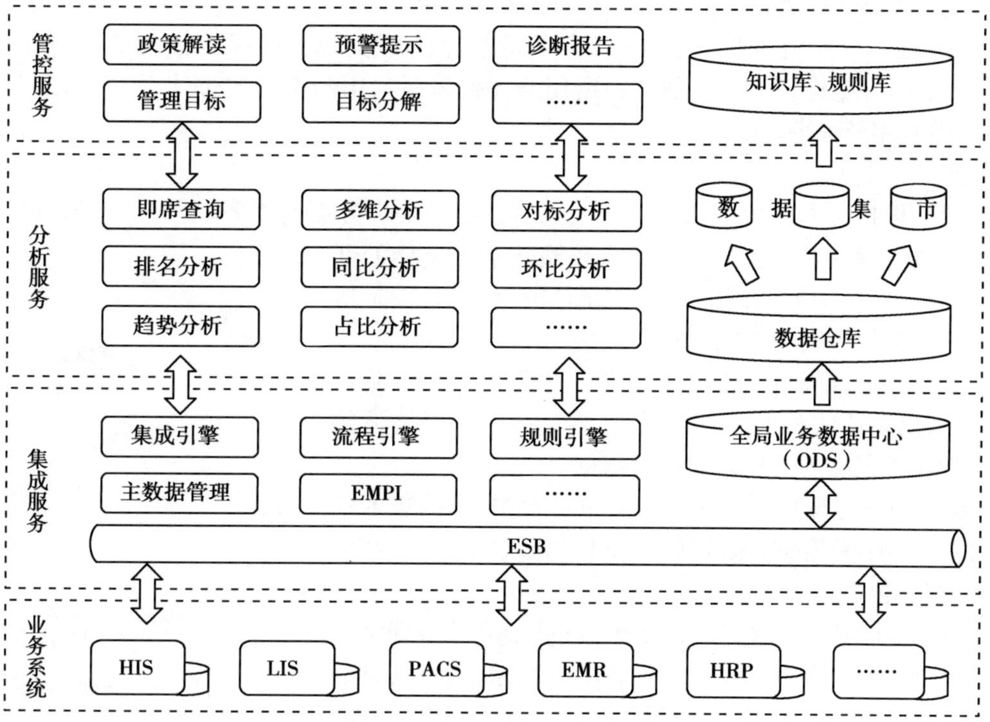

图 7-1 医疗质量指标管理架构图

效性及完整性。

第二阶段建立数据仓库，数据仓库在存储经过 ETL 处理后的业务数据，并确定数据的维度和粒度，构建出多维数据集。

第三阶段通过数据仓库接口访问数据表，选择适当算法对多维数据集进行 OLAP 分析和数据挖掘，构建模型，最后使用 IE 浏览器实现数据报表的可视化展现及互动操作，实现多维数据的上卷和下钻操作。

三、电子医嘱闭环管理

医嘱闭环管理指在医嘱生命周期内的各个执行环节上的监控与信息反馈。通过医嘱执行过程的跟踪，及时获得医嘱执行过程中的相关信息，显著提高了医嘱执行的及时性、准确性，降低了医疗差错。

电子病历作为临床工作平台，不仅是所有闭环医嘱的源头，还支持对医嘱整个流程状态的追踪。由于不同类型的医嘱流转和执行涉及院内其他，为了减少与之间的接口，可以通过建立统一的平台或集成服务，实现医嘱状态的实时记录和查询。

（一）药品闭环

药品闭环主要是电子给药全过程的信息化管理，将医嘱录入、处方审核及护士给药作为流程的关键节点，对药物医嘱是否及时执行、由谁执行、执行结果等进行实时监控管理。根据 JCI 用药管理，药品闭环要达到五个正确的目标，即正确的时间、正确的患者、正确的药品、正确的剂量与正确的用药。

1. 开立医嘱　医生通过电子病历开立电子医嘱信息，及时审核发送医嘱。

2. 药师审方　药房临床药师对该医嘱进行用药审查，主要检查医嘱用药是否合理，例如是否存在配伍禁忌、用量是否超标、用法是否错误等问题。同时临床药师科及时与临床医生就医嘱情况进行反馈交流，确保用药安全。

3. 摆药　在药师审核医嘱通过后，即进入摆药环节，可通过自动片剂摆药机实现自动摆药操作，或通过药房摆药人员进行人工摆药，按照患者每餐单剂量要求进行包药处理。

4. 出库与交接　包好的药品由药房的发货人员扫描条码核对后放入专用的转运箱内并送至指定病区，病区护士进行交接、清点核对与收药环节。

5. 床旁给药　护士通过扫描患者手腕带上面的条码与药品包装袋上的条码进行患者及药品核对操作，

在确保正确的时间、正确的患者、正确的药品、正确的剂量与正确的用药的完全匹配后，护士才能给药。

6. 用药点评　通过开展用药点评并结合用药超常预警、抗菌药物监测等活动，发现在整个用药过程中潜在的或已存在的问题，并根据相关规范制度制定用药评价体系与用药干预改进体系，从制度上、流程上确保与提高用药合理性及用药水平，保障医疗安全。

（二）护理闭环

以患者为中心，根据患者的生理，心理、社会、文化、精神等多方面的需要，制订一系列有目的、有计划的护理活动，提供适合患者的最佳护理。为了支撑整体护理工作的开展，护理质量的持续改进，在护理评估、护理诊断、护理计划、措施执行、效果评价等环节提供相应的功能（图 7-2）。

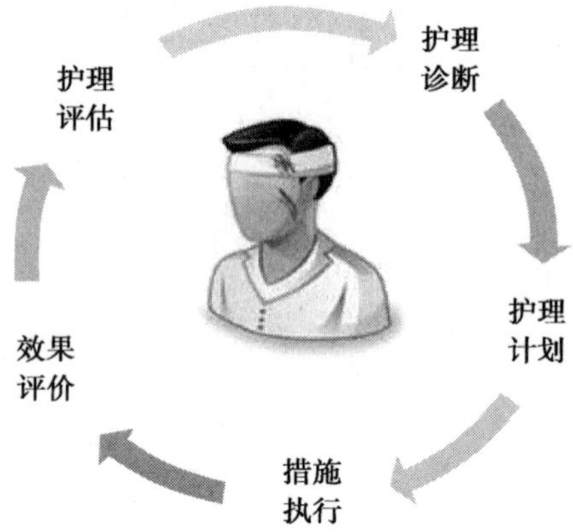

图 7-2　护理闭环示意图

1. 护理评估　根据不同的专业提供丰富评估表单，如：入院评估单、专科评估单、出院评估单等；护士根据患者的病情选择合适的表单进行评估，为作出正确的护理诊断提供依据。

2. 护理诊断　护士在观察和填写评估表单过程中，根据患者临床表现或症状进行归纳整理的健康问题，并支持给患者下护理诊断，为制定护理计划提供依据。

3. 护理计划　支持定制各种护理计划模板；护士只需根据患者具体的护理问题，选择合适的护理计划，确定预期目标，执行具体的护理措施，并进行必要的评价及对措施进行调整，从而为提供以病人为中心的护理服务。

4. 措施执行　根据护理计划所确定的预期目标，自动生成护理活动项目，并导入到移动，形成待办事项，护士每天工作时根据提示开展的护理活动，保障了患者治疗的准确性，同时支持床边记录和收集相关数据，为评价护理效果提供依据。

5. 效果评价　根据病人接受相应护理措施后的临床表现、症状、心理因素等情况，针对具体的护理问题停止或新增相应的护理措施，并对已解决的问题进行登记、标识，并对实施效果进行评价。

（三）检验闭环

检验信息的闭环管理主要由检验医嘱申请、检验医嘱执行、标本采集及确认、标本实验室外部流转、标本实验室接收分发、标本分板及上机、数据审核及报告生成、报告发放及结果回报八大部分组成，如图 7-3 所示。

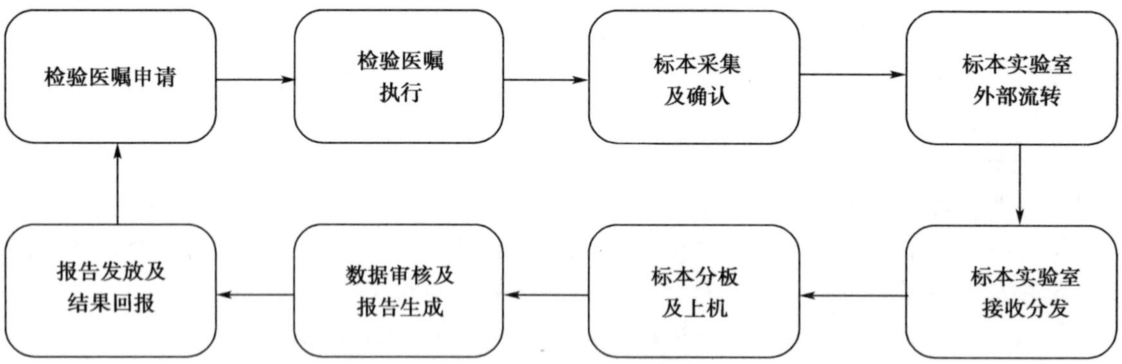

图 7-3　检验闭环示意图

1. 检验医嘱申请　医生开检验医嘱处于检验信息闭环管理的开始节点，所以检验医嘱申请信息的准确性和完整性将直接影响到整个检验流程的后续环节。

2. 检验医嘱执行　护士在住院中核对并发送检验医嘱后，即可打印病人检验条形码，条形码标签内容包含：条形码、患者姓名、科室、床号，标本类型，申请项目、标本、留取毫升数及注意事项等信息。

3. 标本采集及确认　为确保护士对病人标本采集的及时性和准确性，我院为每个病区都配备了平板电脑及蓝牙扫描器，护士在采集标本前，需先扫描病人手上的腕带，然后再扫描该病人对应的标本条码，只有信息一致时，护士才能进行采集步骤。

4. 标本实验室的外部流转　护士对采集后的标本进行标本打包处理，会根据已设置好的类别自动对采集后标本进行按送检地不同进行分类，护士根据提供的信息对采集的标本进行分拣归类及打包，并在打包好的密封袋外面粘贴上附有送检地及标本数量信息的条码标签。

5. 标本实验室接收分发　当护工把标本送达检验部门时，会记录标本送达者、标本送达时间等信息。

6. 标本分板及上机　标本编号结束进入流水线后，仪器自动对标本上的条形码进行扫描，传送条形码信息到 LIS 工作站，对条形码进行分析，从中获取项目信息并传送到仪器，仪器接收到信息后进行分析检验。

7. 数据审核及报告生成　检验部门在结果审核过程中已使用电子签名技术，确保检验报告的合法性。同时，加强对检验报告审核的控制，要求所有标本在进行标本审核前必须完成检验审核，通过报告的双审机制确保数据的准确性。

8. 报告发放及结果回报　当检验报告审核通过后，会提示患者相关检验报告已完成，临床医生可通过门诊和住院医生直接调阅和打印病人的检验报告。门诊患者可通过设置在我院的自助打印机自主打印检验报告或者上网浏览检验结果。

（四）手术闭环

手术麻醉信息的闭环管理主要由术前管理、术前信息交接、术中管理、术后信息交接、术后管理以及手术室管理六大部分组成。

1. 术前管理　术前管理主要是医生通过医院信息平台获取患者术前状态，主要包括诊断、术前讨论、医嘱、手术部位，查询病程记录、检验结果、检查报告、相关病史等资料，之后根据上述资料进行术前访视、术前评估、制定相应的麻醉计划和手术安排等内容。

2. 术前信息交接　由于手术本身具有的高风险性，使得医护工作人员，特别是手术医生、护士和麻醉医生必须做好手术前的交接工作，以确保手术病人安全和资料、护理的连续性。

3. 术中管理　病人在完成术前交接进入手术室后，麻醉医生使用手术麻醉信息将实时采集麻醉机、监护仪等床旁设备所产生的数据，采集的数据将如实准确反映病人生命体征参数的变化，并记录在麻醉信息中。

4. 术后信息交接　病人完成手术符合出 PACU 指征后，由麻醉医生在信息中开出转病房医嘱。病房护士到达复苏室后与 PACU 护士一起利用手术麻醉进行交接工作和双重确认，确认内容主要包括麻醉手术名称、术中经过、麻醉恢复程度、各种导管是否通畅、妥善固定及有无脱出，引流液颜色、形状和量、输液及穿刺周围有无渗漏、红肿及其他术后注意事项。随后，PACU 护士在手术麻醉中记录病人转出 PACU 室时间，病房护士把病人送到病房后在 HIS 信息中记录病人术后抵达病房时间。

5. 术后管理　手术结束后，通过麻醉已采集到的病人生命体征信息自动生成麻醉记录单。

6. 手术室管理　利用手术麻醉，麻醉科主任可在主任办公室中实时了解所有手术室内的手术情况，获得每一位手术病人的生命体征数值，便于麻醉主任统一监控和管理麻醉工作开展情况。同时，提供强大的索引，能够方便地按需索引，进行大样本分析以提高麻醉科研水平，也可以完成药品统计、绩效考核、手术室利用状况等统计功能。

四、医疗感染与控制管理

医院感染预防与控制的目的在于发现并降低感染在患者、院内职工、医务人员、患者家属之间的传播风险。医院需要设计并实施综合方案，降低院内交叉感染的风险，并通过信息追踪医疗服务相关感染风险、感染率、感染趋势，并根据所获取的数据改进流程，降低感染风险。同时，通过信息实现定期向医院领导和职工通报感染预防与控制的监控给结果，向院外公共卫生防疫机构上报感染信息。按照医院在医疗、诊断过程中出现的院内感染等客观规律，通过电子病历院感管理及控制，运用有关的院感控制与管理理论和方法对医院的感染现象进行计划、组织和控制活动，以提高医院工作效率、减少感染发生，提高医疗质量。通过对院感管理及控制实现了医院高危因素的即时监控，对抗菌药物分级管理、围术期用药提供环节质量干预和控制，为全院微生物感染状况提供了实时的监控，有效地对全院性的感染暴发进行预警。

医疗感染与控制管理主要分为以下几部分内容：

1. 智能诊疗　分析从医院信息中提取的患者各类相关信息与数据，根据医院感染诊断标准生产病例预警。

2. 实时监控高风险因子　将医院的感染高风险业务，例如插管、呼吸机等设备设置为高风险因子，把对所有住院患者的高危操作纳入到统计范围，对统计范围内的各项因子全面监控获得实时的统计报表。

3. 抗菌药物使用监测　根据医院实际情况，从电子病历中实施抗菌药物的分级管理、在合理用药中实现围术期抗菌药物应用的监督管理，指导临床医生使用抗菌药物的合理用药。在医院的感染管理中，通过患者的住院号，实时监控所有患者在医院内使用抗菌药物的种类、数量、起始时间等信息，提供各种动态分析报表。

4. 耐药菌监测　根据原卫生部多重耐药菌监测规范要求，监测微生物各病原体检出情况。

5. 手术部分感染监测　从医院信息中获得手术的部位、手术切口等级等信息，多个角度监测手术中、手术后的感染情况，自动计算出感染危险等级、感染率、调整后感染率等。

6. 重症监护病房监测　对于进入重症监护室的患者进行持续监测，生成 ICU 日志，包含发病率、器械使用率等、呼吸机辅助呼吸使用率等信息。

7. 爆发预警　院感部门工作人员对各个科室某感染诊断的次数或感染某病原体的次数设置一个警戒线次数，一旦感染次数达到警戒次数，就会做出相应的警告。

8. 针对院内职工发生针刺、职业暴露等不良事件，院内职工应马上通过不良事件管理进行网络直报，可以自动根据关联患者的情况做出相应的处理提示。不良事件可以按科室汇总、按关联操作汇总、按工种汇总等多个角度分析制动针刺、职业暴露的情况。

9. 传染病上报通过与临床医生电子病历相对接，从而方便临床医生及时发现并完成传染病填写与上报工作。

五、医疗危急值管理

医疗危急值就是当患者出现一些比较极端的检验检查结果时，此时医院如能给予及时有效的救治，患者生命可能得以挽救，否则有可能出现不良后果，甚至有可能危及患者性命。因此，医院对于医疗危急值报告向来都是高度重视和关注。通过电子病历能实现医疗危急值及时通知临床以及规范与监控临床处理反馈意见与采取的救治措施。

为实现系统自动触发并向临床发送医疗危急值信息的目标，首先要在检验系统与各个检查系统中设置相关危急值，并实现与电子病历危急值告警信息的互联互通。表 7-5 和表 7-6 分别是检验危急值相关项目及参数设置内容举例和检查危急值相关项目设置内容举例。

表 7-5　检验报告危急值相关项目及参数设置表

序号	项目名称	单位	低值	高值
1	血钾	mmol/L	2.8	6.0
2	血钠	mmol/L	115	160
3	血氯	mmol/L	75	120
4	血钙	mmol/L	1.7	3.4
5	血磷	mmol/L	0.3	2.5
6	肌酐	μmol/L		530
7	肌酸激酶	U/L		600

表 7-6　检查类报告危急值相关项目设置表

序号	类别	危急值项目
1	放射科报告	急性肺水肿
2		消化道穿孔、急性肠梗阻、肠套叠
3		内急性大面积脑梗死
4		急性主动脉夹层动脉瘤
5		气管、支气管异物
6	心电图报告	心脏停搏
7		急性心肌缺血
8		急性心肌损伤
9		急性心肌梗死
10		致命性心律失常
11	病理科报告	冰冻切片后常规对照病理报告良恶性不同
12		经外院会诊后结果良恶性与原诊断不同
13		手术标本(根治)与术前活检病理诊断良恶性不同

对于医疗危急值的处置，以检验(检查)部门发现危急值为开始，临床科室返回处理结果为结束，实现医疗危急值闭环管理。当检验(检查)部门上报危急值时，自动在临床工作站中弹出危急值报警界面，临床医生看到危急值报告界面后必须第一时间在该处填写处理意见，并点击“确认”键来结束流程。

与此同时，检验(检查)部门还应特别关注超过规定时限没有处理结果返回的报告，并及时通知临床科室查阅和处理危急值报告。在获得危急值处理返回结果时，自动记录危急值处理时间和临床处理意见，从而形成了以“审核-回报-接报-接报信息浏览”为主环，以“接报超时报警-人工干预及登记-接报”为辅环，以“预警-感知超时报警-回报超时报警-接报超时报警”为警示环的危急值“三环”管理，从而实现了检验(检查)危急值的高效全方位管理，如图 7-4 所示。

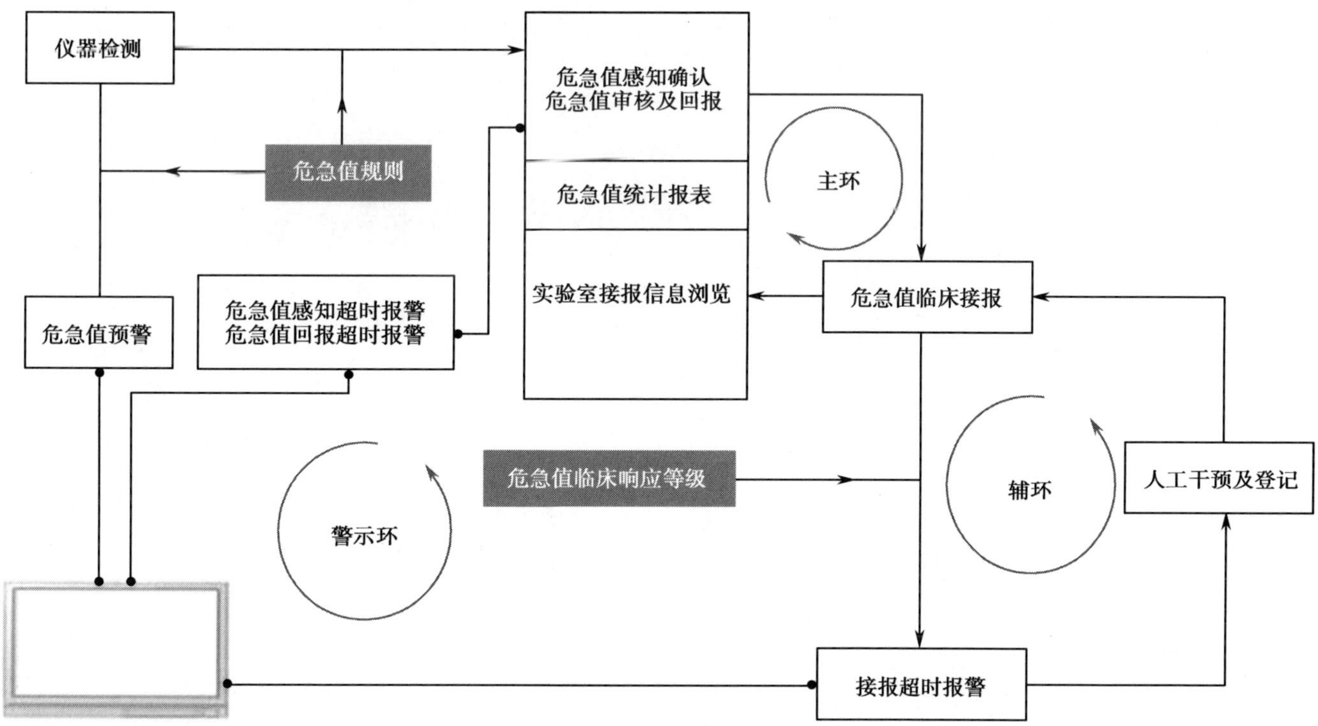

图 7-4　医疗危急值管理示意图

与此同时，对于门诊患者，系统可以通过发送短信或微信等方式通知患者及其相关家属其所出现的危急值结果及可能出现的严重后果，并请患者尽快返回医院或当地医疗机构及时复诊，以免耽误最佳救治时机，确保患者安全。

（曹晓均　李丽娟）

参考文献

1. 李包罗，傅征.医院管理学信息管理分册.第2版.北京：人民卫生出版社，2011：317-338.
2. 卫计委.《医疗质量管理办法（征求意见稿）》.2014年.
3. 曹晓均，杨秀峰，等.基于JCI标准的电子病历建设实践.中国数字医学，2014，9(8)：17-19.
4. 李小华.医院信息化技术与应用.北京：人民卫生出版社，2014：184-186.
5. 曹晓均，杨秀峰.基于全流程监控的检验信息闭环管理.中国医疗设备，2015，30(01)：120-121.
6. 曹晓均，杨秀峰.基于医院信息平台的手术麻醉信息闭环管理.中华医院管理杂志，2013，29(11)：871-872.
7. 朱萍，王凤、冯源，等.危急值报告流程与临床意义.江苏卫生事业管理，2013，24(02)：13-15.

第八章　电子病历安全与隐私保护

随着信息技术的快速发展，越来越多的医疗机构加速实施基于信息化平台的整体建设，以提高医疗机构的服务水平与核心竞争力，其中电子病历建设是医疗卫生信息化建设的重点。随着电子病历的普及及深入应用，不可避免地带来患者个人医疗健康信息隐私保护问题。保障患者权益、尊重和保护患者隐私，保证患者的医疗信息安全是医疗机构应尽的责任和义务。提升电子病历的安全性，需要法律法规的保障，同时匹配相应的技术手段，才能满足人们日益增长的医疗卫生需求，更好地为卫生事业服务。

第一节　电子病历安全概述

电子病历反映的是患者在医疗机构就诊过程中的诊疗记录，由提供诊疗服务的医务人员录入信息，通过网络传输到服务器进行存储，医疗机构中的医疗环境工作流程多，需要访问病历的工作人员也多，造成电子病历存在安全隐患。

一、电子病历存在的安全隐患

（一）病历机密性问题

电子化使病历具有存取容易、查询方便的特点，但调阅浏览病历时使得患者的隐私容易受到侵害。另一方面，电子病历系统存在被非授权者攻击，病历内容被篡改的风险。

（二）身份验证问题

目前，电子病历系统的登录方式很多采用弱认证方式（例如"用户名＋口令"）。医务人员通过用户名和密码来登录系统，对密码的安全意识较为淡薄，通常为了方便，将密码设置得过于简单，容易让医务人员的身份被窃取或者被冒名顶替。如果用户名和密码是明文或简单加密后保存在后台服务器中的，也容易被人盗用和篡改，而且取证困难。

（三）病历真实性问题

医务人员通过套用病历模板，或者复制、粘贴的方式书写病历，以提高病历的书写效率，但对复制的内容却没有根据患者实际情况进行核查、修改，容易造成内容张冠李戴、记录失实、措词不当等情况发生。导致病历内容不符合实际情况，造成信息的真实性无法保证。

（四）病历合法性问题

传统的纸质医疗文书由责任医务人员书写签名并产生法律效应，可以在社会上作为法律依据被应用，在面临医疗纠纷举证、公检法立案、医疗事故责任认定、社会医疗保险等情况下起到法律凭证的作用。有些电子病历系统没有使用可靠的电子签名，没有相关的制约机制，修改文件记录的操作无法追溯到具体的责任人，在发生医疗纠纷时，患者很可能对电子病历及机打医疗文书签名的合法性提出异议，否认电子病历的法律效力，而且电子数据在计算机系统和载体上可以被无痕修改，在作为直接证据时可能会因为其不确定性而不被采信。

（五）病历时效性问题

医务人员为准确把握患者的病情发展，在记录患者进行各项诊疗活动的同时还需详细、准确地记录医疗操作的时间。电子病历的实时性是反应数据真实性和准确性的一个重要参考指标。绝大多数医疗机构电子病历的时间均以终端计算机时间为准，而不是国家授权的统一标准时间，容易造成时间上的不统一。

（六）系统稳定性问题

医疗机构的电子病历系统需要满足 7×24 小时不间断工作的高可用性要求，自然灾害、事故灾难、设备老化、网络攻击、网络欺骗、计算机病毒等威胁着系统的稳定性。外部人员对系统进行破坏，以获取利益或进行炫耀均影响系统的稳定性。内部人员恶意破坏、管理人员滥用职权、操作人员违规操作、软硬件存在缺陷等，以及信息安全人员专业技能不足、缺乏责任心、没有遵循规章制度和操作流程，都会导致系统故障或信息受损。

（七）数据安全问题

电子病历的数据是患者治疗的科学依据，也是医疗机构发展的宝贵资源。数据是信息系统的血脉，支撑着整个系统的正常运行。电子病历多数是以明文的方式保存在后台数据库服务器上，而后台数据库服务器对于某些人是透明的。医生在终端录入的病历信息提交后，对于数据库上的数据是否有人更改过，整个过程无人监督。目前，大部分医疗机构的电子病历没有相应的安全机制来验证，所以无法保证医务人员在终端上前面录入的信息和后面浏览的病历信息的一致性、真实性。

（八）传输安全问题

随着医疗机构对信息系统的应用范围逐步由封闭走向开放，区域协同医疗、远程医疗的发展将电子病历的使用延伸到外部空间，医疗机构间电子病历资料的调用越来越频繁，通过网络传送资料存在着方便快捷和安全的冲突，医疗机构本身的网络已经无法通过绝对的物理隔离来解决安全的问题。因为互联网“无序、无界、匿名”的三大基本特征，网络上存在着各种各样的安全威胁和攻击。使得信息安全管理的难度逐渐增加。遭受黑客攻击或者病毒侵袭，造成患者隐私泄露、信息被窃取或篡改的可能性不断增加。

针对诸多的安全隐患，需要制定符合我国医疗体系的电子病历安全制度和技术标准，分别从管理方法和技术手段上消除电子病历的安全隐患，保障电子病历信息的真实、可靠，从而加强电子病历安全，保护个人医疗健康隐私信息。

二、电子病历安全的基本要求

信息安全的基本要素是机密性（Confidentiality）、完整性（Integrity）、可用性（Availability），被称为信息安全金三角，简称 CIA。在电子病历的安全中，医疗机构工作的不间断性决定电子病历必须具有高可用性。患者的信息属于个人的隐私信息，医生对病历的任何记录和修改不可否认，而且病案资料是患者住院期间唯一具有法律效应的证明文件，因此对电子病历的安全性提出了合法性和不可否认性的要求。电子病历安全的基本要素模型如图 8-1 所示。

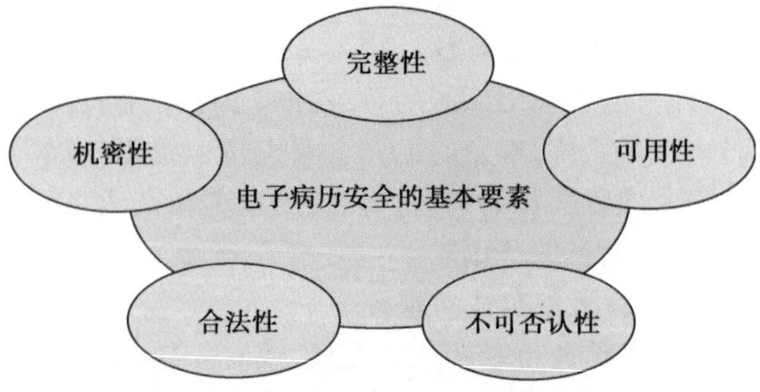

图 8-1　电子病历安全的基本要素模型

（一）机密性

机密性指信息不能泄露给未授权的用户或实体。

信息只有获得授权许可后才能获取，但系统本身很难保证数据在传输过程中不被非授权者访问，因此需要对重要的信息利用加密设备或加密软件对传输的数据进行加密，即使数据在传输过程中被盗窃，入侵者也无法看懂。电子病历是电子化的病人医疗记录，是关系到患者生命安全和健康的病情记录，除了生理信息之外，还包括个人信息（如姓名、家庭住址、出生日期、电话号码、医疗保险号、身份证号等），涉及患者个人隐私。同时，病历资料也是患者住院期间具有法律效力的证明文件。因此要求机密性高，需要确保信息在存储、使用、传输过程中不会泄露给非授权用户或实体。

（二）完整性

完整性是指信息在存储、使用、传输过程中不会被非授权用户篡改，防止授权用户或实体不恰当地修改信息，保持信息内部和外部的一致性。未经授权不能更改，仅能以被认可的方法、被授权人员更改。电子病历是医疗诊断、治疗操作的依据，直接影响医疗机构的医疗安全与服务水平，受到未经授权的修改或破坏将失去价值，甚至会威胁到患者的医疗安全，因此要求完整性高。需要确保信息在存储、使用、传输过程中不会被非授权用户篡改，同时也防止授权用户对系统及信息进行不恰当的篡改，保持信息内部与外部表达的一致性。

（三）可用性

可用性是指授权用户或实体对信息及资源的正常使用不会被异常拒绝，允许其及时可靠地访问信息和资源。保障网络中数据无论在何时，无论经过何种处理，信息必须是可用的。电子病历系统要求业务连续可用，当系统故障时，系统能够具备一定的自愈能力，确保灾难事件对医疗机构的运营影响降至最低。

（四）合法性

合法性是指信息交换的双方认定其在交换过程中发送信息的完整性、时间和表达方式是否合法的行为。可使用可靠的电子签名，通过数字认证技术保障电子病历的合法性，从而保证电子病历的法律效力。

（五）不可否认性

不可否认性是指在网络环境中，信息交换的双方不能否认其在交换过程中发送信息或接收信息的行为。电子病历作为医疗过程的记录，当发生医患纠纷时，是重要的法律依据。因此医生对病历的任何记录和修改都应是不可否认的，并且可以追溯到相关个人或机构发生的任何行为，需要建立有效的责任机制，防止用户否认其行为。

随着电子病历的广泛深入使用，电子病历安全从基本的机密性、完整性、可用性、合法性、不可否认性扩展到时效性、可追溯性等，需要制定完善的安全管理措施和应用相应的技术手段来保障电子病历的安全性。

第二节　电子病历安全与隐私保护管理措施

1996 年，美国颁布《健康保险可携带和责任法案》（Health Insurance Portability and Accountability Act，HIPAA），该法案针对医疗信息化中的交易规则、医疗服务机构的识别、从业人员的识别、医疗信息安全、医疗隐私、健康计划识别、患者识别等问题制定了详细的法律规定，以保护医疗数据安全和患者隐私权。HIPAA 从管理流程、物理防护、技术安全服务与技术安全机制等角度保护信息系统的保密性、一致性和可用性。HIPAA 法案成为医疗机构在隐私保护方面的行动指南，是美国医疗行业隐私权保护的一部专门法，是美国医改历史上里程碑式的法案。鉴于美国在信息技术领域的领先地位，HIPAA 法案在全球被广泛借鉴使用。

我国自 2009 年深化医药卫生体制改革工作启动以来，各地积极探索医疗卫生信息系统互联互通、电子健康信息交换与共享的途径，以提高医疗卫生服务水平和监管能力，降低医疗成本，从而实现预防保健、医疗服务和卫生管理一体化的目标。随着信息交换与共享的程度提高，电子病历需要建立完善的制度保障和监管体系，加大对信息安全与隐私保护保障。《中华人民共和国电子签名法》《电子病历应用管理规范（试行）》等法律和规范的发布，对电子病历的建设指明方向，为电子证据的认定提供了法律准则。

一、电子病历安全与隐私保护管理规范

（一）电子签名法

2005 年 4 月，《中华人民共和国电子签名法》实施，其中第十四条规定：可靠的电子签名与手写签名或者

盖章具有同等法律效力。《电子签名法》正式确立了电子签名的法律效力，即使用合法的数字认证机构签发的数字证书进行电子签名，与书面签名或盖章具有同等的法律地位。

（二）基于健康档案的区域卫生信息平台建设指南

2009 年 5 月，原卫生部发布了《基于健康档案的区域卫生信息平台建设指南（试行）》，定义了隐私保护的需求，提出数据调阅对安全的需求以及应用系统对安全的需求。

（三）卫生系统数字认证服务管理办法

2009 年 12 月，为保障卫生信息系统安全，规范卫生系统数字认证服务体系建设，满足卫生信息系统在身份认证、授权管理、责任认定等方面的信息安全需求，依据《中华人民共和国电子签名法》和《数字认证服务管理办法》，结合卫生系统业务特点，原卫生部制定了《卫生系统数字认证服务管理办法（试行）》，对卫生信息系统数字认证数字证书应用提出明确要求。第十五条规定：凡涉及国家安全、社会稳定、公众利益等方面的各类重要卫生信息系统，应当按照国家法律法规、信息安全等级保护制度等要求，采用数字认证服务，解决身份认证、授权管理、责任认定等安全问题。第二十二条规定：已建成但尚未采用数字证书的重要卫生信息系统，应当尽快采用数字证书，实现身份认证、授权管理和责任认定；已经采用数字证书的重要卫生信息系统应当尽快按照本办法的有关要求进行系统改造，纳入卫生系统数字认证服务体系。

（四）电子病历系统功能规范

2010 年 12 月，按照深化医药卫生体制改革有关工作安排，为规范医疗机构电子病历管理，明确医疗机构电子病历系统应当具有的功能，更好地发挥电子病历在医疗工作中的支持作用，促进以电子病历为核心的医疗机构信息化建设工作，原卫生部组织制定了《电子病历系统功能规范（试行）》。第六条规定：电子病历系统应当具有用户授权与认证、使用审计、数据存储与管理、患者隐私保护和字典数据管理等基础功能，保障电子病历数据的安全性、可靠性和可用性。电子病历的管理以建立数据中心为基础，实现信息实时上传和自动备份到医疗机构数据中心和第三方存储中心，在设定一定权限的基础上实现数据资源的共享，并保障数据安全。

（五）人口健康信息管理办法

2014 年 5 月，国家卫计委通过《人口健康信息管理办法（试行）》（以下简称《办法》）。《办法》要求，全国各级各类医疗卫生计生服务机构应当做好人口健康信息安全和隐私保护，按照国家信息安全等级保护制度要求，加强建设人口健康信息相关系统安全保障体系，制定安全管理制度、操作规程和技术规范，保障人口健康信息安全。各责任单位采集、利用、管理人口健康信息应当遵循医学伦理原则，保护个人隐私。对违反规定泄露个人健康信息的，情节严重的可依法追究法律责任。

（六）关于促进和规范健康医疗大数据应用发展的指导意见

2016 年 6 月，国务院办公厅发布《关于促进和规范健康医疗大数据应用发展的指导意见》，明确“安全为先、保护隐私”作为健康医疗大数据利用的重要原则。第十二条提出，要“推进网络可信体系建设”，要求“强化健康医疗数字身份管理，建设全国统一标识的医疗卫生人员和医疗卫生机构可信医学数字身份、电子实名认证、数据访问控制信息系统，积极推进电子签名应用，逐步建立服务管理留痕可溯、诊疗数据安全运行、多方协作参与的健康医疗管理新模式”。

（七）电子病历规范

2017 年 2 月，国家卫生计生委发布了《电子病历应用管理规范（试行）》，从多个方面对电子病历、电子病历管理、电子病历系统的安全可信等方面提出了要求。第六条规定：医疗机构应用电子病历应当具备电子病历的安全管理体系和安全保障机制。第十条规定：有条件的医疗机构电子病历系统可以使用电子签名进行身份认证，可靠的电子签名与手写签名或盖章具有同等的法律效力。第十一条规定：电子病历系统应当采用权威可靠时间源。

二、电子病历安全管理制度与方法

针对医疗机构电子病历的安全需求，参照有关的法规、条例和其他单位的相关制度，利用现有的计算机技术，制定切实可行且比较全面的电子病历安全管理的制度与方法。

（一）建立管理制度，落实执行监督

健全的信息安全管理制度是保证信息安全的基础，需要通过一系列的规章制度来确保各类人员各司其职、各负其责。同时根据信息化建设发展和信息系统应用情况，及时补充、修改和完善有关安全管理规章制度。在电子病历建设的同时，医疗机构需要根据实际情况制定相关的电子病历安全管理制度。例如《电子病历管理制度》《用户权限分级管理制度》《数据库使用和维护管理制度》《患者隐私保护制度》《计算机网络安全管理条例》《计算机操作规范》《电子病历系统应急预案》等。

制度的建立不能流于形式，更重要的是执行和监督，尤其是要体现在一些细小的环节上。例如严格控制医院内部网络与其他网络的连接；经批准接入医疗机构内的医保网、预约挂号、银联缴费、手机APP等网络，要采用防火墙、网闸等安全设备进行隔离；院内网络不准随意连接互联网；患者在院的所有电子信息资料只许在医疗机构内部管理，不得转出；患者住院期间的电子病历等相关资料通过分级权限管理保护；未经患者许可、授权，不得将其疾病及相关隐私信息传播给他人；外单位如查询患者的相关信息必须由本人或授权委托办理，并由医务处签字确认后才能提供；设立专门的电子病历管理部门和人员，制定日常管理规范，使信息安全管理有章可循。

（二）操作权限分级，修改痕迹保留

电子病历安全管理中对操作人员的权限实行分级管理，只允许有访问权限的医务人员在权限范围内访问数据库，各专科医师、护士只能查阅本科目前在院的患者信息，实习医务人员、试用期医务人员记录的病历应当由具有本医疗机构执业资格的上级医务人员审阅修改并予确认。病历修改保留痕迹，记录修改人、修改时间等详细信息，任何一次的访问、修改、调阅操作，后台数据库进行相应的记录。任何非授权用户均不能越权查看和修改电子病历。电子病历完成提交归档后锁定，患者的电子病历内容归档后原则上不得修改，特殊情况下确需修改的，经医疗机构医务部门批准后进行修改并保留修改痕迹。对科研的统计要求，系统提供对电子病历进行脱敏处理的功能。

（三）控制复制粘贴，建立完备质控

电子病历的安全性首先考虑的是其原始性、真实性和准确性，不允许任何故意或过失的修改、替换、删除行为。在电子病历系统中改变粘贴信息的字体颜色，以区别未粘贴的内容。加强对医生书写病历的质量控制，建立科室质控、环节质控和终末质控三级质控管理。另外在电子病历系统中增加病历时限自动控制、超时提示、生命体征合理值录入控制、性别特征控制、病历自我评价评分等控制措施。把病案质量控制的环节质控融入到日常管理中，将电子病历质量控制重点从终末质控转化到环节质控。

（四）应用技术措施，形成保障体系

医疗机构在推行电子病历的实施过程中，配套的技术设施要到位，形成对电子病历全方位的安全技术保障体系。

1. 加强身份验证　保证只有合法的用户才能登录并使用数据库。加强应用系统的身份认证，可以通过口令认证、AD认证、数字证书等认证方式来实现。口令认证采用加密算法认证口令；AD认证通过系统与WINDOWS操作系统的AD目录集成接口，实现统一管理、统一登录的功能，为以后与其他应用系统整合留下足够接口；实行数字证书认证，通过加密方式保存用户的密钥和数字证书，具有比一般认证方式安全性更高、运算速度更快、效率更高的特性。

2. 访问控制　即使是合法用户，也要控制用户对数据库对象的访问，拒绝非授权访问，防止信息泄密。电子病历系统要求实现自主访问控制和强制访问控制。启用访问控制功能，加强对应用系统的文件、数据库等资源的访问，避免越权非法使用。制定严格的访问控制安全策略，根据策略控制用户对应用系统的访问，特别是文件操作、数据库访问等。控制粒度主体为用户级、客体为文件或数据库表级。对于不同的用户采取最小化授权原则，避免授权范围过大，并在它们之间形成相互制约的关系。严格限制默认账户的访问权限，重命名默认账户，修改默认口令。及时删除多余的、过期的账户，避免共享账户的存在。

3. 抗抵赖　电子病历系统要保证信息的完整性、防篡改，解决抗抵赖性，最有效的方法是采用数字认证来实现。通过数字签名及签名验证，可以判断数据的发送方用户的真实性。数字认证的应用实现数据的发送方不能对发送的数据进行抵赖，发送的数据是完整的，实现系统的抗抵赖性和完整性需求。数字认证使用加密技术和公钥基础结构，提供端到端的消息完整性保证，实现对原始报文的鉴别和不可抵赖，保证数据电

文的真实性、完整性和受认可性。

4. 安全审计　应用层安全审计是对电子病历应用系统行为的审计，需要与电子病历系统一起开发，与电子病历系统紧密结合。记录应用系统重要安全事件的日期、时间、发起者信息、类型、描述和结果等，并保护好审计结果，防止非法删除、修改或覆盖审计记录，同时能够对记录数据进行统计、查询、分析及生成审计报表。针对敏感数据的查询、核心数据的修改操作进行记录，同时方便对这些数据操作进行审计，可以在数据库服务器前端、交换机旁路部署数据库审计系统，达到"事前预防、事中控制、事后追踪、实时预警"的目标，实现对各数据库服务器登录、注销、查询、复制、插入、删除、修改、执行等操作行为、内容的实时监控与细粒度审计。记录所有的操作行为，如时间、IP 地址、操作人、数据库表名、字段名、SQL 内容、操作执行结果，包括超级权限、临时账户或者越权操作以及自身日志的审计。及时发现恶意攻击、违规操作、数据篡改、信息泄露、权限滥用等安全事件。通过智能风险分析、快速源头定位、动态安全响应、实现风险实时报警，构成对数据库的立体防护。灵活的审计策略、自定义审计规则、多级别的合规性检查、丰富的审计查询条件、通俗多样的分类报表，为信息安全员溯源提供有力的司法证据。

5. 通信安全　电子病历系统的服务器尽量不要开放一些不常用的协议及协议端口号。如文件服务、电子邮件服务器等应用系统，可以关闭服务器上如 HTTP、FTP、TELNET 等服务。加强登录身份认证，确保用户使用的合法性。严格限制登录者的操作权限，将其完成的操作限制在最小的范围内。充分利用操作系统和应用系统本身的日志功能，对用户所访问的信息做记录，为事后审查提供依据。信息的完整性设计包括信息传输的完整性校验以及信息存储的完整性校验。采用安全套接层(Security Socket Layer，SSL)协议来实现远程接入，部署虚拟专用网络(Virtual Private Network，VPN)技术 SSL VPN 保证远程数据传输的机密性与完整性。

6. 数据脱敏　设置数据保护规范和脱敏策略，对电子病历数据中的敏感信息实施自动变形，隐藏敏感信息。

(1)对敏感信息设置关键项数据，进行加密存储，防止患者隐私信息集中泄露或进行批量统计行为。

(2)建立独立于数据库系统的安全权限体系，进行权限精细控制。

(3)与医疗行为无关的数据库管理员、网络维护人员不能看到患者的健康档案、电子病历等个人信息，以及药品、处方相关的诊疗信息。

(4)对区域数据中心涉及的统计分析等应用系统，设置相应的访问权限，无法访问个人隐私信息。

(5)对医疗机构端前置机上传的数据，授予其密文数据的写操作权限。

(6)对区域医疗数据接入系统，开放适当的患者信息、电子病历、诊疗信息等关键数据的查询访问权限，使远程医疗、区域协作就医业务能正常执行。

7. 建立容灾应急机制　明确灾难等级、制订应急预案、划分责任和优先等级，定期备份数据，及时处理突发情况。灾后启动本地或异地备份，及时恢复数据和系统。电子病历系统在设计时需要考虑到相应的抗灾难能力。网络瘫痪、服务器故障等情况下，系统有一定的自愈能力。当网络或服务器系统故障时，应用客户端能够进行各类单据的本地录入及打印工作，对该段时间处理的业务进行本地暂存，当网络或服务器系统故障恢复时，各类应用终端的缓存数据会自动续存到服务器上，确保系统数据的完整一致。可以根据需要在数据级容灾的基础之上建立应用级容灾，保证关键应用在灾难发生时可以进行快速切换，确保业务的连续性，结合投入的经费，可以采用双机热备、磁盘镜像或容错、异地备份、关键部件冗余，建立异地容灾中心等灾难预防措施，确保系统发生故障后进行数据完整恢复。

(五) 加强培训考核，强化安全意识

为了将安全隐患减少到最低，需要加强对安全知识的普及，让每一位操作人员都成为安全卫士。制定安全教育和培训计划，对信息安全基础知识、岗位操作规程等进行培训。在培训工作人员掌握计算机基础知识、系统操作要求的同时，对他们进行责任心的教育，使其树立强烈的责任意识和信息安全意识。对新进临床的职工、进修生、实习生等，要加强电子病历基本技能的培训与考核，同时还要加强与电子病历相关联的各子系统的培训与考核。加强职业道德和责任心教育，使其养成严谨的工作作风，对登录密码安全保密，病历书写认真细致。在《中华人民共和国执业医师法》第二十二条第三项规定：医师应当关心、爱护、尊重患者的隐私。这是法律从医务人员义务的角度对患者隐私权所做的法律规定。电子病历中可能泄露患者隐私不仅是医务人员，还包括电子病历系统的维护人员，以及有权限操作的人员，因此不仅需要采用先进的技术和引进优秀的系统，也要制定管理规定予以规范，强化相关人员的安全教育和法制教育。

为保证电子病历的安全性，采用管理制度和技术方法相结合的方法。针对电子病的合法性问题，《电子签名法》第十四条规定：可靠的电子签名与手写签名或者盖章具有同等的法律效力。医生的签名是电子病历必不可少的一个环节，需要在电子病历中加入具有不可抵赖性的电子签名才能保证电子病历的法律效力，可以通过建设一个可信的、可靠的电子病历系统来解决这个问题。

第三节　可信电子病历系统建设

什么是“可靠的电子签名”？根据《电子签名法》第十三条的规定，可靠电子签名必须满足四个条件：一是电子签名制作数据用于电子签名时，属于电子签名人专有，在发放时应经过身份核实；二是签署时电子签名制作数据仅由电子签名人控制，只能被它的所有者使用，他人如果使用的，必须有电子签名所有者的明确授权才有效；三是签署后对电子签名的任何改动能够被发现，需要有相应的技术手段保障其不能任意改动；四是签署后对数据电文内容和形式的任何改动能够被发现，需要有相应的技术手段保障其不能任意改动。简要概括为：如果一个电子签名是国家认可的数字认证服务机构所发放的数字签名证书，并且这个电子签名的操作是完全规范的情况下，那么这个电子签名就是我国法律所认可的电子签名，与手写签名或者盖章具有同等的法律效力。结合当前的计算机技术，将数字证书、身份签名认证、时间戳技术、电子签名等技术应用到电子病历系统中，采用带时间戳的数字认证是目前构建可信电子病历系统最可靠的解决方案。

一、数字认证的相关概念

数字认证是以数字证书为核心技术的加密技术，目前，采用基于公共密钥基础架构(Public Key Infrastructure，PKI)的认证是解决电子病历安全隐患最成熟、最有效的技术。通过政府认可的权威性数字证书发放和管理机构提供的数字认证，解决身份认证、授权管理、责任认定等安全问题。

(一) 数字证书

1. 数字证书的概念　数字证书是一个经证书授权中心数字签名的，包含公开密钥拥有者信息以及公开密钥的文件，标识某一主体(个人、单位、服务器等)身份信息。数字证书所有者在网上通过使用数字证书表明自己的身份，并用证书进行信息加密、数字签名(加盖电子公章)等相关操作。

2. 数字证书的构成　PKI 中最基本的元素就是数字证书，所有安全的操作主要通过证书来实现。数字证书主要包含证书发行者的基本信息，拥有者的基本信息和公开密钥，证书的格式遵循 ITUT X.509 国际标准。包括证书的版本信息、证书的序列号、证书所使用的签名算法、证书的发行机构名称、证书的有效期、证书所有人的名称、证书所有人的公开密钥、证书发行者对证书的签名。PKI 的主要构成是：①认证机构。证书的签发机构，是 PKI 的核心。②证书库。证书的集中存放地，提供公众查询。③密钥备份及恢复系统。对用户的解密密钥进行备份，当丢失时进行恢复，但签名密钥不能备份和恢复。④证书作废处理系统。证书由于某种原因需要作废、终止使用，这将通过证书作废列表来完成。⑤PKI 应用接口系统。为各种各样的应用提供安全、一致、可信任的方式与 PKI 交互，确保所建立起来的网络环境安全可信。

3. 数字证书的作用

(1)身份确认。接收方能够通过数字证书来确认发送方的身份。

(2)机密性。证书对信息进行加密，信息除接收方外不被其他人窃取。

(3)完整性。用证书对信息进行签名，实现信息在传输过程中不被篡改。

(4)不可否认性。发送方对于自己发送的信息不能抵赖。

(二) CA 认证

1. CA 的概念　CA(Certificate Authority，CA)是数字证书认证中心的简称，是指负责颁发、管理、废除数字证书，并为各电子应用系统提供数字身份验证和安全可信支撑平台的第三方具有权威性和公正性的机构。

2. CA 的结构　CA 层次结构分为认证中心、密钥管理中心、认证下级中心、证书审批中心、证书审批受理点等。证书注册审批机构系统是CA的证书发放、管理的延伸，负责证书申请者的信息录入、审核以及证书发放等工作，对发放的证书完成相应的管理功能。发放的数字证书可以存放于IC卡、硬盘或软盘等介质中。

3. CA中心的职责　CA中心主要职责是颁发数字证书，并履行用户身份认证的责任。CA认证中心的功能是证书发放、证书更新、证书撤销和证书验证。

CA认证作为第三方合法、权威机构，可以通过第三方提供的数字证书和安全平台促使应用系统更合法、更具有可信度，电子病历能够得到全面、系统、连续性的安全保护。

二、数字认证的主要技术

（一）数据加密技术

数据加密技术是解决数据的加密及其解密的技术。加密是将信息转换为不可辨识的形式的过程，解密是将信息内容转变为明文的过程。

1. 对称密钥加密技术　加密和解密均采用同一把密钥，通信双方必须获得这把钥匙并保持钥匙的秘密。这时的密钥称为对称密钥，不对外发布，也称为私钥密码。优点：①加密速度快；②适于大量数据的加密处理。缺点：①密钥需传递给接受方，传递过程中的安全性得不到保证，密钥数量急剧增加；②要求通信双方相互认识，保守密钥。

2. 公开密钥加密技术　为解决信息公开传送和密钥管理问题，1976年，美国学者Dime和Henman提出一种新的密钥交换协议，加密和解密使用的是两个不同的密钥，称为“公开密钥系统”。相对于“对称密钥加密技术”，这种技术也叫做“非对称密钥加密技术”。

与对称密钥加密技术不同，非对称密钥加密技术需要两个密钥：公开密钥和私有密钥。公开密钥与私有密钥是一对密钥，如果用公开密钥对数据进行加密，只有用对应的私有密钥才能解密；如果用私有密钥对数据进行加密，那么只有用对应的公开密钥才能解密。

使用公开密钥对文件进行加密传输的实际过程包括四步：

(1)发送方生成一个自己的私有密钥并用接收方的公开密钥对自己的私有密钥进行加密，然后通过网络传输到接收方。

(2)发送方对需要传输的文件用自己的私有密钥进行加密，然后通过网络把加密后的文件传输到接收方。

(3)接收方用自己的公开密钥进行解密后得到发送方的私有密钥。

(4)接收方用发送方的私有密钥对文件进行解密得到文件的明文形式。

（二）数字签名技术

数字签名技术是将摘要信息用发送者的私钥加密，与原文一起传送给接收者。接收者只有用发送者的公钥才能解密被加密的摘要信息，然后用HASH函数对收到的原文产生一个摘要信息，与解密的摘要信息对比。如果相同，则说明收到的信息是完整的，在传输过程中没有被修改，否则说明信息被修改过，因此数字签名能够验证信息的完整性。数字签名不是对数据原文加密，只是加密数据摘要，同时确定是谁发出的信息。

对数据的签名和验签，是将数据作为证据的一种最有效的方法。系统通过利用用户的签名私钥，对数据进行签名运算，并把运算结果作为一个字段存储在数据库中，这样数据就是经过这个用户签名的数据，具有法律效力，不能修改。当需要对数据进行验签时，系统只要再用用户的证书进行一次运算，就可以确定签名的有效性。对数据作签名验签可以确认数据单元的来源和完整性，防止数据被人伪造或篡改。

（三）数字时间戳技术

时间戳通常是唯一地标识某一刻时间的一个字符序列。数字时间戳技术是数字签名技术的变种应用，是数字签名功能与基于公共标准时间源的时间服务系统的结合。可信时间戳由中国科学院国家授时中心联合信任时间戳服务中心根据国际时间戳标准签发，能证明数据电文在一个时间点是已经存在的、完整的、可验证的，具备法律效力的电子凭证。

数字时间戳服务(Digital Time-stamp Service,DTS)提供电子文件的日期和时间服务项目。时间戳是一个经加密后形成的凭证文档,它包括三个部分:①需加时间戳的文件的摘要;②DTS收到文件的日期和时间;③DTS的数字签名。

时间戳产生的过程为:用户首先将需要加时间戳的文件用HASH函数加密后形成摘要,然后将该摘要发送到DTS,DTS在加入了收到文件摘要的日期和时间信息后再对该文件加密(数字签名),然后送回用户。书面签署文件的时间是由签署人自己写上的,数字时间戳是由认证单位DTS来加的,以DTS收到文件的时间为依据。

根据《中华人民共和国电子签名法》有关数据电文原件形式的要求,申请了可信时间戳认证的电子文件、电子档案或纸质档案的数字化副本等可视为法规规定的原件形式。通过对目标数据加上可信时间源提供的时间标记,以确认系统所处理的数据在某一时间的存在性,并用数据签名来保证时间标记的完整性与真实性。

(四) 数字证书技术

数字证书采用公开密钥基础架构技术,利用一对互相匹配的密钥进行加密和解密。在公开密钥基础架构技术中,最常用一种算法是RSA算法,其数学原理是将一个大数分解成两个质数的乘积,加密和解密用的是两个不同的密钥。即使已知明文、密文和加密密钥(公开密钥),想要推导出解密密钥(私密密钥),按现在的计算机技术水平,要破解目前采用的1024位RSA密钥,需要上千年的计算时间。

数字证书是标志网络用户身份信息的一系列数据,是虚拟世界的电子身份证,在网络上解决“我是谁”的问题。数字证书如同个人的居民身份证,表明一个人的身份。

三、可信电子病历系统建设方案

随着新医改的不断推进,以电子病历为中心的医疗机构信息系统建设迫切需要建立安全可信的网络环境。建立以数字证书为核心,结合密码设备、安全支撑设备、可信时间戳服务器、电子签章服务器等产品,建设医疗机构数字认证系统,提供数字认证服务,实现“可信身份、合法数据、可信时间和不可抵赖行为”的电子病历系统建设成为国家卫计委发布的各类技术方案中的基本技术手段。

(一) 建设原则

医疗机构数字认证系统主要建设原则是:

1. 符合国家、地方数字认证服务的相关法律法规。
2. 立足当前医疗机构的实际,提供可配置、可维护、可扩展、可适应变化的数字认证系统。
3. 符合医疗机构电子病历系统的运行规律、操作流程及操作习惯,保障病历信息的完整、安全。

(二) 总体要求

1. 数字认证系统嵌入电子病历系统中,与电子病历系统的用户权限相结合。
2. 数字认证操作融合到电子病历系统操作过程中,不影响电子病历系统操作的流程,也不影响电子病历系统操作人员的习惯,数字认证操作对操作人员透明。
3. 医疗机构数字认证所采用的证书介质,应采用通过国家密码管理局认可,并符合《卫生系统数字证书介质技术规范》的要求,结合医疗机构实际情况,采用合适的介质。医疗机构在选用证书介质时,应考虑使用人员携带与使用的方便性与安全性。
4. 数字认证系统必须设有专职人员进行管理。
5. 数字证书必须符合一证多用原则,而且保证在区域卫生医疗信息系统中的互认互通。
6. 数字认证系统具有安全性控制功能。在系统登录、数据保存、数据验证、打印电子签章文档操作时,能够检测是否有合法的数字证书介质存在,并施加安全操作控制。

(三) 设备部署

医生在电脑上填写病历、开具处方和检查检验项目,进行电子签名,完成对病历信息的责任认定与业务流转。开医嘱、停医嘱、取消医嘱,医生需要进行数字签名;转抄、执行医嘱,护士需要进行数字签名;每段病程记录都需要进行数字签名。如果医务人员的电子密钥密码超过规定次数输入错误后,会被锁定,需邮寄到认证中心解锁。也可以与认证中心签订协议,将解锁的权限下放到医疗机构网管中心。同时向认证中心申请一定数量的备用电子密钥，在密钥介质损坏或介质丢失时，可以使用备用电子密钥。

结合数字认证系统整体的解决方案，在医疗机构部署的主要设备有身份认证网关、时间戳服务器、电子签章服务器、签名验证服务器、主机加密服务器。可信电子病历系统网络结构如图 8-2 所示。

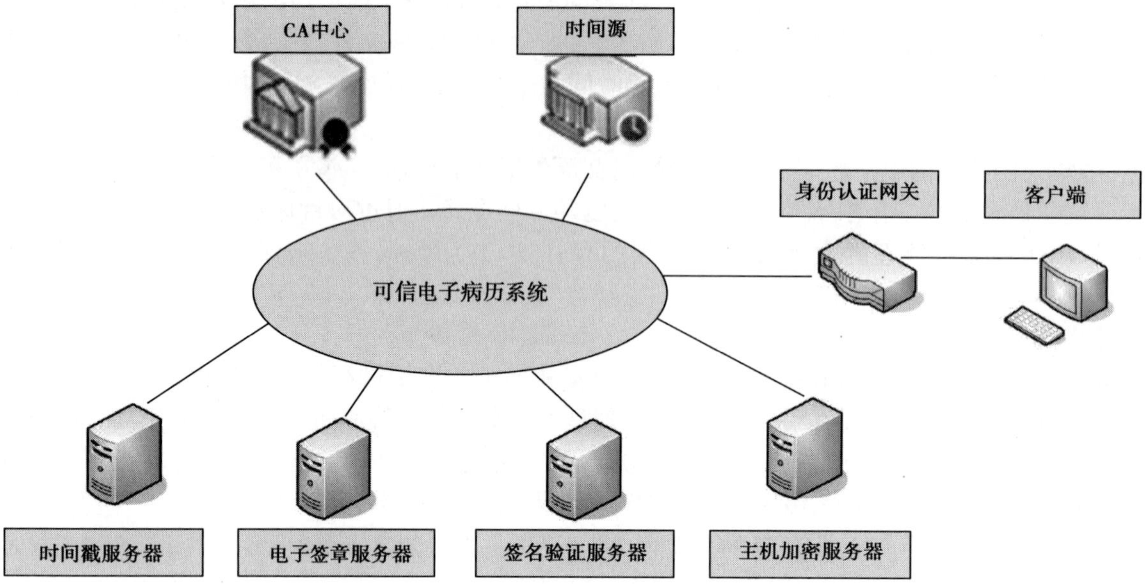

图 8-2　可信电子病历系统网络结构图

1. 身份认证网关　身份认证网关主要为电子病历系统提供身份认证和数据安全防护功能，是应用安全支撑体系中的关键部件。通过部署身份认证网关，利用数字证书实现对电子病历系统的登录用户进行身份统一认证，并且可以与 CA 进行实时同步，实现用户身份的统一管理。

2. 时间戳服务器　时间戳服务器是可信时间来源，对电子病历系统中的实际操作提供时间认证，防止因时间的差别造成医患纠纷。同时，时间戳服务器可以与国家授时中心进行时间同步，确保时间的权威性和可信性。可信时间戳功能 CA 可信时间戳是对于网络上某个时间段发生的时间或者数据用表示相对一个公共的时间点的时变参数进行数字签名运算，并将签名值作为时间戳，在必要时作为时间的公证。用户在提交时间戳请求时，HASH 值会被传递给时间戳服务器，相应的服务器会对 HASH 值和一个日期/时间记录进行签名，生成时间戳数据和文件信息绑定后返还。

3. 电子签章服务器　电子签章服务器为应用环境提供电子签章服务，提供医务人员电子签名形象展示，实现电子病历的可视化签名效果。通过数字证书和电子签名的使用，确保电子病历中关键数据的不可否定性。电子签章的应用需要专门的电子签章系统支持。电子签章系统包括印章制作、印章发放、文书签章、签章验证、身份认证、撤销签章、移动签章、冻结签章、文件保护、文档验证、打印控制、应用接口等功能。

4. 签名验证服务器　签名验证服务器主要提供数字签名服务，并且可以集中验证电子病历中数据的数字签名的真实性和有效性，将电子病历中的签名数据进行统一处理，提高验证效率。对验证未通过的问题数据发通知给数据原作者要求其检查纠正。

5. 主机加密服务器　对于电子病历中的关键数据和隐私数据，使用主机加密服务器实现相关数据的加密传输和存储，防止因恶意攻击和管理问题造成关键数据和隐私数据的泄密，确保电子病历内的数据安全。

（四）实施应用

建设数字认证系统，实现电子病历系统的安全登录及重要业务环节的签名和验证，建立有效的安全机制，解决电子病历机密性、完整性、可用性、合法性、不可否认性问题，推动医疗机构信息化的发展。

1. 设置访问权限　CA 中心为医疗机构应用系统的服务器颁发服务器证书，证明接收电子病历系统的身份。并将数字证书与电子病历系统资源权限、授权访问机制实现动态绑定。做到“一人一证，一机一证、持证上岗”。

2. 申请数字证书　为方便医疗机构用户获取升级后的数字证书的申请、发放和后期服务，在医疗机构内部设立数字证书受理点。医疗机构指定医疗机构内部数字证书管理员。医疗机构内所有电子病历系统用户进入系统之前必须申请由CA中心签发的个人数字证书，也就是常说的密钥。数字证书以介质的方式存在于电子病历系统与CA中心之间，医护人员在登录电子病历系统时在客户端插入数字证书，输入密钥的PIN码，电子病历系统接口读取数字证书的资料并验证PIN码的正确性。

3. 实现安全传输　电子病历系统内医生或护士工作站与后台的数据库进行通信时可以采用密文的方式在网络上传输，数字认证用户可以通过加密公钥将网络传输明文翻译为密文，通过网络传输。同样，也可通过解密公钥将网络中传递的密文在客户端翻译成明文，从而保证整个传输过程的安全性。

4. 电子签名验证　利用数字签名验证服务器实现安全登录、数字签名和签名验证，确保数据的完整性和隐私保护。通过集成时间戳服务系统，为诊疗数据提供时间戳认证。电子签名和验证是为保障医护人员在浏览、调用电子病历过程中数据的完整性，并保证医生输入、修改电子病历时的不可抵赖性。电子病历的信息如影像学数据、化验结果等输入完毕后，医务人员在终端对将要保存的信息进行确认，并启动认证平台的数字签名服务系统。医生采用数字证书签名私钥对明文电子病历信息进行签名、加盖时间戳。产生的数据会与病历信息一同保存，每次修改会产生记录日志。电子签名是通过对原文应用散列算法形成摘要，然后调用非对称密钥中的私钥对摘要进行加密形成密文的过程，即是将数据单元与数字证书签名私钥作为密码变换产生的字符串，具有不可重现性，目的在于保障电子病历系统中数据的不可抵赖性和完整性，防止用户对敏感数据的抵赖。可使管理者在事后能够拿出有利的证据证明操作用户的真实身份和操作痕迹而设计的可信签名验证系统，保证各个环节行为的可追溯性。医务人员在调用、查询电子病历时，电子病历系统须对保存在数据库中的信息的正确性进行验证，确保被调查、阅览的电子病历信息完整、准确。

在医疗机构中通过基于时间戳的数字认证可信体系建设，建立非法用户进不来、非授权用户看不到、确定的内容改不了、所做的操作赖不掉的有效安全机制，实现“可信身份、合法数据、可信时间和不可抵赖行为”，从而建设一个可信的、可靠的电子病历系统。

第四节　医疗云中的电子病历安全与隐私保护

随着云时代的到来，云服务因其独特的虚拟化、通用性、高扩展性、按需服务等优点，在社会中的应用范围越来越广，医疗卫生行业也陆续采用云计算技术建设医疗云区域平台，通过在医疗机构内部建立以电子病历为核心的医疗信息管理系统，开展远程影像会诊、远程医疗咨询等服务。医疗云涵盖患者个人基本信息和主要医疗服务记录的电子健康档案，此外，还建立居民健康服务门户网站，提供在线健康咨询、健康知识宣教、个人健康档案调阅等一站式服务。随着关乎个人生命健康信息在网络空间的不断延伸与扩展，医疗云的信息安全和隐私保护问题格外受到关注。医疗云区域平台中的电子病历信息安全面临极大挑战，隐私保护成为信息安全面临的新课题。

一、医疗云的信息安全风险

随着信息技术的发展，在健康医疗大数据背景下，医疗信息化建设打破了传统的数据孤岛，转而走向共享、开放。在“互联网＋”时代，数据的边界变得模糊，攻击网络的手段变得先进、隐蔽。云计算打破了信息系统的边界，原本静态的防护方式不再完全适用，电子病历系统面临新的安全问题。

（一）虚拟化安全问题

在传统的计算模式下，安全面对的是网络设备或物理服务器，用户对数据的存储与计算拥有完全的控制权。在云计算中，网络是虚拟的网络，主机是虚拟机，用户网络、数据与设备的管理将完全依赖于各种云服务商，终端用户完全可能不知道服务商为系统提供的物理地点和系统配置等详细内容，使得电子病历系统的安全性出现了不可控因素。

（二）数据存储的安全问题

由于云计算中数据存储对用户来说只是一种逻辑存储方式，用户无法知道数据存放的具体物理位置，所以，在云计算中数据存储的安全性面临风险，如果发生关键或隐私信息丢失、被窃取，对用户而言无疑是非常糟糕的事情。另外，当发生系统故障时，云服务商是否有足够的能力保证用户数据的快速无损恢复也成为一个重要问题。

（三）可用性问题

传统电子病历系统普遍是自建形式，能够实现对信息资源和基础设备的有效控制。云计算模式下，用户的数据和业务应用处于云计算系统中，其业务流程将依赖于云服务商所提供的服务，这对服务商的云平台服务连续性、安全策略、事件处理和分析等提出了挑战。云计算平台由于其用户、信息资源的高度集中，容易成为黑客攻击的目标，被攻击造成的后果和破坏性将会明显超过传统的局域网应用环境。

（四）法律风险

云计算应用信息流动性大，信息服务或用户数据可能分布在不同地区甚至不同国家，在政府信息安全监管等方面可能存在法律差异与纠纷；同时由于虚拟化等技术造成的用户间物理界限模糊而可能导致司法取证困难等问题。

二、医疗云中电子病历的等级保护

根据我国发布的促进云计算发展的相关政策，我国信息安全标准化技术委员会组织制定和研究了亟须的云计算安全标准，以支撑我国相关政策的贯彻实施。2015 年 5 月，我国发布了云计算服务安全相关《云计算服务安全指南》(GB/T 31167-2014)、《云计算服务安全能力要求》(GB/T 31168-2014)，构成了云计算服务安全管理的基础标准。信息安全等级保护制度是我国提高信息安全保障能力和水平、维护国家安全、社会稳定和公共利益、保障和促进信息化建设健康发展的一项基本制度。在云计算信息系统发展和普及的过程中，以等级保护评估体系作为安全指导同样符合我国信息化发展的实际需求。

（一）按照等级保护标准建设医疗云的原因

云计算引入了虚拟化技术，改变了服务方式，但并没有颠覆传统的安全模式。云安全和传统安全在安全目标、系统资源类型、基础安全技术方面是相同的。可以理解为云安全是传统安全在云计算环境下的继承和发展。虚拟化技术的大量使用，使得云计算中心的各种资源组成了一个大的虚拟化世界，在这个世界里迫切需要建立安全秩序，其中虚拟化安全、数据安全和隐私保护是云安全的重点和难点。

中国工程院院士沈昌祥提出："云计算是计算系统，本质没有变，只不过一些模式发生了变化，但也需要技术和管理两方面来解决问题。"因此，从本质意义上说，云计算仍然是一个信息系统，信息系统的特点也同样体现在云计算中，需要依照其重要性的不同进行分级保护。因此，医疗云的电子病历系统防护体系应当是以等级保护为指导思想，依照等级保护的要求来建设运维，从技术和管理两个层面全方位保护医疗云的信息安全生命周期，将安全理念贯穿建设、整改、测评、运维全过程。

（二）医疗云中电子病历的等级保护措施

按照云计算环境下的等级保护要求，主要在坚持组织原则基础之上，对系统进行有序管理，确保系统安全、稳定运行。针对等级保护覆盖的管理部分，可以采用传统系统保护措施，抵御外界对系统的干扰。在安全技术方面，除了传统的物理安全、网络安全、主机安全、应用安全、数据安全、备份恢复等保障措施，还需要通过虚拟化安全防护技术和云安全服务来应对云计算的新特征所带来的安全要求。等级保护工作按照谁主管谁负责、谁运营谁负责的原则来展开，从管理和技术两个方面，对信息系统安全进行分级保护。医疗云中电子病历安全和隐私保护的等级保护措施如图 8-3 所示。

1. 健全法律法规，加强对云服务商的审查　加强云计算领域的立法工作，充分利用法律手段规范云中各方的安全职责。根据云计算中等级保护标准来度量云服务商的安全服务能力，对云服务商资质进行分级，不同等级下云服务商对等级保护工作的参与程度不同。对云服务商严格管控，加强资质审核（为四级以上信息系统提供服务的资质每半年审查一次，为三级以上信息系统提供服务的资质每年审查一次），将安全作为考量云服务商的重要标准。

2. 完善各项标准，遵守各项管理规范　完善等级保护技术标准、管理标准。云服务商在技术方面，应遵循等级保护基本要求中的技术要求，具备云数据中心的物理安全、网络安全、主机安全、应用安全和数据安全的建设能力。在管理方面，应遵循等级保护基本要求中的管理要求，在安全管理制度、安全管理机构、人员安全管理、系统建设管理和系统运维管理作出合理的规划并执行。采用云计算服务期间，作为医疗机构和云服务商应遵守以下要求：

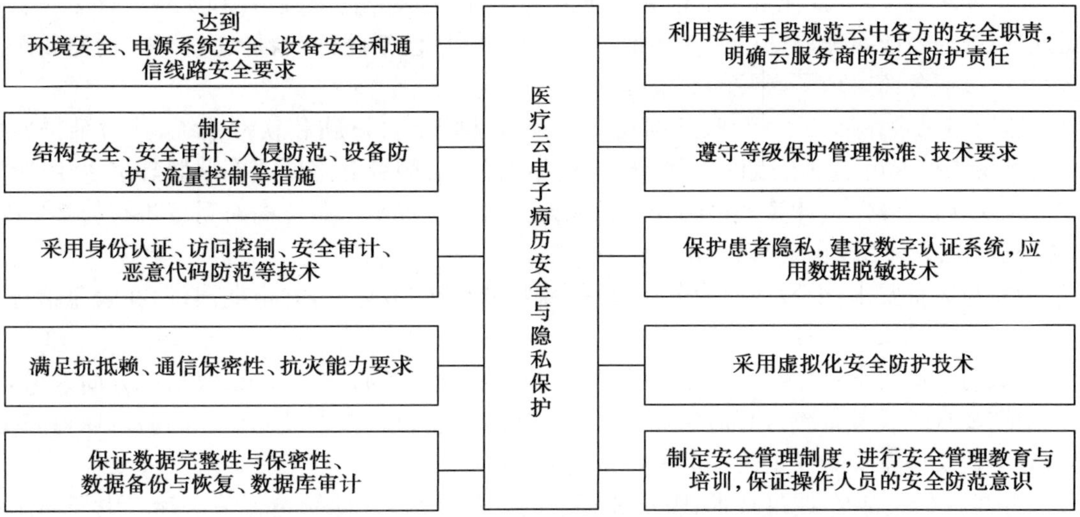

图 8-3　医疗云中电子病历安全和隐私保护的等级保护措施

(1)安全管理责任：无论医疗机构的数据和业务是位于内部信息系统还是云服务商的云计算平台上，医疗机构都是信息安全的最终责任人，信息安全管理责任不能随服务外包而转移。

(2)资源的所有权：医疗机构提供给云服务商的数据、设备等资源，以及云计算平台上医疗业务系统运行过程中收集、产生、存储的数据和文档等都属医疗机构所有，医疗机构对这些资源的访问、利用、支配等权限不受限制。

(3)司法管辖关系：医疗数据和业务的司法管辖权不因采用云计算服务而改变。云服务商不得依据其他国家的法律和司法要求将医疗数据及相关信息提供给他国政府及组织(中国法律法规有明确规定除外)。

(4)安全管理水平：为医疗机构提供云计算服务的云服务商要遵守政府信息系统安全管理政策及标准，按照政府信息系统安全管理要求进行管理。

(5)先审后用原则：医疗机构应选择具备保障医疗机构数据和业务系统安全能力，并通过安全审查的云服务商，同时要监督云服务商切实履行安全责任，落实安全管理和防护措施。

3. 科学合理定级，确定合格的云服务商　根据等级保护级别对云服务供应商提出安全需求，要求云服务供应商就数据安全、应用安全、虚拟化安全提供尽可能详细的信息，进行专业风险评估之后，准确、合理地进行定级。信息系统先自主定级再交由云服务商托管。当信息系统发生改变时，需要重新定级，并且重新确定资质合格的云服务商。在签订服务协议时，需要注意服务商达不到预定级别的安全防护，造成用户损失时，对用户的赔偿条款；另外需考虑定级发生变化时，用户更换服务商的情况，应当事先规定服务商的义务和责任。

4. 应用安全技术，符合保障能力要求　根据《云计算服务安全能力要求》，对云服务商提出基本安全能力要求，保障云计算平台上医疗信息和业务信息安全时应具有的基本能力。安全要求如下：

(1)物理网络安全要求：云服务商提供的机房位于中国境内，机房(选址、设计、供电、消防、温湿度控制等)符合相关标准的要求。云服务商明确授权对云计算平台设备进行物理接触的人员，7×24 小时对机房进行监控，在云计算平台的外部边界和内部关键边界上监视、控制和保护网络通信情况。分租户的新运营模式要求在虚拟化网络中实现安全隔离，通过虚拟网络技术实现与物理环境相当的网络层安全隔离防护。

(2)数据安全要求：云服务商采用防火墙、访问控制、入侵检测、认证、加密等技术，保护数据的机密性、完整性和有效性。对访问云计算平台的用户进行身份标识及鉴别，限制授权用户可执行的操作和使用的功能。云服务商根据医疗机构的安全要求，制定可审计事件清单，明确审计记录内容，实施审计并妥善保存审计记录，对审计记录进行定期分析和审查，同时防范对审计记录的未授权访问、篡改和删除行为，严格保护医疗数据和用户隐私。云平台中患者的大数据蕴藏巨大的价值和利益，隐私保护、数据安全以及数据的完整性成为云计算在医疗行业发展中需要解决的关键问题。在电子病历云信息化建设中为保护患者隐私，除了建设数字认证系统，需要对关键数据采用数据脱敏技术。

(3)配置管理要求：云服务商充分考虑信息安全需求，配置足够的资源，设置和实现云计算平台中各类产品的安全配置参数，在系统生命周期内建立和维护云计算平台（包括硬件、软件、文档等）的基线配置和详细清单，并确保其下级服务商采取了必要的安全措施。

(4)维护、监控与风险评估要求：云服务商定期维护云计算平台设施和软件系统，并对维护所使用的工具、技术、机制以及维护人员进行有效的控制，做好相关记录。云服务商定期或在威胁环境发生变化时，对云计算平台进行风险评估，确保云计算平台的安全风险处于可接受水平。服务商对目标进行持续安全监控，并在异常和非授权情况发生时发出警报。

(5)应急响应与灾备要求：云服务商为云计算平台制定应急响应计划，并定期演练，在紧急情况下重要信息资源可用，确保医疗机构的业务可持续。

(6)安全组织与人员要求：云服务商对接触医疗机构信息或业务的各类人员（包括服务商人员）进行访问授权，审查并定期复查是否具备履行其信息安全责任的素质和能力。在人员调动或离职时履行安全程序，取消访问权限，对于违反信息安全规定的人员进行处罚。

云安全只有遵循安全规范，通过技术、服务和管理的互相配合，才能营造保障医疗云电子病历系统良性发展的可信环境，保证个人健康数据的保密性和完整性。

综上所述，通过确实可行的安全管理措施与技术手段，使电子病历系统达到国家信息安全等级保护制度与标准的要求，从而解决电子病历机密性、完整性、可用性、合法性、不可否认性问题。确保电子病历信息客观、真实、完整、可靠，从而推动医疗卫生信息化建设，更好地为患者和卫生事业服务。

（杨　眉）

参考文献

1. 刘金芳.我国电子病历面临的信息安全风险.信息安全与技术，2014，5(3)：6-9.
2. 高原，严桂平.医疗机构信息的公开的法律问题研究.医学与法学，2012，4(2)：56-60.
3. 梁凤玲.CA 技术在电子病历中的安全应用探讨.医学信息，2013，26(8)：7.
4. 朱圣才，徐御，金铭彦，等.基于等级保护策略的云计算安全风险评估.计算机安全，2013(5)：39-42.
5. 陈雪秀，于晶，陈驰，等.基于等级保护的云计算安全防护体系研究.中国数字医学，2014，9(11)：44-47.
6. 白秀杰，李汝鑫，刘新春，等.云安全防护体系架构研究.信息安全，2013，4(5)：46-48.
7. 江雪，何晓霞.云计算时代等级保护面临的挑战.计算机应用与软件，2014，31(3)：292-294.
8. 陈平，苏逸飞，黄钊，等.基于 SM2 算法的电子病历商用密码的设计和应用.中国医疗设备，2014，29(12)：43-45.
9. 陈伟，王强，袁天祥.医疗云计算技术与信息安全等级保护.中国数字医学，2014，9(8)：26-31.
10. 刘明辉，张尼，张云勇.云环境下的敏感数据保护技术研究.电信科学，2014(11)：2-8.
11. GB/T 22239-2008《信息系统安全等级保护基本要求》.
12. GB/T 21053-2007《公共基础设施 PKI 系统安全等级保护技术要求》.

第九章　电子病历在互联网医疗的应用

随着移动互联网和智能硬件的快速发展，尤其是国家"互联网＋"行动计划的提出，互联网医疗得到广泛关注和应用。在互联网医疗的大背景下，电子病历在线上诊疗、远程医疗协同和"互联网＋健康管理"中发挥辅助诊断、疾病预防和控制的重要作用。本章将通过介绍移动医疗和互联网医疗的背景，系统分析电子病历在线上诊疗、远程医疗协同和"互联网＋健康管理"中的具体应用场景。围绕互联网精神的核心"资源优化、提升效率"，充分发挥电子病历在互联网医疗背景下的作用，有效解决我国医疗体系面临的诸多问题，提高医疗效率。

第一节　移动医疗和互联网医疗

一、移动医疗发展历程

移动医疗是一种将移动计算、医学传感以及通信技术融合为一体的新兴的医疗保健模式。移动医疗系统是运行在智能手持终端上的医疗、护理软件系统（图 9-1），集成了如放射、超声、病理等影像、检查检验结果、心电监护、手术麻醉、放疗化疗、电子病历等以患者为中心的各类临床诊疗信息，医生、护士可通过无线网络在移动终端上轻松处理病人的任何临床诊疗信息。

移动医疗在发达国家已经被广泛地应用到慢性病管理中，包括糖尿病、慢性肾炎、慢性阻塞性肺疾病等，而在我国，慢性病人数呈持续上升趋势，慢性病管理的重要途径是医生利用普通终端实现患者生命体征数据

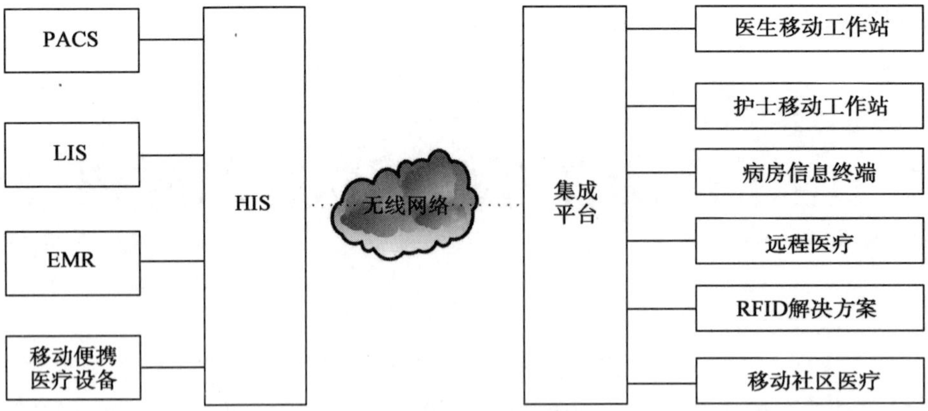

图 9-1 移动医疗构成

的收集，根据收集的数据进一步构建基于“私有云”的个人健康档案，实现用户健康管理。另外，还可将短距离无线技术整合到移动终端，通过患者随身携带传感器，实现实时监测生命体征。随着医疗技术的发展，个体寿命将大幅延长。同时，随着人口老龄化的加速、慢性病发病率的增加，使得长期照护成为医疗卫生保健服务关注的重点内容之一。

目前，移动应用在医疗行业的应用方案涵盖从患者住院登记、标本采集及处理、配液/配药中心、药品发放、输液、急救室/手术室，到出院结账的整个流程，主要包括条形码病人标识带的应用、药品管理与分发、无线查房、移动护理、网络呼叫、无线语音、视频会议和视频监控等。美国联邦通讯委员会在已发布的全国宽带计划中，称移动医疗为“医疗创新的全新疆界”，充分肯定了移动医疗在提高消费者参与性和临床反应方面的重要作用。

世界各国大力推动城乡基层医疗服务，发展了一系列相关医疗装备，其中包括体检车、远程医疗车等在内的各种移动式诊疗系统，并借鉴创伤中心网络的成功模式，探索并逐步完善了组织化移动诊疗服务的建设与认证体系。移动医疗因具有良好的机动性、环境适应性、配套性等优点，在基层医疗服务机构尤其在乡镇医疗服务中发挥了极为重要的作用。发达国家移动式诊疗系统的开发起步较早，并拥有专业开发研制厂家，生产出来的产品种类齐全，已形成了一系列的移动式诊疗系统，车内设备先进，基本上是数字化设备。加载远程通信设备，就可在车上实施远程会诊，为偏远地区等提供近于专家级的医疗服务。

随着云计算、大数据技术、物联网技术和移动互联网的发展与智能手机的普及，移动医疗也开始与该技术和服务结合起来，众多的智能健康医疗产品逐渐面向市场，如远程血压仪、远程心电仪、远程血糖仪等，可提供日常医疗预防、监控服务，移动医疗逐渐从疾病救治逐步发展到疾病预防的阶段。这是一场真正意义上的移动医疗革命：一方面，在移动互联网领域，数以百计的基于 Andriod 和 iOS 等移动终端系统的医疗健康类 App 软件被广泛应用，在 2013 年后，腾讯、新浪、搜狐等互联网厂商已经颠覆传统行业，民众开始接受这些互联模式，各种移动 APP 层出不穷；另一方面，各种可携带生物数据采集设备可以获取医学影像资料及生物体征数据，通过互联网传送共享。

目前，可携带的医疗数据采集专业设备可以获取如心率、血压、心电图、血糖、血脂、血氧、眼压、睡眠、生物影像和运动等数据；非专业设备包括手表、腕带、感应器等可获取基本生物体征数据和运动数据。可穿戴设备将颠覆传统的医疗模式，开启医疗领域的智能化。

移动医疗为传统医疗卫生服务提供了有效的补充方法，在医疗人力资源短缺的情况下，通过移动医疗可有效解决发展中国家面临的医疗问题。

二、“互联网+医疗”发展历程

2015 年 3 月，《政府工作报告》首次提出制定“互联网+”行动计划；同年 6 月，国务院常务会议通过《“互联网+”行动指导意见》；2015 年 7 月 4 日，国务院颁布《国务院关于积极推进“互联网+”行动的指导意见》。如此紧密的步伐和切实的行动，显示出政府对互联网与传统产业融合创新的高度重视，并直接催生了 11 项重要领域的顶层设计。作为国家战略的“互联网+”，被称作中国经济提质增效升级的“新引擎”，是“大众创业、万众创新"的新工具。借助互联网+的热潮，互联网+医疗也从默默无闻逐渐走入人们的视线，作为传统医疗行业里具有标志性转折点的新型医疗模式。

现在我国互联网医疗的发展分为三个阶段：

第一阶段：连接的医疗。互联网医疗的第一步是利用互联网（特别是移动互联网）的连接功能，跨越传统方式下的物理阻隔，将医疗体系内各个参与方高效、低成本连接起来。其典型代表是挂号网、就医160的医院-患者连接，春雨医生、平安好医生的网上轻问诊模式的医生-患者连接，丁香园、诚医的医生社区模式的医生-医生连接，抗癌卫士的患-患连接，远程医疗的医院-医院连接。其核心医疗价值是医学知识的生产和传播。这一阶段互联网医疗公司并不直接对服务质量负责，平台信息的公信力来源于医学研究及医生执照。

第二阶段：优质的医疗。如果说第一步还只是在医疗的周边做文章，互联网医疗的第二步则直接瞄准医疗质量的提升，也即提升线下医疗服务质量。表面发展逻辑是第一步通过连接医疗获得医生资源和医学知识，第二步再将其线下变现。现实是这一逻辑大规模实现的前提需要医生自由执业（或多点执业），不过目前国内政策还处于各方博弈阶段，推进难度很大。拓宽来看，互联网连接使得分级诊疗可以大规模开展，提高整体医疗效率；连接优质医疗资源到基层，提高基层诊疗能力；在某些自动化程度高的细分领域，如全域医疗的精准云放疗，更是可以提高医疗质量标准、降低医疗风险。长远来看，互联网连接产生的大数据挖掘会在两个方面直接提高医疗质量：医学研究的大数据挖掘和医疗人工智能甚至可在部分领域替代医生。

第三阶段：可控的医疗。前两阶段更多是解决国内医疗资源匮乏和质量水平低下的问题，跨越过后的问题便如发达国家一样，面临老年化社会带来的严峻的医疗控费问题。这一阶段的互联网医疗会更多的与保险深度结合，更多的参与到前端的健康维护。

远程医疗是一项全新的医疗服务模式，可充分发挥大型医学中心医疗技术和设备优势对医疗卫生条件较差的及特殊环境提供远距离医学信息和服务，以提高诊断与医疗水平，降低医疗开支，满足广大人民群众健康与医疗的需求。

目前，我国广大农村和边远地区医疗水平较低，互联网医疗更有发展的必要。互联网医疗可有效克服空间和时间上的限制，降低了医疗成本，可有效加强卫生资源的辐射范围，扩大服务半径，延伸服务空间，增强可及性，同时可全面反映卫生资源配置情况，为政府对卫生资源的合理分配、宏观调控和决策支持提供依据。

三、互联网医疗应用模式

（一）线上诊疗模式

对于知名医院来说，专家稀缺、号源紧张是不争的事实，国家一直提倡分级诊疗，但由于患者对社区医生的不信任，造成大医院人满为患的现象严重。很多患者都有类似的经历：无论大病小病让专家看过才放心，而患者在实际初诊过程中，与专家的交流时间通常不超过五分钟，医生就会开出检验、检查单。当患者做完所有检验、检查并把所有结果都收集好后，还要再次挂专家号。

目前医院资源仍主要集中在线下，在移动医疗大行其道的今天，线下医院应尽快补上"网络医院经营"这关键的一课，其需要积极在网络上和患者沟通，推动远程诊疗、医疗体网络化运作和网络专家会诊等工作，建设良好的"网络医院平台"。

（二）健康管理模式

健康管理是不仅对疾病人群而且是对健康人群、亚健康人群的健康危险因素进行全面监测、分析、评估、预测、预防和维护。健康管理是在个人健康档案基础上的个性化健康管理服务，它立足于找出隐藏在人群中可能引起疾病的危险因素，并加以预防或解决。目前，它的应用范畴主要是慢性非传染性疾病的防治与管理，如高血压、高血脂、脑卒中、冠心病、糖尿病和肿瘤等。

进入21世纪以来，网络技术、移动通信技术正逐步进入医疗健康服务领域。体域网、移动通信和云平台的结合，创新性地建立智能采集个人健康信息与远程服务系统，使得对大规模人群的各项医学应用成为可能。可穿戴设备由于微型化、便携化等特点，与医学科技相结合，将带来医疗器械行业的变革，从信息收集向直接干预发展。发展数字医疗技术，尤其是远程数字医疗技术，被证明是大幅降低医疗和就医成本、改善医疗资源分布以及提高医疗整体水平的重要手段。通过该平台，将患者、日常保健者、各级医院医生和专家最大限度地关联起来，实现个人健康信息采集和传输的无线智能化、健康信息处理的自动化、健康管理的远程化，从而为国人提供适时、适地、无边界的远程数字健康服务，提高全民医疗健康水平和生活质量。

（三）医疗协同模式

当前看病难、看病贵的部分根源在于医疗系统信息化不足，医疗领域普遍存在服务孤岛、技术孤岛、信息孤岛的现象，医疗资源分布不均，利用率不高，医疗监管不到位，从而造成看病等候时间长、重复检查、医疗成本高、效率低等现象。

如图 9-2 所示，远程医疗协同包括三大模块：流程监控、资源管理和协同诊断。其中，流程监控贯穿于患者就诊的整个流程中，从日常的疾病监测到疾病检查诊断，从治疗到康复；资源管理是医疗系统的基础，医生通过查看医疗资源和医疗信息，决定患者是否向上转诊或向下转诊，同时通过查看医护人员信息和病房床位等信息，确定患者是否可以转入，有利于合理配置医疗资源，并改善患者的就诊体验。

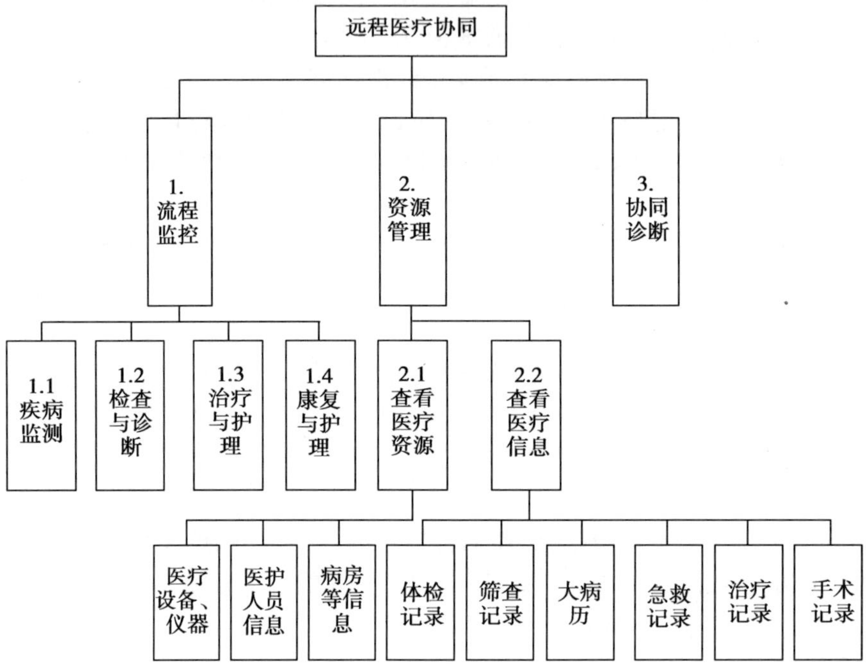

图 9-2　远程医疗协同模块

通过建立协同区域或专科远程医疗网络，为广大群众提供更好的医疗和保健服务，并有效地预防和管理疾病，实现提供预防、治疗、康复全程服务。提供全程医疗服务的区域或专科远程医疗网络可提高基层医疗机构诊疗水平、使得更多患者可以留在基层医院就医，降低患者大医院就诊数量，从而减少在高等级医院的高额治疗费用。

（四）专科应用模式

实证研究表明，在急救第一时间采集病人生命体征数据、生化检测指标等关键诊疗信息并准确有效地传送，与专家远程指导实时同步，为快速诊断、危险分层和不同救治策略的实施赢得最佳时间提供了保障。由于医疗卫生资源的特殊性，医护人力资源的扩充和储备需要较长的培养与成熟周期，在面临当前我国专科医疗服务机构萎缩、人员紧张等严重问题时，如何充分利用现有的医疗卫生资源组建更好的专科医疗卫生服务联合体，是解决目前专科医疗卫生资源整体匮乏的当务之急。利用信息化平台技术，可将专科技术辐射到社区、农村，通过远程网络，进行实时图像资料上传及诊断回复，区县医院、社区卫生中心医生会及时了解患者病情，修正自己诊断，不断提高，同时网上教育及视频会议都将起到技术辖射的作用。

专科区域协同医疗是指：依据国家卫生法规与相关政策，以患者健康疾病诊疗档案等信息为主体，在一定的区域范围内，利用现代信息技术与平台，进行专科保健、医疗等公共卫生服务管理，使各级医疗机构间，以及医疗机构内部能够相互协作，实现医疗卫生资源的共享与交流，从而提高专科医疗卫生资源的利用率。所以，区域协同医疗项目的筹划与启动，旨在形成一个管理运行一致、操作技术规范、服务标准统一的保健医疗等卫生服务的联合体，以全面提高区域专科医疗机构的医疗服务保障能力。

第二节　电子病历在线上诊疗中的应用

电子病历(包括电子处方)是相对传统的纸质病历而言，是纸质病历的数字化，并且有规定的录入格式，以便进行数据库的检索与对接。它要求医生在诊疗过程中，直接在电脑相关的程序中记录患者的病情、对病情的分析及治疗方案，是信息技术与互联网技术背景下的无纸化办公方式，是今后电子病历数据库的核心内容。电子病历中的数据是电子病历系统与其他子系统交换之后的数据集合，例如，电子病历中影像学检查的数据就直接源自 PACS 系统，实验室检查的数据则是来自 LIS 系统；同时电子病历又将病人基本信息、检验检查编号、诊断结果等信息传递给相应的子系统。电子病历是以患者为单位来组织数据的，将有关病人零散的、局部的信息整合在一起，并消除其中的冗余、遗漏。

一、线上诊疗应用场景分析

按诊疗过程的时间先后顺序可分为：诊疗前、诊疗中和诊疗后 3 个阶段，如图 9-3 所示。

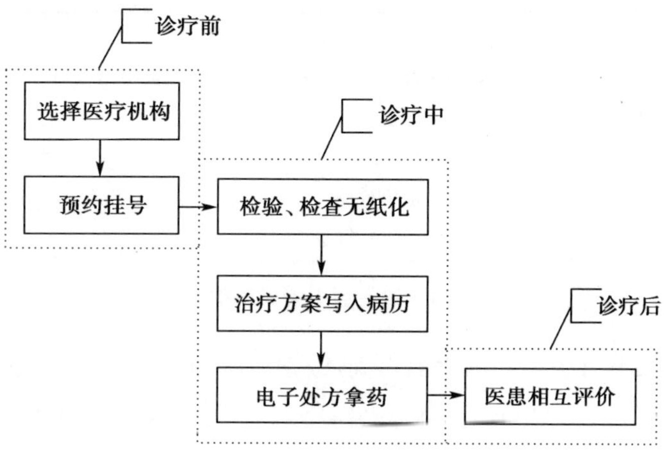

图 9-3　线上诊疗常规流程

1. 诊疗前阶段　包括：

(1)患者通过查询公共病案数据库来了解自身的病情、各个医疗机构的服务评价以及相关治疗的费用，并决定是否就诊并选择相应的医疗机构。

(2)患者选好医疗机构后，通过预约挂号系统进行预约、挂号并候诊。

2. 诊疗中阶段　包括：

(1)医疗机构无纸化办公，将检测的影像数据、诊疗过程记录、治疗方案录入到电子病历系统中。

(2)患者登录线上诊疗系统，查阅下载自己的检测结果、电子病历及医生开出的电子处方。

(3)患者将自己的电子处方上传至联网药店，并等待药店报价，患者根据药品价格及评价情况决定选择哪家药店，如果涉及医保报销，须将电子处方上传到医保机构。

(4)结算过程在整个诊疗期间可以穿插进行，不一定非要等到诊疗过程结束(若进行相关检验检查时，一般需要先付费，然后检验检查、取得检验检查结果)，结算涉及支付方(包括患者和医保机构)与联网药店、医疗机构之间，系统自动计算患者自付金额并实时结算。

3. 诊疗后阶段　包括：

(1)患者与药店、医疗机构之间的相互评价。

(2)医疗机构为研究的需要，可访问公共病案数据库进行相关的医学理论和实践研究。

二、电子病历在线上预诊业务中的应用

利用互联网技术开设网络门诊，医院各个专科的主治医生可以通过排班来做网络门诊。以往患者的就诊信息归属于患者所就诊的医院，而电子病历一旦通用，数据私有化就会被消除，就诊信息将归属于患者个人。有了这份个人的大样本，患者可以将其发送给网络主治医生，或者上传到“云端”进行分析判断。居民的电子病历建档后，只有经过患者本人的授权，医生才能阅览患者病历，了解患者历史病情，并把新的诊疗结果输入到电子病历系统中，确认存档；医生对病历的每一次修改都要存档在案。患者可以在线上直接查阅医生诊断结果和开出的处方。

若要实现线上诊疗，必须是线上线下的有机结合。而线上诊疗又包括线上预诊和线上复诊业务，患者线上挂号并候诊，线上预诊部分是，网络门诊的医生开完医嘱后，患者网上支付检查费用便可以去相应的医疗机构进行检验检查；线下部分主要就是患者按时间进行检查检验，并把所有检验检查结果收集全，再通过线上诊疗平台进行复诊。

通过图 9-4 所示，患者就医过程大部分在线上可以完成，以往的挂号、交费、候诊、查看检查结果都要患者亲自到医院完成，而且常常要面对“三长一短”的情况，即挂号、候诊、收费队伍长，看病时间短，严重影响患者的就医情绪。

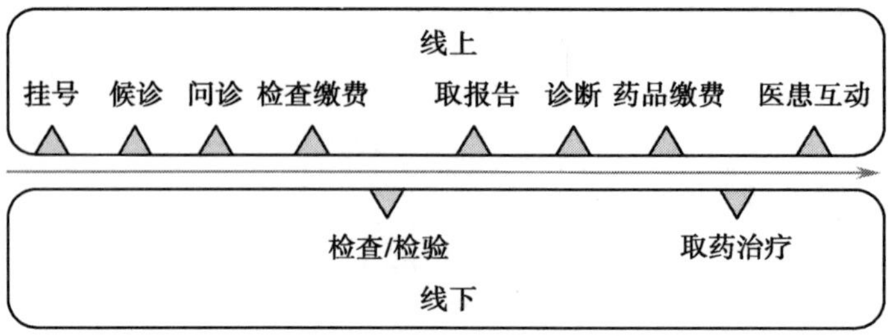

图 9-4　线上线下就医流程图

通过线上诊疗，可以大大节省患者和医生的时间，改善患者的就医体验。同时，借助电子病历并依托线上问诊平台，实现小病社区解决，疑、难、急、重疾病通过线上问诊系统接受专家的诊疗服务，必要时则进行远程会诊，最终实现医疗资源共享。

三、电子病历在线上复诊业务中的应用

线上预诊结束后，需要借助于线下检查，将医疗机构内现有检查设备(如 X 线机，超声机等)生成的结果进行数字化转换并形成结构化数据，然后集中上传至网络服务器。患者复诊时，利用线上诊疗平台进行专家号预约，医生通过网络远程访问病历数据，实现线上诊疗。

图 9-5 展示了电子病历在线上诊疗的整个流程中的应用。患者登录系统，若是初次诊疗，则新增线上诊疗申请，若是复诊，则上传病历、检验检查资料，此时，进行电子病历读取操作。系统管理员端对会诊和会议进行管理。管理员查看会诊申请并安排专家，患者和专家便可查看会诊安排，若是复诊，专家端则读取病历。申请端和专家端进行视频会诊，专家端制订治疗方案并下达医嘱，此时进行病历写入操作。管理员端对会诊进行评价，并上传会诊报告，写入病历。申请端读取病历，查看会诊报告，在线会诊便结束。

另外，如果初诊时医生把患者治疗天数说得太死，比如 3～4 天、7 天或 10 天，往往会给病人复诊带来麻烦，病人通常就会安排好这几天时间。但是每个人患病情况不一样，身体素质也不一样，因此疗效也不一样。当患者复诊时，如果医生届时说再治几天，病人往往不愿意接受这个天数和费用，便与医生讨价还价、不配合医治，而且增加了医患之间的矛盾。而借助于线上诊疗业务，复诊时间就可以根据病人的恢复情况而定，如果病人还需再治疗，不用白跑一趟医院，在家里就可以得到相应的复诊结果。

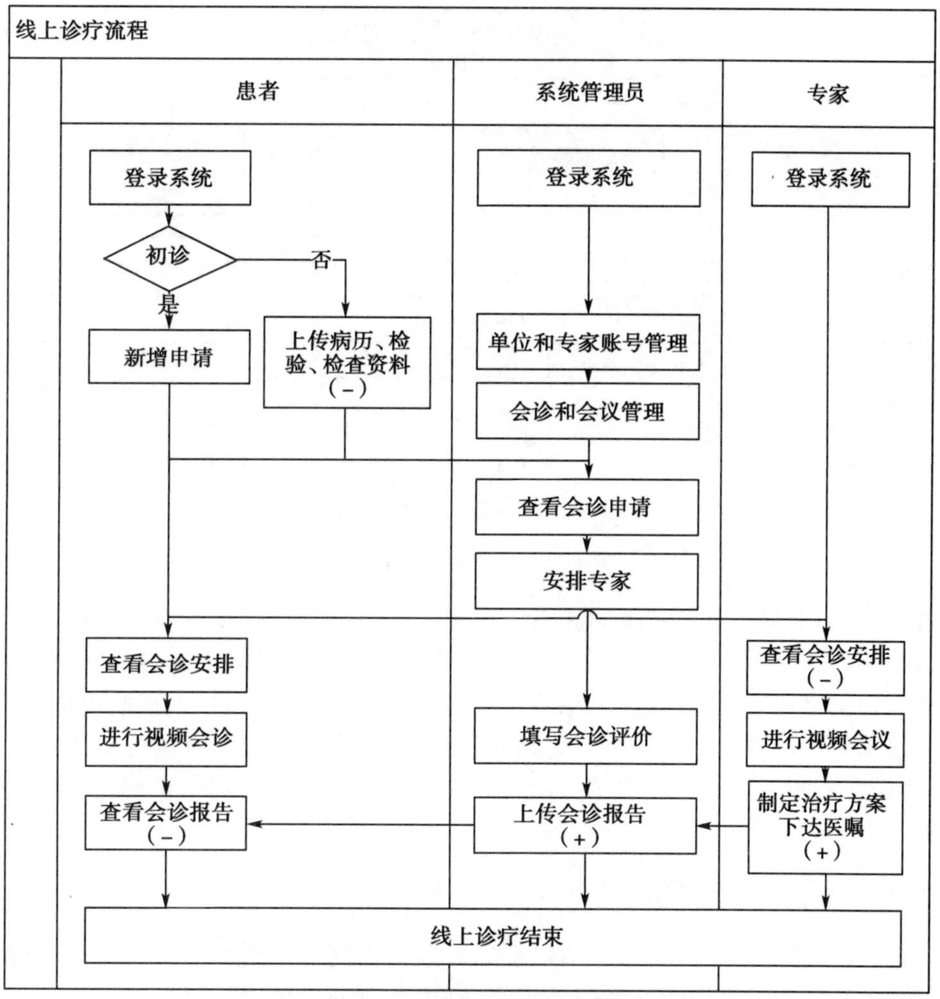

图 9-5　线上初诊、复诊时电子病历读写过程

(+)表示写入病历,(-)表示读取病历

第三节　电子病历在远程医疗协同中的应用

一、远程医疗协同应用场景分析

由于各地区医院发展现状不同,且各医院擅长领域也不同,导致医疗资源分布不均。构建高端远程医学网络平台,将发达地区的先进的医疗资源,向下级医疗机构辐射,可以促进医疗资源共享和医疗服务均等化,也可以有效加强基层医院医疗服务能力,提高基层医院对疑难重症疾病的救治水平,最终缓解群众看病难等问题。

建立区域系统医疗共享平台,不仅对昂贵的医疗设备进行有效配置,还可以对有限的人才资源进行合理分配,如图 9-6 所示。

以省医院、市医院和社区医院为例,作为平台核心的省医院配备诊断医生和专家,主要负责整个平台疑难病症的诊断和一般病症的确诊,低一级的市医院可以配置低年资的诊断医师,处理普通检查和提供体检服务,更低一级的社区医院可只配置技师,进行病人图像采集工作。在共享平台内的各家医院,通过省医院建立的会诊平台,下级医院可向上级医院提出诊断预约或申请远程诊断,上级医院的诊断医师和专家负责平台内事务,从而达到各级机构内专家、医师、技师的分工协作,实现专家与普通医生资源协同。在区域协同医疗共享平台基础上,建立双向转诊服务平台,充分发挥大中型医院在人才、技术及设备等方面的优势;同时利用各社区医院的服务功能和网点资源,促使基本医疗逐步下沉社区,危重病、疑难病救治到大中型医院,达到高

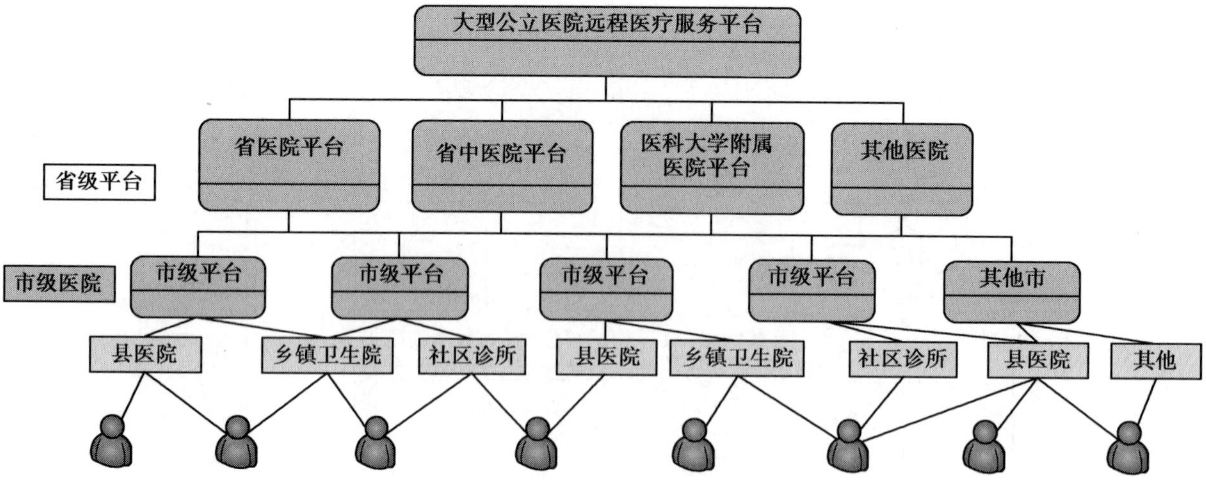

图 9-6　远程医疗协同架构图

技术与恢复性诊断协同的目的。

实现远程医疗协同的前提是电子病历的共享。远程医疗协同系统管理员对专家医院进行授权，申请医院通过向远程医疗协同系统检索专家医院，便可获得专家医院列表。当申请医院向专家医院发出医疗协同申请，专家医院收到协同申请后做出是否接受协同决定。若接受协同申请，申请医院需向专家医院上传病例信息，当专家医院接收到申请医院上传的病历信息后，远程医疗协同系统通过设置协同参数，即可进行远程医疗协同。当远程医疗协同结束后，专家医院和申请医院便可进行医疗协同结束确认，系统管理员可以对协同信息进行查询。

二、电子病历在远程会诊中的应用

远程医疗系统的建设考虑以地面网、3G/4G 网络、移动自组网等网络为通道，集合现有的分散的医疗资源，通过使用多样化的技术手段来构建一个服务丰富、响应及时的大型医疗服务平台，可以使边远地区居民能够在足不出院的前提下就能享受到专家会诊服务，充分提高基础医疗机构的服务水平。而且，远程会诊的好处在于会诊的双方不需要实时在线沟通，可以采用离线的模式进行诊疗，也可以使用医生的碎片时间开展诊断工作，通过物联网可以大大地节约了每次诊断的时间成本，如图 9-7 所示。

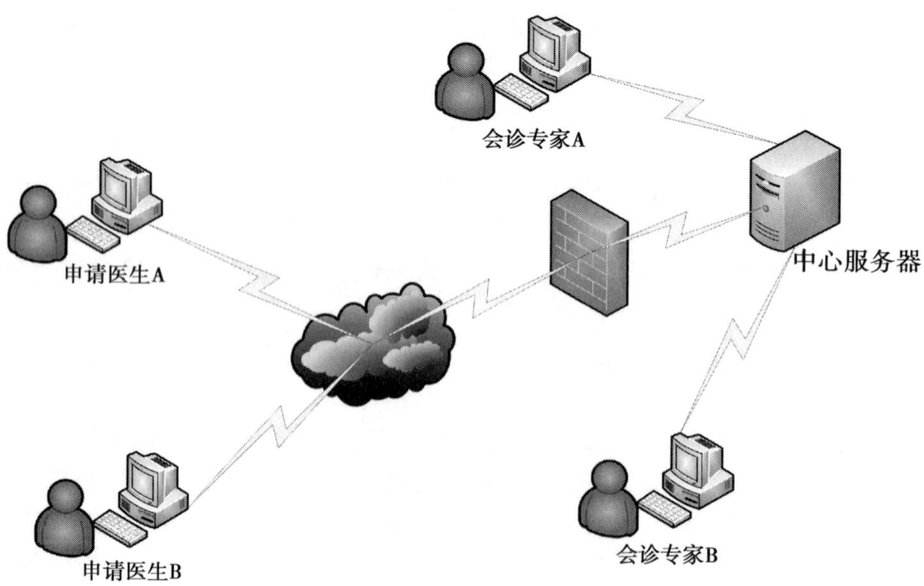

图 9-7　远程会诊网络拓扑图

病人在基层医院挂远程专家号后即可进入远程专家待诊病人队列，下级医院医生接诊并查体，然后将查体结果写入共享的门诊医生站，这些结果最终将上传到信息交换平台；上级医院专家通过共享的门诊医生站和远程音频视频系统直接与病人交流，并指导下级医院医生补充查看病人的体征；远程专家结合病人的病史和查体结果等，进行初步诊断，开具可以在基层医疗机构完成或协同完成的检查检验申请；下级医院医生指导病人完成检查检验，并与上级医院专家共享检查检验结果；专家对病人进行门诊诊断，制定诊治方案并下达医嘱写入电子病历中；基层医院医务人员执行医嘱；病人接受治疗，完成远程会诊，如图 9-8 所示。

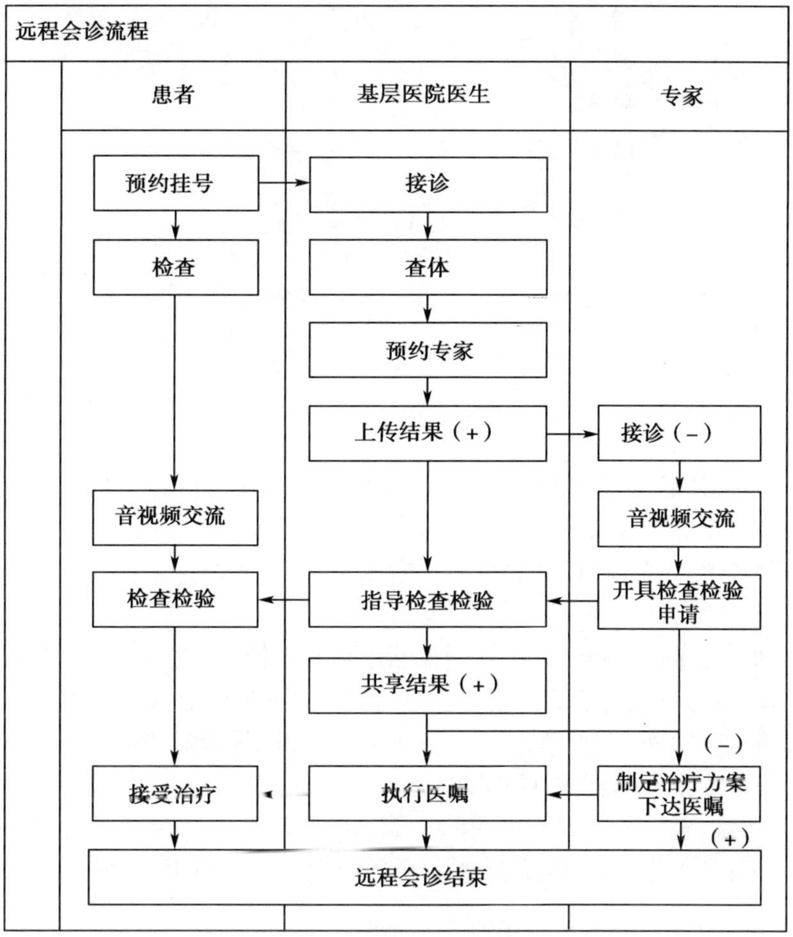

图 9-8 远程会诊流程

（+）表示写入病历，（-）表示读出病历

三、电子病历在远程影像诊断中的应用

基层医院影像方面的短板是缺设备、少医生，或者医生缺少经验，无法准确诊断影像结果，使得患者宁可付出人力与金钱，奔波辗转于大医院而不愿意在基层医院就医。这样的情况不仅病人痛苦，医院也不乐见，因为影像诊断在医疗服务中占 68%以上，病源流失就意味着经济损失。

远程影像诊断，在远程诊断影像系统基于 B/S 架构实现，实现客户端零部署，支持 HL7、IHE、DICOM3 等标准，直接从标准 DICOM 3.0 接口的影像设备或 PACS 系统获取患者的影像资料，并进行存储、再现以及相应会诊意见后处理关键图标注、保存，影像会诊报告的书写、发布，远程影像会诊过程中多方进行医学影像的实时交互式操作，远程会诊专家在任意位置通过互联网安全认证后，进行远程影像会诊。图 9-9 是远程影像诊断平台示意图。

有了远程影像诊断平台，患者只需在家门口的县医院或社区卫生服务中心摄片，患者的影像数据便会实时传送给影像中心，影像中心里的工作人员均是由地区中心医院放射科主治医师以上职称的人员组成，影像结果交由他们进行诊断并审核，审核完毕后的诊断结果便即时返回给影像拍摄机构。即患者在县医院、社区

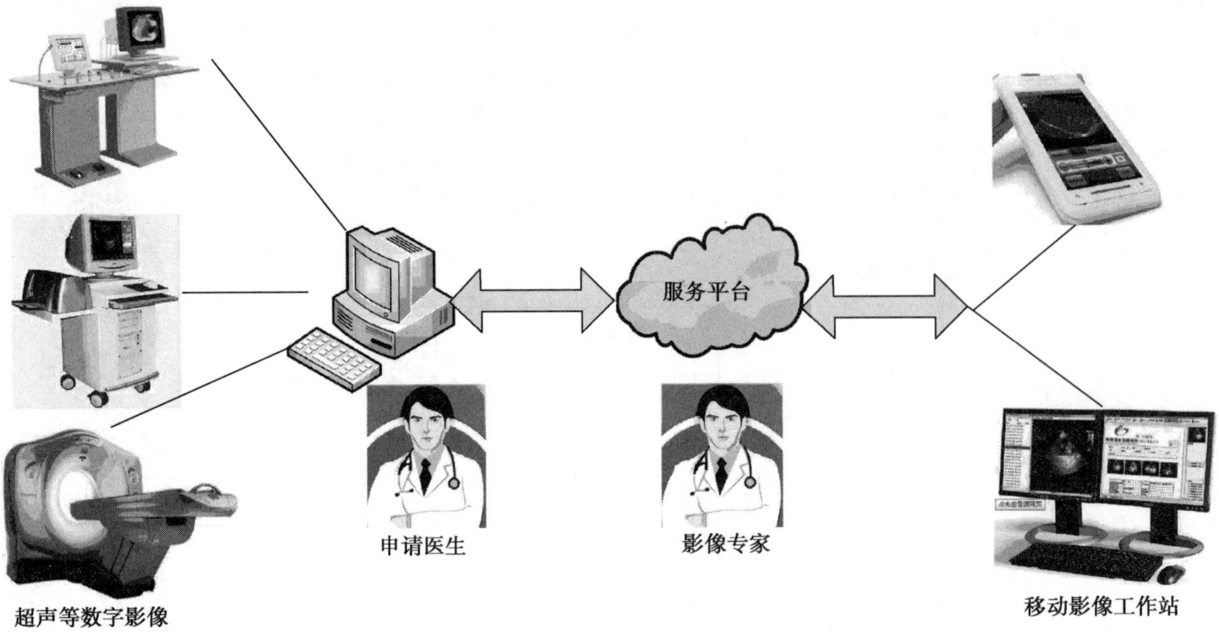

图 9-9　远程影像会诊

医疗服务中心等医疗机构拍片后可获取由中心医院的诊断团队出具的影像报告，无须长途跋涉去挂号，更无须另付费用，便能获得地区中心医院出具的诊断报告，快捷享受中心医院的同质化医疗服务。远程影像服务不仅可以方便患者，减轻患者经济负担，也加快了处理诊断危急病人的速度，可以让病人在第一时间得到诊断。

远程影像诊断流程如下，申请端登录系统新增诊断申请并上传影像检查病历资料，系统管理员端负责进行诊断申请的管理。管理员通过查看诊断申请来安排专家，申请者和专家就可以查看诊断安排。专家端进行远程诊断，申请端等待远程诊断，专家填写影像诊断报告，管理员端对诊断进行评价，并上传影像诊断报告，申请端即可查看影像诊断报告，远程影像诊断便结束。

远程影像云平台启用后，医生和患者不再受限于就诊时间和地点，医疗影像也会实现无胶片化，这不仅会进一步降低医疗成本，有利于保护环境，更会促使医疗影像信息资源的统一整合。

四、电子病历在远程门诊和查房中的应用

(一) 远程门诊

电子病历共享与互操作是新型远程医疗服务的基本特征，区域卫生信息交换平台作为远程医疗服务的核心平台，提供个人健康档案和电子病历查询，并以消息机制支持即时信息交换，提供共享的会诊医生站，实现电子病历共享及互操作。在这个过程中，基层医院将病人唯一主索引(MasterPatient Identify，MPI)连同挂号信息上传到区域卫生信息交换平台电子病历数据中心，构成电子病历新的内容；交换平台消息服务则将病人挂号信息发送到远程专家工作站，或发送到待诊病人队列。远程专家就诊时，根据该病人的病人唯一主索引从电子病历数据中心提取病人病历和健康档案，从而可以了解该病人既往病情。远程专家通过音视频系统询问病史，查看病人情况，基层医生配合异地专家完成查体，并将病史和查体结果写入医生工作站，最终查体结果将会上传至交换平台电子病历数据中心，再由交换平台消息服务将这些新信息发送到专家工作站，远程专家确认后系统自动追加到病人电子病历中。远程专家开具的检查检验申请项目、处方、诊断以及基层医疗机构的检查检验结果等都通过交换平台电子病历数据中心和消息服务传递，从而实现电子病历共享和互操作。远程门诊活动过程中产生的业务信息自动汇集到数据中心，成为电子病历新的内容，供后来者查阅，如图 9-10 所示。

(二) 远程查房

传统的以医院管理为中心的 HIS 系统正逐渐向以病人为中心的临床信息系统转变。HIS 系统的医生工

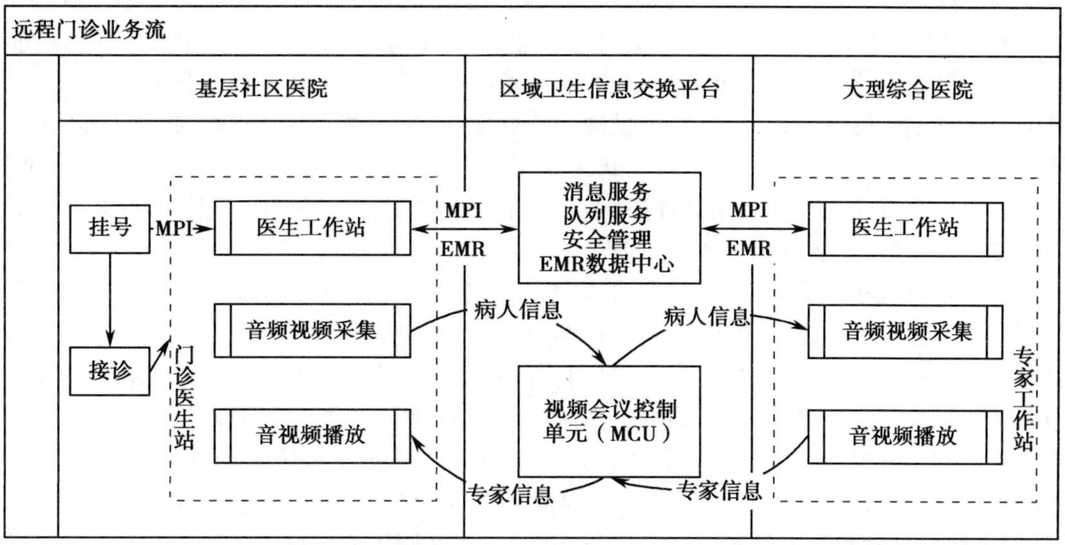

图 9-10　远程门诊业务流

作站一般安装在固定的计算机内，不利于医生与病人的即时交互。特别是医生在查房过程中需要携带纸质病历等资料，不能有效利用医院数据库里已有的病人信息，并且不能够及时把下达的医嘱录入计算机。以骨科诊疗为例，影像学资料是不可或缺的临床参考，但随时携带繁多的胶片无疑增加了查房负担。无线网络技术为远程查房奠定了基础。远程查房系统依托无线网络，医护人员可以做到移动办公，随时调阅所需病人的信息，并查看相关检查、检验结果。跨平台远程控制技术的组间原理是通过移动终端间接操作计算机，因此所有工作计算机所装软件的功能均能实现。主要包括：

1. 患者信息　包括患者的自然信息、生命体征信息以及门、急诊病历信息等；

2. 医嘱信息　可现场下达医嘱，也可以显示已下达的长期、临时医嘱，同时嵌入药品监控系统(PASS)，实现药品的实时监控、药品相互作用监测、自动分析用药配伍禁忌并提供相关建议；

3. 查询功能　可查询各种检查、检验信息结果，各类医学影像结果，方便对病情进行实时讨论和评估；

4. 病历书写功能　使用虚拟键盘或手写笔书写病历，方便记录上级医生的指示。

通过以上功能模块，可以通过移动终端在任意无线网络覆盖的区域，实现对病情的实时记录和处理，方便医嘱快速下达和执行。医生使用支持无线网络的平板电脑或其他类型的手持终端进行远程查房，可以使医生像在办公室工作一样，随时查看生命体征数据、病人的病历、检查检验报告、调阅病人的医学影像资料等。特别是当医生在外出差时，远程查房不仅可以让医生及时了解科室危重病人的情况，还可以通过无线终端与科室其他医生一起讨论患者病情，下达新的医嘱，使病人得到最优的治疗方案。

第四节　电子病历在“互联网＋健康管理”中的应用

一、“互联网＋健康管理”应用场景分析

随着我国经济快速发展，人们对健康管理的意识也在迅速提高。近几年，常规体检、健康咨询传播、健康指导、心理咨询、个人健康档案建立、慢性病监测管理等健康管理产业受到市场极大的关注。

健康管理是对个人及健康人群、亚健康人群、疾病人群的健康危险因素进行全面监测、分析、评估、预测、预防和维护的过程。而运用专业的医疗知识和信息技术在健康保健和医疗的基础上建立的一套完善、周密的服务程序，就形成了“互联网＋健康管理”的模式。

“互联网＋健康管理”作为一种服务，健康管理的模式一般包括三个部分：

1. 个人健康信息管理　收集和管理将用于健康及疾病危险性评价、跟踪、健康行为指导的个人健康信息。

2. 个人健康与慢性病危险性评价　当完成个人健康信息收集后，通过疾病危险性评价模型分析计算，得

出按病种的疾病危险性评价报告。健康管理者及个人能够清楚地了解个人所患慢性病的危险性。

3. 个人健康计划及改善的指导　一旦明确了个人所患慢性病的危险性及疾病危险因素分布，健康管理服务即可通过个人健康改善的行动计划及指南对不同危险因素实施个人化的健康指导。

目前市场上移动端的健康管理APP数量呈现爆炸性增长，越来越多的人开始使用这类APP来管理"自身数据和状态"。比如很多人用APP监测自己每天走了多少步，每天消耗了多少卡路里，自己的心率和血氧水平是多少等等。但是很多人发现其用途并不大，真实的情况是，很多APP仅仅达到提醒的作用，但是数据或者过于简单，或者没有后续的跟踪服务。

但是一些在专科垂直领域方向的APP取得了很大的成功，比如说经期管理APP"大姨妈"，可以记录经期、心情等信息，并通过用户的记录预测经期、排卵期，还具有月经病/经前综合征的自测与建议、美容塑身保健贴士推送、社区讨论等功能。还有慢性病种血压管理APP"木木健康"通过软硬件相结合，通过健康数据指数的变化趋势来预警会出现的健康问题，为客户多种隐含的心理需求提供的精准的服务。

最初电子病历的内容是指患者自入院到出院这期间的医疗与护理过程和所做的一切记录，而电子病历高级阶段的内容应是突出以人为本，记录的是一个人终身的医疗保健等信息记录，更加注重医疗协调和大数据分析，以实现个性化体检和精准健康管理。以下主要从"互联网＋糖尿病管理"、"互联网＋围产期管理"及"互联网＋心理咨询"三方面描述电子病历在健康管理专科领域中的应用和发展。

二、电子病历在"互联网＋糖尿病管理"应用

目前2型糖尿病的蔓延已成为全球各国特别是发展中国家面临的重大公共卫生问题，我国糖尿病的患者已达到1.14亿，成为糖尿病第一大国。糖尿病以其发病率高、并发症复杂、社会负担沉重，管理糖尿病已经发展成为社会、家庭、患者的重要任务。因此，对于糖尿病患者来说，疾病控制更多依赖于日常在家的自我管理，良好的自我管理对于控制糖尿病慢性并发症意义重大。

传统的糖尿病患者门诊、住院部管理存在的医务人员工作繁重、没有时间进行有效的健康教育问题、糖尿病患者管理中断，缺乏连续性的问题以及管理缺乏综合性。

随着互联网技术的大力发展，越来越多的研究学者们在将目光移向远程医疗平台，借助于互联网和信息技术的相关力量，通过全新的一些服务方式、管理行为来促进医学的发展。而"互联网＋"糖尿病管理模式也是其中一个重要的分支，目前的管理模式主要包含以下四个部分：

1. 精细化管理　通过将糖尿病防治五架马车进行个体化和精细化，形成完整合理有效的诊疗和照护方案，包括药物治疗、饮食干预、运动指导、居家自我监测、健康教育。

2. 家庭协同管理　通过互联网方式，将患者的家庭成员或监护人纳入到糖尿病管理中，通过患者的家庭成员来干预规范患者居家日常生活行为。

3. 连续性管理　结合已有的复诊和分级诊疗，对患者进行有规律的回访，调整患者的照护方案，达到血糖达标的目的。

4. 分级干预管理　通过系统、远程医助、护士、专科医生等不同角色，对患者的居家血糖监测进行分级干预指导，既能减轻医生的负担，又能有效指导患者血糖异常的情况。

传统糖尿病管理模式向互联网糖尿病管理模式的转变，使得糖尿病患者可以得到直接、有效、全面、系统管理，从而可以达到早预防、早诊断、早治疗。同时也可以为糖尿病综合管理团队持续提供患者的信息，为临床决策提供可靠依据。

模式的转变需要互联网技术的支持，最主要是需要规范化数据的支撑，数据主要包含以下两部分：

1. 糖尿病家族人群数据库

(1)糖尿病患者数据库：主要包括：①患者信息(基本信息、体征信息、生活方式、重要病史、家族史等)；②体格检查；③生化指标；④治疗用药；⑤自我管理；⑥慢性并发症、急性并发症的情况。

(2)糖尿病历患者日志数据：主要记录患者血糖监测、体重、腰围、腹围、血脂变化的持续信息。

2. 糖尿病专科领域知识库：①糖尿病基本知识；②糖尿病并发症知识；③健康教育咨询指导信息。

糖尿管理管理涉及的数据种类多、全面而且会持续增长，需要对患者数据、专业知识不断地更新和记录，电子病历目前在我国三甲医院的使用已经很普及，技术和临床数据积累到了一定的程度，现在都将注意力转

向新的和更高级的IT技术，更好地做准备，以实现医疗协调和数据分析驱动的人口健康管理。规范和糖尿病防治指南的糖尿病电子病历是实现“互联网＋糖尿病”管理模式的基石，以实现各医疗机构糖尿病慢性病管理数据的资源共享无缝连接，从而数据积累到可以实现建立个人的糖尿病数据模型，提供个人性化的慢病指导。

研究成果表明，采用糖尿病全科门诊结构化电子病历系统后，病史质量指标（完整病史率、合格病史率）、医疗服务质量指标（患者人均接诊时间、医生对病情和药物服用方法和注意事项说明率、及时就诊率、血糖监测及时率、处方合格率、健康宣教率）、血糖控制指标（空腹血糖、餐后2小时血糖、糖化血红蛋白水平）及满意度指标（患者满意度评分、医生满意度评分、医院管理者满意度评分）都较传统病历有显著改善，有利于对2型糖尿病的有效控制。

三、电子病历在“互联网＋围产期管理”应用

世界卫生组织最新统计数字，全球每年有50万名妇女在怀孕或分娩时死亡，1100万婴儿活不到5岁。我国孕妇的死亡率为21.7/10万，婴儿死亡率为8.9‰，远高于世界平均水平。在死亡的婴儿中，73%归结于6种疾病，分别是肺炎、痢疾、产前死亡、疟疾、败血症和分娩缺氧。胎儿和婴儿健康源于妇女健康和女性孕期健康，因此妇女孕期健康对于婴儿健康十分重要。

围产期，是指怀孕28周到产后一周这一分娩前后的重要时期。围产期保健的目的是降低婴儿及母亲的发病率和死亡率。围产期保健是指产前、产时和产后的一段时间内，对母亲、胎儿和新生儿进行一系列的保健工作，使母亲健康和胎儿、新生儿的成长发育得到很好的保护。

传统的围产期管理需要产妇按照管理流程定期到医院进行产检，进行孕妇的体重、营养、血糖等管理，以发现孕妇存在高危因素。其主要问题是a)定期检查的方式是否能够真正及时发现潜在高危因素，b)产检数据还是以纸质形式来建立产妇孕期的健康档案，并且缺乏产后产妇和新生儿健康跟踪数据。

2016年4月“互联网产检”模式正式落地深圳市妇幼保健院。据了解，该院与“天使医生”围产期健康管理中心合作开通了“围产期健康管理系统”，为前来市妇幼保健院就诊的孕产妇提供从医院到家庭、从孕妇到胎儿的完整围产期健康管理互联网服务。届时，前来该院就诊的孕产妇，在家中即可进行体重、营养、血糖等管理。而且，医生可通过医生工作站对孕产妇的心率、血氧、血压、血糖、体温、体重以及胎儿的胎心、胎动等健康数据进行实时监测，及时发现高危因素，并提醒就医，为孕产妇尤其是高危人群提供更便捷的孕期保健服务。

值得注意的是，使用该系统的孕妇还可以享受多项便捷服务，比如足不出户、在线上收看孕妇学校视频课程，预约、签到线下孕妇学校课程；通过智能蓝牙医疗设备、手机APP可以实时记录、监测孕妇健康状况，实现个人数字化产检档案，当健康数据超出正常范围值时，医院端工作站系统自动报警，提醒孕妇及时前往医院就医；医生可根据数据提供个性化医疗方案，更好地监护孕妇及胎儿的健康。

“互联网＋围产期”管理模式将需要将传统管理模式纸质版数据的电子化、标准化并且实现实时监测孕妇的健康状况，形成电子病历，建立孕妇健康档案，持续数据监测和强烈数据分析需求对电子病历的提出更高的要求，需要电子病历系统性能和符合围产期管理规范电子病历数据，制定专科电子病历标准似乎是目前我国电子应用的发展方向。

四、电子病历在“互联网＋心理咨询”应用

2020年抑郁症会成为全球第二大疾病，中国目前有700多万患者，只有10%得到治疗。睡眠问题人群中，睡眠障碍人群就占到60%。而且各种人群的压力越来越多，特别是一线城市被快节奏生活所影响的人群。而且心理疾病和其他病症都很相关，更添加了这方面的诉求和疏导需求。

“互联网＋心理咨询”模式的出现，一边扩大用户对心理咨询的认知，一边将专业咨询搬到线上，同时为心理咨询师建立群体管理和案例管理等工具和系统。该模式主要通过电子信息和通信技术为来访者提供心理的支持、诊断、评估、治疗、咨询及干预等众多心理咨询服务，它不是传统心理学的替代，而是一种提升传统心理咨询效果的手段和资源。心理学家使用互联网开发的一些程序来进行心理评估、心理干预、心理疏导、职业规划与指导等。

心理咨询领域数据的积累对该领域研究发展十分重要，传统的精神心理咨询门诊病历仍然是医生手写的纸质版存放，“互联网＋心理咨询”管理模式得以延续和发展主要高质量数据的积累。心理咨询数据主要有量表调查数据、初步评估报告（在线提问解答记录、在线测验报告、医生观察数据）、治疗方案报告、处理报告、诊断报告及结果报告。此种方式虽然解决数据管理问题，但是数据主要还是文本形式呈现，很难达到智能辅助业务人员进行科研统计工作。通过规范业务流程，及建立标准信息模型，从而制定心理咨询专科领域标准电子病历功能规范，最后完成心理咨询电子病历标准化。

第五节　电子病历在互联网医疗中的困境和问题解析

一、互联网医疗相关法规问题

互联网医疗行业主要包括预约挂号、在线问诊、医药电商等几大板块的服务，互联网服务商利用移动终端和以互联网为载体，开展健康咨询、疾病评估、挂号缴费等医疗健康服务。但是由于对虚拟网络的高度依赖性，造成其具有很大的现实危险和法律风险。其中以在线问诊在法律上所引起的争议和讨论最多，患者只通过互联网在线或移动医疗软件向医生传送自身患病或者身体不适等信息，既没有通过专业的医疗设备检查，也无医生的当面诊断，这样很容易造成误诊或延诊，会给患者的人身和财产带来极大地损害。同时在线解答医生和专家的资质及身份也难以得到保证，很容易造成医疗事故。政策监管的缺失也在一定程度上制约了移动互联网医疗行业的发展。

二、互联网医疗基础设施问题

“互联网＋医疗”的首要条件是在医疗服务机构建好互联网基础设施，包括网络基础设施、数据基础设施和标准接口。目前“互联网＋医疗”在网络基础设施方面，各级医院存在较大差异，即便是较为重视信息化建设的医院，也仍旧落后于互联网发达国家的水平，其网络仍需进一步普及，网速有待提升；在数据基础设施方面，医疗数字化程度不够，数据采集交换标准、接口不统一，数据资产的管理重视不足，开发力度不够，导致健康公共数据资源可获取性、可访问性、再利用性和再开发性等均有待改进；在标准接口方面，缺乏统一、公认的标准，病种编码、收费代码、药品和耗材数据库等都是各省、各医院各自为政，医院信息数据非结构化、阻碍了信息共享和流通，导致信息孤岛现象严重。此外，信息安全和支付安全问题急需解决。

三、电子病历存储与传输的安全性问题

在目前医患纠纷频发的背景下，患者对于个人医疗信息的知情权诉求更加强烈，所以医疗信息在医院和患者以及院际之间的共享成为必然趋势。同时由于个人电子病历信息涉及诸多个人隐私，如何保护这些信息不被窃取也成为一个非常迫切的研究课题。

电子病历信息共享中面临的安全隐患包括：

1. 医院信息系统本身存在安全隐患　所有在医院局域网内的计算机使用人员都可能是信息的窃取者。

2. 不同的医院之间电子病历信息的共享要通过因特网（或者专门的医院网），而这些在外部计算机网络中传播的信息很容易被黑客所拦截和窃取，从而造成患者个人隐私的泄露。

3. 医院信息系统内部管理不规范　主要包括访问权限管理的不规范等，造成低权限的人可以越级阅读或修改患者的电子病历信息。

因此，应建立电子病历信息安全系统，将数字证书、身份签名认证、时间戳技术、电子签名等技术应用到电子病历中；加强与其他医疗机构的合作，针对自身具有的特点，开发实用性强、安全性高的软件设施，从而推动医院的发展。

（一）加密技术

加强病历系统及相关数据自身的安全性和保密性，防止从外部将数据进行破析。例如加强身份验证：保证只有合法的用户才能登录并使用数据库，从而保证机密。具体来说，在监管层面，对医师等级权限进行设置，强化监管制度，对查阅、输入和修改电子病历要有严格的等级授权，为了保证相关文件在存储与传输过程

中不被恶意的第三方截获与篡改，可以使用特定软件将病历文件加密保存。同时，将每位医师修改病历的过程痕迹也以加密形式保存在服务器上，同时建立安全日志保存在数据库中。

（二）第三方数字证书认证技术

数字证书认证技术是保证网络传输安全的一种重要技术手段，正在逐步被推广和使用，也正被广大使用者所接受。它是有效预防信息被删改的一种常规保障手段，它通过发送验证消息的方法使接受方具有鉴别真伪的能力。目前，认证方式的形式多样，以数字认证中的数字签名举例来说，应用数字签名技术需要建立相关的一整套公钥基础设施（PKI），从技术层面保证网络身份认证、信息安全和过程监控等问题，可以作为安全基础平台服务于电子病历系统。PKI 是一个集合一系列相关内容，实现基于公钥密码体制的公钥身份证书产生、应用、验证等功能，作为安全设施的最基本内容，PKI 通过提供各项安全服务，以确保电子病历数字签名的安全需求。

（三）第三方监管、存储机构

应当逐步引入独立于医疗机构和患者之外的第三方监管、存储机构，对院前电子病历系统的服务器进行更加合法有效的监督管理，强化院前电子病历的后台服务器的安全，保障电子病历的有效法律证据性。同时，采用定期异地备份保存院前急救电子病历数据信息，可以在医疗纠纷中作为第三方参考数据，从而降低发生医疗信息违规操作的可能性，保障院前急救电子病历信息的完整性和安全性。

中国互联网医疗产业发展具有市场空间大、各类数据丰富、医疗卫生信息化基础良好、互联网（尤其是移动互联网）普及率高、社会资本充沛、资本市场相对完善等有利因素，但同时也面临着应用领域如何深化拓展、法律政策监管不完善、用户隐私无法保证、医疗纠纷时有发生、医疗机构间信息共享困难等一系列问题。在此背景下，一旦政策瓶颈获得突破，中国互联网医疗产业将迎来巨大发展。

（吴庆斌　王美琴　邓兴文）

参考资料

1. 李小华，陈玉兵，赵霞，等.互联网+医疗.北京：人民卫生出版社，2015.
2. 周毅，高昭昇，李小华.互联网+健康.北京：人民卫生出版社，2016.
3. 国家卫生计生委《远程医疗信息系统建设技术指南》.2014.
4. 国家卫生计生委《远程医疗信息系统技术规范(征求意见稿)》.2014.
5. 李小华.移动医疗技术与应用.北京：人民卫生出版社，2015.
6. 陈昊.基于移动物联网的区域协同心血管病急救模式研究.第三军医大学，2012.
7. 高玉平，李冰华，黄刊迪，等.区域医疗信息共享中健康档案安全与隐私保护的领域分析.中国数字医学，2013(11)：69-72.
8. 吴庆斌，周佩如，魏曦."互联网+糖尿病管理"平台设计及应用.中国数字医学
9. 李昱东，李文昌，陈玲，等.糖尿病全科门诊结构化电子病历系统建设的研究.中国全科医院，2014，17(16)：1837-1840.
10. http://toutiao.com/i6275426313108980226/.
11. 王蕾，赵国光."互联网+医疗"的困境及政策解析，中国医院，2016，20(2)：45-46.
12. 姚玥君，尹兴雄.院前急救电子病历档案信息安全管理探析.科技传播，2016，8(8)：82-83.

第十章　电子病历在精准医疗中的应用

随着精准医学研究纳入我国国家科技部重点研发计划，精准医学的发展将得到空前的支持力度。信息技术在精准医学中扮演着重要的角色，以电子病历为核心的医院信息系统是临床数据的主要来源，发挥着医疗数据整合、业务整合和数据共享的作用。此外，电子病历也推动着精准医学研究，促进数据到知识的转化。新型电子病历向基于标准化、集成共享、互联互通的趋势发展，依托电子病历为核心的医院信息系统将是精准医疗的主要支持力量。

第一节　电子病历对生物信息的整合

一、生物信息及其技术发展

(一) 生物信息学研究

生物信息学作为一门新的学科领域，它是把基因组 DNA 序列信息分析作为源头，在获得蛋白质编码区的信息后进行蛋白质空间结构模拟和预测，然后依据特定蛋白质的功能进行必要的药物设计。基因组信息学，蛋白质空间结构模拟以及药物设计构成了生物信息学的 3 个重要组成部分。从生物信息学研究的具体内容上看，生物信息学应包括这 3 个主要部分：①新算法和统计学方法研究；②各类数据的分析和解释；③研制有效利用和管理数据新工具。

(二) 测序技术的发展

从 1977 年 Sanger 等发明的脱氧测序法到现在的第 2 代和第 3 代测序，技术不断革新，测序通量也大幅攀升，而单位碱基的价格也是急剧下降。相对于传统测序的 96 道毛细管测序，第二代(Next Generation Sequence，NGS)测序一次实验可以读取 40 万～400 万条序列。读取长度根据平台不同 25～450bp，不同的测序平台在一次实验中，可以读取 1～14G 不等的碱基数，这样庞大的测序能力是传统测序仪所不能比拟的。

第二代测序技术在生命科学及医学领域方面的研究和应用越来越广泛，研究人员提取患者血液或组织样本中的 DNA，利用高通量 DNA 测序仪检测获得基因组数据，采用生物信息分析和挖掘算法，提炼出疾病相关的遗传变异信息，为疾病的诊断、治疗和预防提供科学依据。

主要的技术进步通常会带来超越技术初始目标的创新和改变。第二代测序技术、各种组学的应用、不断增长的计算能力和日益累积的“大数据”，将促进精准医学在肿瘤学中的发展。癌症作为一种复杂疾病，其致病机制、分型标记和演化过程都是亟待研究破解的科学问题，癌症患者个体间的差异更是目前临床治疗面临的一大挑战。

第二代测序已经能实现对肿瘤基因组进行系统性评估。测序性能的提高以及测序成本的下降，使基因组学数据已经可以融入到常规临床护理和药物研发中。目前已经开展了为个体患者的疾病订制特异性治疗方法的临床试验，第二代测序可能成为常规诊断的重要工具，当与基于突变谱的临床相关的治疗算法相结合时，将对癌症患者结果产生有益的影响，如图 10-1 所示。在未来，整合系统生物学方法除包含基因组学外，还包括表观基因组学、通路分析，以及从肿瘤微环境中得到的信息。预期这种整合系统生物学将会改善临床决策的制定。利用第二代测序来阐明躯体基因组变异对治疗结果的影响是重要的第一步。

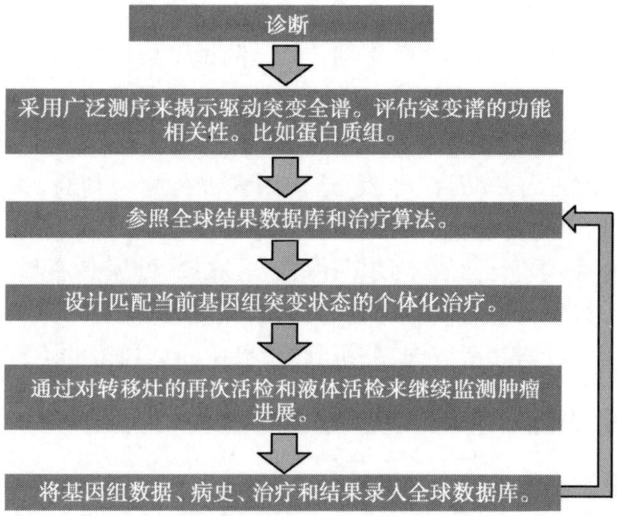

图 10-1 准医学时代的癌症治疗模式

二、生物信息的临床价值

（一）基因检测的临床价值

《迈向精确医学——构建生物医学研究的知识网络和新的疾病分类法》（以下简称“迈向精确医学”），明确提出了“精确医学”的概念及其核心内涵。该报告认为，“要建立这样一种医学模式：将个体的临床信息和分子特征用来构建一个巨大的‘疾病知识网络’，并通过这种知识网络来支持精确诊断和个体化治疗”。这种疾病知识网络的特点是，把个体的基因组、蛋白质组和代谢组等各种分子数据与临床信息、社会行为和环境等不同层级、不同维度的数据进行整合，其目的是，“获取决定个体健康状态的极端复杂的影响因子或发病机理”。

生物复杂系统最主要的特点是，每个活动都是众多不同的基因、蛋白质、代谢小分子之间相互作用的结果；虽然精准医学不仅仅指基因检测，但精准医学一定是建立在此类种种大数据之上，探索疾病预防和处置的新方案。

基因检测被广泛应用于癌症的诊断和治疗，例如癌症患者获得全基因组 DNA 序列，也可以测定癌组织的基因组序列，发现导致癌症的可能遗传和新发变异，这些分子诊断的信息可以用来判断癌症的发生原因、发展状况和可能的变化趋势。在癌症治疗方面，通过药靶基因检测确定癌症对应的靶向药物。

在遗传病治疗上也有广泛应用，例如婴儿一出生，就可以通过基因检测判断其是否继承了某些遗传病，可以马上开始干预性治疗。目前，已有数千种遗传疾病相关基因被发现，我们国家正在建立标准和试点，并批准了部分基因检测在临床的应用，包括遗传病诊断、产前筛查、植入前胚胎遗传学诊断、肿瘤诊断等。

癌症是当前危害人类健康的主要疾病之一，目前已经成为精准医学的主战场之一，高通量技术在肿瘤诊断中发挥着重要的作用。高通量 DNA 测序技术不仅能检测染色体结构变异、拷贝数变异、序列信息变异等基因组水平遗传变异，可以分析 DNA 甲基化、组蛋白修饰等表观遗传学状态，还可以结合 RNA-seq、ChIPseq 等相关技术分析基因的表达调控。应用高通量 DNA 测序技术在分子生物学水平上对癌症进行全面系统的研究，可以获得大量多维的肿瘤数据集，用科学统计分析方法，提炼出于肿瘤相关的基因组突变或修饰信息，将有助于癌症预防、诊断和治疗新技术及新手段的开发和应用，为人类攻克肿瘤的道路奠定基石。

（二）全基因组关联研究

全基因组关联研究（Genome-Wide Association Studies，GWAS）是指在全基因组层面上，开展多中心、大样本、反复验证的基因与疾病的关联研究，是通过对大规模的群体 DNA 样本进行全基因组高密度遗传标记（如 SNP 或 CNV 等）分型，从而寻找与复杂疾病相关的遗传因素的研究方法，全面揭示疾病发生、发展与治疗相关的遗传基因。自从“人类基因组计划”完成，就出现了可用于客观地鉴定与某种表现性相关的基因的全基因组分析平台。GWAS 通常关注 SNP 与重大疾病之间的相关性。

第一个成功的 GWAS 报道于 2005 年，研究患有老年性黄斑变性的患者。该研究发现了 2 个 SNP 具有与健康对照组显著不同的等位基因频率。截至 2011 年，已测试了数以十万计的个体，对超过 200 种疾病和特征进行了超过 1200 个 GWAS 研究，发现了接近 4000 种 SNP 相关性。

目前国外已通过全基因组遗传流行病研究，以淋巴癌为例，找到超过 20 个可能导致这一病症的基因点位，如果人体的基因组符合这些特征，并结合“种族”这一因素进行综合判断，该个体得淋巴癌的最高可能性将达 52%。GWAS 为全面系统研究复杂疾病的遗传因素掀开了新的一页，为我们了解人类复杂疾病的发病机制提供了更多的线索。目前，科学家已经在阿尔茨海默、乳腺癌、糖尿病、冠心病、肺癌、前列腺癌、肥胖、胃癌等一系列复杂疾病中进行了 GWAS 并找到疾病相关的易感基因。

学应用全过程的生物医学大数据参考咨询、分析判断、快速计算和精准决策。

三、基于生物医学信息的电子病历

精准医学是将基础医学数据与临床医学数据进行匹配、挖掘、应用的新型医学模式。逐步了解各类组学研究的原理、业务逻辑及数据特点，并以统一的数据模型对其进行整理，从而支持基因型-表型之间对应关系的发掘、整理及应用。实现精准医学研究需要整合临床数据与组学数据，精准医学的临床实践需将精准医学的分析规则嵌入业务系统。

早在 21 世纪初，积累的生物样本与电子病历记录联合，使得研究遗传变异和表型的比较分析成为可能。除了疾病和遗传性状的分析，电子病历对于分析药物遗传学特征和反向遗传学的研究也起着不可或缺的作用。

到 21 世纪的中后期，一些医疗机构开始用医疗信息系统收集病人的生物样本，关联到电子病历中的数据。美国国家人类基因组研究所（NHGRI）资助的电子健康档案和基因组网络（eMERGE）项目，自 2007 年开始，由 9 个研究工作组和 1 个协调中心组成，旨在美国建立起电子健康档案与基因组的关联网络。该项目验证了电子病历中的临床数据能够成功用于基因组学的研究。

现阶段，医疗机构普遍采用基于生物芯片的遗传病基因检测技术和科研电子病历系统作为高通量大规模的筛查工具。并将检测结果整合到电子病历。一方面，解决了检测结果的数据收集、保存所面临的问题，另一方面，为开展大规模的基因筛查工作提供强有力的技术支持。基于生物信息的电子病历系统，从而使遗传病患者的基因诊断更加全面、准确、快捷。

在国外，已有多项研究将药物遗传学检测结果整合到电子病历中。药理基因组学的检验咨询提供了每个测试结果的演绎过程，全面记录的药理基因组学试验结果的解释，将检查结果以文档的形式载入电子病历中，并以临床决策支持系统（Clinical Decision Support System，CDSS）来支持医生诊断并下达医嘱。

这种机制的实现需要多学科、多部门的协调和努力。需要遵循的标准化的机制将实验室检查结果传输给医嘱下达者，保证检查结果的互联互通和可共享性。

在国内，一些医疗机构将遗传性疾病产前诊断结果纳入患者的电子病历中。例如地中海型贫血，通过分子诊断技术对临床病例确诊，以及以预防为目的的分子水平的筛查和高风险胎儿的产前诊断。通过对患者 DNA 的 α 和 β 珠蛋白基因的突变及其基因型进行分析，可以完成绝大多数 α 和 β 地中海贫血患者的临床确诊，并可根据基因型检测结果进行临床分类、准确预测其病程和预后。

第二节 电子病历与精准医疗

一、精准医疗与生物医学大数据

从相关数据的收集，到数据的分析，精准医学的各个环节都与信息化技术密不可分。未来生物医学研究与医学实践也将依赖于多种领域交叉融合的信息。然而，生物分子对健康和疾病的影响的复杂性，使得在分子水平精准理解疾病面临着巨大的挑战，这也呼吁一个以“互联网＋”为依托的更加全面系统的研究资源池。比如，对于临床研究来说，一个全面健康的模型的建立必须要依靠全面的数据，比如罕见疾病的信息收集等。目前推行的肿瘤精准医疗，也是从建立大数据平台，共享基因数据，生物样本、生活信息以及所有电子健康信息作为出发点。

（一）精准医学中的数据来源

美国政府提出了一个“精确医学先导专项”(The Precision Medicine Initiative，PMI)。2015 年 9 月，该专项的工作小组向美国国立卫生研究院提供了一个研究报告，详细分析了如何实施这项任务：“为了成功实施‘精确医学先导队列项目’(PMI Cohort Program，PMI-CP)，需要采用成熟的以及全新的方法和技术来进行数据采集和管理”；其核心数据集包括电子健康档案、健康保险信息、问卷调查表、可穿戴设备健康信息采集和生物学数据(各种组学数据，肠道菌群数据)等 5 大类型。从个体有关层次尽可能完整地获取数据，包括个体的微观层次(基因组、转录组、蛋白质组、代谢组等)、个体的宏观层次(分子影像、行为方式、电子健康档案等)、个体的外部层次(肠道菌群、物理环境、社会条件等)；然后对这些不同层次的数据利用各种信息分析技术进行整合，形成一个各个信息层之间不同类型数据有着高度连接的疾病知识网络；理想情况下，每个信息层与其他所有各信息层之间都形成连接：使得征兆和症状与基因突变相连，基因突变与代谢缺陷相连，暴露组与表观基因组相连。

环境、社会对于个体的健康及疾病状态会产生深远的影响。尽管目前存在大量的基因多态性与发病风险之间的关联，但除少量的单基因病以外，其他的关联对于临床的影响均较弱。对于糖尿病、高血压等多因素致病的疾病而言，单纯依赖基因的差异对临床诊疗进行干预是不合理的。因而，精准医学的模式需覆盖患者的环境暴露、生活习惯、社交媒体、可穿戴设备测量数据、患者自测数据等信息。

就生物学数据集成而言，有研究曾建立“整合的个人多组学谱”的数据库，能够包含表型组谱、基因组序列、转录组表达谱、蛋白质组表达谱和代谢组表达谱等数据库。在基因研究上，目前，几种基于基因型的数据库已经开发出来，以用于识别与特定表型相关联的标记，并且识别基因型如何影响患者对治疗的反应。目前人类基因突变数据库注释了疾病表型的突变体。这个资源成为遗传顾问、基础科研人员和临床医师的无价之宝。香港理工大学研发了分析基因之间的相互作用的大数据平台，可揭示在癌症中基因网络的失控机制。结合基因组与蛋白质组的比较分析，寻找药物的靶点即药物基因组学。药物基因组知识库收集了已知的影响患者对药物反应的遗传信息。目前，基于基因组与蛋白质组以寻找药物的靶点的药物基因组学是精准医学关注的焦点。

临床医学信息主要来自临床数据以及医疗相关的科研与服务数据。一般由各类健康护理工作人员收集或者医疗仪器自动采集，主要来源有临床科室、实验室、费用报销、健康管理、社交网络等。建设有集成平台、生物样本库、专科病历库的新型电子病历已经部分的实现临床数据的整合。集成平台支持不同系统之间的医疗数据整合、业务整合与数据共享，包括了电子病历、检验数据(生化检查、免疫检查、PCR 检查等)、影像数据、药物评价、诊疗路径记录等。传递和展现整个医疗过程中的相关信息，为临床数据中心的数据来源提供技术基础和保障，对业务系统提供标准的信息交换服务。生物样本库的建设将生物样本库与科研电子病例的有机结合，样本供体、样本本体和样本衍生物进行综合管理。面向临床科研项目管理、数据采集和统计分析的临床专病数据库建设，内容涵盖临床科研中科研项目管理、病例报告表单(Case Report Form，CRF)设计、科研数据采集、查询和导出等主要过程，支持临床科研的回顾性和前瞻性两种类型的研究，实现对整个医疗机构的临床科研的集中统一管理以及单个科研项目的个性化支持。此外，精准医学将推动分子生物学数据纳入临床数据检查范畴。电子病历存在潜在的巨大价值能够被用于基因组学的研究中。在国外，已有多项研究将药理遗传学检测结果整合到电子病历中。药理基因组学的检验咨询提供了每个测试结果的演绎过程，全面记录的药理基因组学试验结果的解释，将检查结果以文档的形式载入电子病历中，并以临床决策支持系统来支持医生诊断并下达医嘱。整合分子生物学数据的标准化也是一个值得关注的问题。分子生物学数据整合与电子病历系统整合的标准化工作开始于 10 年前。HL7 International 成立了专门的 Clinical Genomic 工作组，此工作组的工作内容是开发出相应标准并促进个人基因组学数据与临床信息系统的交换。

（二）精准医学中的大数据分析和应用

生物复杂系统最主要的特点是，每个活动都是众多不同的基因、蛋白质、代谢小分子之间相互作用的结果；复杂疾病发生发展过程存在一种普遍的临界现象，即由一个相对稳定的状态，经过一个临界点后在很短的时间内快速地进入另一个稳定状态。因此生物大数据的高维相关性信息对于疾病前兆的诊断具有重要指导意义。细胞分化及炎症到癌恶性转化就是这样的一种现象。为了探测临界现象的快速现象及其关键因子，我们提出了基于大数据的动态网络标志物理论和方法，即采用动力系统分叉理论研究动态生物网络在临界点附近的动力学行为，利用高通量数据的动态性质来预测复杂疾病发生发展过程临界现象及其关键因子的新概念和理论。不同于传统的、主要用于检测状态变化的分子生物标志物，DNB 是一种全新的、用于探测疾病状态变化前临界信号的生物标志物，是检测疾病前的“未病状态”或“临界状态”而不是疾病后“疾病状态”或“疾病早期状态”。其关键点在于，DNB 是疾病过程的主导分子群或关键网络而不是所影响的分子群，因此 DNB 在疾病检测与早期预防，并对致病机理的发现及药物开发都具有重要指导意义。DNB 需要多样本检测，进而利用生物大数据的高维相关性信息，建立临床样本和数据检测“临界状态”的理论和方法，使实现复杂疾病过程的“未病状态”的检测成为可能。

建立多层次精准医学知识库体系，突破新一代生命组学临床应用技术和生物医学大数据分析技术，建立创新性的大规模研发疾病预警、诊断、治疗与疗效评价的生物标志物、靶标、制剂的实验和分析技术体系。以临床应用为导向，形成重大疾病的风险评估、预测预警、早期筛查、分型分类、个体化治疗、疗效和安全性预测及监控等精准防诊治方案和临床决策系统，支持精准医学应用全过程的生物医学大数据参考咨询、分析判断、快速计算和精准决策。

（三）生物医学大数据的应用服务模式

生物医学大数据技术有着广泛的应用空间。对于不同的用户群体来说，生物医学大数据的数据治理需求、隐含价值关切、算法模型生产以及应用服务模式均不相同。应用服务模式决定了技术体系架构，必须根据应用方向和用户群特点，明确应用目标和服务对象，才能真正了解医疗健康行业的大数据应用需求，建立科学的应用技术体系框架，加快技术的进步和突破。生物医学大数据应用服务模式分类如图 10-2 所示。

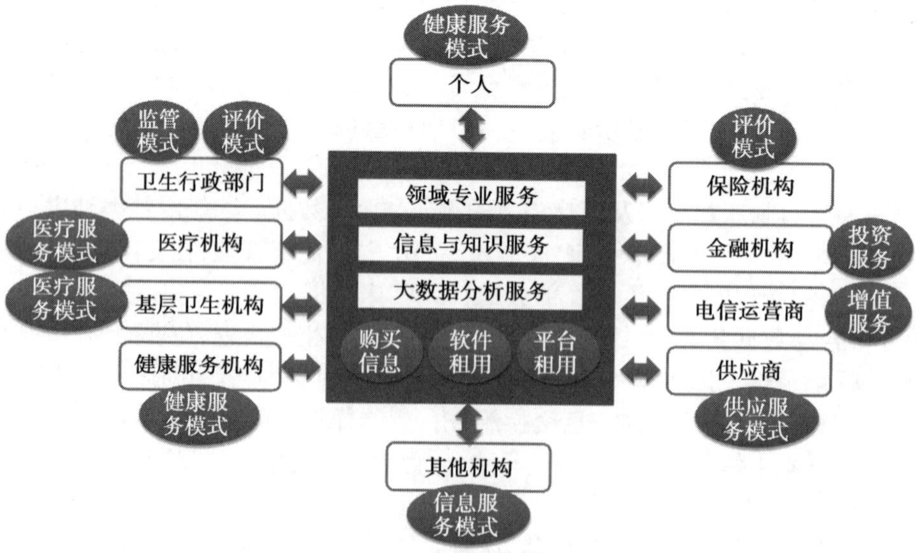

图 10-2　生物医学大数据应用服务模式分类

（四）生物医学大数据平台总体架构

从不同用户的视角来看，生物医学大数据应用技术既包含共性的关键技术，也有针对不同服务特点而产生的特定工程技术问题。结合生物医学大数据应用领域的不同服务模式，生物医学大数据解决方案的总体架构如图 10-3 所示。

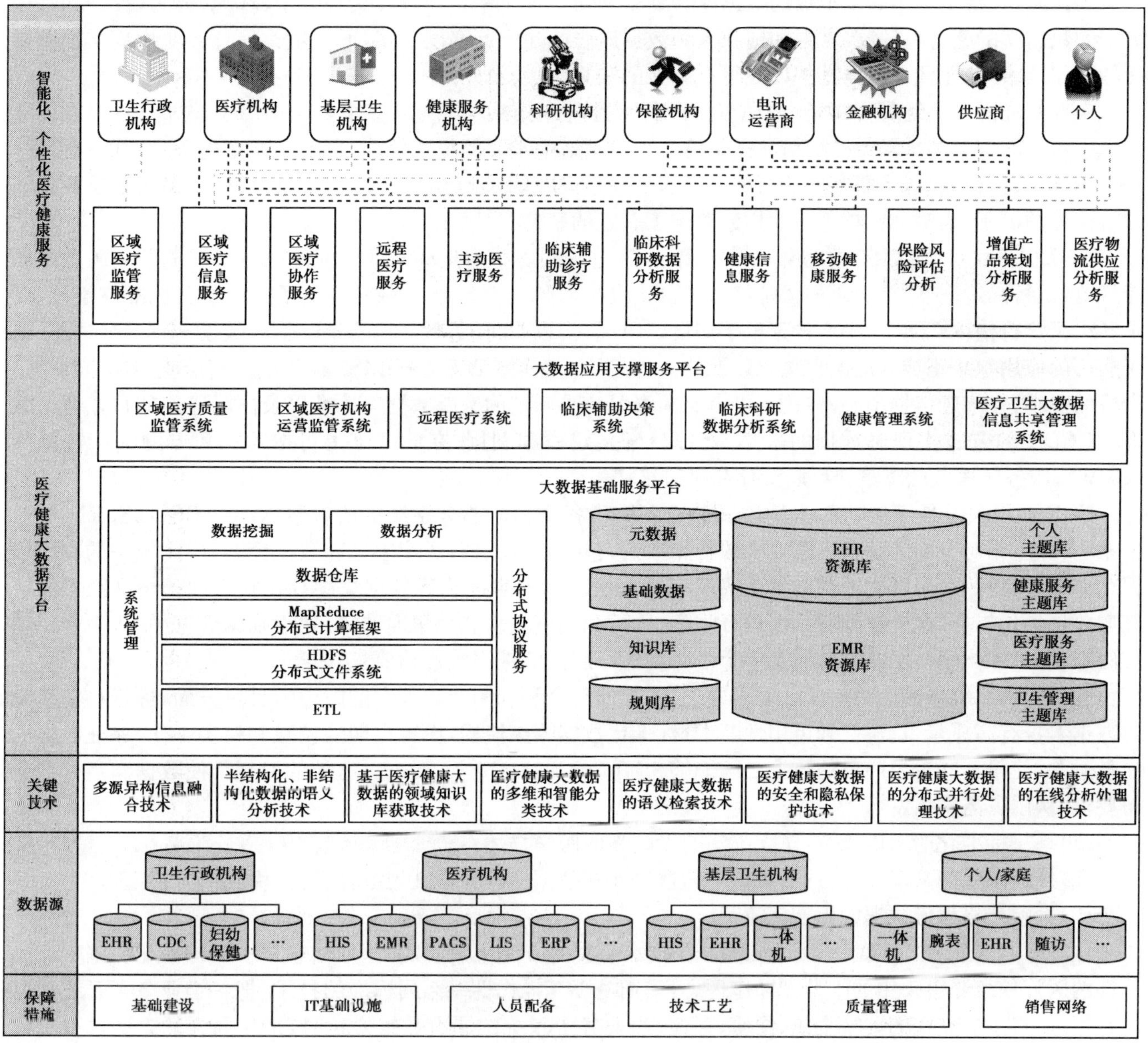

图 10-3　生物医学大数据解决方案的总体架构

生物医学大数据解决方案在构建大数据基础服务平台的基础上，重点突破生物医学大数据应用中面临的一些关键技术，包括多源异构信息融合技术、半结构化和非结构化数据的语义分析技术、基于生物医学大数据的领域知识库获取技术、生物医学大数据的多维和智能分类技术、生物医学大数据的语义检索技术、生物医学大数据的安全和隐私保护技术、生物医学大数据的分布式并行处理技术、生物医学大数据的在线分析处理技术等；同时针对不同应用服务模式，构建大数据应用支撑服务平台，包括区域医疗质量监管系统、区域医疗机构运营监管系统、远程医疗系统、临床辅助决策系统、临床科研数据分析系统、健康管理系统、医疗卫生大数据信息共享管理系统等。基于生物医学大数据服务平台，可以面向不同的服务用户或机构提供智能化、个性化的健康服务。

二、新型电子病历对精准医疗的支撑及模式

（一）精准医疗对新型电子病历数据层的功能需求

精准医学研究以大数据平台为基础，我们需要建立以患者个体为中心的，精准医学数据知识网络以及疾病分类体系，它将是一个高度集成的数据库与复杂网络。这个平台不仅要实现分子、环境、行为、社会和临床数据的数据库的整合，更需要考虑如何在各种数据库之间建立起高度连接，形成生物信息通向疾病与健康层面的知识网络，从而便于数据挖掘以获得有意义的联系。

实现精准医学最终需要建立一个全面的、准确的、从多个医学中心，多个电子病历系统以及不同基因数据库中整合的信息共享平台。病历数据是精准医学网络中重要的组成部分，目前在新型电子病历的建设中，基于标准化、集成共享、互联互通的新型电子病历系统，提供医学信息采集、存储和组织、查询检索及数据的分析挖掘的机制，为精准医学平台的构建奠定了一定的基础。

1. 数据采集　国家卫计委近年来陆续出台了《电子病历基本架构与数据标准(试行)》《电子病历系统功能规范(试行)》《基于电子病历的医院信息平台建设技术解决方案(1.0 版)》等电子病历相关标准与规范，要求各级医疗机构以 CDR 为中心构建电子病历。可以说，以 CDR 为核心构建全院临床数据共享平台，提升电子病历的应用水平正成为医院信息化建设的一种趋势。建设 CDR 是 HIMSS 评价电子病历应用模型的第二阶段的要求，在临床数据中心平台上，可参照国家卫计委制定的医院数据集标准以及国际通用的行业技术标准，以 CDR 的方式实现对数据的采集、处理、存储、建模和利用；在此基础上可按需构建专题临床数据库(CDW)，服务于医院的决策、管理、诊疗和科研工作。

CDR 建设关键是建立以患者为中心，整合医院内各个临床业务系统的所有数据，与 HIS、LIS、RIS 等业务系统相连，相对全面的整合了医院级的临床数据，包括临床文档、医疗影像和数据标本，建设统一的临床数据存储中心，将一个患者在医院内发生的所有临床活动所产生的临床数据集中存储在一起。精准医学的研究需要将生化指标、病史数据等数据进行收集、分析和共享。从这个角度看来，建设临床数据中心，契合了精准医疗“以个体为中心”的理念，满足单个个体在医疗层面的数据收集的要求。

电子病历系统中各个科室的数据迥异，对数据的整合和利用造成很大的阻力。另一方面，进行科学研究对数据本身有高质量、真实性和可用性要求，标准化数据收集流程，设置定期的校验和核实工作，保证数据的质量过关，使得不同单位产出的数据之间能够相互匹配和整合分析，促进更有效的发现。使数据满足标准化得要求，从以下需求出发：

(1)基于标准化的术语规范，建立统一的无歧义的医学描述；

(2)规范医院的共享文档，共享文档中的数据元和数据集符合标准规范，以便医院信息互联互通；

(3)医院严格建设数据的标准化流程。

从国际上来看，以互操作性作为目标，在技术落实的方法早已明确：医疗信息交换的标准化。基于互操作性的医疗信息平台采用的则是互操作理念，采用基于互操作性一系列标准的技术，把各个业务子系统产生的数据进行识别、文档的转换生成、注册、存储；当业务子系统的原有数据变化时，采用同样的方法进行数据源与各个系统及数据中心的数据同步；参与数据共享的各个系统以符合标准的方式与平台进行数据交换，通过平台这个中介完成彼此间的数据交换；平台主动管理整个数据交互过程，依靠平台的互操作能力实现其中内容及时准确地获取和共享。

2. 存储和组织　病历数据主要来源于四方面：①医生对病人进行问诊、查体、诊断、治疗；②护士执行治疗、护理计划；③实验室检查；④历史数据调阅。病历文件中大量的数据是以自然语言形式记录。隐含在这些数据中的信息经过分析、综合和提炼等加工后，才可以增加它的价值。精确的查询病人的信息需要完整、可靠的数据储备。

虽然医院基础业务系统的覆盖已相对完整，涵盖了大多数流程业务，但数据汇集和有效利用还未充分落实。大量丰富的医疗数据被封闭在 HIS 以及其他异构信息系统中；尽管 HIS 也提供部分数据查询服务，然而无论数据质量还是统计利用的深度和广度都比较局限，大量数据还是无法得到有效的利用。临床和科研一线工作人员的数据共享和利用需求比较普遍，职能部门数据获取和分析利用的矛盾也较为突出。

在“迈向精确医学”的报告中，作者提出了建设面向精确医学的新型数据库的构想，即以“个体为中心”(Individual-centric)的数据管理模式：“应该收集所有关于个体的测量数据，从而能够从分子层面一直到社会层面观察对个体的病理生理学状态的影响”。精准医学的信息平台要求对每一个体的各个信息层数据进行整合，形成一个完整的以“个体为中心”的数据库，从而为个体构建出一个从分子到表型等不同类型数据有着高度连接的疾病知识网络。在临床数据层面，需要形成一个合理的患者临床数据组织形式，以支撑精准医学的研究和实践。以患者诊疗数据为例，它包括以医疗事件为链条的横向关联特点，以时间为链条的纵向关联特点和以患者为核心的多纬度关联特点。医疗数据的组织形式必须要具备上述三个特点才能够完整地描述医疗行为。当前医院信息化现状是信息分散在以 HIS 为主的多套业务系统中，对上述三个信息特点都不能很好地满足：

(1)以医疗事件为链条的横向关联特点：由于信息孤岛效应明显，导致信息之间的横向关系更多是依靠手工方式来建立，无论是准确性还是完整性都无法保证。以医疗事件(元素)为链条的信息关联需求，在医政管理和临床科研的数据分析和利用工作中大量存在；

(2)以时间为链条的纵向关联特点：由于当前医院的 IT 系统更多是面向“窗口”业务的实现，因此并没有对积存起来的众多医疗数据进行梳理，因此很难实现以时间轴为统计口径的各类分析数据，这类需求在医政管理、工作量统计、临床随访、肿瘤传报、医技质量监控、临床随访工作中大量存在；

(3)以患者为核心的多维度关联特点：以患者为核心的多维关联数据一般是依靠电子病历系统实现的，若没有信息的共享交互，就无法实现多维度关联。在医院的日常业务中大量存在。

电子病历数据的利用是各个医疗机构都很关注的问题，众所周知，病历数据中蕴含巨大的价值，通过对电子病历数据的挖掘，可支撑医疗质控、临床决策支持、临床科研等。但由于病历数据中有很大一部分以非结构化的自由文本形式存储，而文本描述的信息通常存在歧义和很多非标准化描述，为进一步的信息处理及利用如病历语义检索、数据查询、数据挖掘，须把这些非结构化数据转化为统一的结构化数据，这是医学信息处理的重要步骤。

尽管很多的电子病历系统采用结构化录入的方式，但仍然存在很多弊端，一方面，系统智能程度不高，书写效率低，满足不了临床医生追求高效的需求；另一方面，由于医学的复杂性造成病历模板的维护工作复杂。以上问题的存在，尽管有的医疗机构的电子病历系统在功能上已经支持结构化的录入，但医生还是习惯以自由文本或半结构化的方式书写病历文书。同时，很多医院存在着大量的历史文本病历亟待处理。

将非结构化医疗数据转化为结构化数据需要一系列医学自然语言处理技术，包括：“医学名实体识别”，“名实体自动编码”，“名实体修饰词识别”，“时间信息抽取”等。作为信息抽取的关键技术，医学信息抽取一直是医学自然语言处理的研究热点。美国国家集成生物与临床信息研究中心曾经组织了多次国际范围内的医学信息抽取测评任务，推动了电子病历语料标注和医学自然语言处理的发展。

目前，很多机构以后结构化技术对病历中文本进行处理。所谓病历的后结构化是指以医学信息学为基础，采用医学本体知识及自然语言理解人工智能技术，对以自由文本方式录入的医疗文书按照医学术语规范、病历书写规范进行结构化分析，将病历非结构化信息转换为结构化信息的一种手段。

以后结构化技术对病历中文本进行处理，并最终以 XML 格式的 CDA(Clinical Document Architecture)即临床文档架构文件存储，在一定程度上，有效地改善了计算机对文本病历的理解能力，解决了基于文本病历难以开展大规模的临床科研、统计分析、生物医学大数据利用等难题。

3. 查询和检索　目前，医院临床科研所需的数据利用还十分困难，需要求助于信息部门的帮助，开发脚本去单个系统的数据库中查询，不支持跨库的组合条件查询，操作不便且费时。建设专科电子病历随访管理系统，对患者临床数据全疾病治疗周期的数据采集和存储管理。

目前，国内已有一些医疗机构对原有电子系统进行升级改造，建设基于 CDR 的数据中心是一个较为周全的办法。根据 CDR 对医疗数据格式的要求，采集和整理分散在医院内各应用系统中的数据，基于 CDR 的数据中心不仅可以满足统计分析的需求，还能满足科研相关的分析要求。

建设数据中心平台可以增加临床科研数据分析的广度，临床科研人员可以利用全院所有的病历数据进行多维度的病例筛选，例如按病人来源，按病人入院主诉，按病种以及年龄区间进行病例筛选。研究人员还可以调阅和查询已经存档的历史数据。

基于医院数据集成平台,可以根据医院的优势学科,开发基于全院数据仓库的单病种科研数据库,利用全院数据中心平台的数据建立结构化的单病种临床数据模型,支持复杂组合的队列研究,以大大便利科研病例数据的查询。

从目前电子病历的发展来看,专科电子病历将会是我国电子病历发展的主流方向。专科电子病历的发展将直接推动多个临床专业科室的数据及工作流程整合到一个电子病历系统中,将积累多年的临床经验和病人信息更好的记录下来进行科研分析。

另一方面,结构化的单病种病历数据更加容易实现区域内的共享和交换。一般来说,结构化的病历具有以下优点:

(1)符合病历书写规范和临床要求,能完整描述病历内容。

(2)病历中的文本信息高度结构化,能实现结构化数据到自由文本的映射,解决语义相关性问题。

(3)基于标准化术语系统,采用 SNOMED、ICD10 等作为病历数据组成、分析的词汇表、临床术语代码化,实现计算机对病历数据的精确处理。

(4)辅助诊断和临床指南的结构化,基于结构化模型、疾病诊断和处理的医学知识原理。

(5)数据分析和挖掘。

(6)基于结构化的数据查询和共享,依据疾病原理分析病历数据,查询粒度细,数据处理准确,满足对海量数据高效查询的要求和不同形式数据转换的要求。基于结构化的医嘱、医技报告数据共享,在基础上,支持大数据分析和辅助决策。

4. 分析挖掘　随着大数据的深入应用,机器学习已经进入医疗领域。机器学习算法使用各种统计、概率和优化方法让计算机从输入中"学习",从海量非结构化的数据中识别出人类难以识别的模式。除了癌症诊断,机器学习也可以用于癌症预后及复发的判断。

在癌症诊断中使用的机器学习算法主要有三种:监督学习、无监督学习和强化学习。在监督学习的情况下,癌症诊断可以简化为"分类":模型根据训练结果,将输入的数据分为几类。假设采集了与乳腺癌有关的数据,根据肿瘤的大小判断该肿瘤是良性还是恶性,那么机器学习模型要问答的问题,就成了估计这个肿瘤是良性(或恶性)的概率。

世界著名的 IT 公司 Google DeepMind 目前有一项研究与伦敦大学医学院合作探索使用人工智能治疗头颈部肿瘤。其目标是研发出一种适用于放射设备的工具,可以自动识别癌细胞。目前,放射学家采用手工方式对患者的 CT 和 MRI 进行图像分割,并以此制作出患者的解剖图,并给出具体放疗的位置。这要求解剖图必须做得相当精确,才能够避开头部和颈部的正常组织。这项研究将采集医院中 700 位匿名患者的放射扫描图,并运用机器学习算法识别其中健康组织和癌细胞组织之间的区别。通过用大量真实、专业的数据做训练和学习,可以不断改善算法模型,提高成功率。谷歌认为用人工智能的方法可以大大缩短手工方式所用的时间,并提高治疗效率。

利用深度学习多层限制性玻尔兹曼机(RBM)堆叠成的深度信念网络(DBN),可以从非结构化文本病例数据中,自动提取文本病例中的特征,有效的学习病历中的知识,同时可以高效地进行诊断。

基于认知计算技术,可以分析大量的数据,包括医学文献、病人健康记录、临床试验和病历等,从医疗文献中筛选信息,找到与病人所患癌症相关度最大的文献,并分析权威的相关病例,根据病人的症状和就医记录,从而为癌症病人符合个人化特征的、对症的,有权威依据的治疗建议。

(二)新型电子病历应用层在精准医疗中的应用

1. 支持精准医学科研　在电子病历系统中集成电子病历视图,集成病历检索、可视化、大数据分析工具以及专科病历抽取工具。实现对患者种类繁多、形态各异病历数据的可视化集成显示,辅助科研人员,按照病种、诊疗方案、药品、地域、生活习惯、致病因素、医疗质量等不同的主题,从电子病历系统抽取出准确的研究数据。

为了有效提高后续数据的分析,把临床医疗数据转化成研究用的数据模型是当前普遍的方法之一。目前,常用的医疗数据模型有:SHARPn 项目开发的数据标准化流程(使用了"临床元素模型(Clinical Element Model)"),PCORI 提出的"通用数据模型(PCORNET common data model)",OMOP/OHDSI 提出的"通用数据模型(OMOP common data model)”等。除了数据模型,美国科研人员还开发了不少支持临床数据管理和分析的软件。

2. 支持临床决策 借助新型电子病历和知识库数据支持,临床决策支持(Clinical Decision Support,CDS)可以有效弥补临床医务人员知识的局限性,减少其在医嘱、诊断、检查、治疗、手术、用药、护理等医疗活动中的人为疏忽(特别是药物安全方面),相对降低医疗费用等问题,从而为医疗质量提供了保障。

CDS的意义在于为医务工作者、病人或个人提供知识、特定个人或人群信息,在恰当的时间智能化地过滤或表达信息,目的是提供更好的健康、诊疗或公共卫生服务。临床决策支持是一种复杂的健康信息技术,能够翻译和整合基因组知识与电子病历等其他临床系统的病人信息,自动处理患者数据并给出智能的医疗和护理建议,实现精准治疗。

美国Meaningful Use的要求还是中国电子病历分级评审以及几百个临床路径强制性的推行,都把临床决策支持功能的实现列入对医院临床实践的现实要求。根据HIMSS EMRAM分级模型的要求,临床决策支持系统分为三级:

(1)初级决策支持(2级):简单的重复医嘱等基础查错,配伍禁忌等。

(2)中级决策支持(4级):临床路径、临床指南等相关的支持。

(3)高级决策支持(6级):通过临床决策支持实现对所有临床路径等规范和诊疗结局的依从性和变异监测。

临床决策支持系统可能是嵌入临床信息系统、电子病历、CPOE系统的若干模块或子系统,也可能是独立存在的信息系统。现代的临床决策支持系统大多与医生的工作流程相融合,医生可在工作流程中实时地获得决策支持,例如各种事件监视器系统可以在用户完全不干预的情况下发出各种警告。

美国总结出CDS的5种基本干预类型:警告和提示(Alerts and Reminders)、信息钮(Infobuttons)、医嘱套餐(Order Sets)和文档模板和表格(Documentation Templates and Forms),这5种干预类型在应用中往往会结合共同发挥作用。

三、基于电子病历的精准医疗的应用

(一) 精准药物治疗

在传统的临床数据之上,根据基因组、微生物组、环境暴露、生活习惯等不同维度的信息,对患者在人群中进行精准定位,制定精准的疾病预防、治疗方案并给予精准的疾病预后评估。精准医学的核心要务之一是建立基因型-表型对应关系的构建体系并以系统的形式呈现给医生。

国外有一项队列研究,研究新生儿糖尿病的遗传。是一种临床上和遗传学异质性疾病,22种已知的遗传因素。不同的遗传缺陷定义的临床亚型对新生儿糖尿病的临床管理和治疗有重要意义。该队列中约40%的患者有一钾通道亚基基因中的突变(ABCC8和KCNJ11),对着患者从胰岛素治疗转移到高剂量磺酰脲类治疗,最终实现改善血糖控制,如图10-4所示。

个体基因的差异对药物反应的影响也是精准医学研究和应用的热点之一。举个例子,华法林是一种抗凝血药物,但是对于每位患者的用药剂量不明确。以往这些患者都要亲自“试药”,吃多了容易出血,吃少了不起作用,患者要在医生指导下通过一两个月的调整才能找到最佳剂量。

目前已发现与华法林相关的基因有12种,目前研究最多、证据较充分的是CYP2C9和VKORC1。CYP2C9基因多态性中,对华法林代谢影响最大的是CYP2C9*2和CYP2C9*3突变型,基因突变是酶活性改变而致华法林在体内的代谢增强或减慢。CYP2C9*2突变导致酶活性降低,华法林在体内积蓄,故临床应用时需要减少华法林的剂量。CYP2C9*3突变型不仅使酶的活性降低,使用华法林后不良发生风险也增加。对弈该基因型的患者使用华法林前因进行CYP2C9基因检测,根据检测结果来调整华法林的服用剂量或换药,在保证疗效的同时可以将地不良反应发生风险。

(二) 疗效比较研究

受益于2009年的美国复苏与再投资法案,美国国立癌症研究所资助了7个研究团队进行基因组和精准医学疗效比较研究,如表10-1所示。通过这些重要的证据支持研究,产生可以改善医疗效果的智慧决策。

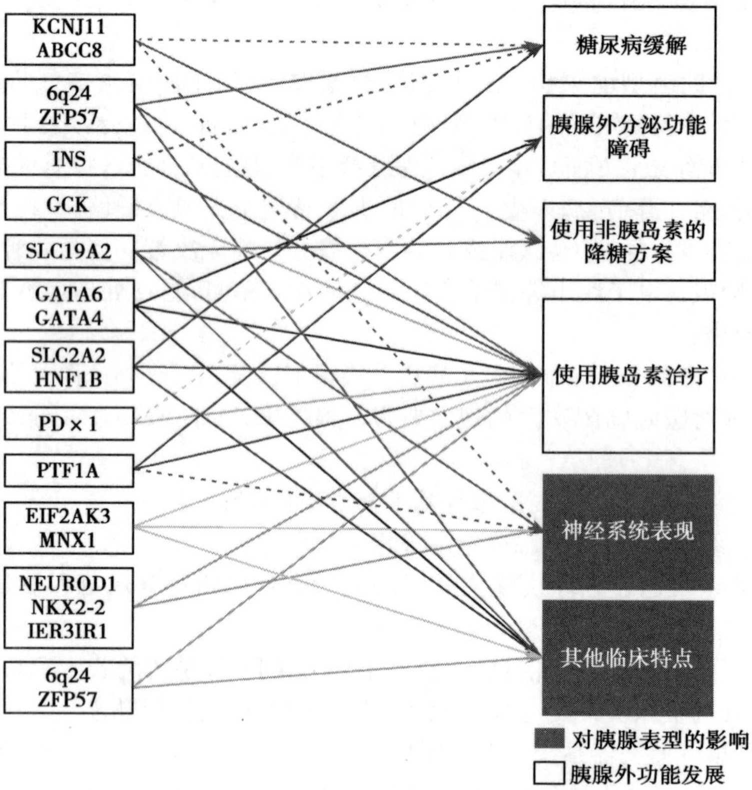

图 10-4 新生儿糖尿病中基因突变与临床表现的关系

表 10-1 美国国立癌症研究所资助了 7 个疗效比较研究团队

项目名称	领衔研究机构	目标
可利用基因信息的电子健康病历建设	弗吉尼亚大学	能有效、精确地采集个人信息、家庭和基因组信息并整合到电子健康档案中，进行风险评估
结肠癌基因组与个体化医疗的比较(CERGEN)	Kaiser Permanente	进行结直肠癌基因组学的 CER 研究；包括评估林奇综合征的基因检测的成本效益和结直肠癌治疗管理的 KRAS 基因突变检测
癌症药物基因组学临床有效性程序	杜克大学	开发评估肺癌和乳腺癌药物基因组学标志物的支持证据生成及临床疗效评价研究的生物样本和数据等级程序
聚焦比较癌症治疗有效性的信息基础架构建设	H.Lee Moffit 癌症中心	建设 CER 信息基础设施，包括 CER 元数据标准，支持新的信息架构应用的广义 CER 数据集
基因组医学效果比较(CE-GeM)	宾夕法尼亚大学	进行 4 项研究：尼古丁成瘾的药物基因组学；利用单核苷酸多态性进行乳腺癌风险筛查和预防；非小细胞肺癌的个体化治疗；预防黑色素瘤的 CDKN2A/p16 测试
癌症基因组学效果比较中心(CANCERGEN)	Fred Hutchinson 癌症中心	建立与外部利益相关者的合作，包括决策建模，数据库链接，伦理、政策以及借助西南肿瘤协作组临床试验网络优势进行临床试验设计
前列腺癌基因组靶向化疗的临床有效性和实用性	维克森林大学	评估前列腺癌基因组靶向化疗的临床有效性和实用性

上述研究主要集中在基础设施、知识产生、知识合成和知识转化 4 个层面。其中基础设施层面的主要任务是解决数据和生物样本采集、建设多学科团队；知识产生层面的主要任务是组织随机对照试验、观察研究、建设方法学研究团队；知识合成层面的主要任务是知识合成、决策建模；知识转化层面的主要任务是医护管理、临床实践指南。H. Lee Moffitt 癌症中心的研究团队开发了效果比较研究信息基础框架，收集癌症病人

的肿瘤样本和临床数据。该研究团队迄今已获得 91 000 名病人的同意，收集了 33 500 多肿瘤样本，产生了 17 000 多条高质量基因表达谱和 4500 多个大规模并行序列（全基因组、全外显子组和靶标外显子组）的数据。目前需进一步开发与整合开放存取资源的临床网络来支持效果比较研究，提供效果比较研究培训和教育计划，并进行经济和决策建模研究。

（三）产前筛查

传统的无创性产前检查主要有超声检查和孕妇血清学检测等方法，使用这些方法进行检测可避免对胎儿和孕妇造成的危害，但是其灵敏度及特异性有限。

研究表明，整个孕期在孕妇的外周血中长期稳定地存在着大量来自胎儿的游离 DNA 片段，大约孕 7 周后游离胎儿 DNA 以一定的比例稳定存在于孕妇外周血中，并且随着孕周的增大比例也缓慢上升。

只抽取孕妇的外周血，提取其中的游离胎儿 DNA，采用新一代高通量测序技术，结合生物信息分析来检测胎儿基因的技术，就是无创产前基因检测技术。这样有效避免了像绒毛活检术、羊水穿刺术和脐静脉穿刺术等有创检查对胎儿和孕妇造成的危害。

目前在临床上应用的，是针对染色体非整倍性疾病，主要是 21-三体又称唐氏综合征，18-三体，13-三体 3 种疾病的产前检测。

处于研究阶段的疾病有多种，例如地中海贫血、假肥大性肌营养不良（DMD），血友病等。随着测序深度的增加和生物信息学的发展，能够应用于临床检测的疾病将会越来越多。

2016 年 1 月，为规范高通量基因测序产前筛查技术临床应用和实验室检测工作，卫计委妇幼司发布了《高通量测序产前筛查技术管理规范（修改稿）》，主要包括开展高通量基因测序产前筛查技术的组织管理、临床技术流程、实验室检测要求以及质量控制等内容。

（四）多层次辅助临床诊断方法

医生对患者疾病诊断的准确性和对患者疾病治疗方案的合理性很大程度上取决于医生所掌握的理论知识以及医生所具有的经验知识的丰富程度。而某个医生所具有的理论知识是有限的，尤其年轻医生缺乏经验，而患者的疾病情况往往是很复杂的，往往涉及多个学科相关的知识。生物医学大数据中包含的临床诊疗过程、方法和效果中，蕴含了大量的理论和经验知识，如果能从生物医学大数据中挖掘出这些大量的理论和经验知识并加以利用，将可以提供比单个医生更正确、合理、更具性价比的个性化诊疗方案。

基于生物医学大数据，可以提供多种形式、多种层次的辅助诊断方法。

1. 基于症状的诊断　基于病例大数据，提取患者主诉中的症状、病史、家族病史等关键特征，并建立其与诊断的关联关系和判断权重，基于这样的知识，可以提供基于患者主观症状的自我诊断，给出可能的疾病范围及概率。

2. 基于生理指标的诊断　症状往往只是一个表象，通过病理分析可以知道引发症状的身体指标异常或变化。而且很多疾病的发生发展是有一个过程的，在可能感觉不到症状，但通过体检可能会发现一些指标的异常或变化。很多疾病在患者有主观不适症状时往往已经很严重了，例如糖尿病，如果有“三多一少”症状的时候才去就诊，可能已经出现了很多糖尿病并发症，耽误了疾病的诊疗最佳时机。

为此通过对引发疾病深层次生理指标的挖掘分析，并建立诊断规则或模型，可以为疾病的精确诊断提供支撑。

3. 综合诊断　由于个体的差异，每个患者的发病原因、病情表现和诊治方法可能都是不一样的，尤其是老年人往往并发多种疾病，如果对其进行全面、准确地诊断并确定疾病正确的分期，是病情得到有效治理的关键。医疗病例大数据为患者的综合诊断提供了数据支撑。

(1)基于分类模型的诊断：医生对病人进行诊断就是一个典型的分类过程，任何一个医生都无法直接看到病人的病情，只能观察病人表现出的症状和各种化验检测数据来推断病情，这时医生就好比一个分类器，而这个医生诊断的准确率，与他当初受到的教育方式（构造方法）、病人的症状是否突出（待分类数据的特性）以及医生的经验多少（训练样本数量）都有密切关系。为此，在对病例数据进行特征分析的基础上，可以基于朴素贝叶斯分类（Naive Bayesian classification）、贝叶斯网络（Bayesian networks）、决策树（Decision tree）等算法建立这样的疾病诊疗分类模型，用于辅助临床诊疗决策。

(2)基于案例相似性的诊断：可以将患者的病例划分为这几部分：患者输入（主诉、既往病史、家族病史等)、医生诊断、治疗方案、治疗效果、费用等。患者输入和医生诊断之间存在因果关系,治疗方案和治疗效果和费用之间也存在因果关系,当然患者自身的个体差异也会影响治疗方案的效果。为此,需要分析究竟哪些患者输入因素在影响医生的诊断结果,哪些治疗方案项目在影响治疗效果。基于对这些因数的分析,建立病例库,作为辅助诊断的经验知识。

人们解决一个新问题,通常是先进行回忆,利用以前类似的案例中的有关信息和知识来理解并解决当前的问题。这就是基于案例的推理(Case-based Reasoning,简称 CBR)。以医生看病为例,在他对某个病人做了各种检查之后,会想到以前看过的病人情况。找出在几个重要症状上相似的病人,参考那些病人的诊断和治疗方案,用于眼前的这个病人。

在 CBR 中,把当前所面临的问题或情况称为目标案例(target case),而把记忆的问题或情况称为源案例(base case)。粗略地说,基于案例推理就是由目标案例的提示而获得记忆中的源案例,并由源案例来指导目标案例求解的一种策略。

与专家系统使用的规则链的推理方法相比,它使用的主要知识不是规则而是案例,是在案例库中找到与当前问题最相关的案例,然后对该案例作必要的改动以求解当前问题。基于案例的推理已经在许多领域得到了成功的应用。

第三节　电子病历与智慧医疗

一、智慧医疗的应用

智慧医疗脱胎于智慧地球,是医疗卫生信息化建设的新阶段。智慧医疗立足于区域医疗健康信息平台,运用物联网、云计算等技术,通过感知化、物联化、智能化的方式,将与医疗卫生建设相关的物理、信息、社会和商业基础设施连接起来,并智能地响应医疗卫生生态圈内的需求。

当然,只是单纯的与医院内部打通连接还远远不够,面对医疗大趋势,精准医疗体系强烈呼吁要打造一个更强大的数据库作支撑,不局限于院内数据整合,还要走向院与院之间,区域与区域之间的数据的联合和共享。

推进精准医学的研究和应用,需要整合基因检测数据、临床数据和生活环境数据。医院基因检测实验室是独立存在的一个信息系统,以孤岛形式存在并不利于大数据的整合及有效预测,因此,基因检测也要走智慧医疗的道路,做到整齐划一的与医院信息系统有机地结合在一起。

范德比尔特一英格拉姆癌症中心 2011 年研发美国第一个个性化的癌症决策支持工具 My Cancer Genome,为肿瘤科护士提供临床决策支持。其数据来源于护理、医学文献及因特网。它能与电子病历(EHR)系统整合,给医生提供突变靶向治疗和可能的临床试验的即时检测床旁决策支持,医生、病人或研究人员可通过因特网获得相关的信息服务。访问者按疾病、基因或突变检索基因组信息非常容易。检索结果也包括和基因及疾病相关的动态的临床试验结果,同时给出完整的针对突变的靶向治疗方案汇总,这些方案都与出版的论文摘要链接。获得基因相关的临床试验信息有几种途径。当阅读某个特定基因或变异时可同时浏览网站的临床试验信息,用户也可通过网站首页的“Find a Clinical Trial”进入感兴趣的疾病和/或基因。目前可以从数据库检索 135 种癌症类型和 490 种癌症相关基因,临床试验信息每周从国立癌症研究所的医生数据查询数据库下载,内容注解包括每项试验正在评估的基因。

二、电子病历与临床决策支持

智能化、知识化的电子病历的核心价值是满足临床诊疗的信息需求及临床决策支持(Clinical Decision Support,CDS)。临床决策支持为医务工作者、病人或个人提供知识、特定个人或人群信息,在恰当的时间智能化地过滤或表达信息,目的是提供更好的健康、诊疗或公共卫生服务。

伴随着精准医学相关知识不断涌现,依靠领域专家掌握所有疾病的分型并考虑所有患者的信息给出治疗方案几乎是不可能的,因此,需要借助临床决策支持系统提供精准医疗服务。然而临床决策是基于一系列病人和疾病的特点,包括基因组突变检测和所有患者特异性数据的临床应用,许多临床医生缺乏利用基因组信息的知识和正规训练而面临了解和整合基因组数据的挑战。对于医生专家来说，实现精准的癌症诊断不仅需要了解先进的最佳治疗方案实践，不断地对庞大且复杂的肿瘤研究资料进行深度的研究和分析，他们最大的挑战还包括每天以秒递增的海量数据，这其中包括80%的非结构化数据(例如声音、行为等)。利用世界先进的深度学习技术和认知技术，辅助临床诊断，提高诊断的效率和精度。

美国圣犹达儿童医院研究中心研究出一套机制将药理基因组学检验报告自动整合到电子病历中，并以临床决策支持系统来辅助医生下达医嘱。由于药物遗传学检查具有终身的效用，患者只需一次检验，其检验结果以文档的形式记录到电子病历中。在医生下达医嘱的时候，还需要设计一套自动机制，以提醒医生在开具基于基因的药物处方时，考虑到该患者先前所做的药物基因组学检查结果。这种机制可以由临床决策支持系统来实现，当医生在医嘱中开具高风险的药物，临床决策支持系统可以智能检索历史数据和知识库，如果患者此前未做药物基因组学检查，那么提示医生先下达药物基因组学检测的医嘱；如果已经做过药物基因组学检查，提示医生该药物的风险。此外，临床决策支持系统还因具备实时更新的，实时查询的特点。

集成于电子病历中的临床决策支持的广泛应用依然受到限制，其主要原因是依赖于特定的医疗机构和医疗信息系统运行，没有独立于应用程序的可重用的CDS资源。因此，开发出适合大面积推广的CDS，还面临一系列严峻的挑战。包括：

1. 没有广泛可接受的、标准的方法表述基于计算机的CDS干预和它们的结构化成分；

2. 缺乏统一的表达临床规则的结构化模型，这样的模型应该能涵盖所有的医学规则，不仅能够被人读懂，而且能被计算机所理解。统一规范表达的规则可以日积月累，逐渐丰富，逼近完整，并被所有的医院承认和被所有的开发商作为资源使用；

3. 病人数据的表达缺乏标准。无论是判断用例的临床场景还是病情数据，CDS所需数据源多数是来自电子病历，但目前病人电子病历的机内表达远没有达到语义层统一的水平。各医院和各软件实现CDS的方法各不相同，远达不到可重用的水平。

因为以上种种原因，目前计算机化的CDS很难得到推广。决策支持系统的标准化有利于促进决策支持系统的推广和应用。对于决策支持服务的提供者来说，如果没有一个广泛采纳的标准，那么需要实现不同的接口来适应与不同决策支持系统直接的交互，就只有很小一部分的服务提供者愿意投资。遵循一个广泛采纳标准则可以减少决策支持系统的实现互操作的成本，并有利于打开市场，吸引服务提供者投资。对于厂商来说，标准化也能够降低他们投资于开发系统框架的风险。因此，要解决CDS推广的问题，标准化是不可避免的。

三、电子病历与精准健康管理

(一) 精准健康管理的策略

越来越多的人开始主动地参与到对自身健康的维护中。但是，传统的固有医疗保健观念下的“权利模式”使得主动权无法掌握在患者手里。大多数人通常在明显感到身体不适或者与其期望维持的健康状况不一致时，才会去关注自身健康。显然这种医疗模式不能很好地满足健康管理的需求。一方面，我们需要加大健康管理观念的宣传力度，增进个人自我健康管理的知识与观念。另一方面，医疗结构也需要进行调整以促进良好的健康管理循环，使得患者有更多的主动权。此外，健康水平与环境直接相关，环境保护行动也需个人与社会共同参与。

精准医学要解决的终极问题是如何有效的改善人类健康，减小疾病的负担。伴随着社会的发展，人类对于健康的需求已不仅限于疾病的预防与治疗，同时期望提高生命质量，延长健康寿命。

精准的健康管理是精准医学的长期目标也是最终目标，世界卫生组织发布了健康公式：健康＝15%遗传因素＋10%社会因素＋8%医疗条件＋7%气候条件＋60%自我保健，反映生活方式、遗传、医疗、气候和社会因素对个健康的影响。根据个体或群体的健康状况结合个体遗传特征进行全面监测、分析和评估，提供健康咨询和指导以及对健康危险因素进行干预的精细化的健康管理科学。

目前以医院为核心的健康管理实施是按照个人身体状况进行划分，即是：①低风险人群；②中度风险人群；③高风险人群；④紧急状态人群；⑤慢性病状态人群；⑥灾难性疾病人群。针对不同的人群采取不同的管理措施。评估与教育、疾病预防、生活行为方式改变适用于除患灾难性疾病的所有人群，这些人群要么经过健康风险评估后没有发现风险因素，要么通过教育、疾病预防与生活行为方式干预可以防止慢性病的发生。但当患慢性病或者灾难性疾病时，就需要对应的疾病管理及进行相关治疗。不同人群之间健康状态是可以相互发生转换的，如图 10-5 所示。

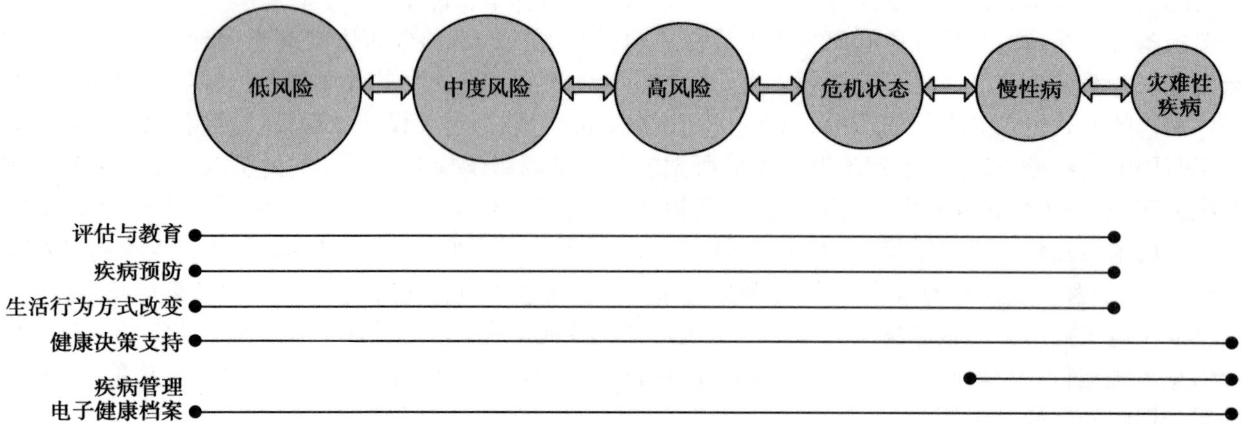

图 10-5　针对不同人群的健康管理策略及生命周期

决策支持、电子健康档案以及相关指导适用于所有人群。健康档案是以居民个人健康为核心，贯穿整个生命过程，涵盖各种健康相关因素、实现多渠道信息动态收集，满足居民自我保健和健康管理、决策需要的信息资源。电子病历是健康档案的主要个人健康信息来源和重要组成部分，电子健康档案中的个人健康信息包括基本信息、主要疾病和健康问题摘要、主要卫生服务记录等内容，未来，居民的电子健康档案中还可增加健康评估、健康指导等功能，跟踪健康状况走势。

精准的健康管理包括基于个体基因的健康管理，更有针对性的预防医学；基于基因组学的药物匹配，为患者已核实的剂量提供合适的药物。精准的健康管理与预防医学是密不可分的，它的范畴不仅仅包括“未病先治”概念，它是通过建立一个完整的由数据支撑的健康的模型，在此框架下进行一系列的健康指导。美国临床肿瘤学会(American Society of Clinical Oncology，ASCO)创建的大数据平台可以将电子健康档案转入 ASCO 的数据库并实现数据共享。此分析平台不仅能够发现异常基因和找出基因相互作用及其系统性变化，还能够在此基础上进行基因测试，并对肿瘤医生的行为进行汇总，然后给出临床决策支持。此外，美国临床药物遗传学实施协作组将遗传药理学和基因组药理学数据库相联合，以研究表型、基因型、药物对应关系表。

在慢病管理中有三个非常重要的方面，一是疾病风险预测；二是通过个性化患者分类分群提供个性化治疗；三是给医生更好的建议，利用先进的认知计算技术可以从科研文献、教材指南和持续的治疗记录中不断学习，并使我们可以更了解病人的个性化需求，以支持为医生提供有建设性的决策辅助支持建议，从而使医生实现更高效的针对性诊治。

总之，精准医疗的实现，还有待各方面的努力。科学家要了解疾病发生的机制；病人要愿意配合做有关的基因型和表型相互关系的实验；医生要根据病人的基因型选择特定药物和最佳剂量；药剂师要对药物安全性有充分的理解，并提醒病人可能存在的药物间相互作用；个人要掌握合理用药的有关知识；政府要建立有关方针，以鼓励和督促安全有效药物的研发。对于制药工业而言，要着重发展低剂量高药效的高特异性药物。理想的药物应具有较大的有效剂量范围，这样当因个体差异而需改变剂量时，不至于影响疗效和安全性。对于某一特定的疾病，还需尽可能研发针对不同靶分子的多种药物，并且对于每一种新药，都要清楚地了解其代谢途径、药物的分布输送过程。

(二) 医疗健康领域知识库的构建

医疗健康领域是一个以医疗健康知识为核心的领域，医生或领域专家所具备的医疗健康知识是向患者提供医疗健康服务的基础。医疗健康领域理论知识和经验知识已经相当丰富，但对于一些疑难疾病(例如癌症)的诊治仍然缺乏理论和经验知识，还有很多有待探索的未知空间。随着现代科技与医学事业快速发展，医疗健康服务模式也发生了历史性变化。当前的医疗服务模式正从传统的面对面式的“人工服务模式”转向新型的基于医疗健康知识的“智能知识服务”模式。医疗健康领域应用的智能化、个性化依赖医疗健康领域的知识支撑，如何构建医疗健康领域的知识库并转化为计算机“可理解”和可处理的形式，并让该知识库可存储、共享、集成和复用是一个亟待解决的核心问题。虽然医疗健康领域存在大量的确定的理论知识，但仍有大量经验知识隐藏在患者的诊疗病例中。所以单纯依赖领域专家来构建医疗健康领域庞大的知识体系几乎是不可能的，在时间上也是不可接受的。而生物医学大数据为医疗健康领域知识库的构建提供了数据支撑，基于云计算、大数据和人工智能技术，可以实现半自动或自动地领域知识发现、提取、表示、存储和推理。

1. 领域常识知识　领域常识知识由领域中的相关概念、概念属性、概念关系、实例及相关约束构成，用于描述领域中共同认可的知识。例如医疗健康领域中的相关概念有疾病、症状、药物、检查、手术等。疾病的属性有疾病的名称、疾病分期等。概念间包含分类关系和非分类关系，分类关系如，疾病包含神经系统疾病、消化系统疾病、内分泌和代谢类疾病等；非分类关系如，疾病和症状间的关系、疾病和药物间的关系、疾病和手术间的关系等。疾病实例如，糖尿病、甲亢、高血压等。相关约束如，患者只能有一个出生日期和生物学意义上的父母等。

生物医学大数据中蕴含了大量这样的领域常识知识，可以通过对生物医学大数据的挖掘分析，实现半自动和自动地构建领域常识知识。通过构建共同认可的领域常识知识库，一方面可用于领域中的知识共享、交互和集成，另一方面可用于增强领域应用的智能化和个性化。医疗健康领域的很多应用，依赖大量这样的领域常识知识，例如，为生物医学大数据中非结构化文本数据的准确分词提供词库；为生物医学大数据的语义检索提供同义词、近义词、语义关联词的扩展；基于症状推断患者可能患有的疾病；基于疾病推荐患者适合的药物、饮食和运动项目等。

2. 领域经验知识　医疗健康领域虽然理论知识（常识知识）已经非常丰富，但大量疾病的诊治仍然依赖专家的经验知识。过去的专家系统试图将医生的经验知识形式化为计算机“可理解”和处理的规则，以使得专家系统可以像专家一样来诊治患者，虽然取得了一些进步，但并未从真正意义上获得成功，原因在于专家的经验知识往往是一种直觉，专家很难从逻辑上用语言来描述某种经验知识，知识工程师完全通过人工获取从专家那儿获取经验知识几乎是不可能的。虽然专家无法直接提供其拥有的经验知识，但可以提供其诊治的大量患者病例。在这些大量的病例数据中，实际上蕴含了专家应用的某类经验知识，可以借助大数据和人工智能技术从中发现和形式化这些经验知识，用于辅助临床诊疗等应用。

例如，可以将患者的病例划分为这几部分：患者输入（主诉、既往病史、家族病史等）、医生诊断、治疗方案、治疗效果、费用等。患者输入和医生诊断之间存在因果关系，治疗方案和治疗效果和费用之间也存在因果关系，当然患者自身的个体差异也会影响治疗方案的效果。为此，需要分析究竟哪些患者输入因素在影响医生的诊断结果，哪些治疗方案项目在影响治疗效果。可以基于对生物医学大数据的挖掘分析来识别影响医生诊断和治疗效果的因素，基于对这些因数的分析、提取，并建立病例库。

在建立了病例库以后，便可以基于案例的推理（Case-based Reasoning，简称 CBR）的方法来利用这些病例中包含的经验知识。CBR 的思想和医生诊治病人的思路是相似的，以医生看病为例，在他对某个病人做了各种检查之后，会想到以前看过的病人情况。找出在几个重要症状上相似的病人，参考那些病人的诊断和治疗方案，用于眼前的这个病人。在 CBR 中，把当前所面临的问题或情况称为目标案例（target case），而把记忆的问题或情况称为源案例（base case）。粗略地说，基于案例推理就是由目标案例的提示而获得记忆中的源案例，并由源案例来指导目标案例求解的一种策略。与专家系统使用的规则链的推理方法相比，它使用的主要知识不是规则而是案例，是在案例库中找到与当前问题最相关的案例，然后对该案例作必要的改动以求解当前问题。基于案例的推理已经在许多领域得到了成功的应用。

（周　毅　杨红梅）

参考文献

1. National Research Council.Toward precision medicine：building a knowledge network for biomedical research and a new taxonomy of disease.2011，http://www.nap.edu/catalog/13284/.
2. Gottesman O，Kuivaniemi H，Tromp G，et al.The electronic medical records and genomics（eMERGE）network：past，present，and future.Genetics in Medicine，2013，15（10）：761-771.

3. Hicks J K, Crews K R, Hoffman J M, et al. A clinician-driven automated system for integration of pharmacogenetic consults into an electronic medical record. Clinical pharmacology and therapeutics, 2012, 92(5): 563.
4. Goldspiel B R, Flegel W A, DiPatrizio G, et al. Integrating pharmacogenetic information and clinical decision support into the electronic health record. Journal of the American Medical Informatics Association, 2014, 21(3): 522-528.
5. Denny JC, L. Bastarache, DM Roden. Phenome-Wide Association Studies as a Tool to Advance Precision Medicine. Annu Rev Genomics Hum Genet, 2016.
6. Fradkin JE, MC Hanlon, GP Rodgers. NIH Precision Medicine Initiative: Implications for Diabetes Research. Diabetes Care, 2016.39(7): 1080.
7. Collins FS, Varmus H. A new initiative on precision medicine. New England Journal of Medicine, 2015, 372(9): 793-795.
8. Simonds N I, Khoury M J, Schully S D, et al. Comparative effectiveness research in cancer genomics and precision medicine: current landscape and future prospects. Journal of the National Cancer Institute, 2013: djt108.
9. De Franco E, Flanagan S E, Houghton J A L, et al. The effect of early, comprehensive genomic testing on clinical care in neonatal diabetes: an international cohort study. The Lancet, 2015, 386(9997): 957-963.
10. Johnson JA, Gong L, Whirl-Carrillo M, et al. Clinical Pharmacogenetics Implementation Consortium Guidelines for CYP2C9and VKORC1 genotypes and warfarin dosing. Clin PharmacolTher, 2011, 90(4): 625-629.

电子病历系统篇

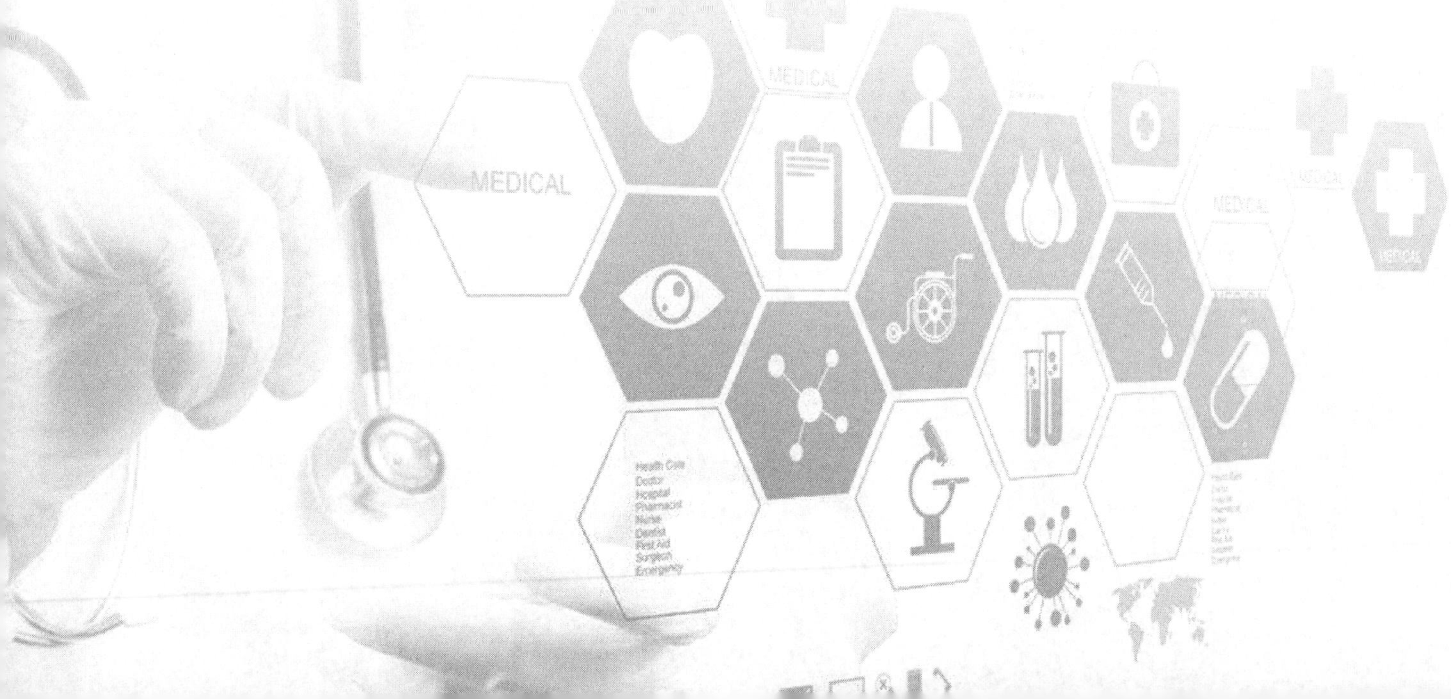

第十一章　电子病历系统需求分析与信息建模

设计和建设电子病历系统是一项复杂的信息工程，不但需要选择事半功倍的方法，更需要在建设之初，对电子病历系统的各种需求进行深入、细化的分解和剖析。本章针对电子病历系统建设之初的信息建模和面向对象的设计方法进行概要阐述，意在以系统全局的视野，对电子病历系统的建设和应用有全面和整体把握，并进一步完善到各个局部功能，最终构建一个整体的电子病历信息系统。

第一节　概　　述

一、面向对象的原理与方法

面向对象（Object-Oriented，OO）方法学的出发点和基本原则，是尽可能模拟人类习惯的思维方式，使开发软件的方法与过程接近人类认识世界解决问题的方法和过程。

将数据和行为封装到一个独立的对象，让开发者自己定义或选取应用领域的对象，然后把软件系统作为一系列离散的对象集合，集合内的对象之间通过发送消息而相互作用。这是面向对象方法的基本原理，是对客观世界的模拟。面向对象方法学提出了对象、类、实例、消息、方法、属性、封装、继承、多态性等概念。每个对象是都是一个独立的实体，把对象的属性和方法封装在内，对象之间通过消息传递（方法调用也是一种消息传递方式）来进行交互。类是对一组相似的对象的定义描述，是一个支持继承的抽象数据类型，而对象就是类的实例。子类可以从父类继承其定义的属性和方法，又可以拥有自己的属性和方法，具有多态性，得以增强了面向对象软件系统的灵活性。

面向对象作为一种先进的设计理念从面向对象的语言发端，已经渗透到业务描述、需求、分析、设计、到编码实现的整个开发过程，而 HL7 开发框架（HLT Development Framework，HDF）就是应用了面向对象的开发思想，在医疗卫生领域的具体应用。

建立模型，是为了帮助人们理解事物看清问题的一种方法。所谓模型，就是为了理解事物而对事物共同属性做出的一种抽象，是对事物本质的描述。应用建模方法，是面向对象方法成功开发软件的关键。

采用面向对象方法开发软件，常用到三种模型，即描述系统数据结构的对象模型，描述系统控制结构的动态模型和描述系统功能的功能模型。随着面向对象方法不断发展，模型领域越来越广泛，从业务建模、系统建模、集成建模到项目管理建模等。与此同时，建模工具和方法也得到了发展。

业务模型(Business Model)是对事物的一种抽象，分别从业务流程、业务参与者的角度来描述系统的业务过程。使用业务模型可以从全局上把握业务系统，面向对象的分析与设计应该从业务建模开始。

面向对象的系统分析开发方法，是将现实世界抽象总结为业务模型，将业务模型转换成概念模型，继而在概念模型的基础上进一步抽象成计算机可以理解的设计模型。

面向对象方法在应用中包括：面型对象分析(OOA，Object Oriented Analysis)，面向对象设计(OOD，Object Oriented Design)以及面向对象编程(OOP，Object Oriented Programming)。面向对象的概念和应用已超越了程序设计和软件开发应用，而扩展到整个信息技术领域，如数据库系统、应用结构、应用平台、分布式系统、网络管理结构、CAD 技术、人工智能等方面，包括本书介绍的信息标准化的标准制定、实施和反馈过程。

二、UML 建模

建模(Modeling)，是指通过对客观事物建立一种抽象的方法用以表征事物并获得对事物本身的理解，同时把这种理解概念化，将这些逻辑概念组织起来，构成一种对所观察的对象的内部结构和工作原理的便于理解的表达。

Unified Modeling Language(UML)又称统一建模语言或标准建模语言，是始于 1997 年一个 OMG(Object Management Group)标准，它是一个支持模型化和软件系统开发的图形化语言，为软件开发的所有阶段提供模型化和可视化支持，包括由需求分析到规格，到构造和配置。UML 用来对软件密集系统进行可视化建模的一种语言，是为面向对象开发系统的产品作说明、可视化和编制文档的一种标准语言。

UML 可以用于软件系统、业务系统等多种系统的建模，其统一的术语和标准的符号可以使参与沟通的各方更加易于沟通。UML 是伴随着建模技术需求而发展起来的，既可以从简单的模型开发着手，也可以对复杂系统详细地进行建模。UML 在对大规模、复杂系统进行建模，特别是在软件架构层次方面已被验证有效，展现了一系列最佳工程实践。

UML 通过参与者(actor)的元模型作为信息来源提供者，代表现实世界中的“人”；通过用例(user case)元模型表示业务目标，也就是参与者想要做什么、获得什么，代表现实世界中的“事”；通过业务场景和用例场景的 UML 视图来描绘现实世界中的“规则”；通过“业务对象模型”的视图说明在达成业务目标过程中涉及的事物，用逻辑概念表示并定于它们之间的关系，代表了现实世界中的“物”，从而完成了从现实世界到业务模型的转换。

电子病历系统流程设计可采用 UML 语言，遵循 UML 规范，利用建模工具，以“业务活动”为核心建立电子病历系统业务模型，主要通过用例图(Use Case Diagram)和活动图(Activity Diagram)描述。业务用例图从用户角度出发，描述电子病历系统可以为用户(业务领域内的个人、管理人员及其他领域的业务参与者)提供的服务；业务活动图描述每个业务用例中的业务流程、业务活动所产生的信息及业务活动执行者；从而实现活动与机构关系、活动与活动之间关系的可视化表达。

(一) UML 基本内容

1. UML 结构　UML 是一种标准的图形化建模语言，它由图和元模型组成。图是 UML 的语法，而元模型给出图的含义，是 UML 的语义。UML 由视图(View)、图(Diagram)、模型元素(Model element)和通用机制等几个部分组成。

(1)视图：用视图可以表示被建模系统的各个方面。对同一个系统，可以从不同的视角来建立多个模型，它们之间具有一致性。

(2)图：图是用表达一个视图的内容的。通过各种不同的图的结合，就可以组成各种各样描述系统的视图。

(3)模型元素：可以在图中使用的概念(类、用例、对象、消息等)，统称为模型元素。一个模型元素可以用在多个不同的图中，但它的含义和符号是不变的。

(4)通用机制：UML 利用通用机制为图附加一些额外的信息，如注释、标签、约束等，使 UML 能够适应一种特殊方法或满足某些特殊用户的需要。

2. UML 的图　UML 主要用图来表达模型的内容，可用五种类型的图来定义：

(1)用例图(User-case diagram)：用例是对系统提供的功能(即系统的具体用法)的描述，用例图从用户的角度描述系统功能，并指出各个功能的操作者。

(2)静态图(static diagram)：用于描述系统的静态结构，这类图包括类图、包图、对象图。类图既然表达系统中的类，还表示类与类之间的关系，描述系统中类的静态结构。包图是包和类组成的，表示包与包之间的关系，描述系统的分层结构。对象图是类图的实例。

(3)行为图(behavior diagram)：图描述系统的动态行为和组成系统的对象间的交互关系，包括状态图(static diagram)和活动图(activity diagram)。活动图描述了业务实现用例的工作流程，状态图描述状态到状态控制流，常用于动态特性建模。

(4)交互图(interactive diagram)：描述对象间的交互关系，包括时序图(sequence diagram)和协作图(collaboration diagram)。时序图描述对象之间的动态合作关系，强调对象发送消息的顺序，同时显示对象之间的交互；合作图描述对象之间的协助关系。

(5)实现图(implementation diagram)：这类图提供关于系统实现方面的信息，包括构件图(component diagram)和配置图(deployment diagram)。配置图定义系统中软硬件的物理体系结构。

3. UML 的应用领域　UML 适用于系统开发的全过程，它的应用贯穿于从需求分析到系统建成后测试的各个阶段，包括需求分析、系统分析、设计、构造、测试，以及项目管理。

UML 的最新版本更是从业务系统模型、信息系统模型和系统集成模型等三大方面作了许多改进，添加了新的自主元素，使各种模型的应用更加灵活，描述更加精确。

(二) UML 用例图

图 11-1 是 UML 的业务用例图：

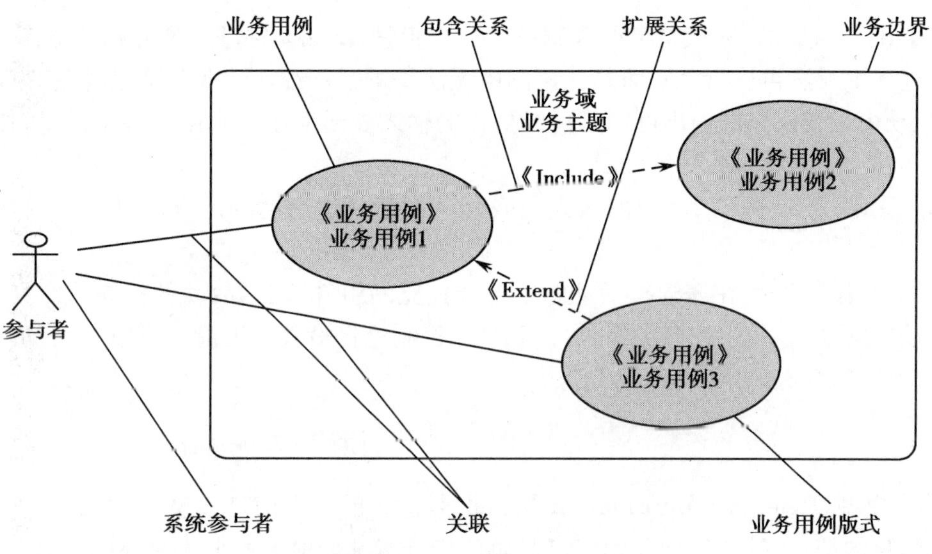

图 11-1　业务用例图示例

1. 参与者　业务用例的参与者表示一个业务项目的执行者或与业务领域相关联的外部角色。在电子病历系统中，以“用户(角色)”描述参与者执行某项业务职能活动。与电子病历系统业务相关的外部人员或系统也被描述为业务参与者，如区域卫生电子健康档案信息平台等。

2. 业务用例　业务用例描述的是参与者与业务领域之间在业务过程执行时可能产生的交互，典型的业务用例表现为参与者进行的业务工作。业务用例是从参与者的视角来描述的。除了业务用例应用于业务领域之外，与普通的系统用例并无区别。业务用例用版式《业务用例》来区分业务用例与普通的系统用例。

3. 关联　关联是参与者和业务用例之间的关系。关联表示这个参与者可以执行该业务用例或与参与者与用例间的交互。

4. 包含关系与扩展关系　包含关系与扩展关系都被描述为两个用例之间的关系。其中，包含关系表示箭头发起端的用例，包含箭头指向的用例，即在执行某用例时，如果该用例包含另一用例，那么这个用例必须被执行；扩展关系则表示箭头发起端的用例，可以从箭头指向用例扩展执行，即在执业某用例时，如果有扩展用例指向该用例，可以从该用例导向到扩展用例。

实例上，包含用例与扩展用例都是依赖关系，起始用例依据被包含用例，扩展用例依赖起始用例。

5. 业务边界　表示业务域内业务主题所定义的业务范围。

(三) UML 活动图

图 11-2 是 UML 的业务活动图，活动图的基本元素包括：

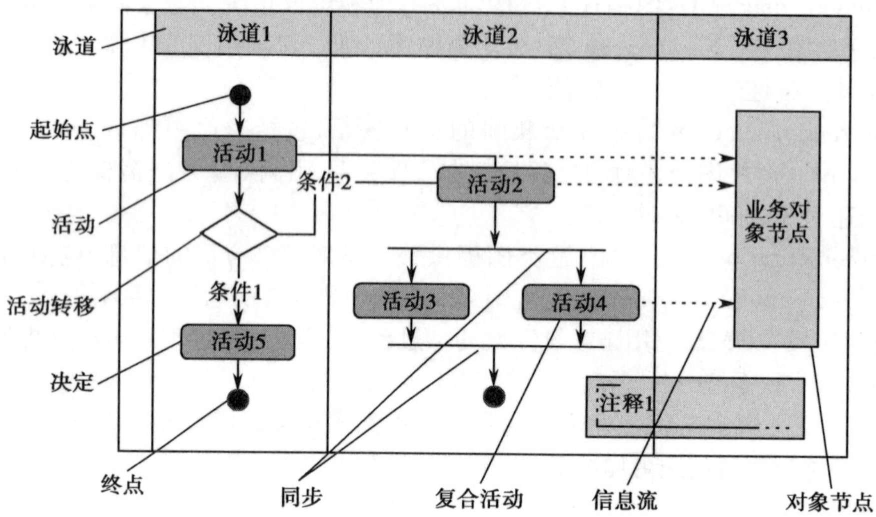

图 11-2　业务活动图示例

1. 活动(Activity)　活动是完成整个业务用例的独立步骤，例如无法进一步分解的操作。但这并不意味着该操作在现实世界中无法再进行分解而是在该图中无法需进一步细化。业务活动能处理业务过程的输入和输出信息，在活动中某个操作的输出可以是后续操作的输入。活动还能调用另一个活动，接受一个事件可发送一个消息。

2. 复合活动　标识为"○—○"的活动被认为是嵌套一系列其他活动的复合活动。可以在其他活动图中详细展开。

3. 活动转移　用箭头表示，用来连接活动图中各个独立的组件，表达活动的控制流。在活动转移中，输入箭头将激活活动中的某个步骤：在该步骤执行完成后，控制流将沿着输出箭头继续。活动转移可以被赋予名称。

三、RIM

RIM 参考信息模型(Reference Information Model)是静态的卫生信息模型，它合成了 HL7 各工作组和国际会员的关于信息的统一观点，是所有 HL7 V3 协议规范标准最根本的来源，是整个 HL7 V3 体系的核心部分。RIM 的基本思路是参照 UML 模型，使用面向对象的开发方法，只通过六个高度精简的核心类—动作、参与、实体、角色、动作关联、角色关联，抽象地概括描述了临床数据、临床业务、消息传递之间的相互关系。通过在具体业务领域和应用场景中对 RIM 模型的定义和裁剪，进而可以定义集成消息和文档的内容格式。临床陈述模型来源于 RIM 模型，所有临床陈述都抽象为活动，活动参与，实体以及所扮演的角色等抽象模型表述。

RIM 是利用 V3 开发具体标准过程的关键构件，是所有开发过程中信息模型和结构的根源。RIM 提供了一个关于 V3 标准静态的信息需求的视图。它包括类图和状态图，并配有用例模型、交互模型、数据类型模型、术语模型以及其他模型，提供一个需求和标准设计的视图。

RIM 中的类、属性、状态以及关联被用来获得特定领域的信息模型，这些模型通过一系列的约束过程转化成 HL7 标准信息内容的静态模型。V3 标准开发过程定义了用来规范从 RIM 得到 D-MIM 以及对这些模型的改进的规则。这些规则要求所有开发的模型的信息结构都要起源于 RIM，它们的语义和相关业务规则不能同 RIM 相冲突。这样 RIM 就是 V3 标准所有的信息内容最根本的来源。RIM 可以被国际会员用于扩展 V3 标准以满足本地需求。

RIM 由分配给一个或多个主题域包（subject area packages）的类组成。属性、关联、状态与这些类相联系。只有包括在标准化内容主题域（Normative Content subject area）的类以及与它们相联合的属性、关联和状态才是标准化的。

RIM 由 UML 和 HL7 特有的标签（作为 UML 模型元素的扩展）来表达的。

RIM 使用了一个非常抽象的模型风格。RIM 的核心类及它们的结构化属性是它的核心。理解这些类和属性是最基本的。

RIM 的 6 个原始基本类：

（1）动作（act）：指在医疗服务与管理中必须表达的事件与活动；

（2）参与（participation）：医疗活动的参与者，可能是实施者，也可能是接受者和相关者；

（3）实体（entity）：医疗活动中涉及的药品、材料、设备等客体。

（4）角色（role）：描述实体参与医疗活动的不同角色；

（5）动作关联（act relationship）：表达不同行为之间的关系；

（6）角色关系（role link）：表达个体角色之间的关系。

其中动作、实体、角色可以被一系列特定的类或子类型进一步表达。在 HL7 的表达中，只有当需要一个或多个属性或关联，但又不能从其父类继承时，才可以把一个新的子类型加入 RIM 中。表达明确概念，但不需要进一步的属性和关联的类，在受控词汇表中单独的被表达为唯一的代码。因此，动作、实体、角色三个类中包括下列代码化的属性，以进一步的定义概念。

第二节　电子病历系统需求分析

电子病历系统（electronic medical record system，EMRS）是指医疗机构内部支持电子病历信息的采集、存储、访问和在线帮助，并围绕提高医疗质量、保障医疗安全、提高医疗效率，提供信息处理和智能化服务功能的计算机信息系统。

电子病历系统以电子化方式记录患者就诊的信息，包括：首页、病程记录、检查检验结果、医嘱、手术记录、护理记录等等，其中既有结构化信息，也有非结构化的自由文本，还有图形图像信息，涉及病人信息的采集、存储、传输、质量控制、统计和利用，是医疗中作为主要的信息源，提供超越纸张病历的服务，满足医疗、法律和管理等多方面的需求。建设电子病历系统，在强调信息技术的同时，也要考虑电子病历使用者的需求，从记录、经济、医疗质量和法律隐私等方面提出对电子病历的基本需求，即记录可重用、投资有回报、质量有优化、安全有保障。

电子病历是医疗服务机构对门诊、住院患者（或保健对象）临床诊疗和指导干预的、数字化的医疗服务工作记录。电子病历是患者在医疗机构历次就诊时所产生和被记录的所有诊疗活动的完整记录，是以历次就诊、健康和疾病问题、医疗服务活动（或干预措施）作为三个维度构建的一个逻辑架构，用于全面、有效、多视角地描述电子病历的组成结构以及复杂信息间的内在联系。通过一定的时序性、层次性和逻辑性，将历次就诊的健康和疾病问题、针对性的医疗服务（或干预措施）以及所记录的相关信息有机地关联起来，并对所记录的海量信息进行科学分类和抽象描述，使之系统化、条理化和结构化。

一、数据需求

《电子病历基本架构和数据标准》将电子病历归纳为病历概要、门（急）诊诊疗记录、住院诊疗记录、健康体检记录、转诊（院）记录、法定医学证明及报告、医疗机构信息等七个业务域的临床信息记录构成。这些记录分别与特点的诊疗活动密切相关，在身份登记、门诊挂号预约、处方处置、门（急）诊病历书写、检验检查、体检、住院医嘱、住院病历书写、重症监护、手术麻醉等各项医疗业务的开展过程中形成，并被所有医疗业务使用，以实现辅助诊疗的目的。电子病历的具体数据需求如下：

(一) 病历概要

病历概要的主要记录内容包括患者基本信息、基本健康信息、卫生事件摘要和医疗费用记录。

(二) 门(急)诊诊疗记录

门(急)诊诊疗记录主要包括门(急)诊病历、门(急)诊处方、门(急)诊治疗处置记录、门(急)诊护理记录、检验检查记录、知情告知信息等六项基本内容。

(三) 住院诊疗记录

主要包括住院病案首页、住院志、住院病程记录、住院医嘱、住院治疗处置记录、住院护理记录、检验检查记录、出院记录、转院记录、知情告知信息等基本内容。

(四) 健康体检记录

指医疗机构开展的,以健康监测、预防保健为主要目的(非疾病就诊)的一般常规健康体检记录,包括一般常规健康体检记录和检验检查记录。

(五) 转诊(院)记录

指医疗机构之间进行患者转诊(转入或转出)的主要工作记录。

(六) 法定医学证明及报告

主要包括出生医学证明、死亡医学证明、传染病报告、出生缺陷儿登记等。

(七) 医疗机构信息

主要指负责创建、使用和保存电子病历的医疗机构法人信息。各临床信息系统在生成电子病历数据时,需要标识该数据由哪个医疗机构产生,因此医疗机构的法人信息可以通过病案编目加入到电子病历中。

电子病历在这七个业务域的临床文档中的数据存在着一定的层级结构关系,其中有包含与被包含的关系,也有按同类属性相互嵌套的关系。电子病历数据结构用于规范描述电子病历中数据的层次结构关系,即电子病历从临床文档到数据元的逐步分解、从数据元到临床文档的逐步聚合关系。

电子病历数据结构的最顶层,是由特定医疗服务活动(卫生事件)产生和记录的患者(或保健对象)临床诊疗和指导干预信息的数据集合—临床文档,如门(急)诊病历、住院病案首页、会诊记录等。临床文档可进一步拆分为若干逻辑上的段,即文档段。文档段为构成该文档段的数据提供临床语境,即为其中的数据元通用定义增加特定的约束。结构化的文档段一般由数据组组成,并通过数据组获得特定的定义。数据组可以存在嵌套结构,即较大的数据组中可包含较小的子数据组。如文档标识、主诉、用药等。数据元位于电子病历数据结构的最底层,是可以通过定义、标识、表示和允许值等一系列属性进行赋值的最小、不可再细分的数据单元。数据元的允许值由值域定义。

二、功能需求

原卫生部 2010 年 12 月印发的《电子病历系统功能规范(试行)》中,对电子病历系统应具有的基础功能、主要功能和扩展功能都做了详细的说明和描述。

电子病历系统应当具有用户授权与认证、使用审计、数据存储与管理、患者隐私保护和数据字典管理等基础功能,保障电子病历数据的安全性、可靠性和可用性。

电子病历系统应当具有电子病历创建、患者既往诊疗信息管理、住院病历管理、医嘱管理、检查检验报告管理、电子病历展现、临床知识库和医疗质量管理与控制等主要功能。

电子病历系统应该具有的扩展功能包括:系统接口功能和系统对接功能。系统接口功能支持临床科室与药事管理、检查检验、医疗设备管理、收费管理等部门之间建立数据接口,实现院内数据共享,优化医疗工作流程,提高工作效率;系统对接功能是指,与区域医疗信息系统和居民电子健康档案信息系统对接,共享本系统电子病历,提供医院与基层卫生服务机构及居民健康档案系统的对接功能。

2016 年 10 月,国家卫计委印发了《医院信息平台应用功能指引》(以下简称《医院功能指引》),则从广义电子病历系统的角度,规范了电子病历系统的应用功能。《医院功能指引》包括惠民服务、医疗业务、医疗管理、运营管理、医疗协同、数据应用、移动医疗、信息安全、信息平台基础 9 类,共 122 个子系统,《电子病历系统功能规范(试行)》中的各项功能分别列入《医院功能指引》的医疗业务和医疗管理类别之中。

例如,《电子病历系统功能规范(试行)》住院病历管理功能(住院病历创建功能、住院病历录入与编辑功能、住院病历记录修改功能、病历模板管理功能、护理记录管理功能)被列入《医院功能指引》的医疗业务(住院病历书写、护理记录)之中。

又如,《电子病历系统功能规范(试行)》的医疗质量管理与控制功能(病历质量管理与控制功能、合理用药监控功能、医院感染监测功能)被分别列入《医院功能指引》的医疗业务(合理用药)和医疗管理(电子病历质量监控管理、院内感染管理)之中。

《医院功能指引》是一个指引性文件,对各项功能只是做了概述性的描述。

三、应用需求

(一)院内诊疗应用

电子病历是患者信息的集中体现,它是医护人员对患者进行问诊、查体、检验、检查、诊断、治疗、护理等医疗过程中形成的信息总和。电子病历不仅是患者就诊过程的真实反映和具有法律效用的原始材料,而且还是医疗机构临床、教学、科研的宝贵财富,同时也是进行医院业务综合评价,提高医院医疗质量、技术水平、管理水平的重要依据。

临床医生借助于电子病历可以在任何地点、任何时间、通过授权获取患者诊疗的相关信息,以避免重复检查、重复用药,同时计算机系统可以根据患者的历史信息,提示医生临床用药和处置的合理性,以提高临床检验、处方、处置的效率,避免医疗差错,提高医疗质量,降低医疗费用。电子病历进一步规范了临床医生的医疗行为,提高了整体医疗水平,特别是对减轻医生的工作强度,降低医院管理成本有明显的作用。

(二)医疗协同应用

基于电子病历的医疗服务协同,能够有效整合大型医院、社区医疗、家庭保健、医护专家、药品和设备供应商等社会医疗资源,形成数字化的虚拟医院,实行优势资源的共享和充分利用,有效支持患者在家庭、异院、异地等就医和转诊,有效支持医生开展和实施远程医疗和服务。跨医院的电子病历可以全面共享检验检查的结果,在互认机制的保证下,一个医院的医生可以直接查看另一个医院作出的检验检查结果,最大程度的避免了重复检验检查;减少患者负担,增加了大型检验检查设备的利用效率;减少医疗资源的浪费,而且医院可以减少购买检验检查设备,节省经费。

电子病历同时为城市的公共卫生管理提供了丰富的原始数据。公共卫生管理部门可以从中提取各种分析数据,用于指导管理政策的制定,如疾病的发生及治疗状况、用药统计、医疗消耗等,辅助突发性、传染性、多发性疾病的应急处理,帮助健全和完善当前正在实施的社会医疗保险制度。

(三)智慧医疗应用

电子病历蕴含了丰富的、连续的、真实的临床信息,是医院进行科学质量管理、安全管理、效率管理及效益管理等方面的重要依据和必要支撑。基于现代的数据分析和数据挖掘技术,可以对电子病历所蕴含的大量数据进行分析和统计,能够有效支持循证医学等以临床资料实证为基础的医学教学和科学研究,大力促进临床医疗技术和水平的发展。

随着互联网医疗和医疗大数据技术的日益成熟,电子病历中的诊疗数据通过结构化分析和自然语言处理识别,通过术语体系、受控医学词汇、分词技术等技术进行数据的语义化,从而实现电子病历系统的智能化应用。

(四)专科、个性化应用

医疗机构的学科不同、专业不同,医生的工作流程和模式也有很大区别,中医、神经、产科、口腔科等专科对电子病历系统的需求各不相同。例如,孕产妇的围产期病历中,涉及健康教育、产检病历、入院护理等一系列的医疗行为,都需要相应的电子病历进行完整记录。因此,建立个性化的电子病历系统,满足不同使用人群的特定需求,也是建设病历系统需要考虑的因素。

四、标准化需求

电子病历系统由于其数据内容的丰富和涉及临床信息广泛,在开发和实施过程中所应用到的行业技术标准和规范也远远多于其他的临床信息系统。电子病历系统作为各种临床信息的集成应用环境,是医院各临床数据的汇集和交换的中心,遵循各种标准和规范的目的是为了实现信息系统间的"互操作性"(interoperability)，即一个系统能够从另外一个系统获取数据并在本系统中利用这些数据的能力。一方面，电子病历中的各项临床信息伴随患者的流动，需要在不同的专业部门、不同的医疗机构之间进行共享，一个部门或机构记录的病历信息也需要被其他部门或机构所理解；另一方面，随着数据挖掘和大数据技术的不断深入应用，可以对不同电子病历系统中的同类数据进行分析和对比，发现疾病发展内在信息和规律，也需要电子病历系统遵循共同的标准定义。

电子病历系统相关技术的标准中，有对基础数据、数据模型、数据属性和术语的基本数据标准，如卫生信息数据元标准、疾病分类与代码；有对系统间交换消息或文件的格式定义，如 DICOM、CDA 标准；也有对系统主要模块、功能、数据流程的系统构架规范，如 IHE 集成规范，这些标准从基本数据元描述规范到集成平台规则，从消息交换到业务流程规范，均体现了电子病历系统对标准化的较高需求。

本书对电子病历系统相关的标准和标准的实际应用也有较为详细的阐述，具体内容详见第三章和第二十一章。

第三节　电子病历系统信息模型

信息模型(Information Model)，是一种用来定义信息常规表示方式的方法，通过使用信息模型，计算机系统可以对所管理的数据进行重用、变更和分享。信息模型独立于具体技术，用于反映一个领域、机构或系统的信息基本状况。使用信息模型的意义不仅仅在于对象的建模，同时也在于对对象间相关性的描述。在多数情况下，信息模型以层次化的形式来表示。

卫生信息模型则是应用于卫生领域的信息模型。ISO 对卫生信息模型的定义为“信息模型就是可用于效仿或参考的方式、计划、例子或者标准等。模型最主要的优点在于它可以将一个复杂问题分解为几个可以控制的组成部分”。建立卫生信息模型，可以使信息收集、记录、整理、传输、分析、利用的每个环节上的人都能在概念上对数据有统一的理解，在格式上有统一的规则，从而实现语法上的互操作以及语义上的互操作。标准的信息模型，相当于为所有系统建立了统一的信息基础框架，基于该框架的术语编码、数据交换等都将具备一致的语义基础，以实现系统间的互操作。

1994 年，国际标准化组织第 215 技术委员会提出了“卫生信息建模框架”。该框架说明了信息模型应当是由概念模型到逻辑模型，最后细化到物理模型。2002 年美国 CDC 在“公共卫生概念数据模型”一文中提出信息模型可划分为主题域模型、类关系模型、概念数据模型、逻辑数据模型、数据库设计模型和物理数据库模型。

一、信息模型

(一) 信息模型的作用

1. 保证信息交换中语义和内容的一致性　信息交换需要理解信息的语义和具体内容，而信息模型定义了信息的语义和内容规范，从而保证了信息交换的一致性。如在临床就诊环境中，会涉及如下信息：120/80mmHg，张某，李某，而计算机无法理解和识别这些信息，必须对这些信息进行具体语法、语义甚至语用层次的定义，才能保证信息交换过程中数据的正确使用，可以通过模型定义，转换成如下信息：血压：120/80mmHg(其中收缩压 120mmHg，舒张压 80mmHg)，病人是张某，医生是李某。

2. 减少数据元的重复定义　由于历史的原因，每个系统都有自己的业务体系，通过建立信息模型，可以把各个系统对象具有共性的、重要和稳定的信息抽取出来，减少重复性定义。例如，建立区域卫生信息平台时，各个系统所包含机构信息、人员信息、服务对象信息(姓名、地址、通信方式、人口学特征)，都可以用统一的信息模型表示，而不是各个系统不顾“左邻右舍”各行其是，彼此矛盾。

3. 保证数据采集的一致性　医院信息平台建设基于电子病历，继而由电子病历进一步生成的居民健康档案的数据是居民“从生到死”的健康信息，来自不同的卫生机构和信息系统，包含回顾性的、现在发生和以后可能发生的信息，要保证各个分系统采集的居民健康档案的数据具有一致性，并且满足未来发展的需要，必须遵从统一的信息模型。

（二）信息模型的建立

数据概念模型与具体业务域和技术实现方法无关，仅仅描述数据范围以及数据之间的联系，医疗卫生信息系统的数据概念模型完全对应于 HL7 RIM，使用六个主题域去抽象描述涵盖卫生及相关域的全部数据信息内容。

1. 数据的主类（主题域）　现实世界是由各种各样的实体（事物、对象）所组成的，每种对象都有自己的内部状态和活动特征，不同对象间的相互联系和相互作用就构成了各种不同的系统。人们为了更好的认识客观世界，把具有相似内部状态和活动特征的实体（事物、对象）综合在一起称为类，类是具有相似内部状态和运动规律的实体的集合。我们从一个个具体的事物中把共同的特征抽取出来，就形成了一个一般性的概念，这就是“归类”。例如：把转诊、报销、检查、开医嘱等工作归类为“活动”。

HL7 RIM 模型把全部卫生信息（数据）抽象为六个类，也称之为“域”或“主类”。这六个“域”或“主类”中两个最基本的主类是：动作和实体；另外两个主类连接活动和实体，它们是：参与和角色；最后两个主类是：动作关联和角色关系。它们之间的关系如图 11-3 所示。

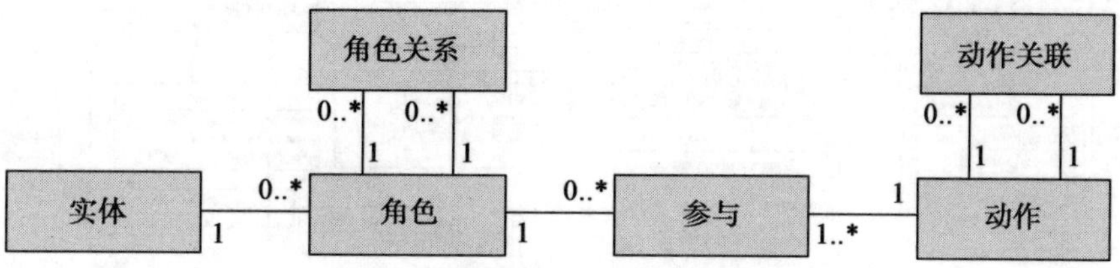

图 11-3　信息模型的主类示意图

活动表示卫生服务活动（或干预措施），这些服务活动或干预措施产生相关的电子病历记录信息。活动是从数据角度定义健信息模型的基础。在信息平台中共享的各种数据通常都关联到生成它的主要卫生服务活动（或干预措施）。活动域表示发生在与电子病历系统相关的各个系统中的不同活动类型。它的范围仅限于有值的活动类型，这些值用于卫生信息记录的共享。通过活动，可以记录在特定时间（或时刻）对所感兴趣的特定对象的状态所发生的变化。这里所说的时间概念可能是一个时间点（时刻），也可能是一个由开始时间和结束时间所定义的时间段。

实体是指物理意义上的人和物。包括所有生命体（Living Subjects）（如人和动物）、机构（正式的和非正式的）、材料（如持久和非持久的货物、食物、组织、容器）和场地。实体包括人、地点、环境、资源、资料等。人包括用于表示参与医疗保健系统的人员、组织机构或其他类型群体的所有实体或信息类。基本来说，人旨在表示的是在电子病历系统模型之中，要使我们能够确定出一个医疗活动是关于谁的，即患者；谁参与了与该活动相关联的医疗服务提供过程，即医疗服务提供者以及他们所属的组织机构。人的定义中所包括的一个关键概念就是分组的概念。此概念可表示一组正在作为医疗活动对象的患者。关于这个概念的一个具体例子就是，在公共卫生服务域中，传染病暴发所涉及的一群患者。

角色是指“实体”在“参与”卫生服务活动（或干预措施）过程中所扮演的各种角色。角色中保存的是关于特定类型实体在其参与医疗服务提供或获取时表现出来的那些职能信息。通常将角色分配给人员。角色的类包括服务提供者、服务接受者或客户、支持人员、经授权的信息接收者、经授权的系统用户、经授权的应用程序、管理者或管理员等。

参与：定义“角色”和“活动”之间的关系，是指“实体”通过扮演的“角色”“参与”卫生服务活动（或干预措施）的行为方式。

活动关联描述了“活动”之间的相互关系。活动关联描述的是活动之间的关联关系。活动在发生时就会被记录在信息平台之中。根据那些向信息平台提供活动数据的医疗机构内部信息系统应用程序的能力的不同，用于确定某个特定活动如何与早已记录在某一个人的电子病历之中的其他活动相关联的数据，可能存在关联，也可能不存在关联。例如，当产生出一项检验结果并将其录入到实验室机构信息系统之中时，该系统就会将该结果发布到医院信息平台。对于这样的一个结果，它可能包含或不包含足够的信息，用于确定究竟是什么实验室医嘱导致了此项实验室检验项目的执行。与此类似，它也可能包含或不包含足够的信息，用于确定为该实验室检验申请时所处的就医背景。

角色关系：描述参与卫生服务活动（或干预措施）的各个角色之间的关系。

2. 信息概念模型 UML 图　HL7 中信息概念模型的主类（包括子类）的 UML 图如图 11-4 所示。

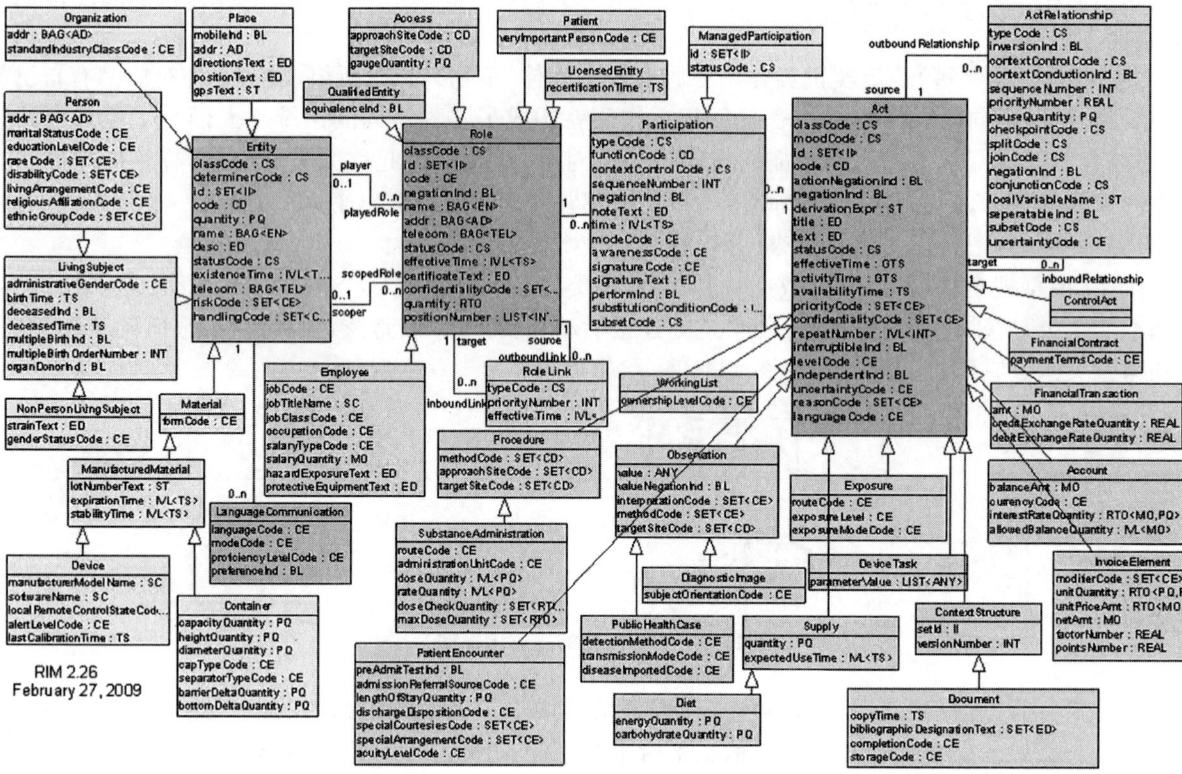

图 11-4　信息模型的主类示意图

二、信息模型的层次结构

HL7 V3 RIM 信息模型的继承关系依次为 RIM、D-MIM 和 R-MIM。RIM 是顶层的概念模型，与具体的业务域（Domain）无关；D-MIM 和 R-MIM 是逻辑模型，D-MIM 是一个业务域的信息模型，一个业务域中可能有多个主题（Topic），R-MIM 是业务域中一个主题的信息模型。如图 11-5，根据具体的医疗业务活动，RIM 可分成 Lab D-MIM 实验室检验业务域消息信息模型、Pharmacy D-MIM 药品业务域消息信息模型、

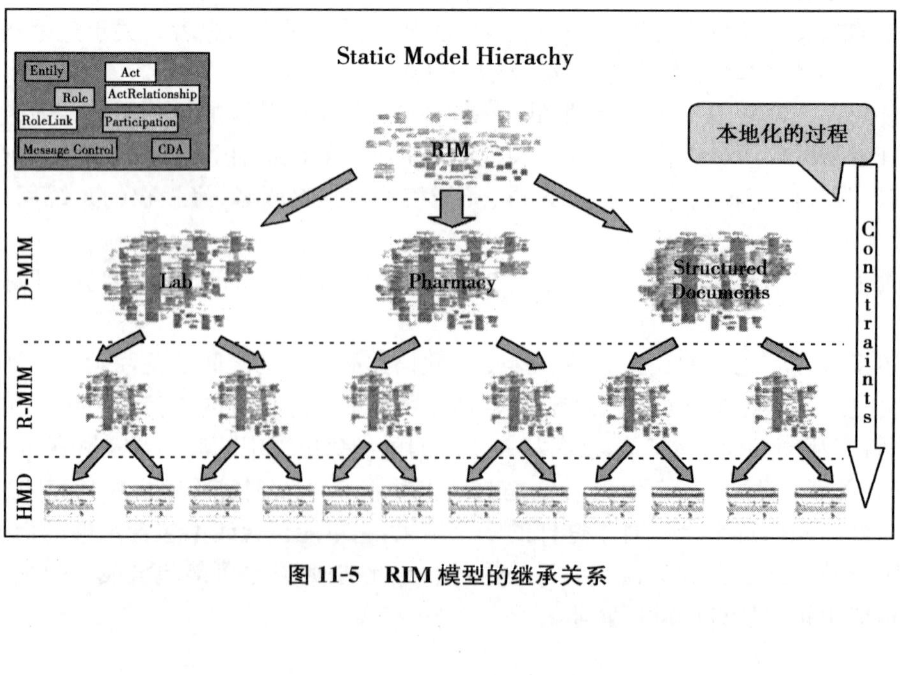

图 11-5　RIM 模型的继承关系

Structured Documents D-MIM 结构文档业务域消息信息模型等，在具体的 Lab D-MIM 实验室检验业务域中又可根据不同的主题分为检验登记 R-MIM、标本处置 R-MIM、检验 R-MIM、数据采集 R-MIM、实验室检验记录 R-MIM 等。

RIM、D-MIM 和 R-MIM 是采用“对象关系”的表达方式来描述信息模型的，但为了用 XML 来记载 HL7 V3 的信息模型，必须将信息模型从“对象关系”的表达方式转换成“层次关系”的表达方式。HMD (Hierarchical Message Definitions) 正是信息模型的层次表达，MT(Message Types)用于进一步描述消息类型。从 RIM 到 D-MIM、R-MIM，再到 HMD、MT，同时也是一个根据业务需求对模型逐步限定和细化的过程。符合 HL7 消息模型的数据最终通过 XML 来进行交换，用于交换的 XML 消息或文件由模型对应的 Schema 来约束。HL7 的数据类型(Data Type)和词汇(Vocabulary)用于说明模型中类的属性，如图 11-6 所示。首先，HL7 类之间的关系描述了信息模型的结构关系，而 HL7 的词汇和数据类型进一步说明了模型结构的具体意义，帮助人们能够从语义上正确理解所记载或传递的信息内容；其次，HL7 的词汇和数据类型说明了信息模型中所包含的业务数据的格式和具体内容，让人们能够准确理解信息模型中所记载或传递的业务数据所表达的内容。

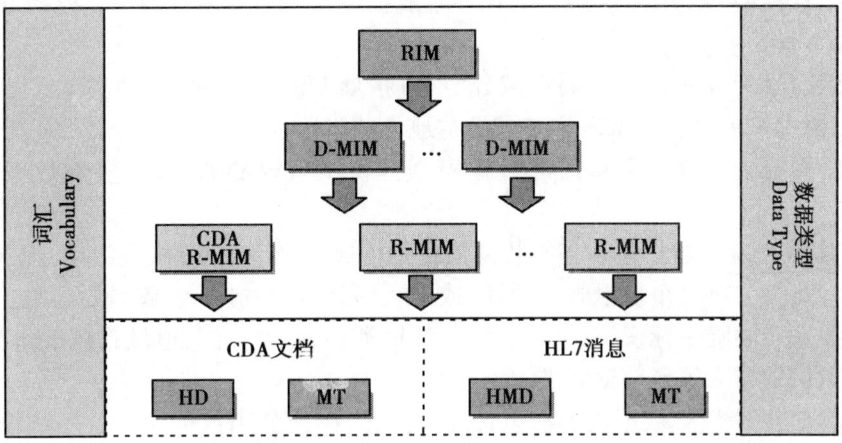

图 11-6 RIM 模型的层次结构

HL7 CDA 是关于临床文档的结构和语义方面的规范。CDA 本身也是一个 HL7 的通用域，CDA 有一个标准的 R-MIM。HL7 其他通用域中模型的实例一般对应着 XML 消息，而 CDA 专门用来描述临床文档，其模型的实例对应着 XML 文档。

CDA R-MIM 和其他通用域中的 R-MIM 是根据不同的业务需要而分别构造的。比如，检验报告在 HL7 通用域 Laboratory 中的 R-MIM 模型为 POLB_RM004000UV01，该模型是专门描述检验报告的 R-MIM 模型；当检验报告作为一个 CDA 文档时，可以用 HL7 通用域 Clinical Document Architecture(Release2)中的 R-MIM 模型 POCD_RM000040 来描述。由于这两个 R-MIM 模型均遵从 HL7 RIM 并符合 HL7 开发框架(HDF)，之间有一定的参照关系。

三、信息逻辑模型

信息逻辑模型是通过继承信息概念模型并对概念模型进行细化(演绎)而产生的。概念模型采用 HL7 RIM，数据模型也可采用 HL7 的信息模型建立方法，并最大限度地遵循已有的 HL7 标准的内容。

(一) 逻辑模型概述

RIM 是一个最抽象的信息概念模型，本身并无法用于表述具体的数据或含义。要实现对某域中具体电子病历数据的描述，要在 RIM 的基础上派生和细化(演绎)为域信息模型 D-MIM(Domain Message Information Model)和精细化消息模型 R-MIM(Refined Message Information Model)。R-MIM 是对一个具体业务活动的数据进行规范表述的模型，例如，“注射单”具体应包含哪些项目，每个项目用什么方式表述。D-MIM 是一个业务域的信息逻辑模型，该域中所有 R-MIN 都继承和依从 D-RIM 模型，而 D-MIM 模型又完全继承和依从 RIM 模型。目前 HL7 已经开发出常用的 D-MIM 和 R-MIM 模型，提供给应用开发者直接使用。在信息模型的层次上，RIM属于信息概念模型，而D-MIM和R-MIM都对应于信息逻辑模型。

D-MIM是RIM的派生，它包括在特殊域(Domain)中适用的经过充分扩充的类克隆(Class Clone)、属性和关系。类克隆是用来满足特定目的而设计的精细化的RIM基础类。精细化的过程可以约束RIM类的属性和关系，但不能添加RIM基础类中未出现的任何属性。D-MIM是构建域中所有精细化消息信息模型(R-MIM)的共同基础。

D-MIM侧重于描述所涉及的某个域的信息模型，这个数据模型反映了某个域的信息模型全貌(如：类克隆、属性和类关系)，但还不包含逻辑模型所需要的一些信息内容细节。

R-MIM是带有注释的一个或一组消息的信息内容细节，是D-MIM的一个子集。R-MIM表达了一个或多个层次消息描述的信息内容，它源自由R-MIM入口点标示的根类。R-MIM是所有其他HL7消息制品的源，这些制品可以是一组XML Schema或者其他格式的消息制品。R-MIM描述了具体的信息，R-MIM所描述的逻辑模型可以用于指导进一步的数据库设计。

(二) 信息模型域

通过继承信息概念模型建立相应的信息逻辑模型时，需要根据业务系统的信息内容划分出不同的域，先建立反映一个域的信息模型D-MIM，然后再细化并生成描述具体信息内容的信息模型R-MIM。

(三) 信息模型的词汇

HL7的词汇域用于表示类的属性。词汇域分“不可扩展”和“可扩展”两种类型。“可扩展”意味着在建立信息模型时，可以通过扩展已有的编码集来满足本地化的需求。

数据元和数据集标准为建立电子病历的数据模型提供了重要的参考，大多数数据元可以直接映射到HL7标准中。

1. 业务相关卫生服务基本数据集　基本数据集是指构成某个卫生事件(或活动)记录所必需的基本数据元集合。与业务系统相关的每一个卫生服务活动(或干预措施)均对应一个基本数据集。基本数据集标准规定了数据集中所有数据元的唯一标识符、名称、定义、数据类型、取值范围、值域代码表等数据元标准，以及数据集名称、唯一标识符、发布方等元数据标准。

2. 数据元　两个或两个以上数据集中都包含的数据元，称为公用数据元。公用数据元是不同业务领域之间进行无歧义信息交换和数据共享的基础。公用数据元标准规定了必须收集记录的公用数据元最小范围及数据元标准，目的是规范和统一信息的内涵和外延，指导数据库的规划设计。制定数据元字典的主要作用是：统一和规范信息内涵；指导数据库及相关信息系统的开发设计；支持相关卫生服务活动以及其他信息资源库相互间的数据交换与共享；为相关卫生服务活动的信息管理规范化与标准化提供依据；为构建整体的卫生信息模型和国家卫生数据字典提供基础信息资源。

3. 数据元字典

(1)基本概念：数据元字典是列举并定义了特定的语义环境中所有相关数据元的一种信息资源。数据元字典中包含的是记录内容所涉及的所有数据元。信息系统的内涵和信息来源特征，决定了数据元字典中的数据元来源于相关的各个卫生服务信息基本数据元集，是从各个业务数据元集中抽取的与信息系统相关的数据元。数据元的纳入原则主要有：

一是公用数据元，即在2个或2个以上业务数据元集中都包含的数据元。公用数据元体现了相关卫生服务活动的数据交换和共享的需要。

二是信息利用者所需要使用的非公用数据元，如某些居民健康管理和健康监测的需要、卫生管理统计指标的需要、与外部卫生相关部门进行数据交换的需要等。

(2)数据元字典的特性：

业务无关性。当所有从各个业务数据元集中抽取的数据元组成数据元字典后，即表现出与业务的无关性，即数据元字典中的数据元是独立于任何具体的卫生服务活动(业务应用系统)的，虽来源于相关业务，但已不再隶属于某个特定的业务环境。

灵活性。数据元字典中数据元的业务无关性，为卫生服务模式的改革发展及业务流程的再造与不断优化，提供了灵活的指导框架。譬如：根据某个新开展的卫生服务活动的需求，可以从数据元字典中，提取任意一组所需要的数据元来组装成一个新的卫生服务基本数据元集，并指导重新设计一个或一组能适应新的卫生服务活动要求的卫生服务记录表单。而且这些新的数据集和记录表单将自然符合既往的相关规范和标准，满足信息资源整合的需要。

可扩展性。随着卫生改革的发展进步，根据各项卫生服务活动在广度和深度上不断调整和完善的实际需求，相关卫生服务基本数据集的内容也将相应变化，不断推出新的标准版本，而且数据元字典的数据元纳入原则也会根据实际情况适时调整。因此，数据元字典是可扩展的。

四、数据建模方法

（一）技术路线

建立电子病历信息模型的思路为：首先根据业务活动的特点选择对应的 HL7 通用域和模型；然后确定业务活动数据集中的数据元在信息模型中的位置和表达方式，并根据具体的业务需要对 HL7 已有的模型进行限定；最终形成业务活动对应模型的 Schema。图 11-7 为建立电子病历系统信息模型的技术路线图。

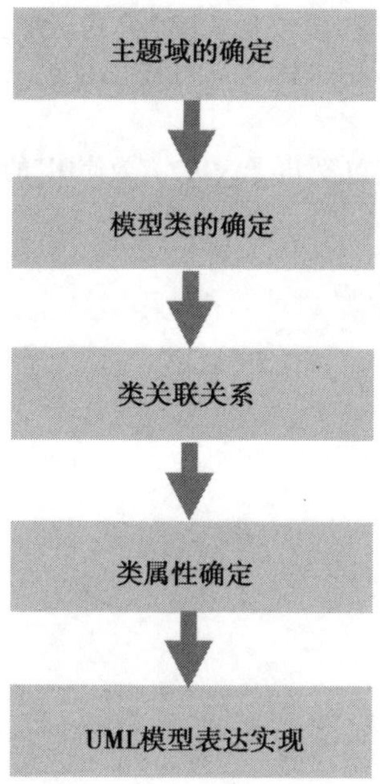

图 11-7　建立信息模型的技术路线

（二）场景分析

场景就是指某域所发生的或可能发生的事件的描述，可以理解为现实活动的实例。完整的场景体现了事件的触发、发展、结局的过程。在概念模型建模场景分析里，对信息从医疗机构内部信息系统到信息平台存储过程的描述就是一个场景。而场景分析则是对这些场景进行重现、域的定义、归纳提取类、类关联、类属性的过程。

（三）信息域分析

在信息域分析中主要考虑要存储信息的域的范围，以及与其他域的信息之间的关系，如"新生儿出生证明"信息域与"计划免疫接种卡"信息域之间存在着一定的关系。

（四）主题域的确定

在信息域分析的基础上再对信息拆解、对比、描述、再定义、组合等分析，即对各组成元素进行分析、判别、抽象，并归纳。根据信息概念模型，将信息泛化到实体、角色、活动、参与、活动关联、角色关系）6 个主题域中，活动作为信息的主体，其余 5 个均为事件的关联方，要深刻理解各个主题域内容以及主题域之间的关系，将分析抽象的结果与数据概念模型主题域结合。

（五）类的确定

确定信息在主题域中确定使用的类对象。如新生儿信息使用实体表达，登记事件信息使用活动表达等等。

（六）类关联

按照信息概念关系，描述出泛化后的实体、角色、活动、参与、活动关联、角色关系等对象之间的关系，有 HL7 相关标准的要使用 HL7 标准。

（七）类属性

将要保存的信息元素与信息模型的对象属性做对应关系映射。首先需要了解信息模型的数据类型的概念及其之间的关系，如 LIST＜ADXP＞与 List 类型、AD 类型之间的关系，AD 类型的属性及属性取值范围，其所涉及的概念。

（八）数据库设计

对应数据库具体实现，考虑使用对象数据库模型设计方式。

五、电子病历系统功能模型

从 20 世纪初开始，HL7 与美国电子健康档案合作组织开始研究电子病历系统的相关标准《电子病历系统功能模型(EHR System Functional Model，EHR-SFM)》，此标准在 2007 年 2 月 21 日获得美国国家标准局的批准，成为国家标准。

EHR-SFM 开发的目的是要明确电子病历系统应该具备的功能，这些功能按照用户的视角描述，使电子病历系统的功能表达标准化，同时，通过特定的服务单元和区域的功能范例，使不同国家、不同卫生机构电子病历系统的功能描述有统一的方法和共同的理解。这些特定的服务单元和区域可以是同一个国家的不同机构（如重症监护室、心脏病区、诊察室），也可以是不同国家的卫生机构（如某些国家的初级卫生保健机构）。

（赵　霞）

参考文献

1. 李小华.医院信息化技术与应用.北京：人民卫生出版社，2014.
2. 刘丹红，徐勇勇，等.HL7 电子病历系统的功能模型.计算机世界，2007(8)：B10.
3. 徐勇勇，张玉海，等.电子病历与临床信息标准.中华神经外科疾病研究杂志，2005，4(6)：481-484.
4. 李小华.医疗卫生信息标准化技术与应用.北京：人民卫生出版社，2016.
5. 舒婷，俞汝龙.医院电子病历需求分析.中国数字医学，2009，4(2)：5-7.
6. Dolin RH，Alschuler L，Boyer S，et al.HL7 Clinical Document Architecture，Release.J Am Med Inform Assoc，2006，13(1)：30-40.
7. 李包罗.电子病历“有效使用”的概念及对推广应用的意义.中国数字医学，2010，5(7)：20-22.

第十二章　电子病历系统技术架构

本章首先介绍以患者全生命周期诊疗记录为基础的电子病历三维架构模型、面向服务的SOA架构以及电子病历的数据架构，然后从设计的先进性、服务器架构、界面设计、系统的稳定性设计、系统的可移植性、数据库设计和可扩展性等方面描述了电子病历系统的设计理念及架构设计特点。接下来，介绍了电子病历系统的技术架构设计、数据存储设计、系统性能及友好性设计、系统安全架构设计、与院内其他系统的接口设计和系统维护设计等，并阐述了相应的技术路线。最后，详细描述了电子病历系统架构设计的几类核心技术，包括：病历结构化、医疗信息抽取、医疗消息服务、临床知识库的智能录入以及电子病历浏览器等，从实现的角度诠释了电子病历系统技术架构的落地设计方案。

第一节　系统概述

一、概述

随着国家新一轮的医疗体制改革及公立医院改革的逐步推进，利用新型信息技术与医疗业务相结合，通过信息化手段为实现以病人为中心，缓解民众“看病难，看病贵”等问题提供有效技术支持是一个大的方向和趋势。

以电子病历为核心的医院信息化是医院提高医疗效率和医疗质量的重要工具。医院信息化的目标是实现医疗过程的全面信息化，医疗数据的全面集成及再利用，建设成一个能将患者历次诊疗过程的信息全面记录的电子病历系统，一个能够为患者健康档案数据进行采集的电子病历系统、一个能够进行查询统计的多功能综合管理系统。通过结构化地描述各类病历，实现病历内容的格式化和规范化，规范日常诊疗数据，实现完整、统一和标准的数据管理。

电子病历系统应遵循《电子病历基本架构与数据标准（试行）》《电子病历基本数据集》（WS 445-2014）、《电子病历共享文档规范》（WS/T 500. X-2016）等国家和行业标准，以满足数据利用和交换要求。

二、设计目标

电子病历系统的总体目标是：提高医生的工作效率，促进医疗记录的规范化，避免因病历书写失误而导致的医疗事故，为医疗纠纷的仲裁提供可靠的证据，实现临床信息的共享，全面支持临床信息的自定义统计查询和分析，改进医院的作业流程，提升医院的竞争力，减少人工干预，实现真正的数字化医疗。

电子病历系统是医疗过程的全面信息化，医疗数据的全面集成及再利用，是一个能将患者历次在医院诊疗过程信息全面记录的系统，它还是一个患者健康档案采集、存储、处理、查询统计的多功能综合系统。以病人为中心、以临床诊疗信息为内容，实现电子病历信息的有效交换与充分共享，确保合适的信息在合适的时机到达合适的地方。依据诊疗规范、临床路径和循证医学，辅助医生选择最适宜的技术达到最好的医疗效果，提高医疗服务质量。

建设电子病历系统，它不仅仅局限于病历的电子书写、存储，更是广义电子病历概念上的多系统整合应用，它涵盖了住院医生站、护士站、病历、质控、科研等等诸多医疗环节的内容。电子病历系统是医院医疗过程的全面信息化，是动态的智能的信息源。它不仅能提高医疗工作效率，提高医疗工作质量，也应为医院加强环节管理服务。电子病历系统采集、调阅、查询病人信息，支持医疗信息的跨平台、跨系统共享，能够形成病人健康档案，可以伴随病人流动的信息系统，能够为医院医疗管理提供全方位服务。电子病历数据应能够以原子化保存，即能够把病人的每一项症状、体征、检验结果、检查报告、用药信息分别保存，为电子病历数据的二次应用，为广大的医务人员科研、教学提供服务，为医院实现“临床、科研、知识一体化”的电子病历提供全面支持。

建设一个从信息源采集信息，以医疗全过程产生的信息流为主信息流，以临床信息系统为基础，以病人为中心，信息高度共享，集医院现代管理和医疗质量保证体系为一体的电子病历系统。电子病历系统除提供给临床医护人员作为日常工具使用之外，还承担着科研分析功能，通过进行电子病历的科研检索统计、数字影像的三维重建、临床用药统计及效果分析，临床医护人员能进行基本的科学研究分析。通过循序渐进的数字化建设工作，提高医疗、服务质量，体现信息系统的支撑作用，为病人提供简便快捷的就医流程和优质、高效的医疗服务。

三、设计原则

根据医院的总体要求以及信息化自身的规律性，以临床为核心的医院信息化建设要求遵循下述设计原则：

电子病历系统的一般性能要求为操作简单、功能完善、数据安全和易于管理。在此基础上，我们提出了包括先进性、适用性、独立性、可扩充性、可操作性、安全性等在内的各项要求，其具体内容如下：

（一）先进性

整个系统的设计和实现采用国内外先进并且成熟的计算机技术，力求解决方案的先进、灵活、高效。

（二）适用性

系统始终以用户需求为导向，结合先进、合理的管理模式，功能全面，切合实际，注重实用性与先进性相结合。

（三）独立性

系统摆脱对组织机构的依从性，着眼于医生日常的业务过程，使最基本的活动和决策独立于任何管理层和管理职能，提高系统的应变能力。系统不需要做任何的改动，就可以适应各类医院的要求，原则上不需要维护人员常驻医院进行反复的修改。

（四）可扩充性

系统的设计既要考虑长远发展的需要，又要考虑当前的实际需要及承受能力，以保证系统的扩展性。系统的可扩充性主要表现在架构，功能和数据类型三个方面。

（五）可操作性

系统需要具有强大的可操作性和灵活性，易学易用，不同于其他传统应用软件，并提供详尽完善的技术手册和维护手册，方便系统的维护和操作。

（六）安全性

临床医疗信息涉及隐私，而广泛的网络连接需要系统具有较高的可靠性和更强的安全控制。为防止用户越权操作，需要建立完整的、灵活的临床医疗权限控制体系。

第二节　架构设计

一、设计理念

（一）界面的先进性

对于所有的医务人员，只有一个统一的软件界面，就他们所有人来说，只需要学习掌握这一个操作界面就可以了。传统的医生站，不能够相互交互数据，住院医生站无法打开病人的门诊病历，门诊医生站也无法打开病人的急诊病历；同样，门诊医生站的处方处理模块也无法打开急诊病历的医嘱。统一的界面操作极其简单、通用易懂、屏幕视野开阔、重点突出，让所有的医生、护士、麻醉师、检验师、影像师等等，能够在任何一台安装了电子病历客户端的计算机上面进行自己工作的处理，对于临床医生，只需要掌握这一个软件界面的使用方法，就可以到各个科室去轮转了，而不用担心要重新学习使用其他软件，也不必在其他医务人员使用的计算机上重新安装自己需要的电子病历软件了。

（二）系统的稳定性

电子病历系统采用特殊的面向对象数据库概念进行设计，将复杂的数据关系封装在虚拟的对象数据库中，避免使用很多紧密的关系型数据库关系，同时设计了很强的容错能力，所以，造成系统不稳定的因素被大大地局限在很小的范围之中。我们知道，如果因为数据库的关系，造成错误出现之后无法打开电子病历记录，将很可能给临床工作带来灾难，所以，在数据存储和读取的设计中，第一个考虑就是尽一切可能恢复电子病历的信息，并且维护电子病历的一致性。电子病历系统能够保证在程序出现错误的时候，不破坏电子病历的数据，同时在电子病历内部出现错误的时候，医生照样可以打开电子病历并且进行操作，这个时候，可能唯一不方便的就是系统无法帮助医生进行方便快捷的书写而已。

（三）功能的扩展性

由于我国相关法律规定，医院必须为本院的病人保存病历，并且完整保存病历应该达到 15 年以上。基于这个原则，在设计电子病历结构的时候，需要充分考虑和论证这种结构的可扩展性。可以采用 XML 语言来描述电子病历的全部信息，并且电子病历的 Xml 留下不加限制的可扩展空间，用于将来在改进电子病历结构的时候增加其他的内容。还有另外一种机制，这种机制能够通过判断电子病历的版本，确定显示和处理这种版本结构的处理器，也就是说，将来即使我们对电子病历扩展了结构，增加了电子病历储存的内容，但我们仍然在将来的系统中保留现在版本的处理器对象，即使在 15 年以后，要打开、显示和再分析现在的电子病历，系统会根据电子病历的版本，调用现在的处理器对象，去显示对应版本的数据，分析器会按照 XML 的语法，分析电子病历结构中蕴藏的医疗信息。这一点非常重要，需要为将来遵守法规作充分的准备，保证临床医生查阅病案室档案的流畅性，也保证医院的正常的医疗秩序。

（四）数据库的优化

电子病历系统的数据库表，需进行严格的年度的划分，也就是说，电子病历数据是分年度储存的，每一年度的数据，分别存入一张表。实际上，电子病历中的每一张主要业务表中的数据记录数，都被控制在一个极小的数量级上，这就保证了电子病历永远能够高速运转，随着使用时间的推移和业务数据量的增加，几乎都不会受到数据库查询效率的影响。而不像传统的软件系统，所有数据都存入一张表，一年的数据量增加到数百万条，三年的数据量上千万条级别，系统运行的速度越来越慢，即使购买数台小型计算机也无济于事。

（五）软件系统的规范化

电子病历软件系统，采用主流的软件系统结构，这种结构包括，经过高度功能抽象的客户端，经过高度抽象的继承类库，软件再开发工具包 SDK 环境，开放的数据结构等。因此，系统的数据和程序代码是截然分离的，程序与业务无关，业务是以数据文档为中心展开的，这就使得软件的运行管理和维护服务，不需要软件开发人员到医院的现场去无休止地修改程序，因为业务数据是与处理代码完全分离的，而业务数据的修改是非常容易的，因此，绝大多数业务问题，都可以通过使用最简单的工具修改业务数据就能够达到目的，况且，电子病历系统可以提供很多 SDK 工具，帮助修改业务数据的内容，这些工具包括病历模板设计器、病历资源编辑器、统计分析设计器等，这些工具能够帮助用户重新定义业务的规则。当程序发生错误的时候，采用互联网上下载程序的补丁包的方法，以最快速度让所有用户得到修正版本，电子病历系统，采用一个非常小的 exe 执行文件作为主程序文件，而各种程序处理代码都封装在类库中，这些类库以动态链接库的形式存在，将旧的动态链接库替换成新的动态链接库，就能够起到修改程序代码的作用。

（六）面向应用的设计

病人的临床信息来自医院内各医院现已存在的多种多样的应用系统。一般说来，它们是面向应用过程设计的，是由不同供应商提供的，具有不同的信息模型和软硬件平台，其功能必须满足管理与临床应用不同的过程要求，例如一个实验室系统。从医生开出医嘱，到条码打印和取得样本，样本传送与接收，上化验设备，化验过程的双向控制，化验结果的自动获取，报告的产出与确认，报告的发出与接受确实是十分复杂的。应用系统的数据结构设计必须满足这些要求，数据库内的化验结果表达必然是复杂多变的。而电子病历仅仅关心化验报告的最终结果。因此，如果数据库仅仅保存从检验系统传递来的化验结果，那么电子病历系统就可以和复杂的业务处理流程相分割。如果电子病历系统中的化验结果要从检验系统中直接获取，就不得不关注上述的所有细节。电子病历的存在不仅仅是要满足临床信息查询的需要，更重要的是要满足临床决策、教学、科研的深层次的要求，例如警告与提示系统、临床路径控制、循证医学支持等等。这些应用的开发，当面对一个数据相对稳定、信息模型简单清晰、与操作过程无关的存储库时，要简单得多。特别是，当服务点应用系统（POS，Point of Service）发生变化时，也不会影响这些深层次的应用。

（七）异构数据集成设计

尽量避免修改原有各个软件系统中的任何部分，包括数据库结构、应用程序代码等，避免影响现有系统的正常业务处理；由平台来完成数据清洗转换工作，避免依赖现有系统厂商的配合，防止因为医院现有系统厂商的意愿和技术能力影响本项目的进展；对医务人员病历书写方式不限制，既可以文本书写也可以结构化书写，平台将会按照数据标准要求对这些病历进行统一结构化处理；提供便捷的数据集成工具，使医院信息科人员能够在简单培训后掌握平台扩展应用的开发和平台维护，确保平台的可维护性和易用性。

二、技术架构设计

电子病历的核心价值不单纯在于病历的无纸化存储和电子化记录，电子病历应当支撑和推动医疗质量控制、循证医学、临床路径、疾病监测等方面的前所未有的发展。

电子病历是整个临床信息化体系的核心，基于先进的电子病历软件，分步骤、有重点的针对临床医疗业务的各个不同环节进行系统建设，临床信息化在提高临床工作效率、加强医疗质量管理、整合现有系统、促进科研统计、优化服务流程等方面的作用才能充分发挥。

1. 医护工作站　这一部分体现系统的核心功能；它为各临床科室的医生和护士提供日常工作主界面，是一个高度集成、可灵活配置的电子病历客户端。

2. 数据服务　这一部分为系统提供所有与数据相关的服务；它负责数据的存储、获取、和交换，并描述数据的业务逻辑，例如权限逻辑、质控逻辑等等。

3. 消息系统　包括就诊预约和排班、远程医疗、文件传输、消息传递等功能。主要目的一是优化医院内部诊疗流程，二是支撑跨机构的远程协同医疗。

4. 工具集　主要包括质量控制、统计分析、医疗文档模板制作、专家系统和知识库在内的一系列实用工具。这些工具主要充分挖掘医疗信息资源的价值，提供信息的综合利用水平。

电子病历系统的技术架构如图 12-1。

在图 12-1 的电子病历系统框架下提供的功能和服务包括：

（一）电子病历客户端

快速、准确、规范地书写病历，涵盖所有医疗和护理文书

病历的段落连续打印和局部选择打印

自定义和归纳个性化的模板库

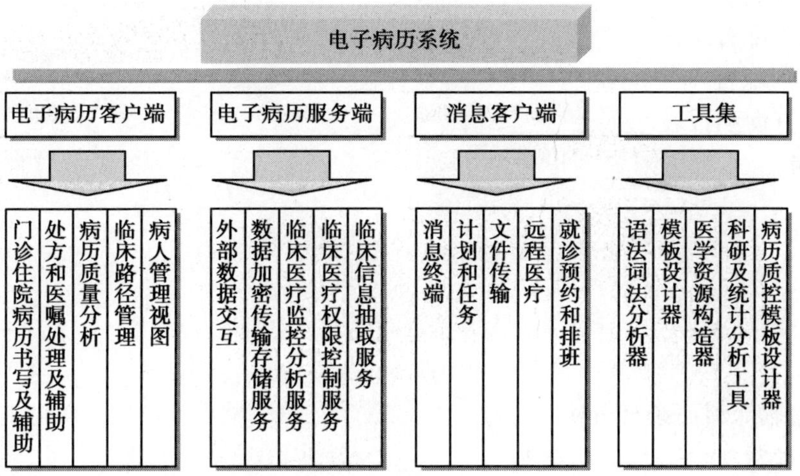

图 12-1　电子病历系统技术架构图

自定义和归纳个性化的无差别医嘱库
自定义的模板衍生和重用
支持各种复杂的特殊护理表单
支持移动查房和移动床边护理
支持自定义医学术语库、模板库和诊疗计划库
病历的修改痕迹保留和标注
图文并茂的病历编辑
病历的拆分视图编辑
多功能的输入助理
数据库存储和历史数据利用
病人视图，帮助管理当前病人的医疗文档
医学图形处理器
书签和超链接跳转
病人唯一标识管理
完整的个性化桌面配置
自定义图文转换库
自定义日程表网络映射
申请单的管理、传送和报告单发布
护理病历和图形化输入
个人工作计划安排
即时网络信息交互和处理，支持医疗流程优化
完整的医疗和医疗文档权限控制
完整的帮助系统
自定义的打印模板设计
病案首页管理
临床路径的开展与应用

（二）电子病历服务端

医务人员信息和权限管理
医疗权限配置管理
可视化打印模板设计器
医务人员在岗记录

外部 HIS 数据映射配置
外部 LIS 数据映射配置
外部 RIS 数据映射配置
自定义外部数据查询和报表

（三）消息客户端

就诊预约和排班
远程医疗
计划和任务
文件传输

（四）工具集

病历研究院：支持临床科研统计分析
病历质控模板设计器
自定义打印模板设计器
语法词法及医学术语库
模板设计器

三、架构设计特点

系统应用结构的科学、合理将是系统升级、维护、扩展等方面的关键，是医院信息化可持续发展的关键。基于组件的多层次应用基础框架，保证系统的开放性，能够比较容易的实现应用及技术升级；保证系统的高可靠性及易维护性；遵循高实用性的原则，保证当前的业务需求和合理的业务扩展。

电子病历系统的技术架构特点如下：

1. 主要处理的数据　各种临床的病历（门、急、住院）、护理病历、处方和医嘱、临床记录单、检查检验申请（报告）单、医学影像、医学图形、麻醉记录、监护记录、病案室病案以及其他临床文档等。

2. 处理方法和手段　其中包括，语言结构、语言分析、语言跟踪、医学图像图形库、临床信息研究、临床信息统计分析、临床资源系统、设计和制作系统等。

3. 操作界面　具有强大的操纵能力和灵活性，易学易用，不同于其他传统应用软件。

4. 软件是个兼容和开放的系统　本身不管理任何与医疗无关数据，如，病人户口、费用和结算、药品等信息，而是从设计上采用企业数据集成的概念，兼容其他软件系统。

5. 软件目前遵循的标准　HL7、DICOM、ICD10，以及所有国家标准编码，一部分国际标准编码等。

6. 软件是个多态系统　没有区分单机、网络、虚拟专用网还是广域网，软件系统能够为任何一个联网计算机或者连接 Internet 的计算机提供服务，甚至不购买数据库管理系统的孤立的单机（如个人诊所），也可以正常运行。

7. 跨平台　支持采用纯文本储存和交换，可以跨操作系统平台；采用简单数据库储存，可以跨数据库进行无差别交换，同时数据服务在不同数据库系统之间的移植异常简单。

8. 支持临床信息研究　全面支持临床信息的自定义统计查询和分析，并且大量采用图形化界面。

9. 辅助医疗质量控制　可以提供大量信息、提示和分析，辅助支持临床医疗质量控制。

10. 全球唯一标识和多标识　内部关键标识符都采用全球唯一标识，同时采用多种标识符激活机制，这样做的目的在于将来医院和医院之间，或者医院和其他单位之间的数据交换，甚至全球范围内的医疗数据交换。

系统设计应标准化、规范化，按照分层设计，采用软件构件化的开发方式：一是系统结构分层，业务与实现分离，逻辑与数据分离；二是以统一的服务接口规范为核心，使用开放标准；三是构件语义描述形式化；四是提炼封装构件规范化。分层从逻辑上将子系统划分成许多集合，而层间关系的形成要遵循一定的规则。通过分层，可以限制子系统间的依赖关系，使系统以更松散的方式耦合，从而更易于建设、维护和升级。

四、数据存储设计

电子病历系统的数据存储，有其特点，很多地方和传统数据库应用的存储方案不同，这取决于电子病历的特点，比如，历史原始记录真实性、法律严肃性、必须支持临床科研教学、支持疾病监控等。因此，电子病历数据在数据库中必须以加密文档形式进行存储，这样的方式才是完整的，可追溯的，而且在数据库方面，还必须满足可移植性，可以在不同的数据库之间进行移植，提高电子病历数据的适应性，为医疗信息的使用广泛性打下基础。

（一）统一性

传统数据库数据的统一性，在电子病历中并不适用。因为电子病历是一个文档系统，所有的病历文件都是法律文件，必须显式修改，否则违反临床医疗权限原则，失去法律效力。临床病历信息作为历史记录，通常是不可被覆盖的。

一般的数据库设计，只会建立一张病人信息的表，但在电子病历中，病人每一次就诊，都将重新建立病人的基本信息，而不覆盖病人以前的基本信息，这是临床医学的特殊要求。例如，上一次就诊，病人的住址在疫区，而这一次就诊，病人的住址已经不在疫区，此类信息的保留，有非常重要的意义，不能够按照数据统一性原则加以覆盖。又如，建立住院病历的时候，医生通过查询住院处信息，得到病人的基础信息，转入电子病历信息加以存储。住院处一旦修改了病人的基本信息（如姓名），必须通知医生，然后由医生决定是否修改，否则，如果按照数据库统一性原则进行自动更改，将造成混乱，甚至医疗差错。再如，医生开具处方以后，病人因为种种原因要求退掉一部分药，也必须通过医生修改处方退药，而不是药房系统退药后自动修改处方，否则，将可能出现医疗差错（如退掉了起拮抗作用的药或者主要药物的话）。

（二）数据服务响应

电子病历系统为文档系统，在日常工作中，电子病历服务器带动的工作站数量很大，这要求数据服务响应的特点为：

1. 数据服务可以为 XML Web Service 模式，类似于 Internet 网站，支持大规模用户的同时访问。
2. 病历操作过程中，访问数据库次数非常少（基本上为调用和保存操作）。
3. 网络流量小，数据以文本格式而不是二进制格式传输。
4. 将不常更新的字典数据放置在客户端，仅在提交的时候进行正确性检查。
5. 支持非网络环境下的本机操作，在服务器没有响应的情况下，确保工作不中断。
6. 电子病历中的数据库设计，采用多表分时期存储，确保不会出现海量数据的大表。
7. 支持由 PC 组成的服务器群集（操作系统功能），对服务器硬件无特殊要求。

（三）安全性

电子病历系统安全性设计，体现在：

1. 服务器和客户端采用数字签名的 https:连接，保证网络传输的安全。
2. 电子病历网络数据为纯文本数据，可以在不影响用户安全策略的同时通过防火墙。
3. 在数据库或硬盘存储之前，进行专有的加密。
4. 客户端的每一次服务器访问，都要进行 XML Web Service 的 SOAP 的身份验证。
5. 在防止计算机侵入和攻击方面，应采用成熟的产品和技术。
6. 建立计算机安全管理方面的规章制度。

（四）数据备份

电子病历系统的数据备份，特点是数据量小而且非常集中，不需要使用数据仓库，所有病历都可以是活动的，随时供临床科研、统计和分析。同时病历结构是可扩展的，电子病历保留起码 15 年的向后兼容性。应支持数据库数据转储为硬盘文件保存，支持远程备份。

（五）灾难恢复

1. 支持零灾难恢复时间，即网络或服务器故障时，转为本地操作，择期再转入数据库。
2. 数据访问为 XML Web Service 方式，和服务器没有持续连接，故障时，电子病历客户端不需要重启。
3. 电子病历登录密码为任何操作系统的管理员权限密码时，启用本地硬盘操作模式。

五、系统性能及友好性设计

（一）性能设计

1. 能在当前的主流 PC 硬件性能下开发和运行。

2. 能支持 WINDOWS XP 以上的 WINDOWS 操作系统环境。

3. 能在普通网络环境下访问。

4. 能访问当前主流数据库。

5. 能达到 7*24 小时连续运行。

6. 能达到每分钟 3 万条记录的数据抽取并写入的速度。

7. 能保证数据处理的准确性，并对无法处理的数据提供详细的日志记录。

8. 能同时支持自动处理和手动处理。

（二）友好性设计

1. 尽量减少用户的工作　应该让计算机更积极主动，更勤劳，做更多的工作；让人尽可能少做工作，因而能更轻松、更便当地完成工作任务。

2. 应用程序和人机界面分离的原则　应用程序和人机界面分离的思想，类似于数据库管理中数据和应用程序的分离。在人机交互系统中，也同样可以把人机界面的功能，包括人机界面的布局、显示、用户操作等，专门由用户界面管理系统 UIMS 来完成。应用程序不再管理人机交互功能，也不和人机界面编码混杂在一起。

3. 一致性原则　在程序系统中，应该要求系统的概念模式、语义、命令语言语法及显示格式等具有一致性。要具有相似的界面外观、布局、相似的人机交互方式，以及相似的信息显示格式。一致性原则有助于用户学习，减少用户的学习量和记忆量。

4. 系统要给用户提供反馈　人机交互系统的反馈是指用户从计算机一方得到信息，表示计算机对用户的动作所做的反应。

5. 尽量减少用户的记忆要求　用户在使用和操作计算机时，总需要一定的知识和经验。这些知识和经验是存放在人的大脑中的，在需要时，人的信息处理系统可以从长时记忆，或者短时记忆中把有用的信息提取出来，但是，一个设计良好的系统，应该尽量减少对用户记忆的要求。

6. 及时的出错处理和帮助功能　遗忘、易出错是人的固有观点，在用户输入，调试运行程序时难免会出错。除用户出错外，软件或硬件系统也可能出错。

六、系统安全架构

对于电子病历系统的安全性，并不能够适应临床医疗信息的需求，临床信息对安全性的需求，建立临床医疗权限基础之上，这种权限，并不是要保证数据不能够被访问，而是为了指导临床工作和服务居民，数据可共享反而是一个重要的前提。也就是说，临床医疗信息的权限，除了在不查封和不能够跨越医疗组共享之外，都必须呈现给相关的医生或者病人观看，安全性的考虑，只是在读写操作，或者规定数据区域的读写操作中，进行控制。例如，在一次临床抢救中，值班医生如果没有查看病人所有临床信息的权限，将有可能导致重大的医疗差错。因此，临床医疗信息共享具有广泛的意义，而非传统数据管理系统的那种安全性。

电子病历系统可以采用加密的 XML 文件，XML 满足病历内容和样式保存。所有电子病历数据，不管前台医护人员是通过何种操作录入方式，但是在电子病历数据存储时，将统一采用标准格式的 XML 数据存储。电子病历的数据存储服务，是一个面向文档和医疗的数据存储的框架。因此，电子病历的数据库管理，备份和维护极其简易，对服务器硬件资源要求很低。电子病历系统的安全设计架构见图 12-2。

由于医疗文档的特殊性，除上述一般安全机制外，还需要采取以下特殊设计：

电子病历的数据存储，有其特点，很多地方和传统数据库应用的存储方案不同，这取决于电子病历的特点，比如，历史原始记录真实性、法律严肃性、必须支持临床科研教学、支持疾病监控等。因此，电子病历数据在数据库中必须以加密文档形式进行存储，这样的方式才是完整的，可追溯的，而且在数据库方面，还必须满足可移植性，可以在不同的数据库之间进行移植，提高电子病历数据的适应性，为医疗信息的使用广泛性打下基础。另外，电子病历在容灾方面也要进行特殊设计，以确保在断网等极端条件下数据不丢失、操作不中断。

系统安全性方面需要考虑的内容包括：

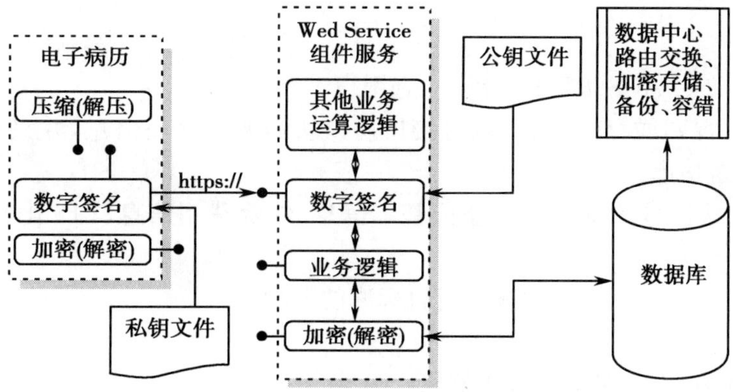

图 12-2 电子病历系统安全设计

1. 服务器和客户端采用数字签名的 http 连接，保证网络传输的安全。
2. 电子病历网络数据为纯文本数据，可以在不影响用户安全策略的同时通过防火墙。
3. 在数据库或硬盘存储之前，进行专有的加密。
4. 客户端的每一次服务器访问，都要进行 XML Web Service 的 SOAP 的身份验证。
5. 在防止计算机侵入和攻击方面，采用其他软件现有的比较成熟的产品和技术。
6. 建立计算机安全管理方面的规章制度。
7. 利用数据库自有的加密机制进行控制。
8. 专用病历加密：专用的电子病历数据加密算法，保证电子病历文件在被非法打开时，不泄露任何具体内容。
9. 数字签名传输和储存：采用国际标准的数字签名技术，可以保证电子病历数据在网络传输和储存过程中，不被篡改和泄露。
10. 图像标记：在病历的打印过程中，采用图像标记技术，确保该打印原件为电子病历所产生，不易被字处理软件等模仿打印。
11. 打印时间强制：在打印病历的时候，强制打印服务器时间，确保能够反映真实的打印情况。
12. 电子病历内容验证：用电子病历打印出来的病历，会附带一个内容验证图形，如果病历内容发生了变化，这个图形将变化，因此，用其他字处理软件模仿打印出来的病历，这个验证密码将不正确。

七、与院内其他系统的接口设计

电子病历不仅是为临床医护人员提供完整的工作环境，同时被设计成集成医院各种异构系统的集成平台。电子病历的开放式设计和外部接口使它可以与医院现有的 HIS、LIS、RIS 和 PACS 及未来的移动查房和移动护理相连接，根据需要，将原本孤立的、封闭的外部数据有机地整合到病案之中。电子病历通过同样的数据集成机制，也可以和医疗保险、疾病监控等公共信息系统相连接。

（一）接口说明

根据业务流程及需求的不同，集成接口可以分为只读和交互两种方式。只读方式可再分为主动读取外部系统的数据，和提供接口给其他系统读取。前者多见于读取门诊挂号信息、住院登记信息、LIS 报告信息、PACS/RIS 报告信息等，多采用具有只读权限的视图、存储过程等形式。后者多见于外部查询病历信息、病案系统，提供 DLL 或者开放为 WEBSERVICE 服务给外部程序调用。交互方式则需要双方基于某种数据格式交换所需要的信息。多见于医联工程接口、数据中心接口、合理用药系统等。电子病历开放式设计及 XML 存储等，消除了各交换数据的结构差异，减轻了各系统接口时的难度，支持各种不同的数据库格式（如 ORACLE、SQLSERVER、DB2、SYBASE、CACHE 等）。遵循第三方表结构的设计，确保读取高效率。按需主动获取数据的方式，减轻对第三方系统的压力，并预留对其他未来标准如 HL7 等支持。

(二) 基本步骤

1. 只读方式

(1)在目标库(HIS、LIS、PACS、RIS)上开设专有用户。

(2)根据提供相关表、视图或存储过程,包含接口协议所需要的字段信息,并只有只读权限。若调阅图像,则可集成现有的动态链接库。

(3)范围有 HIS 的门诊挂号信息和住院登记基本信息、住院费用信息;LIS 化验信息、RIS/PACS 影像信息。

(4)检测并优化查询速度,最大限度地减少对目标库的影响。

2. 交互方式

(1)提供专有用户,具有插入、更新等操作权限。

(2)根据接口协议提供中间库、中间表或者动态库。及提供详细的描述说明。

(3)范围有门诊处方、住院医嘱、数据中心接口、合理用药系统。

(4)定期测试数据交互的合理性。

(三) 常见系统对应接口清单

常见系统对应接口清单如表 12-1 所示。

表 12-1 常见系统对应接口清单

序号	接口名称	接口方式	说明
1	门急诊住院 HIS 系统接口	只读/交互	1.《外部连接接口[只读]》 2.《住院医嘱接口方案》 3.《门诊处方接口方案》
2	医保、农保对账、上传		
3	干保报表、上传		
4	检验系统接口	只读/交互	《电子申请单接口》
5	PACS 系统接口	只读/交互	《电子申请单接口》
6	B 超系统接口	只读/交互	《电子申请单接口》
7	病理系统接口	只读/交互	《电子申请单接口》
8	手术室系统接口		
9	内窥镜接口	只读	第三方按需提供
10	麻醉系统接口	交互	第三方按需提供
11	药品采购系统接口		
12	植入物管理系统接口		
13	病案系统接口	交互	第三方按需提供
14	合理用药系统接口	交互	第三方按需提供
15	成本核算和绩效考核系统接口		
16	静脉输液配置中心接口		
17	营养成分管理系统接口		
18	医院图书馆接口	交互	第三方按需提供
19	输血管理接口	交互	第三方按需提供
20	重症监护接口	交互	第三方按需提供

续表

序号	接口名称	接口方式	说明
21	体检中心接口		
22	外网查询住院信息接口	只读	按需提供
23	医院数据中心接口		
24	公卫系统接口		
25	区域医疗接口		

八、系统维护设计

维护方面主要是对服务器上的数据库进行维护。可使用 SQL SERVER 的数据库维护功能机制。例如，定期为数据库进行 Backup，维护管理数据库死锁问题和维护数据库内数据的一致性等。

根据基本要求进行信息系统日常运行维护管理，利用管理制度以及安全管理中心进行，包括：环境管理、资产管理、介质管理、设备管理、网络安全管理、系统安全管理、恶意代码防范管理、密码管理、变更管理、备份与恢复管理、安全事件处置、应急预案管理等，使系统始终处于相应等级安全状态中。《电子病历基本规范（试行）》第十六条第一项规定："具备保障电子病历数据安全的制度和措施，有数据备份机制，有条件的医疗机构应当建立信息系统灾备体系。应当能够落实系统出现故障时的应急预案，确保电子病历业务的连续性"。因此，电子病历系统应采取相关措施满足上述要求，从而确保业务连续性。

从实际工作来看，我们认为主要应从以下三点来保障系统的无故障运行：

1. 网络不断　网络在 IT 系统中作为数据的载体，保证医疗业务数据向每个角落的延伸和可达性，网络的中断将直接影响医疗业务的正常运行，因此网络的畅通是医疗业务正常进行不可或缺的必要条件之一。

2. 系统不瘫　作为底层基础设施，医疗业务系统同时担当着承载医疗业务和运行业务的重任，系统的正常与否也直接影响着业务的运行，所以保障医疗业务系统不瘫也是医疗业务正常进行不可或缺的必要条件之一。

3. 数据不丢　数据是记录医疗业务的核心资料，在医疗业务的进行中，确保数据的完整和有效性是 IT 管理的核心目标，数据的丢失将对医疗业务造成重大损失。

第三节　核心技术

一、病历结构化

自然语言分析主要完成一个以未知的自然语言文档作为输入，产生符合国家相关数据标准(《健康档案基本架构与数据标准(试行)》《电子病历基本架构与数据标准(试行)》)的固定格式、无歧义的可被计算机识别和自动处理的数据的过程。这些数据可以直接向用户显示，也可作为原文信息检索的索引，或存储到数据库、电子表格中，以便于以后的计算机进一步分析处理。比如，从病人的医疗记录中抽取出症状、诊断记录、检验结果、处方和对应时间等等。

自然语言(临床数据)分析是文本理解技术和实际应用相折中的产物。并不试图全面理解整篇文档，只是对数据抽取后的标准化数据进行语义分析并给出用户需要的信息。医院在构建电子病历数据中心时，通过信息抽取技术对医院历史存在的大量非结构化或半结构化的文本病历进行处理，抽取出病历中的关键词如症状、体征、手术、诊断、检验指标结果等信息，并按语义组织成树状结构生成 xml 文件，为进一步的临床科研、院内感染监控、临床决策支持等数据分析和数据挖掘应用提供数据基础和支撑。电子病历数据的结构化处理原理见图 12-3。

电子病历中同时包含结构化，半结构化和自由文本这三种数据，医嘱，检验检查等数据在数据库中，属于全结构化数据，病历中的表格以网页形式存在，属于半结构化数据，主诉、现病史、病程录等段落属于自由文

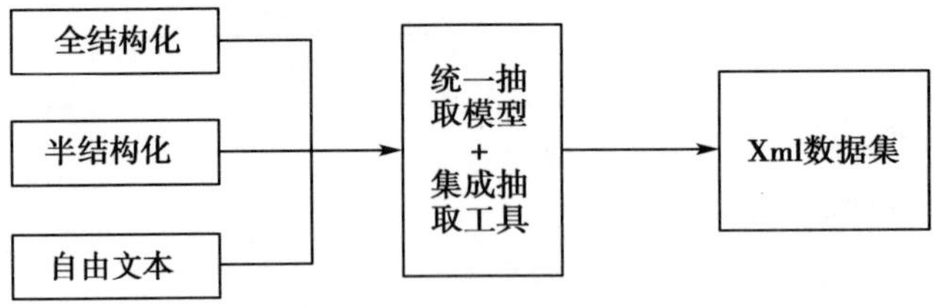

图 12-3　电子病历结构化处理

本，将这三种数据的抽取以统一的抽取模型来处理，可以提供一套集成抽取工具和统一抽取语言，这样抽取规则就可以由非计算机专业的医学领域专家来编制，大大提高了规则编写速度和匹配准确度，并减少了程序出错的可能性，因为不再需要人工为每条规则单独编写程序。

统一抽取模型对抽取和转换进行了统一，将抽取看作是一种特殊的转换，即只变换位置而不改变原符号系统。在实际使用中，抽取和转换是相辅相成的，如：标点的全角半角，英文大小写，中英文数字等，还有同义词，如：病历中上级医师查房录有多种写法：主任医师查房记录，副主任医师查房记录，主任医师查房录，主任查房病程录等多种写法，而抽取后都应该转换为上级医师查房录，可以这样来看，如果一份病历转换得足够好，那么也就可以认为完成了结构化。

统一处理对象，由于统一模型将关键词匹配和 NLP 两种技术有机融合，对全结构化，半结构化，自由文本均可以以一种统一的方式来处理，如，病历中诊断的识别，如果用 NLP 方法，几乎不可能识别所有的可能，而且还异常复杂，而用关键词定位则简单高效，且准确率高，只要病历规范，准确率几乎 100%。

二、医疗信息抽取

信息抽取（Information Extraction，IE）是一种文本处理技术，是自然语言处理（Natural Language Processing，NLP）的一个重要分支。信息抽取是把文本里包含的信息进行结构化处理、将非结构化信息转换为结构化信息的一种手段，通过信息抽取，信息将以统一的形式展现，不仅可以直接向用户显示，还可以实现计算机识别，因此可为进一步的信息处理如数据查询、数据挖掘等打下基础。

信息抽取技术根据预先定义的模板，从文本病历中抽取特定的信息并形成结构化的数据，并组织成树状结构，基于机器智能学习实现医学术语库的构建，见图 12-4。从技术上来说主要包括以下几个步骤：

1. 文本划分　将文本病历进行分段，主要参考国家卫生计生委发布的《电子病历基本数据集》进行分段，如将入院记录划分为：患者基本信息、主诉、现病史、既往史、体格检查等段落。

2. 句法分析　通过一个或多个步骤的句法分析，识别文本中的各种语法结构，完成各类实体识别的任务，如症状、体征、诊断等。

3. 抽取　按照抽取任务的要求，利用抽取模式来识别文本中的实体间的关系，将相应的信息抽取出来，以完成关系抽取任务。

4. 模板生成　依据已抽取到的信息自动生成相应的模板，并依据之前抽取到的信息进行填充，形成完整的信息描述，完成模板填充任务。

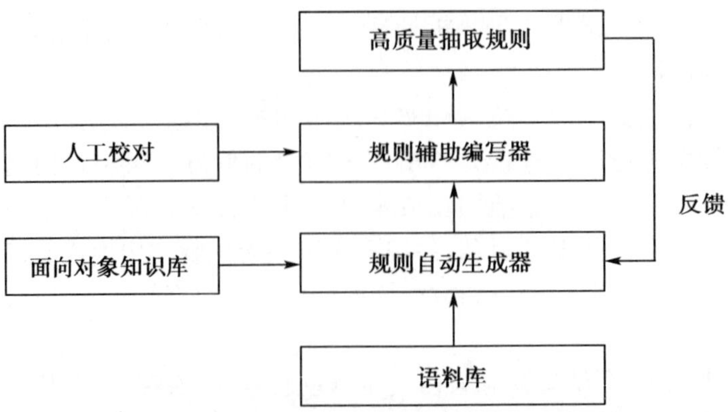

图 12-4　基于机器智能学习实现医学术语库的构建

首先基于诊断学构造名字空间，该名字空间并非是一个简单的词汇表，而是经过精心设计和挑选并有着良好的面向对象架构的知识库，具有多个抽象层次，传统句法使用的范畴概念过于粗略，使用名词、动词等来划分概念，导致粒度过大，完全打破语法语义界限，统一用名字空间来描述，将一切都看做是名字的组合。然后使用该名字空间对电子病历进行标注，采用机器自动标注，人工校对的方式来生成带标注的语料，这样结构化问题就转变为了带标注的学习问题。

在此基础上使用经过改进的语料统计和 TM 翻译记忆技术，从海量语料自动提取抽取规则，然后进行人工校对，校对时仍旧有机器来辅助，并将校对结果反馈给系统进行记忆和学习，记忆学习得越多，准确率就越高，这样信息抽取问题最终变成了机器翻译中的翻译记忆（TM）问题，可以将信息抽取看做是 TM 的一个特例，就是源语言和目标语言相同，只是结构和语序发生变化，也就是前面所说的将抽取和转换进行了统一，同时，对传统 TM 进行了一个改进，每次记忆的不再是一个经过结构化的具体句子，而是一个经过自动抽象的句类，且抽象度将来可根据实际句子自动调节，因为前面名字空间的构造就是面向对象，且具有多个抽象级别。

机器自动生成，机器辅助人工校对，将人的工作量降到最低，这种思想是在整个抽取流程的各个环节中始终贯彻的。整体思路不同于传统的两大路线分离方法，也不同于简单地将两种方法机械相加的模式。这样做的好处就是降低了对人的要求，人工基本上只要负责判断规则是否正确，并进行相应的调整，一般只要会电脑操作的医学院毕业生即可胜任。同时也降低了软件系统的复杂度，因为开发一套全自动高精度的抽取系统，能够自动学习，自动生成规则，自动抽取，就目前的条件尚不成熟，还需要人工智能领域有根本性的大突破才有可能。

总体来看，整个抽取流程大量引入大规模真实语料的处理技术，并对其进行简化和统一化处理，首次将面向对象的名字空间引入传统知识库的构造中，使得语法和语义统一起来。将机器翻译技术引入信息抽取领域，使得抽取和转换统一起来。同时，又不完全依赖于机器，而是在此基础上充分发挥人的主观能动性，将人机交互统一起来，将人的校正结果反馈给机器，机器学习后调整自己的算法，生成更好的规则呈现给人，达到人机互动，双向回归，使得整个系统朝着一个正反馈的方向不断进化。

信息抽取不仅要将信息从文本中抽取出来，并用合适的方法进行组织、表示以形成结构化数据，还需要考虑到如何有效存储和管理的问题。在信息抽取过程中，该用什么样的结构来组织各种目标信息就涉及了模板设计问题，本文研究的模板采用树状的结构设计，用节点和分支节点来对结构化信息进行合理组织，采用 XML（Extensible Markup Language）即可扩展标记语言作为数据存储语言，XML 语言是一种元标记语言，具有很好的扩展性，元标记之间可以层叠嵌套，能够准确描述出各个节点之间的关系，最终将信息结果抽取输出到 XML 文件中。

三、医疗消息服务

协同医疗工作流引擎是一个基于 TCP/IP 技术的医用网络通讯框架，其核心是消息服务，其目的是改变传统的医疗卫生工作方式和流程协调方式，提供主动、实时、协同的信息交互平台。通过消息驱动作为集成平台，并不强调各个外部应用的界面要集中到一起，而是通过统一的消息接口，来传递在日常业务中的集成需求。这样做，成本很低，各个软件厂商就很容易接受。

电子病历系统有非常复杂的业务逻辑，其中最主要的体现在业务规则的复杂性。传统的做法是每个业务系统各自建立和维护各自的业务规则，这些规则有些还是硬编码的方式实现的。因此很难面对不断变化的业务需求，给开发和维护造成很大的挑战。从业务的角度看，业务规则是一种原则，包含在特定活动或范围内关于指导、操作、实践或过程的行为规范。从信息系统的角度看，业务规则是一个定义或限制业务某些方面的声明。

现有的业务流转大多是通过流程节点控制的方式完成的，采用消息业务流转方式，可通过消息提醒通知相关人员需要处理的业务，并直接通过点击消息进入需要处理的业务系统。

主要包括以下功能：

1. 消息流程的环节设置，即哪些关键环节需要管理，并定义流程与控制点；
2. 闭环通知，根据环节的设置实时提醒用户；

3. 对病人的信息进行全方位的追踪，如：哪位医生看的病，开的什么医嘱，什么时候检查的，谁出的检查报告，什么时候吃的药，吃了多少等信息。

四、临床知识库智能录入

病历模板知识库提供临床常见病种的结构化模板，可以按照住院病历组成部分、疾病病种选择所需模板；模板内容应当符合该疾病现有诊疗指南、规范要求。结构化模板的编辑与元素自定义，每个结构化模板的结构元素支持自定义操作，结构化模板的结构元素的自定义操作加以权限控制。具备完善的全院病历模板库，支持各专科特色模板。完善的模板库机制提供给医生选择。系统更加支持医生自定义个性化模板的制作，对于全院模板的存放，系统将提供审核功能、权限相对高的医生提供修改功能等。提供常用术语的知识库，包含各类中西医术语知识库的随时调阅功能，并可以自行维护添加修改。提供中医辨证论治知识库，传承科研知识库，满足随时调阅功能，并可以自行维护添加修改。

合理用药知识库提供根据患者药物过敏史对医嘱或处方进行审查并提示警告的功能。提供患者用药的相互作用审查功能，审查范围应当包括新开药物之间以及新开药物与当前用药之间的相互作用。提供对医嘱或处方药物剂量、给药途径合理性进行审查的功能，药物剂量合理性要考虑患者体重、年龄等个体因素。提供对医嘱或处方中的药物与患者疾病之间的禁忌审查的功能。提供药物的副作用、禁忌证提示功能，对需要监控副作用的药物，提示所需的检查检验项目，并根据患者怀孕、哺乳状况对药物进行禁忌审查的功能。提供对重复用药进行审查的功能，重复用药包括药品名称、药物成分以及药品类别重复的情况。提供当录入患者新的药物过敏史时，对当前用药进行重新审查的功能。提供分级显示警告信息的功能，可设置仅显示高级别的警告信息。提供查阅药物相互作用原理的功能。提供对用药剂量、药物浓度及给药途径进行审查，并对不合理情况进行提醒和警示的功能。提示抗菌药物与耐药菌监测信息的功能。提供对患者当前用药与检查检验申请之间可能存在的相互影响进行审查的功能。提供在床旁给药时显示患者治疗期间系统对用药警示信息的功能。

知识库提示执行情况记录，提供用户根据患者病情自主选择是否按照系统提示执行的功能，允许用户不按照系统给出的提示、警告、建议执行相关操作。提供当系统对医嘱或处方内容发出警示信息时，用户对系统警示内容遵从或忽略进行记录的功能。提供当用户忽略系统警示信息时，录入相关理由的功能。

临床诊疗指南知识库提供调阅、修订临床诊疗指南的功能，提供根据临床诊疗指南指导医师、护士开展疾病诊疗、护理及健康指导工作的功能。

五、电子病历浏览器

患者临床集成视图是以电子病历浏览器的方式为医护人员提供的基于 web 的访问患者电子病历的应用程序，提供电子病历的展现。本系统的目标是建立一个用户友好的环境，在该环境下被授权的医务人员可以方便地访问患者电子病历中保存的相关数据。由于这种方式相对安全(一般只能查阅，不能修改)，因此从管理层角度来看，也是一种非常理想的信息共享模式。

在电子病历浏览器中，用户可调阅查看指定条件的本医院的 EMR 文档信息，并且即使用户登录其他院区的电子病历浏览器系统，根据相同的条件也可以获取到相同的电子病历信息。用户可根据需求获取到所有符合条件的电子病历信息，即电子病历浏览器提供了查询信息的列表显示功能，可展现所有符合条件的记录，用户可根据自己的需求查看详细的信息。

电子病历浏览器中查询文档所使用的患者标识和机构标识，分别与患者注册库和机构注册库中的患者标识和机构标识对应，即获取文档时应根据数据中心中提供的机构和个人的唯一标识，这样才能保证电子病历管理系统的跨机构操作的可行性；同时，电子病历浏览器调用患者注册的相应接口，提供检索患者信息的功能。

电子病历浏览器中提供了在一次会话中维持特定用户会话的语境信息的功能，所维护的信息包括用户 ID、密码和患者标识信息，避免用户多次输入重复信息；同时，提供了缓存机制，避免重复调用服务获取相同的文档。

提供不同方式的视图，如按日期、按服务提供者、按服务地点排序、按事件访问客户电子病历，或者按视图中展现的特定域来访问电子病历；支持通过移动设备来查看患者 360°视图。

电子病历浏览器有两种形式：

1. WEB浏览器服务　基于 WEB浏览器比较适合为外网用户提供浏览服务，比如，患者能够通过上网输入查询条件，查询自己的电子病历。

2. 嵌入浏览服务　嵌入浏览服务通过控件嵌入医疗业务应用系统，医疗卫生服务人员不需要在两个界面切换，为其提供只有一个应用界面的一体化的嵌入浏览服务。

(孙　超　唐兴平　吴庆斌　张珂珂)

参考文献

1. 潘传迪，周新朝，施健.基于智能解析数据结构的电子病历系统设计.中国数字医学，2007，2(3)：20-23.
2. 吴伟斌，肖强，陈联忠，等.电子病历系统的设计与实现.解放军医院管理杂志.2005，12(3)：223-225.
3. JC Atkinson，GG Zeller，C Shah.Electronic patient records for dental school clinics：more than paperless systems.Journal of Dental Education，2002，66(5)：634-42.
4. 周锦煌，黄穗.一个基于 XML 的电子病历系统模型的设计.计算机工程与应用，2004，40(21)：216-219.
5. 李包罗，电子病历"有效使用"的概念及对推广应用的意义.中国数字医学，2010，05(7)，20-22.
6. 路荣，李哲.构建面向临床系统集成的电子病历平台.中国数字医学，2011，06(9)：23-25.
7. 孟庆崧，戴鲁男.基于 SOA 的医院信息系统集成平台研究.中国数字医学，2012，07(6)：51-53.
8. 晏贤斌.基于 SOA 的医院集团信息系统集成.中国卫生信息管理杂志，2013，10(1)：63-68.

第十三章　电子病历系统功能

2009 年卫生部新医改政策明确提出了“以医院管理和电子病历为重点，推进医院信息化建设”的医院信息化建设要求，电子病历系统成为了医院信息化建设的重点内容。2011 年原国家卫生部发布了《电子病历系统功能规范(试行)》，对国内电子病历系统的建立、使用、数据保存、共享和管理做出了具体的规范。本章介绍电子病历系统功能的演化和设计、HL7 电子病历系统功能模型(EHR-S FM)，以及《电子病历系统功能规范(试行)》等内容。

第一节　电子病历系统功能概述

一、国内电子病历系统功能的演化

有学者曾经提出，电子病历系统的功能可分为狭义和广义两种，从原卫生部发布的《电子病历系统功能规范(试行)》来看，目前的电子病历系统通常是指广义电子病历系统。

电子病历系统的发展由简单的纸质病历电子化发展到智能化、临床支持，按 HIMMS 可分为以下几个阶段

第一代：解决病历书写

特点：关注医疗文书的形式和表现，提供符合使用者原有操作习惯和阅读方式。大量时间和精力集中在病历书写和打印格式。

不足：因为以医疗文书为内容进行临床数据的组织，临床数据不完整，如医嘱、检验、随访等。无法适应未来数据变化。

第二代：解决病历共享

特点：将医院分散的各应用系统进行数据集成。不同系统数据分散且未规范定义。

不足：数据没有经过规范定义，无法建立临床知识体系。临床数据不完整，无法提供符合临床特色的专科电子病历(如：肿瘤、神经、口腔等)。无法实现临床警示和提醒，更不能满足临床决策需求，如：辅助诊疗、临床路径和循证医学。

第三代：实现基于临床知识库的电子病历

第三代电子病历系统是当前的发展方向，其特点包括：建立标准化的临床数据中心（CDR）；建立临床规范和知识库，如：药物、诊疗规范、护理规范等。建立各临床专科特色的电子病历，如：肿瘤、口腔、神经、麻醉等；以知识库为基础，实现临床警示和提醒；辅助诊疗、临床路径和循证医学等。

二、电子病历系统功能设计目标

（一）系统功能模型

谈到电子病历系统，就不得不谈到 HL7 的电子病历系统功能模型（EHR-S FM），HL7 电子病历功能模型是电子病历产品开发的高层框架标准，通过创建电子病历的功能范例，可以用标准的方法描述特定电子病历产品所具有的功能。电子病历系统的功能模型是由一系列功能，称为功能的列表，它分为七个部分：总体、保健服务、保健服务的支持、大众健康的支持、行政支持、记录基础和信任基础设施。

HL7 是第一个国家级电子病历功能规范，我国原卫生部发布的《电子病历系统功能规范》，参考了此功能规范模型的部分内容。

HL7 开发《电子病历系统功能模型》的目的是要明确电子病历系统应该具备的功能，这些功能按用户的视角描述，使电子病历系统的功能表达标准化；同时，通过建立特定服务单元（care settings）和区域（realms）的功能范例（Functional Profiles，FP），使不同国家、不同卫生机构电子病历系统的功能描述有统一的方法和共同的理解。这些特定的服务单元和区域可以是同一个国家的不同卫生机构（如重症监护室、心脏病区、诊察室），也可以是不同国家的卫生机构（如某些国家的初级卫生保健机构）。

电子病历系统的功能标准化模型，从一开始一个明显的区别就是电子病历作为一个单一的实体和系统操作是 EHR 系统的关键。值得注意的是，在电子病历系统的功能模型并没有解决电子病历系统是否是一个系统的模块或是一个单一的系统，而是描述提供用户所需要的功能。功能模型的规范性内容部分，“系统”通常用来指覆盖实施方案的连续性，这包括“核心”的医疗保健功能，通常由医疗保健特定的应用程序来管理电子医疗信息，它还包括所需的中间件或其他基础设施组件，如互操作性和集成功能、位置发现以及跨应用程序的工作流等领域，最后，对电子病历系统的功能模型支持的研究需要通过确保提供给研究人员的数据按照规定的协议的隐私、保密和安全。此外，功能模型在技术使用方面和电子病历记录的内容方面不作任何说明，具体的开发或实施怎样的电子病历系统不是这个模型的范围。因此本功能模型不是一个：

- 消息规范
- 实施规范
- 致性规范
- EHR 规范
- 一致性或一致性测试度量规范
- 建立电子病历和电子病历系统定义的运动

（二）系统功能设计目标

电子病历系统功能将以临床服务、医院管理等综合要求以及医院未来发展需求为目标而进行设计。主要完善以电子病历为核心的临床信息系统建设，从而实现数据整合和系统间的互联互通。电子病历系统功能架构如图 13-1 所示。

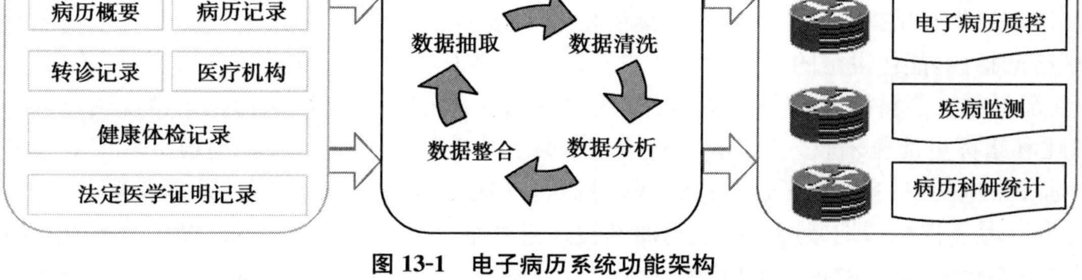

图 13-1　电子病历系统功能架构

主要包括以下方面：

1. 以电子病历为核心的临床信息系统建设，满足临床医务人员更深层次的需求　在等级医院评审、国家卫生主管部门相应的信息化建设政策文件中，明确提出了医院要建设基于电子病历的临床信息系统，电子病历系统应符合卫生部《病历书写基本规范》与《电子病历基本规范（试行）》要求。全面建设电子病历系统，它不仅是病历的书写及电子存储，实质上还是医疗过程的全面信息化，医疗数据的全面集成及再利用，是一个能将患者历次在医院诊疗过程中的信息全面记录的系统。它不仅能提高医疗工作效率，提高医疗工作质量，也应为医院加强环节管理服务。系统作为病人信息的采集、阅读、查询的医生工作站，支持病人信息的异地共享，实现个人健康记录；能够为宏观医疗管理服务，为广大的医务人员提供方便服务。在电子病历系统基础之上，要求实现临床路径与单病种质量管理系统，并能够对临床路径与单病种质量管理实时监测。

2. 进行电子病历临床数据中心建设，满足以病人为中心的数据整合　电子病历是医院信息系统的核心，也是临床数据的核心。电子病历是高度集成共享的医疗数据。通过建设临床数据中心，充分利用现有信息化资源，避免重复建设，保护既往投资，将原先分布在各业务系统中的病人信息交换整合到临床数据中心，实现以病人为中心的信息资源整合，建设医院数据中心，形成临床文档库。基于数据中心实现医院各个科室之间信息的互联互通，最大限度方便病人就医，方便医院一线医护人员工作，方便各类管理人员分析决策。

3. 满足以医疗质量管理与医院运营为内容的管理决策支持　通过建设电子病历系统，整合医院内部各业务系统，形成合力，让医疗信息资源充分流转，利用先进的信息化手段，掌握工作主动权，把传统事后处理转为实时监控，全面提升医院整体管理水平。

4. 满足以电子病历为基础的院内协同　通过建设电子病历系统，提供以患者为中心的电子病历全息视图，以此为基础，通过消息机制，优化医院流程，实现医院各个科室之间的业务协同，提高医务人员工作效率，减少医疗差错。

5. 满足以终身客户为理念的公众服务　通过建设电子病历系统，搜集庞大的客户信息，利用现代信息化手段让患者在诊疗的过程和诊疗前后更多地体验到方便、快捷、周到、细致的服务，改善患者就医体验，体现“人文关怀”，建立医院和患者之间的良好关系，深入挖掘和有效管理客户资源，在医院的发展过程中注入终身客户理念。

6. 满足以信息交换与共享为支撑的区域医疗协同　医院的数据是区域卫生信息的重要数据来源，在建成电子病历系统后，可由电子病历系统将患者就诊时的资料按照区域卫生信息平台规定的内容和格式，对数据进行采集和汇总，提交到区域卫生信息平台，实现电子病历在区域内的共享和利用，实现区域内医疗业务协作。

三、电子病历系统功能设计思路

（一）电子病历信息的采集、存储、查询

电子病历软件能通过手工或设备采集门（急）诊病历信息、住院病历信息和其他电子医疗记录信息。采集的信息应及时、完整，能满足临床工作需要，符合卫生部《电子病历基本规范（试行）》中“使用中文和医学术语，要求表述准确，语句通顺，标点正确”的要求。为实现这些目标，电子病历采集工具在采集文书病历时不但要做到简便易用，还应具备灵活调用医学术语、主动提取敏感指标、对病历内容进行逻辑审查和编辑二维矢量图的功能。

灵活调用医学术语是指病历采集工具能根据当前的项目名称或内容及时提供出对应的医学术语用词，使采集的病历信息规范化、结构化。

主动提取敏感指标是指采集工具能从采集的信息中搜索到对诊断疾病、治疗疾病有密切关系的一些重要描述或敏感的指标，能按设定的规则引导用户提供这些描述或指标。如阑尾炎病人的“转移性右下腹痛”“结肠充气试验结果”，产科病人的“羊水过少”、“头盆不称”，手术后病人的“切口感染情况”、“引流是否通畅”等，这些描述和指标可能暂未收入到“电子病历基本数据集”或“临床文档基础模板”中，但对于某一疾病而言，这些指标非常重要，只有获取了这些描述或指标后，才能进行临床路径管理，才能实现业务流程的管理。因此病历采集工具不能机械地搬用一些通则而忽视了这些非常重要的个性要求，以免出现“信息很多、基本无用”，“提供的不重要、重要的提供不出”的现象。就目前而言，至少应将卫生部已公布的临床路径管理疾病

的敏感指标收集到软件中，以供病历采集工具调用。

对病历进行逻辑审查是指病历采集工具能调用设定的病历审核规则，对采集的信息进行完整性审查和逻辑性审查。主要审查病历资料内容是否完整，该归档的文档是否已按时采集归档；审查病历中的重要描述和重点指标是否存在逻辑错误，如男性病人病历中有无女性生理指标的描述、没有做手术的病人病历中有无手术记录等。

编辑二维矢量图是指编辑医学图形，医疗文书中有时需要插入一些示意图，特别是外科、五官科、产科的病程记录和手术记录中更为多见，这些示意图是“图形”而不是“图片”，要求病历采集工具能调用医学图形库、对图形形状进行编辑后保存在文书病历相应的位置处。

（二）临床医疗流程的管理与规范

电子病历信息采集后，需要进行临床医疗工作流程的后续操作，如实习医务人员书写病程记录后，需要经主治医师对其进行审查、签名；上级医师的查房记录也需要审查、签名。会诊申请、手术申请要在不同科室之间流转、修改、会签。处方开出后需要经过审核、记费、配方、发药等环节；辅助检查单开出后也要经过审查、记费、执行、填报告单等环节。临床路径管理则完全是依时序构成的医疗工作流程，如某天应提交哪些医疗文档、观察哪些临床指标、下达哪些长期医嘱、下达哪些临时医嘱、进行怎样的健康宣教、发现哪些异常应作怎样的处理等等。这些业务活动流程并非固定不变，经常需要进行增删调整。这些业务活动都具有启动、发送、催办、签收、退回，消息通知、结束等环节，既有串行流程、又有并行流程，其处理过程中都可能发生自动处理、手动处理、越级处理、跳转和终止等情况。

为满足这些临床工作需要，电子病历软件可以使用工作流技术对医疗工作流程进行控制和管理，可在软件中嵌入工作流引擎。这样，既可及时提示医务人员还需要完成哪些工作，尽量避免发生疏忽遗漏；又可方便管理人员对医疗服务情况进行实时监管控制；还能大大方便软件的维护管理。融合了工作流技术的电子病历软件能促进提升医疗质量、保障医疗安全。

电子病历数字化后提供了大量真实、实时的信息，卫生部《电子病历基本规范（试行）》要求“电子病历系统应当为病历质量监控、医疗卫生服务信息以及数据统计分析和医疗保险费用审核提供技术支持，包括医疗费用分类查询、手术分级管理、临床路径管理、单病种质量控制、平均住院日、术前平均住院日、床位使用率、合理用药监控、药物占总收入比例等医疗质量管理与控制指标的统计，利用系统优势建立医疗质量考核体系，提高工作效率，保证医疗质量，规范诊疗行为，提高医院管理水平”。这些管理方面的需求是病历数字化后能满足的、也是电子病历软件应实现的功能。

面对大量的信息和各科室部门的电子病历信息再利用需求，电子病历软件可借鉴使用“商务智能仪表盘”和“管理驾驶舱”技术来提供监控监管功能。根据需求调用有关规则对病历进行审查审核，提取用户最关注的主要指标将其直观实时地展现，并提供围绕这些指标的“钻取”和逐层解析功能。如按业务需求建立运营情况、医疗费用情况、手术病人情况以及药品使用情况的“商务智能仪表盘”或“管理驾驶舱”。也可考虑按业务科室需求建立医务科、护理部、质控科的“商务智能仪表盘”或“管理驾驶舱”等。电子病历软件提供的这一功能可使丰富的病历信息得到充分运用，在满足医院各管理部门需求的同时，又能促进电子病历数据质量的不断提升。

（三）医疗数据安全防护

电子病历软件可以嵌入需要数字证书软件、支持“数字签名”的功能。采集或修改的病历信息不但要有采集人的电子签名，同时软件还要能提供本次签名可信身份和可信日期时间的证据，通过两个“印鉴”来对文档的内容和生成时间进行确认、共同负责。电子病历系统还提供重要数据进行加密存储的功能，并保存历次操作痕迹和历次修改痕迹。

（四）为教学科研提供数据支撑

纸张病历在服务方面是被动式的，而电子病历则可以是主动的，包括病历检索、智能知识库、医疗数量、质量统计、医疗评价、经济统计分析等。这是电子病历的服务功能。电子病历的上述功能均通过计算机的软硬件系统支持才能成为完整的电子病历系统。而电子病历与 Internet 的连接使从预防到康复过程的可持续性进行成为可能，促使以机构为中心的保健体系向以个人为中心的卫生保健系统转化，体现了以人为本的服务理念。

第二节 电子病历系统的基础功能

一、电子病历系统基础技术要素

1. 系统设计须符合国家卫生计生委(原卫生部)《病历书写规范》《电子病历基本规范(试行)》《电子病历功能规范与分级评价标准》《电子病历基本架构与数据标准(试行)》,支持 ICD-10、HL7、DICOM3 等相关国际标准。

2. 软件可以采用多层架构,支持快速部署和未来功能扩展,须采用具有中心式自动更新维护功能的 C/S 或 B/S 结构体系,及分布式应用的软件体系结构,降低维护的复杂性。与外部其他系统的集成采用 web service 方式或者 HL7 消息方式。

3. 系统不依赖或绑定特定的数据库管理系统,体现临床医疗信息的独立有效性。

4. 必须为可运行的成品软件,软件框架设计合理、各种功能齐全、软件系统稳定、通用、可配置,在医院的实施周期短、成本低。

5. 软件必须按商品化应用软件标准,自带联机帮助,同时应具备系统建设方案,应用软件系统维护手册,应用软件系统使用说明书,应用软件系统培训教材等书面文档。

6. 能通过局域网、广域网等方式传输,能在区域数据中心、医院服务器、个人工作站上实现多级存储,形成一个高效的、安全的、广泛互联的电子病历存储传输网络。

7. 临床文档须以可扩展的 XML 文档形式进行存储,以保证临床医疗信息保持至少 15 年的法定保存和再利用期限,不能够由于增加新功能,或数据库和开发工具升级而破坏或丢失数据。

8. 所有临床文档、病历、检验检查报告单等,需要进行加密,保证数据存储和传输过程中的信息安全。

9. 软件系统的后台数据库,需要可移植,支持 Oracle、SQL Server、DB2 等多种关系型数据库系统,以降低用户未来数据迁移的风险和成本。

10. 医疗文档中的各种症状、体征、检查、检验结果、诊断、治疗计划等内容需要按照医学语义进行结构化,以便于计算机对电子病历内容的识别、监控和再利用。

11. 在经病历书写医生确认后,软件系统能够保留临床文档书写完成、医生确认时的原始外观,软件系统不得随意更改临床文档中的任何文字,不得自动拼接病历段落、病程记录,以及各种记录的内容,造成临床医疗文档的不可确认。

12. 系统须冗余保存一切医疗原始记录,病人的姓名、住址、职业以及任何其他信息发生变更,新的信息不可覆盖旧的信息。

13. 电子病历须支持病历、医嘱、检验报告、检查报告数据等临床资料有机关联,以确保电子病历的完整性,有对异常值的选择功能。

14. 诊断可以自动对应 ICD 编码,便于病案整理与管理,手术名称关联手术操作编码。诊断及手术名称要有对应的 ICD10 编码或手术操作编码并保持诊断及手术操作名称及 ICD10 及手术操作编码库的开放性,相关部门能自己维护库的内容。

15. 必须保证系统中的数据安全,保证系统中的数据不被非法阅读、篡改,确保非法用户不能进入本系统,数据必须加密存储和传输。

16. 系统须按照相关医疗规章制度,根据身份、时效等对医疗文档进行下列权限控制。

17. 医疗组权限控制:同一医疗组的医生或者护士之间的病历可以互相查看,并且可以在其他医生的病历中,另外添加段落进行书写。

18. 病历浏览权限控制:医生、护士之间,或者会诊期间病历临时浏览权限控制。

19. 段落修改权限控制:除上级医生外,医护人员无法对别人书写的病历段落进行修改,上级医生修改,系统应强制保留修改痕迹,必须保留原病历版式和内容;必须在病历文本中显示标记元素和所修改的内容;必须标记准确的时间(但是打印的时候可以选择是否打印病历修改痕迹)。

20. 病历归档权限:支持系统自动或由管理人员手工对病历进行归档处理,归档后的病历只能进行浏览。

21. 病历封存权限：病历封存后，没有封存权限的用户无法查看。

22. 允许病历共享打开，但是只有最先打开的用户拥有病历书写权限。

23. 必须保证系统的 365×7×24 正常运行，并提供在异常情况下的后备解决方案。

24. 在网络故障、服务器故障等特殊情况下，软件须保证不中断客户端的病历书写和保存操作，并确保数据不丢失，避免因计算机故障导致的医疗工作的延迟和医疗差错。

25. 系统支持负载均衡方式的多服务器分布式处理机制，并且支持远程备份和双机热备份。

26. 需具备可配置的数据映射工具，便于未来与其他外部数据进行交互。

27. 接口集成方式主要采用动态链接库、WEB SERVICE 方式或者 HL7 消息方式。按照院方的客户化要求，完成与 HIS、LIS、PACS、病理、体检、合理用药、院感、输血管理、临床路径、病案管理、手术室、麻醉科等系统的系统集成，并不影响医院现有软件系统的正常运行。与相关系统密切配合完成系统集成工作，系统集成应可灵活配置，缩短实施周期。

28. 痕迹保留应与病历一体化存储，以保证病历数据与修改痕迹数据的一致性，避免由于数据库崩溃导致痕迹信息的丢失。

29. 系统应具备病历结构分层粒度无限细化能力，病历数据的存储处理、使用，不应对病历信息结构造成影响导致信息失真。

30. 系统产生的电子病案具有与传统纸张病案相同的完整性，具有可迁移性。

二、电子病历系统功能特点

电子病历系统包含电子病历的采集、存储、访问和在线帮助，实现医疗过程的全面信息化、医疗数据的全面集成及再利用，实现患者在医院住院诊疗过程信息的全面记录。全面实施的医院电子病历系统目的在于提高医疗工作效率、提高医疗工作质量、保障医疗安全、加强医院环节管理。系统应作为医务人员对于患者基本信息、诊疗过程信息采集、阅读、查询、分析的平台，可支持患者信息的异地共享，实现患者个人健康记录。与此同时，能够为医院宏观医疗管理服务

1. 提高临床医疗的效率和质量

(1)有助于规范医疗行为，实现医疗文档质量控制。

(2)为医生护士提供高效完整的日常工作环境。

2. 医疗信息的共享

(1)临床信息的集成平台，盘活信息资源。

(2)临床医护工作协同平台，促进诊疗流程的优化。

3. 为医疗管理服务

(1)支持实时的医疗信息监控。

(2)改变传统的事后管理模式，实现实时、智能、全过程管理。

4. 提供完整、准确、可用的信息源

(1)全面支持临床科研项目、实时疾病控制、流行病分析等。

(2)能为相关行政部门宏观管理和研究机构提供丰富的原始数据。

5. 以电子病历为核心建设

(1)以医生工作站为核心的全程电子病历系统建设。

(2)全面实现医院数字化，包括医疗信息数字化、管理信息数字化。

(3)支持以电子病历为核心的医院信息平台建设。

三、电子病历系统基础功能

根据卫生部 2010 年颁布《电子病历系统功能规范》，电子病历系统的基础功能如下：

(一) 用户授权功能

1. 创建用户角色和工作组，为各使用者分配独立用户名的功能。

2. 为各角色、工作组和用户进行授权并分配相应权限，提供取消用户的功能，用户取消后保留该用户在

系统中的历史信息。

3. 创建、修改电子病历访问规则，根据业务规则对用户自动临时授权的功能，满足电子病历灵活访问授权的需要。按照医疗业务规则，相关医护人员自动获得相应患者的电子病历授权。

4. 提供记录权限修改操作日志的功能。

5. 对用户权限加以时间限制的功能，超出设定的时间不再具有相应的权限。

6. 提供根据法律、法规的规定，对患者本人及其监护人、代理人授权访问部分病历资料的功能。

（二）用户认证功能

1. 电子病历系统的使用者必须经过规范的用户认证，至少支持用户名/密码、数字证书、指纹识别中的一种认证方式。

2. 系统采用用户名/密码认证方式时，要求用户必须修改初始密码，并提供密码强度认证规则验证功能，避免用户使用过于简单的密码。

3. 设置密码有效期，用户使用超过有效期的密码不能登录系统。

4. 设置账户锁定时间，用户多次登录错误时，自动锁定该账户，管理员有权限解除账户锁定。

5. 系统采用用户名/密码认证方式时，管理员有权限重置密码。

（三）使用审计功能

1. 用户登录电子病历系统、访问患者电子病历时，自动生成、保存使用日志，并提供按用户追踪查看其所有操作的功能。

2. 对电子病历数据的创建、修改、删除等任何操作自动生成、保存审计日志（至少包括操作时间、操作者、操作内容等），并提供按审计项目追踪查看其所有操作者、按操作者追踪查看其所有操作等功能。

（四）数据存储与管理

1. 支持对各种类型的病历资料的转换、存储与管理功能，采用公开的数据存储格式，使用非特定的系统功能或软件能够解读电子病历资料。

2. 提供按标准格式存储数据或将已存储数据转换为标准格式的功能；处理暂无标准格式的数据时，提供将以私有格式存储的数据转换为其他开放格式数据的功能。

3. 在存储的电子病历数据项目中保留文本记录。

4. 提供电子病历数据长期管理和随机访问的功能。

5. 具有电子病历数据备份和恢复功能；当电子病历系统更新、升级时，应当确保原有数据的继承与使用。

6. 具备保障电子病历数据安全的制度和措施，有数据备份机制。

7. 以适当的方式保存完整医疗记录，能够以原有样式再现医疗记录。

8. 当超出业务规则规定的时限或场景时，禁止再修改医疗记录的功能。

9. 有条件的医疗机构应当建立信息系统灾备体系。

（五）患者隐私功能

1. 对电子病历设置保密等级的功能，对操作人员的保护功能权限实行分级管理，用户根据权限访问相应保密等级的电子病历资料。授权用户访问电子病历时，自动隐藏保密等级高于用户权限的电子病历资料。

2. 当医务人员因工作需要查看非直接相关患者的电子病历资料时，警示使用者要依照规定使用患者电子病历资料。

3. 提供对电子病历进行患者匿名化处理的功能，以便在必要情况下保护患者健康情况等隐私。

（六）字典数据管理功能

1. 提供各类字典条目增加、删除、修改等维护功能。

2. 提供字典数据版本管理功能，字典数据更新、升级时，应当确保原有字典数据的继承与使用。

（七）主索引创建功能

1. 为患者创建电子病历，必须赋予患者唯一的标识号码，建立包含患者基本属性信息（应当至少包括患者姓名、性别、出生日期、常驻地地址等）的主索引记录，确保患者的各种电子病历相关记录准确地与患者唯一标识号码相对应，能对患者的基本信息进行必要的修改、补充和完善。

2. 为患者分配其他类型标识的功能，如病案号、医疗保险号、身份证号等，并能将各类标识与电子病历唯一标识号码进行关联。

3. 提供按照患者唯一标识号码、其他类型标识、基本信息项等进行分类检索，查询患者基本信息的功能。

4. 对患者基本信息主要项目（如姓名、性别、出生日期等）进行修改时，提供修改日志记录的功能。

5. 提供电子病历自动查重功能，能够将同一患者的多重电子病历与该患者唯一标识号码进行关联，通过唯一标识号码可查阅患者的电子病历相关信息。

（八）既往疾病史管理

1. 对患者既往疾病诊断（或主诉）和治疗情况等记录内容进行增加、修改、删除等操作的功能，记录内容应当至少包括疾病（主诉）描述、诊断、诊断医师、诊断日期等。

2. 对患者既往手术史等记录内容进行增加、修改、删除等操作的功能，记录内容应当至少包括手术名称、手术日期、术者等内容。

3. 对患者既往用药史等记录内容进行增加、修改、删除等操作的功能，记录内容应当至少包括药物名称、用药起止时间、用药剂量、途径、频次等内容。

4. 提供以自由文本方式录入诊断（或主诉）、手术及操作名称的功能。

5. 从患者本次就诊记录中自动提取诊断信息，并将其归入诊断史中进行管理的功能。

（九）药品过敏史和不良反应管理

对患者药物过敏史和不良反应史进行增加、删除、修改等操作的功能，药物过敏史记录内容应当至少包括过敏药物、过敏症状、严重程度、发生日期等；药物不良反应史记录内容应当至少包括不良反应症状、发生原因、严重程度、发生时间等。过敏药物信息需要结构化和标准化，过敏药物是针对某类药物或药物成分，而不仅仅是某种药品。

（十）外院检查检验报告管理

1. 提供外院检查检验报告采集功能，能将外院的电子检查报告导入系统，或将外院的纸质检查报告扫描后归集到本系统中统一管理和展现。

2. 提供对外院检查检验报告的来源进行标识，并对报告内容进行归类标引的功能。

（十一）病历资料查询与展现

1. 提供查阅并展现历次就诊病历资的功能，包括门（急）诊、住院、体检等不同的资料类型。

2. 提供在各个医疗记录显示及处理界面中显示患者基本信息的功能，患者基本信息应当至少包括患者姓名、性别、年龄（出生日期）、患者唯一标识号码、门诊号（住院号）和病案号等。

3. 提供将患者的生命体征观察值以趋势图形式展现的功能。

4. 提供将患者历次检查检验结果数值型指标以趋势图形式展现的功能。

5. 提供对文字型检查检验结果，对照显示历史结果的功能。

6. 提供同时展现多项生理指标的变化趋势图的功能。

7. 提供与病历数据同时展现相关修改痕迹信息的功能，至少包括修改时间、修改人、修改内容等信息。

8. 提供按照就诊时间顺序、病历资料类型分类整理患者医疗记录的功能。提供分类检索、查阅病历的功能。检索项目应当至少包括患者基本信息、就诊时间、就诊科室、接诊医师、疾病编码信息等。

（十二）电子病历的打印/输出

1. 提供将电子病历中的各类医疗记录进行纸张打印的功能，打印格式符合卫生行政部门对纸质病历的相关要求。

2. 提供电子病历记录按照最终内容（不含修改痕迹）打印的功能。

3. 提供电子病历打印预览、接续打印功能。

4. 提供将一次就诊的病历资料全部或部分进行批量打印的功能。

5. 提供打印电子病历中指定医疗记录的功能。

6. 提供对电子病历资料打印或输出的样式进行编排的功能。

7. 提供将电子病历中的各类医疗记录以电子文件格式导出的功能。

第三节　电子病历系统的主要功能

一、住院医生电子病历书写

电子病历是一个广义的、完整的临床软件系统，包含了医生电子病历、护理电子病历。电子病历的实施规模与方式是非常灵活的。从医院集团、到综合医院、到诊所，出发点是让使用电子病历系统的医生都能够无差别地使用系统所提供的数据服务。同样电子病历给医生提供了一个便捷的操作界面，医生、护士都在统一界面下操作，而非两个工作点分两个界面操作，体现了系统的整体性。主要包括：住院病案首页、首次病程、病程记录、出院小结、住院记录、体温单、医嘱单、化验单（检验报告）、医学影像检查资料、麻醉记录单、手术以及手术护理记录单、病理资料、护理记录、出院记录（或死亡记录）、病程记录（含抢救记录）、疑难病例讨论记录、会诊意见、上级医生查房记录、死亡/疑难病例讨论记录等。

系统应具备病历结构分层粒度无限细化能力，病历数据的存储处理、使用，不应对病历信息结构造成影响导致信息失真，能够对纯文本电子病历进行语义分析并将其转换成为符合国家卫生计生委《电子病历基本架构与数据标准》的 XML 结构化电子病历。系统能够支持多种录入方式、医生知识库的查询与自定义的完善，在临床的病历书写中能够方便医生灵活操作及经验积累。结构化模板的编辑与元素自定义，每个结构化模板的结构元素支持自定义操作，且结构化模板的结构元素的自定义操作加以权限控制。提供临床常见病种的模板，而且模板应该具有满足卫生计生委关于电子病历数据元素的标准。具备国家最新版的病案首页，支持医院自定义病案首页（主要用于未来增加病案首页附页），首页中的信息能够从病历内容中自动提取（如：病人基本信息、诊断信息等）。病案首页内容须根据病历内容自动完成（完成项目），提供手工录入模式。

医生在病历书写时，同一患者的相同信息可以复制，复制内容必须校对，不同患者的信息不得复制。通过不同颜色标注结构化内容为必须修改项、可选修改项。当医护人员由于突发事情处理时，是否能够提供临时电子病历系统锁定功能，等待医护人员处理完之后，通过用户密码再次登录原来的操作界面。支持病人以前记录的引用与相同诊断类似记录的引用功能。提供多种录入方式，支持结构化录入、自由式录入、常用术语词库辅助录入功能；提供结构化（可交互元素）模板辅助录入功能，各项结构化元素可在界面上由使用者进行自由设定。病历编辑器支持图形图像标注、特殊表达式（如月经史、牙齿标注、胎心位置、突眼等）、特殊符号和上下标，提供医疗文书书写过程中常用的特殊符号集，如：℃、℉、‰、m^2、mol 等。支持院内多科会诊，具备会诊申请、会诊意见消息传递、被邀请者可在其客户端收到响应的会诊消息和会诊病历调阅功能。支持医疗文书的诊断中医采用国标、西医采用 ICD-10 编码。系统能够快速查询 LIS、RIS、PACS 等报告，对于一些阳性值、异常值系统将自动标注提醒医生，同样医生能够直接将所需的报告数据插入到病历当中，减少了医生的工作量。

多媒体病历展现形式，能任意位置插入图形图像，并对图形图像作标注，表格的录入、编辑及打印。支持三级检诊，医生按照等级，具有不同的修改权限，对于下级医生病历的修改，保留所见即所得的痕迹。系统能够提供完善的模块，完善的模板库机制提供医生选择。系统支持医生自定义个性化模板的制作，对于全院模板的存放，系统将提供审核功能、权限相对高的医生提供修改功能等。具有临床工作提醒功能，主要包括：时限类：如首次病程记录在 8 小时内完成、入院记录在 24 小时内完成、病程记录 3 天一记、上级医师查房 5 天一记、开药时间按处方管理办法限制等；流程控制提醒，如手术前需要有患者谈话记录等；病历完整性提醒，如患者出院前所有病历资料都需要完成，常规检验单要有结果返回等；检验、检查异常结果提示，如患者传回的医技报告中出现异常结构，自动提醒医生。

通过系统中的消息平台，实现医护工作站之间的消息交互，医护工作站与质控科质控信息交互。电子病案库满足病历 30～50 年的长期在线，并且存储和展示不需要依赖于任何数据库，具有可迁移性，需采用数据库与文件服务双项存储方式。系统具有完善的医疗权限；支持修改痕迹保留功能；能够保证病历的原版真实性。系统支持电子签名，提供基于 U 盾身份证、数字签名的解决方案。电子病历书写流程如图 13-2 所示。

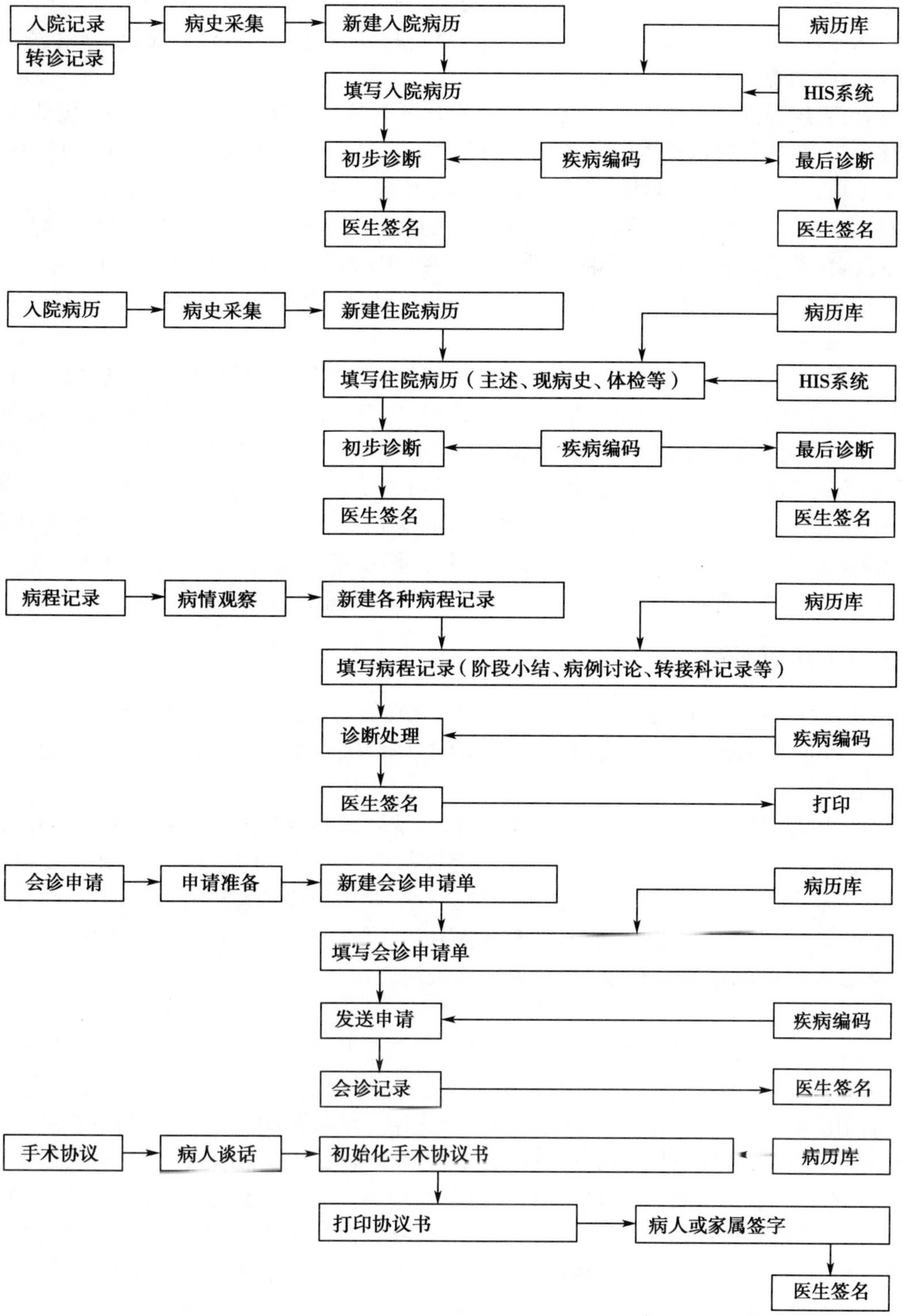

图 13-2　电子病历书写流程

二、住院护理电子病历书写

电子病历不仅为医生提供了一个完善的工作平台，同样也给护士提供了一个完善的平台，同样系统更加支持后期移动护理的应用。通过对护士工作站的上线应用，使病区事务的网络化。减轻护士的工作量，能够让护士从繁忙的工作中脱离出来，从而能够有更多的时间与患者接触，同样医院护理管理部门也能够对护士的工作进行流程性的管理。为医生的医疗工作和病情分析提供数据依据；记录护理工作情况、护理病历书写等，并和住院管理、病案管理、手术室、院长查询等系统充分实现数据共享。目前提供从 HIS 中读取相关信息并补充填写、修改病人的基本信息，提供床头卡或列表方式显示患者功能，用不同的颜色显示患者状态，提供患者检索功能，并能补充患者相关信息，提供临床事件维护功能，护理人员添加、编辑、修改、删除患者出院、手术、分娩、外出事件的管理。

护理电子病历系统提供住院护士书写结构化电子护理文书，并支持中医辨证施护，包括：体温单、产程图、血尿糖观察记录单、血压脉搏观察记录单、化疗观察表、基础代谢率检测表、出入液量单、危重护理记录单、一般护理记录单、入院评估表、健康宣教等。按时间整体录入患者体温、脉搏、呼吸、血压、出入量等信息，提供自动生成体温、血压等曲线图的功能，并能用颜色区别。提供批量录入患者生命体征信息的功能，提供临床在线知识库浏览功能，提供病案首页信息责任护士签名功能，提供医嘱、检查检验报告、手术安排等信息浏览功能，提供护理交接班记录功能，提供新增、编辑、删除、保存功能，系统支持表单操作时提供取值选择范围，例如：呼吸、血压等，以方便于护理人员的操作。

护理电子病历系统根据不同科室特征，内设如外科、产科、内科等多种护理记录单模板，并配以专科知识库方便护士录入。实现动态调出医疗专用知识库(关键词)功能，在病历录入中，当护士选择阳性症状或体征时，系统自动调出并展开关键词描述，有效防止病历录入漏项。结合病历质控相关控制节点，对病历内容相关部分具有自动校验功能，在病历文书书写时，当录入不符合信息系统要求的自动弹出相关提示，校验项目主要为：必选项目、数值型错误信息(如体温)、与性别不符合信息、非空项目等。实现医嘱管理所有功能，并提供将医嘱管理功能嵌入在护理电子病历中，与 HIS 无缝集成，护士站只登录一个系统即可完成本病区护士工作站和护士电子病历的全部管理功能，实现统一的临床护理管理平台。

三、门诊电子病历书写

门诊电子病历系统不仅为医生提供了门诊病历的录入功能，也支持检验检查结果、既往门诊病历乃至健康档案的快速调阅，同时还提供了灵活实用的门诊病历打印解决方案，并可结合医院现有的分诊叫号系统、HIS 和 LIS，优化就诊流程。

系统登录时延用现有医生工作站或住院病历工号，系统登录时会根据登录者权限自动释放相应的系统操作范围，系统能够支持初始密码设置，初次登录后会提示医生修改，符合国家卫生计生委相关政策要求。系统具备命令总成服务，能够对系统界面操作按钮等进行个性化配置。系统能够自定义设置门诊病历书写版式，支持门诊病历书写时的多屏操作，能够实现门诊历史病历调阅、本次病历书写、本次处方开立的同屏操作。系统能够通过鼠标点击方式来实现快速的界面隐藏等应用。系统具备专门的病历人管理视图，能够自定义病人管理视图。

新建门诊病历，并自动将挂号处录入的病人的基本信息读取到门诊医生工作平台中。新建病历时能够获取患者历次的诊疗信息，同时也可以获取患者跨院的诊疗信息。插入病历模板，并可以自定义和归纳个性化的模板，支持病历书写时字体的加粗、居中、上下标等应用。模板可按院级模板、科室模板、私有模板等权限形式进行配置，病历书写能够支持自由文本录入、结构术语录入、术语知识库引用录入、图形化录入、输入追踪录入等多元化操作，对术语知识库进行个性化维护与增加，支持快速获取外部系统数据，可直接将数据引用至病历中，如门诊检验检查、处方等。具备 ICD-10 标准诊断知识库应用，支持快速的诊断查询获取，能够建立个性化诊断知识库，能够快速地获取外部处方信息，将处方信息快速的插入到病历中。具备门诊病历书写时医学图片的编辑，编辑图片可直接引用到病历中，可实现所见即所得打印，支持门诊病历的打印、续打、套打等打印功能，具备打印预览功能，在确认无误的情况下进行打印，系统能够支持灵活的打印格式配置。

四、电子病历质量控制

病历是整个医疗服务环节中重要的组成部分，而病历质量的管理也是医院重点的监管之一。对于纸质病历的质量监管，由于受到工作量、时效性、监管范围等方面因素的限制，纸质病历的监管一般仅局限于事后的管理，对于病历质量的环节难以进行管理。

近年来，随着医院电子病历系统的使用，电子病历系统方便了临床医护，提升了医护人员的工作效率，这也恰好给电子病历质控管理带来了更多的挑战。但在实际的运行环境中，电子病历质控方面仍存在诸多问题，目前电子病历质控系统仅局限于对病历的时效、段落等方面进行质控管理，并没有实现对病历内容、病历上下逻辑等方面进行全方位的监控闭环监控。

传统的病历质量控制，都是事后的，要花大量的人力去翻阅病历，不能够做到实时监控，甚至提前发现问题。电子病历质量控制系统的上线运行，将实现病历质量的闭环管理，具备灵活的质控消息发送、提醒机制，基于消息机制可追溯质控管理的过程，真正意义上做到病历质量的闭环管理。电子病历质量控制系统的应用，将减轻医务部门的工作量，提高病历书写的质量。系统具备三级检诊管理设置，通过质量管理部门的质量控制工作站进行事前提醒、事中监督、事后考核，通过严密的时效质控和内容质控，来把握和控制病历文书中各个部分的病历质量，并且需要按照病历书写规范提供病历质控内容，来制定病历质量控制，而且系统的开放性必须很强，随着病历书写规范的修改和扩张，医院可以通过工具进行修改和扩展。

针对实际现状及上述的问题，电子病历质控系统实现了多层级、全流程的闭环管理应用。从医生病历书写时质量的实时提醒、到科室管理人员的实时监督、最后到全院医务部门的病历质量管理，同时电子病历质控系统通过消息引擎机制，实现了质控消息在这个三个层级的全线贯穿，对所有的问题实现了实时的提醒及闭环的管理。电子病历质控业务流程如图 13-3 所示。

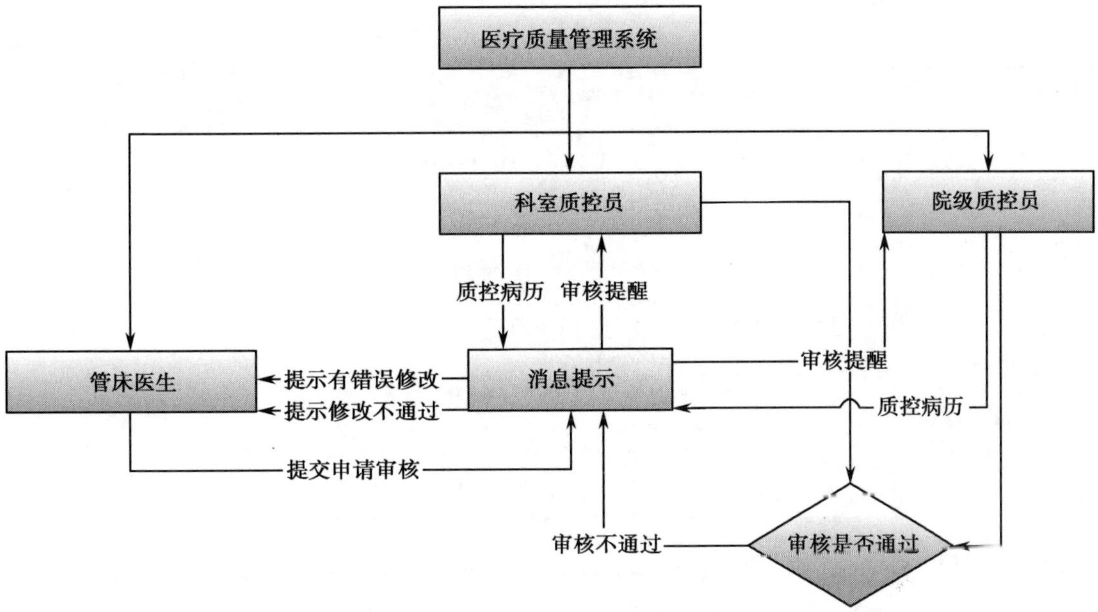

图 13-3　电子病历质控业务流程

(一) 医生端质控

医生在书写病历时，可进行病历质量的实时查询，病历书写完成后可对病历进行自动的评分，然后将提交的病历自动传达至上级审核。

医生每次登录电子病历系统时，只要医生管床病人存在病历质量问题的，系统会以消息的形式进行提示，医生通过点击消息可以快速获得问题病历所有的缺陷。点击缺陷内容，系统会自动定位置缺陷位置，以便于医生的及时修改。

(二) 科室质控员质控

科室质控员具备医生端的所有功能，同时科室质控员可根据重点病人进行筛查管理(如：危重病人、围术期病人、院内感染病人、高度跌倒风险病人等)。可对医生提交病历或质控信息进行查询与审批，可通过消息发送的形式将所有反馈意见发送至医生客户端。

(三) 医务部门质控

医务部门质控具备科室质控员的所有功能，同时医务部门可实时的监管全院所有病区的病历质量情况，可自定义各类查询条件、查询范围等。医务部门可对所有的质控信息进行统计与报表的汇总，能够以多种图形化报表的方式来进行展现。能够支持质控消息的发送，可实时的与科室质控、医生进行互动。医务部门能够自定义全院各类病历质量质控点，可通过质控点管理工具进行个性化的设定。

（四）电子病案质控管理

病案室工作人员可根据病历归档情况进行追踪及登记，对于归档病案能够支持质控控制查询，针对存在的问题病历，可发送消息给相应的管床医生，对其进行病历的返修。病案室工作人员可对病历归档情况、返修情况等进行数据统计汇总。

系统具备分级病历质控功能，能够针对病历中的段落时限、内容缺失、不规范描述、前后矛盾和雷同对医生进行提示；同时医务科可根据病区、时间范围、在院状态和质控项目查询存在缺陷的病历。电子病历系统具有严格的复制管理功能。医生在病历书写时，同一患者的相同信息可以复制，复制内容必须校对，不同患者的信息不得复制。对病区病历书写质量进行统计并形成报表，报表形式能够以柱状图、折线图等多种方式灵活呈现，支持数据下钻查询模式（如：全院→所有的病区→每个病区的医生→每个医生相应的管床病人→每个病人的详细病历数据），同时可将报表导出成多种外部文件格式，如：excel、word、html 等。系统具备质量控制查询功能：按照科室、病区、医生、时间等条件对病区医生填写的病历资料进行质控检查，并发出审批意见。系统具有质量控制时效功能，自病历建立时起，系统能够进行实时质控，并可根据在院天数或出院等条件进行检索。系统支持多级医疗质量管理体系建立、具备临床科室质控管理、科室质控医生工作管理、管理者评分管理功能。病历质控点的灵活设置如图 13-4 所示。

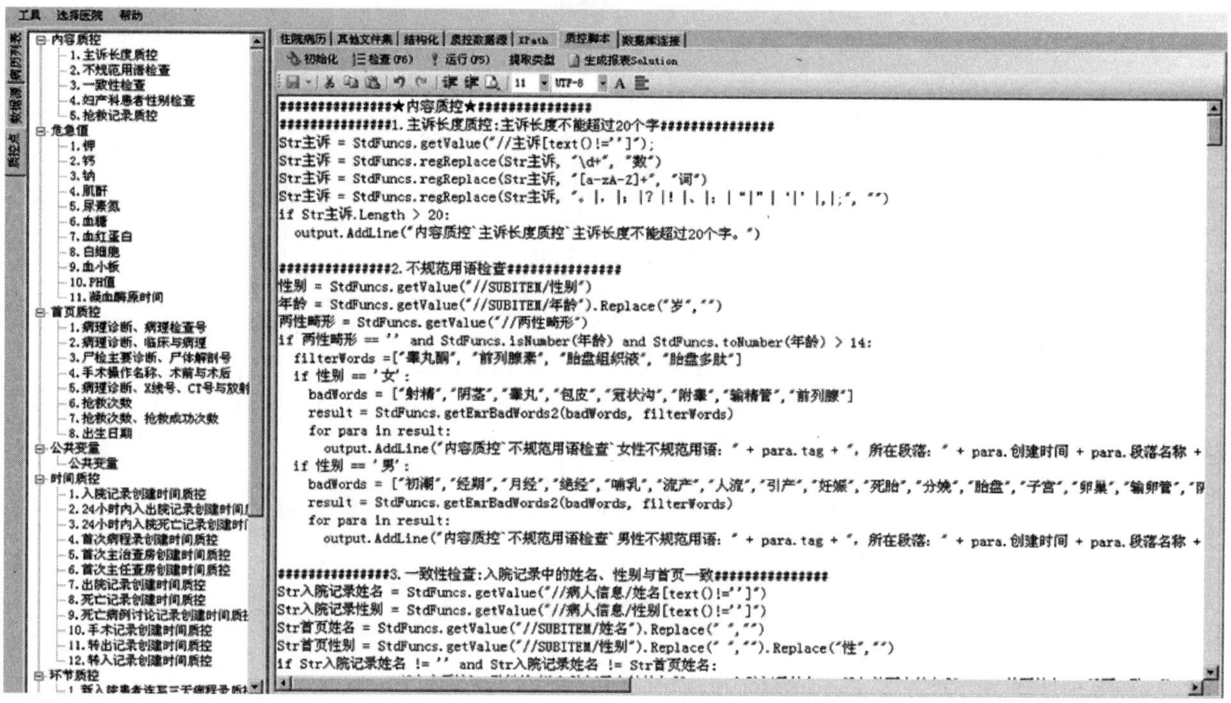

图 13-4　病历质控点的灵活设置

五、临床路径管理

通过临床路径管理实现医疗服务诊疗护理常规的标准化，提高工作效率和内涵质量。通过明确病种的诊疗护理操作规程，使医护人员行为规范化、标准化，增进医患沟通，建立和谐医患关系，合理使用医疗资源，控制非必要医疗支出。系统具备国家卫生计生委（原卫生部）所规定病种表单格式，后期能够通用化配置临床路径各类表单。临床路径系统功能如图 13-5。

电子病历的监控功能，一类是根据医嘱变化启动监控；另一类是根据患者的状态变化启动监控。医生部分根据疾病诊断判断病人是否进入路径，支持医师路径表单项目里增加、删除、修改的功能。护士部分根据医生已建病人路径，选择病人进入路径，支持护理路径表单项目中增加、删除、修改的功能。系统支持入院病人路径表单项目，具有增加、删除、修改的功能。路径医嘱开立，根据路径医嘱套餐，可供外部医嘱系统直接调阅开立医嘱，便于操作。具备医嘱对照增加、修改、删除的功能。根据实际需求，项目字典表里具备增加、删除、修改的功能。系统需具备智能化入径管理，支持自由选择进入、根据符合诊断强制进入等路径准入条

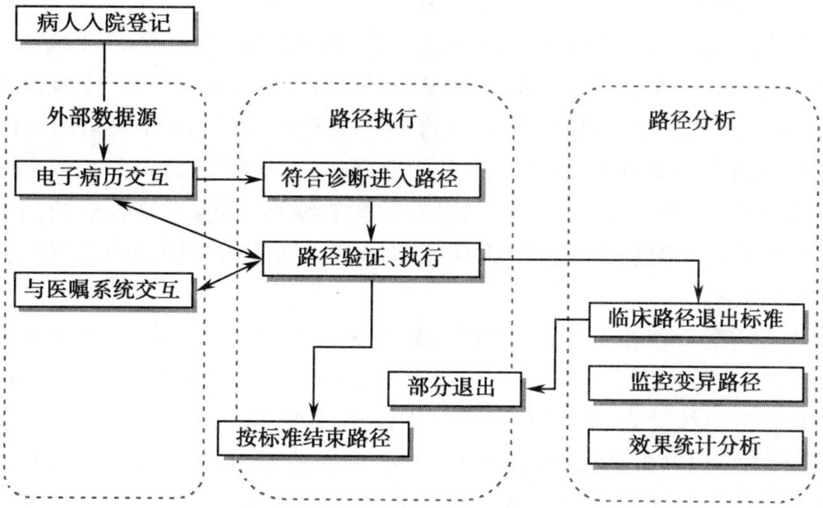

图 13-5 临床路径系统功能框图

件具有增加、删除、修改的功能。系统具备变异记录库，记录库可分为一类变异、二类变异，针对变异种类具有增加、修改、删除的功能。系统对于变异项目的路径具有增加、修改、删除的功能。路径维护三级管理：根据医院具体情况，设立了主管院长、医务处、临床科室三级检查制度。

为了实现临床路径控制，除了对全院一般电子病历进行时限监控，还可对临床路径的各种时限进行监控。系统可以提取首页中的诊断信息，区别疾病的轻重缓急和特殊病种要求，针对单一患者设定好不同的时限，用以提醒主管医生和该患者的三级检诊实施人员。当系统监控启动后，预警子系统根据事前设定好的监控时限，及时提醒医生，何时该完成何种病程记录，还剩余多少时间，让三级检诊中各级别医生可准确了解患者的管理状况，也可以在最醒目的位置，直接提示患者的主管医生。医生在系统中提交完成某一项目时，系统会自动记录完成时间并判断是否超时。

临床路径管理系统将通过准备、制订、执行和评估几个阶段来实施临床路径。其中制订是实施的重点和难点。通过标准化的、综合多学科的方法来调整医疗行为，对病人的诊断，包括多种检查、治疗及护理等诊疗过程依据预先指定的基于时间或治疗结果先后顺序进行，以在一定的时限及预算费用内实现预期的治疗结果，其目的是通过改进结果和减少病人的医疗成本来改进医疗质量。

六、单病种质量管理

根据国家卫生计生委制定的《医疗评价标准》《单病种质量管理手册》的要求，加强以病例为单元的医疗质量管理，提高卫生资源的利用效率，控制和降低临床常见病医疗费用，用医疗质量指标数据进行质量管理评价。

单病种质量管理系统通过独立的数据集成中间件、同义词组件、单病种脚本解析引擎、满足各医院实际需求的单病种脚本，组建完整的单病种监控环境，既支持单个医院应用，也支持一个区域范围内整体应用，对各机构进行单病种的费用的质量管理。通过单病种管理系统，对疾病诊疗进行过程质量控制及终末质量控制，评价医务人员诊疗行为是否符合规范，进行持续改进，进一步规范医疗行为，促进医院整体医疗安全、医疗质量、医疗工作效率及费用控制等医疗管理综合水平的提高。

七、电子病案管理

电子病案管理系统与电子病历系统相结合，能够在医、教、研中发挥重要的作用，另外为健康保险、伤残评估、医疗纠纷等提供数据。同样能为管理带来便捷。其中病案首页是病人整个住院期间主要医疗数据的摘要汇总，更是医院乃至各级政府医疗主管部门进行病案检索、疾病统计、医疗质量分以及各种医疗统计的最主要数据来源。系统提供出院患者的部分电子病案归档功能；归档管理要求归档后病历不能再修改，保证电子病历与纸质病历的一致性，系统病案首页上增加条形码，病案首页信息要完善，满足病案首页直报的要求，有疾病分类评价功能，系统可根据医院要求提供相关报表，为科室及医院提供业务、科研和决策支持。

系统支持临床科室质控员完成病历终末质控功能、支持病案的提交、审签、召回功能、病案室可以自动或手动强制提交已出院患者病案。系统具备院级在院患者病历环节质控的功能。按科室及时间段(24小时、一周、全部)对在院患者或出院未签收患者进行病历内容的环节检查，发现内容缺陷的同时发送整改通知到医生工作站。系统提供出院提交病案审签的功能，在一定时间内的，医生提交的单个或多个出院患者电子病案后，由病案室人员确认后进行电子签收。系统提供出院病案的编码功能，对签收后的病案首页的疾病和手术编码进行修正确认。系统提供出院病案借阅审批功能，对医生提出借阅病案的要求进行审查和批复，自动收回功能；有浏览者的痕迹记录。

系统提供与电子病历病案管理相关的统计报表：病案编目人员每日工作量统计表、迟写病例统计表、手术病人的病种前三位统计表、手术病人病种前十位统计表、医院前十位病种统计、住院病人病种频度分科统计表、医院感染，伤口愈合分科统计表、新病人病种前十位统计表、病人平均住院费用统计表、科室病人平均住院日统计表，提供诊断类字典维护功能，包括ICD诊断、中医诊断、临床诊断等，提供手术类字典维护功能，包括手术及麻醉名称、手术类别、切口等级。系统支持临床科室质控员完成病历终末质控功能、支持病案的提交、审签、召回功能、病案室可以自动或手动强制提交已出院患者病案。归档管理要求归档后病历不能再修改，保证电子病历与纸质病历的一致性。

(胡占生　孙　超　吴庆斌　何立威)

参考文献

1. 薛万国.我国电子病历研究进展.信息管理，2005，25(2)：17-19.
2. HL7 国际标准化组织.电子病历系统功能模型(EHR System Functional Model，EHR-S FM)
3. 李小华.医疗卫生信息标准化技术与应用.北京：人民卫生出版社，2016.
4. 傅征，梁铭会.数字医学概论.北京：人民卫生出版社，2009.

第十四章　电子病历视图

利用信息集成技术为电子病历系统构建具有个性化、多样化的应用集成视图，能够为不同权限和不同角色的用户(如市民、患者、医务人员、管理人员)提供信息查询和搜索服务。电子病历视图提供了一个简单、统一的医疗信息访问入口，所提供的功能包括患者个人信息和临床数据整合、医疗文档内容管理，以及临床科研和医疗质控等协作服务。电子病历集成视图将从不同数据源获取到的零散信息和数据汇总、梳理、整合，并统一展示，形成一幅完整的信息界面呈现给用户。电子病历视图所共享的信息包括患者基本信息、就诊信息、用药信息、费用信息、过敏信息、治疗信息、手术麻醉信息、检验信息及影像信息等。电子病历视图的信息集成和展示能力是信息系统互操作能力体现，既可以根据不同医院的要求体现个性化特点，又能够集成不同厂商提供的业务功能模块。电子病历视图功能的应用，能够提高医务人员的工作效率，帮助医务人员注重医疗安全，提升医疗服务质量，降低医疗服务成本。

第一节　电子病历视图功能

电子病历视图作为电子病历系统的重要组成部分，已经成为医务人员在临床诊疗过程中重要的支持工具。电子病历视图设计的主要目的是实现电子病历系统对患者种类繁多、形态各异病历数据的可视化集成展示，为医务人员提供友好、灵活、易于操作的图形化人机交互界面。通过电子病历视图可以集中记录和展现患者就诊的病历信息，包括：首页、病程记录、检查检验结果、医嘱、手术记录、护理记录等，可以减少医务人员通过不同业务系统来获取患者临床诊疗信息所遇到的障碍。同时，利用电子病历视图还可以直观有效地查阅、检索、统计和对比分析患者病历信息，快速浏览各种病历文书，极大地提高临床工作效率，是医务人员临床诊疗最有效的辅助工具。

一、电子病历视图功能规范

2010 年 12 月底，原国家卫生部颁布的《电子病历系统功能规范(试行)》，对电子病历展示方面的功能进行了规范。

（一）必需的功能

1. 以直观、有效、便捷的方式展现患者的病历资料，为医务人员全面、有效掌握患者的病历资料提供支持。

2. 提供按照就诊时间顺序、病历资料类型分类整理患者医疗记录的功能。

3. 提供分类检索、查阅病历的功能。检索项目应当至少包括患者基本信息、就诊时间、就诊科室、接诊医师、疾病编码信息等。

4. 提供查阅并展现历次就诊病历资料的功能，包括门（急）诊、住院、体检等不同的资料类型。

5. 提供在各个医疗记录显示及处理页面中显示患者基本信息的功能，患者基本信息应当至少包括患者姓名、性别、年龄（出生日期）、患者唯一标识号码、门诊号（住院号）和病案号等。

6. 提供将患者的生命体征观察值以趋势图形式展现的功能。

（二）推荐的功能

1. 提供基于 Web 方式的电子病历浏览软件。

2. 提供将患者历次检查检验结果数值型指标以趋势图形式展现的功能。

3. 提供对文字型检查检验结果，对照显示历史结果的功能。

（三）可选的功能

1. 提供同时展现多项生理指标的变化趋势图的功能。

2. 提供与病历数据同时展现相关修改痕迹信息的功能，至少包括修改时间、修改人、修改内容等信息。

二、电子病历视图功能实现

完整的病历记录包含患者在诊疗过程中产生的各种数据，包括人口统计学信息、病史、药物治疗史、生理监护、医嘱、膳食、手术、化验、病理、影像、报告等信息。电子病历视图的基本思想是通过信息集成和可视化技术，将病历记录数据集中并在特定类型的视图页面中展现。当前的电子病历视图主要采用 Web 浏览方式实现，在操作页面中拥有权限的医务人员可以方便地访问患者相关的医疗数据（包括首页、入院记录、出院记录、病程记录、护理记录、医嘱单、处方、诊断、体温单、检验报告、检查报告、各种治疗结果等）。此外，电子病历视图还可以支持“时间轴—事件”、“模块化平铺”、“人体导航”等多种展现形式，精确、全面地描述患者的病史和就诊信息。

以下的一些功能在电子病历视图设计时可以借鉴：

1. 拥有权限的医务人员或患者可以方便地访问电子病历相关的数据，并可以根据使用者的特定需求提供跨领域的信息调阅展现服务。

2. 提供患者历次就诊病历摘要、就诊记录、门诊病历、住院病历、病程记录、护理病历、电子处方、电子医嘱、检验报告、检查报告、手麻记录、超声报告、内镜报告、病理报告、心电图等病历资料的浏览。

3. 实现卫生部《电子病历基本架构与数据标准（试行）》标准规范中的电子病历就诊时间、就诊问题、诊疗活动三维时序模型的要求。

4. 提供患者病情摘要信息和多院区多次就诊的诊疗信息全视图导航。

5. 提供患者门诊和住院就诊的全视图导航。

6. 支持按疾病、按类别对诊疗信息进行过滤检索。

7. 支持历次就诊同类型文档的对比分析和展现。

8. 支持对患者历次就诊的各种体征数据（体温、脉搏、血压、血糖等）和检验指标数据进行曲线图展现。

9. 支持对电子病历数据的引用。

10. 支持与其他临床业务系统无缝集成，实现单点登录、身份认证和权限控制。

11. 支持对隐私数据进行脱敏处理。

按照“以患者为中心、以临床过程为基础”思路进行病历数据的采集、集成、组织和优化展现。根据用户工作角色和授权，系统自动判断并提供相应类型的视图，优先展现当前用户最关注的业务信息。对于提供的视图方式，按照应用模式进行分类，可以划分为患者视图、临床视图、文档视图、科研视图、病历质控和统计分析视图等。

三、电子病历视图设计原则

（一）集成化原则

电子病历是以电子化的形式记录患者在医院全部诊疗过程的原始记录，它包括病案首页、检验/检查报告、手术记录、医嘱信息、病程记录、出院记录、护理记录等全部诊疗数据。这些数据包括结构化、非结构化、图形/图像等多种数据类型的信息，传统医院信息系统中，这些信息分散在不同业务系统的多个页面中，医务人员往往无法直观看到并分析各种数据之间的关联关系。医务人员为了做出及时、准确的决策，往往需要不断地在各个业务系统的不同页面之间进行切换，靠大脑临时记忆各个页面的部分关键数据，然后再做决策，既费时又费力。

在临床工作中，医务人员通常将一个患者相关的病历资料收集起来，按照时间顺序排列在一起，寻找数据之间的关联关系和数据背后隐藏的信息。因此，电子病历视图要遵循集成化设计思想，借鉴传统纸质病历时代医务人员制定诊疗方案的方法，在一个页面中以直观方式集中展现患者当前各种生命体征、检查检验报告、医嘱、诊断、病历文档、治疗记录、手术记录、护理记录等临床信息，并可以通过切换时间显示此前任意上述指标的情况、相互关系和变化趋势。

在集成化的电子病历视图中，各种电子病历数据的关联关系一目了然，医务人员不仅可以观察患者的各类诊疗数据，从整体上把握其病情发展情况，还可以直观地查阅在病情不断变化的情况下，对患者所进行的各种处置护理情况、诊疗计划的制订、执行情况及其临床效果等，同时也可以轻松地翻阅患者的既往病历数据，为后续的临床诊疗决策提供参考。

以下的一些功能在提高电子病历视图集成化应用方面可以借鉴：

1. 把医疗过程中的各种业务功能集成到电子病历视图，使得医生、护士、医疗质控人员等只需在一个界面就能完成绝大部分的业务操作。

2. 将患者的所有病程、查房、会诊等文书合并到一份文档进行浏览，并提供快速导航目录，方便医生查看病历。

3. 提供检验结果的动态趋势图，医生可以自由改变趋势图的时间粒度，在宏观和微观两个层面考察指标值。

4. 提供临床事件和信息的时间轴视图，显示患者在整个住院就诊期间所有相关事件和临床信息的综合性概要图表，患者从入院到出院所发生的各种事件，以及相关的临床信息都一目了然。

（二）易用性原则

电子病历视图易用性是衡量电子病历系统品质的一个重要因素，是一种以用户为中心的设计理念。易用性是指产品对用户来说易于学习和使用、最大程度降低记忆和操作负担。易用性设计的关键是了解和掌握业务规则和用户工作习惯，以及为获取核心价值所进行的一系列行为，并且深刻理解这些习惯和行为背后的真实动机和意图。易用性设计重点在于让产品的设计能够符合用户的工作习惯与业务需求。电子病历视图设计，应该让用户在使用过程中不会感到压力或受到挫折，并能让用户在使用功能时，能用最少的工作量发挥出最大的效能。

用户希望电子病历系统能够帮助他们提高临床工作效率，而不是增加额外工作负担。易用性是指在指定条件下使用时，软件产品被理解、学习、使用和吸引用户的能力。

电子病历视图的易用性原则包括以下方面：

1. 视图页面的显示信息要清晰明了、易读易懂。其中应该包括控制功能与操作方法的说明，结果与状态信息的显示、提示，帮助与错误信息的显示等。

2. 用户的操作应该简单便利、直接有效。包括控制功能的启动、病历数据的输入、页面的切换、功能的执行等都要操作方便快捷。

3. 要向用户传递及时而准确的信息。当用户在视图页面中执行了某个应用请求，应及时地将相应执行状态、执行结果显示出来，不要让用户感到茫然、不知所措。

4. 尽量减少用户的使用负担。在使用过程中，要求用户做出的判断或要求用户记忆的东西应该尽量地少，要用界面自动化与智能提示来提高用户的使用体验。

以下的功能要求在提高电子病历视图易用性方面可以借鉴：

1. 可以自由布局，可根据屏幕大小、业务需求、使用习惯，调整视图页面大小和功能区域的位置。

2. 支持页面无极缩放，将整个屏幕的内容平滑放大缩小，方便各类人群使用系统。

3. 采用类 Word 风格进行病历书写，符合大众的使用习惯。

4. 采用所见即所得模式，病历在系统中展现与打印出来的效果完全相同。

5. 提供书写助手，可输入各种特殊符号和常用单位，可以输入上下标、医学公式等。

6. 可快速引用患者的主诉、现病史、医嘱、检查/检验结果、手术记录以及医生常用语等资料，方便书写病历。

7. 支持图像、音频、视频等多媒体文件的应用。

8. 提供图像处理，例如常用的画图工具、常用医学符号对图片进行填充、标识等，可以描绘患者的疾病发病情况及部位示意图等。

（三）智能化原则

完整的临床数据集成、展现及智能化应用是电子病历系统发展的方向，其核心价值是满足临床诊疗现场的信息需求及有效改善医生临床决策。电子病历的智能化主要体现于其良好的人机交互能力和临床决策支持能力。

以下的功能需求在提高电子病历视图智能化应用方面可以借鉴：

1. 支持信息录入时的默认值自动匹配，减少录入工作量。

2. 提供元素模板和术语搜索功能，协助用户快速录入病历内容。

3. 可以实时插入各种元素，对输入的临床专业术语具有智能感知功能。

4. 智能模板搜索功能，病历编辑时，自动搜索与编辑内容相关的术语或预设值，供用户选择。

5. 医学术语具有多种不同的描述样式，根据临床需要进行一键切换。

6. 医务人员可随时查阅各种医疗资料，如疾病介绍、药品介绍、治愈标准、护理操作标准等。

7. 自动收集患者的主诉、现病史、医嘱、化验结果、手术资料等数据，医生书写病历时可快速引用，提高书写病历效率。

8. 根据诊断、重要检验结果、紧急会诊等各种医疗事件自动为医务人员生成后续工作任务。

（四）动态可扩展原则

1. 动态页面配置

动态页面配置是指用户在使用电子病历系统过程中，针对不同的个性化需求，允许技术支持人员或用户自己在不需要修改系统代码的情况下，自由选择在页面中显示的内容，进行个性化配置。在页面关闭时，系统能够自动保存所选择的配置项，用户下次登录系统时，系统自动展现其上次配置的电子病历视图。动态页面配置旨在解决电子病历视图页面过大、展现内容过多给医务人员带来的信息干扰和视觉疲劳问题，让医务人员可以集中精力分析自己所关注的病历信息，提高医疗工作的效率和准确性。

2. 动态质量控制

在医疗质量控制方面，以下功能在电子病历视图设计方面可以借鉴：

(1)流程监控：以单个患者为单元，自动采集数据，持续在线跟踪，并与标准对照，实时显示各项监控结果。同时，对科室领导和医院质控部门还可分别显示全科和全院患者的监控状态。

(2)在线预警：利用各种与患者诊疗密切相关的信息，为医生提供实时帮助指引。

(3)智能判别：采用逻辑关系判断方法，自动判别医疗过程中不同病情、不同阶段，错综复杂的各种记录的规范要求，为医务人员的信息记录提供智能支持。

(4)信息反馈：以单个病历为目标，通过评分模型，对监控数据自动评分，按医生个人、科室和全院分三类进行统计，找出影响病历质量的关键环节。

3. 扩展性

遵循国际、国家和行业通用标准进行电子病历视图功能设计，如采用 HL7、IHE 等标准定义的相关模型和集成规范。同时，提供满足各种标准框架的模块和模板，实现自定义功能，方便用户自主、灵活扩展各种功能，适应不断变化的临床信息需求。

第二节　电子病历视图应用

患者相关的医疗数据都来自于患者历次就诊记录。这些医疗数据能够为医务人员了解患者病情、治疗经历以及规划下一阶段的诊疗工作提供丰富、全面的参考信息。电子病历视图可以将患者在医院历次就诊的医疗信息进行统一的展现，采用集成化模式，实现患者个人信息、就诊数据的多角度、多层次可视化，直观地展现患者医疗信息。用户也可以按照角色、业务需求和授权情况，通过电子病历视图查阅和使用电子病历系统中的医疗信息和功能服务，进行临床诊断、治疗、护理等各种医疗业务活动和管理工作。

一、患者综合视图

患者综合视图主要是通过患者主索引对患者所有诊疗过程（包括门诊、急诊、住院和体检）中产生的数据进行整合。视图页面必须简洁明了，展现元素不宜过多，以方便医务人员操作与应用。

患者综合视图可以采用“时间轴—事件”方式，直观地在一个页面中展现患者的所有医疗摘要信息，可以集中查阅患者在医院就诊整个过程的医疗事件信息。医务人员可拖动时间轴，快速查看患者的临床事件发生的时间及摘要内容，通过对数据跟踪观察，有利于分析患者病情发展趋势和治疗控制病情发展的效果。

患者综合视图展现内容主要包括：

（一）历次就诊信息概览

历次就诊信息概览展现的是患者在医院门诊、住院、体检等过程中的信息记录，并按时序、倒序列出每次就诊的时间、科室以及就诊医生等相应信息。同时，也可显示出患者的基本信息、历次就诊的诊断信息以及详细的处方信息。如果处方中有检查、检验的申请单，则会显示检查、检验的套餐名称和具体的检查、检验项目；如果是药品处方，则显示药品的使用频次、天数等详细信息（图 14-1）。

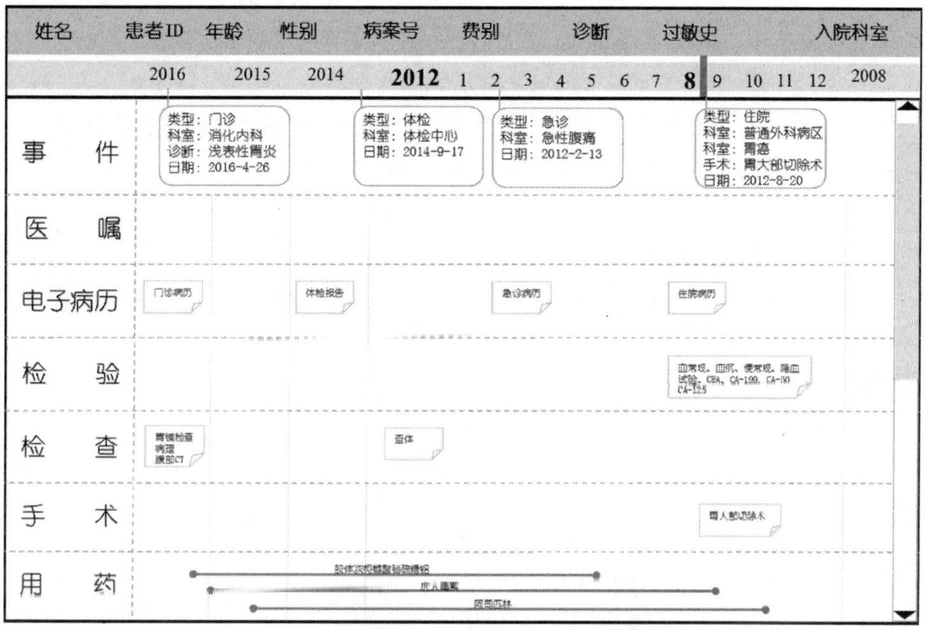

图 14-1　患者历次就诊信息概览示例图

（二）本次诊疗信息展现

本次诊疗信息展现的是患者本次住院相关的就诊信息。本次住院信息包括两部分内容，一部分为医嘱信息，另一部分为病历文档信息。医嘱信息又包括长期医嘱和临时医嘱，包括医嘱开始时间、结束时间、开立医生、医嘱内容以及用法和频次等信息。病历文档信息一般包括入院记录、首次病程记录、病程记录、查房记录、手术相关记录、24 小时入院或死亡记录、会诊单、出院记录等详细信息。

（三）检查及检验信息展现

检查检验信息展现的是患者在门诊和住院期间所有的检查检验信息记录。通过检查检验信息视图，可以查阅检查检验报告所包含的详细信息，包括患者基本信息、科别、床号、住院号等，以及临床诊断、检查部位、检查所见、检查结论、检查仪器、检查医生、报告时间等详细内容。如果该项检查有影像资料，也可以查看相应的影像资料。另外，如果以前做过该检验项目，则可以查看历次指标数据，并以图形的方式展现出来，以便医生比对相应的数据，了解该检验指标的变化趋势。

（四）治疗过程展现

治疗过程信息展现的是患者在门诊和住院期间的信息记录，包括各种治疗性操作、药物使用、手术过程等信息，以及患者监护记录的生命体征数据等内容。这部分数据可以用图形化方式展现出来，供医生查阅、分析。同时，在展现治疗过程信息的同时，也能够显示出相对应治疗措施的医嘱信息，并以天为时间单位来查看患者所有的医疗数据。

二、临床诊疗视图

临床诊疗视图是为医务人员提供以患者疾病治疗为中心，对患者在住院过程中发生的各种临床信息集中展现，突出显示患者在医院就诊时的重要病情、治疗过程及个人属性等关键医疗信息。临床诊疗视图能够使医务人员更直观地查阅和掌握患者的疾病诊疗过程和病情变化情况，可以方便地查阅检查/检验报告和各类诊疗记录，能够有效地支持医务人员分析医疗数据和制订下一步的诊疗方案。

临床诊疗视图支持基于用户访问权限和角色，查阅不同类型的临床事件以及信息内容，支持采用主流的可视化集成形式，例如"模块化平铺"、"时间轴-事件"、"人体导航"等形式，对诊疗信息进行集中展示。

（一）"模块化平铺"展现

采用"模块化平铺"集成展现方式，将患者在医院中的入院信息、药物过敏提醒、用药记录、检查/检验结果、治疗记录等信息依次展现在同一个页面中，用户可以比较清晰地了解患者当前的基本状况。当用户对某个模块区域的信息感兴趣时，用户可以方便地将这一部分的数据显示区域最大化，从而浏览其中更详细的信息。

平铺方式是一种常用的电子病历视图布局方式，首先将患者临床事件数据进行分类，然后采用平铺式的数据集成方式，将不同类别的数据在页面中分模块显示，再根据临床需要或科室特性进行模块化组合，最终实现患者所有临床信息在单一页面中平铺展现。患者综合视图中显示的各个信息模块，用户可以根据业务场景和临床需求，进行增删、自由摆放和订制。主要展现内容包括(图 14-2)：

1. 患者个人信息

针对指定患者，直接在页面上方显示患者重要信息，如姓名、患者 ID、年龄、性别、病案号等；也可以在页面上进一步展开显示详细的患者个人信息，如身份证号、出生日期、民族、婚姻状况、职业、工作单位、住址、通信地址、邮政编码、联系电话、联系人姓名、联系人的电话、费用类别、病案号等。同时，当患者出现某种医疗状况时，可以在患者个人信息展现区域，高亮显示警告信息。

2. 功能导航

在视图显著位置设置功能导航栏，用户能够更方便、快速地打开或链接到业务系统其他功能模块。基于用户访问权限和角色显示各自的下一级操作视图，包括医生工作列表、入院信息、预约模块、医嘱模块、检查检验、临床文书、护理记录、手术麻醉、诊疗计划、费用信息等。

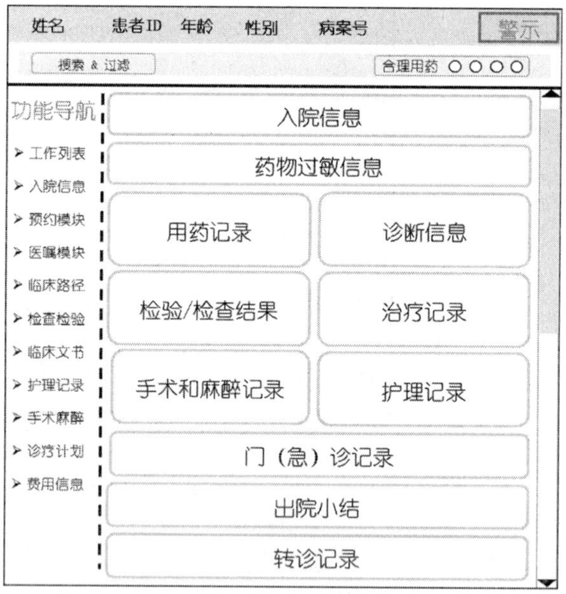

图 14-2 "模块化平铺"形式临床信息展现示例图

3. 临床信息

(1)入院信息：显示患者在医院入院时需要录入的信息，内容包括患者个人信息、主诉、现病史、既往史、个人史、婚育史、家族史、体格检查、专科情况、辅助检查信息等。

(2)药物过敏信息：显示患者过敏或者药物不良反应的主要信息，内容包括药物过敏信息、药物过敏预警、药物过敏反应信息等。

(3)用药记录：显示患者在医院(门诊、急诊、住院)的处方用药或配药的主要信息，内容包括药物医嘱(医嘱日期、医嘱名称、医嘱下达者等)、用药执行记录(给药时间、给药方式、给药途径、剂量及患者身份核对信息)信息等。

（4）诊断信息：显示患者在医院就诊时疾病诊断的主要信息，内容包括门（急）诊诊断、入院诊断、出院诊断（主要诊断、其他诊断、并发症、院内感染）、病理诊断、ICD编码等。

（5）检验/检查结果：显示患者在医院就诊时检验/检查结果的主要信息，内容包括检验/检查医嘱信息（如医嘱日期、医嘱名称、医嘱下达者、检验/检查项目名称、检验/检查时间等）、检验/检查执行状态、检验/检查报告信息（如检验/检查结果、参考值范围、异常值、临床意义等）。

（6）治疗记录：显示患者在医院就诊时进行各种治疗处置所产生的主要信息，内容包括治疗项目名称、治疗时间、治疗过程、治疗结果、可能发生的并发症及意外情况信息等。

（7）手术和麻醉记录：显示患者在医院就诊时进行手术和麻醉操作所产生的记录信息，内容包括麻醉术前访视记录、麻醉记录、手术记录、麻醉术后访视记录、输血记录信息等。

（8）护理记录：显示患者在医院就诊时进行护理操作所产生的记录信息。内容包括护理措施、一般和危重护理记录、手术护理记录、生命体征记录（体温、脉搏、呼吸、血压等）、出入量记录、卫生材料使用记录信息等。

（9）门（急）诊记录：显示患者在门（急）诊治疗过程的记录信息。内容包括急诊抢救记录、急诊留观记录、门（急）诊病历记录、门诊健康体检记录信息等。

（10）出院小结：显示患者出院小结记录的主要信息，内容包括入院日期、出院日期、入院情况、入院诊断、诊疗经过、出院诊断、出院情况、出院医嘱信息等。

（11）转诊记录：显示患者转诊时记录的主要信息，内容包括转诊日期、转诊原因、转诊记录、处置计划、健康问题评估、康复措施指导、转入医院名称、转出医院名称信息等。

（二）“时间轴-事件”展现

将患者历次住院就诊期间的临床信息进行集中展现，包括诊断、药物医嘱、检查检验医嘱、生命体征、病历、交接班、手术、会诊事件等，以时间为轴组织起来。高度集中的数据能让会诊医生、主管医生快速了解病情，并及时、准确地进行临床决策。

“时间轴-事件”集成展现是目前电子病历视图典型的展现形式。这种展现方式可以将各类型的电子病历数据统一抽象为与时间紧密相关的临床事件，从而可以采用一致的结构来表达各类数据，然后再以时间轴的方式来对各类事件进行可视化。医务人员能够直观地按时间顺序查阅患者各类诊疗数据、相互关系和趋势，全方位掌握患者的病史、当前健康状况、治疗计划等信息。

采用“时间轴-事件”形式对电子病历进行集成可视化可以清晰地反映疾病的发展和诊疗的全过程，也可以比较直观地反映各类病历数据的相互关系和趋势，因此对患者病历数据分析具有极大的帮助，如图14-3所示。

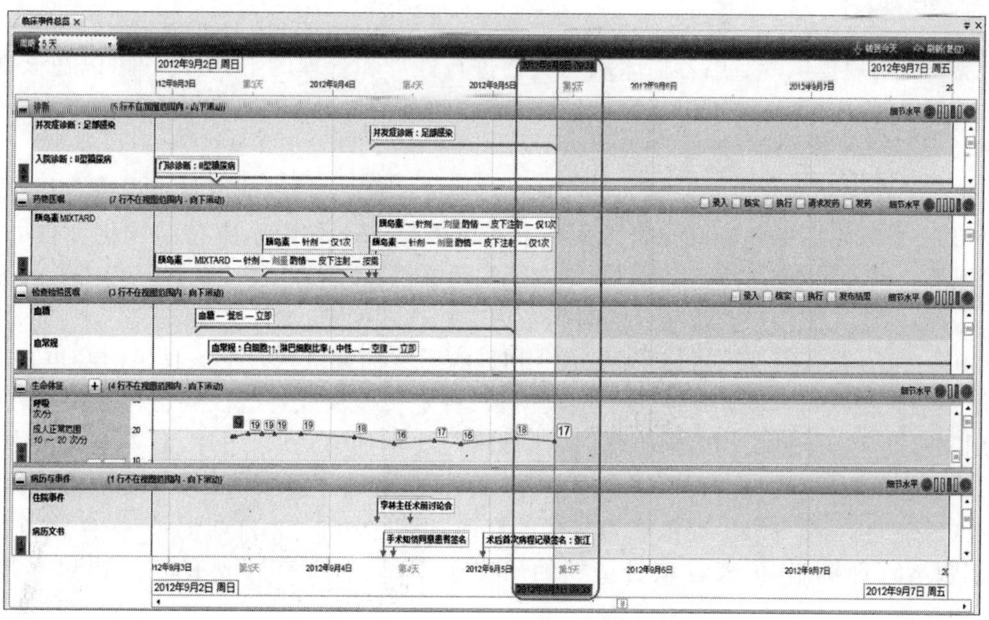

图14-3 “时间轴-事件”形式临床信息展现示例图

（三）“人体导航”展现

“人体导航”形式的集成视图是将病历数据按照不同的信息粒度进行分层，从而在不同细节层次上来展现病历数据。目前“人体导航”形式的集成视图主要是基于人体解剖学思想。

基于人体解剖学结构实现的导航形式，是将病历数据按心脏、肺、胃等人体器官进行分类，并通过二维或三维的人体解剖结构示意图进行导航，如图 14-4 所示。医务人员可以点击人体模型的具体部位来查看相关部位的病史、病历记录、检查信息、治疗信息等，通过移动、旋转、缩放可以查看更多的病历信息。“人体导航”形式的电子病历视图由于受开发成本的原因，在国内电子病历系统中应用较少，但是这种展现方式，尤其是三维人体导航方式，可以为电子病历数据的呈现带来了一个全新的方式。

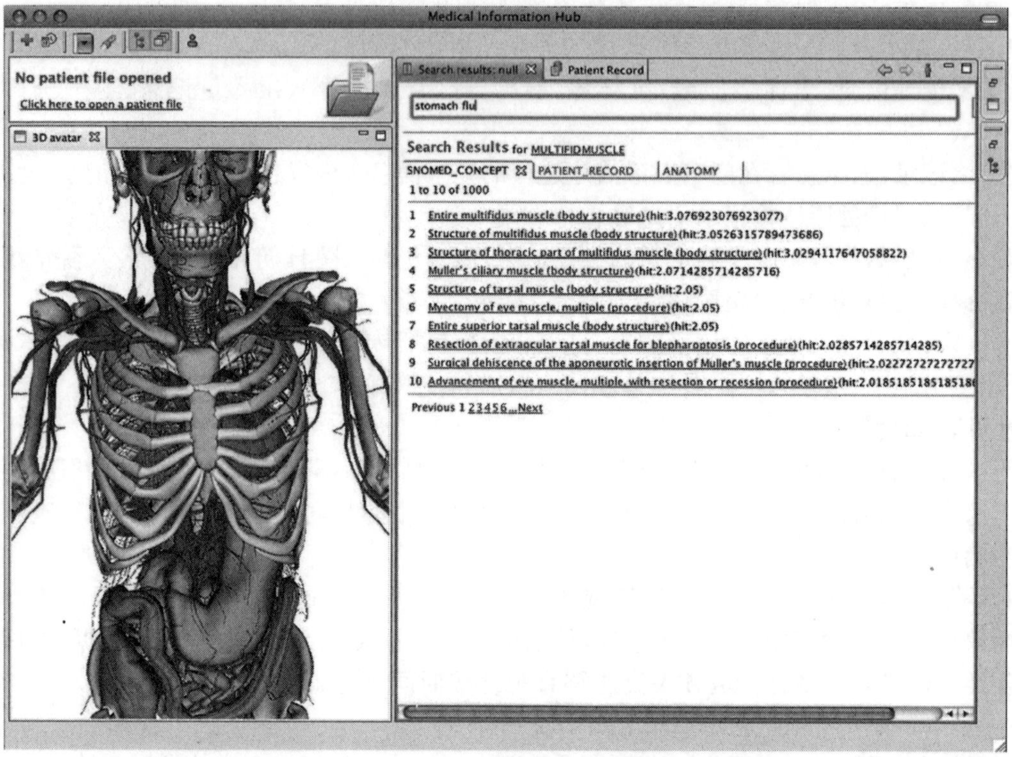

图 14-4 “人体导航”形式临床信息展现示例图

三、医疗文档视图

医疗文档视图为用户提供针对患者临床病历文档进行处理和管理的工具，用户可以在该视图页面中集中查看患者病历记录、临床信息，并可快速编辑各种病历文档。

（一）病历文档

电子病历文档的查阅和编辑主要采取“所见即所得”形式展现，文档版面可自由设置，提供常用的文字编辑处理和排版功能，可编辑图形和表格。病历文档书写风格与 Word 相似，支持结构化和自由文本录入，符合用户的使用习惯。另外，无论用户是编辑、浏览电子病历文档，还是打印出纸质病历文档，其显示的文档内容和版式都要保持一致，无需用户花费额外的时间考虑文档格式问题。

1. 病历编辑　病历编辑的视图风格与 Word 相似，病历文档编辑状态下工具栏内容也基本和 Word 一致，符合普通用户的文档编辑习惯。支持基于预设模板、自定义模板或将既往病历作为模板，快速创建病历文档；可以使用书写助理等辅助文档编辑工作，快速搜索需要用到的词汇、图片，插入至文档中；提供数据栏等患者临床信息采集工具，能够自动收集患者的主诉、现病史、医嘱、化验结果、手术资料等数据，书写病历时可快速引用数据栏中的内容。此外，提供病历文档的修改和删除功能，并自动记录、保存病历文档所有修改痕迹，采取文档版本管理机制，可查看该份文档的历史版本，显示所有修改痕迹。图 14-5 是病历编辑示例图。

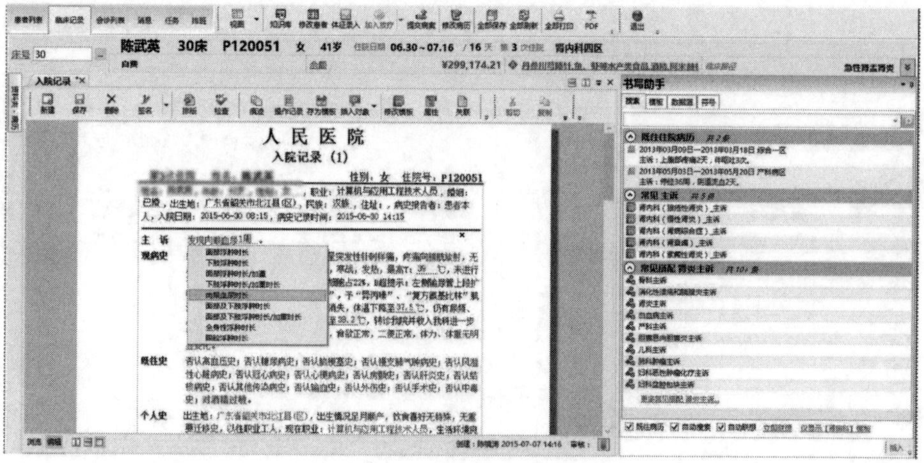

图 14-5 病历编辑页面示例图

2. 病历浏览 在病历浏览模式下，把患者住院期间书写的病程记录组织在一起连续显示，让用户能在一个页面按顺序浏览全部病程记录。同时，也可以通过文档"目录"形式，展开病程记录目录，可根据文档名称、日期快速定位至该份文档记录。图 14-6 是病历浏览示例图。

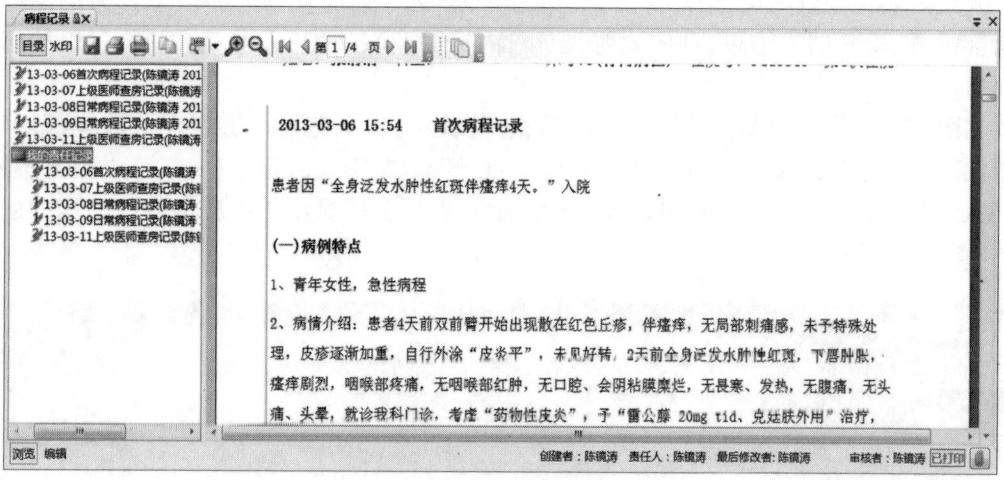

图 14-6 病历浏览页面示例图

3. 病历打印/导出 病历文档的显示和打印要做到"所见即所得"，支持全页面打印、指定页面打印和指定位置续打印功能，支持水印及带痕迹打印功能。

病历文档导出能够支持以 XML 格式存储，也可以另存为 XPS、PDF 等其他格式文档。支持生成符合 HL7 临床文档结构(CDA)标准规范的文档，构建符合 CDA 标准的通用型 XML 格式病历文档，有利于促进异构系统之间病历数据的交换，同时也可以为实现电子病历跨机构互联互通奠定基础。

(二) 生命体征集成

患者生命体征(体温、脉搏、呼吸和血压等)及关键指标的显示与其他病历文档的展现形式不同，电子病历系统提供生命体征集成视图，符合卫生部《电子病历系统功能规范(试行)》要求，支持将患者的生命体征测量值以趋势图形式展现(图 14-7)。

患者生命体征及关键指标集成展现是把患者住院期间采集的生命体征数据及关键指标的变化情况以曲线图方式进行展现，页面的设计以住院时间为横坐标，以生命体征和关键指标为纵坐标，显示一周内患者体征及指标变化情况，默认为最近一周，用户可以选择起始日期。当医务人员在电子病历系统中选择某个患者时，页面上会显示其最近一周内的体温、脉搏以及血压等曲线变化情况。同时，根据不同的疾病，页面上会显示这种疾病所关注的关键指标情况，例如糖尿病患者的页面上会显示血糖的曲线变化情况，若是肾病患者，页面上会显示肌酐的曲线变化情况。

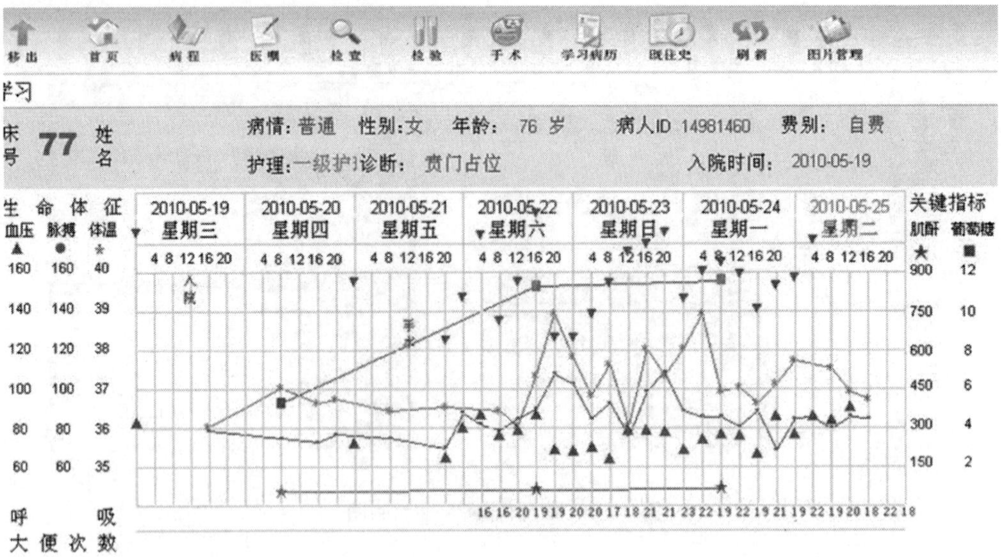

图 14-7 患者生命体征及关键指标集成展现页面示例图

(三) 图文报告浏览

临床医务人员需要直接查阅检查/检验报告以及相关图像。集成视图能够以患者为单位显示该患者在本院做过的全部检查/检验图文结果，例如放射、超声、内镜、检验、病理、心电等；同时，可以按照列表或时间轴等形式展现患者检查/检验项目。

用户通过在图文报告集成视图中选择相应的检查/检验项目，浏览器能够展现该检查/检验对应的文字报告和原始影像。图文报告集成视图可以针对不同类型报告定制不同的显示格式；可以根据不同科室、不同检查/检验类型定制不同的显示模板，也可以通过检查项目直接链接显示与纸质报告版式相同的电子版式图文报告文档，如图 14-8 所示。

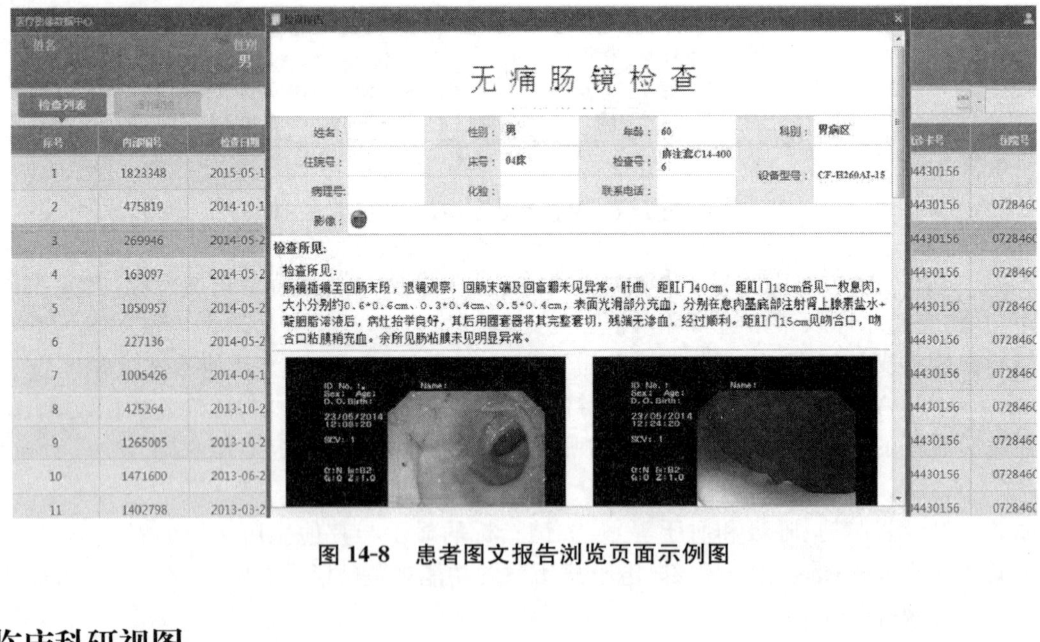

图 14-8 患者图文报告浏览页面示例图

四、临床科研视图

电子病历系统是支撑临床科研数据采集的基础。临床科研视图的主要作用是为临床科学试验获取最完整的临床数据，按照病种、诊疗方案、药品、地域、生活习惯、致病因素、医疗质量等不同的主题，从电子病历系统抽取出准确的研究数据，为临床科研人员提供更加丰富、更加直观的临床数据分析服务。

(一) 科研检索

科研检索视图主要提供科研数据查询功能，为科研人员提供电子病历及患者级别的数据查询服务。主要分为两种模式：①快速检索：允许科研人员以类似于互联网搜索引擎模式的简单检索条件，快速检索相应数据并展示；②高级检索：允许科研人员构造复杂的逻辑查询条件，进行自动或人工优化后检索海量、复杂数据。

1. 快速检索　允许科研人员基于简单检索条件，快速检索相应数据并返回显示。科研人员可以通过快速数据查询结果，以获得对数据的感性认识，进而通过高级检索定位出最终使用的科研数据。科研数据快速检索基于大数据分布式计算技术及索引技术，实现搜索引擎模式的科研数据快速检索。

2. 高级检索　对于复杂的科研查询需求，科研视图的高级检索功能支持科研人员构造复杂的科研查询条件，进而由系统自动优化或者由技术人员进行人工优化之后能够从海量数据中一次性定位，并导出大量符合要求的科研分析数据。图 14-9 是科研数据检索示例图。

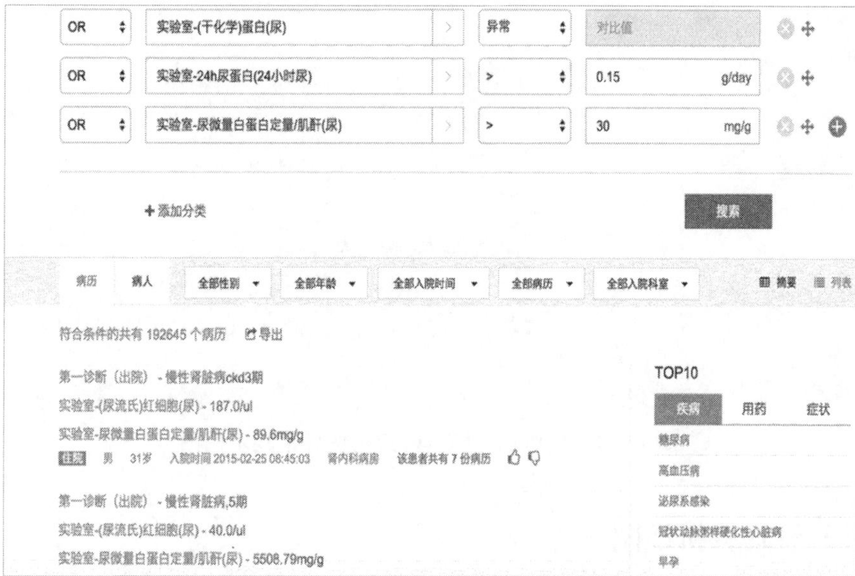

图 14-9　科研数据检索页面示例图

（二）科研大数据分析

科研大数据分析视图主要提供常用的科研大数据分析工具，例如疾病星系图、时序图、对比图等。科研人员利用这些大数据分析工具，能够快速对输入数据中的关联关系、时序关系等进行分析，并形成直观的可视化图表。便于科研人员快速理解数据、发现其中的科研价值，对科研数据的特点有一个整体的、宏观的认识，进而帮助科研人员快速地、智能化地定位、分类数据，更高效的分析数据。图 14-10 为疾病和症状关系大数据分析示例图。

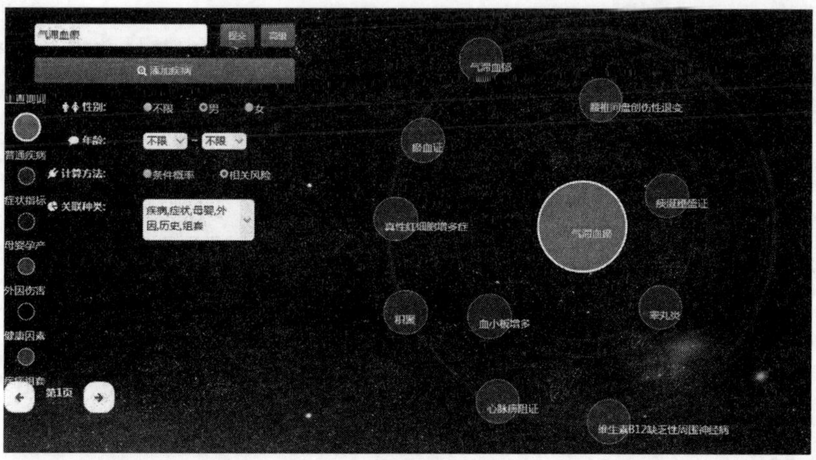

图 14-10　疾病和症状关系大数据分析展现示例图

（三）专科科研

专科科研视图主要是基于专科临床特点及医学科研特征和类型，针对某个课题或科研项目需求形成的一种专题研究视图。以某乳腺癌科研课题为例，临床科研人员可以通过乳腺癌专科科研视图，定时自动抽取电子病历中的相关临床数据，提供乳腺癌病例信息登记、病例检索、科研随访，以及支持病例数据的群体分析研究等功能，如图 14-11 所示。

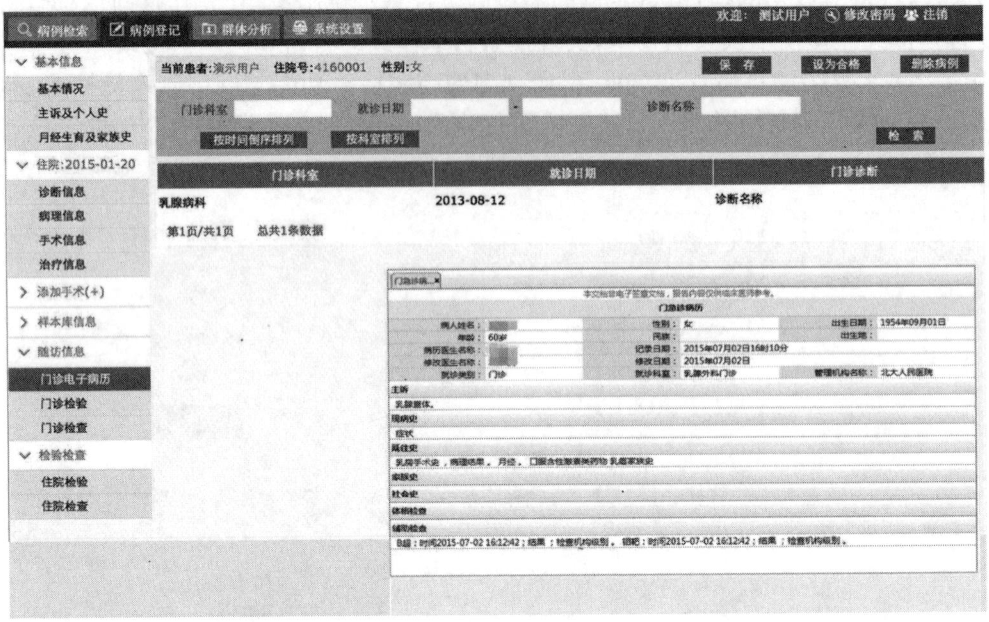

图 14-11 乳腺癌专题科研病例信息采集示例图

五、病历质控及统计分析视图

（一）病历质控

医疗质量是医院管理工作永恒的主题，医院的生存和发展与医疗质量息息相关。而在医疗质量管理当中，病历质量的管理和控制又是一个重要的环节。由于病历是医务人员对患者诊疗过程的全部记录，是衡量医疗质量的重要指标。因此，病历质量控制的好坏，直接影响医院的整体服务效果，关乎患者的利益，也保障着医疗服务的正常进行。电子病历质量监控可以利用医疗环节质控点和详细质控指标，通过病历质控视图获取相关质控数据，并对发生的病历质量问题进行识别、审核、修改和评价，以实现对病历的全程跟踪监控（见图 14-12）。

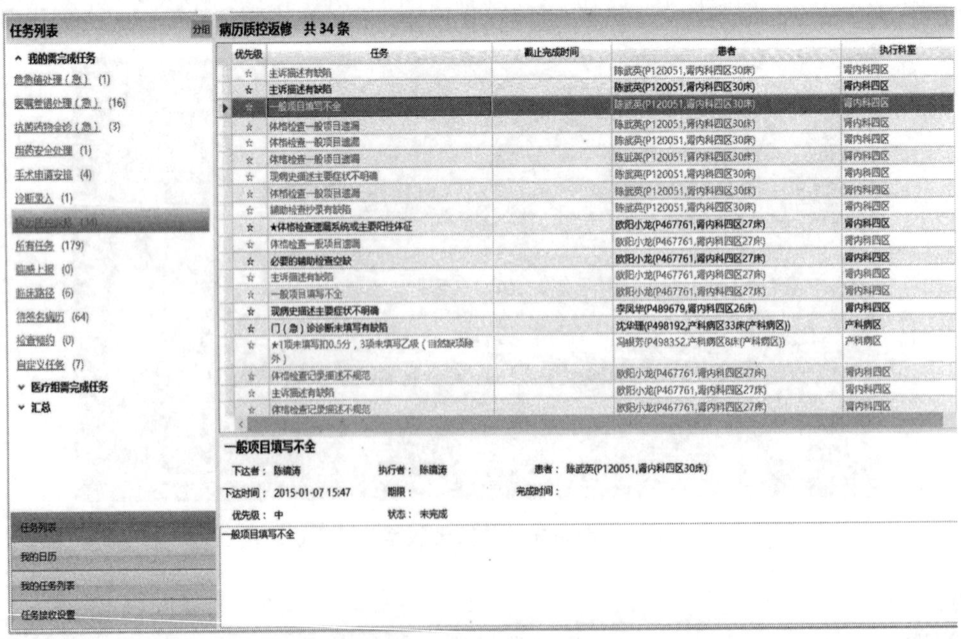

图 14-12 病历质控任务查询页面示例图

(二) 统计分析

结合卫生管理部门和医院制定的医疗质量管理指标，统计分析视图可以为临床和医务管理不同角色的用户提供各种层级和维度的病历质控数据统计分析和报表功能。用户通过统计分析视图可以实时了解临床病历书写情况、病历完成情况等；可以使科室负责人能够了解本科室指标监测情况，使医务科、院领导可以掌握全院的质量管理和质控指标整体情况，例如医疗费用分类查询、手术分级管理、临床路径管理、单病种质量控制、平均住院日、术前平均住院日、床位使用率、合理用药监控、药物占总收入比例等医疗质量管理与控制指标的统计。利用数据统计分析结果来辅助医院各级领导进行科学决策，建立合理的医疗质量考核体系，规范诊疗行为，提高医院管理水平。

第三节　电子病历视图应用技术

一、集成化技术

(一) 上下文环境共享

电子病历视图操作都具有其特定的上下文环境。在用户面对多个系统视图同时作业的情况下，上下文环境共享为用户的高效使用视图提供了便利，并提高了系统的易用性。例如，一台计算机上有多个业务系统，如医嘱系统、电子病历和护理系统等，当在医嘱系统页面中选中一位患者，然后切换到电子病历系统，发现当前电子病历视图中显示的就是刚刚选中的患者信息；当切换到护理系统页面时，显示的也同样是该患者的护理信息。也就是说，三个业务系统在页面上都实现了无缝链接集成，用户体验就像在一个系统中一样。

针对上下文环境共享需求，HL7 组织制定了医疗系统之间上下文环境共享的技术标准——上下文环境管理规范(CCOW)。上下文环境管理规范(CCOW)通过同步和协调相关医疗业务系统，为用户提供无缝集成的视图查询、编辑和浏览功能，极大地改善电子病历系统使用体验。电子病历视图界面集成需要遵守上下文环境管理规范(CCOW)，实现集成视图之间患者操作信息的实时同步；当用户在一个视图中查看患者信息时，其他的视图会自动同步当前患者的相关信息。避免在用户频繁切换视图时，重复输入相同查询条件，最大限度地简化用户操作，提高操作效率，降低出错的可能性，提高系统易用性。

(二) 权限及共享设计

电子病历包含患者相关的个人基本情况、健康状况、疾病发展、诊疗情况等信息，使得电了病历和传统病历一样包含了大量的患者隐私信息。电子病历视图作为医务人员与电子病历系统人机交互的重要信息访问门户，其推广应用的主要挑战是在方便快捷的共享各种电子病历信息的同时，又要确保信息安全和隐私保护。

电子病历视图必须提供用户管理机制，支持以多种方式对用户身份认证；同时建立用户管理中心为不同角色的用户赋予权限，确保登录用户只能访问其有权限访问的信息数据。

集成视图的权限及共享，其规范性设计应符合卫生部颁布的《电子病历基本规范(试行)》文件的规范要求；功能性设计应满足卫生部颁布的《电子病历系统功能应用水平分级评价方法及标准(试行)》文件的功能要求。功能规范要求如下：

1. 用户授权

(1)必需的功能

1)创建用户角色和工作组，为各使用者分配独立用户名的功能。

2)为各角色、工作组和用户进行授权并分配相应权限，提供取消用户的功能，用户取消后保留该用户在系统中的历史信息。

3)创建、修改电子病历访问规则，根据业务规则对用户自动临时授权的功能，满足电子病历灵活访问授权的需要。

4)提供记录权限修改操作日志的功能。

(2)推荐的功能

1)对用户权限加以时间限制的功能，超出设定的时间不再具有相应的权限。

2)提供根据法律、法规的规定,对患者及其监护人、代理人授权访问部分病历资料的功能。

2. 用户认证

(1)电子病历系统的使用者必须经过规范的用户认证,至少支持用户名/密码、数字证书、指纹识别中的一种认证方式。

(2)采用用户名/密码认证方式时,要求用户必须修改初始密码,并提供密码强度认证规则验证功能,避免用户使用过于简单的密码。

(3)设置密码有效期,用户使用超过有效期的密码不能登录系统。

(4)设置账户锁定阈值时间,用户多次登录错误时,自动锁定该账户,管理员有权限解除账户锁定。

(5)采用用户名/密码认证方式时,管理员有权限重置密码。

3. 使用审计

(1)用户登录电子病历系统、访问患者电子病历时,自动生成、保存使用日志,并提供按用户追踪查看其所有操作的功能。

(2)对电子病历数据的创建、修改、删除等任何操作自动生成、保存审计日志(至少包括操作时间、操作者、操作内容等),并提供按审计项目追踪查看其所有操作者、按操作者追踪查看其所有操作等功能。

(3)提供对用户登录所用的数字证书进行审计的功能。

4. 患者隐私保护

(1)必需的功能

1)对电子病历设置保密等级的功能,对操作人员的权限实行分级管理,用户根据权限访问相应保密等级的电子病历资料。授权用户访问电子病历时,自动隐藏保密等级高于用户权限的电子病历资料。

2)当医务人员因工作需要查看非直接相关患者的电子病历资料时,警示使用者要依照规定使用患者电子病历资料。

(2)推荐的功能:提供对电子病历进行患者匿名化处理的功能,以便在必要情况下保护患者健康情况等隐私。

二、动态配置设计

电子病历视图应能满足用户的个性化需求。由于医生、护士、管理人员等不同角色,其工作任务和岗位职责各有不同,因此病历信息展现需求也有所差异。对于医务人员来说,尽管角色相同,但是个人特点和所在科室的临床特点等都有不同程度差异,因此对电子病历视图的构建和展现信息也有个性化的需求差异。此外,患者疾病发生情况存在差异,医务人员所进行的临床医疗活动以及在病历中记录的数据都有各自的特点;同时不同的用户在使用电子病历系统也都会有各自的操作习惯,因此视图页面的布局、病历数据的展现形式都有必要满足不同用户的个性需求。

电子病历视图的动态配置是指在电子病历系统使用过程中,针对不同用户对应用视图的个性化需求,允许技术支持人员或用户自己在不需要修改系统代码的情况下,根据其工作类型和信息需求以及自身的操作习惯等因素,通过系统后台人机界面对视图页面进行个性化配置,并将系统的配置参数进行保存,动态生成前端个性化的视图界面。

电子病历视图动态配置设计应能够提供的可视化界面,基于可扩展、即插即用设计原则,利用组件技术对各种业务流、工作流、UI控件等图形化元件进行封装,生成功能丰富、并且简单易用的组件集合。用户通过可视化界面对这些图形组件进行自定义整体布局,生成视图设计文件。当用户使用系统时,系统自动对这些文件进行动态解析,继而生成符合用户个性化需求的电子病历集成视图页面。

三、关键支持技术

(一) ASP.NET技术

ASP.NET是Microsoft公司推出的新一代Web应用程序开发平台,是一种构建动态Web应用程序的技术,可以用于通过HTML、CSS、JavaScript以及服务器脚本来开发Web应用程序。ASP.NET是.NET框架的一部分,可以使用任何.NET兼容的开发语言(如JAVA、PHP、Delphi、JavaScript、C#等)编写ASP.

NET 应用程序。当建立 Web 页面时，可以使用 ASP.NET 服务器端控件来建立常用的 UI（用户界面）元素，并对它们进行编程来完成一般的任务，从而大大提升视图开发人员的工作效率。

（二）JavaScript/JQuery/ExtJS 技术

JavaScript 是一种基于对象和事件驱动并具有相对安全性的客户端脚本语言，同时也是一种广泛用于客户端 Web 开发的脚本语言，常用来给 HTML 网页添加动态功能，用于响应用户的各种操作。

JQuery 是一个快速、简洁的 JavaScript 框架，支持用户更方便地选择页面中的元素，改变页面的内容，修改页面的外观，响应用户的页面操作，实现动画效果，能够方便地为 Web 应用程序提供 AJAX 交互。

ExtJS 主要用于创建客户端用户界面，是一个与后台技术无关的客户端 AJAX 框架。因此，可以把 ExtJS 用在.Net、Java、PHP 等各种开发语言开发的应用中。ExtJS 为开发者在开发富客户端的 B/S 应用中提供丰富的 UI 组件，具有统一的主题，便于快速开发，提高效率。

（三）WPF 技术

WPF（Windows Presentation Foundation）是 Microsoft 公司新一代图形显示系统，运行在.NET Framework 3.0 及以上版本中，为用户界面、二维和三维图形、文档和媒体提供了统一的描述和操作方法。WPF 的核心是一个与分辨率无关并且基于向量的界面显示引擎，旨在利用现代图形硬件的优势，通过一整套应用程序开发功能来进行功能扩展；这些功能包括可扩展应用程序标记语言（XAML）、控件、数据绑定、布局、二维和三维图形、动画、样式、模板、文档、媒体、文本和版式。

WPF 中的流文档（Flow Document）技术，是迄今为止最适合于构造电子病历系统的表示层技术。该技术改变了以往电子病历系统的自由文本录入和表单式（控件）录入的两种截然不同的录入方式，而将两者完美地融为一体。在 WPF 流文档中，文本和控件被作为最小的结构化单元（Entry）而得到一致地处理，其效果是，模版编辑和病历编辑的操作就像在 Word 文档中插入各种控件一样，而这些控件具有和文本一样的特性。

（四）Silverlight 技术

Silverlight（银光）是 Microsoft 公司推出的 Web 前端应用程序开发解决方案，是一个跨浏览器的、跨平台的插件，为 Web 带来下一代媒体体验和丰富的交互式应用程序体验。作为微软出品的一个浏览器增强模块，它使得浏览器可以在 HTML 中渲染丰富的内容。

Silverlight 是 Microsoft 公司推出的类似于 Flash 的解决方案，其利用了跨浏览器 Web 技术进行设计，以实现跨操作系统，甚至是移动设备上的无缝运行。Silverlight 作为一个浏览器的插件，可以显示矢量图形、动画和视频。Silverlight 集成了多种现有 Web 技术和设备，它可以在 Windows、Mac 平台上运行，支持 IE、Firefox，甚至 Apple 的 Safari 浏览器等。

（五）HTML5/CSS 技术

HTML5 本身是由 W3C 认证的技术标准，意味着每一个浏览器平台都会去适配 HTML5 标准。HTML5 的最重要优点是支持多设备、跨平台；同时可以很好的替代 Flash 和 Silverlight，很好地兼容移动应用程序，提高可用性和改进用户的友好体验。另外，HTML5 引入了应用程序缓存技术，可以对 Web 应用进行缓存处理，使用户能够在没有网络或断网的环境下进行离线缓存浏览病历信息，对于已缓存的资源可以得到更快的加载速度，提升电子病历视图应用的用户体验。

CSS3 特性（Class CSS3）即层叠样式表，是 CSS 技术的升级版本。CSS3 被拆分成为“模块”，目前 CSS3 规范仍由 W3C 开发中。在不牺牲性能和语义结构的前提下，CSS3 中提供了更多的风格和更强的效果。此外，较之以前的 Web 排版，Web 的开放字体格式（WOFF）也提供了更高的灵活性和控制性。

（六）XML/XAML 技术

XML（Extensible Style Language）提供了一种标记内容的方式，可以添加关于数据用途的信息。信息使用 XML 存储之后，经过 XML 解析器程序解析就能够可靠地提取相关信息，并根据不同的需要进行处理。XML 可用于各种不同的应用程序，但 XML 实质是一种表示数据的方式。XML 包括验证或者确认的能力、文档结构和文档内容。验证文档有助于防止数据与期望具有特定结构的应用程序进行交互时出现问题，当 XML 与非 XML 的系统交互时这一点尤其有用。最初的 XML 1.0 推荐标准包括对文档类型定义（Document Type Definitions，DTD）的支持，DTD 提供了一些验证能力。W3C XML Schemas 扩展了这种功能，并提供了一种更加类似XML的语法。XML封装的数据常见的处理方式是通过使用可扩展样式表语言转换(Extensible Stylesheet Language Transformations，XSLT)，通过使用XSLT定义对XML文档进行操作，以生成特定的结果。这种动态转换信息的能力允许从单个源文档产生多种输出，无论输出到不同的数据库还是输出到不同的浏览器。

XAML(XML for Applications Markup Language)是一种XML语法，用于定义用户界面的层次结构/XAML实现UI代码和应用程序逻辑代码的分离。XAML提供了一种便于扩展和定位的语法来定义和程序逻辑分离的用户界面。XAML是一种解析性的语言，它的优点是简化编程上的用户创建过程，应用时要添加代码等。

(七) Flex技术

传统的Web应用程序在人机交互能力方面的弱势始终是许多系统无法采用Web方式的关键因素。以Flex技术为代表的RIA技术的出现完美地解决了这一制约因素。通过使用Flex，可以实现操作人员与Web界面的良好人机交互，使大部分以前只有在C/S模型下才能完成的复杂交互在Web方式下可以很好地实现。Flex流媒体服务可以作为一个Web应用插入到Web应用程序中，在程序运行时完成对Flex程序的动态编译和运行。

第四节　电子病历视图发展趋势

一、信息类型扩展及高度集成

经过不断地发展、积累，各类医疗业务系统产生的庞大医疗数据，以各种形式汇聚和存储于电子病历系统中，这些数据零散地记录了患者医疗过程中的重要信息，例如患者主诉、病程、检查检验结果、诊断信息、治疗经过、用药记录及不良反应等。

利用标准化信息集成平台、临床数据中心和大数据分析技术，将各种分散的、多类型的医疗数据进行高度集成、集中存储和分析利用是未来电子病历发展趋势之一。信息系统通过对海量医疗数据进行分析，可以发现与医疗质量、医疗安全以及临床诊疗效果相关的重要证据，从而提高医疗的质量和效率，加强医疗安全，并促进新治疗方法和药物的研发。

另外，电子病历的专科化发展可能是另一个发展趋势，不同专科电子病历数据采集需求都有各自专科特点，针对不同病种的诊疗方案也有特殊性，在数据结构和病历视图展现上也会也有很大差异。

(一) 集成化趋势

以患者为中心的医院服务模式，不仅仅是工作流程的改变，更是服务理念的提升。电子电子病历系统正是以患者为中心这一理念最好的实现平台，为医生、护士、药剂师等等各类用户提供更高效、智能的工作环境，也给患者带来便捷、人性化的就诊新体验。

病历信息集成发展，开始由传统的狭义电子病历系统内部的数据录入、存储和集成展现，逐步面向整体临床业务，实现跨系统、多类型业务数据的高度集成、整合展现和分析利用，向提高医疗服务质量、提供决策支持等方向发展。主要表现在临床数据中心(CDR)的建设和大数据挖掘的广泛应用等。

对大量数据进行建模、预测、联机分析等处理，从中深层次开发、利用或发现某些新信息、新知识，为医院管理者、临床医生、医院药学工作者及临床科研人员等提供有用的信息及决策依据。

(二) 标准化趋势

信息标准化是信息能够共享和交换的基础。如果没有统一和规范的术语编码，即使有统一和完整的电子病历结构，病历也不能得到真正的共享。医疗信息标准化工作也得到国家卫生管理部门高度重视，相继制定了《国家卫生信息标准基础框架》《中国医院信息基本数据集标准》《国家公共卫生信息系统基本数据集标准》和《电子病历基本架构与数据标准》《电子病历基本数据集》等标准文件，虽然目前颁布的卫生标准还无法完全满足医疗信息标准化需求，但相信随着医疗标准化工作的深入推进和完善，越来越多的电子病历数据结构将按照国家推动的相关标准进行构建，定将有效促进病历信息交换、共享和有效利用。

（三）区域一体化趋势

电子病历发展的最终阶段是对电子健康档案(EHR)的全面支持。综合性医院中丰富的医疗信息资源可以通过医疗信息标准化、数据互操作等技术实现与区域医疗的一体化发展。能够为小型诊所、专科门诊、社区医院等规模较小的医疗机构提供包括患者既往病历、医学影像、检查检验结果等在内的临床信息支持；向卫生主管部门提供区域内疾病分布情况、卫生资源利用率、疫情预警等信息，辅助区域卫生发展的决策制定，预防及监控重大疫情；为医疗研究中心、医学院提供完整的临床数据样本和医疗教学信息，以支持循证研究和实例教学；为区域内人群提供基于互联网的医疗信息查看、医患交流、就诊预约等服务。

病历信息集成发展，已经开始从单体医院内部的信息集成，迈向医院集团内跨院区统一集成，以及区域医疗卫生一体化方向发展。主要表现在顶层架构设计时更加重视信息标准化和信息集成平台建设等工作。

（四）专科化趋势

临床专科建设正逐渐成为医院提高核心竞争力、体现特色医疗的重要途径。专科化电子病历的发展顺应了医院专科发展的需求，不同专科在病历书写及展示方面有自己的习惯和特点。专科电子病历主要是专门针对专科临床业务中需要强调特色诊疗以及重视科研分析的特点而建立。随着电子病历系统对专科需求的满足和深化应用，专科化是一个必然的结果。

以口腔专科病历为例，建立口腔专科化电子病历时，首先在模板编辑器上应满足不同亚专科对病历展现形式的需求，例如牙周科需要“牙周大表”，正畸科需要治疗过程的照片归档和调用，修复科、牙体牙髓科需要牙位的图形化标识和图形转文字的功能。由于口腔治疗往往是一个延续的过程，会不断的复诊，因此口腔门诊的电子病历应该有时间轴的概念，能够方便的调阅不同时期的病历情况，而且最好能够细致到牙位，因为不同牙位会涉及不同的历史诊治内容。有国外的牙科门诊电子病历系统能够做到细致的图形化展现，电子病历视图可以显示全口情况，甚至口腔周围组织的模拟展现，在不同的时间段里其口腔图形展现的状态是动态展现的，非常直观，国内电子病历系统可以借鉴参考。

当专科电子病历发展到了成熟的图形化、可视化，充分发挥出图形/图像处理和展现能力，能够让医生和患者交互式操作电子病历，通过旋转、平移、放大、缩小、导航、3D展现等功能，可以更好的保障医患交流的精确程度和便捷性。

二、移动化支持及患者视图

随着无线通信与传感技术相结合的移动医疗物联网的不断发展，无线网络、手持PDA、平板电脑等无线移动技术逐渐在医院内部得以广泛应用，进而催生了诸如移动查房、移动会诊、移动远程医疗等新型医疗模式；而这些新型医疗模式的出现，也为医院提升服务质量、改善患者就医体验提供了新的可能性，电子病历系统延伸至移动终端必然成为新趋势。

为了满足医院管理业务的数字化、信息化和网络化需求，基于移动智能终端构建功能完善、界面友好、方便携带的电子病历移动终端应用具有重要的意义。

医务人员可以通过移动终端使用电子病历，随时随地采集患者诊疗信息，形成比传统病历更为完整的个人就医档案。使用标准化的病历模板和便捷的编辑工具，无论患者曾在何时何地就诊，做过的哪些重要检查、诊断、治疗及治疗反应，医务人员都可随时随地安全、可靠、实时地访问患者健康记录；甚至当发生突发的医疗情况时，也可以通过移动终端拍照或者语音方便的记录下来并维护到病历记录中，极大地提高了病历记录效率，减轻患者以及医生的负担，使整个医疗过程方便快捷，提高医疗工作效率和工作质量。

基于移动技术开发的病历视图，能够积极促进患者与医生之间进行交流、沟通、理解，达成一致的治疗意见，更好地进行医疗活动、维系医患关系。还能够满足诊后医患沟通需求，患者虽已出院，仍可以随时随地联系自己的主治医生，既可以免费在线咨询医生，也可以同医生视频问诊，还可以通过记录病情，得到主治医生的随时关注，享受专业的医疗服务。同时，也可以通过关注医院健康宣教信息，获取最新的健康及养生知识。

三、权限管理及信息安全

电子病历为医生改善患者的健康状况和救治生命提供了很大的帮助，使用电子病历视图可以获取很多的信息，通过这些数据可以了解患者的健康状况。对于电子病历系统的使用首先要考虑保护信息数据安全问题,以及患者病历记录中个人隐私信息保护问题。针对权限管理及信息安全问题,需要采取技术和法律保护措施进行保障。

(一) 权限设置

患者信息来源于医院医疗流程的各个方面,从患者的入院登记、临床诊疗、医生诊断、检查检验、治疗记录、手术记录、护理记录等,这些信息都是电子病历信息的重要来源。这些信息不仅是医院的医疗信息,还涉及患者的隐私问题。对于使用这些信息的医务人员,必须按照用户角色、资质、等级进行相应的权限设置,用来区分不同的访问和操作权限。

(二) 身份验证

基于 CA 的数字证书电子认证技术,验证系统使用者身份是否合法,确定该用户是否具有对某种资源的访问和使用权限,进而使计算机和网络系统的访问策略能够可靠、有效地执行,防止攻击者假冒合法用户获得资源的访问权限,保证系统和数据的安全,以及授权访问者的合法利益。

可以采用生物特征识别技术,例如指纹识别、掌形识别、虹膜识别、人脸识别等技术,与电子病历身份验证模块相结合,验证用户身份信息的真伪。

(三) 审计访问

系统能够对用户访问电子病历活动进行记录,并生成相关记录文档,例如审计日志、访问报告或活动跟踪报告等。管理者可以定期进行审查,监控用户使用电子病历进行了哪些活动、获取了哪些数据,以预防数据或信息在未经授权的情况下泄露。

(四) 数据加密

采用数据加密技术,对电子病历数据存储、传输、访问进行加密处理,使得未经授权的个人不可用、不可读和无法破译这些数据。另外,可以采取密钥管理安全机制,保障系统访问的安全性。

(五) 法律法规

目前我国还没有关于个人信息及隐私权保护相关的法律法规,在这样的整体大环境下,患者个人信息与隐私保护已经不是仅靠医疗卫生机构就可以解决的问题了,而需要法律、信息、行业、社会等多方面参与,自上向下地从明确隐私权的独立法律地位,逐步梳理个人信息与隐私保护所需的法律法规。可以从法律法规的角度,考虑开始制定隐私权保护相关立法工作。

(袁 浩 李玉宝)

参考文献

1. 陈金雄.电子病历建设与发展.中国数字医学,2011,6(5):53-55.
2. 李鹏,魏宾,楚宏硕.电子病历集成视图的研究与应用.中国信息界-e医疗,2015,(8):52-54,56-57.
3. 陈大鹏,陈金雄,钟俊华,等.电子病历(EMR)集成展现的设计与实现.医疗卫生装备,2010,31(10):8-9,23.
4. 吴伟斌,肖强,陈联忠,等.电子病历系统的设计与实现.解放军医院管理,2005,12(3):223-225.
5. 袁骏毅,谢晶晶,汤钦华.医院患者信息集成视图的设计与思考.中国医疗设备,2015,30(3):79-80,78.
6. 陈湖山.可动态配置的电子病历数据集成视图研究与开发.2012.
7. 王羽.电子病历系统功能规范与分级评价标准解读.北京:人民军医出版社,2012.
8. 王志强,黄丹,赵越.运用电子病历质控提高病历质控效率.中国医学创新,2013,10(22):154-156.
9. 陈金雄.电子病历与电子病历系统.医疗卫生装备.2010,31(10):1-4,7.
10. 郑序颖.电子病历的"三化"(下)——实战与困境.中国信息界-e医疗,2015,(6):29-35.
11. 王力华,李玉宝,刘琪.电子签章技术在数字化医院中的应用.中国数字医学,2012,7(8):90-93.

第十五章　专科电子病历

在互联网领域我们经常听到行业“垂直应用”这个词汇，在普及型系统逐步饱和后，做专和做精是必然的走向。电子病历的专科化和专病化就是电子病历这个领域的垂直应用，随着深水区的逐步进入，对厂商的门槛也越发提高，分水岭也逐步显现，不仅对技术，对医学专业要求更高。和普及型电子病历系统对现有系统的局部改造不同，专科化电子病历系统更倾向于对临床业务的全面改造和优化，是一种更深入的应用。目前口腔、中医、肿瘤、眼科、妇幼、骨科、心血管等专科医院在专科化进程中走在前沿，除专科医院外，各综合医院的重点科室也是专科化和专病化建设的重点。专科电子病历能够进一步充分发挥电子病历在优化医疗流程、改进医疗质量、保证医疗安全、降低医疗差错、提高医疗效率、提升科研水平等方面的作用。为贯彻落实深化医药卫生体制改革精神，推动公立医院改革，提高三级医院医疗技术能力和服务水平，原卫生部与财政部设立了国家临床重点专科建设项目，专科电子病历将有力支持国家临床重点专科建设项目这一项战略任务。

第一节　专科电子病历建设的迫切性

一、临床专科对电子病历系统的需求

电子病历是医院信息化建设由财务及一般实物管理向临床业务管理转移的必然结果，是具有智能化医院管理的基础和雏形，其意义决不局限于病历本身的管理。最初期的电子病历设计，基本上套用了纸质病历的结构及处理方法，除了病案首页与医嘱外，其他内容均按照文本方式处理及存储，这就给临床数据的共享和后期利用造成了一定障碍，并且大大削弱了电子病历的绝对优势，只是将纸质病历的书写从纸张原封不动地搬到了计算机上，仅仅实现了病历的电子化表现形式，并没有真正做到用计算机语言来表达临床数据含义、管理临床业务的功能。因此，在近几年的电子病历发展过程中，临床数据的标准化定义、临床业务的流程化管理已经成为众多电子病历厂家关注的重点。因为只有用统一标准定义的临床数据，才能被其他医疗信息系统利用，才能用于科研查询和分析统计。而严谨的业务流程控制，又能为提升临床医疗质量管理起到促

进作用。

随着医院信息化发展的不断推进，电子病历越来越注重于临床业务管理的同时，其另一发展趋势也逐渐受到重视——专科电子病历，其最初的诞生是源于科室对于学科研究的高度重视以及计算机技术的快速发展。临床科研是一个复杂而漫长的过程，表现在研究人员对样本的积累、临床观测项目的提取、数据的统计和分析等诸多方面。而全科电子病历的临床数据采集已经为科研积累了丰富的数据基础，如何对所需病种的病人样本进行选择，如何进行数据的提取等等，这些问题对全科电子病历提出了更高的要求。由于全科电子病历更侧重于临床业务的管理，而临床科研对于数据的二次提取和数据的关注度更高，因此专科电子病历也就应运而生。专科电子病历将系统解决的问题重点转移到了科研临床数据的采集和提取分析，更能体现出专科诊疗特色，也更具科研价值。

除临床科研和数据利用外，各临床专科的特殊治疗流程和患者管理也对电子病历专科化提出更高的要求，目前比较典型的专科有重症监护、口腔、急诊、生殖、妇产、眼科、肿瘤、心血管、皮肤、整形外科、中医等。

二、专科电子病历发展面临的难题

目前在我国，专科化的电子病历的发展现在面临法律和现实的难题。总体而言目前我们的电子病历基本上是一种结构严谨的文体，讲究上承下传，前后呼应，逻辑性强，经得起上级医师的严格审核和发生医疗纠纷时当事双方的细致推敲。病历文书的书写过程不仅仅让医生费时费力，也让设计电子病历软件的工程师难以实现。过于模板化则无法反映真实患者疾病状况，不能适应不断变化的临床情况，过于自由化则无法描述规范性，数据利用率明显下降。原本病历文书反映的是病患的疾病状况和医生的诊疗过程，但是为了防止出现可能的纠纷，医生更倾向于使用相对模糊的客观描述性语言，例如“镜下可见细胞异形性，请结合临床考虑”，这种“聪明”的应对方式导致了电子病历数据质量的下降。现实社会状况中，的确有很多医疗纠纷最终就是抓住病历描述的不规范而获得赔偿。结果造成病历不仅仅更“规范”，更千篇一律，也更含糊不清，也难以体现专科专病病历的特色。

三、专科电子病历发展过程

专科电子病历起步于 20 世纪 80 年代，基于推理机制小专科的临床诊疗专家系统，历经通用普及型电子病历的推广应用，发展到基于数据服务于临床和科研的深入应用及基于临床辅助决策的智能化应用。

早期的专科电子病历主要是基于推理机制小专科的临床诊疗专家系统，它主要由知识库、数据库、推理机及人机接口等部分组成，实现了输入、诊断、病历存取以及治疗等基本功能，比较具有代表性的是中医专家系统。该阶段的系统特征主要体现在三个方面：功能单一，单机应用，信息孤岛。后来因推理机制简单、缺乏自学习能力特别是缺乏临床信息支撑等因素而逐步退出。该阶段系统大多限于单机作业，功能也非常有限，缺乏信息共享，但也在一定程度上为电子病历专科化积累了宝贵的经验。

随着计算机技术的发展、网络技术的成熟和应用以及卫生部相关电子病历功能规范、数据标准等政策的制定推广，专科电子病历主要是基于通用电子病历的普及应用为主。该阶段的电子病历系统功能出现了一些标准的模块和流程，如模板管理、病历书写、质控管理、病案管理、临床路径，三级检诊流程、环节质控和终末质控流程、自动质控和手动质控、病案签收和召回流程等。扩展的功能包括会诊、上报卡及审批系统、消息通知等，基本实现医嘱、检验报告、检查报告等系统在数据层面的集成。电子病历系统已经从单纯的病历书写系统发展成为业务＋管理的闭环体系，通过病案流程和三级检诊的实施，大幅降低了纸质病案的返修率，同时提高了病案归档的及时率。环节质控和终末质控、自动质控和手动质控的实施，改变了医院原来病案质量只依靠质控科少数质控员抽查部分病历的格局，在不增加医院人力成本的情况下实现病历 100％质控，充分调动科室质控员利用专业知识对本科病历实现专业质控，质控科工作转变为制定质控标准、奖惩制度、病历抽查、考核质控员，并对质控结果进行分析供决策层参考。因此系统整体上提高了医疗质量、医疗安全、医疗效率。

随着普及型电子病历实施基本完成以及医院集成平台和数据中心的建设，专科医院及专病科室在临床诊疗流程、临床科研、专科数据利用、临床辅助诊疗等方面对专科电子病历提出了更高的要求。该阶段的专科电子病历主要具有如下特点：

1. 由单纯的业务电子化演变成任务驱动化　专科电子病历系统由单纯的业务电子化系统演变成任务驱动的临床系统，对于已知的临床事件做成规则库，根据数据中心监测到的临床事件形成临床任务列表（如必要的临床评分、疾病上报、疾病关键指标等），实现规范化诊疗，保障临床安全。通过数据标准建设及知识库、诊疗指南的牵引，逐步形成相关的诊疗路径最佳实践，提升医疗质量，并且在这个过程中生成病种临床资源库。专科电子病历标准化建设，为后续的数据深度应用和临床科研积累了基本的临床资料资源。

2. 服务于临床的专科化系统　运用数据分析技术，过滤相关病人数据，并提供及时、实用的信息，从而为医生减少信息过载。向医护团队的所有成员提供明确而整洁的实用信息的专科化电子病历系统是本阶段的另一个特点。普及型电子病历侧重于临床管理和业务流程；专科化电子病历系统是在普及型电子病历系统基础上侧重于服务临床，是一个真正意义上的临床系统。

3. 基于临床辅助决策的智能化应用　采用互联网技术 Hadoop 建设的实时数据中心是下一步临床智能服务的基础，让计算靠近数据是实时诊疗分析和个性化诊疗的基础。基于大数据技术的临床数据中心建设和基于标准数据的专科电子病历系统建设，临床辅助决策支持是下一代智能型电子病历系统的核心内容，充分利用已有的知识库和专科的临床资料库建设临床辅助决策支持引擎，降低医疗差错，提升临床诊治水平进而提升医院核心竞争力。把宝贵的静态病历资源转化为动态的知识引擎，实现病历价值应用。临床辅助诊断支持、实时态势感知、智能报警或“嗅探器”是临床辅助决策和专科化大数据分析应用的典型表现形式以及未来发展的趋势。

第二节　专科电子病历架构与关键技术

一、专科电子病历与通用电子病历关系

从第一节我们可以了解到，专科电子病历曾经是电子病历应用的起点，然而孤立的专科系统由于形成一个个信息孤岛，很难管理和流通，因此很快被全院通用电子病历系统替换。为此，新一代专科电子病历必须基于通用电子病历基础架构上进行扩展和延伸（图 15-1）。

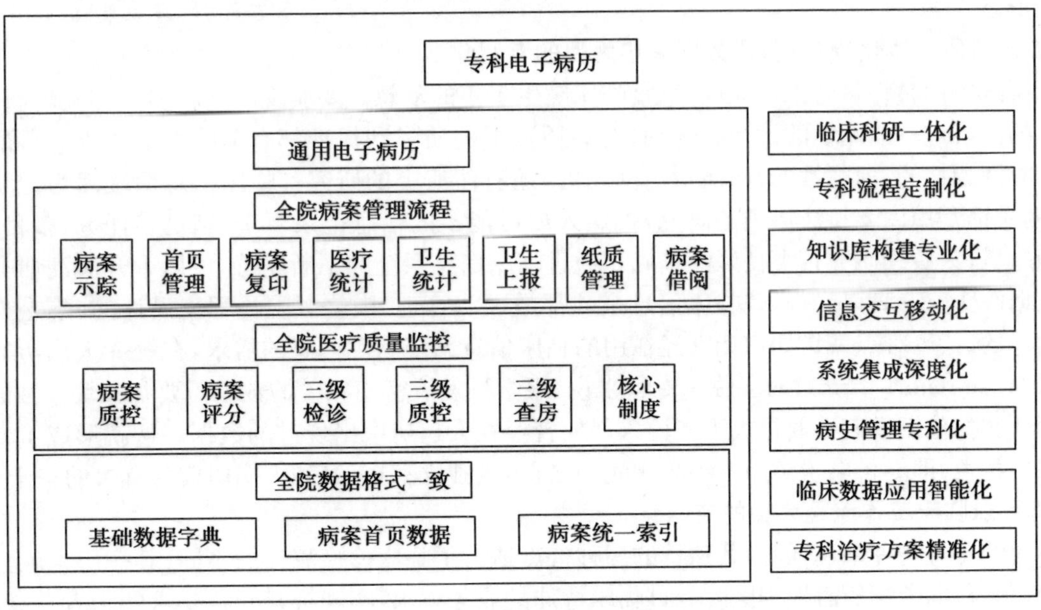

图 15-1　专科电子病历与通用电子病历关系

（一）遵从全院病案管理流程体系

病案是医务人员记录疾病诊疗过程中形成的文字、符号、图表影像、检验和切片报告等资料的综合性文件。它客观地、完整地、连续地记录了病人的病情变化及诊疗经过，是病人在医院诊断、治疗全过程的原始记录，是医务人员对疾病正确诊断和确定医疗方案不可缺少的重要依据，它包含有病案首页、病程记录、检查与

检验报告、医嘱、手术记录、体温单、护理记录等。病案管理流程担负着病案示踪、首页管理、病案复印、医疗统计、各种卫生统计上报工作、病案纸质档案管理、病案借阅等功能。

(二)遵从全院医疗质量监控体系

通用电子病历已经基本按医院的要求建立了一套质量监控点和质量评分项,建立覆盖病历采集与流转全过程的病案质量控制闭环体系,通过三级检诊、三级病历质控、三级查房、病案质控、核心制度管理等对病历的形式和内容进行动态管控。对于医疗质控来说,医务部、质控办等更加关注政策法规所规定的带有普遍性的内容是否在病历中得到了体现。

(三)遵从基础数据和通用流转数据格式的一致性

必须保证基础数据字典、病案首页、病案索引与通用电子病历的一致性,以保证病案顺利流转、统计分析、互连互通、统一浏览等。

(四)基于通用电子病历的扩展特点

随着信息技术的发展,在通用电子病历的基础上,专科电子病历会具有很多自身的特点:实现临床业务的同时,与科研数据采集相结合的临床科研一体化;医学每个专业都有自己的核心流程和应用,需实现临床诊疗流程有关的专科业务流程定制化;需有临床医学专家参与制定知识库专业化规则和多维度数据采集模式,利用这些知识更好地为临床医疗服务;基于移动互联网技术应用的数据采集的移动化、业务参与的移动化及信息展现的移动化以方便医护人员工作和提高效率;与一些临床专业系统进行深度集成以便于临床业务的顺利开展,方便医护人员的操作;根据专科需要,制定基于临床视角更适合医务人员的专科化病史管理;基于 CDR 的临床数据展现能够丰富完整,支持临床辅助决策和诊疗的智能化应用;结合专科临床特性,为患者提供精准化的治疗方案以达到节约费用,提高医疗服务质量。

二、专科电子病历实现模式

从医疗机构性质看,可以分为专科医院电子病历和综合医院的专科电子病历。

从建设内容看,专科电子病历有别于传统通用电子病历以病案采集为主要流程,是以临床工作流程为目的。根据各个医院信息化程度和临床专科的需求,专科化电子病历实现形态和程度也会有巨大的差异,主要有以下几种形态:

(一)临床科研一体化模式:科研数据采集为目的专科化

在临床实践中同时将科研工作完成,这是临床医生多年的梦想。要实现临床科研一体化专科电子病历,需要对病历的内容进行前瞻性的设计和规划,对病历数据的质量和标准都有前瞻性的要求。科研的形态有很多种,比如:回顾性的、前瞻性的、面向特定问题的,还有注册类的研究。临床信息系统因为记录了患者的数据,最好的用途是用以支持注册类的研究,把病人尽可能多的信息记录下来,满足多任务、多目标的要求,改善病案的质量,为后续研究打下良好的基础。通过临床信息系统的不断完善,可以为开展注册类研究提供非常好的数据源头。一直以来,医院临床信息系统都是围绕管理、围绕医院流程来设计的,不是为了数据应用需求而设计的,所以难点就是如何让已经在用的临床信息系统满足科研的需求,在统一大病历的基础上开发专科 CRF(case report form),对于临床专科来说,跟学科发展密切相关的数据需要在一块单独的"领地"进行记录,与此同时,他们没有必要再去重复输入任何曾经在大病历中出现过的数据。这就形成了专科电子病历的基本架构特色:即专科电子病历浮动于大病历之上,既独立存在,又和大病历成为有机的一个整体。

(二)真正以临床工作流程为目的专科化

对于不同的专科病种来说,因为其独特的病种特点造就了临床诊疗流程的不同,其病历也就具有了临床专科特殊性。专科电子病历需根据医院专科临床特殊的业务要求,实现符合专科要求的患者首诊资料、病情记录、治疗方案、特色检查等资料的完善,实现患者诊疗进度的把控和诊疗质量的保证。以肿瘤专科医院为例,首先,患者到院就诊,无论几次住院和门诊,检查治疗的几乎都是同一疾病,而不是像大部分综合医院患者,可能每次就诊疾病都有不同。也就是说普通医院患者每次就诊近乎独立,特别是住院患者,从住院、检查、手术、康复、出院,是一个完整的治疗流程。而肿瘤,则是多次门诊和住院加在一起是一个完整的治疗流程,对一个患者持续治疗和跟踪随访,直到终末或者长达 10 多年的循环往复。如何将患者多次就诊记录关联合并成一个患者全生命周期的诊疗信息?从整体上了解诊疗情况,分析治疗方案等,是肿瘤专科化的特质。但是我们传统的医疗信息和电子病历都是唯医政管理,而非疾病管理。所以如何兼顾医政和医疗本身,需在传统电子病历上进行针对性的改造。比如书写病历坚持适度结构化,避免过多结构化造成的书写效率降低,同时需临床专家参与分析医疗逻辑和路径,创造出一套智能化的病历书写模式——核心主旨是按照医生思路自动扩展,增加因果等逻辑关联和互斥关系,提高结构化数据采集率和书写效率。同时建立诊疗概览文档,记录患者整体(跨住院门诊次)治疗次信息,由医生主观判断和选取、记录(结构化数据可引入,非结构化数据现场结构化)。这样即满足了医政的基础管理要求,又完成了患者诊疗数据的归集,这些数据可以跨住院次共享并追加,形成患者完整的疾病治疗数据,为临床和科研转化打下坚实的数据基础,实现肿瘤专科电子病历基于诊疗思路的突破。

专科化电子病历系统一定是易扩展的,不同疾病的专科,还是有很大的区别的。专科化电子病历在这个科室成功,在另外一个科室不一定能取得同样的成功,这导致专科化的可移植性相比通用化病历系统是其软肋,也是必然的。所以,专科化的专病化是下一阶段发展的趋势。

三、专科电子系统体系架构

基于专科电子病历的主要实现模式,可以构建符合我国医疗信息化环境下的专科电子病历系统体系架构(图 15-2):

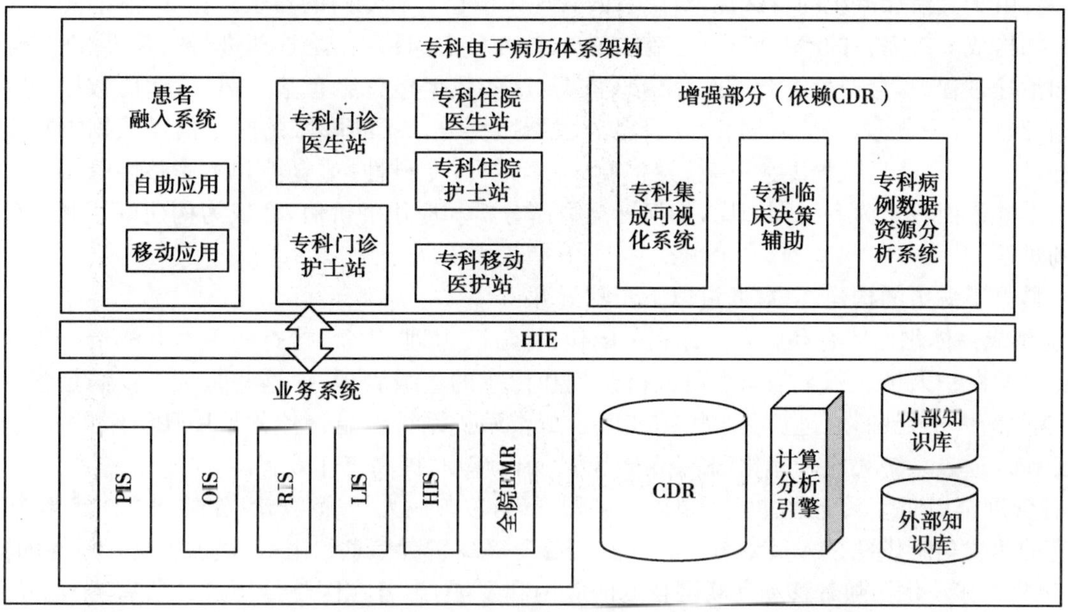

图 15-2 专科电子病历系统体系架构

目前在我国,专科化的电子病历的发展现在不仅面临法律和现实的难题,而且建立真正好用的专科化的电子病历最大的难题在于医学知识库的建立。

如前所述,CDR 的建设需要详尽的数据支持,电子病历是其重要数据来源。但是如果仅仅将电子病历作为一个数据采集的工具和途径,有可能会给临床一线操作人员带来不便和麻烦,这样实现最终目标的过程就显得困难重重。CDR 最终是要为临床/科研/管理等服务的,这不仅是一个数据汇总的过程,还是数据展示的过程。因此,如果最终的 CDR 不能为临床/科研/管理人员所用,那么就会走入歧途。既要让一线操作人员(医生/护士)能够轻松的录入数据,又能够即时的向他们展示数据,这是专科电子病历建设的一个高层次目标。

专科电子病历紧密结合专科的业务流程和特点,专病专用的定制化病历系统,采用结构化电子病历,提供个性化的模板定制,满足多病种的病历需求,帮助医生实现快速高效准确的病历记录。医生能够更方便对患者各项指标进行分析、诊断,并对需要的检查、检验项目预约管理。及时快速地获取病人的完整资料和信息,把患者诊疗信息综合并有效的排序,使医生更加熟悉患者整个病史和就医历史,让医生为患者诊疗更具持续性和整体统一性,为病人的诊断和治疗提供辅助决策。同时,移动设备的使用,为医护人员提供更快捷、方便的操作模式。

在全面精细化护理服务和专科化电子病历发展的背景下，以护理专业知识为核心，贯穿整体护理思维模式的智能化、专业化护理病历意义也非常重大。专科护理病历需与临床相结合，实现专科化护理病历的结构化书写和存储，建立护理风险自动评估系统和专科护理知识库字典，实现护理记录的自动生成、护理数据的直接导入和自动计算、护理记录书写智能提醒等，并与全院智能知识库、数据共享，实现“智能化”闭环管理。专科化的护理病历保障了医疗护理安全，提高了护士病情观察、专科护理水平、临床决策的能力及工作效率，全面提升了护理质量，大大减轻了护士工作量，真正做到以病人为中心，把护士时间还给了病人。

随着互联网及移动设备的普及，人们大步地迈入新的信息时代，患者可借助互联网、移动应用等多种渠道上的医疗资源积极参与到自己的诊疗之中。随着患者的医疗知识及能力的提升，固有的医患关系也在悄然发生着改变，让病人参与治疗，这种方法的确十分有利于充分发挥病人战胜疾病的积极性，对于准确诊疗疾病，加快病情康复有着不容置疑的作用。

四、专科特性梳理和建模

患者是医院服务的对象，医院需要为患者提供高质量的临床诊疗服务。专科医院由于患者具有专病性和特殊性，造就了其就诊场景的特殊性。比如：一些急救患者可能在未到达医院就需展开一系列的检查和救治。专病患者由于其治疗流程的特殊性，对患者的管理一般也具有专门的要求。比如：肿瘤患者多次住院和多次门诊叠加构成一次完整的治疗流程，这就要求对患者多次门诊、住院管理进行完整性和一体化的设计。患者诊疗和治疗过程中，会产生综合的医疗信息数据，这些数据包含患者基本信息、病历数据、诊疗数据、医学影像数据、医学管理数据、经济数据、医疗设备和仪器数据等。不断膨胀的医疗信息数据中混杂着大量非结构化数据，导致医疗信息数据庞大复杂、异构度大、多样性、专科性、重复性和不完整性等特点。如何提高数据的利用率并进而转化为专科知识库，如何提高科研分析和应用的价值，都成为构建好用和有价值的专科电子病历的难题。

对于专科电子病历的构建，考虑通过以下步骤展开：

1. 系统集成一体化　所有和患者医疗相关的包括医疗、护理、化验、检查和手术麻醉治疗等信息全部集中在一起提供给医护人员。基于临床视角进行系统和信息的集成管理，使这些系统不仅满足各个专科内部的需求，且提供统一的视图，通过护士工作站和医生工作站把系统信息一体化地展现给医护人员，满足科室间的协同工作。通过系统集成一体化，避免医护人员操作麻烦，提高工作效率。

2. 患者管理全周期　系统通过可定制化的流程管理，覆盖病人初诊、复诊、住院和查体等整个周期，可提供病人所有的历史信息供医护人员参考，完善治疗方案，提高患者信息利用率，提供更具针对性的治疗。

3. 医疗业务移动化　随着移动互联网技术的应用和发展，患者在医院经历过的所有流程，从住院登记、发放药品、输液、配液/配药中心、标本采集及处理、急救室/手术室，到出院结账，系统都可以用移动技术予以优化。医疗业务通过移动应用能够高度共享医院原有的信息系统，并使系统更具移动性和灵活性，从而达到简化工作流程，提高整体工作效率、减少医疗差错的目的，加强患者参与，提升专科应用的特色。

4. 知识库构建专科化　临床医学是一门非常严谨的科学，知识体系的建立必须要有充分的依据。建立真正好用的专科化的电子病历最大的难题在于医学知识库的建立。建与不建，医学知识库其实就在那里。但是，汗牛充栋的医学知识在课本上和文献里更多的是行云流水般的自由文本表达，这并不符合计算机处理知识的方式。怎样把千变万化的、个性化的、含糊表达的医学知识转化为结构化的、具备一定的关联和关系的受控词表去进行表达，这本身是一个非常难的升华过程。除了要求电子病历的配置工具要足够的智能化和灵活化，还需要配合建立知识库的医学专业人员超强的总结和归纳能力，深邃而广博的专业知识，并且具备良好的IT思维能力，充分地理解软件系统的设计的初衷、框架和细节。同时在软件工作人员的充分配合下经过与医学专家仔细耐心、反复的沟通，才可以形成有价值的专科化知识库。

5. 数据采集标准化　标准化问题是最核心的问题，专科电子病历数据建模标准的制定，严格遵循卫生部已发布的各项标准或相关标准，如：WS/T 303-2009 卫生信息数据元标准化规则等，以及健康档案基本数据集编制规范、健康档案数据元分类代码以及健康档案公用数据元标准等，以保证专科电子病历数据在不同临床应用系统中的无歧义衔接。不同专科电子病历数据采集需求都有各自专科特点，针对不同病种的诊疗方案也有特殊性，应明确每个专科应该采集哪些内容，用什么数据标准来采集，用什么标准来存储。专科电子病历系统的设计，必须充分考虑到专科病种的特殊性，明确系统采集数据要素，针对性制作数据采集量表，可基于专科数据集自定义专病数据集，通过采集引擎完成相关数据的采集。

6. 临床应用科研智能化　专科电子病历系统应当实现临床业务支持与科研支持的功能，应当提供具有诊疗价值和科研价值的数据。基于临床知识库的基础上构建的专科电子病历，对院内电子病历的数据进行挖掘分析，让文献、知识和病历三类数据"联体"，更好地辅助临床决策，制定专科个性化治疗方案。在临床业务支持上，对医疗数据以多种视图形式展现，可更好的辅助医生开具处方、做出诊断、开具检查检验单以及让书写病历变得更加准确、安全、规范和高效；护士在执行医嘱时，可以对系统输入的实时病人生理数据进行分析、逻辑判断和推理，得出病情状况和治疗建议并提醒提示医生护士，或者直接发布指令进行干预，减轻医护工作的强度，减少差错，提高医疗质量。在临床科研上，加强疾病诊断与预测、提高临床试验设计的统计工具和算法、临床实验数据的分析与处理等，针对重大疾病识别疾病易感基因、极端表现人群，提供最佳治疗途径。

五、与通用电子病历整合和互联互通

电子病历专科化，建设难点有四个，一是电子病历的整合性，二是电子病历的结构化，三是系统架构设计的灵活性，四是电子病历合法性的体现。

所谓整合性，就是专科电子病历要成为广义的电子病历。将医生在医疗工作中所涉及的业务系统在一个界面展示，这样才能真正帮助医生完成日常工作，提高工作效率。比如口腔专科电子病历的系统应包括患者管理、预约诊疗、病历书写、技诊申请、检验申请、处方开具、处置开具、PACS调阅、知情同意等，系统将患者的检查所见、疾病证断、治疗方案和计划、治疗步骤、预约、最终效果的预期都能够进行一个有机地整合，这就大大地增加了电子病历的可读性和易用性。此外，整合还应包括专科数据与电子病历整体数据的整合管理，通过规范整合的医疗数据，不仅可以方便院内各临床系统的调用，也可以实现机构间的数据共享和互联互通，为分级诊疗、远程会诊等医疗决策提供数据支持。

所谓结构化，就是模板建立时的数据元的设计，要合理和规范，要实现复用性。这一点不单只涉及开发人员，还与医务人员的模板制定的配合息息相关。模板建得合理，后续的应用才能顺利推进和得到医务人员的认可。数据的规范要求专科电子病历数据建模标准的制定严格遵循卫生部已发布的各项标准或相关标准，如：WS/T 303—2009卫生信息数据元标准化规则等，以及健康档案基本数据集编制规范（试行）、健康档案数据元分类代码以及健康档案公用数据元标准等。同时，需要统一的字典表，包括专科术语描述、诊断描述、检查、治疗操作描述等，以保证专科电子病历数据在不同临床应用系统中的无歧义衔接。

第三点灵活性，是指系统在架构设计上要满足松耦合、可扩展，各种功能模块、工具套件可以如同堆砌积木一样实现系统的组合。需要哪些功能模块可以通过后台定义实现，包括流程定义可以利用维护界面的形式实现等，只有这样才能满足亚专科的一些独特需求。

第四点法律效应问题，这是电子病历一直以来的争议。需要在功能设计上尽量的满足电子病历的合法性，比如与数字签名、时间戳的整合，修改痕迹的记录、知情同意书的添加等。同时还需考虑患者的隐私权的保护，系统建设的时候需要根据《保密法》《档案管理法》等法律法规对电子病历中病人隐私信息确定密级并设定相应管理权限，从而在方便诊疗的同时充分保护病人隐私权。

第三节　专科电子病历典型案例

一、口腔专科电子病历

国内口腔专科具有以下特点：大门诊，小病房，门诊治疗操作为主，处方用药为辅；病历记录时间紧，并且非叙述性病历居多；门诊预约诊疗、患者就诊秩序管理权限在医生；门诊专业繁多，各专业相通又不同；临床对专科系统的需求是应用集成化、简易化、持续化、治疗标准化等。

口腔专科医院和其他专业的区别在于，80%以上的业务发生在门诊，并且治疗单位不是以人为基础而是以牙位为基础，是一个很有代表性的专业。口腔专科电子病历以口腔门诊医生工作站为核心，提供从看诊队

列管理到病历书写，从复诊预约到处方处理等各项口腔日常功能。根据门诊口腔 DPSOI 数据模型图(图 15-3)，通过与医院现有门诊挂号、收费系统深度集成，为医生提供全面统一的临床数据管理和治疗标准化流程支持。

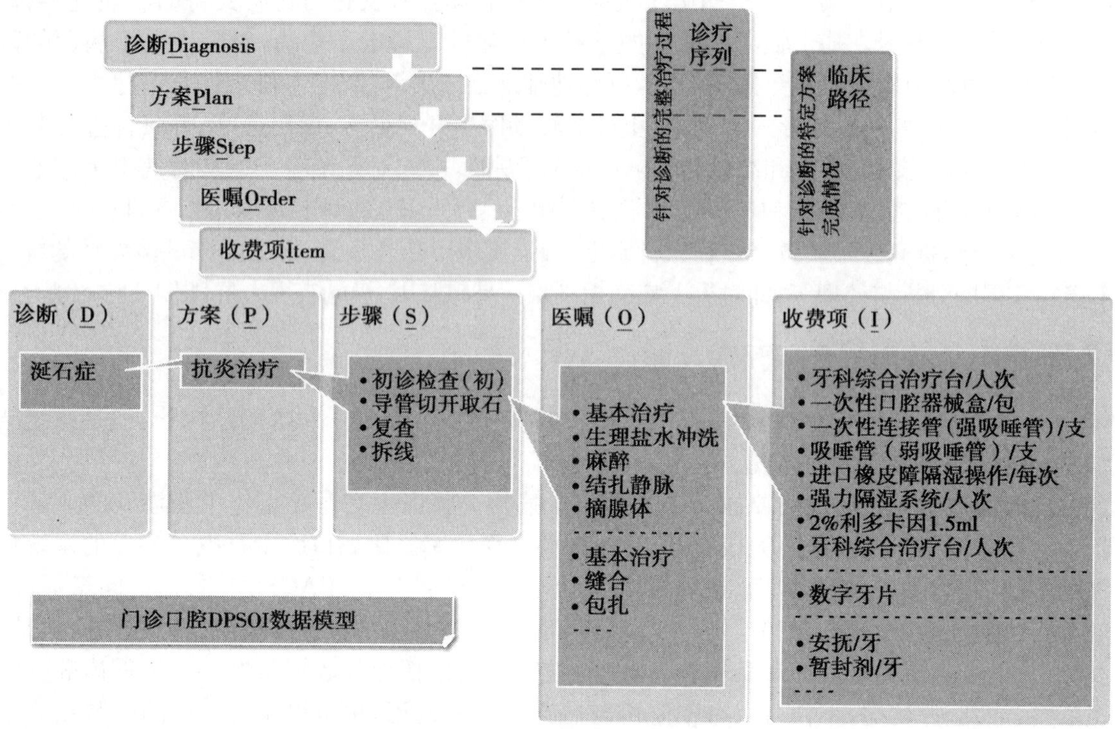

图 15-3 门诊口腔 DPSOI 数据模型图

口腔专科电子病历系统应具有以下功能(但不限于)：

1. 复诊患者预约管理　为医生提供个人日历管理工具自动生成预约单，实现医生与护士在患者预约/提醒/确认流程的互动。

2. 治疗序列和治疗方案管理　临床诊断精确到牙位牙面，自动关联对应 ICD-10 编码，通过建立临床知识库，在治疗方案级别维护多次门诊的序列关系。

3. 根据临床路径智能化生成门诊病历　根据诊断和治疗过程数据采集生成病历模板，自动按照牙位组织病历的描述内容。

4. 门诊处方和检验检查申请单集成一体化　与医嘱关联生成收费项目，实现与门诊收费系统集成，与检验检查系统集成，实现医嘱级别的检验检查申请单内容集成。

5. 口腔影像文件管理　对口腔照片分组保存，根据医生要求生成图像列表，严格控制下载和访问权限。

6. 牙周评估表图形化显示　系统检查表录入完成之后，可以图形化显示各检查项目，如探诊深度、牙龈退缩、角化龈宽、菌斑指数、出血指数等。

7. 口腔检查图形化标记　通过图形化界面标识(图 15-4)和记录口腔检查所见、治疗计划等数据。

8. 患者看诊治疗时间轴视图化展现　通过直观的时间轴(图 15-5)的方式展现同一患者多次看诊的治疗过程记录。

9. 牙位信息快速录入病历　病历书写为所见即所得，支持用符合国际口腔医疗标准表现形式的牙位图(图 15-6)快速完成口腔专科病历的牙位信息录入，减少文字录入的比例。

通过口腔 DPSOI 数据模型及相应系统的开发，在流程上贴近牙科的治疗场景，在数据利用上真正支持以牙位为诊疗单元的科研和诊疗方案分析。

二、产科专科电子病历

产科是临床科室中一个比较特殊的科室，在孕妇入院分娩或手术前，医务人员已经在孕妇孕期内进行

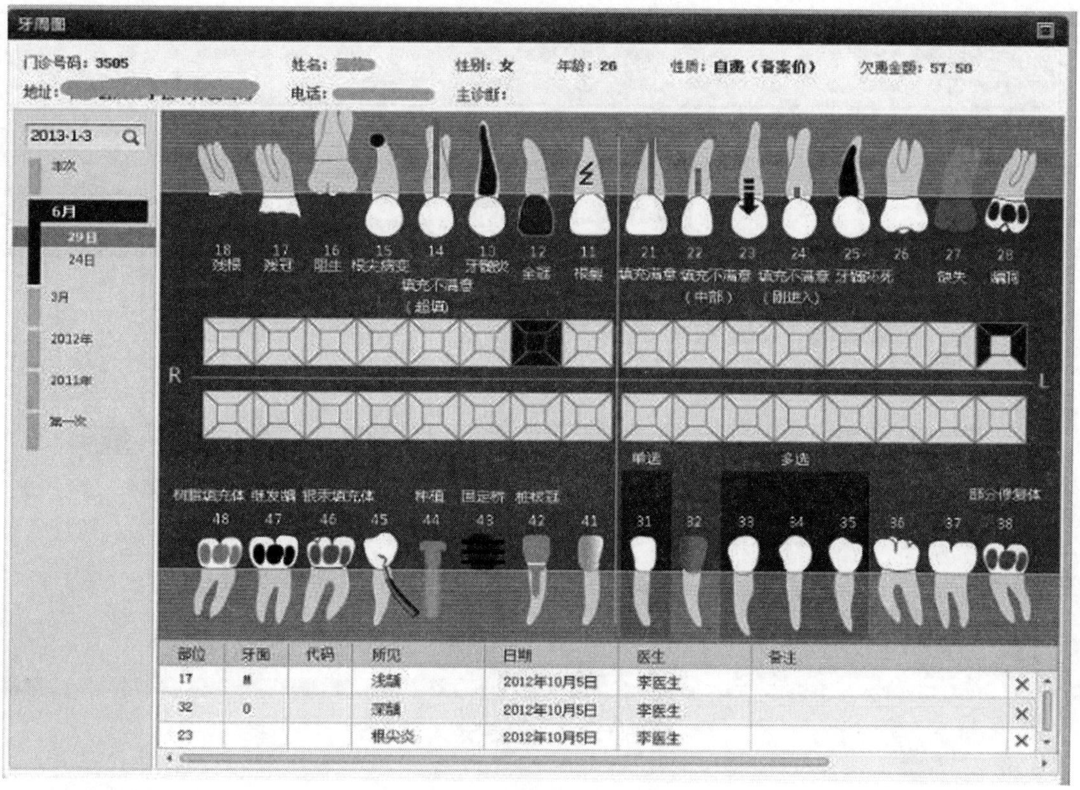

图 15-4　图形化界面标识

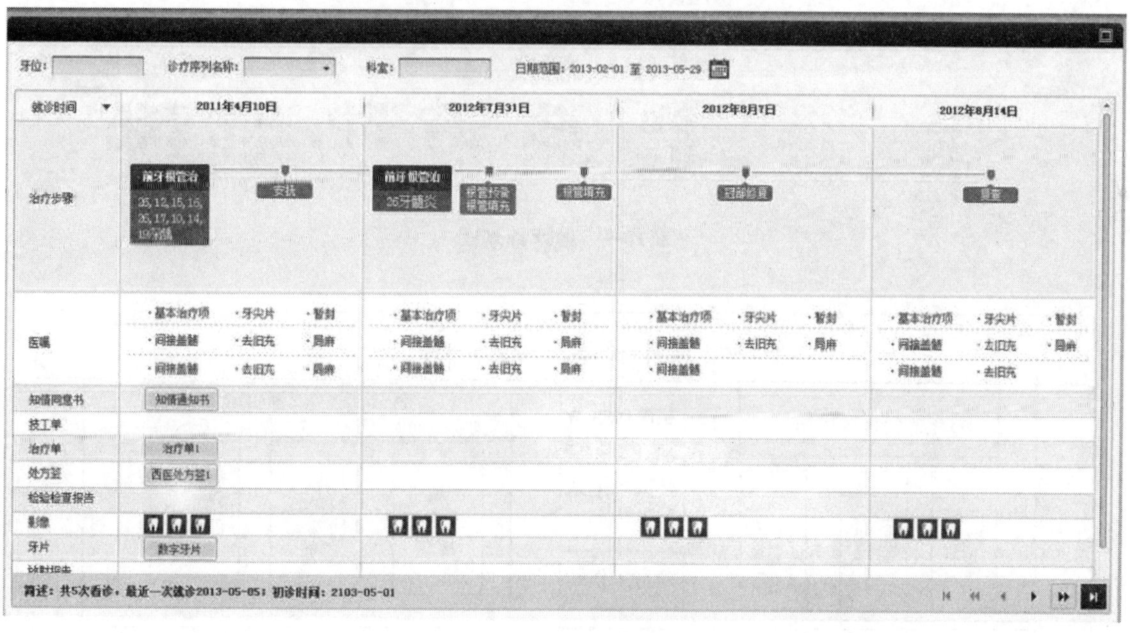

图 15-5　时间轴视图

了长期的沟通和接触，个体管理周期长。产科专科电子病历一般以妊娠为主线指导产检诊疗流程开展（图 15-7）。

综合产科独有的特点，经过对产科业务流程的梳理，基于医院 CDR 及临床辅助医技等系统实现的产科专科电子病历功能模块，应该包含门诊医生站（产检档案管理、孕妇学校、营养门诊）、住院医生站、住院护士站、产房工作站、产科门诊自助、产科微信综合平台等（图 15-8）。

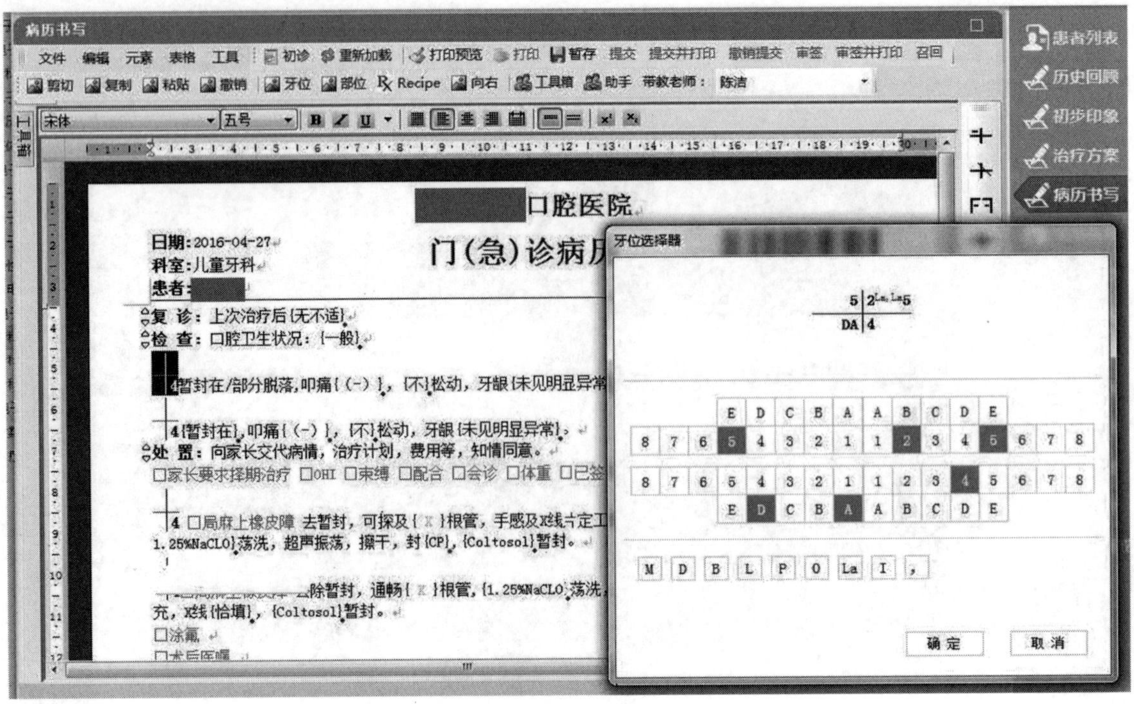

图 15-6　牙位图录入

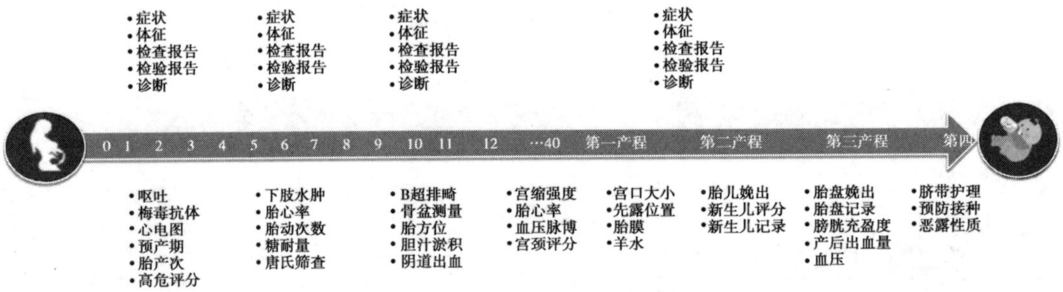

图 15-7　诊疗计划图

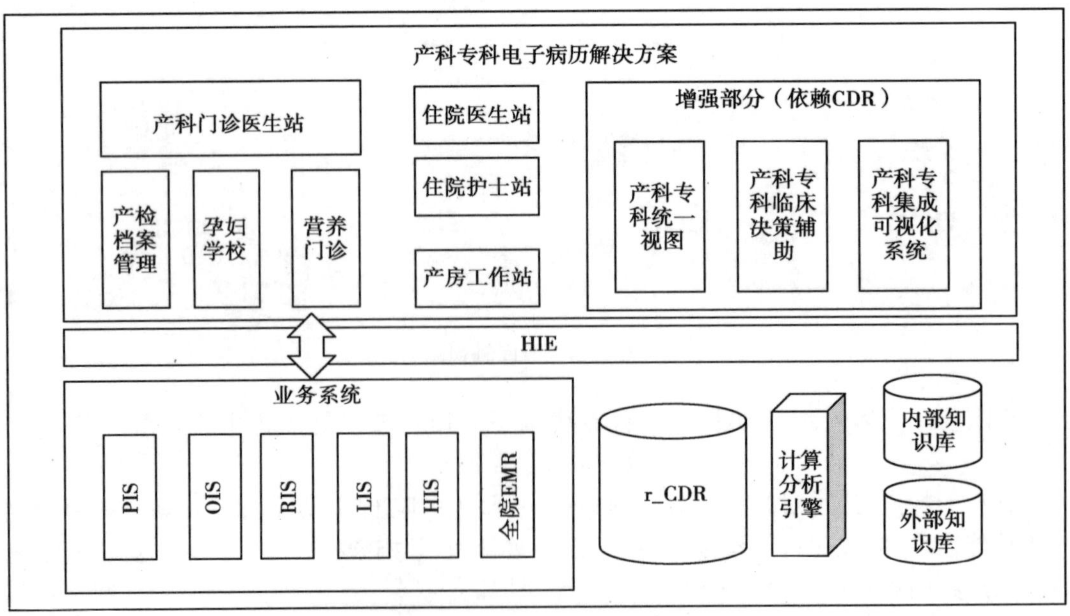

图 15-8　产科专科电子病历解决方案

产科专科电子病历应具有以下特点：

(1)产科特点的临床数据展现：即基于专科特点打造先看数据后进行采集与干预模式，关联数据表达，体现产科特色的数据展示妊娠图、产程图、智能高危评分等(图 15-9)。

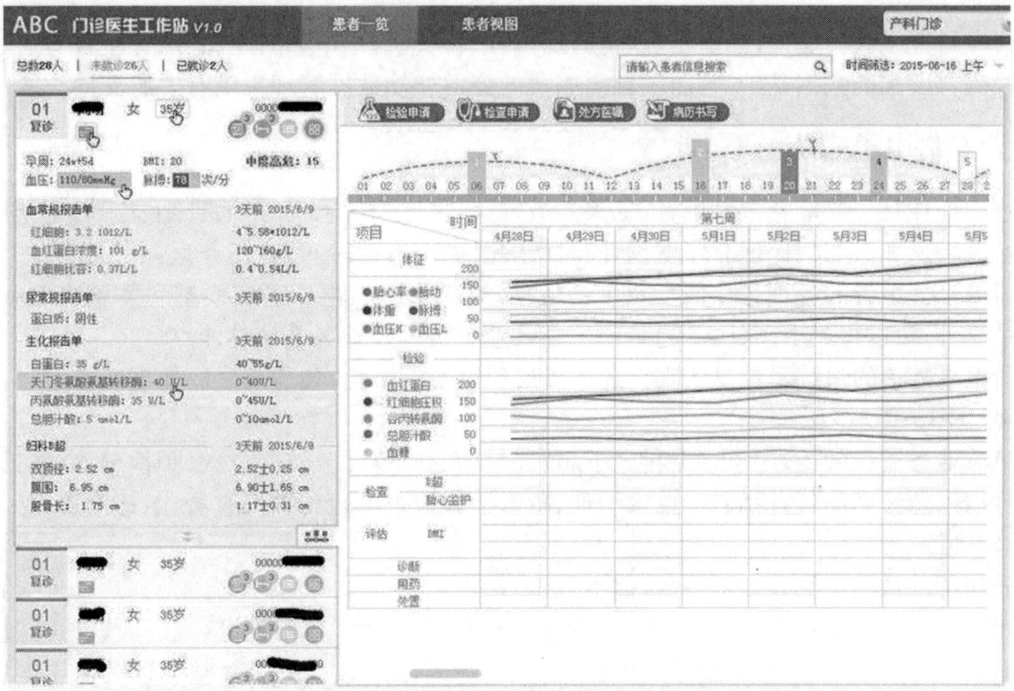

图 15-9 患者临床视图

(2)孕护医业务间数据协同：在院前及院后，患者通过 APP 和自助终端融入临床业务，协助临床数据采集，提高诊治效率(图 15-10)。

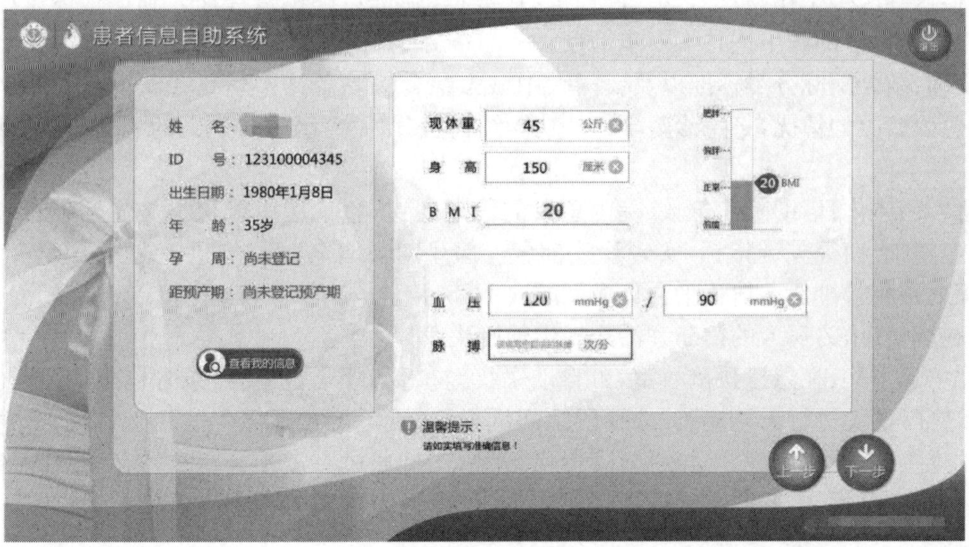

图 15-10 产检信息自助登记图

(3)产检档案管理支撑公卫妇幼：基于专科流程打造建档协同流程管理、孕妇学校、营养门诊，完整数据支撑公卫妇幼。

(4)基于临床数据驱动的病历文档生成：通过对产科病历文档特点分析，结合产科临床症状、体征、病史、检验、检查及医嘱自动生成产科病历文档。

(5)产科数据采集标准化规范化：为规范产科医疗文书，国家卫生计生委于 2016 年组织制定了《产科表格化病历模板》(国卫办医函[2016]604 号),供医疗机构参考使用。产科数据采集应该以此为基础构建标准化规范化的数据元、数据集和文档。

(6)产科数据综合利用:经过数据分析,对产科的运营、质量与安全进行挖掘展现,为临床决策提供支持。

通过产科专科电子病历建设,涵盖孕、产全周期,对产科科研,孕产妇科学指导、优生优育、疾病预防的智能化体系建设提供殷实的数据基础,为居民健康档案的公卫妇幼数据管理提供有力的支持。

三、急诊专科电子病历

急诊面临的往往是一些危急重症患者、三无人员、群体事件中的患者等,而且随着患者病情的变化,需在急诊不同区域流转。那么如何保证有序就诊,同时缓解医护人员在时间紧,任务重,工作量大的情况下准确、全面而又迅速的掌握患者的各种医疗信息及生命体征,是急诊专科电子病历系统急需解决的问题。急诊科按照业务类型划分,可以得到下图(图 15-11)所示整体业务流程及业务系统功能点。

急诊专科电子病历的最终目标是实现上述业务流程完全电子化,各环节之间实现信息共享,形成完整的急诊解决方案(图 15-12)。

通过对急诊业务流程的梳理,急诊专科电子病历需具有如下功能:院前急救、预检分诊、候诊分诊信息补录、绿色通道急救、急诊病历、急诊病情、急诊护理、急诊检验检查申请和结果查看、急诊会诊、急诊质控、急诊留观、诊疗时间轴等。

急诊电子病历的系统应具有以下特色(但不限于):

(1)全急诊流程支持:"以病人为中心"的急诊业务流程设计,可以实现对急诊病人就诊全过程的跟踪和管理;以临床诊疗为主线的闭环临床信息处理流程,实现患者临床数据的全面整合以及深层次应用;支持急诊患者绿色通道的特殊处理,支持对群体突发性事件及上报病例的预警监控和提醒。

(2)专业的评估体系:结合各类专科的危重评分以及患者的生命体征参数进行通用评估,再根据评估结果划分疾病的轻重缓急,形成初步诊断并确定患者下一步收治去向。接诊护士只进行基本评估,在患者进入诊区后,由专科护士做进一步评估,例如支持 MEWS 评分、REMS 评分、GCS 评分、创伤评分、疼痛评分等。这些评估内容传送到医生工作站,整合患者所有诊疗数据,筛选关键性指标加入到评估体系中,医生可对患者病情进行综合评价,帮助医生进行下一步治疗。

(3)三区管理:结合国际分类标准以及我国大中城市综合医院急诊医学科现状,拟根据病情危重程度判别及病人需要急诊资源的情况,将急诊医学科从功能结构上分为"三区",将病人的病情分为"四级",简称"三区四级"分类。

(4)急诊急救一体化:借助院前急救、院内急诊的信息通道,急诊医生能更早关注到患者各项指标:心电监护、心电图、血氧、血糖等关键指标,实现诊疗前置。医生对患者各项指标进行分析、诊断,并对需要的检查、检验项目提前预约管理。一体化平台集成了院内 HIS、检验、检查、影像、手术等多系统,及时快速地获取病人的完整资料和信息,为病人的诊断和治疗提供辅助决策。

(5)数字化信息采集:在急诊科抢救室,可自动采集监护仪、呼吸机、输液泵等信息,并能与预检分诊、抢救、EICU、手术麻醉系统进行无缝连接,减少科室间耦合,实现危急重症患者的统一管理。数据可记录在特护单上,无需护士再次抄写,出现异常数据,需提供报警;支持通过点击预警消息,自动提供相应的护理干预措施和记录供护理人员操作,并同步到病情记录单中,可以为当前患者设定报警阈值,对异常数据可以进行二次修改。

(6)会诊分级:如果紧急情况下,经治人员或科室先电话告知要求急会诊,被邀科室人员须于 5 分钟内到达邀请科室。特别是遇到涉及多科的危重病人和大批病人的抢救,需及时请多科急会诊,要求尽早赶到配合抢救,待病情有所缓解或事后再补写会诊单及应邀科室的处理意见。

(7)急诊留观:留观患者的管理及病历和流水、抢救患者具有明显的区别,因此针对急诊留观患者需具有特定的管理功能,包括留观患者管理、常见疾病临床路径管理、处方界面集成、留观病历书写(评估、知情同意、病历、病程等)、急诊诊疗关键流程路径展现、历次门诊/急诊/住院/体检统一视图展现、检验检查等结果回报展现、手术申请等。

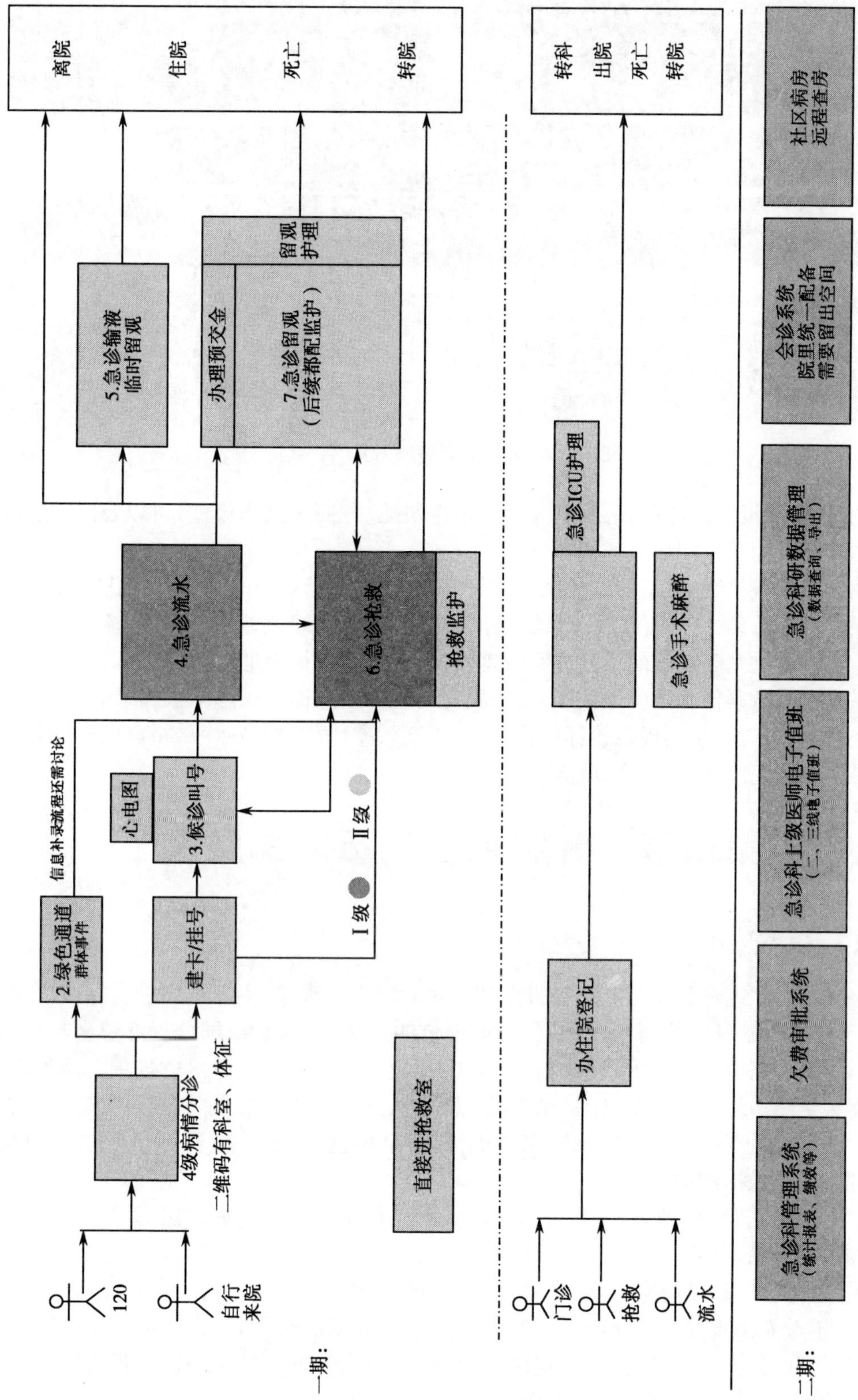

图 15-11 急诊业务流程图

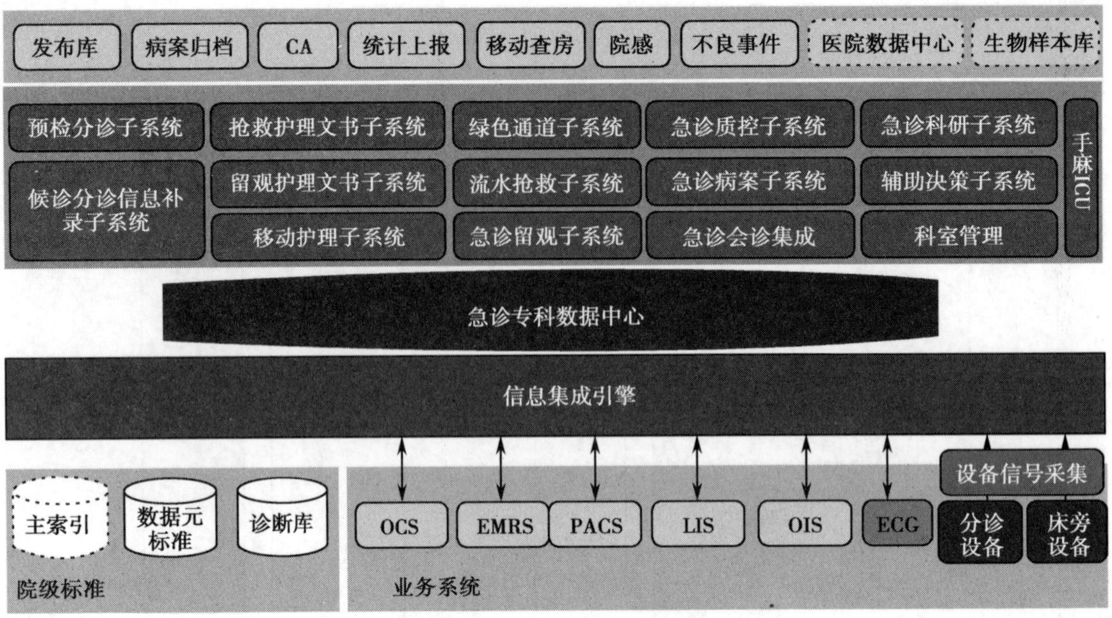

图 15-12　急诊专科解决方案

(8)移动医疗：支持移动设备的使用，为医护人员提供更快捷、方便的操作模式，可以及时、迅速的完成病历书写和医嘱下达，并可以随时调阅病人的资料进行查看。

(9)基于事件驱动的质量控制：全新的任务驱动式管理理念，对急诊进行全过程精细化闭环质控。

(10)急诊辅助决策：为急诊工作提供的辅助决策相关功能，嵌入到绿色通道子系统、流水、抢救子系统和急诊留观子系统中，主要提供基于症状的诊疗方案管理；符合急诊诊疗指南的急诊六大病种的单病种诊疗时间轴路径方案管理；绿通应急事件临床辅助决策，支持路径管理以及急诊知识库录入和维护。

急诊信息系统实施的意义在于实现急诊标准化管理，提高效率，提高抢救水平，提高医疗质量，便于各种率值的科学统计，减少和避免医疗差错，实现信息共享。

第四节　专科电子病历的发展

一、医疗大数据技术应用

未来的医学更应该称为"生命科学"，其终极目标就是对人类生命现象、生命本质进行探索。科技正在从各个维度对"人"这个终极神秘体进行剖析，医学与其他学科的交叉日益频繁，细分程度越来越高，知识也在爆炸性增长。今天，一名合格的全科医生，每天必须学习几篇论文才能跟得上技术的进步。这种由数据和知识驱动的发展，使得医学更多地依赖数据、模型和知识。随着医疗信息化的发展，构建各种数据无缝流转，以患者为中心的覆盖全生命周期的医疗健康服务，多个机构、多个角色，可能会基于一个人的完整健康数据来实施共同管理，构建患者的数据图谱。

传统医学模式下，"数据、信息、知识"都是在医生的大脑里汇集、提取、挖掘。然而，当医学进入 21 世纪后，整个西方医学的科学体系，是建立在量化数据的基础上的。医生的大多数判断，都是来自医疗设备采集的量化数据，无论是医疗管理，还是健康管理，都是对人本身信息的处理循环，前者是检验、诊断、治疗，后者是量化、评估、干预。不难看出现在的医疗服务已经迈入了数据驱动的时代，无论是数据获取，还是诊断、检测及后期的治疗干预，医疗的本质就是：健康数据的处理，医疗数据的采集甚至分析过程正逐步转移到计算机上，医生在诊疗决策中的角色也正悄然发生着变化。

医疗大数据大致可以划分为四大类：医院信息数据、生物医药数据、智能可穿戴数据及社交媒体数据。医院信息数据主要指集中在医院内部的大量临床数据，这部分数据也是医疗大数据的最主要的构成部分，它们多分散在各个医院中，非结构化保存。医院信息数据目前很重要的一个问题是碎片化，原因在于医疗服务专科化的发展与相关医疗数据规范的匮乏。随着医学各专业学科的发展，从大专科到专科到亚专科，医生专注的领域越来越细，每个子领域的数据沉淀趋势明显，专科应用需求也越来越突出。

患者的治疗与诊断、预防与康复，是不可能割裂的，很多时候需要跨学科，基于完整数据来进行判断。利用现在的大数据技术，可以对包括结构性和非结构性的所有医疗大数据进行集成，实现集中管理和更好的资源调配以及更好地满足临床业务的需要。此外，大数据必须支持临床创新的互操作性，需要能够智能分层，根据访问频率、临床价值等自动完成数据分布。

大数据技术在医疗服务中的临床业务可以发挥巨大的作用。以数据作为驱动力，挖掘医疗大数据价值，形成医疗大数据的新生态，提高医疗效率和效果。应用大数据思维，通过医学文献的收录，医疗数据的收集和技术处理，可智能聚类可能的疾病，为医生临床诊疗开拓思路，构建知识库及模型进行临床辅助决策、比较效果研究、远程病人监控、临床质量监管等。

1. 临床辅助决策　临床医疗数据内容多、专业性强，这使得临床医疗大数据的应用相对复杂，需要通过创新的技术和手段，对数据从获取到应用过程进行系统的处理和分析。专科化电子病历系统因其专科的诊疗特色及专业的数据沉淀，可以获取更具科研价值的专业医疗数据。

临床中遇到的疑难杂症，有时即便专家也缺乏经验，做出正确的诊断和治疗更加困难。临床决策支持系统可以通过海量文献的学习和不断的错误修正，给出最适宜诊断和最佳治疗方案。临床案例样本中也蕴含许多规则性知识，将临床案例知识库与临床指南整合，为临床诊疗过程提供决策参考和支持。利用规则和数据进行实时分析，数据收集、清洗、整合给出药物过敏、重点人群、慢性病患者等各类警示信息及重复检查检验提示，提醒医生避免潜在的错误，降低医疗事故，从而提高工作效率和诊疗质量。

目前的临床决策支持系统分析医生输入的条目，比较其与医学指引不同的地方，从而提醒医生防止潜在的错误，如药物不良反应。通过部署这些系统，医疗服务提供方可以降低医疗事故率和索赔数，尤其是那些临床错误引起的医疗事故。在美国 Metropolitan 儿科重症病房的研究中，两个月内，临床决策支持系统就削减了 40％的药品不良反应事件数量。

大数据分析技术将使临床决策支持系统更智能，通过收集整理医疗大数据，经过研究分析，发现既往难以发现的规律，指导临床实践，更好地服务于医务人员。美国的 Flatiron Health 于 2012 年成立于纽约，其主要业务是开发能够从多种渠道收集病患临床记录、医生诊断记录、缴费记录和基因组等数据的软件，这些数据可以在整合后帮助肿瘤医生更好地作出临床诊断。因此在具体使用的时候，医生就可以根据 Flatiron 平台所收集的数据和参考其他病患的临床表现而作出决定。

随着大数据技术的不断成熟，通过建立大数据平台、数据的支撑，对医疗大数据进行层次分析，形成临床知识规则，服务电子病历应用，让医生在治疗、随访等实际工作中受益。让医生的角色真正从录入者向使用者转变，是医疗大数据利用和电子病历应用的重要目标，也是今后专科电子病历应用的方向和必然趋势。

2. 比较效果研究　通过全面分析病人特征数据和疗效数据，比较多种干预措施的有效性，可以找到针对特定病人的最佳治疗途径，比如比较效果研究。研究表明，对同一病人来说，医疗服务提供方不同，医疗护理方法和效果不同，成本上也存在很大的差异。精准分析包括病人体征数据、费用数据和疗效数据在内的大型数据集，可以帮助医生确定临床上最有效和最具有成本效益的治疗方法。医疗系统实现比较效果研究，将有可能减少过度治疗，以及治疗不足。从长远来看，不管是过度治疗还是治疗不足，都将给病人身体带来负面影响，产生更高的医疗费用。世界各地的很多医疗机构（如英国的 NICE、德国 IQWIG、加拿大普通药品检查机构等）已经开始了比较效果研究项目并取得了初步成功。目前，比较效果研究还存在大量潜在的问题需要解决，比如，临床数据和保险数据的一致性，临床医疗数据的复杂性、异构性、地域性等。这些都需要通过大数据分析找到更好的方法去落实解决，从而提高医疗支付方、医疗服务提供方和医药企业的决策能力。

3. 远程病人监控　从对慢性病人的远程监控系统收集数据，基于慢性病数据库结合远程智能监护系统，实时跟踪患者康复、用药、生活习惯等，给予患者个性化慢性病管理经验，分析结果反馈给监控设备（查看病人是否正在遵从医嘱），并基于过程中所产生的数据对患者进行定制化用药及治疗管理方案。我国存在大量的慢性病患者，比如心脏病、糖尿病、高血压等，基于医疗数据的慢性病管理将会很大程度上降低医疗成本。

远程病人监护系统对治疗慢性病患者是非常有用的，远程病人监护系统包括家用心脏监测设备、血糖仪，甚至还包括芯片药片，芯片药片被患者摄入后，实时传送数据到电子病历数据库。举个例子，远程监控可以提醒医生对充血性心脏衰竭病人采取及时治疗措施，防止紧急状况发生，因为充血性心脏衰竭的标志之一是由于保水产生的体重增加现象，这可以通过远程监控实现预防。更多的好处是，通过对远程监控系统产生的数据的分析，可以减少病人住院时间，减少急诊量，实现提高家庭护理比例和门诊医生预约量的目标。

4. 临床质量监管　医院可通过监控数据库，实时统计分析，快速检测传染病、院内感染等情况，并进行快速响应。这将带来很多好处，包括医疗索赔支出减少，传染病感染率降低等。同时也利于医院发病及诊治情况的数据汇总，可以确定哪些人是某类疾病的易感人群。应用高级分析，可以协助医院识别哪些病人有患痛风的高风险，使他们尽早接受预防性保健方案，也可以帮助患者从已经存在的疾病管理方案中找到最好的治疗方案。如果将整个数据系统整合，不仅有利于整个体系内的医疗资源分布和供给，也便于实时监管和调控。

二、院外疾病管理

移动医疗，改变了过去人们只能前往医院“看病”的传统生活方式。无论在家里还是在路上，人们都能够随时听取医生的建议，或者是获得各种与健康相关的资讯。医疗服务，因为移动通信技术的加入，更高效地引导人们养成良好的生活习惯，变治病为防病。

随访以前是疾病院外管理的主要模式，这种单向问答式获取的信息有限，而且患者依从性差。随着移动医疗互联网的兴起，院外疾病管理有了新的模式。院外疾病管理主要通过互联网、智能手机 APP、电话、视频等立体化沟通方式，对重点疾病患者进行全面的院外跟踪管理，疾病管理是一种综合性的干预模式，具体包括加强医生、患者之间的沟通；通过运用标准化的医疗指南加强对患者本身的教育来预防病情恶化；强调对临床结果和经济效益进行及时和持续的评估，最终通过健康教育和临床治疗减少总医疗经费，减少并发症和病死率，提高患者的生存质量。

国内目前对于疾病的院外管理与康复普遍存在以下问题：患者对自己的症状、体征及饮食等不重视；医务人员由于工作繁重等原因疏于对门诊和住院的患者进行健康教育。因此，进一步规范并实施院外管理与康复程序显得尤为重要。

院外疾病管理是诊疗的延续，是电子病历系统功能的有效扩展和补充，对疾病研究和提高医疗质量有重要的意义。院外疾病管理基本以单个病种来开展，不仅涉及技术和服务问题还涉及商业模式问题，已经有些疾病做了尝试。如支架术后患者：

给心脏安上支架，一个麻烦解决了，但更多的问题依然还在。能不能像给产品提供“三包”服务一样，为术后患者提供健康管理？据统计，我国植入支架的患者有近百万，并且还在以每年 40 万的速度增加。大多数患者术后需主动回医院复诊、复查，否则就可能处于危险之中。目前，我国多数医疗机构的心脏中心都是以随诊的方式管理支架术后的患者，也就是说，患者术后要主动回医院复诊、复查，而一旦患者没有主动回医院，消失在医生的视线外，就可能处于危险中，某一天可能会突然心肌梗死或猝死。

院外疾病管理系统通过互联网、智能手机 APP、电话、视频等立体化沟通方式，对病人进行全面的术后管理，具体的管理内容包括患者的恢复情况、检查情况、用药情况、生活习惯、不良事件的处理、复查等。这个服务降低了随访的时间成本和资源成本，方便患者，降低术后风险发生率。此服务可以是以付费会员制推出的，然后和医生进行分成。

（陈联忠）

参考文献

1. 姚民笃.中医诊疗专家系统.太原理工大学学报，1987(3)：81-84.
2. 王羽.电子病历系统功能规范与分级评价标准解读.北京：人民军医出版社，2012.
3. 叶枫，周根贵，吕旭东.基于规则与案例推理的临床决策支持.北京：北京科学出版社，2014.
4. 李未柠，王晶.互联网＋医疗—重构医疗生态.北京：中信出版社，2016.

第十六章　基于电子病历的医院信息平台

随着医院信息化建设的快速发展，有越来越多的信息系统服务于医院临床、管理等各个部门，这些信息系统间往往存在医疗标准不统一和信息集程度低等问题。与此同时，医院管理者和医务人员对数据综合利用及临床辅助决策的需求越来越强烈，目前信息系统的建设状况却难以满足他们的需求。

近年来，基于电子病历的医院信息平台建设，为解决上述问题提供了有效解决方案。基于电子病历的医院信息平台成为医院解决信息互联互通以及数据共享利用问题的首选方案。

第一节　概　　述

一、医院信息平台

2012 年 10 月，国务院在发布的《卫生事业发展“十二五”规划》中首次把推进医药卫生信息化建设列入规划，原卫生部和卫计委相继发布《电子病历基本规范(试行)》《电子病历基本架构与数据标准(试行)》《基于电子病历的医院信息平台建设技术解决方案(1.0 版)》《电子病历系统功能规范(试行)》《电子病历系统功能应用水平分级评价方法及标准(试行)》等一系列标准规范，旨在从宏观层面指导医院建设电子病历系统和医院信息平台。

原卫生部在《基于电子病历的医院信息平台建设技术解决方案(1.0 版)》中为医院信息平台提出了以下定义：建设基于电子病历的医院信息平台，就是要实现医院内部和区域卫生机构之间的信息资源“高效统一、系统整合、互联互通、信息共享”，充分利用现代管理和信息技术，提高医疗服务质量和效率，预防和减少医疗差错，控制和降低医疗费用。

二、信息平台发展现状

随着国内卫生事业的发展、医疗改革的深入、医院信息化建设的不断深化，医院部署的业务信息系统不断增加。一些大型综合医院建设业务信息系统多达上百个，由于这些业务信息系统只关注具体业务领域、使用不同的研发技术、采用不同的技术标准，且业务信息系统之间业务相对独立，数据整合和数据共享建设现状无法满足应用需求，限制了医疗服务质量的改进、效率的提升以及成本的有效控制。

（一）医院信息集成现状

目前，绝大多数医院都建设了 HIS、EMR、LIS、PACS 等信息系统。由于各自建设时期主流技术、标准应用等因素的限制，各信息系统之间的交互和信息共享程度、实现方式存在很大差异；信息系统之间的交互方式可能存在视图集成、网络服务（Web Services）集成、程序编程接口集成、数据库表直接访问等多种集成方式。同时，大多数信息系统在数据交换的数据格式实现方面没有遵循统一的标准。例如，系统集成接口构成、实现方式没有形成统一标准；其次，由于系统实施厂商的不同，数据库实现方式也各有不同，系统之间接口重用存在一定的困难；最后，由于系统集成接口的不规范、不统一，也增加了相关系统维护的技术难度和工作量，一定程度降低了系统运行的效率。

传统的信息集成机制，主要采用点对点的集成互连方式，系统之间的数据、技术、接口耦合性强，信息交换机制不统一，数据交换不完全，导致了各信息系统版本更新难度大、影响范围广、投入成本高、系统更新风险大。同时，各系统之间交换的数据构成缺少统一标准、冗余度高、数据复用性较差，影响信息交换的效率、系统运行性能和系统实施效率。

基于以上情况，医院信息化建设需要引入统一的信息平台技术来实现医院信息系统的集成，促使业务系统向有序、高效受控的集成管理模式发展，从而解决医院信息系统的集成现状存在的问题。

（二）医院信息标准应用现状

医院信息化标准应用不统一、不规范是目前医疗信息化建设中比较突出的问题。不同厂商提供的信息系统产品都有各自的信息标准，当信息系统间做数据交换时，会出现数据名称相同但其定义不同、内涵不同，从而极大地增加了信息交换的技术难度和工作量。具体情况如下：

首先，信息系统使用的术语字典，由信息系统各自管理，没有形成全院级统一术语管理。例如，HIS 系统和电子病历系统都使用疾病分类，由于没有使用统一标准，同一疾病以不同的命名和疾病代码存在，这种方式只能满足本系统的正常运行，当涉及系统之间的数据交换，信息系统就需要作术语映射，如果一方修改术语且未及时通知另外一方，系统之间数据交换就无法正常进行。

其次，信息系统中，文档、技术规范应用不广泛。在当前医疗行业中，医疗信息跨机构共享的需求不高；实际生活中，患者跨机构转诊所需的信息交互仍以纸质病历为主，对电子信息共享要求不高，导致相关标准、技术规范的应用不广泛。

最后，在国家行业标准没有正式发布的情况下，信息系统就已经在医院部署应用；之后，信息系统没有针对行业标准做产品标准化改造，导致信息系统应用的数据标准与国家行业标准不符，信息系统需要做数据标准化改造。

因此，医院有必要借助医院信息平台来规范医院术语统一管理，促进信息交互标准、技术规范的推广和应用，最终实现医院信息标准化。

（三）患者索引信息现状

对于那些没有实现患者统一管理的医院，其建设的信息系统各自管理本系统注册患者的信息。门诊、住院、急诊都有独立的患者基本信息管理模块，且患者标识不同，这就造成患者信息不具有唯一性，在医院就诊过程中使用多个患者标识，患者在门诊、住院、急诊的就诊信息没有有效整合，医务人员只能查看患者局部信息而非完整的诊疗信息。

同时，信息系统中的患者基本信息缺乏完整性；例如，患者基本信息不全面，只存储姓名、性别、出生日期等信息，没有保存身份证号等唯一定位患者的标识信息，导致患者确认存在困难。

三、信息平台功能定位

为有效解决医院信息化建设存在的问题，医院信息平台将医院信息互联互通、数据标准化作为信息交换核心功能。同时，依托患者主索引将患者临床信息整合，为临床业务工作提供数据统一展现以及分析服务，最大限度发挥临床数据的价值。

（一）信息互联互通

医院信息系统集成的首要需求是实现各医院应用系统之间的互联互通：

1. 从集成的层面上，需要考虑三个层面：数据层面、应用/服务层面和流程层面。即各应用系统在数据层面可以相互交换，在应用层面可以互相调用，在流程层面可以协同在一起实现全院级的业务协同。

2. 从集成的手段上，包括点对点集成和集成平台集成两种方式。全院级系统集成，涉及系统众多，为了提升集成架构的灵活性和效率，集成平台集成方式应该是主要实现方式。

互联互通的重点是数据层面和应用层面的集成。具体来说，重点是要解决医院信息系统的系统异构集成、数据共享和数据交换传输标准等关键性问题。医院内的业务应用系统均与医院信息平台互联，并通过医院信息平台实现相互之间的数据交换和应用服务的调用。

（二）数据标准化

科学、实用的卫生信息标准对于指导和规范医院信息化建设具有重要意义。2008年以来，卫生信息标准委员会围绕信息标准的基础工作以及卫生体制改革对医药卫生信息化建设提出的“互联互通和信息共享”要求，医院需依据国家卫生信息标准体系基本框架、卫生信息标准理论与方法等基础类标准，以及电子病历和医院信息平台相关技术类标准，来构建基于电子病历的医院信息平台。

建立全院级医疗信息标准体系，实现医院信息标准化，需要遵循以下原则：

1. 唯一性　基于标准化术语规范，建立统一的医疗术语标准。要求医院信息系统所应用的术语，其术语元素名称、编码、含义具有唯一性，以确保医院信息标准统一管理和维护。

2. 规范性　医院中需要共享的医疗文档，包括治疗记录、输血记录等文档，必须遵守行业规范标准，也即是说，文档中的数据元和数据集符合标准规范，以便医院之间信息能够互联互通。

3. 稳定性　医院对信息标准的应用加强监管，对于院内信息标准的变更需要建立管理机制进行审核；同时，对于以往使用的标准进行记录，并维持应用支持，以便标准发生变化时，历史数据还能够正常使用和交换。

（三）患者主索引

医院信息集成要解决的另一个关键问题是医院信息系统中，患者基本信息的不唯一。临床医疗工作均是以患者为中心，如果患者的基本信息不唯一，则无法实现基于患者的电子病历信息集成。

为了更有效地提升患者基本信息质量、更好地处理患者基本信息的更新及管理，以及高效、准确地信息一致性问题，同时有效地集成信息系统中所有患者相关的就诊信息，医院有必要建立全院级统一的患者主索引，并以此为基础实现医院数据层面的集成整合，包括电子病历的数据整合以及医院业务和管理数据的整合。

通过患者主索引服务，医院可以实现患者数据的有效整合，并提升患者基本信息质量，从而为临床工作提供以患者为中心的患者集成视图、建立以患者为核心的电子病历系统奠定基础。

第二节　医院信息平台技术架构

医院应该遵照《基于电子病历的医院信息平台建设技术解决方案（1.0版）》《电子病历基本架构与数据标准（试行）》等原卫生部和卫计委发布的标准规范建设基于电子病历的医院信息平台。利用行业相关标准构建医院信息标准体系、集成医院信息系统、整合医院信息数据，从而建设形成“系统整合、标准统一、互联互通”的医院信息平台。

一、总体架构

在《基于电子病历的医院信息平台建设技术解决方案（1.0版）》中，医院信息平台的总体架构包括医院信息平台门户层、医院信息平台应用层、医院信息平台服务层、医院信息平台信息资源层、医院信息平台信息交换层、医院业务应用层、信息基础设施层七个部分，如图16-1所示。

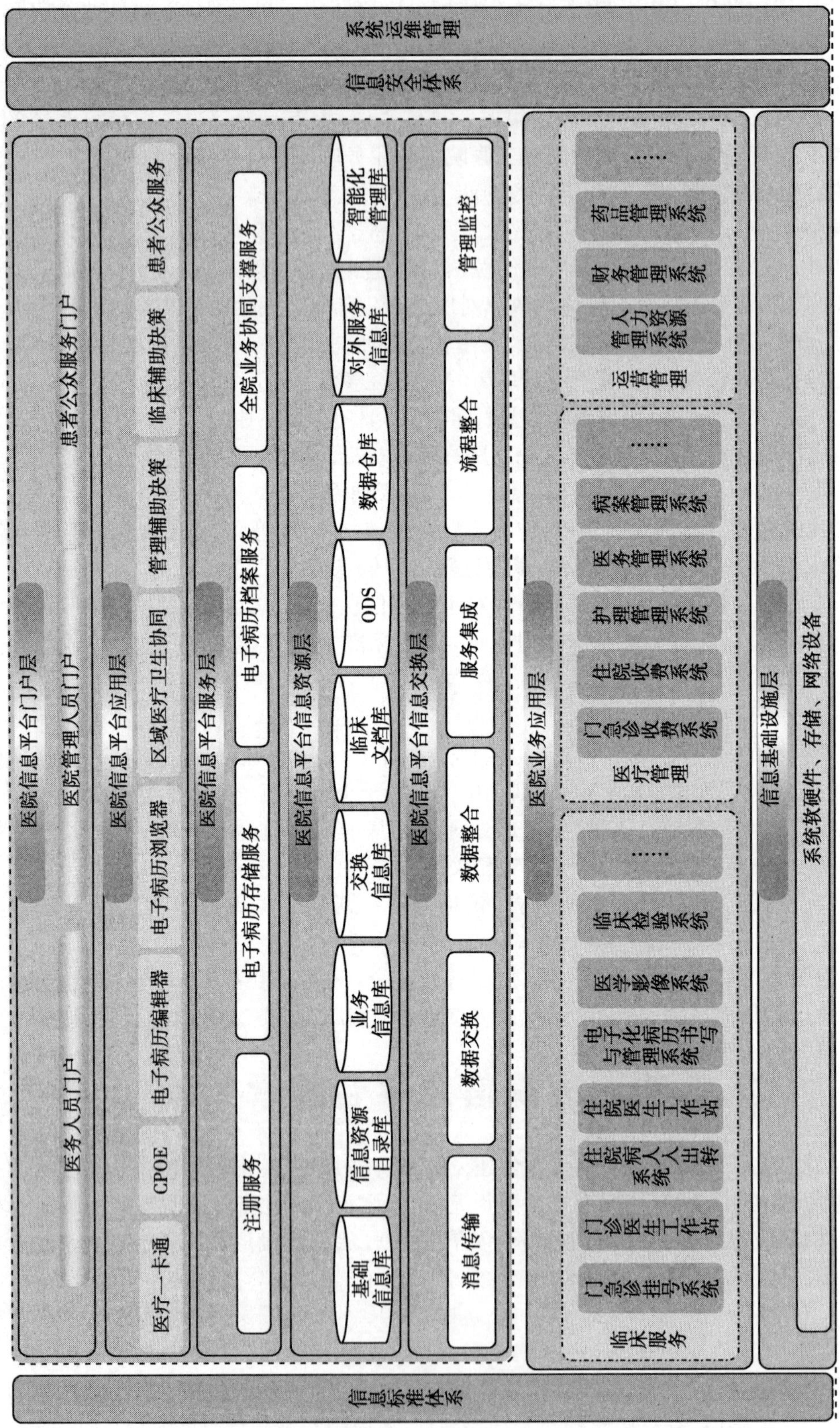

图 16-1 医院信息平台总体架构图

医院信息平台门户层、医院信息平台应用层、医院信息平台服务层、医院信息平台信息资源层、医院信息平台信息交换层构成了医院信息平台系统应用部分，主要服务于医院信息系统应用集成的需求；医院业务应用层是目前医院内部的业务应用系统，是医院信息平台服务的对象，是支持医疗服务的基础；信息基础设施层服务于医院业务应用系统和医院信息平台，由各信息系统基础设施整合形成。

二、关键技术

(一) 面向服务架构(SOA)技术

面向服务架构(Service-Oriented Architecture，SOA)是一个组件模型，该模型把应用程序的不同功能单元(服务)通过服务间定义的接口和协议联系起来。服务接口基于开放式标准进行定义，且独立于实现服务的硬件平台、操作系统和编程语言。这使得构建在该技术平台上的服务可以以统一、规范、通用的方式进行交互(图 16-2)。

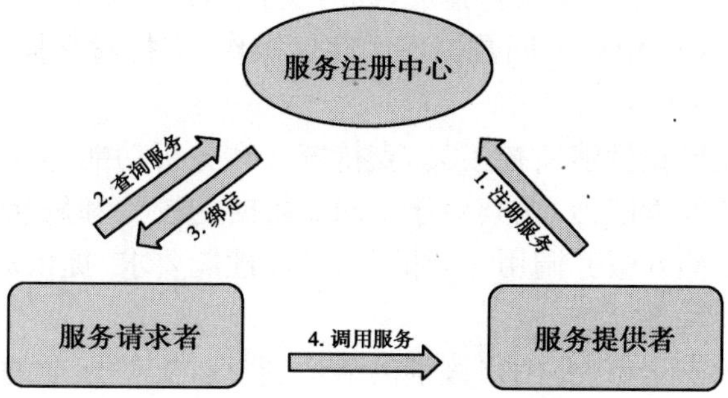

图 16-2　SOA 示意图

面向服务架构(SOA)相关标准和技术：

1. SOAP　简单对象访问协议(Simple Object Access Protocol)。
2. WSDL　Web 服务描述语言(Web Services Description Language)。
3. UDDI　统一描述、发现和集成(Universal Description，Discovery and Integration)。

WSDL 用来描述服务，UUDI 用来注册和查找服务；SOAP 作为传输层协议，用来在消费者和服务提供者之间传递消息。一个消费者可以在 UDDI 注册表查找服务，取得服务的 WSDL 描述，然后通过 SOAP 来调用服务。

(二) 企业服务总线(ESB)技术

医院信息平台中的信息交换层主要采用企业服务总线技术来实现。企业服务总线(Enterprise Servicc Bus，ESB)，用于实现医院各信息系统之间、医疗机构之间的数据、应用、流程的集成整合；同时，还支持在面向服务架构(SOA)下，对于 Web 服务的集中管理和安全控制。

企业服务总线(ESB)所支持的功能服务包括：多种通讯协议的访问接入、不同通讯协议之间的转换、不同数据格式的加工和处理、基于数据内容的消息路由、基于主题的数据订阅/发布、应用整合异常处理。

对医院信息平台而言，企业服务总线(ESB)需要满足以下技术要求：

1. 面向服务架构(SOA)支持　遵循面向服务架构(SOA)架构设计原则和技术标准，能够构建标准的、基于企业服务总线的信息平台，提供松耦合模式，将业务逻辑和应用逻辑、数据逻辑等分离开，形成一个满足企业需求的应用集成和信息集成需求的解决方案；

2. Web 服务支持　支持最新 Web 服务标准，包括 SOAP 1.1/1.2、WSDL 1.1、MTOM/XOP、WS-I Basic Profile 1.1 等；支持 Web 服务自有的安全性(WS-Security)和寻址功能(WS-Addressing)标准；支持 Web 服务同步和异步不同形式的调用；

3. 智能路由支持　灵活的消息路由方式，支持基于消息内容的处理和路由；还支持多种方式的消息交互，包括过滤、充实、监视、分发、关联、拆分(一对多)和合成(多对一)等；

4. XML 格式转换　支持标准 XML 数据的格式转换，并且可以通过图形化映射组件、XSLT、客户化 Java 程序、ESQL 等多种方式实现数据转换功能；

5. 非 XML 格式转换　支持非 XML 数据的格式转换，实现 XML 消息格式和其他数据格式之间的映射，包括了 C Record、JMS、TDS 分隔符、平文本、行业专有数据格式等多种格式，同时也要支持自定义数据格式；

6. 发布/订阅支持　支持信息发布/订阅功能，支持队列和主题两种订阅模式；主题订阅模式支持树状结构，即支持多级主题模式，支持主题模糊的匹配方式，同时支持跨越多节点的发布订阅能力；

7. 图形化开发工具支持　提供图形化界面开发工具，实现简单和复杂的数据流程设计；提供图形化界面的数据映射和拖拽方式，以支持配置功能的开发。提供多种内置功能组件和节点，所支持的功能涵盖协议接入、路由、转换、监控、例外处理等。同时要支持自定义的处理节点，提供多种编程语言（C/C＋＋、Java 等）的实现接口；

8. 通讯协议支持　提供可靠的数据或消息传输，确保消息传输的最简化连接方式，如支持 MQ、Tibco-EMS 等标准消息中间件，支持 JMS 最新标准。支持开放的标准协议，包括 HTTP/HTTPS、JMS、FTP/File、Socket、SMTP、SOAP/HTTP、SOAP/JMS 等；

9. 数据库支持　与关系型数据库实现无缝集成，同时支持 JDBC 和 ODBC 两种数据库连接方式。在数据交换和流转过程中，支持业务逻辑中对不同数据库的存储操作；支持对不同数据库实现各种类型的用户和密码管理；

10. 系统管理支持　提供图形化性能监控工具，支持统计和分析功能，同时支持 Pub/Sub 报告模式；

11. 性能要求　具备高性能处理能力，尤其对于 XML 数据的校验和解析、XSLT 解析、非 XML 报文的处理、路由和过滤、数据库操作、Web 服务调用等，都要满足高性能要求，提供动态的缓存机制，保证数据能够在内存中最快速的处理；

12. 安全性支持　提供多种安全机制，用户级别的认证、授权，支持标准的 LDAP 服务器；支持访问级别的 SSL 传输机制；支持数据内容级别的数字签名等机制。

（三）HL7 标准相关技术

HL7 卫生信息交换标准是基于国际标准化组织（International Organization for Standardization，ISO）所发布的网络开放系统互联模型（Open System Interconnection，OSI）第 7 层（应用层）的医学信息交换协议，是由 HL7 标准组织制定的标准化卫生信息传输协议，是医疗领域不同应用之间电子传输的协议。

HL7 标准可以应用于多种操作系统和硬件环境，也可以进行多应用系统间的文件和数据交换。HL7 标准的主要目的是要促进各类型医疗信息系统之间，临床、检验、保险、管理及行政等电子资料交换；主要应用在医疗保健领域，特别是在住院患者急需的医疗机构内（如医院）进行及时的电子数据交换。

构建医院信息平台需要借助 HL7 相关标准来指导医院信息标准化交换和支持医疗业务协作。目前医疗行业领域，主要使用 HL7 V2 和 HL7 V3 两个版本，用于实现医疗信息交换的消息机制；医疗文档方面主要应用临床文档架构（CDA）标准，用于规范医疗文档的结构和语义标记。

1. HL7 V2　HL7 V2 标准采用消息开发框架（MDF），交换的数据以消息为基本构成单位。一个消息由多个段组成，其中的段则由多个字段组成，而字段则是由一个或多个数据元组成的字符串。

2. HL7 V3　与 HL7 V2 标准的设计方式不同，HL7 V3 的主体设计采用了从上而下、面向对象、基于语义交互的架构，其开发框架是 HL7 开发框架（HDF）。HL7 V3 标准包括参考信息模型（RIM）、数据类型、词汇表、消息结构等信息交换标准。参考信息模型（RIM）是静态的卫生信息模型，它是所有 HL7 V3 协议规范标准的基础概念模型。

3. HL7 临床文档架构（CDA）　临床文档架构（CDA）标准是以交换文档为目的的、一种定义文档结构和语义标记的标准。临床文档架构（CDA）标准是对一个完整的信息对象的定义，且形成的 CDA 文档可以打包成 HL7 消息进行传输。临床文档架构（CDA）标准的基础载体是 XML 标准。目前国内在用的是 CDA R2 版本。

第三节　医院信息平台功能服务

一、信息集成功能

随着医院信息化建设的全面推进，各类专业性应用逐步增多，异构系统间的数据交换越来越频繁，信息系统集成成为医院信息化建设的重要内容。在医院内部信息系统集成方面，传统上有两种集成方式：点对点接口通信模式和单一系统模式。点对点接口通信模式存在系统耦合度高、系统整体稳定性和安全性难以预测和控制等问题。而单一系统模式将HIS系统作为数据交换中心，没有将医疗业务与信息集成区分开，没有部署独立的数据交换平台，这就极大地影响到业务系统的业务处理能力和运行性能；该模式存在系统耦合度高、稳定性差、系统更新难度大等问题。

基于信息技术标准，结合企业服务总线（ESB）和面向服务架构（SOA）等平台技术，将信息系统间业务交互的接口服务与流程服务全部交由信息平台实现和监管，快速有效地实施数据交换和数据整合，形成以电子病历为核心的医院信息平台。医院信息平台的建设和运行必须遵守国家和行业标准，提供可靠的消息传输机制，实现系统集成和信息交换，降低信息系统耦合度的同时，保障医院信息互联互通、标准化。

此外，医院信息平台应具备服务注册、信息路由、信息转换、信息发送、信息监控等数据交换和标准处理的能力，用以保障医院信息系统的系统集成和信息交换。

（一）服务注册

医院信息系统要实现信息交互，医院信息平台管理临床诊疗业务的交互情况，这就意味着所有的业务消息服务必须注册到信息平台，由信息平台管理业务服务、消息分发和信息整合。

传统上，信息系统之间的消息服务接口都是单点交互，不具备复用性和扩展性；同时也存在信息安全隐患。医院根据医疗业务梳理，整合医疗服务，将医疗服务注册到信息平台，由平台来完成消息服务的管理和监控，最大限度地整合医疗业务数据交换接口。

当医院用户创建消息服务，并注册到信息平台，信息平台将会正式发布该消息服务；信息平台相关联的信息系统就可以订阅和应用消息服务，而不必关心消息服务的创建者。同时，标准化的信息平台可以帮助消息服务的提供系统和消费系统进行数据标准化处理。

（二）服务订阅

消息订阅/发布模式主要是通过服务提供系统将服务注册到信息平台，由信息平台集中管理，发布后的服务可以作为服务提供系统对外提供的业务服务。服务消费系统可以按照自身需要订阅信息平台上的各类服务，而不必与业务系统做数据对接，从而降低了系统的耦合度。

应用消息订阅/发布模式时，服务消费系统订阅发布在信息平台上的服务信息，服务消费系统不必主动等待服务消息的发送。当服务提供系统通过注册的服务发送业务处理消息时，信息平台会及时将服务消息推送给服务消费系统，服务消费系统接到服务消息后进行相应处理。以患者基本信息应用为例，患者基本信息由患者主索引系统统一维护，LIS、RIS等业务系统订阅患者基本信息服务，当新增或更新患者基本信息时，患者主索引系统将消息发送给信息平台，由信息平台消息推送给LIS、RIS等业务系统。

（三）信息路由

信息路由（业务消息路由）是企业服务总线（ESB）的核心功能。信息路由实现接入到企业服务总线（ESB）的应用系统之间信息的准确转发；同时通过路由种类、路由过滤机制等多种技术和机制的组合与协同工作，实现对传统消息路由技术的改进和完善，大幅提升了企业服务总线（ESB）消息转发的可靠性、可用性和可控性，为企业服务总线（ESB）上的应用系统提供了一个透明、可靠、简单的路由机制(图16-3)。

目前消息路由主要有两种方式：基于地址的消息路由和基于内容的消息路由。

1. 基于地址的消息路由　基于地址的消息路由是一种静态路由机制，消息发布者发布消息时需要指定消息发送目标地址，从而将消息传递给消息接收者。

2. 基于内容的消息路由　基于内容的消息路由采用发布/订阅模式的动态路由模式，在消息发布者和消息订阅者之间建立基于内容的匹配或对应关系，一旦匹配成功便将该消息事件正确、安全、高效地路由到消息订阅者。

与传统的基于地址的消息路由不同，医院信息平台建议采用的基于内容的消息路由机制是通过定义路由表、订阅表和消息路由机制来增强系统的自适应性，不仅具有更大的灵活性，还很好地实现了应用之间的松耦合。

基于内容的消息路由是通过消息的内容来影响和决定消息的寻址和路由，消息的发布者产生的消息不需要包含任何与消息目的地相关的信息，也不需要知道关于消息接收者的任何先验知识，允许消息接收者表

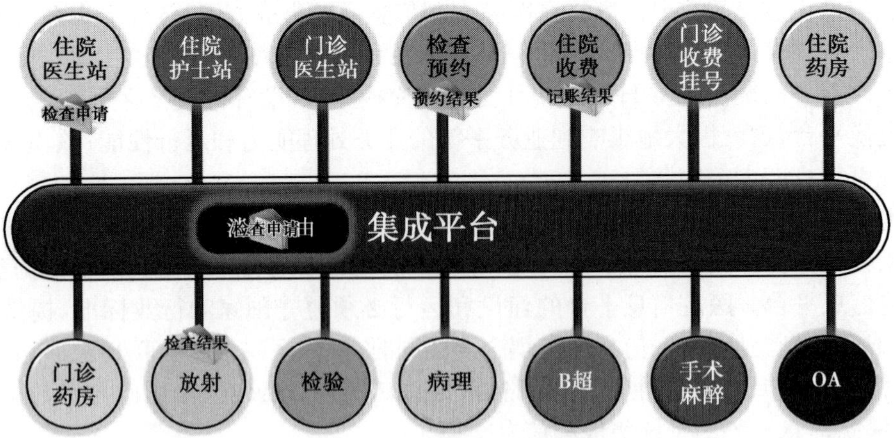

图 16-3　基于集成平台的消息路由

达希望接收消息的意愿而不必了解消息发布者的信息。

（四）信息转换

医院信息标准化是信息平台的基础任务，信息平台有义务将非标准的医院信息做标准化处理，以便通过信息平台交换的医院信息能够在系统之间互操作。

由于医院的医疗信息系统是复杂的、异构的，各个信息系统的开发设计方法、原则存在差异，系统之间使用相互不兼容的数据格式，，导致医疗信息集成和共享能力低下。

基于对以上问题的考虑，在信息平台内部引入了信息转换引擎，采用国家或行业标准作为通用的数据标准，将信息系统交换的信息做标准化映射。

（五）信息交互

信息平台作为医院信息交换中心，担负着业务系统之间信息交换和共享的重任。信息平台应能够提供同步/异步信息交互模式，以应对不同的业务需求。

1. 同步消息机制　信息平台根据业务系统 A 与业务系统 B 之间的信息交互制定消息服务交互模板，业务系统 A 根据消息交互模板发送消息请求给信息平台，信息平台将消息请求转发给业务系统 B，业务系统 B 接到消息请求后，向信息平台发送消息反馈，信息平台再将消息反馈转发给业务系统 A，完成两个系统的消息交互。

2. 异步消息机制　由于信息平台注册了医院业务系统所有的消息服务，如果业务系统 A 需要消息服务 b（该消息服务由业务系统 B 提供），需要到信息平台订阅消息服务 b，当业务系统 B 发送消息服务 b 到信息平台，信息平台就会将消息服务 b 放到业务系统 A 的服务队列中，等待业务系统 A 来取。

（六）信息监控

为保证信息平台数据交换的准确性和实时性，信息平台对通过平台交互的信息实施监控，包括信息交互内容、信息交互状态，以及服务器资源使用状况；同时对不良状况设定警告机制以便及时通知系统管理员，从而为整个医院信息平台稳定运行提供基础保障。

信息平台应能够实时监测消息服务，具体功能包括：

1. 平台记录消息服务交互的相关信息，包括消息内容、交互时间、交互结果、交互对象等信息。

2. 对于发送失败的消息服务，平台在记录交互情况后，能够根据警告条件驱动预警消息。

3. 根据不同的条件对消息服务做实时消息服务监测。

同时，信息平台能够对消息服务做统计分析，依据消息服务监测结果，查询和统计消息服务交互状况，包括消息服务交互量、消息服务调用峰值、消息服务负载情况、消息服务交互失败情况等。之后，能够对消息服务监测结果做分析，以报表、图形、仪表盘等形式展示分析结果，医院管理者提供决策支持服务。

二、主数据管理功能

随着医院信息化的发展，卫计委医院信息标准的不断推广普及，医院对人员、术语等主数据的实时性、准确性、一致性、规范性有了更高的要求，对于主数据管理需求也逐渐增加。

医院主数据是指信息系统中被用来描述医疗业务实体的数据，例如患者、医生、科室、药品、设备等。主数据是具有高业务价值的、可以跨信息系统重复使用的数据，并且存在于多个异构的应用系统中。主数据管理通过特定约束和方法来保证医院信息系统之间数据交换涉及的主数据的一致性、准确性、实时性、完整性。

同时，医院信息平台对建设全院级医院信息标准体系也有着明确的需求，医院建立标准的主数据体系是支撑医院信息互联互通和数据共享的基石。主数据管理将统一规范了医疗业务中的医学术语，并形成了统一标准化的医学概念体系，能够支持医院通过标准信息模型对医疗信息进行有效的记录、保存、传递和比较；同时把这些医疗信息构建成计算机能够识别和处理的结构化、代码化数据，以满足医院信息的互联互通。

主数据管理可以分为注册服务、数据标准和数据映射。

（一）注册服务

注册服务是指针对医院内各种公共服务资源进行注册的功能。通过服务资源的发布-发现-访问机制，实现服务资源共享、共用。注册服务是主数据管理核心功能，也是医院信息系统最基础的服务之一。

注册服务包括对患者、医疗卫生服务人员、医疗卫生机构（科室）、医疗卫生术语的注册管理服务，并为这些主数据实体提供唯一的标识。此外，针对各类主数据实体形成各类注册库（如个人注册库、医疗卫生机构注册库等），每个注册库都具有管理和解决单个主数据实体具有多个标识符问题的能力。

1. 患者注册　患者注册用于对前来医院就诊患者的基本信息进行管理，通过对患者基本信息的统一管理，可以实现患者信息的一致性、完整性，是实现以患者为中心电子病历系统数据集成和应用的基础。

在医院信息平台上，针对患者注册形成一个全局患者信息库，确保安全地保存和维护患者的就诊标识号、个人基本信息。全局患者信息库能够为医疗就诊及公共卫生相关的业务系统提供人员身份索引和识别确认服务。

全局患者信息库有两大职能：，第一，全局患者信息库是唯一的患者基本信息发布者，是最主要的患者基本信息来源。第二，解决跨信息系统的患者身份标识唯一性问题。患者注册服务是医院信息平台以及医院信息系统正常运行所不可或缺的功能，只有通过统一的患者注册管理，才能确保在医院各信息系统中的患者能够被唯一地标识，各类诊疗业务数据通过统一管理的患者注册身份标识关联起来，最终形成患者全局性的、一致性的医疗信息记录。

2. 医疗卫生服务人员注册　医疗卫生服务人员注册是指针对医疗机构内部所有医疗卫生服务人员的基本信息进行注册和管理。医疗卫生服务人员包括医生、护士、医技人员、药事人员等全部提供医疗卫生服务的医务人员。通过对医疗卫生服务人员基本信息的记录，可以实现对医疗卫生服务人力资源的统一管理、合理配置。

医疗卫生服务人员注册对应的注册库，是一个单一的目录服务。注册库为每一位医疗卫生服务人员分配一个全局性唯一标识，并能够支持医院信息平台以及与平台交互的系统及其用户进行的业务应用。

3. 医疗卫生机构（科室）注册　医疗卫生机构（科室）注册用于对医疗卫生机构（科室）的基本信息进行管理，通过对医疗卫生机构（科室）基本信息的统一管理，可以向基于医院信息平台的医院信息系统提供完整、统一、规范的医疗卫生机构（科室）查询、标识和确认功能。

通过建立医疗卫生机构（科室）注册库，提供各相关医疗机构及业务科室的综合目录，为每个医疗机构、业务科室分配唯一的标识，用以解决医疗服务活动中医疗服务机构唯一性标识问题，从而确保在医疗服务活动中涉及的信息系统都能够使用统一规范的标识符。同时，也能够满足各医疗卫生机构之间的互联互通需求以及维护居民健康档案信息的统一标识需求。

4. 术语注册　术语注册用于从数据定义层次来解决信息系统之间的互操作问题。术语的范围包括医疗卫生领域所涉及的各类专业词汇。

建立术语注册库，用来规范医疗卫生服务工作中使用的专业术语，从而解决医疗卫生服务工作中存在的信息含义一致性问题。术语可由医院信息平台管理者进行注册、更新维护；也可以由医疗机构内各应用系统来提供注册、更新维护，由信息平台来保障术语的一致性和完整性。

各应用系统在使用术语注册库时，根据术语更新频率及其所注册的术语量级，可以通过在线、离线两种方式来获取术语服务。如果选择离线方式，那么需要考虑到更新频率和更新策略的问题，从而确保术语的一致性。对于更新频率较多且数据量较大的术语,应采用订阅发布机制来实现。

(二) 数据标准

主数据管理的注册服务是医疗术语以及医疗相关实体概念注册到主数据注册库中。但是,主数据注册过程需要对注册数据做标准化处理,也就是要求注册数据基于标准信息模型进行数据传输。

信息系统之间的互联互通存在语法和语义两个层次的标准要求,依赖于一系列标准规范体系支撑。对于主数据管理来说,其数据标准要求更多体现在语义标准层面。在语义标准层面,主数据所包括的疾病分类、手术分类等医学术语,都是数据元级别的数据。主数据管理定义数据元的名称、定义、值域等基本信息,以便更有效地服务于医疗业务。目前国内医院应用的术语标准主要包括 ICD、LOINC 等行业标准,是主数据标准体系中的主要标准。同时,医院信息系统中使用的公共字典,如人员、科室、病区等字典项目,以往都由信息系统各自维护,作为全院级信息标准,其维护管理的效率偏低,出现不一致性的风险比较大。这就需要公共字典标准化,并纳入到主数据管理标准体系中。

以患者注册为例,患者注册信息构成参照《电子病历基本架构与数据标准(试行)》标准,主要包括病人类型代码、性别代码、国籍代码、婚姻状况类别代码等数据元信息,其中性别代码遵照《GB/T 2261.1-2003 个人基本信息分类与代码第 1 部分人的性别代码》标准,这样患者注册所需的数据内容遵照国家标准进行了标准化、规范化,能够支持医院信息系统之间实现语义层面的互联互通。

近年来,国家先后出台的《电子病历基本架构与数据标准(试行)》《电子病历基本数据集》(WS 445-2014)、《电子病历共享文档规范》(WS/T 500.X-2016)等规范和标准,为医院信息平台的数据,尤其是电子病历数据标准化提供了依据。实施这些规范标准,实现医疗数据标准化应用,是建设基于电子病历的医院信息平台的重点任务。

(三) 标准映射

目前,基于医院信息平台进行的交换的信息大多采用了已有的国家和行业标准。但是,随着医疗信息系统的专业化、精细化发展,部分系统中还存在疾病分类、疾病症状、医疗服务项目、患者社会关系、医疗机构标识等信息还缺乏国家级标准和行业标准的支持,只能依靠医院或厂商各自确定的信息标准。这种本地标准的存在和发展,导致信息标准的不统一,进一步导致信息系统之间信息交换能力薄弱。在此基础上,为了实现信息系统之间的互联互通,就需要借助主数据管理进行信息标准映射,从而实现针对同一类信息,不同信息标准之间,基于标准映射关系,能够实现信息转换,信息互相识别。

另一方面,由主数据管理服务来实现同类信息标准之间的映射机制,需要使用主数据的各业务信息系统只与主数据管理对接标准,而不必关心其他信息系统标准应用情况。

三、患者主索引功能

在患者注册服务中,来自不同应用系统的患者基本信息,其原始标识号存在差异,为了实现患者的统一标识,就需要患者主索引(EMPI)来实现。患者主索引功能实现架构及模式遵循 IHE 中的 PDQ、PIX 集成规范。

(一) 患者信息整合

在当前医院信息系统中,住院患者是以住院标识号为基准,贯穿整个住院流程并集成、关联患者相关的就诊信息。而门诊患者是门诊标识号为基准,贯穿整个门诊流程并集成患者相关的门诊就诊信息。由于患者的门诊和住院标识号不同,患者的住院和门诊信息不能实时共享。此外,在其他信息系统中也存在单独管理患者标识的情况,诸如放射科系统、实验室信息系统等。

通过患者注册服务可以收集分散在门诊、住院等不同业务系统中的患者基本信息,并依托医院信息平台对患者数据进行数据整合、过滤、匹配等处理分析,将业务系统中患者基本信息集中管理。图 16-4 是患者数据整合的示意图。

(二) 全局主索引标识

全局主索引标识作为患者主索引的核心,通过它与医院各业务系统中的患者标识进行有效关联,实现同一患者在不同系统内不同患者标识的映射和统一,以保障医疗业务信息以患者为中心进行有效集成和高效利用。

全局主索引标识具备以下特性:

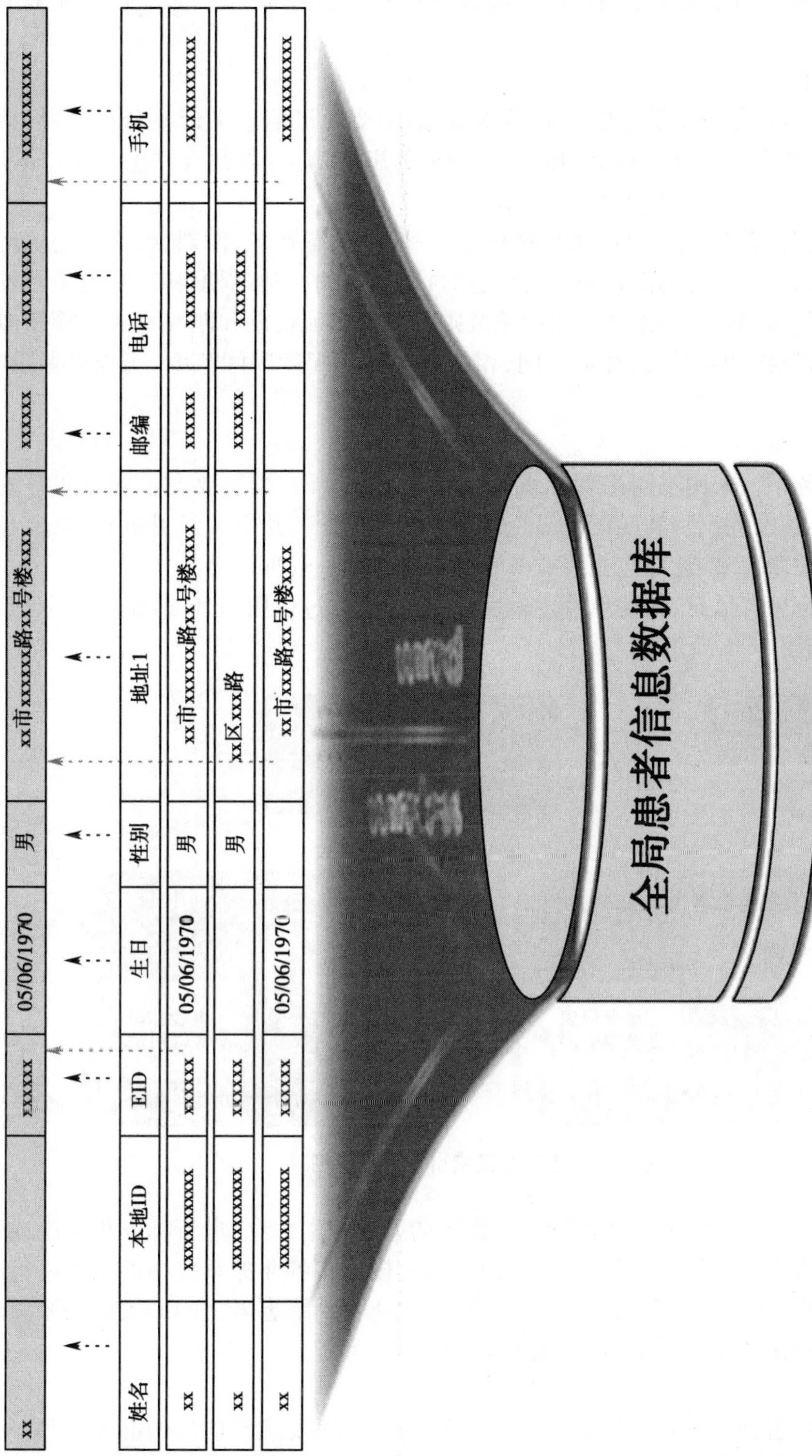

图 16-4　患者数据整合示意图

1. 唯一性　汇总医院各业务系统患者标识，将各业务系统中的患者标识与全局主索引标识建立关联关系，从而确保全局主索引标识的唯一性。

2. 完整性　全局主索引标识涵盖所有涉及患者基本信息注册和管理的业务系统，以及使用到患者基本信息的业务系统。

3. 一致性　各业务系统中的患者基本信息应与患者主索引信息保持一致，保证各业务系统所使用的患者信息准确、统一。

（三）患者信息匹配模型

在医院信息平台建设中，各业务系统中的患者基本信息，组要通过信息平台整合到患者主索引系统中，就需要建立患者匹配模型，利用匹配模型界定相同或者相似的患者信息，以便合并患者基本信息，并关联各业务系统中的患者记录，从而集成患者临床诊疗信息。

患者匹配模型需要根据医院信息系统应用现状构建，一般以患者姓名、性别、出生日期、身份证号、社保号、电话、住址作为匹配标识项。考虑到患者在登记信息时提供信息的完整程度和医院对患者登记信息的要求，需要为各个标识项分配不同的权重，患者主索引系统则根据标识项权重和匹配算法计算相似患者的匹配度。医院相关管理人员可以根据抽样信息确定相同、相似患者的匹配度区间范围，明确患者匹配规则，以决定是否合并患者信息。

（四）患者交叉索引

同一个患者在不同业务系统采用不同患者标识号来标识患者身份，当需要在不同业务系统之间交换患者就诊信息时，首先要求能够准确识别和匹配患者的身份，这就需要患者交叉索引服务，把患者在不同业务系统的患者标识通过索引关联起来，从而建立跨业务系统的患者统一管理。

患者交叉索引需要整合患者信息、构建患者主索引标识，才能通过运用 IHE 集成规范的 PIX 和 PDQ 来实现患者交叉索引功能，如图 16-5 所示。

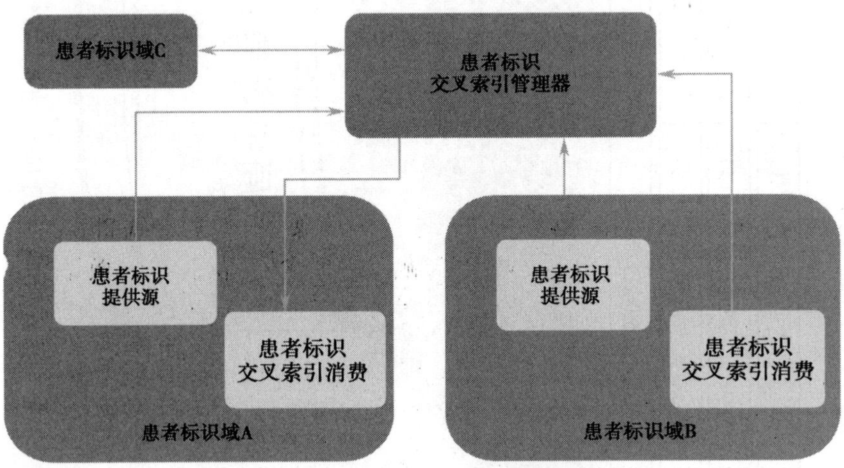

图 16-5　患者交叉索引交互示意图

患者交叉索引建设步骤：首先，将来源于不同业务系统的患者基本信息，进行标准化清洗或转换，再将清洗后的患者信息注册到患者全局数据库。其次，利用患者匹配模型将各业务系统中的患者进行匹配关联，同时生成全局患者主索引标识，建立并保存患者主索引标识和各业务系统患者之间的关联关系。最后，通过主索引标识与业务系统患者标识的关联关系，提供患者交叉索引服务。

（五）患者信息维护

患者基本信息会根据患者社会关系的改变而发生变化，为保障医院患者信息的准确性和一致性，患者基本信息需要进行统一管理。在某业务系统患者信息更新后，需要及时更新患者主索引；之后，由患者主索引服务通知其他各业务系统患者基本信息发生变更，各业务系统根据系统运行情况，适时更新患者信息。同时，为使患者信息变更不对患者历史诊疗数据造成影响，患者主索引系统需要保留患者基本信息变更历史信息，以及历史版本之间的差异对比。

另外，基于患者匹配模型不能做到精准匹配时，需要人工干预，就需要医院相关管理人员能够及时确认处理。患者主索引系统为用户提供疑似患者数据，用户可以根据口头、电话与患者沟通的方式确定疑似患者信息，明确患者是否需要合并。对于错误的合并数据，用户可以通过回退、撤销等方式恢复患者数据。

四、权限管理功能

原卫生部《电子病历系统功能规范（试行）》明确要求“电子病历系统应当具有用户授权与认证、使用审计、数据存储与管理、患者隐私保护和字典数据管理等基础功能，保障电子病历数据的安全性、可靠性和可用性。”建设基于电子病历的医院信息平台需要遵循该功能规范，不同的是医院信息平台需要针对所集成信息系统的用户权限进行统一管理。

没有建设医院信息平台的医院，医院信息系统中的用户信息和权限管理如同系统中的数据一样分散管理，同一用户在不同信息系统中用户名称、用户密码可能都不一样，这就增加了系统管理用户和权限的复杂性以及系统运行风险。为此，医院需要构建用户权限集中管理体系，将分散在各个信息系统中的用户信息、权限信息整合起来，统一交由医院信息平台集中管理，建设全院级统一用户权限管理平台，使其能够更加灵活、迅速地实现医院对身份权限管理的需求，提升医院身份权限管控水平，降低身份安全控制风险。由于卫计委要求电子病历信息具备安全性、完整性、不可抵赖性，就需要在审查用户身份同时审计和控制用户访问能力。

基于对电子病历信息安全的考虑，医院信息平台的权限管理需要包含以下主要内容：

（一）用户管理

《电子病历基本规范（试行）》要求：“对操作人员的权限试行分级管理，保护患者隐私”，医院信息系统应当为操作人员提供专有的身份标识和识别手段，并设置相应权限；操作人员对本人身份标识的使用负责。

医院信息平台作为医院各信息系统信息交互的纽带，在平台上统一管理用户信息和用户权限，将分散在各个信息系统中的用户信息整合和集中存储，合理分配用户权限，能够确保用户和权限的安全性、一致性。医院各信息系统在使用用户和权限信息时，可以同步医院信息平台的用户信息。由于医院各信息系统所负责的业务领域不同，用户权限范围也各有不同，信息平台和业务系统针对用户权限的管理可以实行分级管理制度。平台管理用户的追加、更新和删除，以及信息系统级权限管理；信息系统直接同步、引用平台用户数据，在平台权限管理基础上，进行功能模块级权限分配。基于两级用户、权限管理机制，既能保障用户权限的统一管理，也能最大程度保障系统应用的灵活性和高效率。

医院信息平台提供的用户管理服务涉及以下主要功能：

1. 整合用户信息　医院信息平台集中、规范管理用户信息，包括用户名称、用户密码，以及其他属性信息。用户属性信息需要考虑医生、患者、管理者等系统角色，最好能区分标识不同个体。

2. 设定系统权限　根据信息系统整合情况，设定权限粒度，对于无法整合用户权限的信息系统只能设定整个系统的权限，该系统的具体操作权限由系统负责分配。

3. 用户授权服务　依据用户业务需求为用户分配相应的权限。可以对用户权限实行分级管理，实习医务人员、试用期医务人员等受限人员配以审核机制，或对关键、敏感数据信息做字段级或文件级授权，以保护患者隐私。同时，自动记录授权用户操作日志，用于日后的审计。

4. 用户信息同步　医院信息平台增加、删除、修改用户信息和权限信息，信息系统可以通过同步机制获取用户信息，信息系统本身不具备用户信息的增加、删除和修改功能。

（二）身份认证

医院信息平台在提供统一用户管理的同时，对信息系统也提供统一的身份认证和认证策略，以识别用户身份的合法性。

目前常用的身份认证技术主要有以下几种：

1. 用户名/密码认证　利用用户信息中的用户名称和用户密码来做身份验证，仅仅核实用户名称和用户密码的正确性，这是最基本的认证方式。

2. PKI/CA 数字证书认证　通过数字证书的方式认证用户的身份。

3. IP 地址认证　管理信息系统和访问客户端的 IP 地址，并对 IP 地址做访问限制，用户只能从指定的 IP 地址或者 IP 地址段访问系统。

以上几种方式，用户名/密码认证过于简单，IP 地址认证不够灵活，PKI/CA 数字证书认证就成为医院首选的身份认证技术。PKI（公钥基础设施）是由公共密钥技术、数字证书、CA（数字证书认证中心）和关于公共密钥的安全策略等基本成分组成的安全基础平台的技术和规范。

基于 PKI/CA 数字证书认证技术，建立医院信息平台身份认证中心，为基于电子病历的医院信息平台提供全面的数字证书服务。PKI/CA 数字证书认证包含数字证书签发、数字证书更新、数字证书注销和数字证书验证的功能，并与信息系统结合实现安全身份鉴别。

CA 作为 PKI 的核心具有以下功能：

1. 接收验证最终用户数字证书的申请。
2. 确定是否接受最终用户数字证书的申请，即证书的审批。
3. 向申请者颁发、拒绝颁发数字证书，即证书的发放。
4. 接收、处理最终用户的数字证书更新请求，即证书的更新。
5. 接收最终用户数字证书的查询、撤销。
6. 产生和发布证书废止列表（CRL）。
7. 数字证书的归档。
8. 密钥归档。
9. 历史数据归档。

（三）单点登录

随着医院信息化的发展，医院信息系统不断增加，用户登录各个业务系统时，采用传统的用户标识和密码方式登录，且各业务系统遵循其独立的身份认证安全策略，用户标识和密码在各业务系统中不统一。这就要求用户人工记忆在各业务系统中的不同的用户标识和密码，这一方面加大了用户系统使用的负担；同时，由于用户容易忘记用户名和密码，造成管理资源损耗、系统利用率降低。

因此，基于用户信息管理和身份认证技术，医院信息平台可以借助单点登录来实现："一次登录，随处访问/全网漫游"，使已授权用户在访问多个信息系统时，只要用户在其中一个信息系统做过登录操作和身份认证后，就不用再次身份认证即可以访问其他信息系统。

以用户借助单点登录技术访问 LIS、EMR 系统为例（图 16-6）：

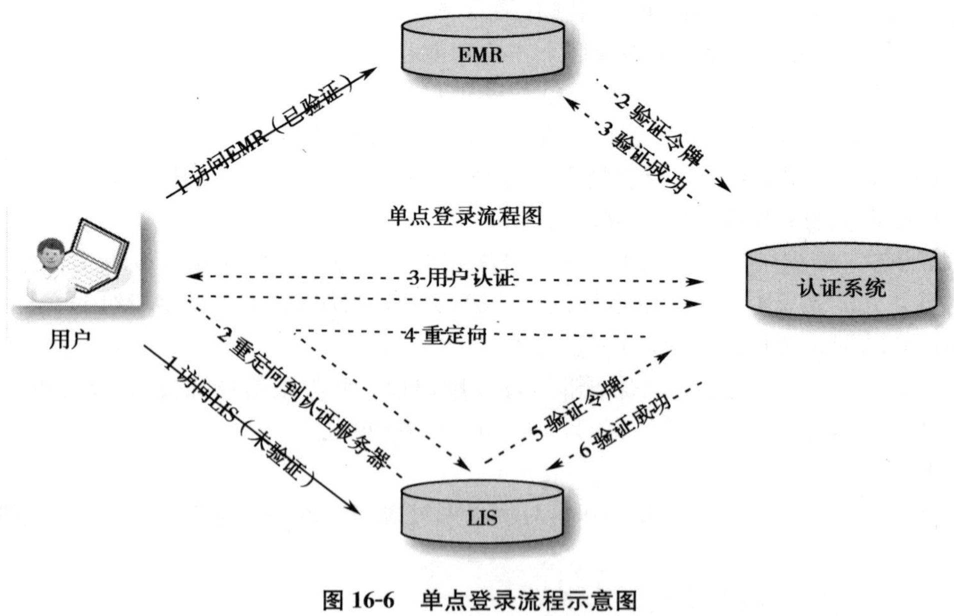

图 16-6　单点登录流程示意图

1. 当用户第一次应用 LIS 系统时，因为还没有登录，会被引导到认证系统（医院信息平台权限管理服务）中进行登录；
2. 根据用户提供的登录信息，认证系统进行身份校验，如果通过校验，应该返回给用户一个验证令牌；
3. 当用户再访问其他应用的时候就会利用验证令牌，作为已经认证的凭据。应用系统接收到登录请求之后会把验证令牌送到认证系统进行校验，检查验证令牌的合法性。如果通过校验，用户就可以不需要登录的情况下应用 EMR、HIS 等系统。

第四节　医院信息平台标准应用

构建基于电子病历的医院信息平台需要结合国家卫生信息标准和国际行业标准。这些标准是医院信息平台建设的基础，使医院信息平台集成的信息系统具备互联互通和信息共享的能力。

国内外对卫生信息标准的分类没有统一的标准，大多简单分为数据标准和技术标准。随着国家卫生信息标准体系的发布，医院管理者以及信息支持人员可以参照该标准体系来划分标准类别，从而能够更清晰地了解医院信息平台需要采用标准及其应用场景。

由于目前国内外发布的卫生信息标准众多，医院需要根据自身发展需求为医院信息平台选用标准规范，从而为医院信息提供更合理有效的信息标准服务，让行业标准能够真正服务于医院。

为此，医院需要先明确目标，制定总体规划，按照规划把标准规范引入信息平台，完成标准化医院信息平台的建设。

一、明确目标

医院可以根据卫计委正式发布的建设基于电子病历的医院信息平台的总体要求，收集和整理国内外基础类、数据类和技术类行业标准作为参考标准，制定符合医院需求的标准体系，满足医院信息系统之间医疗信息的互联互通、数据共享需要，实现以电子病历为基础的医院信息互操作。

卫计委已经正式发布《电子病历系统功能应用水平分级评价方法及标准》和《医院信息互联互通标准化成熟度测评方案》，为医院信息平台以及信息系统的建设和发展指明了方向，明确了评测体系，帮助医院信息平台建设明确目标。

二、标准梳理

标准梳理过程是通过对医院各业务系统现场调研，了解和掌握医院信息数据以及信息标准的使用状况，调研工作包括人员、药品、临床操作等医疗术语字典，也包含各业务系统信息交互情况，例如，信息交互接口等信息，以便医院信息平台对医院信息做标准化处理。

（一）整理术语字典

收集和整理各业务系统使用的医疗术语，分析出术语字典的源系统和目的系统，术语字典源系统间术语的映射关系，以及现行医院术语与行业标准的差异。

在医疗术语字典整理过程中，医院可以 ICD-10、LOINC 等行业标准作为医疗术语字典的基础标准，中医医院可以参照《中医病症分类代码》《中医药临床术语集》《针灸名称术语》等中医术语标准。

全院术语字典的收集和整理是构建术语标准的基础。通过此过程医院可以了解国家、行业标准在各业务系统应用的程度；术语标准如何管理和如何同步；患者、药品、诊断等基础字典信息的维护系统和引用系统，以便根据医院信息化程度对术语字典做标准化改造，从而对术语字典作统一维护和管理，利用医院信息平台的消息分发机制将标准的术语字典信息发送到各个业务系统。

（二）梳理数据交互流程

医院信息平台的建设，也要求数据交互接口、交互流程标准化，并由信息平台统一管理数据交互流程。

数据交互流程的梳理首先从汇总各业务系统接口交互情况入手。通过汇总业务系统交互接口，掌握医院信息交互情况，包括接口调用系统、接口定义的信息，以及接口交互流程（交互角色、交互系统、触发事件等）。同时汇总的接口信息需要说明消息交换机制，是消息推送方式还是实时交互方式，以及消息交互相关的业务场景。

依据汇总的系统接口服务，根据各系统不同的业务流程整理和编写相应的服务定义书，用于记录消息交互流程和相关交互内容。基于国家或行业标准将各系统提供的接口服务做标准化处理，对原有接口服务做标准化改造，同时整合接口服务，将相同业务的接口服务整合在一个服务接口，利用平台消息服务来发布服务。因此，服务定义书必须详细记录消息服务的源系统和目的系统。

（三）构建信息模型

为满足医院信息平台互操作需求，需要基于标准的信息模型来实现各个业务系统对相同医疗业务活动及流程的理解。通过构建信息模型，医院信息平台关联医疗业务活动和活动对象并描述相互之间的关系，进而推动医院信息标准和信息共享。

HL7 RIM 模型是国际上应用比较广泛的医疗信息模型，是 HL7 V3 标准的基础，可以作为医院信息平台标准信息模型的参考。医院信息平台需要结合医院业务应用情况，对 HL7 RIM 模型做合理的裁剪和扩展以便符合医院业务需求，构建医院自有的、可落地的信息模型。

三、标准应用

经过上述医院信息标准化的前期整理和分析过程，医院构建符合自身情况的医院信息标准体系，并将标准应用到整个信息系统体系中。

首先，依据标准的术语字典构建主数据管理和患者主数据管理服务，从基础数据层面实现医院信息标准化管理，将患者管理、药品管理、临床医疗等各业务系统都会涉及的术语字典做标准化处理，并将标准的术语字典分享给各业务系统。

其次，各业务系统利用平台服务定义书中定义的信息服务标准改造业务系统，由于服务提供系统和服务消费系统使用同一接口服务标准，使各业务系统间的信息共享变得更加有效。医院信息平台在此阶段担负着标准映射和标准推广的作用，服务定义书中各类服务要通过医院信息平台进行管理，通过信息平台交互的医疗信息都要经过标准化处理，从而实现医院信息平台标准化。

最后，医院信息平台需要关注信息安全和隐私保护，通过引入信息安全和隐私保护方面的标准，保证医院信息系统能够安全、健康、稳定、高效地运行，为医院提供安全可靠性的医院信息化环境。

标准应用是建设基于电子病历的医院信息平台的关键步骤，标准应用主要包括三个方面：数据标准、共享文档标准和平台架构标准。2015 年和 2016 年，国家卫生计生委先后发布了《医院信息互联互通标准化成熟度测评方案（试行）》和《电子病历与医院信息平台标准符合性测试规范》（WS/T 501-2016），作为对医院信息平台标准化建设的标准测评。

（袁　浩　袁文榆）

参考文献

1. 刘翰腾，周毅.基于医院信息平台患者主索引的建立和应用.现代医院，2013，13（11）：128-131.
2. 崔泳，金铎.患者主索引（EMPI）是医疗信息系统的连接点.中国信息界-e 医疗，2010，（12）：53-54.
3. 杨剑，张志美.基于 hl7 和 ihe 的中国卫生信息文档共享规范深入研究.中国数字医学，2012，7（12）：51-53.
4. 李秀林，张祖平.基于动态消息路由的 ESB 框架的研究与应用.计算机系统应用，2009，18（9）：132-135.
5. 刘若中，刘裔涛.医院信息平台建设模式探讨.中国数字医学，2013，8（2）：56-57.
6. 温海燕，潘东，肖兵.医院信息平台构建与设计.中国数字医学，2012，07（6）：91-95.
7. 肖兵，尹鲁燕，温海燕.医院信息平台建设研究.中国数字医学，2013，8（1）：101-103.
8. 曹吉龙，陆锋，何国平，等.构建符合标准的医院信息平台.中国数字医学，2015（7）：112-114.
9. 卫生部.基于电子病历的医院信息平台建设技术解决方案（1.0）
10. 李小华.医疗卫生信息标准化技术与应用.北京：人民卫生出版社，2015.

第十七章 CDR

随着国内医院电子病历系统的广泛使用，产生了大量与临床诊疗相关的数据，如何将这些临床数据整合应用，让其发挥出更大的临床价值，是目前医院面临的重要课题。

现阶段，在国内外医疗信息化行业中，将构建临床数据存储库（Clinical Data Repository，CDR）作为临床数据整合的突破口，同时作为电子病历应用的基础。各医疗机构依托行业标准和信息模型将临床活动中各环节产生的临床信息整合在一起，形成以患者为中心的临床数据存储库，能够更好地为临床提供决策支持和数据支撑。

第一节 概 述

一、概念定义

作为电子病历系统的核心，CDR 数据来自医院内各个业务系统。CDR 不是通常意义上的数据仓库，因为其内容是实时地随着医院业务活动的发展而动态变化，并且直接支持临床工作的实时应用。CDR 的存储结构应当是以患者主索引为基础，以结果数据为主体，实现一个全院统一的、透明的、一致性的临床信息模型。随着医疗信息化建设的发展，CDR 越来越受到各级医疗机构及区域信息化建设的重视。

关于 CDR 的定义，国内外业界内还没有形成一个定论。国外文献对 CDR 有如下定义：

1. HIMSS Analytics　CDR 是电子病历系统的基础部件，是指为医务人员使用的、患者临床诊疗信息实时处理数据库。

2. Gartner　CDR 是一个以患者为中心的医疗数据集合体，其数据通常来自于不同的 IT 系统，用以支持各种临床应用。

3. 维基百科　CDR 是一个实时数据库，整合各种临床数据，用以展示单一患者的统一视图。

国内专家将 CDR 定义为：以患者为中心，按照数据标准格式整合医疗业务和医院管理的数据，建立全院级的信息资源中心，并在此基础上开放基于信息标准、符合法律规范、遵守安全要求的数据访问服务，并支持实现区域范围内跨机构的医疗信息共享与业务协同，最终实现辅助改善医疗服务质量、减少医疗差错、提高临床科研水平，支持临床决策和降低医疗成本。

从以上 CDR 定义，总结 CDR 所具备的特征如下：

1. 集中式　集中式数据存储和管理；
2. 关注临床　重点关注各类临床数据；
3. 实时性　各类数据具备实时性，并支持实时性处理；
4. 长周期　各类数据具备一定的历史性和长周期性；
5. 以患者为中心　围绕“以患者为中心”组织所有数据；并基于这些数据，为患者提供各类医疗服务。

二、CDR 构成

CDR 作为一个数据资源库，需要实现患者医疗数据的集成和统一管理；就需要把各医疗业务信息系统(例如医嘱系统、检验信息系统、放射信息系统等)中所产生的数据，基于其业务流程进行梳理，并以患者为中心对汇集的临床数据进行重新优化组合、存储和展示。同时，利用患者主索引对来自不同系统、不同单位的医疗记录进行关联，最终为医疗机构、医务人员和患者提供以患者为中心的、完整的医疗过程记录。

CDR 可以为临床、科研、管理等业务活动提供数据分析服务。CDR 依据临床、科研、教学等不同的医疗业务需求，为医务人员、科研人员、管理者提供实时性的、操作性的、集成的数据存储库，以便相关人员根据业务需求获取有价值的数据。另一方面，CDR 也能支持患者在医疗过程中的医疗信息需求，能够与医生工作站、护士工作站等临床信息系统紧密结合，自动提取患者临床指征信息，为患者提供临床治疗决策等功能。

由于临床数据的多样性和特殊性，CDR 可以划分为临床结构化数据库、临床文档库、医疗影像库。

三、CDR 功能定位

美国医疗信息和管理协会(Healthcare information and management system society，HIMSS)在 2006 年提出了电子病历系统概念体系以及体系构成(图 17-1)。

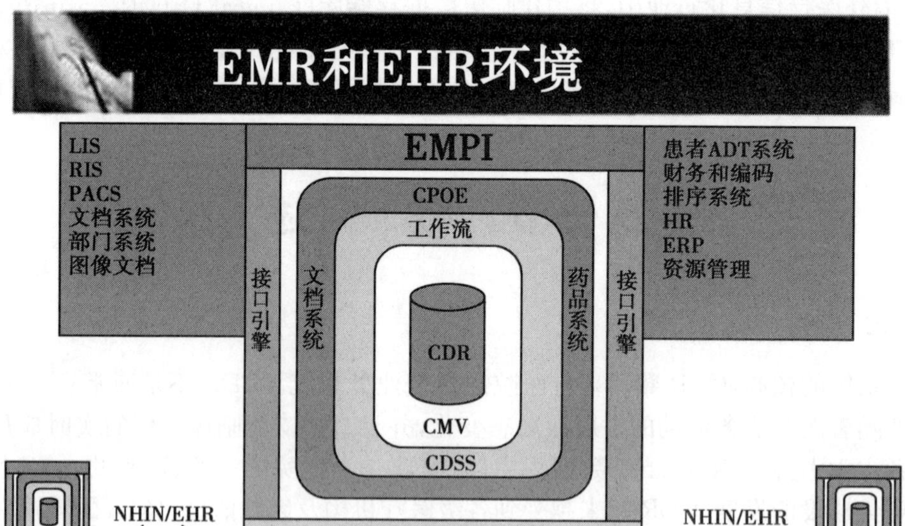

图 17-1　HIMSS：EMR 与 CDR 关系图

该体系明确指出 CDR 是电子病历系统(EMR)存储结构的核心，受控医学词汇表(CMV)决定了 CDR 的语义结构及数据质量，以满足临床决策支持系统和临床路径等系统的数据需求。计算机辅助医嘱录入系统(CPOE)能够为临床医护人员提供业务流程工作的电子化。CDR、CPOE、药品管理系统及电子用药记录(eMAR)相结合能有效地减少或避免医疗差错，提高患者安全。此外，HIMSS 还提出了一个用于评价医疗机构电子病历应用水平的 EMR Adoption Model 模型，共分为 7 个阶段。CDR 的建设被安排在第二阶段的目标中，如图 17-2 所示。

阶段7	医疗记录完全电子化，医疗机构实现EMR与EHR的结合
阶段6	完全医疗记录管理系统，完全的CDSS，完全的PACS
阶段5	全跟踪的药物治疗管理系统
阶段4	CPOE，CDSS（临床协议）
阶段3	护理系统，eMAR、CDSS（禁忌&配伍警报），PACS
阶段2	CDR、CMV、CDSS接口引擎，影像系统
阶段1	辅助系统－LIS、RIS、药品管理系统等

图 17-2　电子病历应用水平阶段说明

CDR 建设目标是整合医院内各临床业务过程中的记录数据，与 HIS、LIS、RIS 等业务系统相连，建设全院统一的临床数据存储中心。以患者为中心，把该患者在医院内相关的所有临床活动所产生的临床数据集成在一起，以支持临床医生、护士、医院管理人员能够及时、准确、全方位查询该患者的医疗相关信息，并基于这些信息做出及时、准确的决策。

在建设 CDR 的基础上，逐步建立基于疾病诊断、治疗、卫生经济、医生、患者等各方面的主题数据集，为医务人员、患者提供完整、统一、分类的可视化数据展现。同时，对 CDR 中的原始临床数据提供高效的数据检索、数据导出应用工具，为医疗科研的数据分析服务奠定基础。

构建 CDR 系统实现临床信息的有效交换与充分共享，确保正确的人员在正确的时间、正确的场所，以正确的方式针对正确的信息进行正确的处理。同时，依据诊疗规范、临床路径和循证医学，基于 CDR 数据，辅助医务人员做出最准确、最及时的医疗决策，从而达到最好的医疗效果，最终提高医疗服务质量。

第二节　CDR 数据构成

医院信息系统，包括医嘱系统、检验信息系统、放射信息系统等业务系统，是 CDR 数据的来源。这些业务系统的数据管理方式主要以服务自身业务需求为目的。例如，医嘱系统可能会按医嘱号、医嘱状态来优化组织临床诊疗数据。CDR 作为一个数据资源库，负责整合各个业务系统的数据需求，实现患者医疗数据的统一管理，以满足临床和科研业务方面迫切的业务需求。

与业务系统数据管理方式不同，CDR 数据来自多个异构医疗信息系统，其数据内容及格式复杂多样，各有差异；既有医嘱、处方、检验结果等结构化数据，也有病历文本、PDF 报告、JPG 图表等非结构化数据；还可能存在数据结构各不相同的基于 XML 的专科病历或报告。由于 CDR 数据构成的多元化，CDR 需要使用关系型数据库和非关系型数据库来存储和管理不同类型的临床诊疗数据。

通过对医院所有业务流程相关的临床数据进行分析，可以认为，CDR 是由临床结构化数据、临床文档、临床影像三种类型的临床数据所构成。CDR 按照不同的业务需求和数据类型，把临床数据库归类为不同的数据存储库。

一、临床结构化数据库

临床结构化数据是指在医院业务系统中，以全结构化形式存储在关系型数据库中的临床数据，是在临床活动过程中记录的离散数据。例如，HIS 系统、LIS 系统、RIS 系统等业务系统通过结构化录入或结构化处理产生的临床数据。

（一）数据内容

卫计委在《电子病历基本数据集》中定义了 17 类临床结构化数据，包括病历概要、门（急）诊病历、门（急）诊处方、检查检验记录、一般治疗处置记录、助产记录、护理操作记录、护理评估记录、护理评估与计划、知情告知信息、住院病案首页、中医住院病案首页、入院记录、住院病程记录、住院医嘱、出院小结、转诊（院）记录、医疗机构信息。

以病历概要为例，临床结构化数据库存储城乡居民健康档案编号、患者身份证件号码、身份证件类别代码、居民健康卡号、医疗保险类别代码、患者姓名、出生日期、性别代码、婚姻状况代码、民族、职业类别代码、工作单位名称、工作单位电话号码、地址类别代码、地址-省(自治区、直辖市)等 89 项与病历概要相关的结构化数据。

(二) 数据管理

临床结构化数据库按照卫计委《电子病历基本数据集》的要求设计其存储结构，并通过关系型数据库进行实现。其数据来源，一般通过医院信息平台或者数据抽取工具直接从业务系统中获取；其数据管理和展示方式则以患者、临床业务主题为主线进行设计，以确保数据的准确性和合理性。

为了更好地管理临床结构化数据库，遵循原卫生部发布的《卫生信息数据元目录》，基于标准的数据元结构来设计数据结构、构建数据库。按照标准要求，卫生信息数据元是医疗卫生行业中的特定数据元，其概念和结构遵循通用数据元的概念和结构，但具有其自身的特点。医疗卫生领域包括基础医学、临床医学、公共卫生、中医药学等多个专业，其数据元的表示形式复杂，包括数字人体、医学影像、基因图谱、中医经络等，除具有通用数据元的属性外，还具有其鲜明的领域特性。数据元基本属性包括：定义、表示类型、表示格式、名称、允许值等，用于规范相关数据。基于特定的业务范畴，把这些数据元组合在一起，就形成了具有其业务目标的数据集合。CDR 能够根据不同的业务需求组合出不同的业务数据集，并归纳、整理形成住院病案首页、出院小结等临床诊疗活动记录的信息描述。

二、临床文档库

临床文档是临床活动记录的电子格式文档。临床文档格式一般以临床业务需求为基础进行定义。由于医疗机构中，临床业务活动众多，都需要进行结果记录以确保医疗问题的可回溯追踪；因此临床活动所记录的文档数量庞大且分散存放。临床文档格式要求多种多样、复杂多变，其排列也不连贯。基于以上情况，医院在整合临床数据的同时也需要整合临床文档，形成以患者就诊为主轴的，描述完整且一致、连续的临床文档存储库。

(一) 文档内容

临床文档是以医院各类临床业务为基础，按照业务要求进行记录和存储而形成的文件。在临床存储库中，临床文档以结构化临床文档和非结构化临床文档两种文档形式进行存储。结构化临床文档主要是通过结构化录入以及结构化自动处理而形成的文档。非结构化临床文档主要包括自由文本、格式文档、图像、音频和视频文件，主要通过手工录入、扫描、拍照、录音、录像等方式形成。不论是结构化临床文档还是非结构化临床文档都是医院通过长期的临床业务活动记录、积累形成的、具有重要临床应用和科学研究价值的临床数据资源。

1. 结构化临床文档　结构化临床文档是指文档中的数据存在着一定的层级结构关系，其中有包含与被包含的关系，也有按同类属性相互嵌套的关系。在对临床信息进行记录时，结构化文档所包含的临床信息包含各种可识别的临床知识内容，其结构化元素节点都有明确、清晰的临床知识定义。临床文档的结构化和标准化是电子病历实现语义层数据交换与共享的基本要求。此外，临床结构化文档可以为数据挖掘、患者管理、决策支持、临床质控、临床科研等方面的研究提供数据支持。

原卫生部于 2009 年发布了《电子病历临床文档数据组与数据元》，用以统一和规范电子病历临床文档结构化描述内容。此标准明确定义了电子病历临床文档中的 76 个数据组，并规范了临床文档结构化内容。

在 2016 年颁布的《电子病历共享文档规范》中，定义了 53 个电子病历结构化临床文档规范，用于患者病历信息的共享。此标准规范了电子病历文档的内容和文档结构。《电子病历共享文档规范》定义的结构化临床文档包括，病历摘要、门(急)诊病历、急诊留观病历、西药处方、中药处方、检查报告、检验报告、治疗记录、一般手术记录、麻醉术前访视记录、麻醉记录、麻醉术后访视记录、输血记录、待产记录、阴道分娩记录、剖宫产记录、一般护理记录、病重(病危)护理记录、手术护理记录、生命体征测量记录、出入量记录、高值耗材使用记录、入院评估、护理计划、出院评估与指导、手术同意书、麻醉知情同意书、输血治疗同意书、特殊检查及特殊治疗同意书、病危(重)通知书、其他知情告知同意书、住院病案首页、中医住院病案首页、入院记录、24 小时内入出院、24 小时内入院死亡记录、住院病程记录首次病程记录、住院病程记录日常病程记录、住院病程记录上级医师查房记录、住院病程记录疑难病例讨论记录、住院病程记录交接班记录、住院病程记录转科记录、住院病程记录阶段小结、住院病程记录抢救记录、住院病程记录会诊记录、住院病程记录术前小结、住院病程记录术前讨论、住院病程记录术后首次病程记录、住院病程记录出院记录、住院病程记录死亡记录、住院病程记录死亡病例讨论记录、住院医嘱、出院小结。

2. 非结构化文档　非结构化临床文档是指临床文档内容是由自然语言形成的自由文本所组成，其内容之间不存在结构关系。此外，文档内容也没有进行临床知识标识，只能基于全文检索或者自然语言处理引擎进行文档分析和利用。

受限于医院信息化发展水平和临床业务的特殊性，电子病历相关的临床文档没有实现完全结构化，如一些知情同意书、护理文书、病程记录等，其文档内容以自由文本形式记录和存储的；还有纸质病历文档，通过扫描、拍照方式进行电子化，并存储到临床文档库。在医院信息系统中，这种非结构化或者半结构化的临床文档还是普遍存在。这些非结构化文档也是临床诊疗记录中不可缺失的部分，对于临床应用和科学研究也具有重要的价值。

（二）文档规范

临床文档是患者临床治疗过程记录的重要载体。为使医院信息系统中的临床文档能够满足国家卫生信息标准，在建设以电子病历为核心的临床文档库时，临床文档库的建设，从内容与架构上都必须遵循原卫生部制定的《电子病历基本架构与数据标准》的要求。临床文档格式则必须遵循卫计委正式发布的《电子病历共享文档规范》。

电子病历数据结构用于规范描述电子病历中数据的层次结构关系，即电子病历从临床文档到数据元的逐步分解，或从数据元到临床文档的逐步聚合关系。《电子病历基本架构与数据标准(试行)》将电子病历数据结构分为四层(图 17-3)：

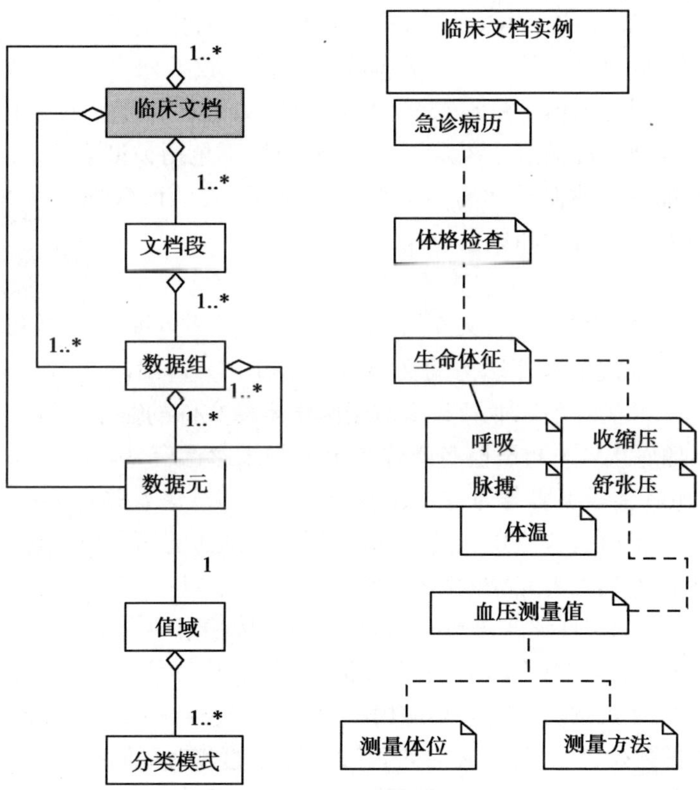

图 17-3　电子病历数据结构

1. 临床文档　位于电子病历数据结构的最顶层，是由特定医疗服务活动(卫生事件)产生和记录的患者(或保健对象)临床诊疗和指导干预信息的数据集合。如门(急)诊病历、住院病案首页、会诊记录等。

2. 文档段　结构化的临床文档一般可拆分为若干逻辑上的段，即文档段。文档段为构成该文档段的数据提供临床语境，即为其中的数据元通用定义增加特定的约束。结构化的文档段一般由数据组组成，并通过数据组获得特定的定义。标准中未明确定义文档段，但隐含了文档段概念。

3. 数据组　由若干数据元构成，作为一个数据元集合体构成临床文档的基本单元，具有临床语义完整性和可重用性特点。数据组可以存在嵌套结构，即较大的数据组中可包含较小的子数据组。如文档标识、主诉、用药等。

4. 数据元　位于电子病历数据结构的最底层，是可以通过定义、标识、表示和允许值等一系列属性进行赋值的最小、不可再细分的数据单元。数据元的允许值由值域定义。

三、医疗影像库

影像检查和诊断信息系统与其他临床业务系统一样，面临数据资源存储分散、共享难度大等问题。这些问题一定程度上制约着医院信息化的发展。建设以患者为中心的临床影像库，能够将分散在不同业务系统中的影像数据集成在一起，支持影像数据集中保存、归档和调阅，形成全院级医疗影像数据中心，实现全院影像信息的高效利用和信息共享。

（一）数据内容

医疗影像库主要是对医院的CT、CR、DSA、MRI、数字胃肠、彩色超声、黑白超声、喉镜、内窥镜等影像检查设备产生的数字化图像文件进行集中存储、分类归档和索引整合。通过患者主索引将影像信息与电子病历信息整合，形成患者完整的诊疗履历；既实现了影像文件的长期保存、医院影像文件的无胶片传送，也实现了医疗信息共享和互操作。

医疗影像库存储的数据涵盖临床诊疗过程中产生的医疗影像文件，不包括检查报告等医疗影像报告，影像报告数据统一存放在临床文档库中管理。

医疗影像文件以JPG、BMP等多种文件格式存储，而医疗影像库标准的文件存储格式为DICOM。目前影像文件通用标准为DICOM 3.0。在DICOM标准的数据结构中，定义了数据集来描述现实世界信息对象的相关属性，如病人姓名、性别、身高和体重等。数据集又由多个数据元素组成。每个数据元素描述一条信息，包含进行编码的信息对象属性的值，并由数据元素标签(Tag)唯一标识。数据元素具有三种结构，其中两种结构具有类型表示，是否出现由传输语法决定；另外一种结构不包括类型表示。类型表示指明了该数据元素中的数据是哪种类型，例如一个数据元素的类型表示为“FL”，表示该数据元素中存储的数据类型为浮点型。所有数据元素都包含标签、值长度和数据值体。

（二）数据处理

医疗影像库进行全院级医疗影像信息、文件的整合和集成，需要借助DICOM、IHE等行业标准和规范。例如，使用DICOM文档标准来规范医疗影像的文档格式；利用IHE-XDS技术框架规范来解决跨机构医疗影像文件共享和交换服务，从而满足临床业务科室对于医学影像文件的需求。

1. 数据注册　医疗影像库接入来自医院各影像系统的临床影像资料，入库时需要为资料文件作注册登记。数据注册主要是通过患者主索引服务为各影像系统中影像信息建立关联关系。医疗影像库利用这些关联关系可以有效地集成、整合影像资料信息。同时，医疗影像库通过患者主索引服务将影像数据与患者的电子病历数据集成整合，基于此构建患者完整的临床诊疗数据。

由于医疗影像信息是以图像文件形式进行存储，在注册影像信息时需要为这些影像文件建索引，便于快速查询和定位相关影像文件。基于IHE XDS技术规范来设计临床影像库，可以高效地创建和管理影像文件索引，并支持影像信息的在医疗机构之间的共享应用。

2. 数据归档　由于影像数据体量较大，需合理设计影像库的数据存储结构，用来归档影像数据。通常的存储方式，是采用在线、离线两级存储的策略来管理影像数据，以便临床能够高效、合理地访问影像信息。

目前，医疗影像文件多采用标准的DICOM格式来存储，对于获取的非DICOM格式的影像文件，临床影像库必须将这些非DICOM影像文件转化为标准的DICOM格式，以确保临床影像库存储结构的统一、规范。

3. 数据库构建　对于已部署PACS系统的医院，可以在已有PACS系统的基础上建设医疗影像库，集中存储全院医疗影像数据。采用这种设计方式，既减少对原有医疗影像系统的影响，也能够高效地实现全院影像数据的整合与共享。

第三节 CDR 技术实现

一、CDR 总体架构

CDR 是随着电子病历应用程度深入而不断发展的，它主要是以患者为中心，在医院范围内临床诊疗活动的过程记录，包含患者所有重要的临床数据，集成院内业务系统（如医嘱、病历、检验、心电、超声、病理等），实现所有临床诊疗数据的抽取、清洗和整合，将封存在各个业务系统中的"死档"数据有效利用起来，为医院提供临床诊疗数据全方位服务。

CDR 的建设能够促进医院信息系统架构松耦合的实现。例如，医院内业务系统把采集的数据集中整合到 CDR 中，从而大大降低了单一业务系统的升级、故障和更新对其他业务系统和医院整体业务的影响，从根本上优化了医院信息系统的技术架构。

根据临床科研教学的业务需求，CDR 所提供的功能可划分为数据处理、数据管理、数据应用三个部分（图 17-4）。数据处理主要是数据采集、数据筛选、数据清洗和数据完善。数据管理主要整合临床数据，根据临床数据的特殊性以及业务需求，把临床数据进行独立管理和维护。数据应用目标是基于各临床数据，以及各业务应用模型，为用户提供各类数据分析、知识应用服务。而 CDR 的构建和运行，首先必须构建信息标准和安全体系，以确保数据的规范、统一，以及数据的安全和隐私保护。

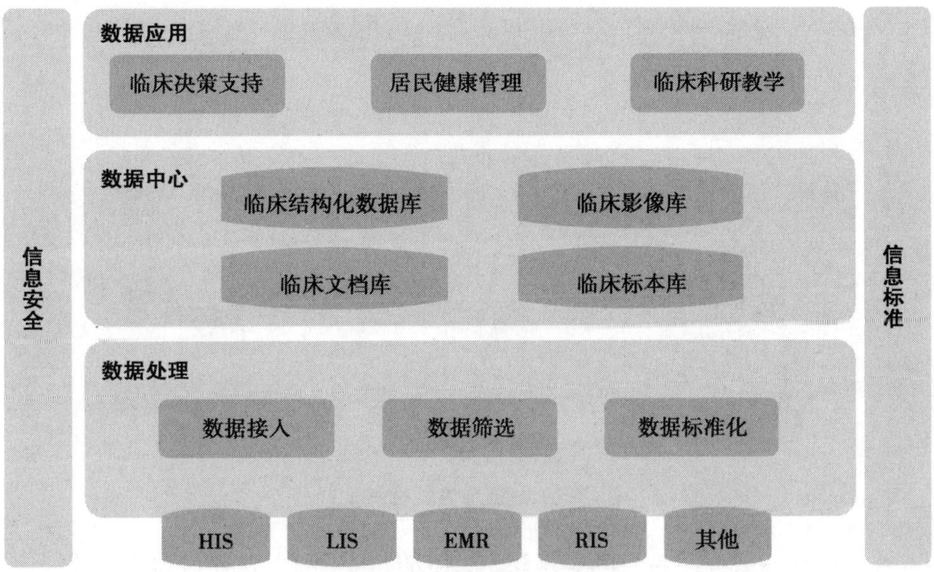

图 17-4 CDR 总体架构图

二、数据接入及处理

（一）数据接入

CDR 作为临床数据的存储中心，需要从各个临床业务系统中接入数据。其中，医院积累的历史临床数据作为医院宝贵的财富也是必须迁移到 CDR 中，因此 CDR 会涉及两个方面的临床数据接入。

1. 历史数据接入　由于这些数据分布在各种不同的系统中，组织方式也各不相同，数据规范化程度不完全一样，所以针对历史数据处理存在如下关键问题：

（1）CDR 历史数据迁移的前提条件

为了保证历史数据能够被正确的迁移到 CDR 中，必须满足下面几个前提条件：

1）必须能够获得要迁移的历史数据和必要的说明资料；

2）为了保证同一患者的临床数据被关联在一起，EMPI 的历史数据处理必须提前完成；

3）为了保证各种主数据的统一，数据接入需在主数据整理工作完成后进行。

(2)历史数据的迁移策略:考虑到CDR数据迁移所涉及数据,范围广、数据量大、时间跨度长,有必要结合迁移范围确定迁移策略。通常情况下,迁移策略有一次迁移和分批多次迁移两种。

在数据质量比较平均、迁移时间充裕的情况下,可以选择一次迁移。这种迁移策略可以使迁移工作简化,是应该优先考虑的策略。

如果迁移数据的质量差异比较大、迁移时间要求比较严格,而迁移数据能够比较容易地切分成多个部分,在此情况下,可以优先考虑选择分批多次迁移的策略。

而对于必须保证7×24运行的业务系统来说,则只能采取一次性全部迁移的策略,最新生成的数据则采取一次或多次拆分迁移的策略来对应。

(3)历史数据的迁移时机:为了保证迁移数据的一致性,一般情况下,会选择在迁移期间短暂停止业务系统的运行。而在医院实际的业务工作中,对于信息系统的停机有着严格的要求。所以,必须结合各个业务系统的特点,决定数据迁移最终实施的时机。即使是对于有7×24要求的医院信息系统,也应该选择业务处理少的时间节点进行数据迁移。

2. 实时数据接入　数据接入的实时性是依托医院信息平台来实现的。各业务系统将临床数据记录直接发送到信息平台,再由信息平台转发到CDR,CDR存储、管理接收到的临床数据。

CDR数据实时同步,采用数据库和应用层同步两种方式。数据库同步方式,是当各数据源系统的数据库执行插入、更新临床数据记录的操作时,将这些增量变化同步到CDR数据库相应的数据表中(图17-5)。

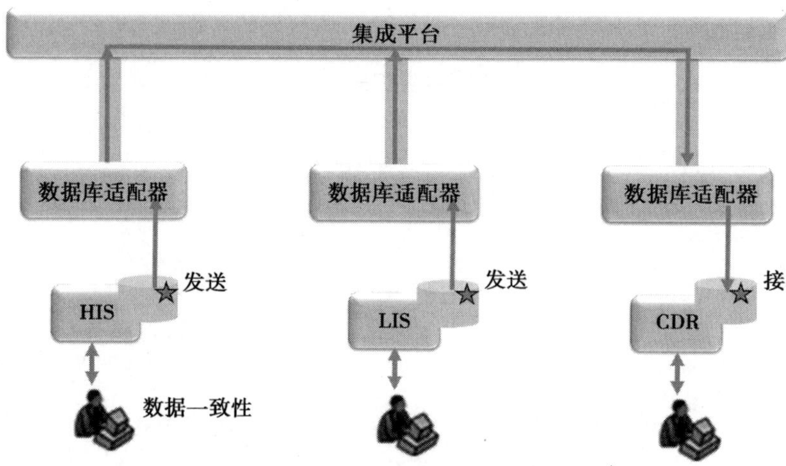

图17-5　数据库方式数据同步

应用层同步方式是指在各数据源系统的应用层,采用事件触发的方式通过接口发送消息给信息平台,信息平台再将消息转发给CDR应用层,CDR应用层再将数据写入CDR数据库(图17-6)。

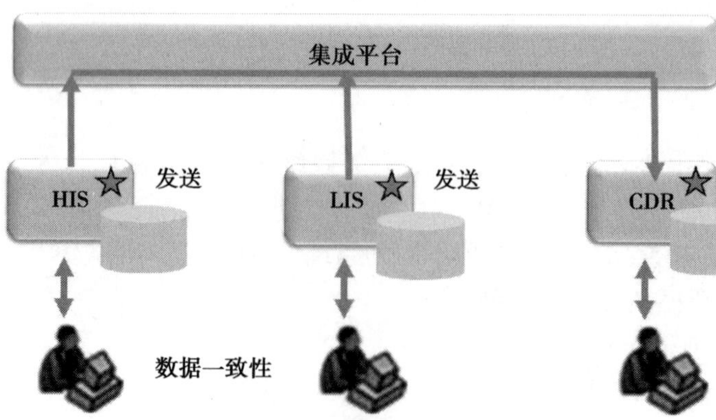

图17-6　应用层方式数据实时同步

通常情况下，建议医院采用应用层同步方式，各临床业务系统产生的临床数据采用实时推送的方式发给CDR。实时数据传输方式，严格保证数据源系统和CDR之间的数据一致性。应用层同步方式通常采用消息中间件接口技术，与数据库同步方式比较如下：

(1)商用的消息中间件发送接收消息可以达到1000笔消息每秒。商用数据库同步工具可以做到100条记录每秒。

(2)应用层同步方式需要应用系统程序做相应的修改；数据库同步方式在数据库中创建触发器和临时表或采用商用数据库同步工具，不需要修改应用系统程序。

(3)据估算，同一系统的应用层和数据库层消耗计算资源的比例约为1:3，即通常情况下，数据库更容易成为系统性能的瓶颈。因此，在应用层做数据同步对现有系统的性能影响较小。

(4)应用层之间做数据传输交换，使用消息中间件接口技术做异步消息发送对数据源应用系统的性能影响最小。

(二) 数据处理

大多数医院使用的电子病历系统能够支持在自然语言中插入结构化节点，从而实现电子病历内容的结构化。但是，由于结构化模板定制的复杂性，再加上使用习惯的问题，导致基于模板的结构化录入效率低，难于推广，应用比率不高。这就造成了电子病历系统中，结构化和非结构化的数据同时存在。

《电子病历系统功能规范(试行)》中规定电子病历系统，“提供按标准格式存储数据或将已存储数据转换为标准格式的功能；处理暂无标准格式的数据时，提供将以私有格式存储的数据转换为其他开放格式数据的功能”。这就要求CDR系统对接入的数据要进行标准化处理。

因此，CDR对接入电子病历的数据建议按照下面的原则进行处理：

(1)对于已经结构化的电子病历数据，针对结构化数据进行结构化存储；同时，存储作为整体展示使用的文档以及文档片段内容；

(2)对于未结构化的电子病历数据，直接作为显示用文档内容存储；同时能够进行结构化转换，以支持临床应用和科研进行有目的的查询和分析；

(3)对于医疗影像文档，需要将非DICOM格式图像文档转换成DICOM格式存储。

三、数据存贮及管理

由于CDR收集的数据众多，且类型多样，这就要求CDR要根据数据类型进行有针对性地存储和管理。

(一) 存储方式

1. 集中存储管理　集中存储管理方式是指全部医院信息系统都将基于统一的共享信息模型构建一个独立的CDR。各业务系统把采集到的数据全部汇集到CDR，所有的业务都从这个集中式的CDR获取所需的数据。集中式存储方式具有以下特点：

(1)数据资源集中管理，实施灾备措施简单，减少管理和维护成本；

(2)制定统一的标准规范容易，且变更标准规范所涉及的系统更新成本低；

(3)数据安全和隐私保护措施实施方便。

但是，集中存储管理方式也面临着网络带宽的限制、主数据库宕机、备用数据库故障等问题，从而出现单点故障，造成业务中断。同时，也存在数据存储扩展能力差等问题。

2. 分布式存储管理　随着医院信息化的发展，以及医院之间信息的交互和共享，CDR需要存储和管理的数据快速增长；同时，医院中的医学影像文件资料存储容量庞大，这些都需要CDR考虑数据存储扩展性问题，而分布式存储管理方式是行之有效的一种解决方案。

通常，一家三甲医院存储的影像文件，每年新增数千万个影像文件，年数据增量10TB以上，保存时间一般不少于15年。对于医疗影像文件来说，不仅整体存储数据量大，单个文件规模也比较大(大小在数个MB和几十MB之间)。因此，医院业务系统在线存储中只保留一定时间内的影像文件。而超出该时间长度的影像文件以离线存储方式，在归档库归档。业务系统之间的影像数据共享通过文件索引进行定位；在业务系统之间的影像文件流动，建议采用IHE XDS技术规范来实现。

IHE XDS技术规范明确了跨医疗机构之间文档共享的架构模式。IHE XDS规范引入文档存储数据库和临床文档注册库概念，建立了跨医疗机构业务系统之间文档共享的机制和方法。

IHE XDS 技术规范主要功能构成包括：文档存储数据库，负责存储需要共享的临床文档及其描述，并预存相应文档检索的条件；文档注册库，负责存储相关文档信息，便于在临床医疗中能快速地查找到相应的文档。图 17-7 以影像文档为例，介绍了 IHE XDS 技术规范文档注册和调阅的流程。

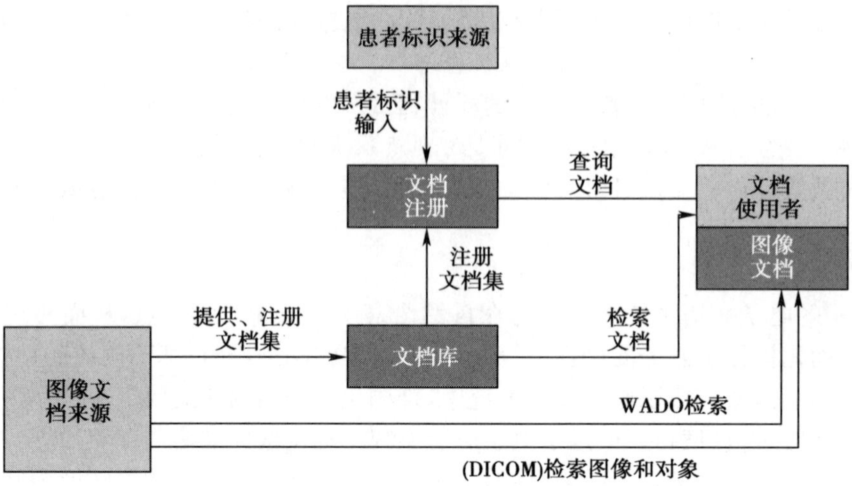

图 17-7 IHE XDS 文档交互示意图

IHE XDS 规范是以临床文档为描述单元的，故其能适用于多种类型的临床文档，包括 XML 文档、图像文档等。

（二）存储期限

《电子病历系统功能规范（试行）》要求电子病历系统提供电子病历数据长期管理和随机访问的功能。这项规定对 CDR 数据同样适用，CDR 数据作为临床结果数据，根据《医疗机构管理条例实施细则》规定：门诊病历信息保存期不得少于 15 年；住院病历信息保存期不得少于 30 年。

（三）数据安全

在数据安全方面，CDR 必须遵循电子病历数据安全相关规范：具有电子病历数据备份和恢复功能；具备保障电子病历数据安全的制度和措施，有数据备份机制，有条件的医疗机构应当建立信息系统灾备体系。

由于 CDR 是对临床结果数据的汇总，其数据只能用于查询、调阅和分析，不能随意变更临床数据信息，避免造成 CDR 数据与业务系统数据不一致。

同时，用户访问 CDR 数据需要相应的授权，对于敏感数据需要脱敏处理。

四、关键技术支持

（一）数据库技术

数据库是存储和管理临床数据的物理介质，接入到 CDR 的数据都需要存储到相应的数据库中进行集中管理。CDR 中，临床结构化数据的存储形成主要以关系型数据库为主。此外，还包括对象型数据库、XML 数据库等数据库形式。

1. 关系型数据库

关系型数据库，是建立在关系模型基础上的数据库，基于关系代数的概念和方法来处理数据库中的数据。现实世界中的对象实体以及实体之间的关系，都基于关系模型进行描述。数据库中的数据并不是杂乱无章、毫不相干的，而是具有一定的组织结构，属于同一集合的数据具有相似的特征。关系型数据库具有以下特点：

（1）数据的共享性：以面向系统的角度来设计和组织数据，并使数据具有最小的冗余度，支持复杂数据结构。数据库中的数据，能够同时为多个用户服务。

（2）数据的独立性：是指数据记录和应用程序、数据应用逻辑以及数据物理存储方式无关。也即是，数据库中的数据记录及数据结构具有独立性。

（3）事务的一致性：是指数据库事务处理结果必须是使数据库从一个一致性状态变换到另一个一致性状态。在关系性数据库中，所有的规则必须应用到事务的处理上，以确保数据库数据的完整性和一致性。

（4）数据的安全性：关系型数据库在允许多用户同时访问的基础上，建立了安全性、完整性、并发性控制机制。安全性控制可防止未经允许的用户操作数据库；完整性控制可保障数据的正确性、有效性；并发性控制则有效避免了多用户的操作之间的相互干扰，确保数据的一致性。

2. 对象型数据库　面向对象是一种认识方法论，也是一种程序设计方法学。对象型数据库是将面向对象的方法引入数据库领域，通过对象访问、SQL 访问、多维存储的直接访问等形式访问复杂数据。因为引入面向对象概念，对象数据库附加了封装、继承和多态等面向对象的特性，通过对象-多维数据结构的存储映射，更好地描述了数据与数据的关系。

建设 CDR 选择的对象型数据库技术有如下要求：

（1）具有面向对象特性，能支持复杂对象和复杂对象的复杂行为，支持已经被广泛使用的 SQL，具有良好的通用性；

（2）要求能较好地支持复杂数据模型；

（3）支持持久对象的程序设计语言，可以使数据库数据成为持久的、可共享的，并使数据库程序执行成为原子的；

（4）在安全性、完整性、坚固性、可伸缩性、视图机制、模式演化等方面要有较好的特性。

3. XML 数据库　临床文档架构（CDA）标准是用来交换和存储电子病历文档的标准规范。CDA 的基础载体是 XML 文档。因此，采用 XML 数据库可以直接存储以 CDA 格式进行记录的电子病历数据。

建设 XML 数据库需要考虑以下技术要求：

（1）支持层次型的 XML Native 存储，不需要使用大对象或者拆分映射的方法；

（2）使用关系型和 XML 相融合的技术；

（3）支持基于 XML 树的检索，支持 XML 国际标准查询语言 XQuery 技术；

（4）支持使用 Schema 等 XML 技术来保证输入数据的标准性；

（5）支持定制化，包括方便地对查询进行定制、方便地对展示进行定制、方便地对各种模板进行定制。

（二）数据应用技术

1. XML 技术　利用 XML 强大的可扩展性、灵活性和网络特性，能够很好的实现异构系统之间交换技术复杂度不同的具有可读性的患者医疗文档，有助于构建以电子病历信息为核心的 CDR，进而实现 CDR 信息的高度共享。

XML 技术运用于医疗领域，具有以下特点：

（1）XML 是一种元语言，它采用层次化结构、面向对象的方法来描述数据对象的结构，通过 XML 的标记来定义电子病历的数据对象，适合描述含有复杂内容的病历文档；

（2）XML 具有平台无关性，适合在异构环境进行病历数据的交换；

（3）在临床医疗中，需要便利地实现数据交换、数据处理以及多种数据视图；XML 具有数据和表现样式相分离的特点，XML 文件本身可以只包含数据信息，而由与数据相应的样式文件描述显示格式；通过两者的结合，生成包含数据和样式的文件，不同的样式文件可以生成不同的数据视图；

（4）XML 对于机器和人来说，都具有很强的可读性，即使没有表现样式，用户也能够阅读病历文档的内容；

（5）XML 有一整套体系支撑，提供丰富的技术支持，有利于电子病历产品的开发实现。

2. XSLT 技术　XSLT 用于将一种 XML 文档转换为另外一种 XML 文档，或者可被浏览器识别的其他类型的文档，比如 HTML 和 XHTML。通常，XSLT 是通过把每个 XML 元素转换为（X）HTML 元素来完成这项工作的。通过 XSLT，可以做到从输出文件添加或移除元素和属性；可重新排列元素，执行测试并决定隐藏或显示哪个元素。描述转化过程的一种通常的说法是，XSLT 把 XML 源树转换为 XML 结果树。

XSLT 使用 Xpath 在 XML 文档中查找信息。XPath 被用来在 XML 文档中进行元素查询和导航。在转换过程中,XSLT 使用 XPath 来定义源文档中可匹配一个或多个预定义模板的内容。一旦匹配被找到,XSLT 就会把源文档的匹配部分转换为结果文档。

3. 信息建模技术　信息模型是一组具有完整语义的信息,是对现实世界的简化,也是对认知主体的抽象。信息建模过程就是捕捉认知对象本质,建立一个模型,用于描述一个领域、机构或系统的信息基本状况。信息模型主要从概念和逻辑上对领域内的信息进行合理规划,并能够被领域专家和信息技术人员所理解,允许他们从全局角度,有效合理地收集、组织和传输信息。

根据应用目的不同,各标准化组织对信息模型的定义也不尽相同。ISO 对信息模型的定义为:信息模型最主要的优点在于它可以将一个复杂问题分解为几个可以控制的组成部分。建立信息模型的主要目的为:

(1)将复杂的信息简单化、条理化。

(2)归纳、整理、有效地组织分散的信息片段。

(3)将关键的信息片段按照一定顺序和模式排列和整合,使其结构化。

(4)指导信息标准开发。

目前医疗领域主要使用 HL7 组织制定的参考信息模型(RIM)。该模型明确医疗记录的总体结构,组织临床信息及安全管理等,是抽象的、概括的、稳定的模型。HL7 RIM 是由一个或多个对象域的类组成,是属性、关联、与类相联系的状态结构。HL7 RIM 包括六个主干类:动作(Act)、实体(Entry)、参与(Participation)、角色(Role)和动作关系(Act Relationship),结构描述采用统一建模语言(UML)进行表达。

第四节　CDR 应用场景

CDR 通过患者主索引将患者临床诊疗数据串联起来,为医生在临床诊断、临床过程中的业务处理提供综合的决策信息支持,并为医院科研分析提供病历筛选和数据分析的模型支持。

一、临床决策支持

根据美国医疗保险和救助中心(Center for Medicare and Medicaid Service,CMS)的定义,临床决策支持(Clinical Decision Support,CDS)是建立在电子病历基础上的医疗信息系统功能,通过在适当的时间为医务人员提供通用的,或有针对性的、经智能化过滤和组织的信息,以实现提高医疗服务质量的目的。

临床决策支持系统主要针对某种疾病,基于临床知识,依据一定的形式来组织临床数据、建立规则、模拟疾病诊断的过程,为医生提供关于疾病诊断、预防和治疗的决策建议。针对患者数据,基于临床决策支持系统医学知识规则进行分析和评估,从而为临床医生提供准确的决策支持。

借助 CDR 和知识库数据支持,临床决策支持系统可以有效弥补临床医务人员知识的局限性、时间的有限性,减少或避免其在医嘱、诊断、检查、治疗、手术、用药、护理等医疗活动中可能出现的人为疏忽或遗漏(特别是药物安全方面),从而提高医疗效率和质量,降低医疗费用,提升患者的就医体验。

基于 CDR 的临床决策支持系统能够满足以下临床医务人员的业务需求:

(一)全流程闭环管理

基于 CDR,获取和整合临床用血、单剂量用药、手术等临床信息,将完整临床业务过程中的各个环节串联起来,形成全流程闭环管理(图 17-8)。全流程闭环管理在管理单剂量用药、临床用血、母乳喂养等以医嘱为核心的临床处置之外,还应支持消毒供应等医疗支持工作的全流程管理。通过全

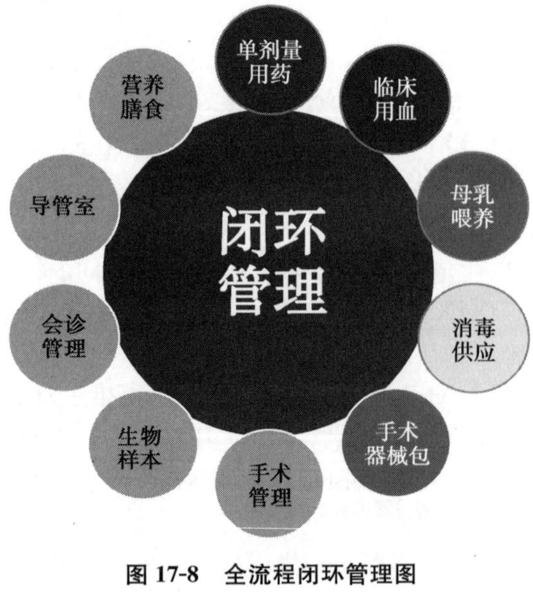

图 17-8　全流程闭环管理图

流程闭环管理，医院可实现医疗活动的全员追踪和全程追溯，管控医疗业务过程的实际操作，并对个体事件作出及时调整或纠偏，以及科学地统计临床信息和对其作全面分析。

例如，医嘱的闭环管理是从医生开立医嘱开始，护士确认医嘱之后，医嘱信息相继传递到各个执行部门（如药房、检验科、放射科、功能科、手术室等）。药房根据医嘱进行摆药、发药；护士执行相关的药物及治疗医嘱；患者接受检验、检查、手术等，并返回相关的检验、检查结果，直到完成医嘱的全部过程。

通过医嘱的闭环管理，从医生开立医嘱开始，就可对医嘱的各种情况进行提示；可对护士执行医嘱的状态的进行监控和过程的提示；通过对医嘱的精确查询可以了解医嘱全过程的执行情况，建立完善的医嘱跟踪体系，实现患者在临床诊疗活动全过程中的“可视化”监控和管理，确保在正确的时间对正确的患者使用正确剂量的药物，进而提升医疗过程的整体服务质量。

（二）检验危急值预警

一个良性的、事前控制的业务系统，应当对于医疗风险有及时、准确的预警功能。在检验报告中，现有业务流程经常是在发现危急值之后，由检验科人员电话联系患者的主治医生，双方记录详细内容并签字后，再由医务人员进行后续处理。该业务流程没有信息化工具支持，从发现危急值结果到通知相关人员做出处理都需要通过人工操作，需要投入大量工作时间，其服务效果和及时性都很难得到保障。

建立基于 CDR 的检验危急值预警体系，当患者的检验报告出现危急值的情况下，检验危机值预警体系能够自动地通知相关人员，及时做出医疗干预，保障患者生命安全。

检验危机值预警体系需要处理的检验异常结果包含：

1. 危急值　是指那些威胁患者生命安全的检验结果。发现这些危机值，就需立即上报临床医师，以便其及时采取相应的医疗干预措施，否则将会因为错过最佳的治疗时机而使患者的生命安全受到威胁。

2. 异常值　不在参考值范围之内，严重程度达不到危急值程度，对于患者的临床治疗有很大影响的检验结果值。发现异常值时，不需要立即通知医师采取治疗措施。需要监控的具体检验项目与科室特性相关，基于科室需求而定。

检验危急值预警体系实现架构如图 17-9：

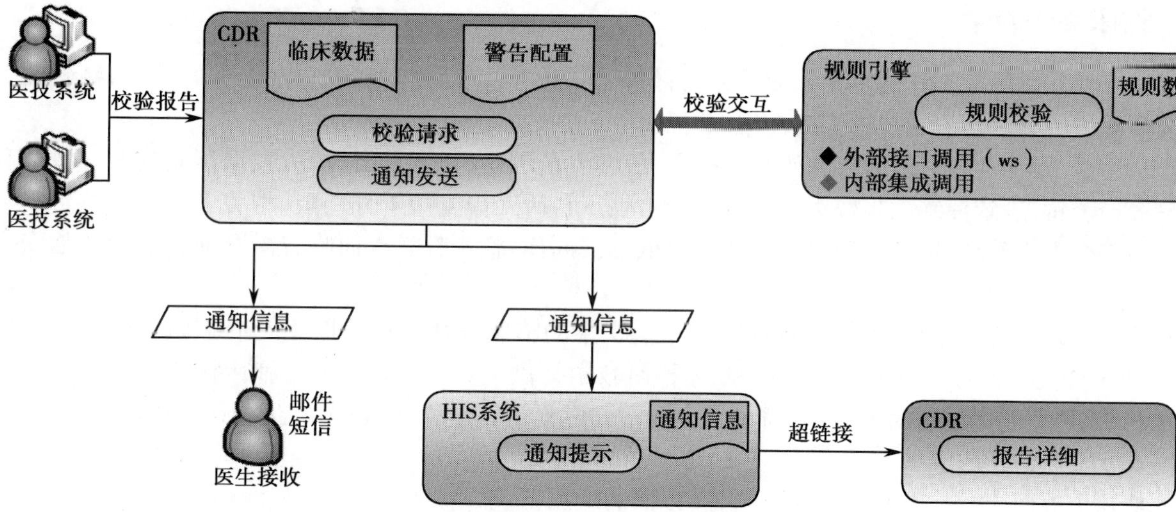

图 17-9　检验危急值预警流程图

（三）临床用药实时监控

美国医院药师学会（ASHP）认为临床用药错误主要包括：处方差错、遗漏给药、给药时间错误、未被授权给药、剂量不当、剂型错误、药物调配错误、给药技术错误、监控不当或错误、依从性失误和其他，涉及包括处方（医嘱）、药品调剂、给药、用药依从性、用药监控等临床各个环节。

基于 CDR 构建的临床用药实时监控系统可以及时发现潜在的不合理用药问题，帮助医生、药师等临床专业人员在用药过程中及时有效地掌握和利用医药知识，预防药物不良事件的发生、促进临床合理用药工作，确保患者用药安全。

临床用药监控可以依据CDR提供的患者就诊信息(包括过敏史、用药史,以及检查检验结果),结合临床知识库,辅助医生完成患者个性化用药审查和监控。在医生开立处方(医嘱)时,对合理用药进行审核,实时、动态地提示不合理用药信息,把不合理用药消除在发生之前。同时,也可以在药品配药时实现合理用药的动态审核,对用药质量实现过程动态控制。此外,为严格落实抗菌药物分级管理制度,在临床治疗过程中需要实时监控抗菌药物应用情况。

(四)医院感染监控

医院感染是指住院病人在医院内获得的感染,包括在住院期间发生的感染和在医院内获得出院后发生的感染,但不包括入院前已开始或者入院时已处于潜伏期的感染。医院工作人员在医院内获得的感染也属医院感染。

医院感染管理是医院感染事件的管理,也是医院医疗质量的管理。目前监测医院感染主要通过手工监测和系统监测两种途径来实现。手工监测存在着漏报高、数据统计分析人员不足、手工查阅病历效率低、难以实时反馈和干预、难以早期发现感染病例等问题。系统监测则可以实现病例自动采集,感染病例自动预警,实现实时综合分析和预警,以便临床实时沟通干预。

由于医院感染监控需要从众多业务系统中获取医院感染相关数据,且不同的业务系统采集的内容不同,造成业务系统的高耦合。但是,医院感染信息从CDR中集中获取就可以大大降低对业务系统的依赖,同时也可以降低对业务系统的耦合度。

基于CDR构建的医院感染监控系统可以实现医院感染及相关信息的采集、存储、访问和辅助决策,围绕提高医院感染管理水平而提供信息化处理和智能化服务。该系统能够满足医院对于感染病例进行自动筛查、实时预警、确认排除、干预反馈的需求,为医院提供自定义专业筛查策略,及时发现危险因素和感染病例,实时自动预警,以及数据统计和分析功能。

通过建设医院感染监控系统,使得医院感染管理由以往的事后上报,转变为事前预防、事中监测甚至早期干预,从而大幅提高医院管理的执行力和降低医院感染发生率。最终,实现医院感染事件的实时、动态地监测,规范医院感染管理,提高医院感染管理的工作效率,促进医疗质量管理水平的提升。

二、临床科研教学

临床科研教学是医疗工作的重要组成部分,科研教学与临床诊疗之间有着相互促进的关系,科研教学对于临床医学水平的提高起着重要的支持作用。

由于临床医学科研类别多样,存在研究数据量大、涉及范围广、样本复杂性高、数据存储分散、采集困难、无法共享等显著特点,致使绝大多数医院信息系统对临床科研工作支持十分局限,相关工作需要耗费大量的人力和时间进行手工整理,造成临床科研工作效率低下。同样,临床教学也面临着需要补充实际的临床案例来丰富教学内容等问题。

随着这些年来医院信息化建设的不断深入,大量积累的临床医疗数据为医生开展临床科研教学提供资源支持。CDR作为临床数据存储库,能够为临床科研教学提供丰富的临床病例。临床科研可以根据不同的科研课题从CDR获取课题所需的病例资料,临床教学可以根据教学计划从CDR获取有针对性的临床案例,亦可现场观摩临床治疗的实际效果。

以下从几个方面介绍一下CDR在临床科研方面的应用情况:

(一)科研试验电子数据采集

科研试验电子数据采集(EDC)是目前科研试验中针对数据收集和管理的一种技术手段,通过信息系统高效地收集和管理人类科研试验中的电子化数据。在欧美发达国家EDC在科研试验已经应用很多年,使用率已经达到80%以上;相比之下,国内科研试验中EDC的使用率不高,科研试验仍主要以纸质病例报告表(CRF)为主,其主要原因是应用的EDC比较封闭、标准不统一,没有与医院临床信息系统良好衔接,数据交互规范性较低。

基于CDR构建EDC,在科研试验中实现EDC与临床业务系统间的互操作,从参与科研试验的临床业务系统或CDR中真实、准确、及时、规范地自动提取相关数据,传送至EDC,可以明显提升EDC的应用性。基本功能如下:

1. 支持电子 CRF 设计　通过 EDC 系统可以自动生成电子 CRF 及其专科科研数据库，并确保系统上的电子数据符合科研试验中保存和保留记录的监管机构要求。电子 CRF 的设计应符合科研人员填写的习惯，所生产的电子 CRF 文件与平常纸质的 CRF 内容和表现形式应完全相同。

2. CRF 模板的复用性　所有 CRF 模板所使用的变量或变量组命名与存储方式应统一，做到可以重复利用，以避免不必要的重复创建与重复测试，提高工作效率和质量。

3. 在线数据录入和外部数据导入　通过 EDC 系统，科研人员可以在线录入科研试验数据；对于从临床业务系统中产生的科研试验数据，系统可以通过医院信息平台从 CDR 或相关科研管理信息系统中，根据 CRF 数据模型，自动导入数据。

4. 在线数据质疑产生和处理　科研人员在线填入临床数据时，如果存在缺失值、异常值、逻辑错误等疑问数据，EDC 可以实时给出提示（以特殊颜色或特殊标记显示，便于寻找和查看）。数据质疑即时产生，科研人员可以在线对质疑问题进行解答，同时实现对质疑数据的实时更新。

5. 电子归档　具有数据归档的能力，即生成带有研究数据的电子版本 CRF 文件的能力，以备外部管理机构的稽查。

6. 数据的导出　经过 EDC 录入的数据，可以导出成各种常用数据库或统计软件输入格式，满足不同客户的要求。

图 17-10 是 EDC 应用的业务场景：科研人员在 EDC 中创建课题项目，并指定项目负责人为项目定义 CRF 和事件场景，同时为项目参与人员分配权限以完成后续的数据录入和审核。数据采集完成后可对其进行查询和导出，并进行相关的统计分析等。

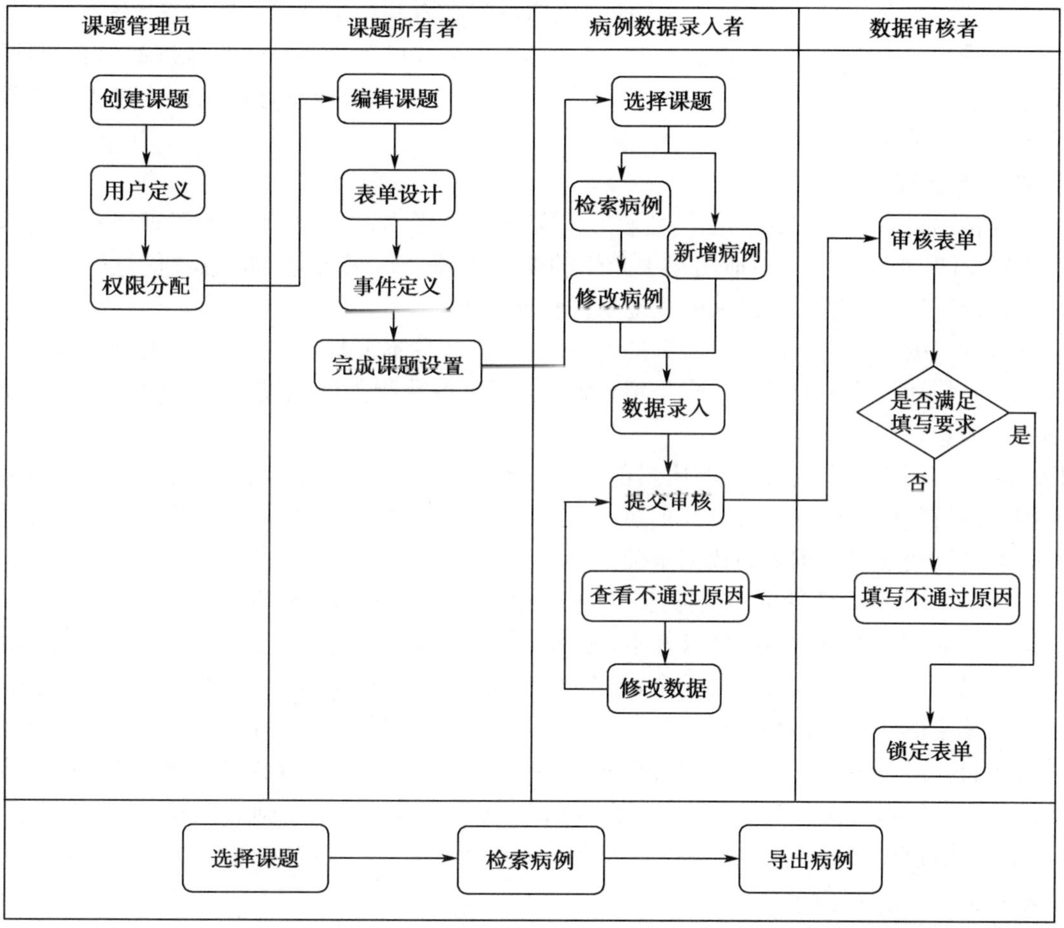

图 17-10　科研试验电子数据采集流程图

（二）科研大数据查询

科研数据查询是基于 CDR 的数据基础为科研人员提供电子病历及患者级别的数据查询服务。主要分为两种模式：①快速检索模式，允许科研人员构造类似于百度搜索引擎的简单检索条件，快速检索相应数据并返回显示；②高级检索模式，允许科研人员构造复杂的逻辑查询条件，系统进行自动或人工优化后检索海量的、复杂的数据。

科研数据查询包括的基本功能如下：

1. 搜索引擎模式的快速检索　允许科研人员基于简单检索条件，快速检索相应数据并返回显示。科研人员数据查询的需求符合“二八原则”，即大多数情况下科研人员需要快速的检索以获得对数据的感性认识，进而通过高级检索定位出最终使用的科研数据。科研数据查询的快速检索系统采用先进的大数据分布式计算技术及索引技术，实现搜索引擎模式的科研数据快速检索，能够在秒级内返回结果供科研人员筛选。

2. 复杂逻辑语句的高级检索　对于复杂的科研查询需求，科研数据查询的高级检索系统支持科研人员构造复杂的科研查询条件，进而由系统自动优化或者由技术人员进行人工优化之后能够从海量数据中一次性定位并导出大量符合条件的科研数据。

（三）科研随访

科研随访主要是根据科研主题要求结合临床数据完成随访工作。不同于临床随访，科研随访是从临床病例中筛选患者作为科研随访的对象，用于临床科学研究。科研随访是从 CDR 中筛选出科研病例，为科研主题提供随访病例数据，并根据科研主题需求建立随访库，为科研患者提供随访服务，由此产生的科研随访数据为科研人员从事后续的检索和分析提供数据支持。

随访库的数据可以根据规则（科研人员依据科研主题指定的筛选规则）自动从 CDR 中抽取数据（筛选患者），也可以手动录入随访数据（随访病例）。随访病例信息的内容包括病人基本信息和临床诊疗信息（包括现病史、用药史、主诉、检查、检验、用药等信息）两部分信息，随访医生可以根据条件筛选病例，将它们放入随访组制定相应的随访计划，同时可以查看病人所有临床诊疗信息和调阅临床文档信息。

由于临床科研与临床治疗对病例信息存在不同的需求，从临床系统获取的临床病例信息，科研人员需要根据科研主题需求补充一些科研过程中需要参考的病例信息。这部分信息是临床诊疗过程不关注的或者在患者接受临床治疗时没有记录的内容。

（四）生物样本管理

随着医院承担的科研课题的逐渐增多，医院已积累大量的样本资源，如何有效管理样本成为医院急需解决的问题。借助 CDR 可以将临床科研活动中产生的样本资源与临床信息（如，患者信息、诊断信息、用药信息等）有效关联，使得这些生物样本最大限度地发挥科研价值。

生物样本管理着眼于临床采样科研对象的管理，涉及临床标本采集、运输、核收、处理、样本入库、储存和出库的全过程，通过及时、完善的过程数据采集（利用条码设备及相关读取设备获取标本位置信息），建立可追溯的生物样本信息管理体系。

生物标本是不可再生的宝贵资源，高质量的临床研究样本对探索新的治疗方法、发现新的诊断工具、制定新的诊断指标以及新药的研发具有极其重要的意义。同时，建立高标准、高质量的生物样本库能够为疾病研究、转化医学、药物研发提供重要的数据基础。

1. 数据内容　临床科研活动中的生物标本一般分为病理标本和检验标本。

(1)病理标本：病理标本通常包括活检标本、手术标本、细胞脱落、体液或细针穿刺的细胞学标本。

1)手术标本：比如一段肠管、部分胃或全胃、全子宫双附件等大标本，以及门诊手术室、皮肤科、口腔科或耳鼻喉科等手术切下的相对小体积的标本等。这类标本通常放入盛有福尔马林液的大塑料袋内送检。

2)活检标本：比如胃肠镜、支气管镜、膀胱镜、宫腔镜等夹取的米粒大小组织或碎组织，或者内镜黏膜下剥离术（ESD）等手术切除的大黏膜组织等等。此类标本里还包括了粗针穿刺活检标本，比如肾脏穿刺、前列腺穿刺、甲状腺穿刺、淋巴结穿刺、乳腺穿刺等送检的细长条组织。这类组织通常被放入装有福尔马林液的小瓶容器内送检。

3)细胞脱落、体液或细针穿刺的细胞学标本：比如痰液、尿液、胸水、腹水、甲状腺 FNA、支气管刷片、宫颈宫腔刷片印片等。这类标本直接由检查医生将取出物涂在载玻片上送至病理科。

存放在标本库中的病理标本为方便查找，其数据内容包括标本编号、患者病历号、患者姓名、患者性别、患者年龄、申请医生、申请单录入人员、标本采集日期、所取标本种类、存放冰箱、存放冻存架、存放冻存盒、盒内位置、知情同意书有无、手术名称、初步诊断、负责医师等。

(2)检验标本:检验标本通常包括血清、血浆、全血等标本。检验标本保存周期较短,已发出结果报告的标本需要及时转移至冰箱保存,并由专人负责管理,一般能够保存1～2周。

检验标本数据内容包括标本编号、患者病历号、患者姓名、患者性别、患者年龄、申请医生、申请单录入人员、标本采集日期、所取标本种类、存放冰箱、存放冻存架、存放冻存盒、盒内位置、检验目的、负责医师等。

2. 数据处理　生物样本库建立的基本路线是收集、保存和利用,其基本原则是由临床医生提出具体需求,针对某种疾病的样本进行有目的的收集,而非任何临床样本都要收集。临床标本库在集中管理临床标本资源的同时,需要关注临床、病理、治疗、随访、知情同意等与标本相关的信息,以便为临床科研提供病理、病例和随访等完整的相关背景资料。

同时,构建生物样本库需要遵循政策法规、行业标准、技术规范、标准操作流程(SOP)等标准规范,结合医疗机构实际情况和具体需求,实现临床标本采集、转运、保存、取用、处置情况的标准化管理。

生物标本库的建设会涉及以下几方面内容:

(1)基础设施:标本库不同于其他数据存储库,它保存的是生物样本,需要配套相应的冷冻仓库、通风设备、散热设备,以及冷冻容器等用于样本存储的物理设施。这就需要医疗机构提供专业的标本管理设施(例如冰箱、淡氮罐),用以存放样本。

对于冰箱等设备系统需要监控温度/湿度情况,以及样本生命周期温湿度变化曲线,以便实时掌握标本存储环境情况。一旦冰箱有温度异常,系统能够及时启动警告机制,通知样本库管理人员,以避免造成样本失效,提高标本库管理的安全性和规范性。

(2)样本采集:标本采集流程如下(图17-11):

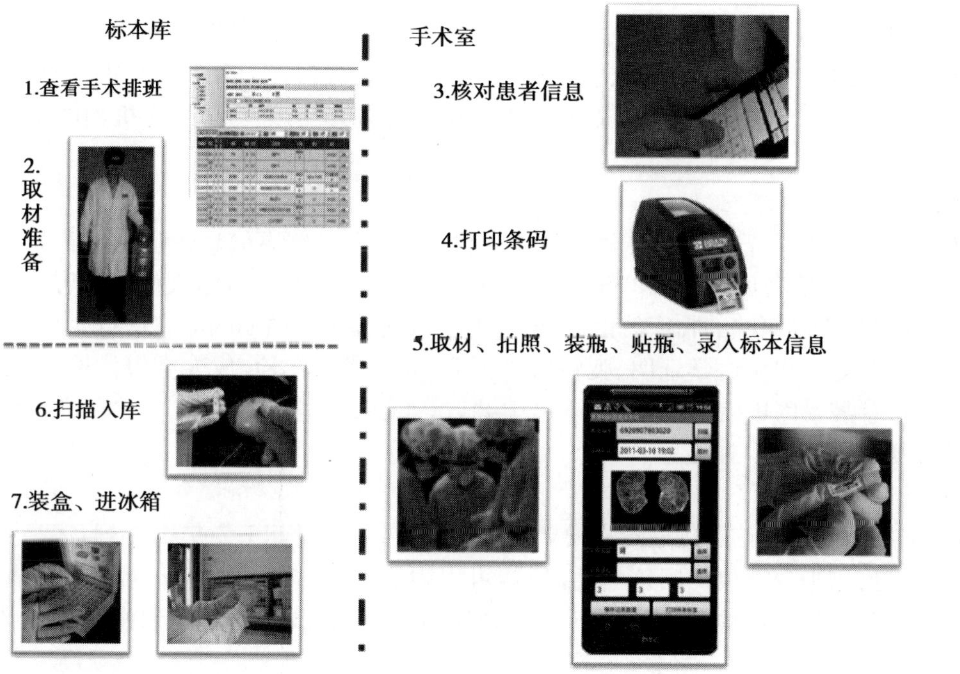

图17-11　手术室取材流程图

1)标本采集申请:医生要求患者或者家属签署经过伦理审查的知情同意书,医生填写标本采集登记信息,内容包括:患者病历号、患者姓名、申请医生、申请单录入人员、标本采集日期、所取标本种类、知情同意书有无、手术名称、初步诊断等信息,相关信息可以从电子病历等系统直接获取。

2)标本采集:不同的疾病、样本类型,应设立个性化取材流程。标本采集过程使用条形码绑定患者和标本信息。对于取材时需要照相的样本,应该保存其图像数据。

3)标本标记:每份样本都应有且仅有唯一样本标识,并且在信息系统中可通过此标识检索到该样本,此标识应标记在容纳样本的冻存管上,便于样本的查找和对照。

4)标本处理:为了保证样本在几年、几十年或者更长时间能够有效的使用,样本的来源,处理的步骤、条件、环境等各方面能够影响样本质量的因素都需要进行详细的记录。经过提取、分装后的样本应能通过信息系统追溯到原始样本并与其信息相关联。

(3)标本入库:根据采集标本类别执行标本分类入库,登记入库时间、有效期等入库相关信息,可以通过条码设备及相关读取设备获取标本标识。

预先规划样本入库规则,按类型、按来源等对容器进行规划,使得样本的安全性得到保证,样本的冻融概率降低,以保证样本质量。

能够实时获取入库标本的状态,监控样本的效期,对于失效样本及时销毁,并记录销毁过程。

集成电子病历系统,能够查看样本的相关病历信息。

(4)标本出库:制定明确的样本使用指导原则,通过信息系统的管理,控制同源同类、样本最低数量保护的珍稀样本的使用。

库存样本的取用必须提交使用样本的申请,通过审批流程完成审核方可完成出库。

样本出库时,应通过条形码扫描在数据库系统中对样本编号进行自动的判读和确认,避免因为人为错误导致对错误的样本进行取样。

生物样本库中的任何库存变化都应该进行详细的信息记录和信息更新,此信息应永久保存。

三、居民健康管理

居民健康档案是以居民健康为核心,贯穿整个生命过程、涵盖各种健康相关因素、实现信息多渠道动态收集、满足居民自身需要和健康管理的信息资源。作为国家提倡的大健康战略的重要一环,由医疗机构提供的患者在医疗机构内发生的临床活动记录和相关文档,是组成居民健康档案的重要元素。

如果医院已部署CDR,可以由CDR为居民健康管理系统提供患者临床诊疗数据。CDR集中记录了患者在医疗机构内发生的临床活动和相关文档,基于CDR医院可以对外为院外机构集中提供居民在医院的临床诊疗信息,而不是由各个业务系统分散提供,这种方式不仅减少了医院与院外机构的交互接口,同时也提高了医院信息安全保护。

(一)数据采集

在国家推行"分级诊疗",普及应用居民健康卡,加快推进人口健康信息化建设的背景下,各个省市相继建设区域信息平台,力求将各区域的人口健康信息集中管理。为完善人口健康信息内容,区域信息平台需借助医院CDR来采集患者在医院的临床就诊数据,以便实现居民生命周期的健康信息全覆盖。

门诊摘要、住院摘要、出生医学证明、死亡医学证明、儿童健康体检、成人健康体检、就诊记录、转诊(院)记录等居民健康信息需要区域信息平台从CDR中抽取。CDR将这些数据转换成标准数据格式,以便区域信息平台能够方便地采集。

(二)信息调阅

由于图片、多媒体等资料信息传输不方便,区域信息平台一般对其不做集中管理,还是由医院的CDR来负责管理。当区域信息平台需要访问这些信息时,可以根据图片、多媒体等资料的索引信息定位其实际位置,即CDR提供的院外访问地址,这样院外人员可以通过CDR提供的地址实现图片、多媒体等资料的调阅。

(袁　浩　袁文榆)

参考文献

1. A HIMSS Analytics™ White Paper, Electronic Medical Records vs. Electronic Health Records: Yes, There Is a Difference. Updated January 26, 2006.
2. http://www.gartner.com/it-glossary/cdr-clinical-data-repository/
3. https://en.wikipedia.org/wiki/Clinical_data_repository
4. 葛小玲,孙利,薛颜,等.基于CDR的临床决策支持系统设计及应用初探[J].中国数字医学,2014:9(8),2-4.
5. 苏韶生、余元龙、程敏婷,等.半结构化病历文档信息抽取应用.中国数字医学,2012;7(9):102-104.
6. 李小华.医院信息化技术与应用.北京:人民卫生出版社,2014.
7. 孙荣国,贾晓荣.对我国临床标本库建设的建议.卫生软科学,2012;26(9):772-773.
8. 杨静芳,陈凌,张新胜,等.标准化临床样本库的创建与管理.实验室研究与探索,2013;32(9):230-233.

第十八章　电子病历归档与管理

病历数据的录入、管理、审核、浏览已经在临床科室基本实现了电子化。但是，当患者出院，电子病历从临床科室进入病案室时，数字化的电子病历又被打印存档，形成“电子病历→打印纸质病历→扫描纸质病历→电子病案”的流程。通过扫描方式获得的电子病案，丢失了电子病历原有的数据结构等属性，造成了医院信息的资源浪费，也使电子病历的终末质控变成盲区。实现电子病历的数字化归档是改变上述状况的有效方法，结合数字化归档技术和数字证书技术的应用，形成既满足医疗科研应用，又符合法律要求的数字化医疗文档。

第一节　数字化病案概述

一、纸质病案

（一）病案管理现状

病案管理作为医院管理的重要组成部分，以其特有的方式参与医院管理，通过对每份病案的检查和反馈，为提高医疗质量、技术水平、临床教学和科研的发展，为提高医院管理服务水平，提高医院经济效益起到至关重要的作用。

1. 监督管理制度执行　监督病案书写质量，如病案首页填写、三级医师查房、病历讨论（急、危、重、疑难、死亡病案讨论记录等），力求保证无不合格病历。通过医院各临床科室医疗质量分析，工作效率指标完成情况分析，监督医院各项规章制度的实施情况，实现对医疗质量的控制。监督医技科室各辅助检查报告单的缺漏，对于未及时归档的各种医技、检验报告单等逐项追回。监督医院医疗保险的工作，协助医保办做好所有医保病历的监督审核，保证医疗费用的合理使用。监督医疗费用，通过对医疗费用中的多收、少收、漏收费用的分析，及时发现问题，确保医院的合法经济收入。

2. 医院管理得力工具　通过各类别的工作质量统计分析，为医院领导提供决策依据，从而在保证医疗质量的情况下，降低医疗成本，提高经济效益，促进医院的整体现代化建设。通过分析专科专病及疑难杂症，对既能取得良好社会效益又能获取较好经济效益的病种，加大宣传工作，争取进一步扩大患者来源。通过对所有出院病人疾病的分析，及时发现问题，实施必要的调整和控制，提高治愈率，缩短平均住院日，减少住院费用。

医院为了适应医疗市场的竞争，对临床科室提出了经济管理、成本核算的更高要求，病案室每月向医院领导提供各临床科室病床负荷信息、病床使用率、周转次数、平均住院日、药费比例、单病种费用等工作完成和达标信息。通过对病人各项收费数据及比例结构的分析，为各科室及医院优化与调整收费结构提供可靠的依据，提高工作绩效，使医院的业务得到应有的经济补偿，赢得了医院医疗质量、经营管理的双丰收。

3. 发挥病案服务功能　利用病案资料全方位地为医、教、研、临床服务，根据使用者对病案信息的需要，用现代化的科学方法，对病案进行筛选、分类、整理、查询，帮助医生减少盲目地检索，以便及时、准确、有针对性地提供多样化的病案资料。完善的病案管理，丰富的病案，为各类科研课题和本专科生的教学实习和博士、硕士研究生的培养，提供了大量资料与数据，方便查阅和学习。随着医院越来越开放的制度透明，患者的维权意识越来越强，病案的社会功能日益突出。尤其是“举证责任倒置”法规实施后，病案作为医疗的资料，在医疗纠纷、诉讼、保险理赔中，被越来越多的人作为重要依据。按照相关政策，维护病案的真实性、客观性、完整性，保证病案复印件合法和公证，为患者提供优质服务，是病案管理的重要功能。

(二) 国内病案管理现状

目前，我国大部分医院的病案管理还停留在纸质管理，纸质病案的保存会占用大量的房间，并且还要配备保存的设备如密集架、空调等，而病案不直接创造价值，造成了资源的浪费。纸质病案难以长期保存，这可能造成宝贵的医学资料的损毁。特别是，查阅纸质病案费时、费力，工作的劳动强度大，造成医学资源难以被充分利用。

2001 年 12 月，最高人民法院公布的《关于民事诉讼证据的若干规定》中明确说明“因医疗行为引起的侵权诉讼，由医疗机构就医疗行为与损害结果之间不存在因果关系及不存在医疗过错承担举证责任”，以及“没有证据或者证据不足以证明当事人的事实主张的，由负有举证责任的当事人承担不利后果”。在法学理论上，这两项规定被称为“举证责任倒置”。举证责任倒置的结果既加重了医疗机构的举证责任，又加大了医疗机构应对诉讼的风险。传统的病案管理方式难以适应无风险完整保存病案记录的要求，以应对举证责任倒置，防范法律风险。因此，运用现代信息技术来加强病案的保存、管理和利用是许多多年从事病案管理工作的专家的共识。

2002 年国务院颁布规定，要求病案是一种公开的资料和信息，病人，病人家属、医疗保险公司只要证件齐全，均可以复印和复制相关病历内容。但目前国内医院病案管理普遍存在着病案资料共享性差，异地调阅困难，病案查找速度慢，存放占用空间大，安全系数低，大量医学信息无法轻易获取等问题。国内“三级甲等”医院日平均产生住院病案数大于 100 份，每月新增大于 1000 份初诊病案，病案年增涨量约 12 000 份左右，完全依靠手工操作，效率低、差错率高、丢失等情况常有发生。因此，探索一条合理的、有效的、科学的、便捷的病案管理方法和存储方式，已成为国内各大医院病案管理的头等大事和百年之计。

(三) 纸质病案管理中的问题

1. 存储空间严重不足，医院经过多年的积累，病案数量不断增加，为存放大量的纸质病案，占用医院一定的存储空间。近些年，随着现代医疗技术水平的不断提高，社会人群的医疗需求日益增加，各大型医院医疗业务迅猛发展，病案数量和每份病案资料内容增加速度极快。快速增长的病案数量与医院房屋面积的紧缺形成鲜明对比，如何处理积累数十年甚至上百年的病历，成为摆在各医院尤其是大城市三级医院面前的难题。

2. 原始病案存在安全隐患，每份病案都是珍贵的原始资料，不能遗失，也不能受到损坏，却没有备份。如果遇上自然灾害(如风化、水灾、火灾、虫咬等)或人为因素(如盗窃、涂改、撕毁、遗失等)，不仅造成宝贵的医学资料的损毁、丢失，还存在极大的纠纷隐患。很多医院都有过因病历丢失导致医疗赔偿的教训。

3. 落后的手工管理模式，病案管理多停留在以回收、整理、装订、分类上架保存、借阅等为主要工作内容的半体力劳动，技术含量低。病案室占用不少的人力资源，却不能在病案质量控制、医学资料分类统计等有价值的领域发挥应有作用，并且为医院管理、临床、教学、科研、病案分析、死亡探讨等方面提供足够的数据支撑。

4. 工作效率低，落后的手工模式必然导致工作效率的低下。查阅纸质病案费时、费力，工作劳动强度大，造成医学资源难以被充分利用，而且频繁的病案出入库，例如病历质控、科研、各种检查（合理用药、重点专科、学科检查）、复印，医生借阅、学生学习、医保检查、感染科检查、药剂科检查、物价检查、复印、科研、病历评比、上级行政部门的各种检查等，随时可能造成纸质病案的损坏、易发生归档错误。

5. 病案资源利用率低，庞大病案库中的大量医学信息是医院的宝贵财富，保存是为了利用，纸质病案占用大量空间、浪费大量人力，却因无法进行检索查询，进而得到有效提取利用，势必造成信息和知识上的浪费。目前只能按照姓名或病案号查找病历，其他一切医疗信息都无法获得，回顾性科研无法展开。中医特点是继承，许多知名老前辈医案不能进行整理进而挖掘。历史病案资料无法与病房和门诊医生工作站连接，医生不能方便、快捷地了解病人各种信息以提高工作效率。

（四）病案管理的改善需求

1. 病案保管需求

(1)节省空间：解决病案存储空间严重不足与病案数量日益增长之间矛盾，迫切需要通过 PDF 格式文档存储与 CA 认证技术，将病案完全电子化，为无纸化奠定技术基础。通过数字化电子化病案信息，能大大节省为长期保存病案所占用的库房空间，这是目前解决原始病案存储空间不足问题的最佳解决方案。

(2)长期保留：医院可以长期保留珍贵的医疗财富，使病案资源真正得到广泛的应用病案数字化，将文档病案和电子病案有机地融为一体，运用了 PDF、CA、文库搜索多项计算机技术，从根本上解决了难以长期保存等问题。将医院在运行的各个系统中，与病案相关的信息，通过 PDF 方式归档，形成统一格式的完整电子病案，使得这些宝贵的资源得以长期保存。

(3)方便调阅：数字化病案利用的最大优势，是可以实现病案数据资源共享。院领导、各科室主任、质控部门、医务人员、科研人员都可以按照授权，利用计算机网络进行全方位检索、统计，不受时间、空间、数量的限制，为管理、临床、教学、科研提供了多种快捷的检索方式，这是原始纸质病案无法比拟的。如随机查询、疾病记录检索、疾病分类统计、病案质控等，实现了医院病案信息共享，管理工作数字化和现代化。还能够很方便地和其他医院、社会部门互换信息，使得在线诊疗、远程会诊、共享病历等成为可能。

(4)可靠的数据备份：解决了病案的安全性问题，电子病案的使用保证了病案的真实性、准确性和完整性。电子病案存放在数字媒介上，可以方便地存放、备份，理论上可以永久地保存。数字化病案信息共享带来的一个问题，就是数据安全问题。对此，数字化病案管理系统还可以设计完善的安全级别，病案室可根据具体情况，将病案信息根据病案分类进行权限设置，赋予每个用户不同级别的使用权限，并可以设置读取和打印操作级别。系统还可以将客户的操作情况记录到安全日志中，从技术上保证了数字化病案数据的安全性。

2. 改变手工管理模式提高工作效率

(1)电子病案的使用可以从根本上转变病案室人员的职能，将病案室工作人员从纸质病案烦杂的管理工作中解脱出来，通过计算机化的管理手段提高工作效率，将更多的时间用于病案数据的统计和挖掘，为医院领导提供更多有价值的数据。

(2)通过病案的数字化，不仅可以使病案人员提高效率，还可以完整地对纸张病案再次进行整理，使之完整、准确，避免病案的严重缺陷和错误，防范各类医疗纠纷。不再借阅纸质病案，可以通过计算机网络等方式阅读，可以防止损坏、丢失。

(3)病案数字化可以高效地满足医疗保险等业务对病案的查阅、打印等日益增长的需求。将病历复印转变为打印，并且通过打印控制选择需打印的内容，杜绝敏感信息泄露。系统日志文件记录每一项申请、批准、调阅、打印、修改等的操作时间及操作内容和操作者，同时系统自动提供一个时间段内查询、打印的工作量统计，进行自动管理。

3. 整合资源　提供和医院现有 HIS、PACS、RIS、LIS 等系统的数据格式标准化管理，实现广泛的数据共享。尤其与电子病案无缝链接的功能，实现在同一平台下所有病案的一体化管理。与病房和门诊医生工作站连接，医生能方便、快捷的了解病人各种信息，节省医生时间，提高工作效率。为医疗、教学、科研、法律及医疗保险等各个领域提供病案利用支持，在医院管理与医疗质量、医院安全、数据挖掘等方面提供有效的管理功能。通过病案数字化建设，利用现代化手段对历史病历进行数字化加工，改变原有的储存、管理、应用模式，以适应医院信息化建设的高速发展，提升病案管理技能，实现医院可持续发展。

4. 区域卫生平台对接　随着区域卫生信息平台的建设完成，为了实现患者诊疗信息在区域内部互联互通，病案归档系统首先需要保证病案内容的完整性。通过与在运行系统的链接，统一输出 PDF 格式，并整合全部患者信息，形成电子化病案，为区域信息平台调阅病案提供标准的信息基础。

（五）目前国内主要病案数字化手段

随着医院对病案管理的重视程度不断提高，我国的病案管理在硬件和软件上都有很大的进步。当今是数字化病案和纸质病案共存的时期，他们各有其优势劣势，但二者又互相弥补。这是一个过渡的时期，亦是一个必经的阶段。同时，相信无纸化的病案管理是大势所趋，我们应为无纸化管理做好充分准备。目前很多医院采用的病案数字化方式如下：

1. 微缩病历　缩微技术作为一种现代化文档保存技术，问世至今已有百年历史，在我国缩微技术在档案、图书系统的广泛应用兴起于 20 世纪 80 年代。缩微技术是利用摄影与显微技术的结合，将纸制文件资料拍摄成缩小比例的胶卷，称之为缩微胶片。随着数字技术的飞速发展，缩微技术作为一种文档保存技术，其应用范围已经日益狭窄，特别是相对数字技术的检索、利用的方便性，文档缩微品在利用方面的劣势显得非常明显，因此在当今甚少有人问津。然而，缩微技术在文档信息保管方面却有着数字技术无法比拟的优势。例如：缩微品不受读取设备的限制，放大镜就能查阅；缩微品抗损性能较好，划伤、污损不会造成信息的毁灭性丢失；缩微品的保存寿命长久，这一点更是得到了时间的验证。由于缩微制作花费巨大，对于相当珍贵的历史文献、凭证资料等在数字化利用的同时，可以依然采用缩微技术进行保管。病案缩微兴起于 20 世纪 80 年代，有些医院将病案制作成缩微胶卷，但是，随着病案数字化技术的成熟和发展，越来越多的医院不再进行病案缩微而只做病案数字化。

2. 扫描病历　目前，有两种主流的技术手段来实现纸质病案的数字化，一种是翻拍方式，另一种是高拍仪扫描方式。翻拍方式是使用数字成像仪直接将装订的纸质病案拍摄成彩色和黑白的数字图像，高拍仪扫描方式是用高速扫描仪将拆散的病案扫描成黑白数字图像。

翻拍方式可以使用多台套设备大规模的加工病案，而扫描方式限于设备价格过高，难以一次性投入多台设备，加工速度慢。

高速扫描仪价格在几万至十几万之间，相比而言数字成像仪要便宜很多。扫描仪无法扫描装订的病案，扫描前需要将病案拆散，等扫描完后再重新装订。病案中的化验单、检验报告都是粘贴在一起的，把这些单子撕下来需要花费大量的人力和物力，而且容易损坏原始纸质病历。此外，扫描仪对纸张的平整度要求高，扫描前需要将病案熨平后才可扫描，这样工作量也会大大增加。所以目前医院主要使用翻拍方式进行纸质病案的数字化工作。

3. 数字化归档（病案归档系统）　数字化归档系统主要是把患者的信息进行集成处理，经过虚拟打印机技术，将患者在 EMR、HIS、LIS、PACS、手麻、心电、病理等系统中的信息转化为标准的 PDF 文档格式，或转化成数字图片信息；转化后的患者信息会经全数字化病案处理引擎或离线引擎的处理传到数字化综合查询数据库。医务人员如果需要查询患者信息，可以通过 web 浏览端或者 APP 客户端进行在线或者离线查询。

将院内系统数据以及纸质档案信息进行处理转换为电子数据，并将数据上传到数据存储层。系统提供两种方式，其一、医院已做 CA 认证通过与院内系统做数据对接自动抽取数据进行转换处理。其二、医院未做 CA 认证通过专用高速扫描设备将纸质的档案扫描转换处理，从而实现对病案电子归档和纸质归档的结合。

系统能够对医院现有 HIS、LIS、PACS、EMR、手麻、心电、院感、病理等系统中的图形数据进行后台自动采集，无需人工干预，而且系统自带数据采集监控功能，支持 PACS 图像的导出。

对采集的数据进行审核，审核通过后对数据进行加工处理，包括数据的分类管理、数据的分词处理、电子化数据存储到 FTP 服务，对历史数据进行归档管理以及离线存储。

总结：前两种病案数据化手段，均采用影像留存的方式，解决病案的持久化存储问题。但是，在影像保留病案的模式特性下，病案的数据属性被丢失。这种模式下虽然实现了病案的数字化存储，但数字化病案智能浏览和打印，以及病案数据很难实现数据利用。从投入角度看，这两种方式都需要医院长期持续投入资金和人力，而且人力和资金投入巨大，投入产出比较差。从影像角度看，其缺页，扫描质量差等方面的问题基本靠人力来实现。从长远发展和数据利用来看，实现信息化的数字化归档是病案存储和利用的最佳途径，既可以一次投入，长效使用，又能保证全部数据的后续利用；既能保证病案数据的质量，同时通过病案数字化系统实现流程改造和工作优化。

二、病案数字化归档

医院向来都不缺乏病案数字化的原动力，因为病案数字化是病案无纸化的基础。目前大多数医院缺少的是病案数字化建设的指导思想。

（一）信息化评测体系的关键指标

从目前国内医疗信息化建设标准评测的两大体系来看，无论是 HIMSS 的 6 级，还是卫计委 EMR 应用水平的 6 级，两大评测体系均不约而同的将病案无纸化作为评测院内信息化水平最高级别的标杆。无纸化已经成为医院信息化成果的最直接的体现。无纸化给医院不仅仅带来纸张墨盒的节约，其重要意义在于医院最有价值的知识产权，终于通过无纸化的过程长期持久的保存下来。更有价值的是，存储下来的病案资源库可以在无纸化的过程中，支撑医疗流程的优化重整，解决病案数据的利用问题。所以病案数字化归档成为目前医院亟待解决的重要流程。

（二）大数据技术支撑

大数据技术为海量病案存储提供了参考解决方案。大数据最大特点是异构数据的存储，基于大数据技术建立的病案归档系统，直接从运行系统中采集归档病历数据，这其中既包括了病历文书、医嘱单、护理记录，也包括医技系统的报告单数据，甚至一时未能数字化的知情同意书文档，以及孤岛数据源也可以在病案归档系统中找到最终的电子化归宿。大数据技术还带来的高性能检索能力。由于大数据技术最早设计用来对互联网上海量的网页数据做内容检索，因此设计上采用数据分布存储，多节点并行计算，检索能力并不会随着归档病历数量的增加而有速度上的下降。

（三）病案归档系统

病案归档系统，是无纸化建设中病案数据的收集者。其责任是将 EMR、CPOE、LIS、RIS、ECG、OIS、ICU、PACS 八大信息系统，通过归档通道统一格式存储，并进行数字认证。病案归档系统成为无纸化的数据归口，海量的病历信息通过归口进入到病案资源库。作为无纸化的基石，病案归档系统是无纸化建设的起始点，从各系统的 CA 改造、EMR 病案流转的优化、病案资源库的索引和格式都需要在病案归档系统上线时给予标准化。

（四）数据化归档应用

归档病案的数字化，能使临床医生借阅病案更便捷，病案室档案管理更高效，原始纸质病案也能尽量的避免外借造成可能的缺损。实习医生可以通过电子病案的借阅学习年长医生的诊断经验，也使实习医生对知识的掌握更加全面和具有针对性，为临床教学和科研提供更便捷的信息获取方式。学生可以利用电子病案掌握循证医学的科研方法，帮助他们提高自身的诊疗和护理水平。医护人员在临床实际工作中发现问题后，可利用电子病案进行回顾性研究，找出存在的问题并提出解决的办法，通过进一步的课题研究总结该方法的可行性。科研人员可通过电子病案进行有专题的前瞻性研究，提取预设的观测指标，为科研提供可靠的临床数据支撑。

数字化病案管理的实现，对医院的管理具有巨大的价值。通过电子病历建立三级质控管理和环节质控、终末质控的管理模式，并对各科环节质控数据进行统计、分析、总结，终末质控数据按月度形成报表，结合院内的奖惩制度，能使病案质量控制伴随整个诊疗过程，通过电子病案实现全过程管理。电子病案结合权限控制实现保密分级管理，通过有限的借阅权限，方便快捷获取病历相关信息，上级部门检查调阅病历、社会人员复印客观病历等都可以进行快速检索，节省医院运营成本。

数字化病案管理的实现，把医务人员从繁重的病历书写工作中解放出来，将更多的精力用于临床医疗和护理工作中，并且节约了纸质病历所消耗的物力、财力成本，减少纸质使用，为低碳环保做出贡献。

三、住院病案无纸化论证

实现病案无纸化是实现医院病案现代化管理的必由之路。医院在发展，病案在增加，病案的库房面积在不断增大，传统的病案储存模式已经无法适应现代管理的需要，这就需要一个全新的管理模式，因此实现真正无纸化的电子病案是医院发展的必然趋势。

（一）无纸化必备条件

1. 电子病案必须保留可被追朔的历史医疗信息、过程原始数据和医疗文档原貌，所载内容可供随时调用，保留删改痕迹并能随时查验。

2. 签名人身份及签名时间能随时有效识别。

3. 按授予权限进行部分或全部复制。

4. 完整实现纸质打印、段落连续打印等功能，手工签字确认、原件判定等过程。

承认电子病案的合法性，必须保证其信息的有效性、安全性及不可否认性，即电子病案应当具有纸质病案的可靠性、可查核性和不可更改性。

（二）数字化病案特性

数字化病案是以电子数据的形式将病案内容记录保存在服务器或硬盘等中介载体中，具有以下特性：

1. 数据易失性　电子数据储存在服务器或硬盘等中介载体中，一旦操作不当就可能肉删除数据而破坏病案内容的完整性；

2. 数据易改性　电子数据可以通过键盘输入或其他媒介导出，并使用磁性介质保存，修改、伪造后可以不留痕迹；

3. 证据局限性　电子数据不仅易受到物理灾难，还有可能受到计算机病毒等的威胁和攻击，证据的可信度受到质疑。因此，病案无纸化方案需要克服电子病案所固有的劣势，完全具备纸质病案的各项功能。

第二节　无纸化解决方案

一、解决方案总体架构

病案无纸化是医院信息化建设到最高级别后，能够体现的病案存储和利用的最佳模式。其最终实现需要多方配合，其中包括：医院在运行的临床业务系统，包含原有纸质病案的数据化转换，最核心的是采用数据采集总线方式，聚合病案信息，形成完整的数字化病案数据。如图 18-1 所示。

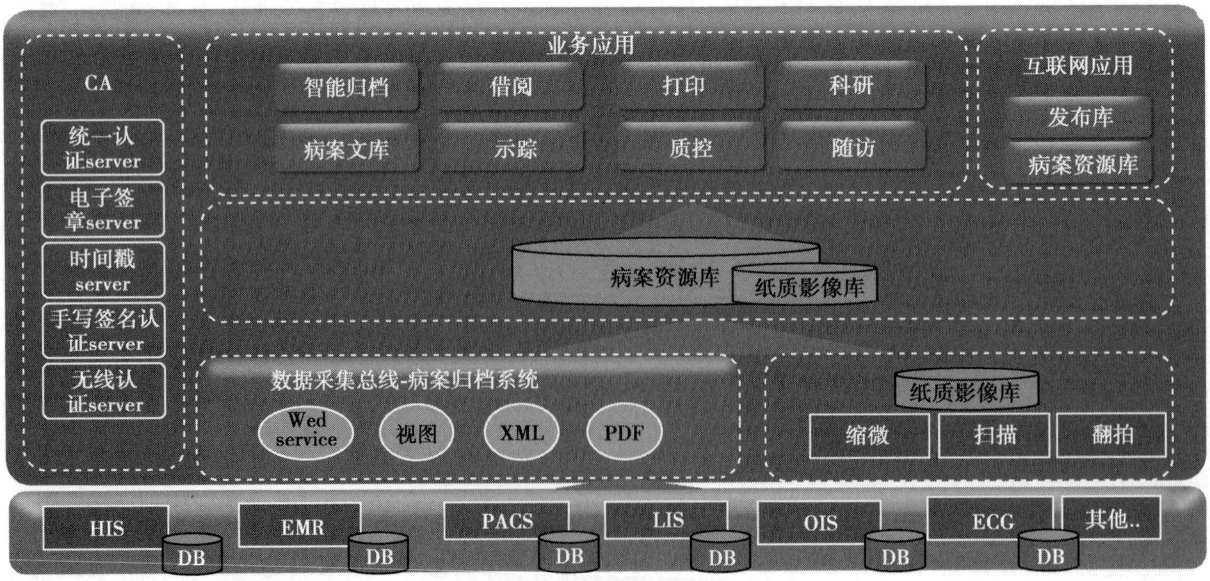

图 18-1　总体架构图

病案归档系统全面支持CA系统内嵌，通过CA系统确保输入和输出数据的真实性。病案归档系统提供第三方信息系统提交病案内容的接口服务，第三方信息系统通过系统提供的PDF虚拟打印服务和关系型数据库数据转化PDF文件功能，可以方便快捷的将病案数据转换成系统标准格式。这样一套病案信息转换和汇集的体系都在系统后台全自动完成，不影响业务系统的正常运作。形成的数字化病案除了可以实现病案的打印、借阅、示踪等基本功能外，还可以实现科研病历归类、随访筛选、智能归档、智能终末质控等高端应用，特别是全息病案数据支持文库检索应用，将病案大数据应用到极致。依托全息病案数据，还支持医院发布库应用，全部患者数据支持互联网模式调阅，并可在云端实现病案资源库的建设。

无纸化解决方案由6个部分组成：

（一）既往纸质病案数字化

医院原有纸质病案，通过缩微、高拍仪扫描、翻拍等手段，进行数字化病案制作，制作完成的数字化病案采用统一的格式存储，此数据库为临时数据库，病案资源库建立后，此数据库将合并至病案资源库。

（二）病案资源库

病案资源库负责将病案产生出来的全部数据，按照统一格式存储。资源库利用大数据技术存储，保证海量长期的病案数据长期在线。保证病案30～50年的长期在线。

（三）数据采集总线

数据采集总线是无纸化的核心技术，其接口方式支持多种类型，包括：集成平台、视图、web service、xml、pdf等。采集总线除了保证全部系统的数据接入外，还需要支持单机版系统、未信息化病案内容等特殊数据的采集要求，实现系统间的松耦合接入，降低各系统的改造难度。

（四）业务应用

1. 临床应用　借阅、归档、打印、示踪。

2. 科研应用　科研查询、随访筛选。

3. 智能化应用　智能归档、病案文库。

（五）互联网应用

基于互联网模式的病案发布应用，作为医院发布库中，互联网模式调用病案数据，基于云存储的病案资源库建设的数据来源。

（六）数字认证

统一认证、电子签章、时间戳、手写签名认证。

二、病案归档功能与应用

（一）归档审核

包括待归档患者列表、已归档患者列表、未归档内容提醒、归档内容自动校验、病案查询。病案管理系统自动甄别患者状态，将待归档和已归档患者进行统一管理，使用者可快捷获取每日工作范围，了解管理系统自动工作进展情况；在对应患者管理列表中，使用者可以通过多种条件查询、过滤特征患者，来追踪具体患者归档进度。如图18-2所示。

对于那些未完整归档的患者病案，管理系统将未成功病案文件逐个记录，呈现给管理者，明确失败原因，如CA认证失败、文件内容缺失等具体原因。管理员无需个体分析即可明确责任。

（二）病案复印

包括病案查找、病案打印、病案导出，数字化病案室完全支持无纸化。病案管理系统提供病案打印功能，使用者只需设置简单查询条件和打印范围即可将需求内容打印成纸张，交由出院患者带走。使用者可以对患者付费类型与打印范围之间的关联在后台进行管理。如图18-3所示。

病案管理系统支持阅读格式导出，归档结果导出，并对导出权限进行管理，保证归档病案的安全。

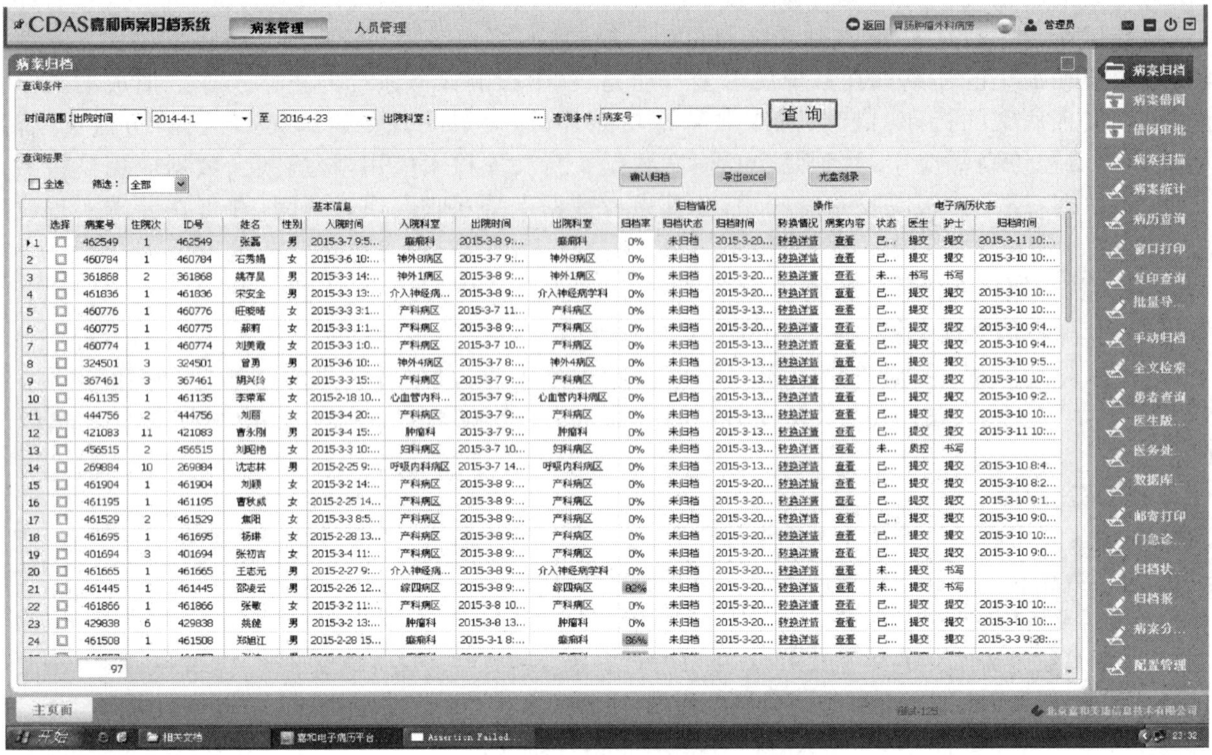

图 18-2　归档审核

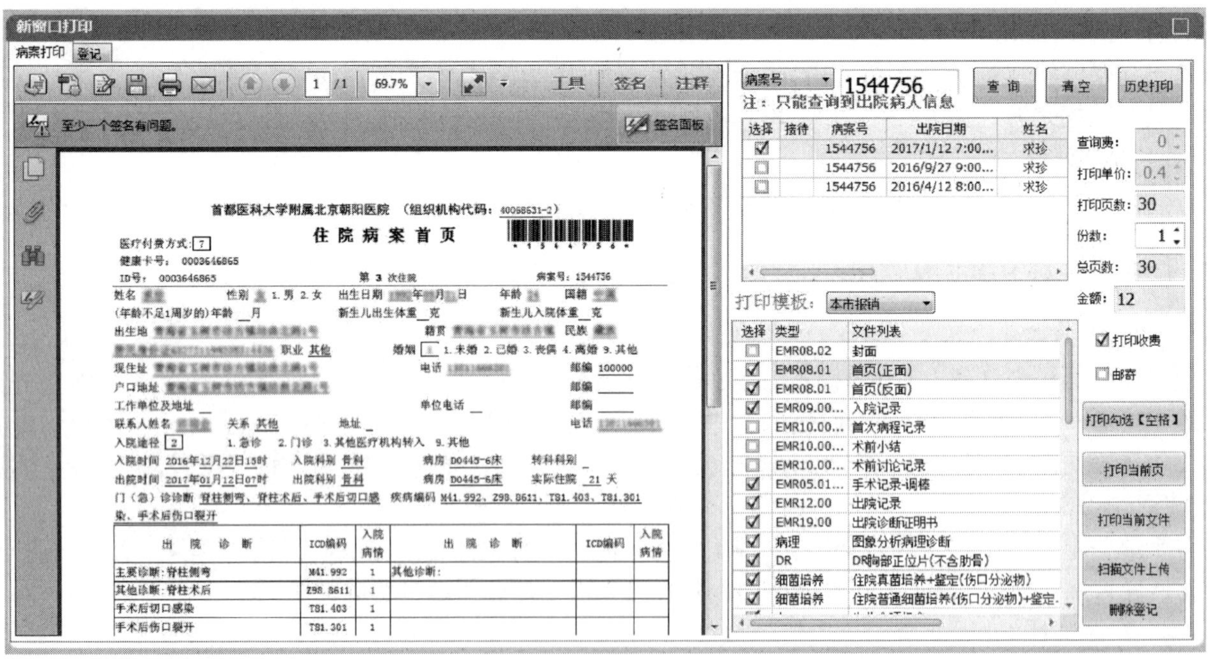

图 18-3　病案复印

（三）归档统计

包括归档量统计、病案打印统计、归档效率统计、病案借阅率统计、病案封存统计。病案管理系统提供丰富的统计内容和展示方式，使用者可自由选择统计条件，统计频次以及统计范围和内容，系统自动依据多条件进行自动统计，采用图标和列表的方式展现统计结果。如图 18-4 所示。

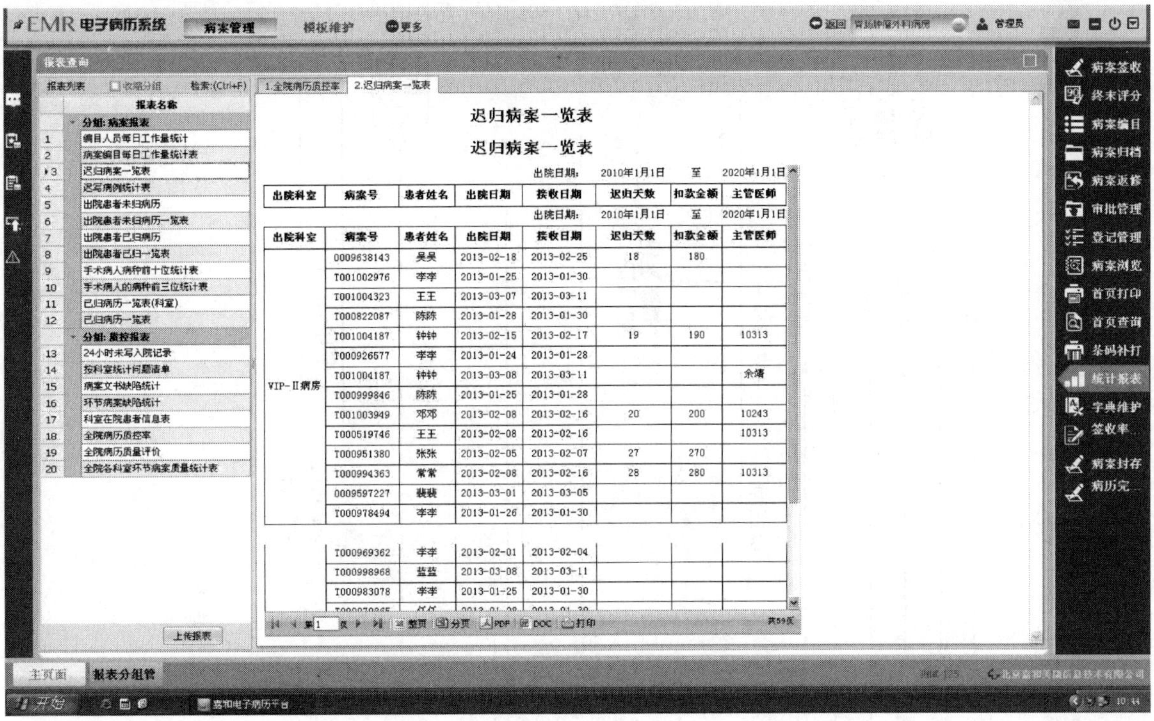

图 18-4　归档统计

（四）病案封存

包括病案封存、病案解封、病案导出。对于特殊病案，病案管理系统可对其进行封存，封存采用整体病案快照的方式，保证病案原貌。已封存病案拒绝信息系统提交病案数据请求。已封存病案在权限允许的条件下可以导出。如病案不再具有特殊性，可通过系统对其解封。

（五）病案借阅

包括病案浏览、病案借阅申请、病案借阅审批、借阅统计、借阅权限配置、自动返还病案。病案管理系统提供对已归档病案借阅的功能，借阅者通过系统向电子病案室发出借阅申请，所有病案首页的项目都可以成为检索条件，方便借阅者命中目标。病案管理者依据申请理由酌情进行审批，并对借阅期限、可借阅范围进行权限设置，当病案借阅到期系统会自动返还病案，归档系统自动记录这些行为并完成统计分析。

（六）接口集成

为医院现有运行系统提供技术支持，协助第三方信息系统完成归档所需要的数据采集接口。支持对外病案浏览包括：院外患者病案浏览、访问授权、浏览设置、WEB 病案浏览。病案管理系统考虑数据的输入管理，同时也提供归档病案的调阅管理。对外开放了 web 病案浏览功能，此功能可用于有完整病案查阅需求或第三方系统嵌入使用。在调阅管理中，系统会对权限进行控制，详细的规定了状态、用户、时间、需求、病案内容等之间的关系，保证了医院病案的数据安全。如图 18-5 所示。

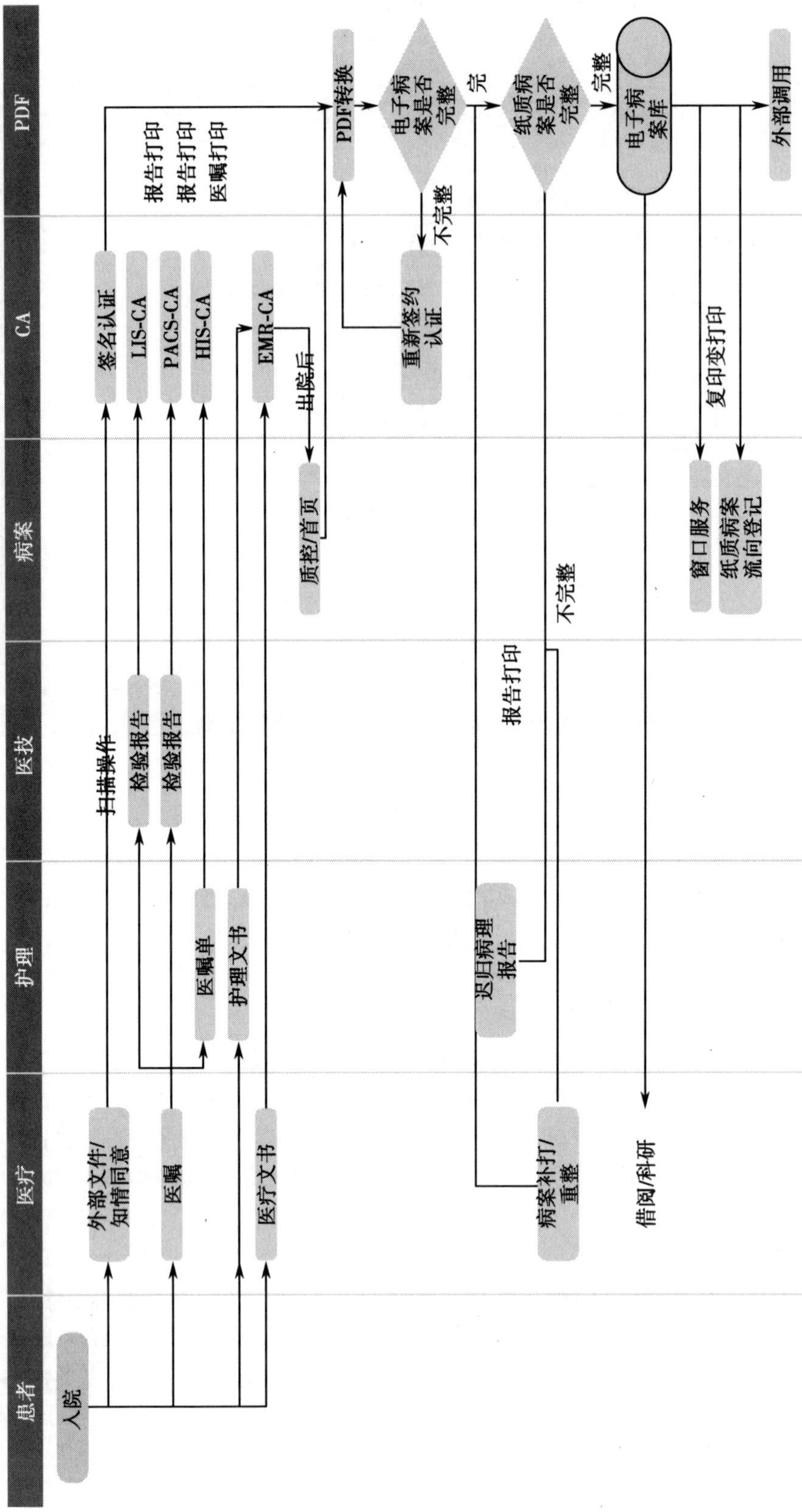

图 18-5 各系统 CA 融合总图

第三节　数字化归档的关键技术

一、归档技术

接口平台系统为符合标准接口规范的接口程序，提供了一个统一的运行环境，本来独立的接口程序受到了统一运行管理。接口平台系统提供了一套从调度管理、监控管理、日志管理到异常管理的完整流程。接口平台管理着每个接口程序的运行生命周期，管理人员在该接口平台系统中即可一体化管理众多的接口程序。

（一）调度规则技术

为数据接口的运行提供了灵活多变的调度机制，可以自由定制数据接口的运行时间。例如：可以指定数据接口程序在指定的某天的某个时间段内运行。该技术使得管理人员能够根据实际的业务需求定制个性化的接口。提高了数据接口的可用性与灵活性。

（二）实时运行监控

接口平台系统为运行于其中的接口程序提供了全程的监控管理。能够记录每个接口程序的运行日志以及异常日志，同时提供了安全的异常恢复机制。管理人员可以实时了解每个接口程序的运行状态，当有异常发生时，接口平台能够完整的记录异常的发生原因，为管理人员排查异常提供了重要的诊断信息。

接口平台实现了无人值班，解放了劳动力，方便了病案管理人员，也提高了病案的利用效率。其中调度可以设置为一次启动和反复调度，反复调度可以实现动态的循环的数据导入，真正的实现了无人值班。

PDF 格式是国际公认的符合规范的标准化文档格式，它基本保证在不同系统之间进行格式转换保持数据及样式一致。为了保证数字化归档所产生的图片与各个系统产生文档完全一致，要求提交的文档为 PDF 格式。此外，系统也可接收不会产生一致性问题的图片格式，比如 JPG，PNG 等。

（三）文档提交方式

病案数字化归档涉及多个系统供应商以及多个数据平台，所以可以采用 Web Service 技术、视图、pdf 文件、xml 文件等多种方式来实现，保证系统稳定运行。多种提交文档方式能使得运行在不同机器上的不同应用无须借助附加的、专门的第三方软件或硬件，就可相互交换数据或集成。依据规范实施的应用之间，无论它们所使用的语言、平台或内部协议是什么，都可以相互交换数据，所以能很好解决跨平台和跨系统协作交互。本方案针对每一个系统独立配置文档交互服务应用，保证文档高效提交和稳定归档。

（四）文档转储服务

采用大数据技术，实现海量数据文档的存储。

（五）归档类型配置

医院 HIS、EMR、LIS、PACS 等业务系统版本都会发生变化或者升级，为了适应持续运行的要求，可以通过归档配置工具添加新的文档归档服务类型，保证归档的持续性。

二、CA 认证

CA（Certificate Authority）证书授证，一般通过 CA 机构进行授证，CA 机构，又称为证书授证中心。证书授证中心是作为电子商务交易中受信任的第三方，承担公钥体系中公钥的合法性检验的责任。CA 中心（GlobalSign）为每个使用公开密钥的用户发放一个数字证书，数字证书的作用是证明证书中列出的用户合法拥有证书中列出的公开密钥。CA 中心的数字签名使得攻击者不能伪造和篡改证书，它负责产生、分配并管理所有参与网上交易的个体所需的数字证书，因此是安全电子交易的核心环节。由此可见，为保证用户之间在网上传递信息的安全性、真实性、可靠性、完整性和不可抵赖性，不仅需要对用户的身份真实性进行验证，也需要有一个具有权威性、公正性、唯一性的机构，负责向电子商务的各个主体颁发并管理符合国内、国际安全电子交易协议标准的电子商务安全证书。

随着这些年来，国内医疗信息化建设的发展，目前也有不少医疗机构采用第三方数字CA认证方式，为院内各个信息系统的数据与流程做必要的认证，这样，就可以保证数字信息或数据安全性、真实性、可靠性、完整性和不可抵赖性，为日后医疗机构无纸化建设打下必要的技术基础。

归档系统将各系统数字认证完成数据聚合后，首先要进行系统数据数字签名的验签，在验签完成后，形成聚合数据符合未篡改的状态确认。对于病历文件，验签机制较为复杂，不同属性的病历文件，验签机制和流程不尽相同。特别是召回流程中的验签机制，将产生多版本归档管理流程和机制。

1. 普通文书CA验签流程　如图18-6所示。

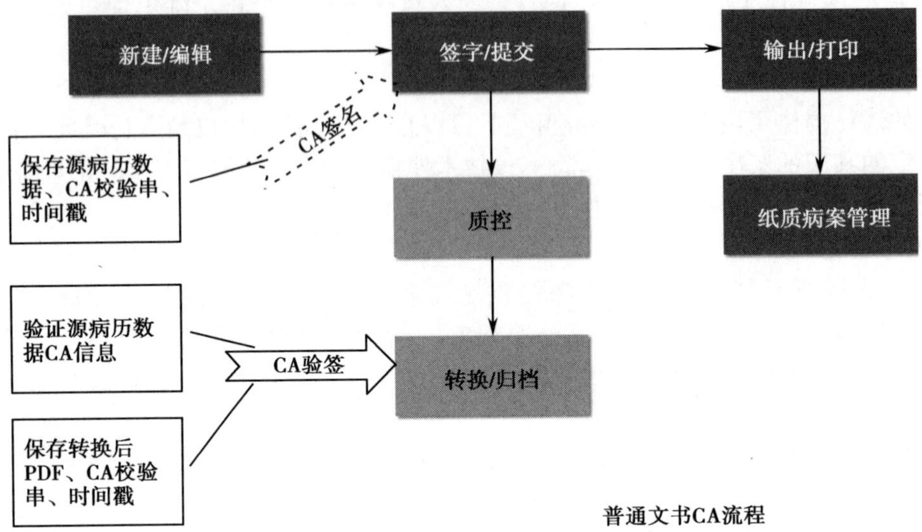

图18-6　普通文书CA改造流程图

2. 召回病历CA验签流程　如图18-7所示。

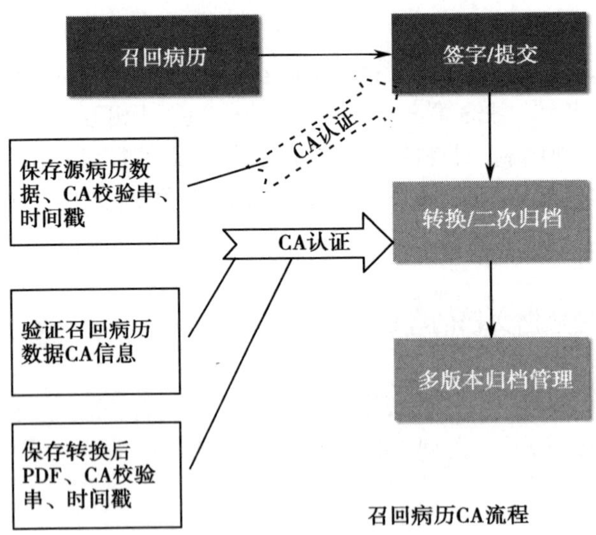

图18-7　召回病历CA改造流程图

3. 病程记录CA验签流程　如图18-8所示。
4. 知情同意书CA验签流程　如图18-9所示。
5. HIS医嘱CA验签流程　如图18-10所示。
6. 医技报告系统CA验签流程　如图18-11所示。
7. 单机版系统CA验签流程　如图18-12所示。

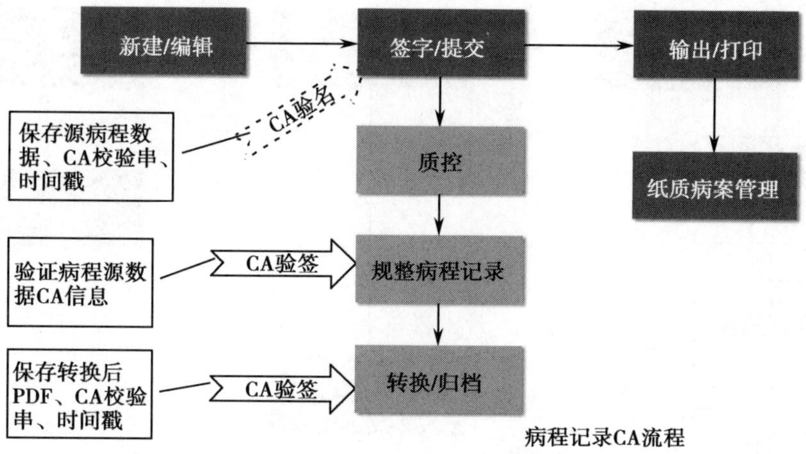

图 18-8　病程记录 CA 改造流程图

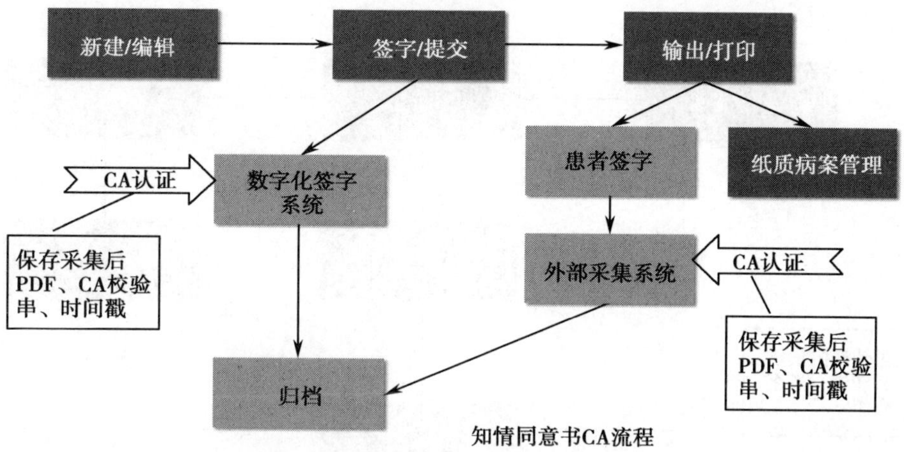

图 18 9　知情同意书 CA 改造流程图

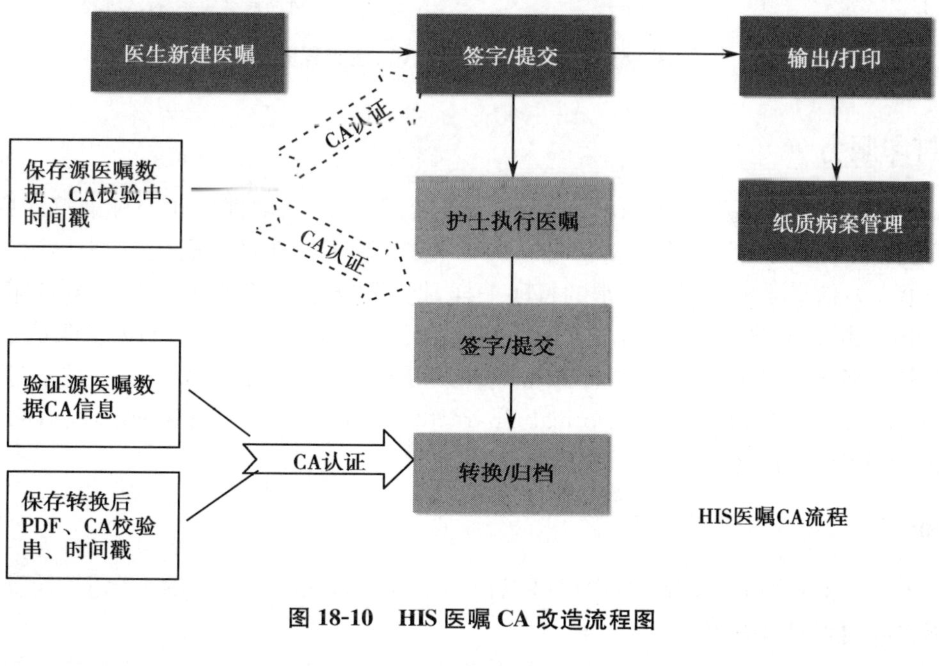

图 18-10　HIS 医嘱 CA 改造流程图

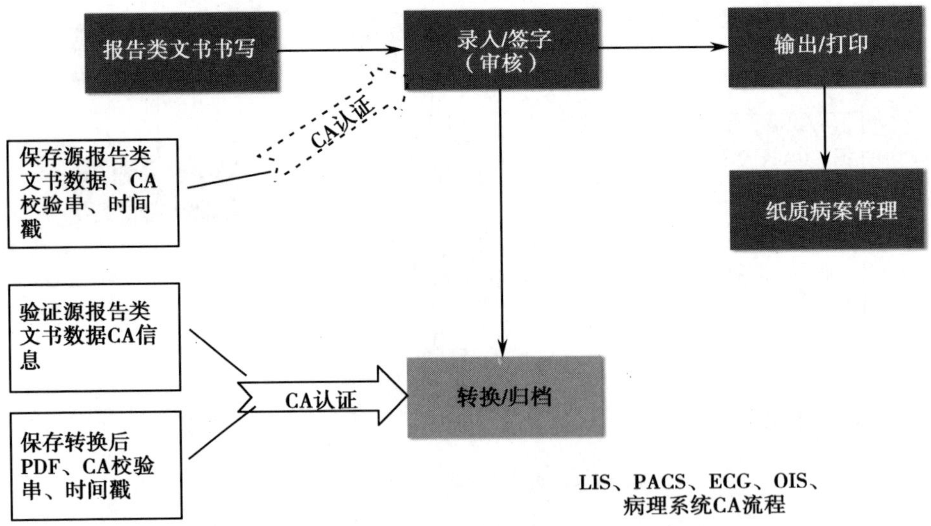

图 18-11　LIS\PACS\ECG\OIS\病理系统 CA 改造流程图

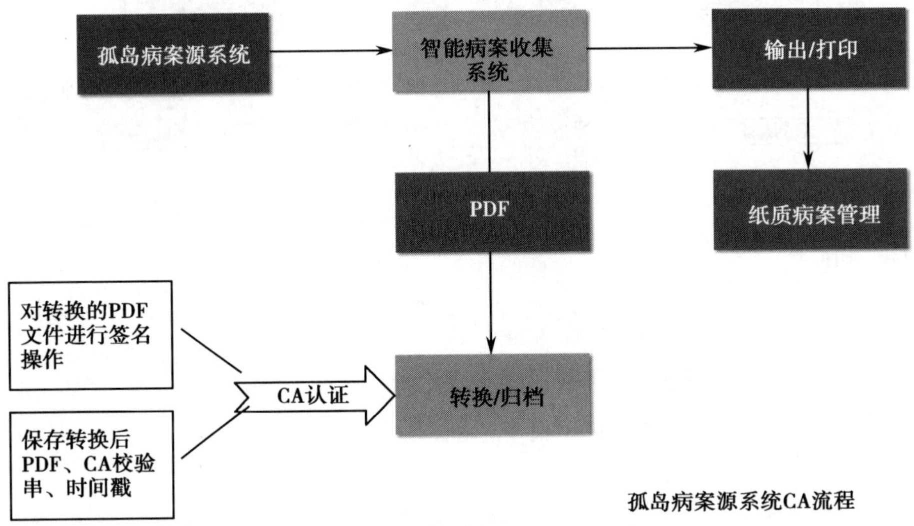

图 18-12　单机版系统 CA 改造流程图

三、虚拟打印服务

虚拟打印服务是能模拟实现打印机的功能，为其他系统提供文件、软件打印的标准打印服务。主要解决病案数据来源系统，有时候难以自行转换成标准的 PDF 格式，基于标准打印机功能，为第三方信息系统提供虚拟打印服务。第三方信息系统可以像正常的打印一样，把需要转换的数据发送到虚拟打印服务，服务便会在后台完成标准 PDF 格式的输出，免去第三方信息系统由于转换输出格式而做的大量改造工作。

虚拟打印服务是基于 Windows 标准打印服务原理，运用目前成熟的 Ghostscript 技术，完成整个虚拟打印，并加入了现今较为快速、准确的 OCR(Optical Character Recognition)技术对图形进行必要的文字识别，以达到标准 PDF 格式转换与文件优化的效果。

四、Hadoop

Hadoop 是一个分布式系统基础架构，用户可以在不了解分布式底层细节的情况下，开发分布式程序，充分利用集群的威力高速运算和存储。

Hadoop 是目前业界公认的大数据存储与运算系统中，主流平台之一，也是大数据技术的事实标准。

Hadoop 实现了一个分布式文件系统(Hadoop Distributed File System)，简称 HDFS。HDFS 有高容错

性的特点，并且设计用来部署在低廉的(low-cost)硬件上；而且它提供高传输率(high throughput)来访问应用程序的数据，适合那些有着超大数据集(large data set)的应用程序。HDFS放宽了(relax)POSIX的要求，可以以流的形式访问(streaming access)文件系统中的数据。

Hadoop能够让用户轻松架构和使用的分布式计算平台。用户可以轻松地在Hadoop上开发和运行处理海量数据的应用程序。

它主要有以下几个优点：

1. 高可靠性　它假设计算元素和存储会失败，因此它维护多个工作数据副本，确保能够针对失败的节点重新分布处理。

2. 高扩展性　它在可用的计算机集簇间分配数据并完成计算任务，这些集簇可以方便地扩展到数以千计的节点中，能够处理PB级数据。

3. 高效性　它以并行的方式工作，通过并行处理加快处理速度，能够在节点之间动态地移动数据，并保证各个节点的动态平衡，因此处理速度非常快。

4. 高容错性　它能够自动保存数据的多个副本，并且能够自动将失败的任务重新分配。

5. 低成本　依赖于社区服务，因此它的成本比较低。

五、文库技术

随着计算机产业的发展，以计算机存储设备为载体的电子信息愈来愈多，这些信息大致可分为两类：结构化数据和非结构化数据，结构化数据指的是诸如企业财务账目和生产数据、学生的分数数据等等，非结构化数据的则是一些文本数据、图像声音等多媒体数据。据统计，非结构化数据占有整个信息量的80%以上，而病案内容正是属于这类非结构化数据。对于结构化数据，用RDBMS(关系数据库管理系统)技术来管理是目前最好的一种方式。但是由于RDBMS自身底层结构的缘故，使得它管理大量非结构化数据显得有些先天不足，特别是查询这些海量非结构化数据的速度较慢，而通过全文检索技术就能高效地管理这些非结构化数据。

文库技术从最初的字符串匹配程序已经演进到能对超大文本、语音、图像、活动影像等非结构化数据进行综合管理的大型软件。目前全文检索技术无论是查全率(即系统在进行某一检索时，检索出的相关资料量与系统资料库中相关资料总量的比率)、查准率(系统在进行某一检索时，检索出的有用资料量与检索出全部资料量的比率)、检索速度、响应时间(从提交检索课题到查出资料结果所需的时间)、收录范围(所查找的范围)、用户负担(用户在检索过程中付出精力的总和)、输出形式(输出信息表现形式)等指标均已能够满足文库检索要求。

六、存储技术

根据《医疗机构管理条例实施细则》第53条规定：医疗机构的门诊病历保存期不得少于15年；住院病历保存期不得少于30年。因此电子病历数据的存储是电子病历归档的重要环节。

电子病历归档数据的存储通常采用三种方式：一是在线存储，数据仍存储在生产库上，适用于归档时间不长，查阅率还比较高的电子病历数据；二是近线存储，数据转移存储到归档库中，对于归档时间较久，但在日常业务中仍需查阅的电子病历数据，可采用近线存储；三是离线存储，数据存储介质下线，由人工保存，适用于归档时间久，查阅率很低的电子病历数据。从对电子病历数据的读取时间响应来说，在线存储最快，近线存储次之，而离线存储涉及人工操作，访问所需时间最长。随着存储硬件容量的提高和价格的下降，离线存储将逐渐被近线存储所取代，而更多的数据能够以在线存储方式保存。

在存储介质方面，早期的磁带、软盘已经被淘汰，取而代之的是固态硬盘、蓝光光盘等存储新介质。云存储作为一种新兴的数据存储服务模式，也被用户广泛接受。电子病历归档存储的主要介质包括：

(一) 光盘

光盘的特点是刻录完成后一般不可再写，即他人无法更改光盘中的数据，这一特性也正符合电子病历归档数据的不可更改性要求。同时光盘体积小，便于保存，传递也方便。

早期光盘通常采用红光技术，红光波长不一，CD为780纳米，一张光盘的容量为数百MB；DVD为650

纳米，一张光盘的容量为数 GB(1GB=1000MB)。红光光盘的理论寿命是 10 年。由于红光光盘的存储容量和使用寿命有限，难以完全满足电子病历归档数据的存储需要。

采用蓝光技术后，光盘技术得到了跨越发展。蓝光光盘的波长为 405 纳米，单张光盘容量可达 100—200GB。蓝光光盘经过表面数据保护层处理后，使用寿命可达 50 年，适用于电子病历归档数据的长期保存。新一代的蓝光光盘存储阵列，最大的单机柜容量可达一万多张盘片，存储容量超过 1000TB(1TB=1000GB)。

由于受到存储速度的限制，光盘通常用于电子病历数据的近线存储。

（二）机械硬盘

机械硬盘性能稳定，可读可写，使用灵活，新一代机械硬盘的存储容量可达数 TB，使用寿命通常在 8 年左右。由硬盘组成的磁盘阵列柜，容量可以达到 TB 以上量级，采用冗余技术后，安全性能也大大增强，是目前电子病历数据存储最广泛使用的方式。

机械硬盘接口技术更新换代快，新老接口的硬盘难以兼容。另外机械硬盘在操作和保存中容易受到振动、电磁场的影响，需要防振动、防高温，防潮湿和防电磁场。

（三）SSD 固态硬盘

SSD 固态硬盘采用集成电路技术，与机械硬盘比较，SSD 固态硬盘没有机械运动，具有良好的抗震性能，读写速度可达机械硬盘的 10 倍，特别适合于经常访问的数据。SSD 固态硬盘的使用寿命是以擦写次数来计算，通常寿命为 8-10 年。SSD 固态硬盘的最大特点是速度快，不足是容量还不够大，而且价格较为昂贵。

（四）云存储

由供应商提供的云存储服务，为医疗机构电子病历归档数据的存储提供了新的选择。云存储是将客户的数据存储在供应商的存储设备（或者是供应商向第三方租用的存储设备）之中，免除了用户购买、维护和管理存储设备的开支，只需向支付水电费一样，按容量支付云存储费用即可。以容量单位计算，目前云存储的费用已经接近购买物理存储设备的费用，许多医疗机构也开始购买云存储保存或备份本单位的电子病历数据。

虽然云存储也是采用硬盘、光盘等存储介质，但具备专业资质的云存储服务商，所提供的云存储方式具有较高的性能和安全。使用云存储服务必须保证用户与云存储中心有足够的网络带宽，否则难以满足用户实时存取的需求。使用云存储服务的一个重要问题是数据安全，用户在购买云存储服务时，必须对供应商的安全、保密、技术等资质提出要求和确认。

（陈联忠　黄永健）

参考文献

1. 朱杰.病历“无纸化流程”的最后一百米.健康界，2015.
2. 李秀梅，王玮.实现无纸化的电子病案可行性分析.中国继续医学教育，2015，7(23)：13-15.
3. 洪雅君，王继伟，龚黛琛，等.实现病案无纸化的必要性和可能性.中国病案，2010，11(12)：43-44.
4. 刘阳，刘晋才.电子病案实现无纸化需要解决的问题.中国病案，2010，11(10)：50.
5. 林琳，王滔，朱晓东.病案资料无纸化归档系统的建立及应用.中国病案，2016，17(1)：4-6.

第十九章 区域电子病历系统

国家卫生计生委在卫生信息化“46312 工程”中明确提出要建设区域卫生信息平台以及电子病历、健康档案、人口信息三个核心资源库。电子病历资源库的建设需要采集区域各医院的医疗数据，并实现与健康档案资源库的融合，从而形成动态更新的健康档案。

区域电子病历建设为区域医疗机构实施标准统一的电子病历系统，可以快速提升区域医疗信息化的整体水平，解决医疗数据中最核心的临床数据电子化共享问题，为区域医疗数据集成提供良好的基础。在各医院内部，可以以电子病历系统为核心全面集成患者分散在各异构业务系统中的诊疗数据，一方面能够显著提升医院信息化水平，更好地为医院开展诊疗业务服务，另一方面可将电子病历系统作为临床数据中心，解决院内业务系统面向区域的数据集成问题，避免院内其他业务系统进行标准化改造或推翻重建，保护医院既往投资。通过区域电子病历数据中心的建设解决区域内各医疗机构异构系统数据集成问题，形成符合卫生部“46312”规划要求的电子病历资源库，对区域卫生信息平台进行有效支撑。

第一节 概 述

一、建设目标

区域电子病历系统建设目标是完成区域各机构电子病历建设，建成区域医疗数据中心，充分整合现有资源，逐步实现医疗信息全数据共享，医疗卫生业务互通，满足居民的医疗需求。

1. 完成区域内医院的电子病历实施；建成区域所有医疗机构的医疗数据中心。

2. 数据采集 便捷、高效、灵活，建立基于数据中心的数据采集应用系统，使用灵活便捷的方式高效的采集各机构医疗数据。

3. 数据存储 安全、规范、稳定，运用高效的数据中心应用网络体系，采用规范的形式，安全存储健康档案的数据。

4. 数据共享 标准、安全、实时，采用标准的格式，实现不同机构、不同业务系统的医疗信息交换和共享，实现在不同的信息提供者和使用者之间实时安全的共享信息。

5. 分析统计　智能、便捷、高效，对系统采集的数据可自动进行分析和监测，为区域疾病监测和医疗质控提供基础。

6. 业务管理　规范、整合、联动，实现医疗卫生资源纵向和横向的整合，充分利用资源实现各医疗卫生机构之间的协作。

7. 便民查询　方便、全面、准确，使患者随时随地查询自己的病历资料和检验检查报告等就诊信息。

二、建设原则

（一）统一规划、分步实施

充分利用现有资源，从区域卫生信息化长远发展的需要出发，统一规划、统一建设、统一标准、统一管理制度，明确卫生行政部门、各级各类医疗卫生机构的信息职能，分级分步组织实施。

（二）统一标准、资源共享

信息资源共享是医疗卫生信息化建设的基础，统一标准是实现信息资源共享的基本条件。统一标准也是实现国家卫生信息系统数据交换和信息共享的基本要求。区域电子病历和医疗数据中心必须依据建设规范，遵循统一的业务流程，统一的数据定义与编码，统一的数据交换标准，形成地区统一的医疗卫生信息系统体系，逐步提高卫生服务水平和能力，为老百姓提供全面、可及的医疗服务。

（三）顶层设计、夯实基础

在规划时一方面统一设计架构体系、确定标准，规范基本业务应用；另一方面，加强和完善各级各类医疗卫生机构的信息系统的基础建设，确保网络、基本业务信息系统的建立。

（四）实用先进、安全可靠

安全性和系统运行保障是卫生信息化的重要基础。卫生信息化涉及居民健康和生命，必须坚持安全可靠原则，保证稳定运行。必须坚持实用先进、安全可靠的原则。在保证系统界面友好、操作简单、直观灵活、高效快速的前提下，尽可能采用先进、开放、成熟的计算机硬、软件技术、信息技术及网络通信技术，使系统具有较高的性能价格比、良好的可扩充性和可伸缩性，以适应医疗卫生业务发展和变化的需要。整个系统建设必须始终遵循国家有关计算机信息系统的安全保密规定，同步实施医疗卫生信息的安全保密体系，确保系统的安全、可靠、稳定和持续运行。

第二节　总 体 设 计

一、设计理念

（一）通过区域电子病历的实施提升区域医疗信息化整体水平

实现区域电子病历信息的共享，解决医疗信息化中最核心的临床数据采集问题，为区域医疗卫生信息共享提供数据基础，提升区域医疗信息化的整体水平。对医务人员而言，电子病历的实施能够规范医护人员医疗行为，使病案书写标准化，降低工作量，提高工作效率；对医院管理者而言，电子病历的实施，能够改善医疗质控管理手段，从终末质量控制转为实时质量控制，提高医院管理水平，树立数字化医院的良好形象。

（二）通过区域医疗数据中心的建设对区域卫生信息平台进行支撑

电子病历数据是健康档案的重要组成部分，如果居民在医院就诊的信息无法自动归档到健康档案中，就不能形成自动更新的“活档案”。区域卫生信息平台建设的一个重要内容就是集成下属医疗机构的医疗数据。

通过区域医疗数据中心的建设采集辖区医院的医疗数据，并作为各医院数据的统一出口向区域卫生信息平台进行电子病历数据的上报，对区域卫生信息平台进行数据支撑，提高区域卫生信息平台建设的成功率。

（三）通过区域医疗数据中心的建设满足医疗信息共享的需求

通过区域医疗数据中心的建设，形成以患者为中心的跨机构完整电子病历数据，实现医院之间的数据互联，提高医疗数据利用效率，使医务人员在进行诊疗活动时能够调阅患者既往的就诊资料，使机构之间、业务之间都形成业务协作模式，降低医疗费用，为患者提供可及的医疗服务。

通过区域医疗数据中心的建设，使医疗卫生管理部门能够掌握区域医疗状况，提高管理效率，对医改各项政策的执行和落实情况进行监测，使医疗卫生决策有据可依。

二、总体架构

基于区域医疗信息共享模式，通过区域医疗信息集成、抽取、安全存储、唯一身份识别等关键技术，建立基于区域电子病历的医疗数据中心，完成区域内以电子病历为核心的医疗数据的高度集成、统一存储和结构化抽取，成为健康档案的主要信息来源和重要组成部分。系统总体架构如图 19-1。

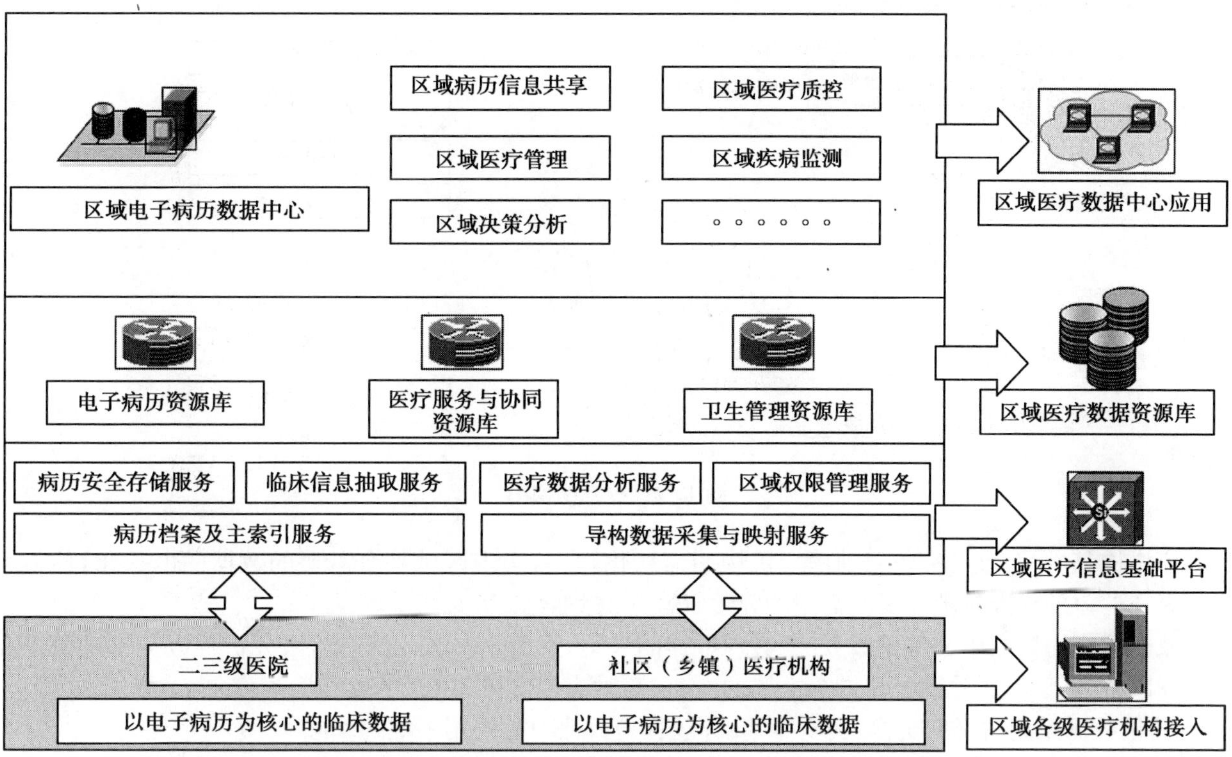

图 19-1　区域电子病历数据中心总体框架图

平台系统的体系结构由数据采集层、数据中心层和应用层三部分组成，整个系统都要遵从统一的数据交换标准、数据安全机制和权限控制体系，并提供对外的扩展应用接口。

数据采集层，根据卫生部 2012 年《电子病历基本数据集》，结合电子健康档案、医院电子病历、医院运营数据信息，定义数据接口体系。

数据中心层，平台建设的一个关键点是唯一身份识别，也就是如何将同一个人在不同医疗卫生机构的就诊记录和服务信息关联起来，并建立统一的交叉索引机制。

平台应用层，区域医疗管理系统的目标是：通过整合信息资源，开发信息标准，部署通用信息分析工具、信息安全与共享技术支撑环境，实现卫生综合管理各部门的互联互通和信息共享，提高卫生管理工作效率和决策水平，提高对深化医药卫生体制改革各项任务实施情况动态监测、宏观调控和科学管理能力，为卫生管理部门提供及时、准确、全面的信息。

平台将集成区域内四大类数据，以 HIS 为主的区域业务数据、以电子病历为主的区域临床数据、以公共卫生平台为主的公卫数据、以居民健康档案为主的数据。通过这四部分数据的集成，体现了平台对各类数据的有效利用与监管。四大数据的集成将为平台提供各类服务。

三、技术架构

区域电子病历数据中心技术架构主要分为3层架构:医疗机构基础完善层,区域电子病历数据中心基础服务层、区域电子病历数据中心应用层。系统技术架构如图19-2。

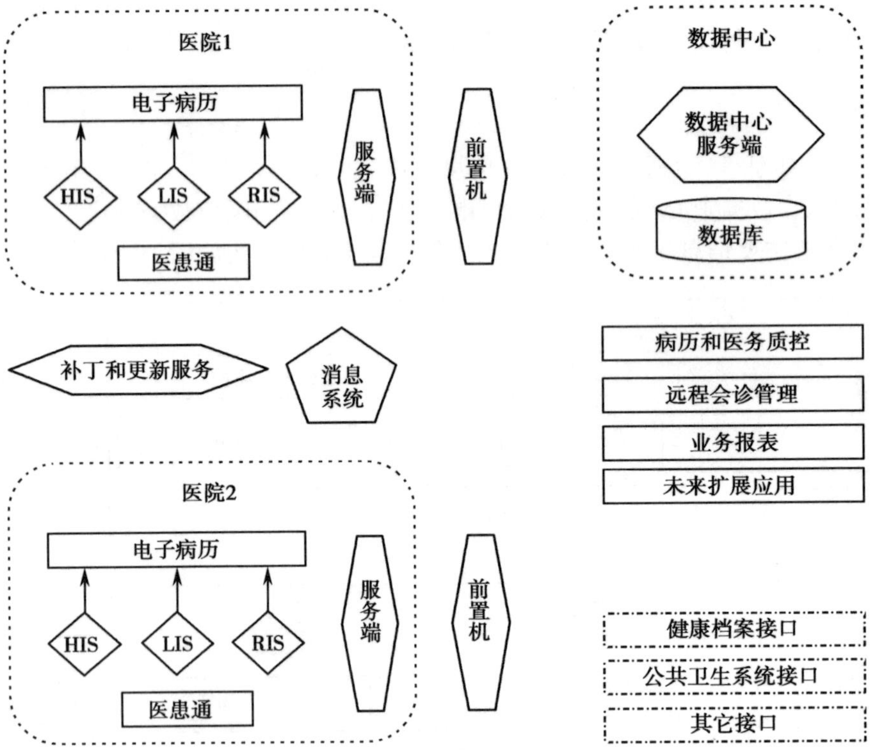

图19-2 技术架构图

医疗机构基础完善层:完善目前医疗机构的信息化程度,实现区域平台需要的数据的电子化,使得系统符合国家和地方的标准规范。实现数据的完整,统一和标准化。

区域电子病历数据中心基础服务层:实现数据的采集、索引、交换、存储、整合、分析等数据基础服务和区域医疗权限管理、区域医疗消息协同等上层的专业,实时应用支撑服务。

1. 提供数据采集、存储、交换、安全等基础模块,是数据中心应用系统的基础。

2. 数据存储模块对采集的数据进行的加密、压缩存储和异地备份。

3. 消息协同模块可以通过对工作流程的灵活定义,改变传统的临床医疗工作方式和流程协调方式,达到医院内部,以及医院间的前所未有的协同工作效果。还可以和手机、互联网、电视等相结合,支撑预约挂号、健康咨询、患者关怀等医疗服务。

区域电子病历数据中心应用层:基于对基础服务层实现面向医疗机构的医疗协同服务和基于对电子病历的数据分析实现面向管理的实时病历质量控制、电子病历疾病监测等应用。

1. 服务于居民

在医院现有基础上,提供更便捷的就诊服务。

2. 服务于针对医疗机构

(1)统一界面。

(2)区域门诊电子病历工作平台。

(3)区域权限控制。

(4)方便医疗机构之间进行远程会诊、病例讨论。

(5)方便医疗机构间的学术交流。

(6)为医疗机构间的文件传输提供安全快捷的通道。

(7)支撑医疗机构间门诊病历、出院小结共享。

(8)方便多家医疗机构共同组织开展临床科研项目。

3. 服务于管理部门

(1)帮助加强对各医疗机构的病历质量进行监管。

(2)集中备份病案首页和出院小结数据,可对各医院的其他数据进行实时查询和统计,为资源优化配置提供决策依据。

(3)与疾控中心、院感系统和区域平台系统关联,自动上报监测的疾病。

(4)在发生公共卫生突发事件的时候,及时掌握情况、调配资源、发布公告。

(5)通过消息系统提供交互、主动提醒、引导等功能。

(6)处理病人投诉和建议信息。

4. 服务于其他社会协作部门

(1)为社保部门提供统计分析数据。

(2)为科研机构提供统计分析数据。

(3)为社会调查公司提供统计分析数据。

以病人隐私保护为特点的信息安全保障体系:居民、医疗机构和政府部门通过单点登录、统一认证授权用户管理、应用审计、数据加密及病人信息统一管理服务,实现安全的医疗信息共享。

国际医学信息学标准,预留扩展应用接口:将 SNOMED、HL7、DICOM 等国际医学信息学标准运用于国内区域医疗信息共享和交换。

四、技术路线

参照《基于健康档案的区域卫生信息平台建设技术解决方案》,采用 SOA 架构、企业服务总线 ESB、XML、Web Service 和数据集成交换引擎等先进技术,遵循国家医疗卫生信息相关标准和国际公认医疗卫生信息标准,建立先进、高效、可靠、可扩展、互联互通和可持续发展的区域卫生信息平台。

(一) 异构数据采集与映射服务

异构数据采集,需要进行一些数据格式和数据类型的分类,对于各种不同的数据和数据来源,分别进行数据采集和交换的策略和方式方法制定。这些方式方法,和数据采集逻辑定义设计器进行关联,使得可以进行自定义的数据采集工作,并且在统计、分析、汇总的时候,也可以通过设计器,自定义数学模型,并进行相应的运算,而不是按照传统方式的固定模式的统计分析处理。

数据软路由和交换服务,是保证平台概念上的各个分布式服务器之间保持联系的必要手段,交换服务是指在必要的时候自动地进行数据交换,保证数据畅通,在进行远程备份的同时,也保持一定数据的冗余,以方便在系统故障的时候,可以加快系统恢复。

(二) XML 技术

要实现医疗卫生行业业务范围内的业务协同,数据的共享和交换是必不可少的手段之一。但各个业务部门的业务系统和数据格式不尽相同,因此各方会对同一数据的理解和定义出现误差,因此无法达到数据交换的真实目的。为了避免这种情况的发生,在数据交换过程中引入 XML 技术,通过标准的数据定义和表现形式,使交换双方可以在交换内容上统一认识。

可扩展的标记语言(XML)是 Webservice 平台中表示数据的基本格式。除了易于建立和易于分析外,XML 主要的优点在于它既是平台无关的,又是厂商无关的。无关性比技术优越性更重要。

XML 可以存取多种数据源,根据具体的应用,大致可以分为下面三种:一种是 XML 纯文本文档,第二种是关系型数据库,第三种则来源于其他各种应用数据,如邮件、目录清单、商务报告等。其中,第一种来源,即 XML 纯文本文档是最基本的也是最为简单的,将数据存储于文件中,其最大的优点在于可以直接方便地读取,或者加以样式信息在浏览器中显示,或者通过 DOM 接口编程同其他应用相连。第二种数据来源是对第一种来源的扩展,其目的是便于开发各种动态应用,其优点则在于通过数据库管理系统对数据进行管理,然后在利用服务器端应用进行动态存取。这种方式最适合于当前最为流行的基于三层结构的应用开发。第三种数据由于来源广泛,因此需要具体情况具体对待。数据接口是连接业务部门内部的 MIS 系统和数据交换平台的“桥梁”,而各业务部门之间的数据交换主要是以文件形式存在的。因此,数据中心应用 XML 技术存取的数据源主要为前两种，即 XML 纯文本文档和关系型数据库。数据接口通过 XML 的数据解析，将各业务数据库中的数据生成 XML 纯文本文档，再经过数据交换平台进行传递。

（三）ETL 技术

数据中心采用“自上而下”的 ETL 技术来实现对区域内各医院的诊疗数据采集，建设区域资源数据库，由交换前置系统来完成数据标准化转换，将来自各机构格式不一的数据转换为标准数据，不需要各医疗机构业务信息系统改造数据格式。

（四）通讯协议的选择

医疗机构接入数据中心时可能会采用虚拟专用网络进行数据的传输和通讯。虚拟专用网络通过建立一个隧道，利用加密技术对传输数据进行加密，以保证数据的私有和安全性。同时虚拟专用网络可以为不同要求提供不同等级的服务质量保证，支持通过 Internet 和 Extranet 的任何类型的数据流。

采用 SSL 协议。SSL 协议位于 TCP/IP 协议与各种应用层协议之间，为数据通讯提供安全支持。通过采用 SSL 协议，可以进行用户和服务器认证，确保数据发送到正确的客户机和服务器；还可以实现加密数据和维护数据的完整性。

第三节　核心技术

一、区域患者主索引服务

数据中心建设的一个关键点是唯一身份识别，也就是如何将同一个人在不同医疗机构或科室的就诊记录关联起来，并建立统一的交叉索引机制。

采用患者主索引设计，旨在突破传统的标识编码禁锢，基于姓名、性别、年龄、籍贯、亲属关系等自然身份属性进行编码，并与身份证号、医保号、医院内部就诊号等建立交叉索引，从而实现医疗系统内的唯一身份识别的。

区域患者主索引服务如图 19-3 所示：

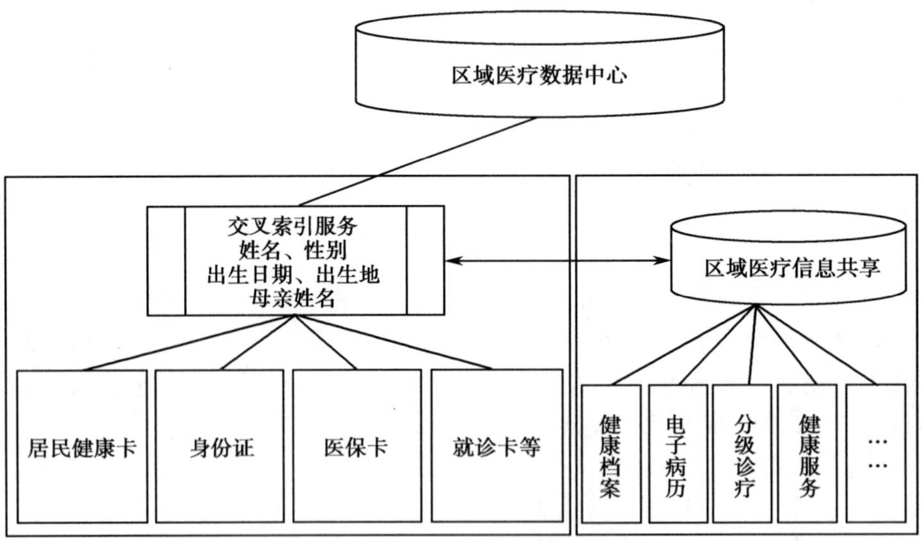

图 19-3　患者身份交叉索引

二、异构数据集成与清洗

在区域医疗数据中心的建设中，异构数据集成是一个重点也是一个难点。医疗数据中心的建设需要与辖区内多家医疗卫生机构的业务应用系统进行对接，而这些系统由不同开发商进行建设，采用不同的操作系统、不同的开发环境、不同的软件体系架构、不同的数据格式等，数据来源、环境、格式极其复杂。

在区域医疗数据中心建设中，异构数据集成是项目成功的关键步骤，如果异构数据不能获得有效集成，那么基于数据中心的所有应用将会因为没有数据的支撑而无法发挥作用。基于数据中心的应用必须以高质量的结构化的医疗数据为基础，这就要求数据中心必须将区域内各医疗机构的数据采集上来，还需要对采集的数据进行转换清洗及结构化处理，使之符合卫生部《电子病历基本数据集》的要求，确保医疗数据能够被有效二次利用，最终为实现电子病历质控、疾病监测、病历科研统计等一系列应用提供数据基础。

异构数据采集采取一种"自上而下、主动、及时"的集成模式(这只是采集方式的一种，标准化的方式应该是医疗机构主动将医疗文档注册到区域中心)，需要满足以下要求：

1. 由数据采集方提供数据标准化转换，将来自各医院格式不一的数据转换为标准数据，不需要各医疗机构业务信息系统改造数据格式；(标准的映射对照由医疗机构完成更为科学合理，因为共享标准是开放的，而医疗机构内部的数据格式是私有的。由采集方转换只是一种不得已的方式)

2. 数据采集时间可灵活设置，既可为定时采集，也可以为按频次采集，可以提供准实时的数据采集，使得未来实时数据监测成为可能；

3. 平台具备对文本病历进行结构化分析的能力，即使医院病历是文本数据，平台也可以将病历中的关键信息如症状、诊断记录、检验结果、处方和对应时间等信息抽取出来，使之符合原卫生部《电子病历基本数据集》的要求。

医疗数据异构集成清洗技术原理如图 19-4 所示：

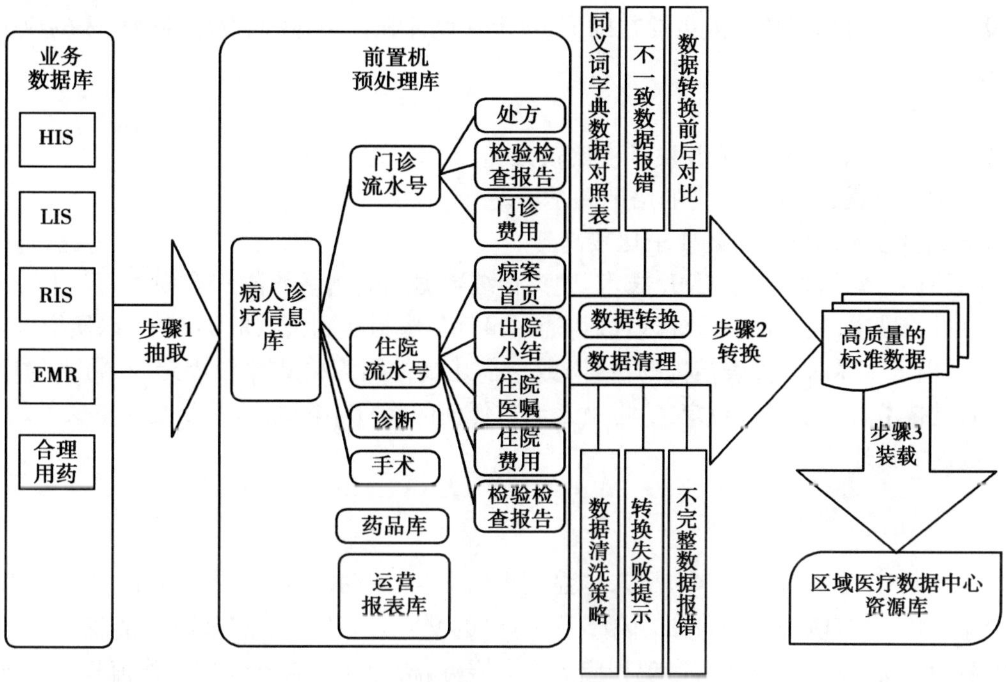

图 19-4　医疗数据异构集成清洗技术原理

在图 19-4 中，医疗数据异构集成清洗包括抽取、转换和装载三个步骤：

1. 抽取　根据卫生部《电子病历基本数据集》制定区域医疗数据中心数据字典标准，收集医院各系统的字典文档，建立数据中心字典和医院系统字典的映射，实现病人诊疗信息库、药品库和运营报表库的实时数据获取，为下一步的数据清洗提供完善的预处理数据库。

2. 转换　通过数据清洗工具，将医院前置机预处理数据库中的数据按照数据中心的要求进行转换和清理，最终生成高质量的标准数据。对于一些非结构化录入的文本病历进行后结构化处理，使之符合平台数据标准。

3. 装载　通过将清洗后的数据装载至区域医疗数据中心，并提供数据验证服务和提醒服务。

三、数据分析与展现

通过平台的集成存储，数据中心存储了大量的结构化数据，只有对这些数据进行有效的二次利用，才能展现集成平台的最大价值。数据分析服务根据定制的业务流程需求对数据进行分析处理，从而形成各项报表和图形，为管理决策和临床业务提供支持。例如：从辖区内所有医院的住院患者中抽取出“非手术＋发热”的患者进行院内感染的监控统计。

在传统软件系统中，和用户交互的业务界面，一般都是一个一个地实现，通常会产生非常多的业务界面，这些界面，由于软件设计的程序员和实际用户思维方式和逻辑上的差别，很难让用户理解，因此存在经常修改用户交互界面的现象。对于数据，通常的做法是构建很多的数据库表，并且对表和表之间的关系进行定义，由此还会产生很多的数据库视图，存储过程，触发器等。对于报表，更是传统企业数据库应用程序的主要维护工作量的所在，对于繁多的用户报表，进行无休止的报表设计。传统数据库应用的缺点是维护工作量极大，而且，用户对软件系统的功能和报表没有丝毫的决定权和修改权。

对于主要的复杂业务的用户交换界面，采取比较传统的设计方法，以满足复杂的操作和严格的业务数据约束，而对于比较简单的用户交互界面、报表等，采用创新的容器-报表-设计器的组合方式进行实现。

以上方法的好处：

1. 采用 XML 技术描述界面规则、数据和报表定义，程序简洁高效。

2. 容器界面外观和功能确定，因此易学易用。

3. 用户可以参与界面的设计和数据的定义，使得用户对界面和数据的理解比较深刻，易于开展用户的业务。

4. 报表设计和打印可以在技术人员的帮助下，自定义设计和打印，降低设计各种报表的成本、时间、提高报表打印的稳定性。

以上方法的不足：

1. 容器-报表-设计器的软件环境开发难度比较大。

2. 如果用户要学会设计，需要一定的培训和学习。

3. 对软件公司的技术培训人员的要求比较高。

容器-报表-设计器体系，将采用 XML 技术，脱离传统数据库应用系统的固有模式，采用文档集的方式对界面、数据、报表进行描述，然后将业务处理代码，通过事件集中封送到公共的类库中，以便维护。

集成设计器，用于对界面和报表结构的设计，数据描述文件因为格式比较固定，在将来的应用中也不经常变化，因此，通过技术人员手工进行定义，也就是通过任何的 XML 编辑器，甚至是文本文件的编辑器，就可以编写对业务数据的描述。

四、医疗协同消息服务

目前医院和区域医疗的各种应用中，越来越强调提供交互、主动提醒、引导等功能，因此医疗协同消息服务作为区域医疗信息系统(电子病历，HIS、院感系统等)的交互点，让医疗信息通过消息服务在区域电子病历数据中心体系中的所有应用中流转，实现相应的协同服务，构造和定制不同的工作流程。任何应用系统只要引用这个组件库里面的方法、属性、事件，就可以获得消息服务。

1. 医院内用户收发消息，传递临床文档。

2. 跨医院跨区域之间，用户收发消息，传递临床文档。

3. 远程医疗管理。

4. 临床计划和提醒。

5. 用消息打开各类系统界面(需要外部软件实现接口)。

6. 通过远程医疗管理中心，与普通市民收发消息。

7. 面向市民的智能手机平台的医疗信息查询服务。

消息系统的优点，是使用消息协议，在消息的传递过程中，并不包括消息所指定的数据，也就是说，消息传递只传递消息，不包括数据，消息体中包含访问数据的方法和逻辑，接收到消息的客户应用程序，通过消息体中的数据访问方法和逻辑，自行决定是否进行数据访问。这样做的好处很多，比如，在网络中传递的消息，很精简，不影响网络的流量，消息体定义的访问数据的方法，用户就可以比较灵活地进行数据访问，而不受客观因素影响。

(一) 业务规则制定

区域医疗信息系统有非常复杂的业务逻辑，其中最主要体现在业务规则的复杂性。传统的做法是每个业务系统各自建立和维护各自的业务规则，这些规则有些还是硬编码的方式实现的。因此很难面对不断变化的业务需求，给开发和维护造成很大的挑战。从业务的角度看，业务规则是一种原则，包含在特定活动或范围内关于指导、操作、实践或过程的行为规范。从信息系统的角度看，业务规则是一个定义或限制业务某些方面的声明。

业务规则引擎是复杂逻辑的发源地，可以从医疗业务流程中以单独实体的形式提取业务规则，可更好地对信息系统进行分离，从而提高可维护性。

业务规则引擎制定要求：

1. 能够将业务流程与业务规则分离，将规则公开为服务，能够使流程在到达决策点时通过消息提醒该引擎来利用这些服务。

2. 通过图形方式操作规则，而不是在编程语言中或流程内部对规则进行编码。业务用户可以使用工具自行编写规则，并且无需 IT 人员的协助即可进行部署后的规则更改。

3. 可以对规则集进行并行和按顺序的评估，支持使用并行执行进行高效的业务逻辑评估。

4. 包含基于多个业务规则评估构建的复杂返回结构。

5. 允许将业务域逻辑转换为简单规则，实现高度易变的业务策略。

(二) 事件驱动引擎

事件驱动引擎用来支持事件驱动编程所需的构造和服务，它将为客户提供个性化事件处理概念和支持事件处理概念的能力，这些概念包括事件源、事件接收器、事件处理器和事件流。

事件驱动引擎技术使得复杂的医疗信息系统能够高效发送、接受那些跨越层级结构的同步和异步事件，而不需要知道产生这些事件的系统方面的细节。一个事件驱动的交互模型，比通常的请求/响应机制对实时变化和刺激有着更好的响应效率。

事件驱动引擎要求：

1. 事件处理语言，用该语言指定事件处理规则。

2. 支持将第三方事件流处理(ESP)和复杂事件处理(CEP)引擎作为一个或多个处理引擎。

3. 支持事件处理服务(比如线程调度、IO 连接管理、计时器服务、监控服务等)，并能够进行定制事件处理。

4. 对基于标准的用于配置和元数据定义的语言的支持。

5. 事件驱动能够作为服务组件化进行构建。

(三) 消息系统特点

1. 管理参与医疗流程的医院和医院内医务人员。

2. 管理医院和医院之间的关系，医务人员和医务人员之间的关系。

3. 医疗流程，计划的执行提醒和自动执行。

4. 外部应用集成(可直接打开区域医疗的应用系统，进而执行医疗流程)。

5. 信息安全不丢失。

6. 在区域的医务人员之间，建立消息沟通。

7. 支持直接的消息对话。

8. 支持通过消息，以及消息附带的访问规则，访问和浏览临床资料。

9. 支持通过管理中心上传和下载文件(临床文件的片段)。

五、区域权限管理服务

区域权限服务是数据中心的基础服务，服务于所有上层应用：

(一) 区域病历质控

1. 区域病历质控管理员权限　增加、修改、删除区域病历质控的质控脚本和质控结果演示。

2. 区域病历质控只读权限　查询区域内所有医疗机构病历质控的汇总数据，对比数据和详细数据等。

3. 区域病历质控读写权限　查询和修改区域内所有医疗机构的质控汇总数据，对比数据，修改备注说明等。

4. 本院病历质控数据查询　查询本院质控结果和本院详细数据。

5. 机构权限　不同的机构可以查询不同的区域病历质控内容，可分为卫生管理、医院、科室、个人等等。

6. 病历封装权限　对于问题病历可以进行病历封装，使得无法再次修改。

7. 其他权限。

（二）电子病历疾病监测

1. 电子病历疾病监测管理员权限　增加、修改、删除电子病历疾病监测的监测点、检测依据和上报方式，并将脚本上传中心由医院下载执行。

2. 电子病历疾病监测只读权限　查询区域内所有电子病历疾病监测的汇总数据，对比数据和详细数据等。

3. 电子病历疾病监测读写权限　查询、修改和删除区域内所有医疗机构的电子病历疾病监测汇总数据，对比数据，详细情况并修改备注说明等。

4. 电子病历疾病监测上传权限　可以将结果上传院感和区域平台。

5. 机构权限　不同的机构可以查询不同的疾病监测内容和结果，可分为卫生管理、院感、医院、科室、个人等等。

6. 其他权限。

（三）医疗协同

1. 医疗协同管理权限　增加、修改、删除医疗协同的医疗机构和授权管理和会诊流程管理。

2. 医疗协同诊发起权限　可以发起医疗协同申请，一般为医务科相关人员。

3. 医疗协同接受权限　可以接受医疗协同申请，一般为医务科相关人员。

4. 临时病历阅读权限　接受医疗协同的医生临时获得本次医疗协同患者完整的本次医疗数据和部分历史数据的查看权限。

5. 临时书写权限　接受医疗协同的医生临时获得本次医疗协同患者的病历相关会诊内容的书写权限。

6. 医疗协同情况查询权限　主要用于管理部门参看区域医疗协同的统计情况等。

7. 其他权限。

（四）区域医疗管理

1. 临时阅读权限　有些情况下，非临床医生需要阅读指定的医疗文件，因此，需要开辟一定时间范围内的阅读权限，这些人员可能是：检验检查人员、执法人员、病人、家属、外部文档交换等。

2. 文档查封权限　对某些临床病历，进行查封，查封后，任何其他人员（包括床位医师本人），对此病历丧失所有的控制权。

3. 诊断编码权限　用于进行标准化的疾病编码，卫生局可以指派对疾病编码比较精通的人员来担任这种角色。

第四节　功 能 设 计

一、区域电子病历信息共享

区域卫生信息化中对区域医疗信息共享已不仅仅局限于医嘱处方、检验检查报告等内容，对病程描述等病历文书内容的共享也提出了要求。因此，各联网医院建立一个相对比较完善的电子病历系统也已成为区域医疗信息共享进一步发展的基础。区域电子病历共享，实现区域内多家医院医疗信息共享提供数据支持。通过区域医疗数据中心的建设，实现区域电子病历相关数据共享，实现各医疗机构之间数据互联、互通。

通过区域医疗信息集成、抽取、安全存储、唯一身份识别等关键技术，建立统一集中的区域电子病历数据中心，集中存储区域内机构的业务数据、诊疗数据、疾病监测数据等数据。同时采用各种应用平台集中模式，提高应用维护效率，避免分布式难以维护的问题。自动接收和保存各医疗机构采集的数据，接收数据具有智能识别数据是否有重复或者间断的功能。定期备份功能。可以定期自动备份中心所有原始数据。具有数据输入和输出接口,可以自动向其他平台(如 EHR 数据中心)传送数据,也可以接收其他平台的数据。卫生局通过数据中心调阅所属医院电子病历。

通过医疗信息的共享,可以最大程度的避免重复检查检验,减少病人负担。可以节省购买检查检验设备的支出,提升大型检查检验设备的利用效率,减少医疗资源的浪费。病历在历次就诊过程中的诊疗数据都集成到区域医疗数据中心。

病人诊疗数据集成,通过相关的视图接口、获取基本信息,通过异构电子病历解决方案,使用后结构化技术,将第三方病历转换成规定格式(HTML)的病历,通过医院端的数据集成系统。以病历为中心,附加检验、医嘱等信息,定时执行任务,将数据集成到数据中心。

数据平台提供相应的权限管理,区域内所属医院在调阅病人相关诊疗数据时,需要通过平台相关接口,发出调阅病历的权限申请,申请审批后,病人在区域内医院就诊的信息(检验、医嘱、病历、体温单、护理表单)提供给申请医院调阅。

通过区域医疗数据中心与区域医院实现数据集成与联动,医院每天定时通过系统将本院当天的所有病历、检查、检验报告数据上传到平台。就诊病人在医院就诊时,通过系统实时连接到平台中心,通过病人的"统一就诊号"检索该病人近期在其他医院是否做过同类的检查检验项目,如果有,则调出报告内容,供医生浏览,医生视具体情况考虑是否取消开立的属于重复检查的项目。

电子病历文档作为临床业务中最重要的信息载体,它的信息与数据来源于全省各医疗机构各个日常不断运转的业务系统中,通过区域协同医疗信息交换平台的建设,患者历次在区域内各机构就诊的信息不仅仅分散存储在各机构的业务系统中,还通过医用中间件统一采集整合存储到区域医疗数据中心,能够查询患者在区域医院的既往和本次诊疗资料。

电子病历全息浏览系统是为医护人员提供的基于 web 的访问患者电子病历记录的应用程序,提供电子病历的展现。目标是建立一个用户友好的环境,在该环境下被授权的医务人员可以方便地访问患者电子病历中保存的相关数据。后业务数据的访问,由于这种方式相对安全(一般只能查阅,不能修改),因此从管理层角度来看,也是一种非常理想的信息共享模式。

二、区域医疗管理功能

(一) 区域医疗质控系统

建立实时动态的区域医疗质控,变医疗质量的事后考核为实时控制。依据国家和本省颁布的医疗质量管理与控制指标,产生实时动态的医疗质量报表,最终构建成一套科学、精细、专业化的医院医疗质量管理系统,实现对医疗机构医疗质量监管的系统化和常态化,逐步实现对医院医疗质量的全过程、动态监管,从而加强全地区医院医疗质量监管能力,提高全地区的医疗服务质量、安全和效率。

通过对临床电子病历建立实时、主动、自定义的医疗数据中心的区域医疗质控体系,辅助卫生局实现对下属医疗机构的临床质控、诊疗关键环节监管和护理质量监管,实现对医疗差错等高风险医疗安全事件的监控、预警和报告。

通过对临床病历和病案的采样定义,可以进行各种层次的采样,如医务人员、临床医疗组、科室、病区、医院等,然后按照质控模板定义的质控逻辑,进行质控调查。通过采用计算机方式的质控分析,改变了传统质控方式的很多弊端,做到随时随地,任意抽样,快速分析,是病历质量监控工作轻松、高效、全面。

系统将根据设定,通过专用网络定时自动从所辖下属医院获取医疗质量监管结果和相关临床数据,帮助区域医政管理部门进行各种方式的汇总处理、分析、统计与查询。自上而下主动获取信息的架构,不仅减轻了基层医院上报数据的工作负担,也真正使主管部门占据了信息链上游的有利地位,从而取得管理上的主动。

部分质控点示例:

1. 手术权限控制
2. 用药权限控制
3. 大处方控制

4. 基于病案首页的统计分析

5. 单病种控制

6. 住院费用控制

7. 病历书写控制

(1)入院记录:应于病人入院后 24 小时完成。

(2)首次病程录:必须在入院后 8 小时内完成。

(3)入院三天内病程录:病人入院后三天至少每天书写一次病程录。

(4)首次上级医生查房录:病人入院后 48 小时内完成。

(5)一级护理期间病程录:一级护理(包括特级护理、重症监护)病人至少每天书写一次病程录。

(6)二级护理期间病程录:二级护理病人至少三天书写一次病程录。

(7)主治医师查房记录:平均每周一次。

(8)主任医师查房记录:平均每周一次。

(9)病情告知书:病危、病重病人必须及时书写病情告知书。

(10)转科记录:转科后 24 小时内完成。

(11)术后三天病程录:病人手术后三天内至少每天书写一次病程录。

(12)术后手术记录:病人手术后 8 小时内必须书写手术记录。

(13)术前小结手术同意书手术记录共存:手术病人的术前小结、手术同意书、手术记录必须共存。

(14)会诊记录:会诊最迟不超过 24 小时完成。

(15)抢救记录:在抢救内 6 小时完成。

(16)出院小结:出院小结在病人出院后 24 小时完成。

(17)阶段小结:在病人入院后每个月书写一次,交班记录转科记录可以代替阶段小结。

(18)死亡记录:在开死亡医嘱后 6 小时完成。

(19)死亡讨论:病人死亡后一周内进行一次死亡讨论。

(20)病程的连续性检查:根据病人的护理级别、转科或手术、产后等医嘱情况来判断病程录书写的频率。

区域医疗质量控制应突破传统的医院管理模式,是在现有医院电子医疗质量控制基础上的完善和扩展,做到真正意义上的实时区域病历质量控制和监管。通过区域病历质量控制,卫生局管理部门能够及时在线、实时的监控每家医院医疗质量的实际情况,做到实时监控,甚至提前发现问题,提升总体的管理能力。

(二)区域疾病监测系统

区域疾病监测实现基于电子病历数据的自动疾病监测,改进目前现有的疾病上报模式,提高疾病监控的准确性和效率,在发生大疫情时,能够使疾控人员和卫生管理者及时了解和发现潜在的病患,做到早发现早处理早控制。新的模式可以对临床医疗信息进行实时或准实时的自动监控,在第一时间,将疾病发生的信息汇集到数据中心进行提醒和疾病的统计分析。这些信息可以是精确的症状、体征、病情的时间变化过程、症状体征相关的临床检验数据、症状体征相关的医学影像报告、症状体征相关的处方和医嘱项等。改进目前现有的疾病手工填写或者电话上报模式,提高疾病监控的准确性和效率。

(三)区域医疗数据分析

管理者可以实时掌握全区域的医疗运营状况,对下属医疗机构的病历质量进行实时监控;从诊断、症状、体征、检验结果等多方面进行全区域疾病监控。通过对区域医疗状况及时、全面的掌控,为卫生决策提供客观数据支持。

通过对各医疗机构业务数据的统计分析,使日常医疗业务中产生的数据变成对医疗业务管理可用的信息,通过丰富的统计分析信息可以帮助管理者及时掌握医疗业务状况,为领导层决策提供辅助支撑功能。建立全面数据分析支撑平台对数据进行统计分析,包括报表灵活查询、数据多维分析等,对于医疗业务用于多角度、多层次地、较为深入的统计分析。

1. 工作负荷

(1)门诊人次、健康体检人次、急诊人次、留观人次。

(2)住院患者入院、出院例数,出院患者实际占用总床日。

(3)住院手术例数、年门诊手术例数。

2. 治疗质量

(1)恶性肿瘤手术前诊断与术后病理诊断符合率。

(2)住院手术例数、死亡例数。

(3)住院危重抢救例数、死亡例数。

(4)急诊科危重抢救例数、死亡例数。

3. 工作效率

(1)出院患者平均住院日。

(2)平均每张床位工作日。

(3)床位使用率。

(4)床位周转次数。

4. 医疗费用管理

(1)门急诊费用:总费用(费用构成)、均次费用、检验费用、检查费用、治疗费用、药品费用(中药、西药、中药西药比)、个人支付比例……

(2)住院费用:总费用(费用构成)、治疗费用、药品费用、手术费用、床日均费用、病人均次费用、病人均日费用、检查费用……

(四) 区域科研检索

区域医疗数据中心为医学研究、教学、统计提供重要的数据信息,从区域医疗数据中心中检索、抽取、存储管理科研数据,利用电子病历后结构技术、分析并抽取病历中的各项数据进行统计分析、支持医院重点专科的科研和教学工作。

系统由以下几部分组成:数据中心数据检索、数据结构化处理,病历数据分析,分析报表输出。系统的特点是:

1. 四维轴线数据采集:时间、症状体征、治疗、检验检查变化等。

2. 支持分析逻辑设计,可以自定义创建和保存各种分析逻辑,可自定义各类科研方案。

3. 多线程病历数据采集、分析。

4. 兼容常见通用统计分析软件,如 SPSS,病历数据采集之后,可转入 SPSS 分析。

5. 可以对病案首页的自动检索,系统中使用的疾病诊断采用国际疾病分类 ICD-10,手术操作分类 ICD-9-CM-3 最新版,并与 HIS 系统、病案系统保持一致。

6. 自定义各类科研方案。

三、分级诊疗协同功能

(一) 区域门急诊电子病历工作平台

分级诊疗工作平台面向二三级医院和社区医院提供一个基于门急诊电子病历的整合的应用平台,实现各类门急诊、分级诊疗应用用户操作界面的整合。该平台能够满足医生门急诊日常业务和分级诊疗的所有需求,主要功能包括:

1. 界面管理　作为门急诊业务和分级诊疗业务的统一入口,可根据用户权限和需求配置界面展现。

2. 门急诊病历

与医院现有 HIS、LIS、RIS 等系统实现无缝集成,接收挂号患者,查看和管理患者列表,进行排队叫号。

符合门急诊设计需求,支持多患者页面挂起。

提供浏览历史病历、编辑本次病历、进行本次诊疗处置(开立处方、开立检验检查申请)等多页同屏的功能,避免医生搞错患者、搞错病历。

支持查看患者既往门急诊病历,在分级诊疗体系下可跨院查看患者门急诊就诊记录。

提供所见即所得的门急诊病历编辑功能,支持自由文本录入、结构化录入、术语知识库引用录入、图形化录入、输入追踪录入等多元化操作。

提供用户自定义病历模板功能,内置临床常见病种的模板,提供对病历模板的使用范围进行分级管理的功能，病历模板使用范围包括：创建者个人、科室、全院通用。

提供检验检查申请开立、查看检验检查报告功能，支持检验检查结果插入病历记录。

提供直观的处方编辑功能，支持处方内容插入病历记录。

3. 双向转诊　为实践纵向资源整合的区域医疗资源布局的思路，需利用双向转诊的推进，充分发挥基层医疗卫生服务机构在公共卫生及基本医疗体系中的基础性作用，促进公立大中型医院与基层医疗卫生服务机构之间形成业务联动、优势互补、疾病诊治连续化管理的机制，最终实现小病在社区，大病进医院，康复回社区的就医格局。

双向转诊系统主要包含资源上报与更新、医院资源查询、转出、转入、病人资料共享、统计查询、字典维护等功能。

(1)院内资源上报与更新：各级平台提供统一接口，接口支持与各种 HIS 系统实现完全整合。定时将本院可供其他医院使用的资源信息发布至各级平台。供其他医院医生转出病人时选择医疗资源信息。需要上传的信息包括：床位、医生(专家)、医疗仪器信息等。

(2)其他医院资源查询：在病人需要转院时，首先需要查询其他医院的资源情况，根据查询结果，选择合适的转出医院。

(3)转出管理：社区或者医院首先选择转出医院，并填写相应的转出信息，通过接口提交至区域卫生信息平台。

(4)转入管理：医院收到转入请求时首先确定是否可以接纳病人；病人到本院做转入登记时，从平台获取转入信息，将之导入至本院 HIS 系统，作为本院病人处理。

(5)病人跟踪：转出医院医生可以通过区域卫生信息平台接口，调阅本院转出的病人在他院的就诊信息。

(6)就诊信息回馈：转入医院再将转入的病人做完诊疗后，填写相应的回馈信息，通过接口返回至区域卫生信息平台。

(7)转诊事务管理：转诊发生在转出医院和转入医院之间。转出医院与转入医院之间必须根据约定的业务流程来管理转诊事务。也可以设立专门的转诊中心来审定批准病人门诊还是住院、治疗还是康复、检查还是治疗、是否需要第三方参与(病人移送、专家会诊)等。双向转诊系统必须能够支撑转出医院和转入医院之间，或转出医院、转诊中心和转入医院之间转诊业务的管理。主要的业务功能包括转诊计划的设定和转诊的相关审批。

(8)转诊临床信息共享：转入医院的医生能够通过电子病历浏览调阅到该病人在转出医院就诊时的病史资料、检验/检查报告、处方和治疗信息；并且可以查阅该病人以前的病史信息。减少不必要的重复化验和检查。

医疗信息共享系统提供了相关的病人基本信息、疾病信息、诊断信息、用药信息、检验信息、检查信息；健康档案共享系统提供病人病史资料等。

4. 远程会诊　基于电子病历共享的一体化远程诊疗协同，以电子病历共享和互操作为基础，高清音频和视频信号进行实时交流，诊断意见和治疗方案直接写入共享电子病历。通过对区域电子病历的共享，可方便医务人员跨机构快速全面掌握患者的诊疗信息。结合各种医学专家知识库并应用计算机人工智能、通讯技术等科学手段来辅助基层卫生机构医务人员，并提供最佳就诊流程及提高诊疗医技，同时可最大化的减少误诊率，规范医疗行为、提高医疗质量，节约医疗成本。

主要包括以下建设内容：

(1)整合各类临床业务数据，主要包括：支持接收和传送异构的电子病历数据、支持接收和传送来自 CR、DR、CT、MRI、超声等影像设备的发送的 DICOM3.0 数字图像、支持管理 DICOM3.0、PDF、WORD、XML、语音视频等多种类型的文件等，实现随需随用的远程诊疗需要。

(2)基于 EMR 的临床实时交互式会诊(同步会诊)

1)可以实现专家和患者一对一交互式会诊、医院专家和合作医院的患者远程会诊、医院专家和合作医院专家与患者共同远程会诊。介于远程医疗的责任十分重大，会诊系统能够支持对远程会诊过程的录制和保存。

2)患者电子病历的实时调阅，基于患者诊疗服务主题库及医疗文档库，实现患者诊疗活动的全程历史记录的多视角浏览，包括原始文书视角，按临床领域时间趋势视角等（EMR Viewers），也可以远程方便地调阅患者的检验检查结果和报告等。

（3）基于 EMR 的临床非交互式会诊（又称临床资料会诊，异步会诊）

1）利用上述技术手段，当专家不是同一时间在线以及临床检验检查数据无法及时传输和取得的时候，可随时登陆远程会诊平台，方便地调阅已有的诊疗数据，对患者分头进行会诊，给出会诊意见并录入系统中，供总院的专家参考。

2）也可以在取得相应的检验检查结果信息之后，再次登录系统，进行补充诊断。

（4）远程预约和双向转诊：通过远程会诊和电子病历系统可进行远程预约和双向转诊，快速传输异构的电子病历和医疗数据，实现高效预约和转诊。

5. 转检　对于一些基层医疗机构而言，由于缺乏大型设备如：CT、MRI 等，限制了很多疾病的诊断和医疗业务的开展，不利于机构的长远发展，通过共享综合性医疗机构的设备和报告服务能够开展更好更多的服务；对于大型医疗机构来讲，通过共享大型设备，能够提高设备的使用率，切实增加机构收益。

转检系统实现区域/医联体医院影像检查、心电检查、病理检查等检查资源的共享；提供社区卫生服务机构向医联体上级医院的检查电子申请功能，分级诊疗管理部门的审核管理，申请单传输，转检的集中预约计划安排管理，转检目的医院的检查申请单消息提醒，检查登记，检查结果报告等功能。

以下对转检的流程进行说明：

（1）转检申请：基层机构医生在开展诊疗活动时，根据诊疗需要为患者开立大型设备电子申请单并打印，在开立时可选择检查的机构和设备，可直接预约检查时间。

（2）检查：患者持打印申请单至综合医院直接进行缴费和检查，检查报告医生可以通过浏览器浏览患者既往健康信息，以获得更多的临床信息支持。检查结束后检查科室出具检查结果报告。

（3）检查报告查询共享：基层机构医生可查询大型设备申请的状态，如果状态为报告已出，可以直接查询报告结果。也可以在患者前来就诊时，通过健康档案和电子病历浏览器来浏览报告信息。

6. 转验　转验系统实现区域/医联体医院临床检验资源的共享；提供社区卫生服务机构向医联体上级医院的检验电子申请功能，分级诊疗管理部门的审核管理，患者在社区机构进行检验采样、由物流公司配送样本，系统提供转验计划安排管理，转验目的医院的检验申请单消息提醒、检验登记、检验结果报告等功能。

如果区域或医联体已经建设区域临检中心系统，相关界面如申请单、采样、预约计划安排、任务提醒等可集成入分级诊疗工作平台，避免医生反复登陆。

（二）区域医疗业务协同管理

业务协同与管理应用主要为分级诊疗业务提供统一的管理框架和支撑服务，实现区域分级诊疗业务的统一标准、统一流程、统一管理、统一监控，避免既往的医院——社区点对点协同建设，满足卫生主管部门监管、医保监管的需求。主要提供以下功能：

1. 资源管理　资源管理提供对区域分级诊疗资源的统一管理，实现对区域医疗机构的资源维护，包括分级诊疗相关医疗机构、医疗专家、门诊预约号源、住院床位信息、医务人员、检验设备、检查设备等资源，以及这些资源的开放条件，如开放时间段、开放数量限制、开放面向对象，为实现分级诊疗业务的开展提供基础。

2. 参与方及权限管理　对各类分级诊疗业务的参与方及其权限进行管理，维护转诊、会诊、转检、技术支持的发起方（申请机构、申请科室、申请人）、监管方、接收方（申请机构、申请科室、申请人）。

维护各类分级诊疗相关参与方的权限，包括申请权限、审批权限、接收权限、对患者医疗资料共享查看的权限（可查看患者部分诊疗资料或全部资料）、对患者资料编辑的权限（填写会诊意见、发布检验报告、检查报告）等。

明确各类分级诊疗相关参与方的责任与义务。

3. 通道管理　维护各类分级诊疗特别是远程会诊的业务通道，通过通道将申请方、监管方和接收方关联起来。通道分为临时通道和长期通道。

长期通道即为一般开放在两个协议机构之间，如区域的三级医院与社区机构之间，社区可随时向上级医院发起和开展远程会诊服务；

临时通道一般在机构向非协议机构（非医联体内部机构）发起会诊申请时生成，对方同意会诊后并确定会诊时间后通道由监管方手动设置为开放状态或根据设置自动转变为开放状态，在会诊结束后可手动关闭或根据设置自动关闭。

4. 结算统计　提供区域分级诊疗的统一结算统计功能，具体包括：

(1)进行转诊、会诊、转检、转验等各类分级诊疗的价格、患者缴费方式、各参与方费用分成。

(2)进行每一笔分级诊疗交易明细的记录与统计。

5. 监控管理　提供业务协同服务的实时状态和数量监控。包括：

(1)分级诊疗的转诊、会诊、转检、转验、技术支持、培训等业务协同服务的业务量统计分析。

(2)分级诊疗目标考核分析。

(3)分级诊疗质量监管统计分析。

(孙　娟　宋洪健　吴庆斌　孙　超)

参考文献

1. 王继伟，董志强.从电子病历系统到区域电子病历系统建设与发展.医学信息，2006，19(11)：1907-1910.
2. 郑西川，孙宇，陈霆，等.基于医疗大数据分析的临床电子病历智能化研究.中国数字医学，2016，11(11)：61-64.
3. 李华才.信息技术助力分级诊疗的思路与方法.中国数字医学，2016，11(10)：1.
4. 商斌，李学斯等.分布式异构医疗信息系统集成方法.中国数字医学，2013(6)：63-65.
5. 朱远燕，高春蓉.混合冗余式区域电子病历数据中心模型研究.中国数字医学，2016，11(3)：10-12.
6. 赵鞲，袁靖，张利华.对门急诊电子病历数据区域共享的研究与应用.中国数字医学，2012，7(8)：84-87.
7. 陈平，王颖，苏逸飞，等.基于电子病历的区域医疗文档管理探讨.中国医院管理，2016，36(1)：43-44.
8. 赵艳，袁骏毅，朱立峰，等.电子病历与区域医疗信息共享.中国数字医学，2010，5(4)：16-19.

第二十章　电子病历系统应用评价

以电子病历为核心的医院信息化建设是公立医院改革的重要内容之一，为保证我国以电子病历为核心的医院信息化建设工作顺利开展，需要逐步建立适合我国国情的电子病历系统应用水平评估和持续改进体系。本章对《电子病历系统功能应用水平分级评价方法及标准(试行)》和《医院信息互联互通标准化成熟度测评方案(试行)》进行解读，并就医疗机构如何实现该测评进行介绍。

第一节　应用评价标准简介

各国的国情不同，医疗信息化的水平不同，因此国内外的电子病历系统应用评价体系也不尽相同。美国电子病历应用系统评价主要依据 HIMSS EMRAM 和 CMS Meaningful Use。而我国则主要依据原卫生部 2011 年发布的《电子病历系统功能应用水平分级评价方法及标准(试行)》。随着信息化技术的发展，新的评价体系不断出台，国家又相继推出医院信息互联互通测评标准和智慧医疗评估体系。

一、国外电子病历分级评价标准

电子病历分级评价是促进医疗信息化技术发展的重要手段。在医疗信息化较为先进的美国主要有两项比较知名的电子病历系统应用评价方法，分别为美国医疗信息与管理系统学会分析(HIMSS Analytics)的电子病历采纳模式(EMRAM)和医疗保险和医疗补助服务中心(CMS)的电子病历的有效应用(Meaningful Use)。

（一）HIMSS EMRAM

通常我们所说的HIMSS评价指的是HIMSS EMRAM评价体系，是由美国医疗卫生信息和管理系统协会HIMSS(Healthcare Information and Management Systems Society)旗下的分析机构HIMSS Analytics于2005年开发的电子病历采纳模式(EMRAM)，用来评价HIMSS Analytics数据库中医院电子病历系统的进展和影响。HIMSS EMRAM评估体系共分为8级(0-7级)，通过跟踪其完成8个等级的进展，医院可以审查对信息技术应用的实施和利用状况，最终目标是达到7级水平，7级代表着先进的电子病历环境。

HIMSS EMRAM所定义的8个等级中各层级的要求侧重有所不同。0、1、2级注重基础数据的采集与临床数据中心的初步建立，侧重于数据。3、4、5级新增了医生医嘱录入以及临床决策功能要求，注重各个子系统和功能的整合。6、7级要求在前面几级的基础之上实现数据共享，提供高级的临床决策功能。

从各个层级的要求可以看出HIMSS EMRAM是一种注重电子病历应用系统功能的评估体系。每个等级都有明确的电子病历系统功能要求，对功能的评价是它的主要目标。因此，只要医院使用的电子病历应用系统能够达到相应的指标就可通过对应的评级等级。

（二）CMS Meaningful Use

美国医疗保险和医疗救助服务中心(Centers for Medicare and Medicaid Services,CMS)在2010年7月13日正式颁布了电子病历"有效使用(Meaningful Use)"评价第1阶段的最终版评价指标，即CMS Meaningful Use评价体系。该评价指标体系的建立，使美国多家医院和独立的职业医生积极使用电子病历系统，大大提高了临床医疗质量和效率，促进了美国电子病历系统的发展。

相对于HIMSS EMRAM来说，"有效使用"更注重电子病历系统的应用与实施，"有效使用"的目标是促进医疗质量、病人安全、临床效率以及减少医疗差异，促进各医疗机构间的相互协作，确保电子病历系统能够互联互通，各医疗机构或者独立职业医生间能够实现医疗信息的数据共享，同时对个人健康信息提供适度地隐私和安全保护。"有效使用"是一个比较务实的应用指标，它使得电子病历应用系统能够真正的应用到各个医疗机构且互相协作，而不只是功能达到要求而已。

"有效使用"的实施大致有三个阶段：第一阶段侧重数据的采集和结构化数据的要求；第二阶段则是数据互通和共享，包括电子处方、实验室结果共享、提高患者参与度、各类患者记录的传输、信息传输安全等；第三阶段注重质量、安全和效率，提供临床解决支持，提高医疗质量和水平。为了方便实施，CMS制定了临床质量评价指标(Clinical Quality Measures,CQMs)。这些指标能够帮助医疗监管机构去评价和跟踪医生及医院提供医疗服务的质量，利用医疗机构和医生提供医疗服务能力的相关数据，进行医疗质量的评价。

二、国内电子病历系统功能应用水平分级评价标准

我国的电子病历分级评价标准的建设起步比较晚，从2009年开始，国内陆续出台了很多关于电子病历的标准规范，比如《电子病历基本架构与数据标准(试行)》《病历书写基本规范》《电子病历系统功能规范》等等。这些标准在电子病历发展的不同阶段中有着不同的评价重点。

2011年底，我国出台了《电子病历系统功能应用水平分级评价方法及标准(试行)》(以下简称为《应用水平评价》)。此次评级标准是医院管理研究所在深入考察了美国、加拿大等多种评级标准后结合我国国情设计出的一套标准。该标准的出台标志着我国电子病历行业的发展迈上一个新台阶。

《应用水平评价》的评价对象为已实施及将要实施以电子病历为核心的各级各类医疗机构。分级评价主要有三个目的：

1. 全面评估各医疗机构现阶段电子病历系统应用所达到的水平，建立适合我国国情的电子病历系统应用水平评估和持续改进体系。

2. 使医疗机构明确电子病历系统各发展阶段应当实现的功能。

3. 为各医疗机构提供电子病历系统建设的发展指南，引导医疗机构科学、合理的发展电子病历系统。

《应用水平评价》的评价过程贯穿着电子病历系统的数据采集、数据共享、智能支持的三个阶段。通过对电子病历系统中的各个环节或各个部门系统的功能进行分析，了解这个环节或部门的系统处于什么样的功能水平。整个评价过程遵循规范性、客观性、连续性、扩展性、针对性的原则。

《应用水平评价》是一种综合性的电子病历系统应用水平评价方法，考察电子病历应用系统功能的同时

还考察系统的应用范围与质量。在评价过程中，对每个规定的项目进行应用范围考察，进而得到与系统功能和应用质量的综合评分。通过对医院实现基本项目、选择项目的数量，各个项目达到的等级进行统计分析，得到医院整体电子病历应用水平的评价。

从对比中可以看出，美国对电子病历系统的功能和应用的评估是分别进行的，各自的评价标准有各自的目标与侧重。而我国对电子病历应用评价标准的制定和推动是以政府为主导，政府对大量的公立医院负有监管责任，因此了解情况、推动应用、引导发展的综合目标就促使我国的评价标准成为一个综合性方案。

三、国内医院信息互联互通标准化成熟度测评

2014 年 1 月，我国出台了《医院信息互联互通标准化成熟度测评方案（试行）》（以下简称《互联互通测评》）。《互联互通测评》主要是通过对电子病历与医院信息平台标准符合性测试以及互联互通实际应用效果的评价，构建医院信息互联互通成熟度分级评价体系。其中，标准符合性测试是对医疗机构的电子病历数据、电子病历共享文档、医院信息平台等信息化系统与卫生信息标准的符合性进行测试。互联互通实际应用效果的评价则是针对医疗机构内部、医疗机构与区域卫生信息平台之间的应用情况进行评价。

作为《互联互通测评》的配套文件，2016 年国家发布了《电子病历与医院信息平台标准符合性测试规范》（WS/T 501-2016）。

《互联互通测评》分为五个等级，由低到高依次为一级至五级，每个等级的要求由低到高逐级覆盖累加，即较高等级包含较低等级的全部要求。一、二两级侧重于数据标准，包括住院电子病历数据和门（急）诊电子病历数据。三级开始要求院内数据能够互通，有统一的信息平台架构支撑院内数据共享。四级开始要求与区域信息平台互联互通，医院将基础的信息在区域平台上注册，初步实现基于区域卫生信息平台的跨机构业务协同。五级则在之前的基础上，院内与区域内实现统一的术语和字典，实现完美的互联互通。

《互联互通测评》加快了医院信息化进程，同时建立起一套科学、系统的卫生信息标准测试评价管理机制，指导和促进卫生信息标准的采纳、应用和实施，推进医疗卫生服务与管理系统的标准化建设，促进医疗卫生机构之间标准化互联互通和信息共享。

与《电子病历系统功能应用水平分级评价方法及标准（试行）》相比，《互联互通测评》更强调电子病历的标准化共享，与应用水平分级评价重点不同。《电子病历系统功能应用水平分级评价方法及标准（试行）》从第 2 级开始要求部门内实现数据交换，第 3 级实现部门间数据交换，第 4 级实现全院信息共享，第 7 级实现区域医疗信息共享，这些都体现了互联互通的要求。可见互联互通对医疗信息化发展的重要性。互联互通的核心就是信息共享，有了信息共享才能支撑大数据分析和高级的智能决策支持，是医疗信息化走向前沿的基础。

第二节　电子病历系统应用评价标准解读

《电子病历系统功能应用水平分级评价方法及标准（试行）》采用定量、分级评分的方法，量化评估医疗机构信息系统的应用水平。综合考评信息系统功能以及应用范围，对信息系统应用的质量给出定量的评分。本节将对具体的评价流程、评价内容、评价方法做具体介绍。

一、应用分级评价基本流程

应用分级评价流程主要有 3 个阶段：自评阶段、网上自评阶段、复核阶段。具体流程见图 20-1。

（一）自评阶段

自评阶段主要是评估数据的采集与整理汇总。一方面由电子病历供应商协助确认系统功能点，另一方面由统计部门协助统计医院运行数据，最终把数据整理汇总。

（二）网上自评阶段

通过国家卫生计生委医院管理研究所，电子病历系统分级评价平台（网址 http://sjzx.niha.org.cn//），进行数据填报，填报的数据主要分为两个方面：

1. 医院基础数据填报　医院基础数据包括："医院当前展开的病房数"、"医院床位数"、"医院是否有专门

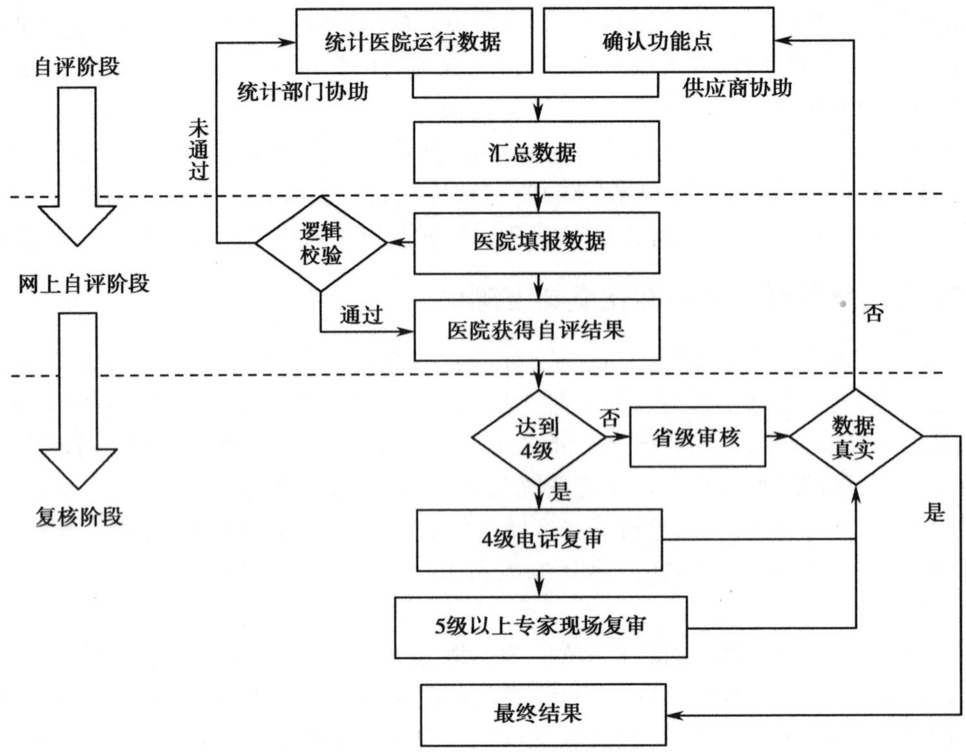

图 20-1　应用分级评价流程图

的信息化部门”等。其中,“医院运行基础数据”中的“医疗服务信息”全部是近 3 个月的数据。

2. EMR 数据填报　按照评价项目角色,EMR 数据划分为“病历医师”、“病房护士”、“门诊医师”、“检查科室”、“检验处理”、“治疗信息处理”、“医疗保障”、“病历管理”、“电子病历基础”9 个部分。数据填报方式是逐级填报,上一级别达标时显示下一级别考察内容。

医院基础数据以及全部角色填写完成后,将系统数据上报。数据上报完成后,医院即可获得网上自评结果。

(三) 复核阶段

医院若申报电子病历应用水平 5 级及以上级别,应经过专家现场复审,专家现场复审分两个阶段:

1. 医院提交实证材料

(1)自查 5 级的前级功能,确认并列表声明这些项目的前级功能全部实现。

(2)提供五级至所申报的等级(5 级或 6 级或 7 级)评价项目的实证材料。按照所申报等级的基本项和已经实现的选择项,列出评价项目。实证材料内容里包括:系统截图、统计数据、方案说明和场景描述。

2. 专家组复核

(1)审查医院提交的材料是否能够满足要求,可要求医院对其中有疑问的项目予以说明。

(2)现场核实实证材料内容与实际是否一致,并记录、存档。

(3)对于申报 5 级的医院,抽查部分前级内容的实现情况,并记录、存档。

(4)对于申报 6 级的医院,需对 5 级功能进行逐项审查,并记录、存档。

(5)对于申报 7 级的医院,需对 6 级功能进行逐项审查,并记录、存档,另外还要考察两个以上外部医疗机构的信息交换情况。

二、相关医疗角色和评价项目

基于医疗工作流程,《标准》确定了医疗工作中的 9 个角色,37 个评价项目。

(一) 病房医师

病房医师是为住院患者提供诊断和治疗处置服务的医师。病房医师角色是抽象出的一系列为住院患者提供诊断和治疗处置服务的过程。《标准》针对住院患者治疗处置的共性过程,归纳出 7 个评价项目,如表 20-1。

表 20-1　病房医师评价项目

项目序号	评价项目
1	病房医嘱处理
2	病房检验申请
3	病房检验报告
4	病房检查申请
5	病房检查报告
6	病房病历记录
7	病房医疗知识库

(二) 病房护士

病房护士是为住院患者提供护理处置服务的护士。病房护士角色是抽象出的一系列为住院患者提供护理处置服务的过程。《标准》针对住院患者的护理处置的共性过程，归纳出 3 个评价项目，如表 20-2。

表 20-2　病房护士评价项目

项目序号	评价项目
1	患者管理与评估
2	医嘱执行
3	护理记录

(三) 门诊医师

门诊医师是为门诊患者提供医疗治疗诊断处置服务的医师。门诊医师角色是指抽象出的一系列为门诊患者提供医疗治疗诊断处置服务的过程。《标准》针对门诊患者进行的治疗处置服务的共性过程，归纳出 7 个评价项目，如表 20-3。

表 20-3　门诊医师评价项目

项目序号	评价项目
1	处方书写
2	门诊检验申请
3	门诊检验报告
4	门诊检查申请
5	门诊检查报告
6	门诊病历记录
7	门诊医疗知识库

(四) 检查科室

检查科室是为了实现医学诊断目的，对患者实施各种检查项目的科室或部门。检查科室角色是抽象出的一系列为帮助临床医疗进行诊断，所进行的医学检查处理过程。《标准》针对此过程中所处理的各种信息的共性环节，归纳出 4 个评价项目，如表 20-4。

表 20-4 检查科室评价项目

项目序号	评价项目
1	申请与预约
2	检查记录
3	检查报告
4	检查图像

（五）检验科室

检验科室也称为临床实验室，是为了实现医学诊断目的，对从患者身体上采集的各种标本实施各种检验的科室或部门。检验科室角色是抽象出的一系列医学检验的基本处理过程。《标准》针对此过程中的共性环节，归纳出 3 个评价项目，如表 20-5。

表 20-5 检验科室评价项目

项目序号	评价项目
1	标本处理
2	检验结果记录
3	报告生成

（六）治疗科室

治疗科室是指为患者实施治疗操作的部门。在医院里，治疗操作既有在专门的科室里实施的，也有在临床科室里实施的。治疗科室角色就是指任何实施治疗操作的部门。针对治疗科室角色，《标准》选择了 4 个重点内容作为其评价项目，如表 20-6。

表 20-6 治疗科室评价项目

项目序号	评价项目
1	治疗记录
2	手术预约与登记
3	麻醉信息
4	监护数据

（七）医疗保障

医疗保障角色是为临床提供治疗辅助的药品、物品、血液等服务的部门。在医院内医疗保障角色中包含多种类型的部门，《标准》中重点考察血液保障和药品保障科室，并归纳出 4 个评价项目，如表 20-7。

表 20-7 医疗保障评价项目

项目序号	评价项目
1	血液准备
2	配血与用血
3	门诊药品准备与调剂
4	病房药品配置

（八）病历管理

病历管理是为保证病历书写完整、有效、及时且符合卫生部病历书写规范，而对病历进行检查和审核的部门或人员。病历管理角色是患者全部医疗记录信息的集合，以及抽象出的一系列针对这些医疗记录信息进行的完整性、有效性、及时性的检查和审核的处理过程。《标准》针对病历管理角色设计了“病历质量控制”这个共性环节作为其评价项目。

（九）电子病历基础

电子病历基础是指用于支撑电子病历系统运行且不直接作用于临床业务的信息化支持手段。电子病历基础角色是抽象出的一系列辅助电子病历系统运行的信息管理、运维过程。《标准》针对此过程中的共性环节，归纳出 4 个评价项目，如表 20-8。

表 20-8　电子病历基础评价项目

项目序号	评价项目
1	病历数据存储
2	电子认证与签名
3	病历数据访问控制
4	系统灾难恢复体系

三、综合评分及应用水平评价方法

电子病历系统功能的发展大致划分为三个阶段，数据采集、数据共享、智能支持，系统的功能分级以此为基础进行。《标准》采用定量评分、整体分级的方法，针对电子病历系统的局部功能状态和整体应用水平两个方面的评估，实现对医疗机构电子病历应用水平的综合评价。

（一）对局部功能与应用范围的评估

对局部功能状态的评估，能使评估人员更加深入地了解各个具体系统功能的水平和实际应用的范围。对局部功能评估的主要步骤包括以下内容：

1. 基于电子病历医疗工作流程，划分并确定重点的角色和评价项目。《标准》确定了医疗工作流程中的 9 个角色，37 个评价项目。

2. 基于三个发展阶段，将每个项目功能水平细分为 0～7 等级。评分时，每个项目功能的等级就是它的分值，即 0 级对应的是 0 分、1 级就是 1 分，依此类推。因此，每个项目功能的等级越高所得到的分数也越高。在评分时应注意，必须是低等级功能全部实现后，才能够得到高等级功能的评分。

3. 统计并计算出每个项目在各个功能等级的实际应用比例，即有效应用。计算方法是，统计每个项目功能各个等级的使用人次数，作为分子，以及应使用的全部人次数，作为分母，计算得到一个百分比，即有效应用。计算有效应用主要是考察：在医疗工作流程中，该项目功能是否大范围的被使用。整合项目功能评分（0～7 分）与有效应用评分（0～100％），就可以得到这个项目的实际评分，即综合评分。

4. 把各个项目计算出来的综合评分相加，得到的结果就是该医疗机构电子病历系统的应用水平的总评分。

（二）对医疗机构整体应用水平评估

在整个医疗工作流程的各个环节中，对整体应用水平的评估主要是为了考察电子病历系统功能的全面性和系统应用的平衡性。首先，按照各个级别将评价项目分为“基本项目”和“选择项目”，然后在整体上设定各个等级应该实现的基本项，以及可选项的数量。对整体水平的评估包括以下内容：

1. 计算每个项目综合评分的总和，要求不能低于各个等级对应的最低总分。“最低总分”保证了医疗机构的整体信息化建设达到一定水平。最低总分通常在对应级别满分的 73％～83％之间。

2. 考察各个等级基本项目的实现情况，要求所评等级的所有基本项必须全部实现。基本项目通常是医疗流程中比较关键的环节，不仅要求功能必须达到所评级别，同时有效应用范围必须达到 80％以上。

3. 考察各个等级选择项目的实现情况，要求已实现的选择项的数量必须超过所评等级要求的最低数量。

实现选择项可以使医疗机构在保证整体水平的基础上，适应信息化建设的多样性。《标准》中一般要求 2/3 以上的选择项需达到所评级别，并且有效应用范围达到 50%以上。

综合考虑这 3 个方面，就能得到该医疗机构整体电子病历的应用等级。

四、基础数据项和获取方法

综合评分是通过功能等级和功能有效应用范围计算得到，其中，有效应用范围是一个比值，分母是应该使用信息系统处理的全部数量，分子是实际使用信息系统处理的数量。

由于信息系统通常需要运行 3 个月后才能达到稳定，也为了便于操作，评分时，主要考察医疗机构近 3 个月的数据情况。

（一）用于评估计算的基础数据

当信息系统在整个医疗机构覆盖运行后，其基础数据就可以直接从信息系统中统计出来。作为分母的基础数据，可以在一个或多个项目中使用。

具体内容有：

1. 病房总数
2. 门诊科室总数
3. 近 3 个月出院患者总人次
4. 近 3 个月门诊患者总人次数
5. 近 3 个月门诊处方总数
6. 近 3 个月检验项目人次数
7. 近 3 个月检查项目人次数
8. 近 3 个月全部治疗项目人次数
9. 近 3 个月全部手术台次数
10. 现在使用的监护设备数
11. 近 3 个月输血人次数
12. 现有处理医疗信息的系统数
13. 电子化医疗记录最长时间(年)

（二）用于分析信息化效益的基础数据

该数据可以从医院运行管理的系统中获取，或者是从相关部门的档案和账目中获取。

具体内容有：

1. 床位数
2. 信息化部门总人数
3. 上一年度总收入(万元)
4. 近三年内在信息化方面累计已投入资金总数(万元)
5. 上一年度在信息化方面投入资金总数(万元)

五、评价项目功能与应用范围数据的获取

评价项目功能主要有两个方面：

1. 评价项目功能等级　根据标准中定义的各个级别的功能要求，进而确定各个项目功能的等级，即项目功能评分。

2. 项目功能的有效应用范围　计算各个项目功能的实际应用范围与应该应用范围的比例(0%～100%)，如表 20-9。

实际上，计算每个项目的综合评分，就是把每个级别的等级数与应用范围比例相乘，再求和：

考察项目综合评分 = Σ(功能评分 × 该功能应用范围比例)

表 20-9　项目应用范围考察方法

项目序号	工作角色	评价项目	有效应用评价指标
1	一、病房医师	病房医嘱处理	按出院患者人次比例计算
2		病房检验申请	按住院检验项目人次比例计算
3		病房检验报告	按住院检验项目人次比例计算
4		病房检查申请	按住院检查项目人次比例计算
5		病房检查报告	按住院检查项目人次比例计算
6		病房病历记录	按出院患者人次比例计算
7		病房医疗知识库	按使用病房比例计算
8	二、病房护士	患者管理与评估	按使用病房比例计算
9		医嘱执行	按使用病房比例计算
10		护理记录	按出院患者人次比例计算
11	三、门诊医师	处方书写	按门诊处方数计算
12		门诊检验申请	按门诊检验项目人次比例计算
13		门诊检验报告	按门诊检验项目人次比例计算
14		门诊检查申请	按门诊检查项目人次比例计算
15		门诊检查报告	按门诊检查项目人次比例计算
16		门诊病历记录	按门诊人次数计算
17		门诊医疗知识库	按门诊科室数计算
18	四、检查科室	申请与预约	按总检查项目人次比例计算
19		检查记录	按总检查项目人次比例计算
20		检查报告	按总检查项目人次比例计算
21		检查图像	按有图像结果检查项目比例计算
22	五、检验处理	标本处理	按总检验项目人次比例计算
23		检验结果记录	按总检验项目人次比例计算
24		报告生成	按总检验项目人次比例计算
25	六、治疗信息处理	治疗记录	按治疗项目人次比例计算
26		手术预约与登记	按手术台次比例计算
27		麻醉信息	按手术台次比例计算
28		监护数据	按监护人次比例计算
29	七、医疗保障	血液准备	按输血人次比例计算
30		配血与用血	按输血人次比例计算
31		门诊药品准备与调剂	按处方数人次比例计算
32		病房药品配置	按出院患者人次比例计算
33	八、病历管理	病历质量控制	按出院患者人次比例计算
34	九、电子病历基础	病历数据存储	按已有记录时间考察
35		电子认证与签名	按系统数计算
36		病历数据访问控制	按系统数计算
37		系统灾难恢复体系	按系统数计算

例如，一所医疗机构实施检查项目的科室有：超声诊断科室、放射科、心电图室。它们分别使用不同的信息系统。在近3个月完成的检查项目人次数分别是：2000项人次、1500项人次、500项人次，那么这些数据就是评估有效应用范围的分子。分母是近3个月总的检查项目人次数，也就是这些项目人次数之和，即4000项人次。各个系统实现的检查报告评价项目的功能，如表20-10，实现的功能用√表示，并在下面标注实际应用数量。

表20-10　各个系统实现的检查报告评价项目的功能

等级	评价项目	超声诊断室	放射科	心电图室	合计
1	能够用计算机查阅检查报告或图像，但数据来自文件或移动存储设备方式	√ 2000	√ 1500	√ 500	4000
2	(1)计算机中可查阅检查报告或图像，数据来自文件或移动存储设备导入 (2)检查报告与图像在科室内保存并共享	√ 2000	√ 1500	√ 500	4000
3	能通过调用检查科室系统或界面集成方式查阅医技科室的检查报告和图像	√ 2000	√ 1500	√ 500	4000
4	(1)能在医师工作站集成工具中查阅检查报告和图像 (2)能够显示测量结果参考范围		√ 1500	√ 500	2000
5	查阅报告时，能够根据测量结果和患者诊断、生理指标、历史检查结果、其他检查与检验结果等自动审核并给出提示			√ 500	500
6	(1)检查结果和报告各阶段的状态可实时获得 (2)可根据检查结果、临床路径(指南)、各种知识库提出处理建议				
7	能够获得、显示其他医疗机构的检查结果、图像等				
应用比例		2000/4000	1500/4000	500/4000	
综合评分		3＊50%	4＊37.5%	5＊12.5%	3.625

那么，检查报告这个评估项目所能得到的综合评分为：

$$3\times50\% + 4\times37.5\% + 5\times12.5\% = 3.625$$

同理，逐个计算37个评估项目的功能评分和应用范围比例，分别得到37个评估项目的综合评分。

将37个评估项目所得到的综合评分进行累加，即可得到总评分。

六、整体应用水平评分的计算

电子病历系统应用水平分级评价的基本要求，如表20-11所示。按照《标准》，整体应用水平主要从3个方面进行综合评估：

表20-11　电子病历系统应用水平分级评价基本要求

等级	内容	基本项目数	选择项目数	最低总分
0级	未形成电子病历系统	—	—	—
1级	部门内初步数据采集	6	18/29	27
2级	部门内数据交换	11	13/24	60
3级	部门间数据交换，初级医疗决策支持	18	8/19	85
4级	全院信息共享，中级医疗决策支持	19	8/18	120
5级	统一数据管理，各部门系统数据集成	21	8/16	140
6级	全流程医疗数据闭环管理，高级医疗决策支持	24	6/13	170
7级	完整电子病历系统，区域医疗信息共享	24	6/12	210

1. 总评分应达到规定的最低总分以上。

2. 实现全部的基本项目功能。

3. 选择项目必须满足规定数量。

医疗机构在进行计算整体等级时，需先确定已满足这 3 个基本条件中的哪个等级。其中，同时满足这 3 个条件的最高等级数，即为该医疗机构所达到的整体应用水平等级。

例如，一所医疗机构的总评分为 160.88 分，如表 20-12，给出了该医疗机构的整体评分情况：

表 20-12　某医疗机构整体评分情况

等级	基本项要求数	实现基本项	基本项差额	选择项总数	选择项要求数	实现选择项	选择项差额	总分要求	总分差额
0	--	--	--	--	--	--	--	--	--
1	6	6	0	29	18	28	10	27	133.88
2	11	11	0	24	13	22	9	60	100.88
3	18	18	0	19	8	18	10	85	75.88
4	19	19	0	18	8	16	8	120	40.88
5	21	21	0	16	8	10	2	140	20.88
6	24	24	0	13	6	1	−5	170	−9.12
7	24	2	−22	12	6	0	−6	210	−49.12

从表 20-12 可以看出，该医疗机构的评分同时满足三项基本条件的最高等级数是 5 级，那么该医疗机构的整体应用水平为 5 级。

第三节　分级功能要求和实现要点

实现《电子病历系统功能应用水平分级评价方法及标准》中五级以上功能要求，并付诸应用，有较高难度。本节结合实际开发应用经验，对评价标准中五、六级所有基本项目及大部分选择项目的实现方案进行简要说明。

一、各级功能总体要求和局部要求

（一）0 级：未形成电子病历系统

该级别为参照级别，表示医疗过程中的信息处理由手工或独立计算机完成，未使用联网的计算机系统。

（二）1 级：部门内初步数据采集

1. 局部要求　部门内部使用计算机采集医疗业务数据，这些数据能够在两台以上计算机之间共享，但数据共享过程需要手工操作（如移动存储设备、手工复制文件等）。

2. 整体要求　部分医疗业务部门内部两个以上业务项目使用计算机采集数据，并能够通过移动存储设备、复制文件等共享数据（如影像科以光盘形式保存患者影像学检查资料，影像科医师需要通过调取光盘读取患者资料）。

（三）2 级：部门内数据交换

1. 局部要求　医疗机构部分医疗业务部门建立了内部共享的信息处理系统，业务信息可以通过网络在部门内部共享并进行处理。信息系统不支持部门之间的信息共享。

2. 整体要求

（1）部分医疗业务部门内部两个以上业务项目能够通过联网的计算机进行数据信息采集（如药剂科记录患者用药情况、药品库存情况等），但各部门之间未形成数据交换系统，或者部门间数据交换需要手工操作。

（2）部门内有统一的医疗数据字典。

(四) 3 级:部门间数据交换,初级医疗决策支持

1. 局部要求 医疗业务部门可通过任何方式(如界面集成、调用信息系统数据等)获得部门外数字化数据信息,本信息系统的数据信息可供整个医疗机构共享。信息系统具有至少 1 项自动规则检查功能。

2. 整体要求

(1)实现部分医疗流程数据共享,可通过信息系统共享检查、检验、药品使用等信息。(例如,临床科室能够用信息系统处理医嘱,系统自动将数据传送至药剂科、收费等部门并进行处理。)

(2)有多部门统一的医疗数据字典。

(3)医疗机构内有至少 1 个知识库或规则检查机制。

(五) 4 级:全院信息共享,中级医疗决策支持

1. 局部要求 通过数据接口方式实现所有系统(如 HIS、LIS 等系统)的数据交换,提供至少 1 项知识库决策支持或流程控制服务。

2. 整体要求

(1)实现全流程信息计算机处理和共享。患者住院全流程信息在全院范围内安全共享。

(2)实现药品配伍、相互作用自动审核,合理用药监测等功能;提供临床诊疗规范、合理用药、临床路径等统一的知识库。

(六) 5 级:统一数据管理,各部门系统数据集成,基本建立以电子病历为基础的医院信息平台

1. 局部要求 各部门系统数据由统一的临床数据管理系统进行管理。各知识库信息能够共享。信息系统为所有业务流程提供决策信息。

2. 整体要求

(1)全院形成统一的临床数据管理系统,实现各部门系统数据的集成。

(2)提供智能化病历书写工具。提供智能化病历书写模版,结构化方式存储病历记录,医师能够通过系统获取患者检查检验、既往治疗相关数据;门诊、住院诊疗信息实现共享。医师在判读检查检验结果时,能够调取临床信息等数据信息。

(3)实现临床路径管理与医嘱下达、执行的紧密结合。

(4)电子病历数据库能够为临床科研工作提供数据挖掘功能。

(七) 6 级:全流程医疗数据闭环管理,高级医疗决策支持

1. 局部要求 各个医疗业务项目均使用计算机进行身份识别(如条形码、磁卡、IC 卡等)与数据采集,电子病历系统提供实时在线数据核查与管理功能。业务处理过程中,能够依据知识库提供审核功能,并及时向医护人员提供信息反馈和提示,减少医疗差错的发生概率。

2. 整体要求

(1)实现全流程数据跟踪与闭环管理。医疗、护理等实现全流程闭环信息记录与管理,能够提供高级医疗决策支持。

(2)形成全院跨部门的知识库(如症状+体征+检查检验+诊断+治疗+药物合理使用知识库等)。

(3)基本实现电子病历无纸化。

(八) 7 级:完整电子病历系统,区域医疗信息共享

电子病历系统在实现医疗机构内部医疗信息共享基础上,能够按照标准与其他医疗机构进行安全、有效的信息共享。能够将患者在各个医疗机构产生的诊疗相关记录、个人健康信息进行整合,并根据临床要求形成完整的电子病历。能通过医院信息平台对接区域卫生信息平台实现与其他医疗机构信息系统及居民电子健康档案的信息交换与共享。

二、五级功能要求和实现要点

达到五级的总体要求是完成 21 个基本项、16 个选择项中的至少 8 项,最低得分 140。从功能实现角度来看,五级的实现要点是标准化、结构化 CDR、科研检索。以下对部分五级相关要求进行实现要点说明:

(一) 五级基本项(21 项)

1. 项目 01.01.5(病房医嘱处理)实现说明

(1)护士站、病案、质控、药房、收费核对医嘱等所有部门所使用的医嘱来源于同一个数据库表,各系统展示医嘱内容因业务不同存在展示差异,但数据来源唯一。

(2)临床知识库平台,可根据药品、检验结果、诊断、性别等进行医嘱合理性综合判断。

(3)电子病历系统通过即时消息平台实现处方点评实时提醒。

2. 项目 01.03.5(病房检验报告)实现说明

(1)所有检验报告数据从 LIS 通过集成平台统一管理,并共享到临床医护系统。

(2)结合病人多次的检验结果比较数据,或者查看历史趋势图。

(3)当危急值产生时,患者相关责任医生、护士等登录系统时会收到即时消息,手机也会收到短消息,消息内容为患者标识、检验项目、结果值等。同时危急值会发送给医患服务中心,由其负责跟踪处理结果。

3. 项目 01.05.5(病房检查报告)实现说明　以超声报告为例,通过对比历史检查结果,给出治疗是否有效的提示;通过检查结果与临床诊断的对比,给出临床诊断是否合理的提示。

4. 项目 01.06.5(病房病历记录)实现说明

(1)电子病历可根据性别、病种配置结构化模板,在选择模板时可根据所选病种推荐模板。结构化模板内容选项可根据病种进行配置,模板格式和结构化节点完全可进行自定义。病历书写中,如手术判断术前常规检查,及自动判断是否为重大手术或者非预期手术,给予提示。

(2)通过集成平台,将检查、检验结果引入到电子病历,医生在书写病历时,通过“综合引用”进行引用,具体引用项目由医生自定义,系统自动进行格式化并插入病历中。

(3)医生工作站可直接根据需要进行病历内容检索,通过权限分发该功能。

(4)临床医生工作站集病历书写、下达医嘱等核心业务,实现同屏管理,在一个工作区内完成相关业务。

(5)医生可直接在临床医生站检索历史纸质数字化病历,通过住院号、身份证号、出生日期、姓名等进行匹配查找。

5. 项目 02.02.5(医嘱执行)实现说明

(1)医嘱由医生在电子病历中下达,医嘱单作为患者病历内容的一部分集中管理。

(2)新医嘱或医嘱变更时,护士工作站会自动弹出医嘱变更信息。

(3)结合移动护士工作站,详细记录医嘱执行时间、执行者信息等。

6. 项目 02.03.5(护理记录)实现说明

(1)所有相关护理记录统一由护士工作站管理,数据可直接在护士工作站录入,也可通过移动 PDA 采集。

(2)根据体征自动生成护理措施提醒,如高热病人,自动提示体温测量频率,可在 PDA 上查看,在不同时间点的体征批量录入界面也可体现。

(3)生命体征、护理记录、医嘱入出量等可通过 PDA 床边采集,自动导入到相关记录单。

7. 项目 03.01.5(处方书写)实现说明

(1)门诊医生下达处方时,大通的合理用药可以查看药品之间的相互作用,配伍禁忌等问题。

(2)通过临床知识库为医生提供高危用药警示。

(3)以即时消息方式,通过数据中心将处方点评结果推送到医生工作站。

8. 项目 03.03.5(门诊检验报告)实现说明　通过临床知识库平台提供根据患者诊断、年龄、性别、历史检验结果等的自动检查并提示医生检验结果偏离的意义。

9. 项目 03.05.5(门诊检查报告)实现说明

(1)所有检查报告通过集成平台统一管理,医生工作站可查看病人所有检查报告及图像。

(2)结合知识库,对检查结果进行判断,结合其他检验、检查结果能综合判断。

10. 项目 03.06.5(门诊病历记录)实现说明

(1)病历书写有针对性别、诊断等进行自定义的病种模板,在新建病历时,根据病种进行推荐使用,病历结构及节点选项等可根据病种进行自定义。节点之间逻辑关系,系统会通过脚本进行智能提示,如体温超过 45 度,出院日期小于入院日期,男性病人出现女性体征等等。

(2)通过集成平台,将检查、检验结果引入到电子病历,医生在书写病历时,通过“综合引用”进行引用,具体引用项目由医生自定义，系统自动进行格式化并插入病历中。

(3)门诊医生工作站可直接根据需要进行病历内容检索，通过权限分发该功能。

(4)临床医生工作站集病历书写、下达处方等核心业务，实现同屏管理，在一个工作区内完成相关业务。

(5)医生可直接在临床医生站检索历史纸质数字化病历，通过挂号号、身份证号、出生日期、姓名等进行匹配查找。

11. 项目 03.07.5(门诊医疗知识)实现说明

(1)检查、检验申请单同处方一样由电子病历编辑并管理，通过集成平台完成申请单与医技科室的共享。自动关联申请单，根据医嘱、处方信息可自动生成相应的申请单。

(2)通过临床知识库平台，提供用药合理性知识库、检查合理性知识库、检验合理性知识库等。这些知识库通过性别、年龄、诊断、生理状态、妊娠状态等提供综合判定。

12. 项目 04.04.5(检查图像)实现说明

(1)全院 CT、X 片、MR、内镜、超声等图片通过集成平台统一管理，临床医生工作站可通过集成平台接口进行统一浏览。

(2)PACS 系统提供 DICOM 标准图像的终端访问工具，临床医生可直接在电子病历中调用该工具查看病人相关图像。

(3)PACS 系统有完整的权限管理，支持用户角色分发，PACS 系统可通过设定 VIP 病人，指定相关用户的访问权限，从而保证特殊患者隐私。

13. 项目 05.03.5(报告生成)实现说明

(1)全院所有检验科室接入同一套 LIS 系统，对所有检验报告进行统一管理，所有检验报告通过集成平台对各个相关科室共享。医生可查看历次就诊的门诊、住院检验报告。

(2)检验结果出来后，系统可根据设定的与历史检验结果偏差参数进行自动判断是否需要人工审核。

14. 项目 06.01.5(一般治疗记录)实现说明

(1)治疗记录通过治疗系统完成，临床医护工作站通过集成平台集成所有治疗记录，与普通病历统一管理。医护人员可查看历次治疗的完整记录。

(2)根据病人诊断情况自动给出推荐方案，供医生参考。

15. 项目 06.03.5(麻醉信息)实现说明

(1)麻醉记录由手术麻醉系统生成，通过集成平台，麻醉记录可同步到电子病历系统，与病历、检查检验报告、医嘱、输血记录、治疗记录等统一管理。

(2)麻醉系统在采集到危急生理参数时，能够即时提醒并给出提示。

16. 项目 07.03.5(门诊药品准备与调剂)实现说明

(1)药房可直接查看由医生下达的处方。

在配药管理系统中，“查询统计”模块里点击“门诊处方浏览”即可查看任意时间段内门诊处方信息。

(2)药品核查环节，系统提供药品审方确认、发药确认等功能。定位到需要审核的药品后，点击审核合格即可完成审核工作。

(3)HIS 系统中对抗菌药物的分级均进行了维护与定义，药品根据维护的分级进行控制管理。

(4)主要分为 3 个层面，一个是药品与药品配伍禁忌检查与提示，这一块主要通过合理用药系统完成，另一部分使用临床知识库平台提供的用药检查知识库进行综合判断，如通过患者诊断、年龄、性别、肝功能、肾功能、血糖、血压、妊娠等参数提醒药物禁用还是慎用。另外提供用法、用量及疗程的判断，从而全面审核用药，提高用药安全性。

(5)药剂科的处方点评信息可直接共享给相关医生，医生可看到相关处方、医嘱的详细点评结果。

17. 项目 07.04.5(病房药品配置)实现说明

(1)提前查看病区的药品申请进行药品准备，发药后可查询发药记录。

(2)所有药品包括单品、单次包装(自动包药机实现)设有识别条码，病房执行时可通过 PDA(医嘱执行 2—口服卡)扫描识别是否药品与病人一致。

(3)主要分为 3 个层面，一个是药品与药品配伍禁忌检查与提示，这一块主要通过合理用药系统完成，另一部分使用临床知识库平台提供用药检查知识库进行综合判断，如通过患者诊断、年龄、性别、肝功能、肾功能、血糖、血压、妊娠等参数提醒药物禁用还是慎用。另外提供用法、用量及疗程的判断，从而全面审核用药，提高用药安全性。如，结合病人是否有糖尿病，当前血糖值大小，判断医生医嘱用药是否合理。

(4)药剂科的处方点评信息可直接共享给相关医生，医生可看到相关处方、医嘱的详细点评结果。

18. 项目09.01.5(病历数据存储)实现说明

(1)所有医疗相关记录统一管理，长期保存，统一管理的记录资料包括：病历记录、护理记录、申请单、会诊单、医嘱记录、麻醉记录、手术记录、输血记录、治疗记录、检查报告、检验报告、病理报告、影像等等。

(2)通过集成平台的临床数据中心调度所有记录资料，调用及传输机制通过消息总线完成。

(3)所有病人信息目前在线存储，以病人ID为唯一索引，通过病人门诊号或住院号可快速调取，即时查看。

19. 项目09.02.5(电子认证与签名)实现说明 为本院所有医务人员都配备CA中心颁发的数字证书，相关在系统登录时，使用Key及秘钥进行身份认证，医疗记录保存时通过私钥进行数字签名，包括病历记录、护理记录、检查报告、检验报告、治疗记录、医嘱等等。CA中心在本院搭建认证服务、签章服务、时间戳服务。时间戳服务器通过网络与国家授时中心的时间进行同步。CA中心为医院的医生发放经过国家授权的数字证书USB Key。医生登录系统时，插入USB Key，打开应用程序后，应用程序自动读取证书信息，寻找相应的用户。用户输入证书密码后，应用程序调用接口访问认证服务器。认证服务器验证证书是否有效，有效则成功登录应用程序。用户填写完病历后，点击签章按钮。应用程序调用时间戳接口，返回时间字符串，作为报告日期。对生成的报告数据再调用签章接口，返回签章数据，保存签章数据。点击“打印”、或“预览”时，从数据库中取出时间字符串以及签章数据，调用动态库的检验时间接口验证通过后，解析其中的时间字符串，与报告日期比较。如果两个时间一致，调用验签接口传入签章数据，如果验证通过，调用接口获取签名图片，显示在手写签名处，调用二维码接口生成二维码，显示在病历或医嘱单下部(二维码中的数据为病人id、单据号，需要保证将来扫描出的数据可以找到该单据，并对其进行电子签章的验证)。每次签名时，以整份电子病历作为签章对象，产生签章数据，进行存储。

20. 项目09.03.5(病历数据访问控制)实现说明 病人主管医生可设定病人不同种类的病历可供哪些用户访问，授权可设定病历类别、时间限制等。

21. 项目09.04.5(系统灾难恢复体系)实现说明

(1)与本地云计算中心合作，借助于光纤专线，能够每天通过网络，3次将完全数据备份上传至云计算中心的存储系统中。

(2)对门诊、检验系统是否有备份的应急处理服务器：

1)门诊系统：门诊系统由于门诊电子病历的启用，已与电子病历服务器功能统一。所以门诊系统与电子病历系统共用应用服务器。电子病历应用服务器设计成为双机热备模式，即一台主服务器与一台备用服务器同时开机提供服务。当客户端程序访问主服务器无应答响应的时候，会自动切换到备用服务器模式。电子病历数据库系统采用两台小型机，组成RAC高可用性架构，两台服务器通过负载均衡同时提供服务，只要任意一台正常运转，客户端就能保持正常工作。

2)检验系统的应急备份：检验系统同样是三层架构模式。除了日常工作运行的服务器外，另外部署了一台备用的lis应用服务器。

(3)备份数据是否有恢复验证，需考察备份与验证记录

由于是从小机的AIX系统备份至市云计算中心的WINDOWS平台，跨平台备份只能使用逻辑备份的方法。使用数据泵和netlink的模式可以大大提高备份的速度。

(二)五级选择项(共16项)

1. 项目01.02.5(病房检验申请)实现说明

(1)有检验申请医嘱、申请单通过集成平台与病历记录统一管理，临床医护工作站可直接打开查看。

(2)临床知识库平台可通过不同的症状、体征，推荐适宜的检验、检查项目。

2. 项目01.04.5(病房检查申请)实现说明

(1)临床医生站中检查医嘱下达后，自动生成检查申请单，检查申请单和病历记录采用相同的管理与存

储,集中统一管理。

(2)临床知识库平台根据诊断、性别、年龄等判断检查是否合理,并给出相关建议。

3. 项目 01.07.5(病房医疗知识)实现说明

(1)通过全院统一的临床知识库平台实现用药合理性知识库、检查合理性知识库、检验合理性知识库、高危用药知识库等等,这些知识库都与医嘱、检查、检验项目代码紧密结合,从而做到具体项目的知识逻辑判断。

(2)临床知识库平台提供根据医嘱、检查、检验项目代码关联的校验逻辑,因此在医疗过程中可根据项目代码进行自动校验。

4. 项目 02.01.5(病人管理与评估)实现说明

(1)入院评估记录在电子病历系统的临床护士站完成,和电子病历其他病历记录统一存储在电子病历数据库中,全院统一管理。

(2)临床护士站患者病历资料文件夹下有所有的检查、检验结果数据记录,因此护士在做评估时可进行参考。

(3)入院评估记录通过智能化模板进行,选择相应的评估选项后,系统自动计算风险程度。

5. 项目 03.02.5(门诊检验申请)实现说明

(1)检验申请医嘱、申请单数据与病历记录数据统一集中管理,临床医护工作站可直接查看。

(2)临床知识库平台检验合理性知识库根据病人性别、诊断、年龄、既往检验项目等判断检验申请的合理性。

6. 项目 03.04.5(门诊检查申请)实现说明

(1)检查申请单、过程状态数据通过集成平台集成到临床医护工作站患者目录下,进行全院统一管理。

(2)检查医技系统根据不同设备、不同检查设定检查预约队列,全院临床科室在检查申请时可直接通过预约队列进行预约。

7. 项目 04.01.5(申请与预约)实现说明　医技系统提供全院各检查科室预约队列,各预约队列可根据机器或诊室进行分别设定,从而满足不同检查需要,如 CT 科室按照机器设置预约队列,超声内镜根据不同检查设定预约队列。

8. 项目 04.02.5(检查记录)实现说明

(1)检查报告、检查图像通过集成平台在临床医生站进行统一集中展示,为医生提供全面管理。检查报告以电子病历相同的方式打开,检查图像则通过专业 DICOM 图像工具进行查看、操作。

(2)PACS 系统有完善的权限管理体系。

9. 项目 04.03.5(检查报告)实现说明　检查系统基本采用半结构化书写方式,报告的每节、每段都有模版或词组,可提供书写报告时引用,报告内容以结构化方式通过集成平台进行统一管理,书写病历时,可进行引用;医生查阅报告时,可根据关键字或测量值自动审核分析功能,提醒医生临床意义或可能的诊断。

10. 项目 05.01.5(标本处理)实现说明

(1)标本字典、标本采集记录由全院唯一 LIS 系统通过集成平台对全院共享,标本字典管理具有唯一入口。

(2)临床知识库平台提供标本采集提醒知识,如病人在采集要求 8 小时内空腹的标本时,系统会自动根据护理情况判断患者是否在 8 小时内有进食,从而保证标本质量。

11. 项目 05.02.5(检验结果记录)实现说明　检验报告通过集成平台纳入全院统一管理体系,临床医护工作站可和其他病历记录一样进行相应的浏览,报告数据可直接生成符合 CDAL3 标准的 XML 共享文件。

12. 项目 06.02.5(手术预约与登记)实现说明

(1)手术排台数据与手术相关记录通过集成平台纳入全院统一管理体系,在临床医护工作站统一集中管理,医护人员可直接在工作站查看手术排台信息、手术记录信息。

(2)在手术申请时,临床知识库平台根据病人检验结果或体征信息对手术风险进行警示,如体温异常、血压异常、血糖异常等等。

13. 项目 06.04.5(监护数据)实现说明

(1)病人监护数据通过集成平台接入临床数据中心，纳入全院统一管理体系，临床护士站在书写护理记录时，可直接引用监护数据。

(2)电子病历实现智能 APPACEII 评分，系统自动获取患者监护数据、检验结果等自动为患者进行风险评分，如高于 15-20 分则是“危重”，21-25 分为“高危”，25 分以上为“极高危”，系统自动算分，自动进行风险评价。风险评分保存时，系统自动解析评分结果，生成全院危重患者列表，按危重程度排序，以便相关管理人员进行风险管控。还可对评分数据结合患者出院情况进行统计分析，统计危重患者转归情况。

14. 项目 07.01.5(血液准备)实现说明 提供数据统计进行查询。

15. 项目 07.02.5(配血与用血)实现说明

(1)配血、输血记录、输血反应记录等等通过集成平台统一纳入数据管理体系，临床医护工作站用户可和普通病历一样浏览相关记录。

(2)输血科可随时查看输血患者相关病历记录，临床医生也可随时查看配血、输血情况。

16. 项目 08.01.5(病历质量控制)实现说明

(1)质控系统评分标准配置可根据不同病历、不同诊断进行差异化配置。

(2)通过质控系统时限规则配置，实现时限质控，相应的事件触发时限规则后，系统会自动在客户端提醒用户相关病历记录的书写实现；结构化节点内容可通过逻辑规则判断其正确性，如住院天数与入出院时间不符、项目未填写等等，所有这些指控内容，质控系统可直接生成相应的质控报表。

(3)质控系统可根据病历资料生成用药合理性监控报表，感染控制监控报表，费用控制监控报表。

三、六级功能要求和实现要点

达到六级的总体要求是完成 24 个基本项、13 个选择项中的至少 6 项，最低得分 170。从功能实现角度来看，六级的实现要点是高级决策支持、智能知识库。以下对部分六级相关要求进行实现要点说明：

(一) 六级基本项(共 24 项目)

1. 项目 01.01.6(病房医嘱处理)实现说明

(1)病人出现不良反应时，医生要进行上报处理。

(2)临床路径病人，在医嘱下达时，如果和临床路径要求有差异，系统会要求用户录入变异说明。

2. 项目 01.02.6(病房检验申请)实现说明

(1)下达医嘱和医疗记录查看在同一个系统内进行，因此可随时查看医疗记录。检验申请合理性可通过临床知识库平台的检验申请合理性知识库进行判断。

(2)病房医生可随时查看相关病人的检验进度状态，包括标本已采集、已接收、已报告、已打印等等。

3. 项目 01.04.6(病房检查申请)实现说明

(1)检查申请医嘱下达时，临床知识库平台检查合理性知识库可根据患者年龄、性别、诊断、病生理状态等进行综合判断并提示，检查合理性提示并不强制医生操作。

(2)医技系统根据不同检查科室需要制定相应的检查预约队列，各科室临床医生站可在检查申请时直接在预约队列中选定预约时段。医技系统根据相应的检查队列规则提示医生选择正确的时段。

(3)医生工作站可实时查看病人检查状态。

4. 项目 02.02.6(医嘱执行)实现说明

(1)医嘱执行时通过 PDA 扫描腕带对患者身份进行核对，通过药品条码对药品进行核对，通过试管条码对标本进行核对，通过患者身份、药品、标本之间的比对实现患者医嘱执行安全。

(2)医嘱执行时能够对照诊断、检验结果等内容用于核对。

(3)系统通过临床知识库平台对高风险医嘱进行警示。

5. 项目 02.03.6(护理记录)实现说明

(1)临床路径中的护理措施完成后，系统自动识别为已完成状态。患者报病重、病危时系统会自动发消息提醒护士进行护理记录书写。

(2)同一个患者每一条护理记录单独处理，不同用户书写的护理记录条目，除上级可进行修改外，同级别或下级无法进行修改，保证护理记录的安全访问。

(3)每一条护理记录进行单独的电子签名，数字证书由 CA 中心颁发。护理记录保存时，系统自动获取登录时录入的秘钥通过 Key 进行数字签名，同时护理记录显示数字签章。

(4)根据体征有自动护理措施，如高热病人，自动提示，PDA 和批量体温单。

(5)临床医护工作站集成所有病人历史病历信息，护士可直接查看历史护理记录。

6. 项目 03.01.6(处方书写)实现说明

(1)书写处方时，可看既往处方情况。

(2)处置、诊断等自动插入到门诊病历中，作为门诊病历的一部分。

(3)门诊站直接填报药品不良反应，供职能科室查看。

7. 项目 03.02.6(门诊检验申请)实现说明

(1)通过集成平台数据总线、消息服务完成检验状态的同步，临床医生站可实时查看检验申请、标本情况状态。

(2)通过临床知识库平台提供的辅助诊疗知识库，根据检验、体征、症状等进行综合判断，推荐相关诊断。

8. 项目 03.04.6(门诊检查申请)实现说明

(1)下达检查申请医嘱时，临床知识库平台检查合理性知识库通过病人性别、年龄、诊断、病生理状态等综合判断检查申请合理性，提醒医生。

(2)检查状态通过集成平台消息总线集成，医生在临床医生站可直接查看相关病人检查状态。

9. 项目 04.02.6(检查记录)实现说明

(1)通过浏览工具可以根据条件查询病人数据的记录过程。

(2)医生在检查申请时为患者打印带有身份标识条码的导引单，患者在上机检查前由技师通过扫描导引单条码进行核对。

10. 项目 04.03.6(检查报告)实现说明

(1)所有检查系统在报告书写时可通过电子病历浏览器打开当前病人的临床记录信息，检查医生可拷贝临床记录信息引用到报告。

(2)所有检查报告保存确认时由 CA 中心颁发的数字证书进行数字签名、签章。

(3)检查系统有相应的角色权限管理，查看检查报告需要有相应的授权，系统通过日志进行。

11. 项目 04.04.6(检查图像)实现说明

(1)通过日志管理系统对患者检查图像的产生过程及各类操作进行跟踪和管理；医师提交报告时对检查技师所拍图像进行质控。

(2)PACS 系统可以对相关图像进行标注，医生在查看图像时可以打开标注说明。

(3)使用扫描仪将历史胶片扫入，供临床医生查看

12. 项目 05.01.6(标本处理)实现说明

通过扫描患者采血管的条码确定患者身份信息和检查项目，完成各个流程中对标本的核对。

13. 项目 05.03.6(报告生成)实现说明

(1)检验报告各个状态通过集成平台共享到临床医生站，医生可随时了解报告进度。

(2)检验全过程闭环管理，从下达医嘱到采集标本到检验过程全闭环管理。

(3)可就患者历次检验记录进行对比分析，并形成历史检验结果趋势对比图。

14. 项目 06.01.6(一般治疗记录)实现说明

(1)质控系统可统计治疗全过程数据。

(2)高风险治疗有警示和必要的核查。

15. 项目 06.02.6(手术预约与登记)实现说明

(1)从麻醉开始、手术开始、麻醉恢复、手术结束等全过程状态可跟踪。

(2)手术过程信息、手术物品清点与核对数据成为手术记录内容。手术过程产生的麻醉记录、手术清点记录等临床文档纳入统一管理体系，临床医生站也可直接查阅。

16. 项目 06.03.6(麻醉信息)实现说明

麻醉科主任可通过麻醉系统全程监控各手术间麻醉全过程。

17. 项目06.04.6(监护数据)实现说明

(1)临床知识库平台辅助诊疗知识库，提供监护数据异常意义诊断，相关诊断有详细的临床诊疗指南，即通过患者异常体征可查看相关的临床诊疗指南；监护数据同检查、检验一样可供护士工作站在护理记录书写过程中直接引用，医生可引用相关护理记录；

(2)监护数据纳入全院统一的管理体系，长期保存，在临床辅助诊疗模块中，纳入异常监护数据，供医生结合检验结果、症状、体征等进行综合分析。

18. 项目07.02.6(配血与用血)实现说明

(1)用血全过程各个环节有电子记录，通过移动护理PDA完善各个环节数据记录、核对。

(2)从血袋出库进行校验，到血袋接收，血袋确认，血袋执行，各个环节实现双人核对。

19. 项目07.03.6(门诊药品准备与调剂)实现说明

通过时间过滤病人的既往处方，查看药品使用情况。

20. 项目07.04.6(病房药品配置)实现说明

(1)患者住院期间的所有用药、给药情况可统一集中管理、查看。

(2)用药不良反应上报可由医生填写，职能科室查看。

(3)摆药系统可根据是否为临床路径病人，分别摆药。

21. 项目08.01.6(病历质量控制)实现说明

电子病历提供模板格式控制，保证模板格式的正确、一致；质控系统根据医嘱事件触发时限质控，客户端实时提醒时限完成情况，质控系统提供时限超时处理机制，并记录超时情况，超时情况可作为评分依据；所有知识库监测结果可在质控系统中查询，如用药合理性情况；质控系统还可进行院感监测，费用监测。

22. 项目09.01.6(病历数据存储)实现说明

(1)使用纸质病历数字化技术，将现有历史纸质病历进行数字化高拍，统一集中管理。

(2)电子病历的全部内容都存储在关系型数据库系统中，包括签名、二维码、为保证电子病历有效性的DES加密签章等内容，都以二进制编码的形式保存在数据库中。病历的存储控制完全由RDMS来自动进行控制。存储空间的分配、监控等都由RDMS自动进行。数据库存储表空间采用自增长模式，对于主要数据表建立索引，保证查询速度。病历的备份则是由数据库的备份机制来保证。根据策略执行每周一次全备份，每天一次增量备份的备份策略。

23. 项目09.02.6(电子认证与签名)实现说明　同09.02.5(见本小节，二、五级功能要求和实现要点)。

24. 项目09.04.6(系统灾难恢复体系)实现说明　同09.04.5(见本小节，二、五级功能要求和实现要点)。

(二)六级选择项(只说明13项中的11项)

1. 项目01.03.6(病房检验报告)实现说明

(1)检验结果和报告各阶段状态由LIS系统通过集成平台共享到相关科室。

(2)医生查阅报告时，系统根据临床知识库平台自动标识异常指标，医生可点击异常警示图标，显示异常指标的临床意义、历史检验结果对比等。

2. 项目01.06.6(病房病历记录)实现说明

(1)使用全结构化电子病历，病历内容可进行分块控制，在模板编辑器中可设定相应节点的访问控制权限，病历被访问时，系统后台有相应的日志记录。

(2)所有病房记录采用有CA中心颁发的数字证书进行数字签名、签章。

(3)临床路径对病历书写要求关联时限质控，提醒医生按时完成相应记录，路径表单根据路径执行情况自动生成，和电子病历统一管理。

3. 项目01.07.6(病房医疗知识)实现说明　临床知识库平台能够提供用药、检查、检验、手术、输血、治疗等相关知识库，在闭环信息监控中提供相应的说明、提醒、警示等。

4. 项目02.01.6(病人管理与评估)实现说明　临床医护工作站可实时查看患者去向，如入科、检查、转入、转出、出院等状态。

5. 项目 03.03.6(门诊检验报告)实现说明

(1)通过集成平台集成,门诊医生工作站可查看完整的检验报告,包括图形、图像及历史趋势图。医生可在门诊病历书写时提供检验数据的结构化引用。

(2)检验结果状态实时传送到集成平台,门诊电子病历通过集成平台获取检验状态,医生随时查看检验进度。

(3)出现危急值时能够随时通知申请医师。

6. 项目 03.05.6(门诊检查报告)实现说明

(1)通过集成平台,所有第三方检查系统将检查状态推送到集成平台,门诊医生站可直接查看相关患者的检查进度状态。

(2)根据知识库平台,推荐进一步的检查、检验项目。

7. 项目 03.06.6(门诊病历记录)实现说明

(1)门诊病历通过结构化节点设置,可实现病历分块安全访问控制,设定了节点权限后,相关级别医生则不能看到该节点内容。

(2)所有门诊病历记录通过 CA 中心颁发的数字证书进行签名、签章。

(3)通过临床辅助诊疗,将通过患者症状、体征、检验结果、检查结果等推荐相关检查检验及诊断,通过初步诊断提供临床诊疗指南。

8. 项目 03.07.6(门诊医疗知识库)实现说明　临床知识库平台提供用药、检查、检验、手术、输血、治疗等多种知识库,这些知识库和对应的项目代码关联,在医疗环节中提供对应的说明、解释、警示、提示、提醒等功能。

9. 项目 04.01.6(申请与预约)实现说明

(1)工作站可实时查看病人申请单状态

(2)在进行检查申请医生预约时,系统会自动根据患者检查、治疗情况推荐可选的预约时段,如患者已经预约了明天 10:00-10:10 的超声检查,则不能在该时间点前后半小时内的其他检查。

10. 项目 07.01.6(血液准备)实现说明

(1)输血流程全程闭环管理,全流程业务节点有记录,通过统计报表可查看各环节操作人操作时间。

(2)临床可查看血液库存情况,供手术安排参考使用。

11. 项目 09.03.6(病历数据访问控制)实现说明　所有患者记录,包括病历、检查报告、检验报告、知情同意书、检查申请单、检验申请单、手术记录、麻醉记录、输血记录、治疗记录等等都集中统一管理。患者主管医生可对患者相关记录进行访问授权,通过设定时间进行访问时间控制。管理工作站可查看所有用户访问日志。

第四节　医院信息互联互通标准化成熟度测评

2015 年 5 月,国家卫生计生委发布了《医院信息互联互通标准化成熟度测评方案(试行)》,对医院是否依照卫生部《电子病历基本架构与数据标准》《电子病历基本数据集》(WS 445-2014)建立了基本内容架构规范的电子病历数据资源库,是否依照卫生部《基于电子病历的医院信息平台建设技术解决方案(1.0 版)》《WS/T 447-2014 基于电子病历的医院信息平台技术规范》建立了医院信息平台进行测试,从而评价医院信息互联互通标准化程度。

2016 年 9 月,国家卫生计生委发布了《WS/T 501-2016 电子病历与医院信息平台标准符合性测试规范》《WS/T 500.9-2016 电子病历共享文档规范》(53 项)。其中,《WS/T 500.9-2016 电子病历共享文档规范》是在《WS 445-2014 电子病历基本数据集》的基础上,对各级各类医院信息传输与交换层面的规范和要求,推进实现医院信息跨机构、跨区域交换与共享。《WS/T 501-2016 电子病历与医院信息平台标准符合性测试规范》是《医院信息互联互通标准化成熟度测评方案(试行)》配套规范,从数据和平台两个方面对医院信息标准化应用进行测试。

一、医院信息互联互通标准化成熟度测评概述

（一）测评方案的内容

《医院信息互联互通标准化成熟度测评方案（试行）》（以下简称“方案”）是医院信息互联互通标准化成熟度测评工作的指导性文件。本方案明确了测评工作的原则、依据、内容、评级方案、方法、流程、等级评定等内容，指导制定电子病历与医院信息平台标准符合性测试规范，确定电子病历信息应用的评价要素，用于检验相互独立又协同合作的医院信息平台及医疗机构业务系统是否符合卫生部的相关信息标准，从而为实现跨机构的医疗协作与标准化提供支撑。

考量指标包括电子病历基本数据集、电子病历共享文档规范、基于电子病历的医院信息平台技术规范、实际应用效果评价等多维度的分级评价，分别对各医疗机构的数据资源标准化情况、互联互通标准化情况、基础设施建设和互联互通应用效果等的综合测评，评估医院信息互联互通标准化成熟度。

（二）测评方案的实施目的

医院信息互联互通标准化成熟度测评是以卫生信息标准为核心，以信息技术为基础，以测评技术为手段，以实现信息共享为目的。通过对电子病历与医院信息平台标准符合性测试以及互联互通实际应用效果的评价，构建医院信息互联互通成熟度分级评价体系。电子病历与医院信息平台标准符合性测试是针对医疗机构所采用产品的电子病历数据、电子病历共享文档、平台交互服务分别与对应卫生信息标准的符合性测试。互联互通实际应用效果的评价是针对医疗机构内部、医疗机构与上级信息平台之间的应用效果等情况进行评价。

（三）测评方案的主要对象

本方案确定的测评对象是指各医疗机构所使用的基于电子病历的医院信息平台或医院信息管理系统。其中，就医院信息互联互通标准化成熟度测评方案的具体测评系统对象看，始终围绕着医疗机构自主建立的电子病历系统展开测评工作。由此看出，电子病历系统在医院信息平台的具体应用在该测评方案中占据重要位置，是测评的基础数据依据和考核核心。

（四）测评方案的流程

根据《人口健康信息互联互通标准化成熟度测评管理办法》，医院信息互联互通标准化成熟度测评流程工作包括：产品标准测评和项目应用评价两部分。

1. 产品测试　由产品的开发厂商向具有资质的检测机构申请产品标准测试，通过提交测试样品及相关资料，由检测机构进行产品标准测试，出具测试结果报告，并将通过标准测试的产品向管理机构申请加入“卫生信息标准化产品目录”。产品测试流程图见图 20-2。

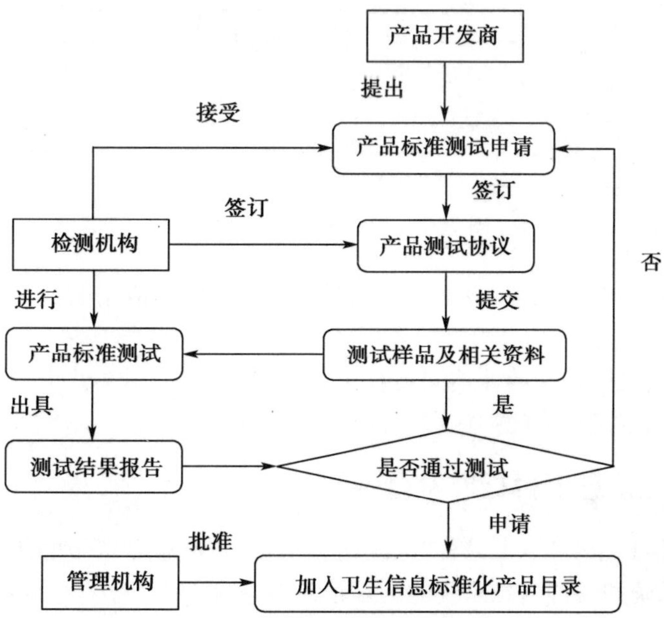

图 20-2　产品测试流程图

产品测试主要针对基于电子病历的医院信息平台或医院信息管理系统在电子病历数据、电子病历共享文档、平台交互服务分别与对应卫生信息标准的定量指标符合性的测试。测试主要在模拟环境中进行，根据测试规范要求进行指标全覆盖测试，包括定量测试及定性测试。

定量测试主要的测试方法是黑盒测试，定性测试则根据指标体系中对技术架构的要求描述，检测机构通过审核相关技术文档、测试测评对象等形式进行测试，并给出测试结果。

2. 项目应用评价　由产品应用单位（即：申请机构）向管理机构提出进行项目应用评价申请，由具有资质的检测机构组织对通过申请的应用单位进行应用评价，共包括申请、准备、实施（项目文审、现场查验）、评级四个阶段。项目应用评价流程图见图 20-3。

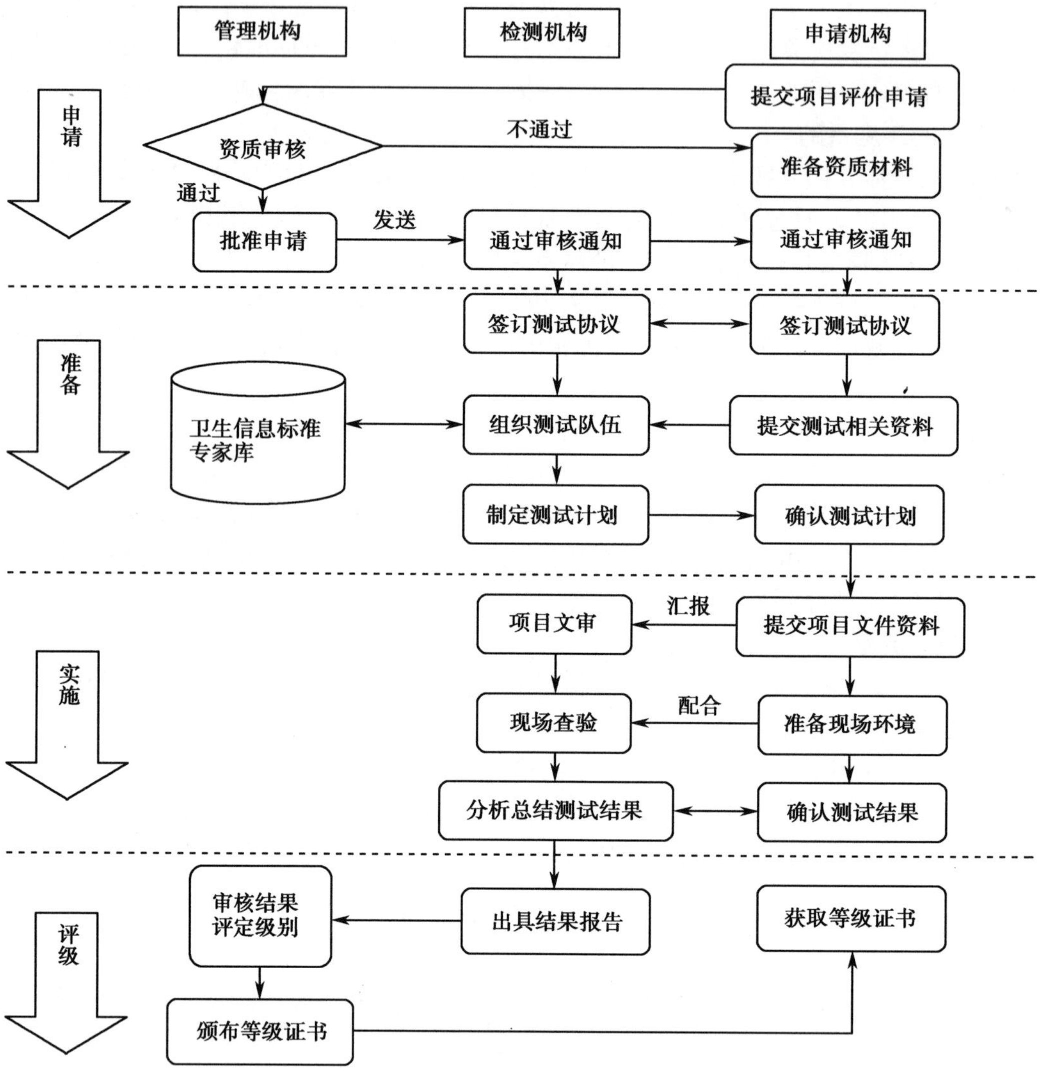

图 20-3　项目应用评价流程图

项目应用评价主要是面向医疗机构，检验产品在医疗机构中实际应用的情况以及达到的互联互通程度。包括项目文审和现场查验两个环节。

项目文审主要结合申请机构提交的评估问卷及相关证明材料，采用文件审查、答疑等方式对每个定性指标进行评审。现场查验包括定量指标的抽测和定性指标的评审。

二、电子病历与医院信息平台标准符合性测试

基于电子病历的医院信息平台（以下简称“医院信息平台”），以患者电子病历的信息采集、存储和集中管理为基础，连接临床信息系统和管理信息系统的医疗信息共享和业务协作平台，是医院内不同业务系统之间实现统一集成、资源整合和高效运转的基础和载体。医院信息平台也是在区域范围支持实现以患者为中心

的跨机构医疗信息共享和业务协同服务的重要环节。

电子病历数据集标准化测试、电子病历共享文档标准化测试及医院信息平台标准化测试是电子病历与医院信息平台标准符合性测试规范的重要组成部分，是互联互通成熟度测评方案的重点考核项目。

1. 电子病历基本数据集标准化测试　电子病历基本架构划分为病历概要、门(急)诊病历记录、住院病历记录、转诊(院)记录、医疗机构信息，共 5 个业务域。各业务域的信息内容再根据临床业务规范和实际应用需要，细分为若干个既相对独立又彼此关联的“业务活动记录类别”。基本数据集就是基于“业务活动记录类别”这一层级划分的。

属于测评方案一级范围的基本数据集标准项包含以下几个方面：

(1)病历概要：患者基本信息子集、基本健康信息子集、卫生事件摘要子集、医疗费用记录子集。

(2)检查检验记录：检查记录子集、检验记录子集。

(3)一般治疗处置记录：治疗记录子集、一般手术记录子集、麻醉术前访视记录子集、麻醉记录子集、麻醉术后访视记录子集、输血记录子集。

(4)治疗处置-助产记录(选测)：待产记录子集、阴道分娩记录子集、剖宫产手术记录子集。

(5)护理操作记录：一般护理记录子集、病危(重)护理记录子集、手术护理记录子集、生命体征测量记录子集、出入量记录子集、高值耗材使用记录子集。

(6)护理评估与计划：入院评估记录子集、护理计划记录子集、出院评估与指导记录子集。

(7)知情告知信息：手术同意书子集、麻醉知情同意书子集、输血治疗同意书子集、特殊检查及特殊治疗同意书子集、病危(重)通知书子集、其他知情同意书子集。

(8)住院病案首页：住院病案首页子集。

(9)中医住院病案首页(选测)：中医住院病案首页子集。

(10)入院记录：入院记录子集、24 小时内入出院记录子集、24 小时内入院死亡记录子集。

(11)住院病程记录：首次病程记录子集、日常病程记录子集、上级医师查房记录子集、疑难病例讨论子集、交接班记录子集、转科记录子集、阶段小结子集、抢救记录子集、会诊记录子集、术前小结子集、术前讨论子集、术后首次病程记录子集、出院记录子集、死亡记录子集、死亡病例讨论记录子集。

(12)住院医嘱：住院医嘱子集。

(13)出院小结：出院小结子集。

(14)医院机构信息：医院机构信息子集。

属于测评方案二级范围的基本数据集标准项包含以下几个方面：

(1)门(急)诊病历：门急诊病历子集、急诊留观病历子集。

(2)门(急)诊处方：西药处方子集、中药处方子集。

(3)转诊(院)记录：转诊(院)记录子集。

测试规范中涉及的基本数据集一共有 17 个，并从其中细分为对应的业务活动记录子集。基本数据集的标准化测试一般采用黑盒测试方法。通常以自动化测试方法为主，以人工测试方法为辅，对数据元的名称、数据类型、表示格式和值域进行测试，考察其完整性和准确性。数据集标准符合性测试包括数据集模拟环境测试和数据集生产环境验证测试。

在测试过程中，数据元如果出现如下异常情况之一，则结果判定为“不符合”：

(1)数据元缺失。

(2)无法识别符合标准的数据元。

(3)数据元数据类型不符合标准。

(4)数据元表示格式不符合标准。

(5)数据元的允许值始终为空。

(6)其他不符合标准的情况

如果没有出现以上异常情况，即判定“符合”。综合结果包括数据子集中数据元完整性符合率、数据子集中数据元准确性符合率、数据集完整性符合率和数据集准确性符合率 4 个方面统计。

2. 电子病历共享文档规范测试　《电子病历共享文档规范》采用 W3C 的 Extensible MarkupLanguage

(XML)1.0 语言，文档架构借鉴 HL7 CDA R2 临床文档架构，定义了每个医疗业务活动文档的内容构成，包括文档头、文档体以及文档体对应的文档章节、文档条目，其中文档头中包括的数据元素，并详细描述了每类元素组成及其与数据元的映射关系、数据元值域、属性及相对应的标识符等。

建立基于《电子病历共享文档规范》的区域医疗服务平台的时机逐渐成熟，其目的是实现医疗信息的共享。通过信息共享，可避免患者重复就诊，提高医疗资源利用效率，实现层次化的医疗协同服务体系，进而为"建立健全覆盖城乡居民的基本卫生医疗制度"提供信息化手段。

共享文档目前来看有两种应用方式：一是业务系统生成共享文档，通过消息注册到平台，平台再分发给其他业务系统，供内、外部信息共享所用(推荐)；二是平台将 CDR 中的数据整合成共享文档，通过电子病历浏览器调阅展示，供信息共享所用。

《WS/T 500.9-2016 电子病历共享文档规范》共由 53 个部分内容组成，如表 20-13。

表 20-13　电子病历共享文档测试内容

序号	电子病历共享文档规范
第 1 部分	病历概要
第 2 部分	门(急)诊病历
第 3 部分	急诊留观病历
第 4 部分	西药处方
第 5 部分	中药处方(选测)
第 6 部分	检查记录
第 7 部分	检验记录
第 8 部分	治疗记录
第 9 部分	一般手术记录
第 10 部分	麻醉术前访视记录
第 11 部分	麻醉记录
第 12 部分	麻醉术后访视记录
第 13 部分	输血记录
第 14 部分	待产记录(选测)
第 15 部分	阴道分娩记录(选测)
第 16 部分	剖宫产记录(选测)
第 17 部分	一般护理记录
第 18 部分	病重(病危)护理记录
第 19 部分	手术护理记录
第 20 部分	生命体征测量记录
第 21 部分	出入量记录
第 22 部分	高值耗材使用记录
第 23 部分	入院评估
第 24 部分	护理计划
第 25 部分	出院评估与指导
第 26 部分	手术知情同意书
第 27 部分	麻醉知情同意书
第 28 部分	输血治疗同意书

续表

序号	电子病历共享文档规范
第 29 部分	特殊检查及特殊治疗同意书
第 30 部分	病危(重)通知书
第 31 部分	其他知情告知同意书
第 32 部分	住院病案首页
第 33 部分	中医住院病案首页(选测)
第 34 部分	入院记录
第 35 部分	24 小时内入出院记录
第 36 部分	24 小时内入院死亡记录
第 37 部分	住院病程记录首次病程记录
第 38 部分	住院病程记录日常病程记录
第 39 部分	住院病程记录上级医师查房记录
第 40 部分	住院病程记录疑难病例讨论记录
第 41 部分	住院病程记录交接班记录
第 42 部分	住院病程记录转科记录
第 43 部分	住院病程记录阶段小结
第 44 部分	住院病程记录抢救记录
第 45 部分	住院病程记录会诊记录
第 46 部分	住院病程记录术前小结
第 47 部分	住院病程记录术前讨论
第 48 部分	住院病程记录术后首次病程记录
第 49 部分	住院病程记录出院记录
第 50 部分	住院病程记录死亡记录
第 51 部分	住院病程记录死亡病例讨论记录
第 52 部分	住院医嘱
第 53 部分	出院小结

测试采用自动化测试方式对共享文档的内容、结构和元素进行测试,测试内容包括共享文档的准确性。共享文档标准符合性测试一般采用黑盒测试方法,包括两种方式:

(1)在数据集符合性测试已完成的基础上,对共享文档的结构进行符合性测试。

(2)直接通过共享文档的符合性测试工具,实现共享文档的逻辑结构和文档内容的测试。

在测试过程中,共享文档如果出现如下异常情况之一,则结果判定为“不符合”:

(1)导出的共享文档格式不正确。

(2)导出的共享文档出现部分乱码、错误或者无法正常显示等现象。

(3)共享文档中约束为 R 的章节缺失。

(4)共享文档中约束为 R 的章节值始终为空。

(5)共享文档中章节的基数不正确。

(6)其他不符合标准的情况。

如果没有出现以上异常情况,即判定“符合”。综合结果主要为共享文档的符合率统计。

3. 医院信息平台标准符合性测试　医院信息平台标准符合性测试包括交互服务测试、性能测试、平台架构评估测试和安全测试,采用自动化测试和人工测试相结合的测试方式。医院信息平台交互服务、性能、技术架构和安全性测试项如表 20-14～表 20-17。

表 20-14 交互服务测试项

<table>
<tr><th>测试项目</th><th>服务测试项</th><th>细项</th></tr>
<tr><td rowspan="11">基础服务</td><td rowspan="4">个人身份注册服务</td><td>(1)新增个人注册服务</td></tr>
<tr><td>(2)个人信息更新服务</td></tr>
<tr><td>(3)个人身份合并服务</td></tr>
<tr><td>(4)个人基本信息查询服务</td></tr>
<tr><td rowspan="3">医疗卫生人员注册服务</td><td>(5)新增医护人员注册服务</td></tr>
<tr><td>(6)医护人员信息更新服务</td></tr>
<tr><td>(7)医护人员信息查询服务</td></tr>
<tr><td rowspan="4">医疗卫生机构(科室)注册</td><td>(8)新增医疗卫生机构注册服务</td></tr>
<tr><td>(9)医疗卫生机构信息更新服务</td></tr>
<tr><td>(10)医疗卫生机构信息查询服务</td></tr>
<tr><td>(11)术语和字典注册服务</td></tr>
<tr><td rowspan="6">电子病历就诊服务</td><td rowspan="3">就诊信息查询服务</td><td>(12)门诊就诊查询服务</td></tr>
<tr><td>(13)住院就诊查询服务</td></tr>
<tr><td>(14)出院信息服务</td></tr>
<tr><td rowspan="3">就诊信息接收服务</td><td>(15)门诊就诊登记服务</td></tr>
<tr><td>(16)住院就诊登记服务</td></tr>
<tr><td>(17)出院登记服务</td></tr>
<tr><td rowspan="8">电子病历整合服务</td><td rowspan="2">医嘱交互服务</td><td>(18)医嘱接收服务</td></tr>
<tr><td>(19)医嘱查询服务</td></tr>
<tr><td rowspan="2">申请单服务</td><td>(20)申请单接收服务</td></tr>
<tr><td>(21)申请单查询服务</td></tr>
<tr><td rowspan="4">预约信息服务</td><td>(22)预约排班信息接收服务</td></tr>
<tr><td>(23)预约排班信息查询服务</td></tr>
<tr><td>(24)预约确认服务</td></tr>
<tr><td>(25)预约查询服务</td></tr>
<tr><td rowspan="3">电子病历档案服务</td><td rowspan="3"></td><td>(26)电子病历文档注册服务</td></tr>
<tr><td>(27)电子病历文档检索服务</td></tr>
<tr><td>(28)电子病历文档调阅服务</td></tr>
<tr><td rowspan="13">医院信息平台与区域卫生信息平台的交互服务</td><td rowspan="2">个人注册服务调用</td><td>(29)个人身份注册服务调用</td></tr>
<tr><td>(30)个人基本信息查询服务调用</td></tr>
<tr><td rowspan="11"></td><td>(31)医疗卫生人员注册服务调用</td></tr>
<tr><td>(32)医疗卫生人员更新服务调用</td></tr>
<tr><td>(33)医疗卫生机构(科室)注册服务调用</td></tr>
<tr><td>(34)医疗卫生机构(科室)更新服务调用</td></tr>
<tr><td>(35)病历文档上传服务调用</td></tr>
<tr><td>(36)病历数据检索服务调用</td></tr>
<tr><td>(37)病历数据查询服务调用</td></tr>
<tr><td>(38)术语和字典映射服务调用</td></tr>
<tr><td>(39)共享文档检索服务调用</td></tr>
<tr><td>(40)共享文档获取服务调用</td></tr>
<tr><td>(41)注册、更新及版本管理调用</td></tr>
</table>

医院信息平台交互服务测试有两种测试方式：

(1)自动化测试：被测系统按照接口规范要求提供服务，测试工具模拟相应场景，向系统发起正确或错误的服务请求；被测系统对服务请求做出的回复信息由测试工具接收并校验，判断回复内容是否根据请求做出了正确的响应或提供了相应的服务。

(2)人工测试：按照等价类划分法、边界值分析法和猜错法设计功能符合性测试用例，逐一执行功能符合性测试用例来实现医院信息平台服务的测试，判定其功能是否实现。

表 20-15　性能测试项

测试项目	细项
性能(WS/T 447-2014 基于电子病历的医院信息平台技术规范 10 性能要求)	(1)电子病历基础服务的平均响应时间，包括新增个人注册服务、个人基本信息查询服务
	(2)电子病历整合服务的平均响应时间，包括患者完成门诊就诊后进行交费的流程
	(3)电子病历档案服务的平均响应时间，包括电子病历文档注册服务、电子病历文档调阅服务

性能测试包括模拟环境测试和生产环境测试两种方式。

表 20-16　平台技术架构测试项

测试项目	细项
平台技术架构(WS/T 447-2014 基于电子病历的医院信息平台技术规范 4 软件技术总体要求)	(1)信息整合方式
	(2)信息整合技术
	(3)信息资源库
	(4)统一身份认证及门户服务

在平台真实环境下，对医院信息平台及医院信息系统的技术架构采用检查验证的测试方法，验证医院信息交换层、医院信息平台资源层以及医院信息平台应用层等架构是否符合《WS/T447-2014 基于电子病历的医院信息平台技术规范》标准要求。

表 20-17　安全性测试项

测试项目	细项
安全性(WS/T 447-2014 基于电子病历的医院信息平台技术规范 9 安全规范)	(1)环境安全
	(2)应用安全
	(3)数据安全
	(4)隐私保护
	(5)管理安全

安全测试使用人员访谈、文档查阅和现场核查三种测试方法。

在医院信息平台标准化测试过程中，测试项如果出现如下异常情况之一，则结果判定为“不符合”：

(1)平台交互服务的测试项未通过测试工具校验。

(2)性能、医院信息平台技术架构和安全性的测试项未满足相应等级要求。

如果没有出现以上异常情况，即判定“符合”。综合结果主要为测试项的符合率统计。

三、医院信息互联互通标准化成熟度评价的分级

(一) 分级标准

医院信息互联互通标准化成熟度评价分为七个等级，由低到高依次为一级、二级、三级、四级乙等、四级甲等、五级乙等、五级甲等，等级对应具体要求见表 20-18。

表 20-18　医院信息互联互通标准化成熟度分级方案

等级	具体要求
一级	部署医院信息管理系统，住院部分电子病历数据符合国家标准
二级	部署医院信息管理系统，门(急)诊部分电子病历数据符合国家标准
三级	初步建成医院信息集成系统或平台，实现电子病历数据整合； 建成独立的电子病历共享文档库，住院部分电子病历共享文档符合国家标准；实现符合标准要求的电子病历档案服务；集成系统或平台上的应用功能(公众服务应用、医疗服务应用、卫生管理应用)数量不少于 6 个；连通的业务系统(临床服务系统、医疗管理系统、运营管理系统)数量不少于 6 个；联通的外部机构数量不少于 2 个
四级乙等	初步建成基于电子病历的医院信息平台；建成基于平台的电子病历共享文档库，门(急)诊部分电子病历共享文档符合国家标准；平台实现符合标准要求的注册服务以及与上级平台的基础交互服务；平台上的应用功能(公众服务应用、医疗服务应用、卫生管理应用)数量不少于 13 个；连通的业务系统(临床服务系统、医疗管理系统、运营管理系统)数量不少于 15 个；联通的外部机构数量不少于 3 个
四级甲等	建成较完善的基于电子病历的医院信息平台；建成基于平台的独立临床信息数据库；平台实现符合标准要求的电子病历整合服务、就诊信息查询及接收服务，基本支持医疗机构内部标准化的要求；连通的业务系统(临床服务系统、医疗管理系统、运营管理系统)数量不少于 24 个；联通的外部机构数量不少于 4 个
五级乙等	法定医学报告及健康体检部分共享文档符合国家标准；平台实现符合标准要求的术语和字典注册、与上级平台交互的共享文档检索及获取服务；平台实现院内术语和字典的统一，实现与上级平台共享文档形式的交互；平台上的应用功能(公众服务应用、医疗服务应用、卫生管理应用)数量不少于 15 个；平台初步实现与上级信息平台的互联互通；联通的外部机构数量不少于 5 个
五级甲等	平台实现符合标准要求的与上级交互的术语和字典调用及映射服务、预约安排及预约服务；通过医院信息平台能够与上级平台进行丰富的交互，实现医院与上级术语和字典的统一；平台实现丰富的跨机构的业务协同和互联互通应用；联通的外部机构数量不少于 6 个

在分级方案的要求上，首先电子病历基本数据集的测评指标被放在第一级，建立独立的电子病历数据库，并逐步实现病历共享文档标准，与其他外部系统进行真正的联通。因此，互联互通标准化分级是在层层递进的基础上进行细分的，要达到高一级标准，医院系统平台必须满足上一级标准的所有要求。

(二) 评分机制

医院信息互联互通标准化成熟度方案的评分机制为：等级分＋可选分。

等级分由当前所在等级＋高 1 级得分组成；可选分由高 2 级及以上得分＋性能得分组成。由等级分判定医疗机构所在的测评等级。

分值在 10～14.99 分之间为一级等级，分值在 15～59.99 分之间为二级等级，分值在 60～69.99 分之间为三级等级，分值在 70～79.99 分之间为四级乙等等级，分值在 80～89.99 分之间为四级甲等等级，分值在 90～94.99 分之间为五级乙等等级，分值在 95～100 分之间为五级甲等等级。

(洪明玉　邱　扬　余　星　范立文　江振华)

参考文献

1. 刘海一，刘帆，阴忆青.中美电子病历评价方法的比较研究.中国数字医学，2012，07(5)：22-24.
2. 舒婷，梁铭会.美国电子病历应用分级模型 EMR Adoption Model 简介.中国数字医学，2011，06(9)：13-15.
3. 钱海，费科峰，沈剑峰.国家智慧医疗评价指标体系的构建.中国医院，2016(8)：.
4. 王羽.电子病历系统功能规范与分级评价标准解读.北京：人民军医出版社，2012.
5. 王雯璟，沈绍武电子病历共享文档规范应用研究.湖北中医杂志，2014，36(3).

第二十一章　电子病历系统的标准化应用

本章介绍《电子病历基本数据集》(WS 445-2014)、《电子病历共享文档规范》(WST 500X-2016)、《基于电子病历的医院信息平台技术规范》(WST 447-2014)和《电子病历与医院信息平台标准符合性测试规范》(WST 501-2016)等规范标准在电子病历系统与医院信息平台中的应用。主要包括以下两个方面：一是，如何应用上述标准开发电子病历系统，包括电子病历系统结构、数据库结构和文档结构等，通过后结构化技术及自然语言抽取技术将电子病历数据清洗转换成为符合上述标准的数据资源库。二是，应用上述标准解决电子病历系统内部或与其他系统之间的数据和文档交换，即开发交换接口，同时通过 ESB(企业服务总线)技术实现平台对数据与文档交换的支撑。最后本章介绍了基于临床数据中心(CDR)的电子病历标准应用。

第一节　概　　述

一、数据集与共享文档规范

(一)《电子病历基本数据集》(WS 445-2014)

《电子病历基本架构与数据标准(试行)》(卫办发〔2009〕130 号)是我国医疗卫生信息化领域制定的首部国家级电子病历业务架构基本规范和数据标准，其主要目的是促进区域范围内患者医疗信息共享、医疗机构之间互联互通和医疗协同服务。近年来，为了进一步推动医疗信息标准化的发展，为医疗卫生信息化提供指导依据和规范，国家又陆续出台了一系列卫生信息标准。如《卫生部关于修订住院病案首页的通知》(卫医政发[2011]84 号)》《病历书写规范》(2010)、《电子病历基本规范(试行)》(卫医政发〔2010〕24 号)、《中医电子病历基本规范》(2010)、《卫生信息基本数据集编制规范》(WS 370)、《卫生管理基本数据集》(WS 374)等。

标准是在上述工作的基础上制定的，规定了电子病历基本数据集的内容结构，数据元描述规则、分类代码和目录格式，以及数据集元数据描述规则、数据集分类编码等。电子病历基本数据集的内容结构与《健康档案基本数据集编制规范(试行)》(2009)的相关部分一致。

(二)《电子病历共享文档规范》(WST 500X-2016)

医院信息系统是电子病历信息的重要来源，医院信息平台建设规范性是人口健康信息共享和业务协同的重要支撑。标准是实现医院信息平台互联互通、电子病历信息共享的基础,《卫生信息数据元目录》(WS 363)、《卫生信息数据元值域代码》(WS 364)、《电子病历基本数据集》(WS 445-2014)等标准已在数据语义层实现了标准化,应用《电子病历共享文档规范》(WST 500X-2016),统一、规范的信息共享文档是进一步实现信息传输与交换层标准化的有效手段。

电子病历共享文档是以满足医院内部不同信息系统以及医院外不同机构之间的互联互通、信息共享为目的的科学、规范的医疗信息记录,在结构上遵循《卫生信息共享文档编制规范》,并结合业务实际进行了细化和应用落地。本标准遵循 HL7 RIM 模型,借鉴了国际上已有的成熟文档架构标准 ISO/HL7 CDA R2 三层架构,同时结合我国医疗卫生业务需求,进行本土化约束和适当扩展,以适合我国卫生信息共享文档共享与交换。

本标准是国家层面电子病历基本数据传输与交换标准,主要满足医院信息平台互联互通、电子病历信息共享,实现区域医疗卫生服务协同和数据共享。标准数据遵循《WS 445 电子病历基本数据集》,实现电子病历共享文档中用到的数据元素及代码都与 WS445 标准高度统一。

本标准规定了电子病历共享文档模板以及对文档头和文档体的一系列约束,适用于规范电子病历信息的采集、传输、存储、共享交换以及信息系统的开发应用。本标准对各地规划、设计和建设基于电子病历的医院信息平台具有重要的、直接的指导作用,是全国各级各类提供医疗卫生服务的医疗保健机构、从事人口健康信息化服务的 IT 厂商以及相关的行政管理部门开展与电子病历共享文档有关的信息系统建设的重要规范性依据。

到 2016 年 8 月,该标准已在 13 个省份的 17 个区域、19 家医院开展的区域(医院)信息互联互通标准化成熟度测评中进行了试点示范,采用《电子病历共享文档规范》(WST 500X-2016)建设医院信息平台,满足了各级各类医院信息传输与交换层面的规范、统一需求,实现了医院信息跨机构、跨区域交换与共享,有力促进了人口健康信息共享和业务协同。

二、平台技术解决方案与技术规范

(一)《基于电子病历的医院信息平台建设技术解决方案(V1.0)》

医院信息化要求以电子病历为核心,围绕与电子病历相关的医疗业务和管理业务,促进信息资源在临床医疗和运营管理中的高效利用。为实现医院内不同业务系统之间实现统一集成、资源整合和高效运转,以及在区域范围实现以患者为中心的跨机构医疗信息共享和业务协同服务,要求建立以患者电子病历的信息采集、存储和集中管理为基础,连接临床信息系统和管理信息系统的医院信息平台。基于电子病历的医院信息平台建设,有利于提高医疗服务质量和效率、预防和减少医疗差错、控制和降低医疗费用,缓解"看病难、看病贵"问题。

《基于电子病历的医院信息平台建设技术解决方案(V1.0)》以指导建立规范化的医院信息平台为目标,主要通过对我国医院业务体系和医药卫生体制改革目标进行分析,设计出基于电子病历的医院信息平台的核心——业务模型和信息模型,在此基础上设计基于电子病历的医院信息平台的技术架构,提出建设基于电子病历的医院信息平台的技术指导意见和规范内容,对医院信息平台建设的总体设计和规范指南。本技术方案也是卫生部《电子病历基本架构与数据标准》以及《基于健康档案的区域卫生信息平台建设技术解决方案(试行)》针对医疗机构业务信息化建设的落地过程,有利于建设互联互通的医院信息系统,通过信息化的手段来提高医疗质量和提升医院管理水平,缓解"看病难、看病贵"问题,以及实现各级卫生行政部门对医院的电子监管。

(二)《基于电子病历的医院信息平台技术规范》(WST 447-2014)

《基于电子病历的医院信息平台技术规范》(WST 447-2014)规定了医院信息平台的总体技术要求、平台基本功能要求、信息资源规范、交互规范、IT 基础设施规范、安全规范和性能要求等。本标准不包括基于医院信息平台的应用系统(如居民健康卡、计算机化医嘱录入、智能电子病历编辑器、电子病历浏览器、区域医疗卫生协同、管理辅助决策支持、临床辅助决策支持和患者公众服务等)以及接入医院信息平台的医院业务系统(临床服务系统、医疗管理系统、运营管理系统等)应遵循的功能和技术要求。

三、平台标准符合性测试规范

《电子病历与医院信息平台标准符合性测试规范》(WS/T 501-2016)

《电子病历与医院信息平台标准符合性测试规范》(WS/T 501-2016)是指导医院信息互联互通标准符合性测试工作的标准，规定了测试过程、测试方法、测试内容和测试结果判定准则等，适用于电子病历基本数据集标准符合性测试、电子病历共享文档规范标准符合性测试和基于电子病历的医院信息平台标准符合性测试。该规范旨在借鉴国内外标准符合性测试成功经验，针对于我国卫生信息标准化发展现状，建立一套适用的标准符合性测试方法和规范；为国家人口健康信息互联互通标准化成熟度测评提供技术支持，指导、促进我国基于电子病历的医院信息平台的标准化建设，规范人口健康信息化发展。目前，已在19家医院开展的人口健康信息互联互通标准化成熟度测评示范工作中应用，满足了医院信息平台涉及的各类卫生信息标准的测评工作，有力促进了人口健康信息共享和业务协同的进展。

第二节　数据集标准应用

一、电子病历的数据集开发

(一) 电子病历系统结构

电子病历是居民健康档案的主要信息来源和重要组成部分。健康档案对电子病历的信息需求并非全部，具有高度的目的性和抽象性，是电子病历在概念上的延伸和扩展。

电子病历的系统架构遵循健康档案系统架构的时序三维概念模型，是健康档案系统架构在医疗服务领域的具体体现。健康档案系统架构的三个维度是:①生命阶段；②健康和疾病问题；③卫生服务活动(或干预措施)。在电子病历中分别体现为:①就诊时间；②疾病或健康问题；③医疗服务活动。电子病历以居民个人为主线，将居民个人在医疗机构中的历次就诊时间、疾病或健康问题、针对性的医疗服务活动以及所记录的相关信息有机地关联起来，并对所记录的海量信息进行科学分类和抽象描述，使之系统化、条理化和结构化。

电子病历系统架构的三维坐标轴上，某一区间连线所圈定的空间域，表示居民个人在特定的就诊时间，因某种疾病或健康问题而接受相应的医疗服务所记录的临床信息数据集。理论上一份完整的电子病历是由人的整个生命过程中，在医疗机构历次就诊所产生和被记录的所有临床信息数据集构成。

(二) 电子病历数据库结构

电子病历主要由临床文档组成，临床文档是电子病历中各类业务活动记录的基本形式。临床文档中的数据存在着一定的层级结构关系，其中有包含与被包含的关系，也有按同类属性相互嵌套的关系。临床文档的结构化和标准化，是电子病历实现语义层数据交换与共享的基本要求。

电子病历数据结构用于规范描述电子病历中数据的层次结构关系，即电子病历从临床文档到数据元的逐步分解、或从数据元到临床文档的逐步聚合关系。

电子病历数据结构分为四层：

1. 临床文档　位于电子病历数据结构的最顶层，是由特定医疗服务活动(卫生事件)产生和记录的患者(或保健对象)临床诊疗和指导干预信息的数据集合。如:门(急)诊病历、住院病案首页、会诊记录等。

2. 文档段　结构化的临床文档一般可拆分为若干逻辑上的段，即文档段。文档段为构成该文档段的数据提供临床语境，即为其中的数据元通用定义增加特定的约束。结构化的文档段一般由数据组组成，并通过数据组获得特定的定义。本标准中未明确定义文档段，但隐含了文档段概念。

3. 数据组　由若干数据元构成，作为一个数据元集合体构成临床文档的基本单元，具有临床语义完整性和可重用性特点。数据组可以存在嵌套结构，即较大的数据组中可包含较小的子数据组。如文档标识、主诉、用药等。

4. 数据元　位于电子病历数据结构的最底层，是可以通过定义、标识、表示和允许值等一系列属性进行赋值的最小、不可再细分的数据单元。数据元的允许值由值域定义。

(三)电子病历文档结构

国际上已有的成熟电子病历文档架构标准ISO/HL7 CDA R2。同时结合我国医疗卫生实际,对CDA R2文档架构进行适当的本土化修订或约束,以适合和指导我国医疗卫生环境下的卫生信息共享和交换。CDA提供了一个能够表达所有可能文档的通用架构,所有的CDA文档都用XML编码表达。平台文档交换格式采用HL7 CDA(Clinical Document Architecture)格式,HL7 CDA定义了电子病历的管理和共享方式。临床文档是一个完全的信息对象的定义,文档架构规范了文档的最基本的通用结构和语义。对于电子病历系统应用,所交换的信息主要包括住院首页、病历段落、出院小结、实验室检验报告、医学影像报告等内容。

电子病历临床文档信息模型是对所有被描述对象共同特征属性的抽象描述,用于规定信息间的结构和关系,具有稳定性和通用性、且独立于任何具体的信息系统。临床文档信息模型的作用是为电子病历中不同来源和用途的业务活动记录(即临床文档),建立一个标准化的数据表达模式和信息分类框架,实现临床文档的结构化表达和数据元的科学归档,并方便电子病历信息利用者的快速理解和共享。

临床文档分为文档头和文档体两部分。

1. 文档头　主要为临床文档中的各类标识信息,如文档标识、服务对象标识、服务提供者标识等。文档头可理解为临床文档的元数据,用于临床文档跨机构交换与共享时的标识、定位和管理。

2. 文档体　是临床文档的具体记录内容,包含临床语境。文档头和文档体分别由承担不同角色和作用的数据组构成,数据组为两级嵌套结构。其中,文档头包括数据组12个,其中一级数据组10个,二级数据组2个;文档体包括数据组64个,其中一级数据组16个,二级数据组48个。

临床文档基础模板是用于指导临床文档数据创建的形式和方法。制定临床文档基础模板的目的,是用标准化的数据组和数据元,根据临床文档信息模型以及各类医疗服务活动的业务规则,通过对数据组和数据元的基数约束以及数据元允许值约束,生成各类实际应用的结构化、标准化临床文档,以保证电子病历数据采集和交换的一致性。针对医疗服务中与电子病历相关的14类、57项业务活动记录(不包括健康体检记录和法定医学证明及报告两类,参照健康档案数据标准),共制定临床文档基础模板17个。

二、电子病历数据结构化抽取

(一)后结构化技术

后结构化技术是指以医学信息学为基础,采用医学本体知识及自然语言理解人工智能技术,对以自由文本方式录入的医疗文书按照医学术语规范、病历书写规范进行结构化分析,将病历非结构化信息转换为结构化信息的一种手段。通过后结构化技术,抽取出文本病历中的关键词如症状、体征、手术、诊断、检验指标结果等信息,并按照医学逻辑进行分类组织,不仅可以直接展现给用户,还可以实现计算机自动识别,为进一步的信息处理及利用如病历语义检索、数据查询、数据挖掘等打下基础。

在病历中需要抽取的信息包括了时间、疾病、症状、手术、病因、体征、药品、手术、转归等多种复杂属性,医学术语量非常庞大。在研究中,考虑到医学的专业性和特殊性,我们综合了知识工程方法和自动训练方法两种方式的应用。首先,我们寻找能够引用的标准医学术语集,包括ICD-10疾病诊断编码、ICD-9-CM-3手术编码以及SNOMED CT医学术语库,将这些术语进行统一维护,便于后续在进行句法分析时识别文本病历中的术语。

然而,仅仅由这些标准术语并不能完全解决问题,因为医生在书写病历时往往并不遵循标准字典,如医生使用的诊断术语可能与ICD-10不完全一一对应。因此我们进一步采用自动训练方法从大量的病历中学习医生的常用术语表达,并将学习到的内容加入到语料库,使语料库能够自我学习、自动更新、不断丰富,从而为后结构化分析提供更加强大语料库的支持。很多大型医院存在的海量病历为自动训练方法的应用提供了有利的基础。在自动训练的方法实施前,我们首先对病历的描述和表达进行分析,我们对病历进行分析研究发现病历中存在着大量的词对,如“神志——清楚”“营养——中等”“精神——良好”。我们从海量病历中抽取出词对,对这些词对的描述出现频率进行自动排序,由人工审核后加入语料库。在此过程中需要识别哪些是同义词描述,如“神志清”和“神志清楚”往往是同一意思,由人工进行同义词标注后加入语料库。对于一些出现频率比较低的描述一般是由于医生书写不规范或笔误造成,也需要由人工审核排除,最终生成一个学习后的、符合医生日常描述习惯的、规范的语料库。学习得越多、语料库越丰富,后期基于语料库进行信息抽取的准确率就越高。

（二）自然语言数据抽取(ETL)

后结构化技术对自由文本病历的分析通常使用自然语言处理技术，其抽取规则主要建立在词或词类间句法关系的基础上。后结构化技术根据预先定义的模板，从文本病历中抽取特定的信息并形成结构化的数据，并组织成树状结构。模板定义的颗粒度越细，需要识别和抽取的内容越多。总体来说，后结构化分析需要经过的处理步骤包括：文本划分、句法分析及语义标注、抽取和填充模板。

1. 文本划分　将文本病历进行分段，主要参考国家卫生计生委发布的《电子病历基本数据集》进行分段，如将入院记录划分为：患者基本信息、主诉、现病史、既往史、体格检查等段落。在此过程中，我们主要是通过关键词识别来划分文本。

2. 句法分析　通过一个或多个步骤的句法分析，识别文本中的各种语法结构，完成各类实体的识别，如症状、体征、诊断等，这是一个比较关键的过程。我们将关键词匹配和自然语言处理(Natural Language Processing，NLP)两种技术有机融合来实现对各类实体识别。关键词定位简单高效，而且准确率比较高，但在一些情况下仅仅通过关键词来识别不能达到要求，如鉴别出现病史中哪些是发病症状、哪些是否定症状，又比如鉴别出主诉中的主要症状、伴随症状以及各自的发病时间，这些情况完全依赖于关键词就无法解决问题，需要通过 NLP 来对句法进行上下文语义分析。我们采用语料库对文本病历进行标注，将一切看成名字的组合，将文本病历的结构化问题转变为带标序列的学习问题，最终完成对语义的准确理解。

3. 抽取　按照预先定义的模板确定抽取任务及要求，利用抽取模式识别文本中的实体间的关系，将相应的信息抽取出来，以完成具有实体关系的抽取任务。

4. 模板生成　依据已抽取到的信息自动生成相应的结构化病历模板，并将之前抽取到的信息对模板进行填充，形成完整的信息文档描述架构，完成模板填充任务。本文研究的模板采用树状的结构设计，用节点和分支节点来对结构化信息进行合理组织，采用 XML(Extensible Markup Language)即可扩展标记语言作为数据存储语言。XML 语言是一种元标记语言，具有很好的扩展性，元标记之间可以层叠嵌套，能够准确描述出各个节点之间的关系。后结构化处理最终将信息抽取结果输出到 XML 格式的 CDA(Clinical Document Architecture)即临床文档架构文件中。

电子病历标准文档生成原理如图 21-1。

三、电子病历数据资源库建设

（一）基础资源库

基础信息库包括患者基本信息库、医疗卫生服务人员信息库、医疗卫生机构(科室)信息、术语和字典信息库。基础信息库由医院信息平台的注册服务产生，并为这些实体提供唯一的标识。

1. 患者基本信息库　患者基本信息库的主要内容可以按照《电子病历基本架构与数据标准(试行)》的规定，包括该标准的 H. 02 服务对象标识、H. 03 人口学、H. 04 联系人、H. 05 地址、H. 06 通信、H. 07 医保等数据组。

2. 医疗卫生服务人员信息库　医疗卫生服务人员信息库的主要内容可以按照卫生部《电子病历基本架构与数据标准(试行)》的规定，包括该标准的 H. 09 卫生服务者数据组。

3. 医疗卫生机构(科室)信息库　医疗卫生机构(科室)信息库的主要内容可以按照卫生部《电子病历基本架构与数据标准(试行)》的规定，包括该标准的 H. 08 卫生服务机构数据组。

4. 术语和字典库　基于电子病历的医院信息平台的术语和字典库，支持《卫生信息数据元目录》(WS 363-2011)、《卫生信息数据元值域代码》(WS 364-2011)、《电子病历基本数据集》(WS 445-2014)、《电子病历基本架构与数据标准(试行)》等规范。还应支持《个人基本信息分类与代码第 1 部分人的性别代码》(GB/T 2261. 1-2003)、《个人基本信息分类与代码第 2 部分婚姻状况代码》(GB/T 2261. 2-2003)、《个人基本信息分类与代码第 4 部分从业状况(个人身份)代码》(GB/T 2261. 4-2003)、《文化程度代码》(GB/T 4658-1984)、《中国各民族名称的罗马字母拼写法和代码》(GB 3304-1991)、《疾病分类与代码(修订版)》(卫办综发 [2《中医临床诊疗术语治则治法部分》(GB/T16751. 3-1997)、《世界各国和地区名称代码》(GB/T 2659-2000)等代码。

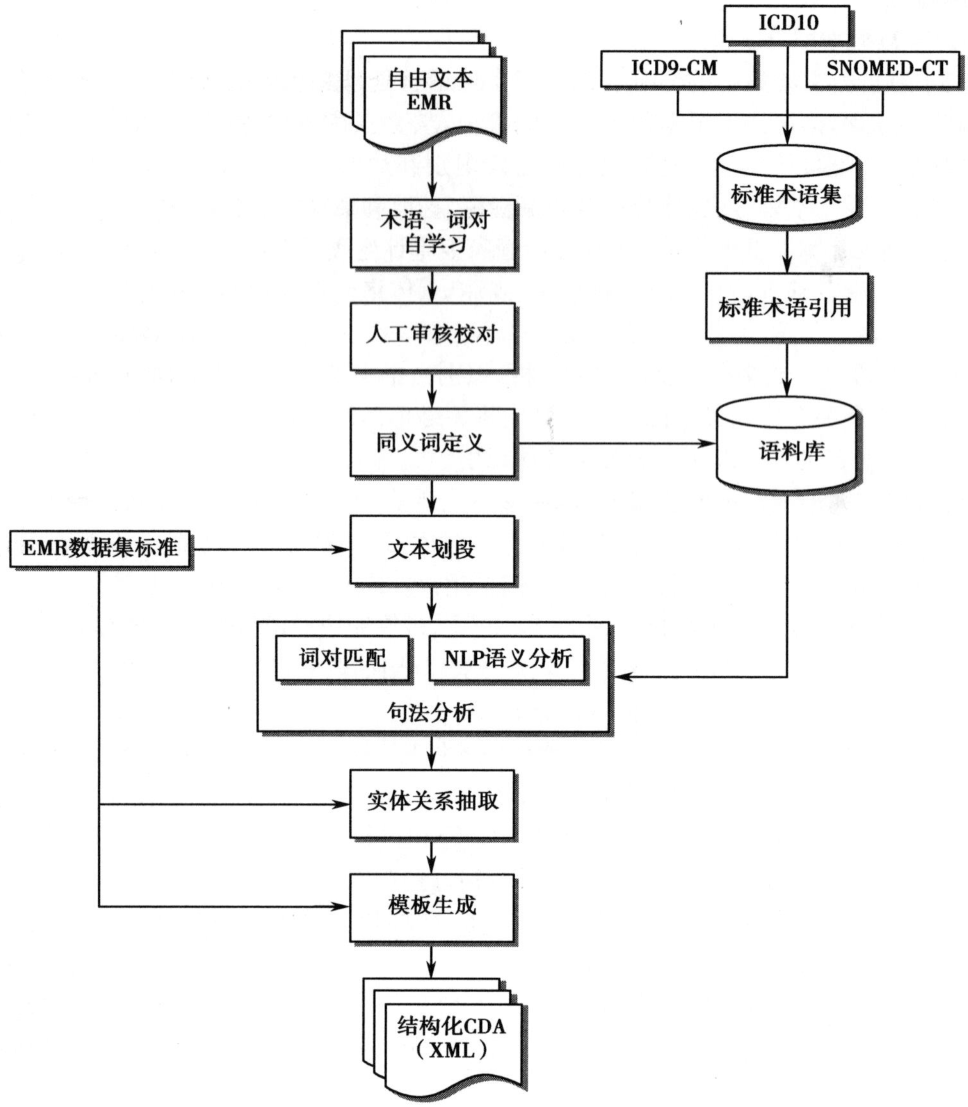

图 21-1　电子病历标准文档生成原理

（二）临床文档库（CDA）

临床文档库是医院信息平台的一个核心建设内容和组成部分，它按照《电子病历基本数据集》（WS 445-2014）和《电子病历共享文档规范》（WST 500X-2016）要求存储来自医疗机构各业务系统的电子病历数据，每一份电子病历数据均采用二维表格式和 XML 文件格式两种存储格式分别存储。

电子病历的存在不仅仅是要满足临床信息查询的需要，更重要的是要满足临床决策、教学、科研的深层次的要求，例如警告与提示系统、临床路径控制、循证医学支持等等。这些应用的开发，当面对一个数据相对稳定、信息模型简单清晰、与操作过程无关的存储库时，要简单得多。特别的，当服务点应用系统（POS，Point of Service）发生变化时，也不会影响这些深层次的应用。

临床文档库建设的最基本要求是对标准的符合性：临床文档库对《电子病历基本数据集》（WS 445-2014）的遵循，能够从数据语义层实现各机构数据统一。而《电子病历共享文档规范》（WST 500X-2016）规定了文档的架构和内容，对《电子病历共享文档规范》（WST 500X-2016）的遵循则进一步解决了传输与交换层的统一问题，最终为实现系统之间、平台之间、机构之间的互联互通提供了基础。

1. 临床文档库内容　电子病历是医疗机构对门诊、住院患者（或保健对象）临床诊疗和指导干预的、数字化的医疗服务工作记录。是居民个人在医疗机构历次就诊过程中产生和被记录的完整、详细的临床信息资源。电子病历的主要内容由：病历概要、门（急）诊病历记录、住院病历记录、健康体检记录、转诊记录、法定医学证明及报告、医疗机构信息等七个业务域的基本医疗服务活动记录构成。列举如下：

(1)病历概要:病历概要的主要记录内容包括:

1)患者基本信息:包括人口学信息、社会经济学信息、亲属(联系人)信息、社会保障信息和个体生物学标识等。

2)基本健康信息:包括现病史、既往病史(如疾病史、手术史、输血史、免疫史、过敏史、用药史)、月经史、生育史、家族史、危险因素暴露史等。

3)卫生事件摘要:指在医疗机构历次就诊所发生的医疗服务活动(卫生事件)摘要信息,包括卫生事件名称、类别、时间、地点、结局等信息。

4)医疗费用记录:指在医疗机构历次就诊所发生的医疗费用摘要信息。

(2)病历记录:按照医疗机构中医疗服务活动的职能域划分,病历记录可分为:门(急)诊病历记录、住院病历记录和健康体检记录等三个业务域。

1)门(急)诊病历记录:主要包括门(急)诊病历、门(急)诊处方、门(急)诊治疗处置记录、门(急)诊护理记录、检查检验记录、知情告知信息等六项基本内容。其中包括的子记录分别为:

门(急)诊病历:分为门(急)诊病历、急诊留观病历。

门(急)诊处方:分为西医处方和中医处方。

门(急)诊治疗处置记录:指一般治疗处置记录,包括治疗记录、手术记录、麻醉记录、输血记录等。

门(急)诊护理记录:指护理操作记录,包括一般护理记录、特殊护理记录、手术护理记录、体温记录、出入量记录、注射输液巡视记录等。

检查检验记录:分为检查记录和检验记录。检查记录包括超声、放射、核医学、内窥镜、病理、心电图、脑电图、肌电、胃肠动力、肺功能、睡眠呼吸监测等各类医学检查记录;检验记录包括临床血液、体液、生化、免疫、微生物、分子生物学等各类医学检验记录。

知情告知信息:指医疗机构需主动告知患者和/或其亲属,或需要患者(或患者亲属)签署的各种知情同意书,包括手术同意书、特殊检查及治疗同意书、特殊药品及材料使用同意书、输血同意书、病危(重)通知书等。

2)住院病历记录:主要包括住院病案首页、住院志、住院病程记录、住院医嘱、住院治疗处置记录、住院护理记录、检查检验记录、出院记录、转院记录、知情告知信息等十项基本内容。其中包括的子记录分别为:

住院志:包括入院记录、24 小时内入出院记录、24 小时内入院死亡记录等。

住院病程记录:包括首次病程记录、日常病程记录、上级查房记录、疑难病例讨论、交接班记录、转科记录、阶段小结、抢救记录、会诊记录、术前小结、术前讨论、术后首次病程记录、出院小结、死亡医学记录、死亡病例讨论记录等。

住院医嘱:分为长期医嘱和临时医嘱。

住院治疗处置记录:包括一般治疗处置记录和助产记录两部分。一般治疗处置记录,住院与门诊相同;助产记录包括待产记录、剖宫产纪录和自然分娩记录等。

住院护理记录:包括护理操作记录和护理评估与计划两部分。护理操作记录,住院与门诊相同;护理评估与计划包括入院评估记录、护理计划、出院评估及指导记录、一次性卫生耗材使用记录等。

检查检验记录和知情告知信息,住院与门诊相同。

3)健康体检记录:指医疗机构开展的,以健康监测、预防保健为主要目的(非因病就诊)的一般常规健康体检记录。

(3)转诊记录:指医疗机构之间进行患者转诊(转入或转出)的主要工作记录。

(4)法定医学证明及报告:指医疗机构负责向服务对象签发的各类法定医学证明信息,或必须依法向有关业务部门上报的各类法定医学报告信息。主要包括:出生医学证明、死亡医学证明、传染病报告、出生缺陷儿登记等。

(5)医疗机构信息:主要指负责创建、使用和保存电子病历的医疗机构法人信息。

2. 临床文档库目标文档 临床文档库严格按照《电子病历共享文档规范》的要求建设,国家卫生计生委目前一共制定了 53 个电子病历共享文档:

3. 临床文档的存储形式

(1)XML文档：根据53个电子病历共享规范形成XML形式的存储文件库，主要以患者为中心涉及53个电子病历数据以XML文档方式存储在硬盘，针对每个数据集的路径在数据库中建立相应的索引表，便于院内交互和跨院交互。

(2)临床文档信息库：根据53+9个电子病历共享规范的数据各自建立一张表来对应共享文档，数据表的结构是通过共享文档的数据源拆分而成，每个共享文档建立一张表对应，便于未来临床应用。

(3)EMR数据集库：根据53个电子病历基本数据集，以患者为中心把一个病人的病历数据分别保存在53个数据子集对应的表中，每个子集对应一张表。

临床文档库的存储形式如图21-2所示：

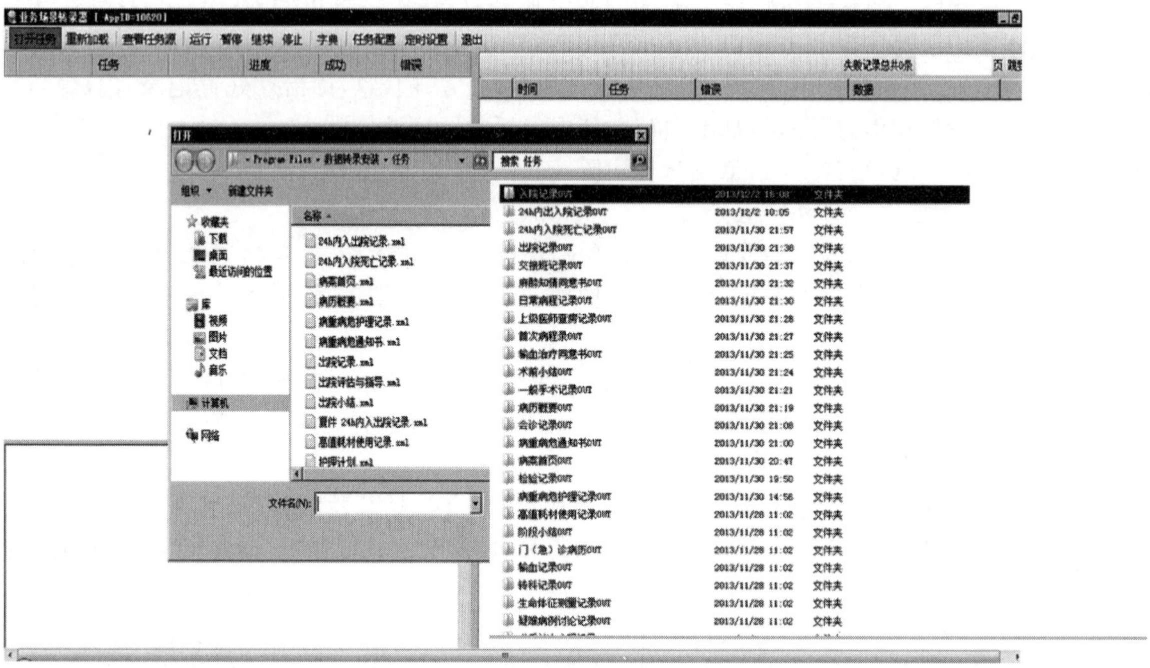

图21-2　电子病历标准文档生成原理

(三) 临床数据中心(CDR)

临床数据中心(CDR)是医院为支持临床诊疗和全部医、教、研活动而以病人为中心重新构建的新的一层数据存储结构。它应该是物理存在的，而不仅仅是概念存在或者是逻辑存在。建立统一的临床数据中心，解决医院可能面临的下述问题：

1. 临床系统更换可能因无法迁移而导致临床数据丢失。
2. 患者的病历信息分散在多个系统之中，导致综合应用困难。
3. 无法有效使用病人既往病历信息。
4. 非标准的病历数据使得未来的科研利用和临床决策支持困难。
5. 无法按照标准统一对院内外共享病历信息。

CDR是医院基于电子病历的信息平台的核心构件。它是否存在可以作为医院是否拥有真正电子病历系统的标志。它与直接支持医疗操作的前台业务信息库不同，其数据来自这些业务系统，但与前台业务流程无关。它也不是通常意义上的数据仓库，因为它的内容是随着医院业务活动动态变化的，并且直接支持医生/护士对病人临床记录的实时应用。标准化临床数据中心的建设，基于国家政策性文件、标准规范性文件制定数据抽取的范围、存储方式及提供数据服务的标准，以患者为中心以事件为主线，以标准为基础，建立统一的临床文档库与XML形式的文件库。

CDR为平台的正常运营提供支持，对平台的运行状况、节点状态、平台日志等信息进行监管和记录。平台支撑库由以下几类数据库组成，包括索引数据、管理数据、元数据、标准数据、注册数据、指标数据等。

1. 索引数据　索引数据是为整个医院信息平台相关数据建立的索引信息库，包括平台的基础数据、管理数据、运行数据等的索引。索引数据使基于平台的应用系统、业务人员、管理人员等能够对所需数据信息进行快速定位和查询。

2. 管理数据　管理数据是医院信息平台日常运行所需要的基础性管理相关数据，管理数据包括：用户数据、权限数据、安全审计数据、日志数据等。管理数据能够让相关人员对卫生信息平台及各业务系统进行管理和维护。

3. 元数据　元数据是用于描述卫生数据和数据集的相关数据，通过元数据规范平台数据的内容、范围、类型、提供方式、管理方式等。对卫生数据进行标准化、规范化的管理和约束。元数据包括业务信息的元数据、基础管理信息的元数据等。

4. 标准数据　标准数据是医院信息平台运行的数据基础。标准数据包括医院业务数据的所有数据标准规范，通过这个库和数据校验机制对数据中心的数据进行标准化保障，主要的数据标准包括整个定义电子病历的数据集和数据元，还有各种代码标准。标准数据对基于平台的应用，以及其他各类相关应用，进行规范化建设，实现医疗数据整合、医疗业务协同和各类数据资源的共享互通所制定的标准规范。标准数据包括了技术标准、业务标准、管理标准以及运营标准等数据内容。

CDR 独立存在主要用于实现：

1. 与复杂的业务处理流程分割　病人的临床信息来自医院现已存在的多种多样的应用系统。一般说来，它们是面向应用过程设计的，是由不同供应商提供的，具有不同的信息模型和软硬件平台，其功能必须满足管理与临床应用不同的过程要求，例如一个实验室系统。从医生开出医嘱，到条码打印和取得样本，样本传送与接受，上化验设备，化验过程的双向控制，化验结果的自动获取，报告的产出与确认，报告的发出与接受确实是十分复杂的。应用系统的数据结构设计必须满足这些要求，数据库内的化验结果表达必然是复杂多变的。而电子病历仅仅关心化验报告的最终结果。因此，如果 CDR 仅仅保存从检验系统传递来的化验结果，那么电子病历系统就可以和复杂的业务处理流程相分割。如果电子病历系统中的化验结果要从检验系统中直接获取，就不得不关注上述的所有细节。

2. 透明、一致化的数据模型　CDR 的独立存在使得一个统一的、透明的、一致化的电子病历信息模型的设计与实现成为可能。这样一个模型的存在对所有应用系统的开发商、对系统集成、对医生护士对病人信息的进一步应用都十分重要。

3. 应用系统升级容易　由于 CDR 和复杂的业务处理流程相分割，使得以后各应用系统（POS）的升级换代变得简单易行。而这种变化随着业务流程的变化和信息化水平的提高，是经常发生的，也是医院信息化发展进程中最让人头痛的问题。

4. 对医生/护士更友善，效率更高　医生/护士使用物理上保存的以病人为中心的电子病历记录比起使用分散在不同应用系统中的病人记录来更得心应手、更符合他们的思维习惯，应答速度会更快。特别是简单、统一、透明的信息模型的存在使得他们有可能根据自己临床工作的需要从 CDR 中剪裁出自己的病人临床记录子集。

5. 有利于电子病历深层次应用的开发推广　电子病历的存在不仅仅是要满足临床信息查询的需要，更重要的是要满足临床决策、教学、科研的深层次的要求，例如警告与提示系统、临床路径控制、循证医学支持等等。这些应用的开发，当面对一个数据相对稳定、信息模型简单清晰、与操作过程无关的存储库时，要简单得多。特别的，当服务点应用系统（POS，Point of Service）发生变化时，也不会影响这些深层次的应用。

第三节　电子病历共享文档标准应用

一、数据与文档交换接口的开发

（一）数据交换服务概述

数据与文档交换服务提供关键服务组件来支撑整个平台的数据整合、业务整合、消息服务、索引服务等应用。实现“以病人为中心”的临床运用，以信息整合以及业务整合为原则，实现医院内部应用系统的一体化数据集成和应用集成。构建信息平台数据交换与业务集成的系统框架，为构建信息数据仓库与共享数据中心提供技术支撑，制定统一的数据采集、维护、交换、共享的技术规范和标准，实现信息资源的交换共享、信息集成管理和信息资源的充分利用。基于SOA系统架构，为各类应用服务提供注册以及存储功能，使机构能够存储、访问和管理SOA中关于服务的信息，这些信息将用于选择、调用、监控和重用服务。提供对业务处理流程的支持。具有定制、管理业务处理流程的能力。通过数据交换与共享平台实现平台化的分层架构，支持医疗机构业务系统与管理系统的接入。将不同的业务系统依据访问频度、性能要求、实时性要求、数据粒度等的要求进行传输和管理。

数据与文档交换主要包括以下服务：提供安全的接入与分析功能；基于海量数据处理及云存储的平台架构提供数据采集适配器及相关配置，支持数据采集、接入、清洗、标准化及CDA转换功能；提供多种接入方式，如DB、File、Web Service；提供多种传输协议，如TCP、HTTP、Socket；提供消息的路由和分发功能：能够向其他一个或多个应用程序进行消息推送，支持发送端应用程序通过调用服务总线的接口，封装并发送消息，并保证消息的正确到达。支持各种同步/异步服务调用协议，包括SOAP、JMS、MQ等；支持接口转换匹配，数据格式转换；支持大文件的可靠传输；基于信息服务管理平台提供多种协议转换功能；提供数据的健康档案调用的隐私和安全加密功能；提供基于数据质量产品的数据、信息订阅和发布功能，并应用门户技术进行定制；提供CDA文档的解析功能；提供配置的方式，可自定义数据交换格式；提供运行监控功能；支持双向数据交换，保证数据上行与下行的安全、可靠；支持基于批量数据交换产品实现批量和个案实时的数据交换模式；支持基于信息资源目录实现实时和非实时的数据交换；支持跨平台信息共享与交换功能；支持基于信息服务管理实现集群功能。

（二）数据交换过程设计

数据交换平台可以从异构的数据源（所有分布的数据源）提取数据信息，将结果转换成为XML文档格式，利用WEB服务接口提供给不同的应用系统使用或转储。如图21-3描述了数据交换的过程.

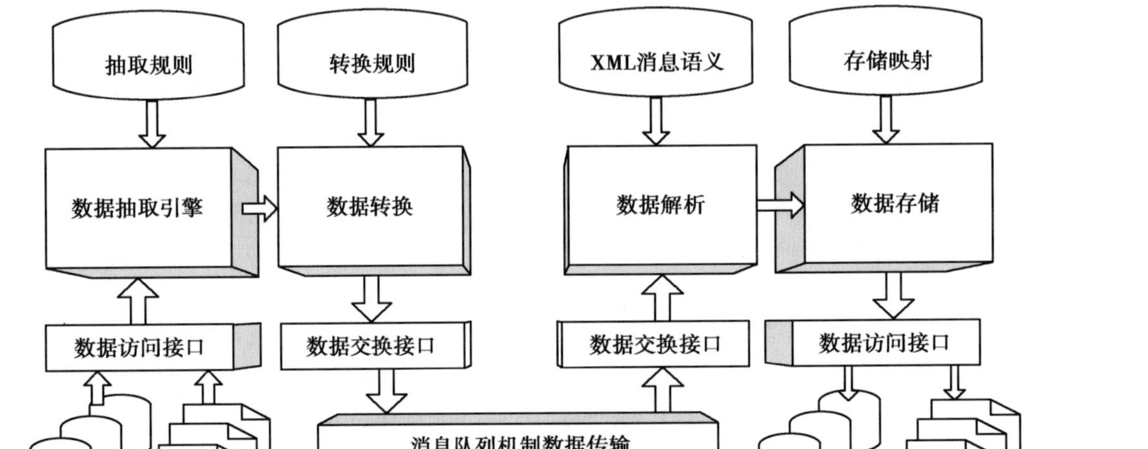

图21-3 数据交换过程示意图

1. 数据接口与抽取　由于业务需要，前置交换系统要访问的数据可能有异构的关系数据库（如Oracle、DB2、Sybase、Foxpro、Access），还有大量的独立数据（如文件等）。通过分析，数据异构主要体现在两个方面，第一是关系型数据库异构；第二是关系型数据与独立数据异构。根据需要，我们通过实现异构的数据访问接口，制定了灵活的数据访问方案。

数据抽取是数据交换的一个重要部分，它负责从数据存储层抽取数据。对数据的提取范围、类型、条件定义实现的技术解决方案要做到通用化、平台化，这主要由规则配置予以支持。此外，为了满足业务需求和抽取的适应性，要支持多种抽取模式以供选择，如完整抽取、定时抽取、实时抽取等等。

2. 数据封装　即通过数据交换平台中格式映射部分将数据从抽取的原始状态按规则定义转换为标准的交换格式。每个交换数据信息包都应包括控制数据体和业务数据体。

控制数据体中包含数据传输的控制信息和解析业务数据体的控制信息。对于每一个数据交换过程来说，都存在一对匹配的请求数据包标准和响应数据包标准，请求数据包标准的控制数据体对响应数据包标准的控制数据体具有一定的制约作用。在控制数据体中，可以指定加密算法和签名密钥，对业务数据体进行加密；可以附加对业务数据体的数字签名信息，来保证数据交换内容的完整性、防抵赖性、源发可鉴别性。

3. 数据传输　在数据交换平台中引入消息中间件，它屏蔽了网络、操作系统的异构性，可以保证交换信息的高度安全和可靠、支持消息重发和记录日志，减少开发风险、缩短开发周期。消息中间件提供队列管理机制，支持广播方式和发布/订阅方式将消息提供给不同应用系统，并可以简便的实现数据双向交换，并确保县级平台数据完整、准确、实时的提取。

4. 数据接收与存储　为了保证大数据量的接收工作安全可靠，接收服务器必须支持大容量数据缓冲，并支持并发处理多路接口。以及具备记录接收处理日志能力，对所有错误接收处理记录能够重新进行数据索取。

数据在发送之前，首先要经过封装、压缩、加密、签名等处理后才被放到发送队列中。显而易见，数据接收端必须对信息进行一系列反处理，才能得到应用能够直接处理的数据信息。接收端驻留的处理程序应能够得到交换信息包中传送的控制信息，通过读取控制信息编码分析出信息的格式，并明确解析、解压缩、解密等处理方法，通过调用事先编写处理模块，将信息处理成应用能够直接使用的格式。信息包中还应提供给接收方必要的信息描述，如信息出处等，这样方便接收端根据业务关联转换数据。

最后，根据存储映射关系将信息重新组织并提交给对应的存储平台完成信息交互过程。

5. 规则库和流程控制　规则库和流程由医院信息平台进行配置，规则库存储着数据交互中各个过程，所有相关的配置、定义、规则、控制信息，是数据交换平台的逻辑存储中心。规则库可通过关系数据库进行存储，内容采用 XML 格式。

流程控制是数据交换平台的逻辑执行者、调度中心。它通过调阅规则库信息确定不同数据交换的处理流程，并作为调度者调用数据集成平台中相关组件协同工作，按照预定步骤完成数据交换的全过程。

（三）数据交换格式设计

XML(eXtensible Markup Language)是一种具有数据描述功能、高度结构性及可验证性的标记语言。XML 允许用户自行定义标记和属性，并可以依照所定义的标记与属性的语法来开发应用程序。可以通过标记来描述数据，或配合属性来辅助描述数据，因此，XML 宜用为对象或标准的描述语言；并且由于可以借助验证规则来规范一个 XML 文件的内容和结构，XML 是纯数据描述，与编程语言、操作系统或传输协议无关，所以较为适合用于信息平台数据交换格式。

XML 数据交换格式的逻辑结构：

1. XML 数据交换格式定义为根聚合数据元。

2. XML 数据交换格式在逻辑结构上是由聚合数据元和数据元以及它们之间的相互关系按照一定的层次组合在一起而构成，可以由 UML 中的类图来描述。

3. 聚合数据元是由描述某类对象的数据元和聚合数据元构成。

4. 每个数据元值的类型是通过数据类型来限定的。

基于 XML Schema 语言的文档类型定义，用以描述该文件的基本构成，如哪些元素会出现及这些元素之间的结构关系，它还定义了哪些标记可以在文件中出现、哪些标记可以包含其他标记、标记的号码和顺序、标记的属性；对所需要交换的数据进行预定义和结构化，使数据在交换时可以进行无歧义的理解和处理。

采用基于 Web Service 服务的方式进行接口设计，实现数据上报和传输。采用 XML 技术作为数据映射、交换数据标准的定义，各个系统可以将交换的数据通过映射转化为中间标准的 XML 数据。

1. 命名空间　数据交换接口规范 XML 描述使用的命名空间。

2. 数据交换报文结构　数据交换采用 XML 协议进行数据交换，XML 包括报文头和报文体两部分。

(1)报文头：报文头的作用是在中心与各节点之间进行数据交换时，能够将数据包正确地传送到目的地址，它支持异步方式、会话方式通信。主要包括认证信息、版本号、信息类型、发送方、接收方、消息序号、服务时间、服务时限、服务类型、服务优先级、回执要求。

(2)报文体：包含发送方需要接收方处理的数据内容，包括交换时系统产生的系统错误或数据包所承载的业务信息，对于其中有安全性要求的数据信息应使用安全数据进行封装。同样，可以根据业务需要扩展支持其他服务。

3. 安全数据　用于实现数据安全性的数据类型。通过把经加密和签名后的数据及相关信息封装到安全数据类型中,可以实现数据保密性、完整性和源鉴别。

为适应不同部门的数据共享与互联互通接口的统一管理,需要对共享与互联互通接口进行统一的规范。

接口设计思路:

(1)接口设计完全基于 Web Service 技术,以 WSDL 文档的形式描述共享数据接口,并且动态发布到数据交换平台。保证整个系统具有较高的可扩展性和技术上的可持续发展。

(2)所有的子系统均采用一组统一的抽象的服务操作接口定义,各个不同的应用系统只需要在这个一致的接口定义上绑定其特定的端口信息,就能封装成可以发布的 WEB 服务。使得服务的发布变得简单易行。

(四)数据接口实现方法

1. 数据传输服务　数据传输服务为系统间特别是异构的系统间的应用整合提供通讯基础,其主要特征包括:

(1)支持点对点通讯。消息发送应用可以向定点的目标系统发送消息。

(2)支持点对多点通讯。消息发送应用可以同时向多个目标系统发送消息。

(3)支持同步发送模式。消息发送应用可以以同步的方式向目标系统发送消息,这种模式保证消息发送完成后才将应用控制权交给消息发送应用。

(4)支持异步发送模式。消息发送应用以异步的方式向目标系统发送消息,这种模式下,消息发送指令执行后立即将应用的控制权交给消息发送应用。

(5)支持请求/响应消息交互模式。请求响应模式是远程服务调用中一种最基本的模式,消息收发功能提供了对这种模式的支持,消息发送者可以发送完请求消息后获取目标系统对请求消息的处理结果消息。

(6)支持通知消息交互模式。通知消息交互模式是消息应用向目标系统执行信息公告的交互模式,目标系统接收到通知类型的消息可以根据业务需求自行处理。

(7)支持回执消息交互模式。回执的交互模式要求消息的收到方在收到消息后给发送方一个收到确认消息,以保证数据传输的可靠性。

(8)支持消息携带附件发送。一个消息可以携带任意数量和大小的附件进行发送,对于大附件,消息收发会自动进行文件切割发送和收到数据组装的工作,方便消息收发应用对大数据的交换处理。

(9)支持丰富的消息连接器类型。连接器是系统互联部分的重要服务,通过它与系统外界进行通讯的通道。连接器管理可以让管理人员自定义各种类型的连接器,并且在系统中注册这些连接器。对于已有的连接器也可以根据实际的环境变化进行动态的删除和参数调整。

2. 数据转换服务　数据转换是指平台系统对从医院业务系统中抽取的源数据根据数据交换中心确定的数据标准的要求,进行数据的检查、合并、拆分、汇总等处理,保证来自不同系统、不同格式的数据的一致性和完整性,并按要求装入目标数据库。

数据转换主要完成由于以下原因造成的数据不一致性问题:

(1)源数据系统同中心数据库在模型上的差异性。

(2)源数据系统平台不一致:数据源可能包括基于不同平台数据库的数据。

(3)源数据系统中采用的代码编码方案与目标数据系统中的代码编码方案的差异性。

(4)源数据结构的不一致:有些数据源由于历史的原因,导致同一个表在不同的时期数据结构不一致。

(5)源数据定义不规范导致错误数据。

(6)对数据的约束不严格,导致无意义数据。

(7)存在重复记录等。

3. 智能路由服务　医疗信息从一个提供者到达一个或者多个消费者的过程中可能会遇到很多障碍,例如:没有直达消费者的网络、消费者的接收系统暂时不可用、消费者依据医疗信息的内容选择等。系统提供智能消息路由的技术,可以确保上述任何情况发生时都可以自动将医疗信息送达目的地。本系统智能消息路由的智能性主要体现在以下几个方面:

(1)传输通道选择的智能化。我们知道医疗信息提供者和消费者间的网络情况可能出现异常,另外提供的信息量可能大小差距非常大。如果某种传输通道,例如:http 协议有故障,则消息可以自动尝试采用其他通道进行传递，例如：smtp。另外，如果消息中携带的数据量非常大，系统会自动考虑辅助采用更高效的协议，例如：ftp 完成对医疗数据的传递，而放弃采用常规的 MQ、web service 等技术。

(2)消息目的地选择的智能化。消息发送通常有点对点、点对多点的方式，这两种方式隐含的信息是发送时接收者是明确的。即便对于采用订阅机制的，点对多点模式来说，中心系统总是知道订阅者的信息。消息目的地选择的智能化是特指不依赖于特定主题的订阅机制，而是依赖对消息内容的分析，从而动态的决定当前消息的下一个目的地，也就是基于消息内容的路由技术。

4. 协议服务　协议服务是指一些服务处理网络、传输和应用层协议的组件，主要包括：

(1)应用协议服务，这些服务将支持使用应用层的通信协议，建立与系统应用程序的通信通道。这些协议重点放在处理消息或其他类型通信流的有效负载以及应用层外部封装上。这样的协议包括 Web Services (WS-I)、EBXML、SOAP 以及其他等。

(2)网络协议服务，这些服务处理那些在物理网络上提供通信能力的网络协议。首要支持的网络协议是 TCP/IP 协议和 HTTP 协议。

二、HSB 对数据与文档交换的支撑

(一) HSB 设计框架

HSB 基于 SOA 思想，能够以 SOA 的方式将医院的各个业务系统集成在一起，具备面向服务、面向消息、事件驱动的特性，是一个在 SOA 架构中充当服务间智能化集成与管理中介的灵活敏捷的基础平台。面向医院业务的统一协同专业服务总线 HSB 组件，实现开放互联(中国标准 HL7)，服务内容、数据接口标准可维护、可扩充、可组合，基于 HTTP 及嵌入门户网页的 UI 集成技术，实现与第三方用户界面集成(类 HL7 CCOW)，业务协同过程中，主动捕获第三方系统数据、完成实时交换，需求方控制数据接口服务主动权，降低实施风险。

在消息总线系统的整体设计架构中(图 21-4)，各个具体的业务系统通过适配器连接到数据交换平台收发数据。适配器起着耦合数据交换平台与具体业务系统的作用。数据交互平台实现以下的基础功能：实现消息的安全、可靠传递；实现消息的透明传递；接口通用化，降低因开发架构不同导致的业务应用层编程复杂性；实现具有共同性的消息封装、变换、接收功能。例如，加解密/校验/字符集变换及 xml 标准协议；简单的远程安装配置方法，适配器的函数调用库可以平滑升级而不影响业务应用；可以与消息交换系统交互管理信息，实现流量控制、报文队列管理、本地日志等功能。通过专有的医疗信息集成平台针对目前国内的系统不标准、异构度高、医院信息平台实施难以落地等实际现状提供了医院信息平台解决方案，理论上来讲，应用系统所需的所有同第三方系统集成的接口，均建立在该集成平台上。在项目实施中尽量避免修改原有各个软件系统中的任何部分，包括数据库结构、应用程序代码等。全部采用 SOA 架构重新进行抽象和封装。

(二) 消息格式转换

在处理异构系统协同的业务中，不同的系统采用不同的消息格式定义，因此需要借助消息组件提供的消息格式转换才能实现彼此的业务衔接。

消息转换是对输入的消息数据按照一定的转换规则进行结构、数据值的修改。常见的消息格式转换包括：

1. 结构转换　输入结构和输出结构不同，需要进行转换。按照预先设置好的结构对照关系执行转换。

2. 值的转换　在输入结构和输出结构对应关系的基础上可进行简单的数据值改动操作。这些改动通常可以包括：常量化、函数调用、前缀、后缀、代码转化等。

3. 自定义数据转换　可以基于数据转换的接口自定义数据转换服务，将此服务的调用嵌入在数据转换服务中。

4. 消息丰富　支持消息格式的二次丰富，包括：数据内容丰富、数据样式丰富等，满足消息传递过程中不同消息处理源对消息内容的不同需求。

5. 消息过滤　消息代理可对接口调用者发出的请求信息进行校验，信息符合校验规则时，执行接口调用，反馈接口执行结果。信息不符合校验规则时，拒绝执行接口调用，反馈不进行接口调用的原因。

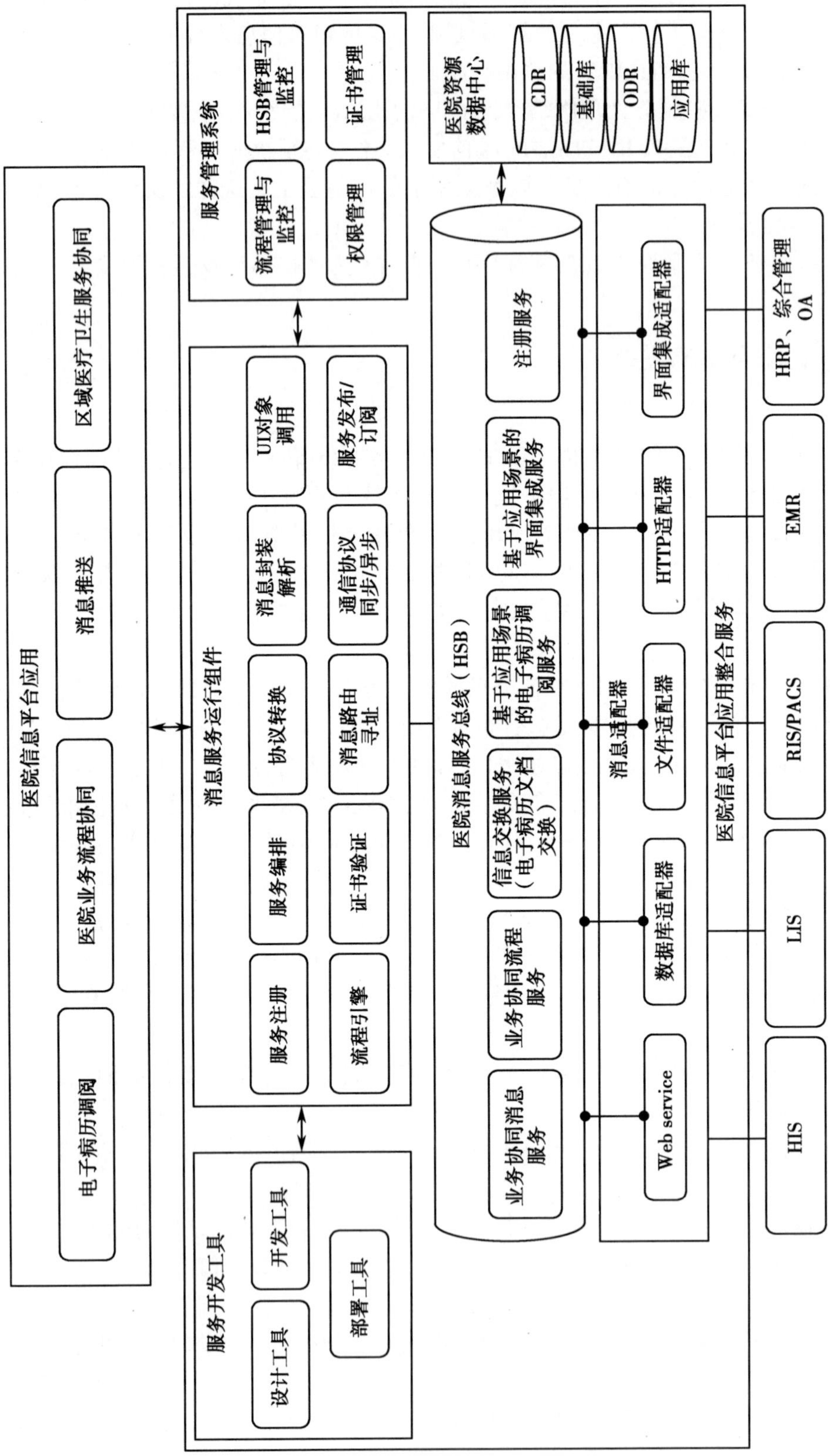

图 21-4 HSB 医院消息服务总线设计框架

（三）消息路由

交换中心支持基于交易以及目标地址等硬编码实现的静态路由，还提供基于消息内容的、可配置的动态路由，无论哪种路由方式，都达到了将路由信息与共享交换服务实现相分离的目的。

消息路由首先需要解析 xml 消息中的地址信息，然后根据路由规则向目标转发消息。消息路由服务的一些主要特点如下：

1. 依据发送者路由　消息路由服务辨别消息发送者身份，根据预先为此身份配置的规则计算新的消息目的地，然后向新的目的地转发此消息。

2. 依据接收者路由　消息路由服务辨别消息接收者身份，根据预先为此身份配置的规则计算新的消息目的地，然后向新的目的地转发此消息。

3. 监控消息路由　消息路由处理会转换消息的目的地信息，这些目的地信息体现了路由规则的需求，例如：将所有货单发往审计服务，同时对于跨中心的消息必须经由分交换中心。然而，由于各种异常情况，路由服务中计算所得到的新的目的地未必都能成功接收到这些路由的消息，因此，通过对消息路由的情况进行监控，可以及时发现异常，并且尽早采用补救措施。

（四）消息传输

消息传输需要解决异构系统之间的互联互通问题，网络的联通性是一个前提，此处所说互联互通是从数据交换层面来说的。异构系统之间的互联互通问题主要障碍是系统之间进行数据交换时所使用的网络传输协议不同。

在一个标准化的环境中，通过完整的标准规范制定可以要求交换参与方能够遵循相同的协议，但是在本项目建设中必须考虑标准化之外的系统互联互通问题，必须能够与一些第三方如医院信息系统采用多种传输协议进行消息传输。

消息组件支持丰富的传输协议支持，提供全面的互操作性解决方案，支持的消息传递标准的范围很广，并且消息组件支持各种 Web Service 传输，包括：HTTP/SOAP、WS-I、WS-Security、WS-Policy、WS-Addressing、SOAP v1.2 等。

（五）消息验证

无论是标准版软件还是与第三方的异构系统集成，都需要基于一些确定的消息格式开展协作，一个通用的处理方式就是基于 WSDL 界定不同系统之间的消息格式。消息验证的主要内容可能包括：

1. 结构校验　查看提供的数据集是否符合指定的数据格式，指定的数据格式明确了此种数据必须包含的数据项以及数据的类型是否匹配。

2. 是否为空　在是否为空中区分空对象、空字符串、空格。

3. 数据类型是否一致　提供每一个标准的数据项的类型，将输入数据进行类型比对，返回结果报告类型一致信息、可自动转换信息、不匹配信息等。

4. 代码值是否合法　如果某个数据项取值来源于某个代码表，代码值是否合法检查将告知数据项取值是否是已经定义的代码。

5. 是否包含某字符串　检查某数据项的值中是否包含指定的字符串。

6. 是否以某字符串开始　检查某数据项的值是否以指定的字符串开始。

7. 是否以某字符串结束　检查某数据项的值是否以指定的字符串结束。

8. 是否等于某字符串　检查某数据项的值是否等于指定的字符串。

消息组件能通过“验证活动”，对照 WSDL 或 XML schema 验证进出的消息，提供数据格式验证功能。这个活动可以发生在消息流内的任何时间，并能保证进出的消息符合目的地服务使用者或提供者期望的格式。验证失败的消息可记录该失败，还可以产生错误，此时错误阶段可使用替代活动。

（六）异构系统接入

异构系统接入主要是针对医院现有及即将建设的信息系统。异构系统的接入目的是要能够在异构系统之间、异构系统与通用软件之间形成服务协同。

实现异构系统之间协同的主要障碍在于交换技术协议层面、业务单据格式层面的不一致性。其中交换技术协议层面的问题主要是针对多种传输技术，例如：web service、MQ、ftp、email、jms 等。其针对以上的情况，需要的功能包括：多种传输协议的支持、不同格式的业务单据的转换。我们采用消息组件作为异构系统接入的支撑平台，消息组件提供丰富的传输协议支持、数据转换功能，特别是针对数据转换能够支持 XML 之间、XML 与非 XML 之间的数据转换功能，以及可视化的开发环境，能够让我们快速的开发出异构系统接入的功能。

（七）组装业务

随着服务总线的服务部署数量的增加，特别是一些为了支撑更多的第三方异构系统所建立的一些支撑性服务，例如：术语翻译、数据格式翻译等。这些服务被重用的需求也在增加。由于不同的卫生服务业务上的差异性存在，通常不太可能直接使用这些支撑性的业务服务，最主要的原因是分类业务下消息格式的差异性存在，一个较好的解决方案就是基于这些基础性的业务服务进行一些面向分类业务的服务组装，通过组装之后产生的新的服务可以直接针对某类具体的业务，使用方便，同时，因为基础的逻辑无须重新开发，缩短开发周期。交换中心支持多个服务的组合，组合成新功能的服务，来满足业务需求的新增和变更。

消息交换中心还提供消息流定义和控制的服务，通过此服务我们可以定义服务请求消息的处理过程，这个处理过程一般包含启动节点、分支节点、路由节点，而在路由节点中可以嵌入其他的服务调用，从而完成对于若干服务的组装。

（八）发布/订阅

消息组件支持配置式消息发布订阅功能。

在此模式下，消息提供者发布的消息内容可同时被多个消息订阅者接收，满足消息广播模式的需求，并能够大大提高消息传递的性能及吞吐量。

（九）通讯服务

数据缓存服务。数据缓存服务提供一个医疗机构端原始医疗数据上传过程中的缓存机制，在大批量原始数据的上传过程中，保证了医疗数据中心的其他服务的响应时间和稳定性。医疗机构端原始医疗数据上传可以采用准实时和批量上传的形式。当数据上传至中心之后，中心将根据不同数据来源来对原始数据进行变形、验证、导入和注册等工作。

通讯服务协议。整个平台使用了基于 Web Service 的数据交换服务设计理念，提供大量 Web Service 服务来提供具体定制和扩充的要求。HTTP/SOAP 是主要外部 Web Service 调用协议。

FTP 通讯服务。FTP 通信方式提供了平台直接从外部 FTP 服务器上查询可用文件，下载数据文件，并将数据文件递交给相关处理流程的功能。对于一些 HIS 厂商来说，使用 FTP 上传原始医疗数据是一种简单的上传方式。平台提供的 FTP 模块，可以定时到目标 FTP 服务器中(可能在医院端，也可能是建立在中心)，定时地查询原始数据文件是否已经上载到指定目录。如果已经上载，FTP 将依次下载可用的数据文件，将每个文件单独地送入处理流程进行处理。对于已经处理的文件，可以选择在目标 FTP 服务器上删除或者改名作为处理完的标记。

三、临床数据中心(CDR)标准应用

（一）电子病历共享与调阅

电子病历文档作为临床业务中最重要的信息载体，它的信息与数据来源于各个日常不断运转的业务系统中，通过医院信息集成平台的建设，患者历次在本院就诊的信息不仅仅分散存储在各业务系统中，还通过交换共享平台统一整合存储到医院信息集成平台数据中心，并与病人的主索引 MPI 相关联，这使得查询患者在本院的历次和本次诊疗资料成为可能。

医生在诊疗过程中，可调阅患者的诊疗信息，这种调阅不受用户所操作的业务系统的功能限制，除了阅读信息外，如需要对本次诊疗进行操作，可通过单点登录机制直接进入各个相关医生的业务系统，如：CIS、EMR 等。

例如：住院医生调阅新入院患者的既往病历和门诊病历信息后，可通过单点登录跳转到 HIS 系统对该患者开立医嘱。期间，不需要重复输入账号密码进行登录。

可浏览的信息主要是患者在本院的既往记录，形成以患者为中心的电子病历视图。提供患者信息多视角浏览，包括按时间排序、按科别排序、按文书资料类别排序等。

（二）电子病历整合服务

临床数据中心 CDR 建成后，将会在医院各个业务系统之间形成大量的业务协同，通过消息组件来实现系统之间实时或异步协同。具体来说是通过平台来监控业务系统产生的消息通知，通过各个软件系统响应各种通知来达到业务协同的效果。

如：医生在 HIS 系统中开立一个检查医嘱，并生成检查申请单后，相关检查科可以立刻收到消息，并可以点击消息打开申请单并调阅患者完整电子病历以快速了解情况。

消息服务于第三方软件的接口有两种方式：一种是 Web 服务方式，即提供封装了标准接口的 Web 服务供第三方软件调用，这种方式要求第三方软件增添接口代码，好处是运行效率高；另一只方式是轮询第三方系统数据库相关字段形成中间表，通过监测中间表来触发消息，好处是第三方系统无需修改代码，弊端是对硬件网络资源的消耗有所增加，但是可控。实际应用中，上述两种接口方式根据具体情况混合应用将达到最佳效果。

通过消息组件实现的业务整合包括以下方面：

1. 就诊服务　就诊服务用于对患者的就诊信息进行管理。医院信息平台可以实现患者在就诊过程中入院、转科、出院等各环节信息的保存，变更和信息共享。基本功能包括：

(1)具备就诊信息接收功能。

(2)具备就诊信息订阅功能。

(3)具备就诊信息发布功能。

(4)具备就诊信息查询功能。

2. 医嘱交互服务　医嘱交互服务用于对患者的整个临床诊疗过程中的医嘱信息的管理。医院信息平台在医嘱处理过程中(如医嘱开立、医嘱执行、医嘱停止、医嘱取消)为平台上的各应用系统提供医嘱信息共享服务。基本功能要求：

(1)具备医嘱接收功能。

(2)具备医嘱订阅功能。

(3)具备医嘱发布功能。

(4)具备医嘱查询功能。

3. 申请单服务　申请单服务是医院信息平台为接入平台的各系统提供申请单(输血申请单、手术申请单、检查申请单、检验申请单等)信息共享服务。基本功能包括：

(1)具备申请单接收功能。

(2)具备申请单订阅功能。

(3)具备申请单发布功能。

(4)具备申请单查询功能。

4. 预约信息服务　预约信息服务是医院信息平台在预约处理过程中为平台上的临床系统提供医疗资源信息共享服务。基本功能包括：

(1)备预约排班信息接收功能。

(2)具备预约排班信息查询功能。

(3)具备预约确认功能。

(4)具备预约查询功能。

5. 结果信息服务　结果信息服务是医院信息平台为接入平台的各系统提供观察结果、业务活动记录(检查报告、检验报告、电子病历文档等)信息共享服务。基本功能包括：

(1)具备结果信息接收功能。

(2)具备结果信息订阅功能。

(3)具备结果信息发布功能。

(4)具备结果信息查询功能。

（三）与区域人口健康信息平台的交互服务

电子病历是居民健康档案的主要信息来源和重要组成部分，建立医院信息平台之后，医院信息平台成为与外部系统对接唯一的进出口。可以统一对外数据交换标准、提供多种灵活的对接技术、进行统一的运维，并且执行统一的安全策略。医院信息集成平台采集、存储医院内的电子病历信息，通过区域卫生信息平台采集到区域卫生数据中心，将分散在不同医疗机构的健康数据整合为一个逻辑完整地信息载体，最终形成健康档案，满足与其相关的各种机构和人员健康数据共享和利用需要。

患者在联网医院接受了一次完整地医疗服务之后，由医院信息集成平台将该患者就诊资料按照区域卫生信息平台规定的内容和格式，对数据进行采集和汇总，遵循健康档案的相关标准，产生"标准的数据"，提交到区域卫生信息平台。通过医院信息集成平台和区域卫生信息平台的对接，实现两级平台信息共享、业务协同。

在此过程中，医院内各信息系统应统一通过医院信息平台实现与区域卫生信息平台的交互，进而实现与外部机构的信息共享与业务协同。医院信息平台与区域卫生信息平台的交互规范应满足《基于居民健康档案的区域卫生信息平台技术规范》(WS/T 448-2014)的要求。医院信息平台应实现如下针对区域卫生信息平台的服务调用接口。

1. 注册服务调用

(1)个人注册服务调用

1)具备调用区域卫生信息平台的个人注册服务功能。

2)具备调用区域卫生信息平台的个人 ID 查询服务功能。

3)具备调用区域卫生信息平台的个人基本信息查询服务功能。

(2)医疗卫生人员注册服务调用：具备调用区域卫生信息平台的医疗卫生人员注册服务功能。

(3)医疗卫生机构(科室)注册服务调用：具备调用区域卫生信息平台的医疗卫生机构注册服务功能。

(4)医疗卫生术语注册服务调用：具备调用区域卫生信息平台的医疗卫生术语注册服务功能。

2. 健康档案调阅服务调用

(1)具备调用区域卫生信息平台的调阅预判服务功能。

(2)具备调用区域卫生信息平台的调阅展现服务功能。

(3)具备调用区域卫生信息平台的调阅目录服务功能。

(4)具备调用区域卫生信息平台的摘要调阅服务功能。

3. 病历文档上传服务调用

(1)具备调用区域卫生信息平台的文档上传服务功能。

(2)病历文档的范围参见《基于居民健康档案的区域卫生信息平台技术规范》(WS WS/T 448-2014)。

4. 病历数据查询服务调用

(1)具备调用区域卫生信息平台的病历数据查询服务功能。

(2)病历数据的范围参见《基于居民健康档案的区域卫生信息平台技术规范》(WS WS/T 448-2014)。

(四)电子病历安全与隐私服务

1. 用户管理及授权服务　医院信息平台应为各应用系统提供统一的用户授权管理服务。基本功能包括：

(1)具备用户角色创建功能；

(2)具备用户授权功能；

(3)具备访问规则定制，并按规则访问数据的功能；

(4)具备记录用户权限操作日志功能。

2. 信息安全服务　医院信息平台应提供统一的信息安全服务，用户在信息交互时平台通过认证等方式保证信息安全。

3. 隐私保护服务　医院信息平台提供患者隐私数据保护服务，包括以下功能：

(1)数据保密等级服务：对电子病历设置保密等级的功能，对操作人员的权限实行分级管理，用户根据权限访问相应保密等级的电子病历资料。授权用户访问电子病历时，自动隐藏保密等级高于用户权限的电子病历资料。

(2)数据访问警示服务：当医务人员因工作需要查看非直接相关患者的电子病历资料时，警示使用者要依照规定使用患者电子病历资料。

(3)对电子病历数据的创建、修改、删除等任何操作都将自动生成、保存审计日志。

(4)支持对关键个人病历信息(字段级、记录级、文件级)进行加密存储保护。

(5)患者匿名化处理服务:提供对电子病历进行患者匿名化处理的功能,以便在必要情况下保护患者健康情况等隐私。

4. 审计追踪服务　医院信息平台应提供记录所有信息访问或信息更新操作日志,并提供数据的审计及操作追踪服务。

(1)记录每个业务用户的关键操作,例如用户登录、用户退出、增加/修改用户权限、用户访问行为和重要系统命令使用、内部数据访问行为等操作。

(2)审计记录的内容应至少包括事件的日期、时间、类型、主体标识、客体标识和结果等。

(3)支持授权用户通过审计查阅工具进行审计数据的查询,审计数据应易于理解。

(4)具备审计日志数据的完整性保护,审计日志无法删除、修改或覆盖,审计记录应至少保存6个月。

(5)能够对业务系统的访问内容、访问行为和访问结果,发现和捕获各种用户访问应用操作行为、违规行为,全面记录业务系统中的各种用户访问会话和事件,实现对业务系统访问信息进行关联分析。

(6)能够对用户访问平台系统的认证、访问控制、数据签名、数据加密等业务操作进行综合监控。

(孙　超　吴庆斌　何立威　唐兴平)

参考文献

1. 李小华.医疗卫生信息标准化技术与应用.北京,人民卫生出版社,2016.
2. 李维,陈祁,张晨,等.基于大数据技术的临床数据中心与智能分析应用平台构建.医学信息学杂志,2014,35(6):13-17.
3. 徐静,周毅,罗雪琼,等.论基于信息标准的临床数据中心构建.中国数字医学,2012,7(11):7-11.
4. 钱志明,徐海澎.基于HL7V3建立临床数据中心.中国数字医学,2008,3(5):67-69.
5. 吴艳艳,唐源.基于IHE PIX/PDQ框架构建临床数据中心MPI系统的应用研究.中国数字医学,2015(2):25-28.
6. 吴寿刚,王晓华,杨敏.基于HL7的医疗数据交换研究与实现.计算机应用与软件,2016,33(3):100-103.
7. 王昱,周天舒,孔华明,等.基于Ensemble集成平台的区域临床数据交换.中国数字医学,2012,07(1):71-75.
8. 刘翀,张济,耿兴义,等.疾控与医疗机构数据对接标准的设计与实现.中国卫生标准管理,2015(17):1-2.

第二十二章　电子病历系统的部署与实施

电子病历系统的部署与实施是电子病历建设在医院性落地的重要工作环节。随着国家"以电子病历为核心"的医院信息化建设的提出，电子病历系统的建设也开始从狭义的电子病历系统转向广义的大电子病历系统，其部署与实施的内容也发生着变化。本章介绍了电子病历系统环境部署与项目实施，同时扩展介绍临床信息相关系统间的整合工作。

第一节　概　　述

一、以电子病历为核心的医院信息化建设

医院的电子病历建设也是整个医院信息化建设的一部分。自 2010 年国家启动了以电子病历为核心的医院信息化建设试点工作后，各省市各级医院积极开展，以此为契机推动医院信息化建设。

"以电子病历为核心"的医院信息化建设与以往的医院信息化建设思路有很大不同。医院首先应确立以电子病历为核心的建设设计思路，在此基础上拓展医生工作站、护理工作站、医院信息系统（HIS）、检验信息系统（LIS）、医学影像信息系统（PACS）等，实现医院信息化的大整合，充分发挥电子病历系统的资源优势，合理利用信息资源为医院信息的后期挖掘和数据检索工作创造良好的数据基础。

医院通过实现信息化的手段来服务于医院管理模式的不断转变和服务流程的优化，进而不断提升医院的管理水平和工作效率。这一层面的信息化建设，需要有大量充裕的资金支持做保证，还需要有科学合理的规划建设思路和整体的信息化建设布局，对医院管理模式和业务流程的影响也非常大。当电子病历系统应用贯穿于各个专业的临床系统时，信息的标准化、各系统间的系统集成就需要综合考虑。

目前各医院在信息化建设思路上缺乏对医院信息化建设的整体考虑和长远发展考量，信息化建设停留在缺什么补什么的原则基础之上，造成信息化建设的重复投资，出现各系统间兼容性的问题，信息无法有效

集成等问题。因此,很多医院在电子病历系统的建设思路上,解决集成问题的方式会采取搭建一个医院信息系统综合数据集成平台的方法,在这个平台上实现临床各专业系统的集成和数据的交互。这样才能确保以电子病历为核心的信息系统建设的完整应用,充分发挥电子病历系统的作用。

二、电子病历系统部署与实施的特点

当前背景下,医院进行电子病历建设不再只是单方面考虑狭义的电子病历系统,还应综合考虑包括HIS、LIS、PACS、手术麻醉、输血、ICU 监护等系统相关功能模块的接入和整合,而各家医院在这些专业系统上采购的供应商通常不尽相同,这其实就要求医院解决信息化建设中的"信息孤岛"问题,不仅需要有好的技术支撑,还要有好的顶层设计。好的顶层设计来自于全面的调研和充分的论证,形成切实可行的总体实施规划。保障医院信息化规划有效实施,需要院领导有力的支撑、持续的资金投入、优秀的技术人员、良好的信息系统项目管理能力、有效的激励等。电子病历项目应遵循"分步实施,适时调整,不断完善"的原则,循序渐进推进医院信息化。因此,以下就从部署和实施两个方面介绍电子病历建设的特点。

(一) 电子病历系统环境部署特点

电子病历系统的环境部署是电子病历项目实施的基础工作,涉及软硬件的部署,国内主流电子病历厂商的电子病历系统在软件上通常分为三层架构,即数据层、服务层和应用层,对应的硬件则分为数据服务器、应用服务器和应用客户端,见图 22-1。

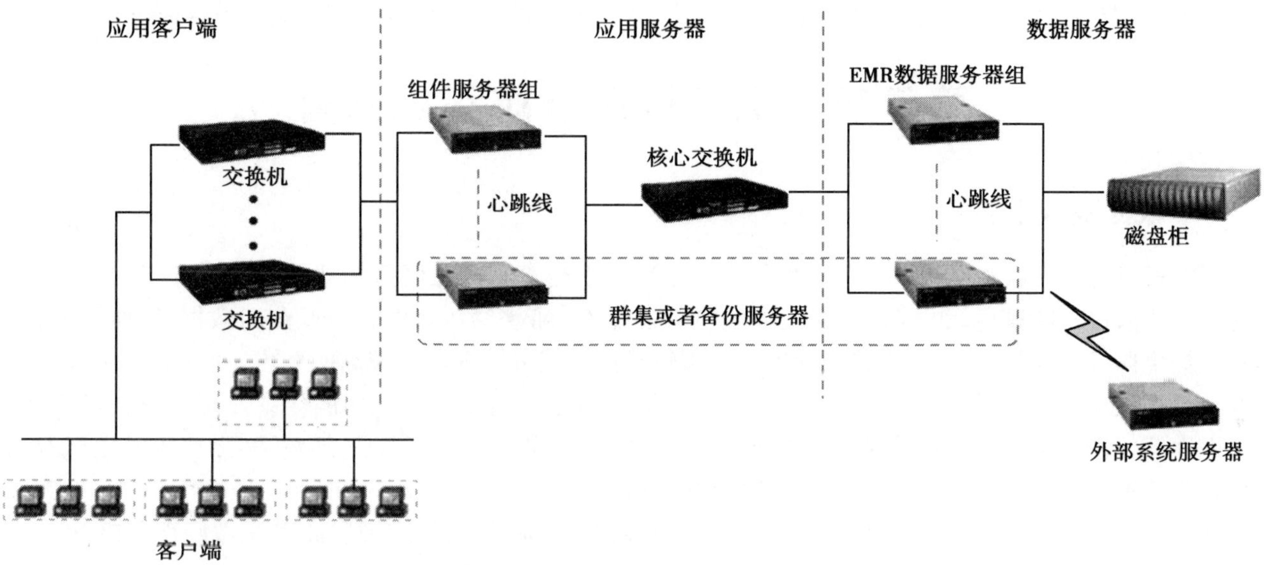

图 22-1　电子病历系统三层架构部署图

1. 数据层(数据服务器)　部署于数据服务器上,普遍需要安装一个大型数据库管理软件,如 Oracle。另外对于电子病历的存储有些厂家还可能涉及文档管理服务,即文件存储方式。

2. 服务层(应用服务器)　又称为中间层或业务逻辑层,部署在应用服务器上,通常需要部署相应的服务端组件、Web Service 服务等,主要用于提供电子病历应用客户端与数据服务器的连接,提供相应的业务逻辑服务或对第三方系统提供接口。

3. 应用层(应用客户端)　对应各种电子病历应用客户端,如住院医生工作站、住院护士工作站、门诊医生工作站、病案管理工作站、质控管理工作站、系统管理工作站等,部署在广泛的 PC 或移动客户端上,用户在这些客户端上进行具体的业务应用操作。

电子病历系统环境部署除了从以上三个方面的自身的系统环境安装配置外,在上线运行前还需要与众多的第三方系统进行系统集成接口的调试,以建成"以电子病历为核心"的医院信息平台,方便广大医护工作人员。

(二) 电子病历系统项目实施特点

电子病历系统项目实施是医院信息系统项目的一个重要组成部分,医院信息系统项目与一般信息系统项目具有相同的特点，同样都具有目的性、独特性、一次性、制约性、不确定性、项目过程的渐进性、项目成果的不可挽回性、项目的风险性、项目组织的临时性和开放性等。例如一家医院启动电子病历项目，计划用 6 个月时间让所有门诊、住院科室的医生都在电脑上写病历，停止使用手写病历本。那么这个项目显而易见有明确的目的性；有明确的时限(6 个月)；电子病历是一个独特的产品，且在不同医院应用也会各不相同，这是独特性；所有医生使用，但也会存在一些年龄大的医生不会使用电脑的问题，这就是制约性，所有医生成功使用电子病历，则该项目终止。

医院信息系统项目除了具备一般项目的特点之外，更具有医疗行业的特殊性，包括：

1. 项目的技术要求高，参与项目实施的工程师既要懂 IT 技术，又要医疗行业。

2. 项目的独特性明显，每家医院都会要求有不同的解决方案，有大量的客户化工作，不同于 ERP、财务软件等标准化软件，几乎每个项目都是定制的。

3. 医院各临床专科各有特点，往往不能接受整齐划一的模式，这对于项目实施也是极大考验。

4. 项目中信息部门不是唯一用户，所有使用软件系统的人都是用户，不同用户对信息的需求程度不同，要求也不同。

5. 医院业务为 24 小时不间断运行，意味着对信息系统业务连续性的要求高。

6. 医院信息系统项目是知识型项目，业务复杂，需要相当多的知识积累才能保证项目的成功。

电子病历系统项目实施除了继承医院信息系统项目的特点之外，还具有一些自身的特点，包括分步实施应用的思想，多系统集成的改造，结构化的模板制作，按角色的系统培训，统一版本的运维等内容。

第二节　电子病历系统环境部署

一、数据服务器部署

随着信息化的发展和电子病历系统在医院信息平台上越来越举足轻重的地位，对数据库软件及其服务器的环境要求也不断提高。电子病历系统数据层承载着各大业务数据(病人数据、病历数据、字典数据、表结构和数据集群等)。海量的数据和数据处理业务逻辑必然对服务器环境有较高的要求，通常数据服务器是配置要求最高，也是最重要的服务器。当然，选用服务器的时候也需要根据应用的场景而定，在总体软硬件配置水平不低的情况也根据实际情况进行选择。如医院的业务规模、客户端的访问量、实际产生的数据量和未来增长的数据量等都会作为选用服务器配置的评估依据。

根据医院对需求的定位和选型，以 Windows 操作环境为例，医院与应用厂商需要做好以下方面的协定和准备：

(一) 软硬件准备

在选用服务器的时候不妨尝试根据下面几个问题评估需求：

1. 服务器将运行什么应用?

2. 服务器将负载多少客户端访问量?

3. 服务器需要多大空间来存储数据?

4. 数据的重要性?

明确以上问题的答案后，就可以根据自身的需求来选择所要使用的服务器硬件配置。数据服务器由于存储重要的临床信息数据，因此特别注意磁盘空间的大小。

(二) 运行环境准备

数据服务器中的数据库软件是核心应用。数据库的运行环境包括硬件环境和软件环境，硬件环境包括了数据服务器硬件本身的配置(CPU 主频、内存大小、硬盘大小、I/O 速率)等，网络终端配置(网络端口、路由、交换机、网线)等。医院需确保网络硬件设备的正常配置和运行。软件配置包括了操作系统的正确安装并且打好最新发布的操作系统补丁、运行网络的配置(网络 IP、网关、子网掩码、DNS)、端口设置、第三方应用安装和测试等。医院需做好磁盘分区、网络配置和预留足够的数据库系统安装空间。

（三）数据库选型

数据库的多样化造就了不同厂商之间产品体系架构所依赖的数据库的不同，以主流的数据库 Oracle、Mysql、Sybase、Informix 和 Ingres 为例，是国内或者国际主导的关系型数据库，这些产品都支持多平台，如 Windows、Unix 和 VMS，但支持的程度不一样，对操作系统环境要求也不一样。软件厂商需根据自身的产品设计体系和产品特点选用最合适的数据库类型。医院需根据自身的业务需要、维护成本、维护难度等进行必要的评估，从而协定数据库的选型。

（四）数据安全

由于电子病历数据的重要性，数据安全贯穿着整个系统部署和业务链的核心。医院和软件厂商都要极为重视，将其列为重点建设和防范内容。其中重点是做好数据容灾备份。

数据容灾可以利用数据备份和数据复制技术搭建一个异地的数据系统，该系统保持本地关键应用数据的一个实时复制。假设主域数据或者整个应用系统瘫痪时，系统在异地保存有一份可用的关键业务的数据，一旦出现故障可迅速启用备份库。面向于大型企业的 ORACLE 数据库容灾的实时保护，例如甲骨文公司 Dataguard 和 Golden Gate，QUEST 公司 Shareplex，沃信科技 PAC 以及格瑞趋势 Moebius for SQL Server。基于以上不同的产品，产品的实施方案和实施效果会有所区别，医院和软件厂商协定好最优容灾方案。做好数据备份目的就是为了防范一时的人为因素、病毒入侵、或者其他客观因素导致的数据丢失。

二、应用服务器部署

应用服务器用于实现电子病历系统的业务逻辑运算和处理，完成各种复杂的管理操作和数据存取。应用服务器主要面向于软件厂商，医院根据厂商的需要而提供必要的环境准备。由于大部分软件厂商采用三层体系架构架构，本节就如何部署一个完整的应用层环境（Windows 环境），介绍基本部署流程和注意要点。

（一）软硬件准备

应用层对内对外系统提供各种中间服务，必须保障系统的运行稳定和运行速率，因此硬件需要较好的处理器性能配置。另外，由于大型医院有较大负载量，单台中间层服务器存在性能瓶颈和单一承载风险，可以考虑使用硬件负载均衡，将部署的多台中间层服务器联合起来提供应用访问服务。

（二）整体环境部署

各个软件厂商的软件架构不同，对 Windows 环境的要求和配置也有所不同，整体的部署流程也千变万化。由于应用层处理的程序业务比较繁多，相对而言对 Windows 环境依赖比较多，以下介绍基于 Windows Com+组件访问的部署应用。

1. 应用层环境设置　应用层环境设置基于不同的操作系统而言有不同的设置。在 Windows Com+运行的组件需要做好以下常规设置。

(1)启用分布式。打开“组件服务”打开我的电脑“属性”切换到“默认属性”勾选“在此计算机启用分布式 COM(E)”。

(2)保持空闲时运行。组件高级属性设置为“保持空闲时运行”。主要为了提高服务端组件实时被客户端进行调用，期间不中断。

(3)设置组件安全权限。组件安全属性设置为“仅在进程级别执行访问权限检查(P)”，操作系统将不会执行组件访问权限检查，主要为了减少组件的调用时长，提高运行效率。

(4)创建和添加组件访问用户。客户端通过指定的用户访问服务端，通过用户设定的密码执行权限的检查，保证系统访问安全性。应用层在安装过程中需要创建指定的用户，服务端组件再通过添加用户和设定的密码来确保组件的访问权限。

2. 应用层 IIS 部署　应用层做为业务逻辑和业务处理的中间层，也担负着对外接口的重任。通常采用部署 Webservice 服务来提供对外接口，IIS 的成功部署为 WEB 服务部署提供了基础环境。以下是 Window2008 系统 IIS 部署要点。

(1)服务器角色选择：选择服务器角色时，勾选“Web 服务器(IIS)”和“应用程序服务器”，如图 22-2。

(2)角色服务设置：选择角色服务时，勾选“应用程序服务器基础”、“COM+ 网络访问”和“Web 服务器(IIS)支持”，如图 22-3。

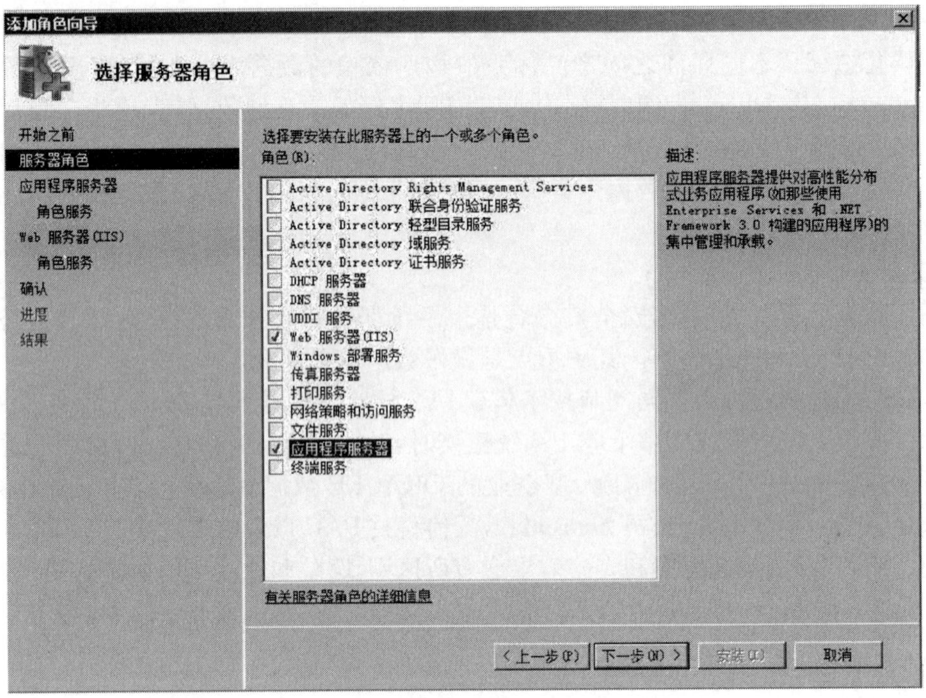

图 22-2　服务器角色选择界面

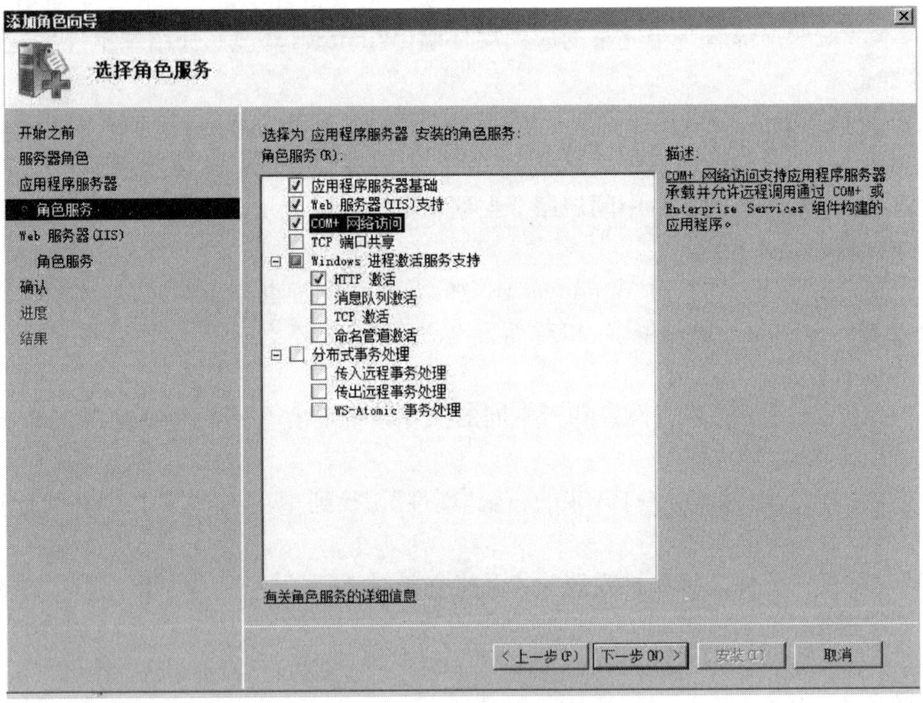

图 22-3　角色服务设置界面

(3)开启 ISAPI 和 CGI 限制:对于很多基于 B/S 架构的系统来说,在 IIS 中添加 ISAPI 和 CGI 限制功能是非常必要的。使用“ Windows Server 2008 服务器管理器”启用“ISAPI 和 CGI 限制”。使用 IIS 7.0 管理控制台启用 ISAPI 和 CGI 限制的话,在“ Internet Information Services”管理控制台,选择“计算机名称”,在计算机主页上,选择“ISAPI 和 CGI 限制”,将所需扩展设置为“允许”。

(4)WEB 服务接口部署:基于 XML 的 Webservice 技术是诸多厂商采用的接口调用方式,IIS 的成功部署为 WEB 服务部署提供了基础环境。WEB 服务通常作为第三方调用的平台,一个完整的应用层服务器包含了 WEB 服务在内的应用平台。当然,WEB 服务器也可以脱离应用层单独运行。

(5)服务端安装目录设置:对于 C/S 架构的系统来说,客户端通过网络文件或 FTP 共享的方式访问服务端进行升级。升级目录设置为共享并授权指定操作系统用户读取，这样，客户端即可通过文件/FTP访问服务端升级目录进行文件下载。

三、应用客户端部署

应用客户端指连接服务器，同时为客户提供本地服务的程序。电子病历系统的客户端对操作系统和硬件环境等要求依据软件厂商的情况而定。

（一）部署环境要求

通常情况下，电子病历客户端对电脑性能要求比数据服务器或应用服务器都要低，但总体上要求满足未来5年以上的主流硬件配置需求。基于用户对电脑系统操作的习惯性，操作系统方面一般都要求使用Windows，方便用户鼠标点选和键盘录入操作。另移动终端要求在此不做介绍。

（二）分角色、场景部署客户端

电子病历系统客户端软件的部署通常分两种情况，一种根据不同角色使用不同客户端系统，使用角色授权方式登录客户端，如医生使用医生客户端，护士使用护士客户端，病案管理人员使用病案客户端，质控管理人员使用质控客户端，信息管理人员使用系统管理工作站等。这种方式较常见，一台电脑多角色共同使用时，需安装多个不同的客户端。另一种统一客户端安装而采用用户功能授权方式，这种方式只要安装一个完整客户端软件即可满足不同角色用户的登录需要。

依据不同场景和用户群，客户端部署环境要求和客户端部署数量有所区别。主要包含以下几种角色部署：

1. 医生和护士客户端部署　医生和护士是使用电子病历系统最广泛的用户群体。对于临床科室来说，通常病人和病历有关的所有操作都要在电脑上进行，对电脑的使用率很高，那么部署该系统的环境要求相对较高。比如说硬件方面要有足够的内存容量和CPU配置才能使用顺畅。其次是客户端数量的分布，一个业务量大的临床科室医护电脑加起来少则几台，多则十多台甚至几十台。因此需要做到资源合理分布，做到不多浪费一台机器，让每台机器都能够得到最充分的利用。再次是部署临床医生和护士工作站时除了安装好客户端外，需要做好网络环境测试和系统的运行效率测试。最后是移动终端的配备则要根据医院实际需要采购，通常部署的移动终端包括医生使用的平板电脑、护士使用的PDA和医护共用的移动查房车等。

2. 病案和质控客户端部署　病案和质控客户端应用于医院管理部门，如病案室、质控科、医务部、护理部等，面向的用户群相对较少。对此类客户端部署遵循人员培训优先，首先选好恰当地点部署好客户端，可根据实际部门的人员划分按照人均一台电脑部署即可。

3. 系统管理客户端部署　系统管理客户端主要用于管理整个电子病历系统的业务功能配置、参数管理、模板编辑管理、权限分发等，使用对象主要是医院信息系统的管理部门，如信息中心。因此，客户端部署也比较灵活性或者有针对性，可根据部门需要部署安装。

4. 其他客户端部署　广义的电子病历不仅包含了狭义电子病历系统本身的客户端，同时还包含其他临床相关专业信息系统的数据接入和程序集成，成为以电子病历为中心的一个信息化完整客户端，达到单点登录的效果。其中比较常见和重要的，例如LIS、PACS报告数据的接入和浏览界面集成，通过用户客户端即可集成调用和浏览，从而方便临床工作者报告查看、病历书写等业务操作的需要。对此，LIS、PACS等系统需要提供数据接入接口以及调用程序，统一放置和安装于用户客户端电脑上。各专业系统所要求的操作系统环境配置不同，例如浏览器环境等，医院根据不同的环境配置要求综合进行部署即可。临床信息各系统厂商之间需要进行系统集成的调试，达到信息共享、互联互通的效果。

四、系统集成调试

电子病历所要集成的系统包括HIS、LIS、PACS、病理、心电、手术麻醉、重症监护等临床相关信息系统。电子病历的接口信息包括科室、病区、医生、护士等基础信息，基本信息、就诊信息、住院信息等患者信息，医嘱、申请单等医嘱信息，检查检验报告、检查影响等检查结果信息。电子病历的集成不只是系统的集成，更是信息的集成，电子病历可以为医护人员提供全面信息。另外，不仅电子病历系统需要集成其他系统，其他临床相关系统也需要集成电子病历，如病历调阅浏览、病历数据引用等。

如何进行系统集成调试取决于电子病历系统与其他系统的集成模式，以下是目前国内较常见的三种系统集成模式。

（一）点对点集成模式

在过去医院信息系统集成方法中，点对点的集成是一种最常见的集成方法。点对点模式的调试主要是两个系统之间的技术人员直接协商一个相互可以协商的接口方式即可，比如一方系统从数据库层面提供对外接口视图，另一方系统主动读取数据；或者一方提供存储过程、函数、表结构，由另一方直接调用或往里头写入所需数据等方式实现交互。

该集成方式简单易用，实现快速高效，但该方法适用的医院使用的信息系统仅来自少数几个厂商。然而信息技术日新月异，一个医院的信息需求不断扩展，一旦来自不同厂商的信息系统达到一定数量，这种集成方法就明显出现了弱点，每增加或修改一个系统的接口，就要同时联合多个系统进行调试。该模式存在以下缺点：高耦合、易用性差、扩展性差。

（二）界面整合集成模式

界面整合集成模式又可分为单点登录方式和插件化处理方式两种。

1. 单点登录方式　单点登录是最简单的一种界面集成，调试的方式主要是看以哪一方系统为主操作，只要增加一功能按钮进行调用，另一方系统改造程序接收传入的用户信息等参数，直接被调用打开，用户无需再次输入验证信息。传入参数由双方系统双方工程师协定好规则即可。

这种集成模式将各流程对应的业务系统在界面进行整合，将用户在各业务系统登录界面整合在一起，用户只需要输入一次用户名、密码即可在一个界面内展现所有流程，自动转到相应的业务系统进行操作，给用户的感觉是在一个界面进行操作，而实际是各系统分工合作，不过是在登录时的界面上有所统一。

2. 插件处理方式　插件集成方式是在一个统一的平台上，将各信息系统操作方式通过插件方式集成在一起。调试的时候，被调用系统提供插件安装，主系统通过安装一次插件即可，客户端无须安装被调用系统。当用户对各具体业务进行操作时，在界面形式上感觉是在一个系统上，底层链接到各个独立的系统进行数据的读写操作，这种集成方式不需要改变原有系统的数据格式，集成相对比较方便，但是在展示上可以让用户感觉系统是高度统一的。

目前主要根据集成与被集成系统的主导地位来决定以哪一方做插件，如在住院医生工作站，一般把 HIS 的医嘱剥离出插件，集成到电子病历系统中；在门诊，一般就把电子病历系统剥离出插件，集成到 HIS 系统。

（三）集成平台模式

在当前各家医院信息系统厂商繁多的状况下，集成平台模式越来越成为主流的集成模式。集成平台模式的调式主要以集成平台所提出的系统集成标准接口方案为准，各厂商按标准接口方案接入集成平台。集成平台成为核心中枢，要跟所有接入系统进行对接，但在标准接口制定好的情况下，若更换系统厂商，可无需变更接口方案。

集成平台模式下，电子病历系统与其他系统的交互数据通过消息集成平台处理，各业务系统把需要交换的信息推送到集成平台，再由集成平台进行业务流程分发。这种模式使医院各系统在松耦合模式下实现了流程改进、界面集成优化等功能，并符合 IHE 互操作性规范等，虽然对当前各厂商系统改进要求很高，但已经成为当前的发展趋势。

通过以上的一种或多种集成方式，在电子病历系统与其他系统进行较好的联合调试后，达到了流程通畅、操作便捷的集成效果后，即可开始系统运行使用。

第三节　电子病历系统项目实施

一、实施计划

项目整体计划制定对于电子病历系统的成功实施是至关重要的。项目计划的制订包括从规划、启动阶段直到项目验收、维护阶段的整个项目生命周期。根据每个项目的实际情况，实施计划的重点随项目的不同而有所变化，形成“总体规划、分步实施”的建设思路。

电子病历项目的整体实施计划方案包括项目规划建设、成立信息化建设小组及人员安排、总体工期实施计划以及里程碑等重要节点。通过整个项目实施的制定，一方面从管理上落实，成立项目建设领导小组，与厂商一同组成项目实施团队；另一方面严格按照项目进度表，明确项目里程碑时间。同时，制定项目工作原则，保证项目的全面实施。可从以下几方面展开：

（一）项目规划建设

信息系统的建设是一项长期、复杂和艰难的系统工程，在建设过程中遇到的困难和问题，需要不断地完善，所以要规划好医院的信息化建设路程，充分考虑到医院的未来发展方向。在制定总体规划时，领导要有决心和支持，业务部门的深入参与，共同把握总体需求、整体结构和信息化水平。根据医院信息化建设要求，拟定项目采购合同，明确项目建设内容、项目周期、项目目标等。

（二）成立信息化建设小组

在项目进场后，信息主管部门与厂商通常就该项目工作本身联合成立信息化工作小组，即建设小组，共同完成项目目标。医院信息化建设是“一把手”工程，而不只是信息主管部门的工作，应成立项目实施领导小组，包括主管院长在内的各个行政主管部门的负责人和成员，配合前期调研和召开启动会。在实施建设中会遇到许多意想不到的问题，必须及时组织协调工作，及时发现和解决问题。而厂商需指派项目经理，授权其完成项目任务，并安排项目人员，包括实施工程师、技术支持工程师等，进驻现场开展实施推动。

（三）制定《项目实施计划》

《项目实施计划》是一个文件或文件的集合，随着项目实施和实际情况会被不断变更，主要包括项目目标、主要项目阶段、里程碑、可交付成果。通常包括以下几方面内容：项目描述，项目目标、主要项目阶段、里程碑、可交付成果。所计划的职责分配；沟通管理计划，确定项目干系人对信息和沟通的需要：即什么人何时需要什么信息以及通过什么方式将信息提供给他们。如果有必要，可以包括上述每一个计划，详细程度根据每个具体项目的要求而定。《项目实施计划》由项目负责人制定和执行，并在项目工作中监控和变更。

（四）召开项目启动会

项目启动会是由项目负责人召集项目相关的各方主要参与人员，宣布项目实施正式开始的重要会议。启动会一般包含以下要点内容：①介绍医院信息化建设小组的组织架构和成员，宣布成立信息化建设小组并明确各成员的角色和职责。②强调医院信息化建设的重要性以及项目建设预期目标。③信息化建设小组介绍《项目实施计划》，包括以下内容：项目总体实施计划、项目目标、主要项目阶段、里程碑、可交付成果等。④项目实施中各科室的参与和领导支持的重要性。

二、调研与数据准备

电子病历的需求调研与数据准备是项目实施过程中关键性的基础工作。做好需求调研，可以避免项目走很多弯路，未做调研或调研不充分，都将严重影响项目的周期和质量。数据准备是系统上线的前提条件，数据准备工作通常是在全院医护人员的大力配合下展开，包括医院临床科室和各行政主管部门，做好细致周全的数据准备才能保障系统的顺利上线。

（一）需求调研

需求调研就是要搞清楚各业务科室的需求，通过反复沟通交流提取要点，进而形成软件功能。信息主管部门在做需求调研应根据不同角色和用户而有所侧重点。比如，临床医护人员可能关注病历的书写流程和便捷性、数据引用、体温单书写等业务；而病历管理部门可能更侧重于病案的质控和管理、数据分析和报表统计等功能，能实时监控全院患者病历书写质量情况。

需求调研阶段主要内容如下：

1. 需求调研准备，编写《需求调研计划》和《需求调研大纲》，确定准备工作、需求调研的内容、方法以及人员和日程安排等内容，经协商后按此计划开始调研。

2. 根据不同角色用户进行需求调研，主要包括管理流程调研、功能需求调研、病案管理流程、报表要求调研、统计分析等内容，形成《需求分析报告》。

3. 当需求调研计划和报告内容有变更需提前通知临床科室，执行需求变更控制流程，否则按计划进行后续工作。

4. 临床科室确认《需求分析报告》后，需求调研阶段工作结束，进行后续的软件功能实现的工作，形成《需求分析报告》。

一旦形成最终需求分析报告，将成为系统个性化开发的依据，因此原则上需求将不再因为其他因素的改变而变更，如需进行变更要经信息化建设小组协商确定。

（二）数据准备

如今，电子病历系统建设的不再是狭义上的电子病历系统，而是以电子病历为核心，各临床信息系统整合统一的医院信息平台。该平台包含基本信息、患者管理、医嘱处理、病历书写、检验检查、病历基础等内容。因此，在数据准备阶段主要工作有：病历模板制作、系统接口开发及规则功能配置等。

1. 病历模板制作　电子病历项目的实施难点：病历模板定制。电子病历模板制作包含通用模板、专科模板以及个人模板。电子病历模板以结构化的电子病历模板为主，满足临床高效、准确的完成病历，实现结构化数据的存取。电子病历模板由行政主管部门指定（医生病历一般是医务部，护理文书一般是护理部）负责审核和维护。电子病历模板的制作一般由信息主管部门、医务部、护理部、临床医护人员、软件工程师等多方合作完成。

通用模板制作，医生病历如入院病历、知情同意书、手术记录、病案首页等，护士病历如体温单、护理记录、入出院护理评估单等，由指定管理部门审核，全院分发共享使用。而专科病历模板的制作由科主任及管理部门组织经验丰富的医护人员进行设计，确定病历模板格式和内容，突出专科特点，审核完成形成医院的专科病种库模板，在书写病历时可大大提高病历的书写效率。个人模板制作是对病历模板的补充，医护人员在日常诊疗过程可将病历的内容另存为科室模板或个人模板，在病历书写时直接调用，以提高医护人员的书写效率。

2. 系统接口开发　电子病历信息系统建设是全院信息系统的集合，需要和众多第三方信息系统，如LIS、PACS、手术麻醉等做接口，形成数据的互联互通。为保证数据的及时性、有效性、完整性及安全性，建议采用主流的接口方式，有如下几种：

(1)视图：在数据交互中最常用的是通过视图，但是涉及数据库之间的差异，比如 SQL Server 和 Oracle，这样不同数据库之前还要做透明网关来做转换。

(2)存储过程：直接调用对应系统的存储过程来实现数据的共享。

(3)Web Service：这种方式目前比较流行，通过数据的消息交互，实现数据的共享。

(4)集成平台：统一将数据上传集成平台和数据中心，由数据中心统一调配至各个系统。

(5)动态库 dll 文件(调用其中的函数)。

3. 规则功能定制　在数据准备阶段，规则功能定制也是数据准备阶段的一个重要环节，保证系统和流程正常运行，主要包括以下几方面：

(1)基础数据：电子病历基础数据主要从 HIS 系统获取，包括人员字典、科室字典、药品字典、价表字典、诊断编码等。

(2)规则定制：电子病历系统的业务规则定制主要包括参数管理、临床规则设置、三级质控、时限质控、打印设置、权限管理、用户管理等。

(3)报表查询：在数据准备阶段要注意报表数据，主要包括患者查询、病案编码、病案管理及医院常用的统计查询等。

在数据准备阶段保证整个临床业务流程的顺利进行，形成患者和病历的闭环管理，提高临床医生工作效率和病历书写质量，规范各项操作规程，从而提高诊疗水平。

三、用户培训

医院信息化的上线培训不同于其他软件项目行业，它涉及各类角色人员及不同的应用系统，每个使用者的操作水平也参差不齐，做好系统培训工作是整个项目实施中重要的环节。医护人员对软件的熟练程度直接影响到系统的应用效果，所以要对培训工作给予足够重视，充分认识培训的重要性和艰巨性。在项目上线之前对医护人员进行系统、规范的产品培训，了解系统功能和模块，在使用中能够解决具体的问题。良好的培训效果可以让医护人员熟练掌握系统使用方法，帮助项目推动，增强对项目认同感，节约时间成本。

（一）培训内容制定

医疗行业具有特殊性，不同用户使用的是不同系统和功能模块，比如临床医护注重的是医护工作站的使用，包括患者管理、医嘱处理、检验检查等功能模块，而收费人员则更关心的是收费系统的业务功能流程，如患者注册、财务管理、卡号管理等功能模块。培训小组在培训前要根据不同培训对象，不同培训内容，不同培训阶段进行培训内容策划。在培训策划要考虑培训的地点和成本、培训内容、培训人员以及培训方式，合理安排，高效紧凑。

（二）编制《培训计划书》

一份完整的培训计划要确定培训目标，详细分解培训时间、培训内容，说明培训地点、签到方式和考核方式，让培训参与人员提前做到心中有数，做好工作安排和准备。

（三）组织培训

信息主管部门在编制培训计划时要沟通培训时间，检查培训场地是否有足够资源上机练习，是否有其他必要设备，做好数据准备。以便在培训前搭建好软件环境、硬件环境、网络环境等。等这一切就位后还要和科室确认最终培训人数和其他特殊要求。

信息主管部门在整理和编制培训材料时，要确认培训材料流程是否清晰，核对培训内容是否通俗易懂，做好"先讲业务后讲思路，先讲思路后讲操作"的培训方法。培训前做好准备工作，让有经验的讲师组织培训，对业务熟悉和功能理解透彻的讲师才能做好项目的培训。同时，信息主管部门也可以邀请理解能力强、业务精湛、操作熟练的医护人员为其他人员做培训讲解，从他们的角度去授课可能会达到更好的培训效果。

（四）培训考核和反馈

培训效果如何要从两个方面去验证，一方面是对医护人员掌握程度的了解，这就要通过培训考核去完成。另一方面要了解培训的质量，这就要通过培训学员的反馈来了解。在培训考核，要做好结合实际临床业务去准备考核试题，这也是培训考核的一方面。培训完成后，信息主管部门要请培训参与人员填写培训效果反馈表，这样对培训讲师形成一个反约束，为了让培训参与人员有一个良好的效果反馈，就不得不精心准备培训工作，而不是敷衍了事。

信息主管部门在培训结束后需提交培训成绩与总结报告，说明培训的实际效果，供领导和行政主管部门参考，了解培训情况、用户参与情况，以及考虑是否加强培训。

四、系统运行

电子病历系统运行一般包括试运行和正式运行两个阶段。试运行主要是为正式运行做准备，通常情况下，较大医院对于用户使用面广泛的电子病历系统的上线，会先划定一个试用范围或试用期限，避免一次性铺开可能存在的问题，待运行稳定后再进入正式运行。

（一）系统试运行

在试运行阶段主要工作是在真实环境下，对硬件设备、网络及机房等方面的测试，对软件系统进行功能测试、性能测试、业务数据准确性测试、容量测试等。在试运行阶段可确保每个系统和各个业务流程均能正常使用和走通，如病历书写、会诊流程、病案管理等，并且验证用户功能需求，同时把尽可能多的潜在问题在系统正式之前发现并修正。在试运行阶段选择典型临床科室，可在正式运行之前进一步提高医护人员的操作水平和操作规范。

1. 制定《试运行方案》　在项目进入试运行阶段之前，一定要制定详细的计划方案，保证试运行阶段的顺利进行。《试运行方案》包括试运行科室、人员安排、业务系统和功能模块、负责人、准备工作及注意事项等，信息主管部门和厂商要注重与临床业务科室的沟通和交流，及时收集和反馈医护人员的意见，对出现的操作问题和程序 BUG 及时处理，把握试运行的工作安排和进度控制。同时，要保证试运行阶段在既定时间范围内完成，要注意以下几点：

（1）结合整个项目的进度计划，制定严谨的试运行进度计划。

（2）与各主管部门保持良好有效的沟通，确保各项工作准备到位，使得项目进度工作能够在计划内完成。

（3）在试运行阶段保证有经验的实施和技术人员在现场，能够快速排除问题。

（4）对于试运行中出现的问题，不能因为某个环节出现问题而暂停试运行工作。

2. 系统测试　试运行前，除了对硬件设备、网络及机房等方面的测试，要保证程序和系统的正常运行，还要做功能测试、性能测试、分系统测试、全系统测试、容量测试、压力测试、灾难恢复测试等。在进行测试前，需要编写详细的测试方案及测试用例。在测试案例中包含对异常情况处理的测试，如数据不全、参数错误、字段类别不符等。各种不同类型的测试都应采用循环的"测试一改进"操作，以确保问题得到完整、充分的解决过程。如测试结果与实现要求不符，进行改进和反馈，最终达到功能要求。

3. 试运行报告　在试运行阶段，选择的业务功能模块具有广泛的代表性，能够真正起到检验系统的目的，确保正式上线后系统稳定。选择试点科室，可挑选全院临床科室的10%作为试点，包含内科、外科、妇科、儿科等临床科室，以及病案管理部门、病历质控部门等作为试点科室。在试运行要做好运行记录，试运行结束后根据记录的错误和用户提出的优化意见，制定详细的系统改进计划工作。在试运行结束后形成《试运行报告》，内容应包括总体运行情况、科室配合程度、用户使用情况等，作为正式运行的参考。

（二）系统正式运行

项目经过前期的数据准备、系统培训和试运行等过程，接下去将进行全院电子病历系统的上线，涉及用户众多、系统功能众多、业务流程众多，是一场没有硝烟的信息化战争。正式运行前，信息主管部门要制定正式运行方案，内容包含系统切换范围、切换时间和切换过程，并与各主管部门沟通，确定系统最终切换方案。

在正式运行期间，与用户及职能管理部门要保持良好沟通，不断解决和完善运行过程中出现的问题，并及时改进符合业务规范的功能和流程。经过几周的上线磨合，根据系统运行情况进行全面总结，形成《系统运行报告》，包括系统运行情况、科室使用情况、需求处理等内容。待系统进入平稳运行阶段，即可转入项目后期的运行维护和验收阶段。

五、验收与运维

验收与运维阶段是项目实施的最后一个阶段。项目的验收标志着项目实施过程的结束，系统转入运维期，可以进行验收阶段工作，是十分关键的里程碑。在软件验收前，信息化建设小组要召集各科室主任和信息员，成立验收小组。验收小组根据合同中的验收标准检查所有软件项及要求是否完整，做好验收准备。根据合同要求或双方协商的结果，厂商提交《项目验收申请》，确定验收时间、进度安排、验收准则、软/硬件环境和资源，如需测试，还应制定《验收测试计划》，并执行验收测试。

（一）验收标准

1. 从临床科室反馈和系统稳定性方面来看，整个系统的运行已经进入正轨，需求的响应也已基本完成，并稳定运行后组织验收。

2. 所有系统建设模块按照合同要求全部上线，并满足使用要求。

3. 各种技术文档和验收资料完备，符合合同的内容。

4. 外购的操作系统、数据库、中间件、应用软件和开发工具符合知识产权相关政策法规的要求。

5. 合同或合同附件规定的其他验收条件。

（二）验收步骤

1. 验收需求分析　项目进入验收阶段，医院组织科室专家，如果项目还有监理单位，验收专家应该包含监理单位的人员，共同组成验收领导小组，对项目进行验收需求分析，判定是否达到验收要求。

2. 编写验收方案　验收领导小组对项目进行深入的需求分析的基础上编写验收方案，方案内容包括项目里程碑点、建设内容、运行情况等。

3. 提交验收报告　验收领导小组对项目系统设计、建设质量、软件运行情况等做出全面的评价，得出结论性意见，对不合格的项目不予验收，对遗留问题提出具体的解决意见。

4. 召开项目验收评审会　召开由各科室参与的项目验收评审会，全面细致地审核项目验收小组所提交的验收报告，给出最终的验收意见。

（三）系统运维

项目完成验收之后即进入运维阶段，主要保证在使用的功能模块和系统稳定运行，做好日常问题处理工作，包括病历模板制作与修改、需求二次开发、版本更新等。同时，项目验收后厂商将会撤离或减少现场人员，这时需要信息主管部门完成系统运维工作。

病历模板制作与修改。在运维阶段，临床科室在深入使用电子病历系统后会修改和新增病历模板，对模板提出功能性建议和需求。电子病历系统的数据准备阶段有大部分是模板维护，而方便灵活的模板又将系统提高到新的高度，因此模板的应用是电子病历系统建设成败的关键。而且，优秀的模板是教学科研和临床经验不断积累和探索的结晶，同时规范医生的医疗行为。在模板制作过程中，要经过如下流程：提交纸质病历→科室审核（临床科室和管理部门）→模板分析→模板制作→模板测试→模板分发→结束。临床医护人员通过调用维护好的病历模板来提高病历的书写效率，同时提高医院的管理水平。

随着系统的深入使用，用户或管理部门会提出新的功能要求，形成二次开发。经过需求分析、技术处理、现场测试、功能发布，完成需求流程。在功能发布时，做好系统的版本升级和备份工作，包括参数文件、程序文件、病历模板等。当用户或管理部门提出需求二次开发，遵守需求管理流程，做好文档记录，形成需求记录单。

第四节　电子病历系统不同角色实施要点

一、病房医师

（一）建设内容

病房医师角色是电子病历系统建设的核心内容之一，实施内容包括医嘱处理、检验检查申请和报告、临床知识库以及病历无纸化建设等。首先，在医嘱处理主要是闭环流程管理的实现，可获得多方面知识库的综合提醒或辅助。其次，在检验检查申请和报告的建设，病房医生在电子病历系统中为患者申请检验检查项目。当检验或检查系统得出检验检查结果后，将报告传给电子病历系统，可直接将数据引用到病历，并根据针对患者性别、诊断、以往的检验检查结果等给出提示。最后，是基于临床知识库的病历书写和无纸化建设。病房医师可以主动调阅临床知识库完善病历书写或知识库在书写过程中给出建议和解释。然后，在电子病历系统中引入具有法律认可的可靠电子签名，实现无纸化医院的建设。

（二）病房医师实施要点

病房医师有众多功能模块和医嘱闭环的上线和改造，以及临床知识库的建设等。如何做好病房医师的实施，是电子病历系统建设的重中之重。

1. 明确建设内容　病房医师的实施，包括医嘱处理和闭环、病历书写、检验检查等。这其中涉及众多信息系统厂商和医院的不同行政主管部门，如医务部、护理部、质控等。应组织不同科室成员组成病房医师建设小组，明确建设内容，做好具体实施方案。

2. 规划实施方案　明确病房医师的建设内容后，根据医院实际情况，制定项目具体实施方案。在现有的信息系统之上，根据系统调研报告，查缺补漏，改造医院现有的功能模块，比如医嘱闭环流程的改造、病历书写等功能，同时准备上线临床知识库、病历无纸化等模块，完成病房医师的建设内容。

（三）发展趋势

电子签名认证是实现病历无纸化的必要条件，也是电子病历未来发展趋势。电子签名认证为电子病历系统提供安全登录，数字签名和加密证书等，使电子病历与传统的纸质病历同样具有法律效力。

目前，很多医院和患者都对电子病历持谨慎的怀疑态度，关键问题是纠结于电子病历的法律效力，一旦发生医患纠纷闹上法庭，都担心电子病历不能成为呈堂证供而败诉。因此，电子病历的合法性已经成为制约电子病历发展的重要因素，有必要从法律角度出发，依托现有的技术手段确保电子病历的法律效力，加大无纸化进程中医院和患者关于电子病历的接受程度，从而助推病历无纸化进程。

二、病房护士

（一）建设内容

病房护士角色也是电子病历系统建设的核心内容，它是闭环管理的重要组成部分，其主要进行病人管理、护理文书录入和医嘱执行等操作。病人管理包括对病人的入出转操作，护理文书录入包括如体温单、护理记录单、护理评估等录入，医嘱执行包括医嘱的校对、治疗的执行等。

(二) 病房护士实施要点

病房护士主要由医院护理部进行管理，而护理部通常会关注护理工作量，希望简化护理文书的书写以及护理相关操作的流程，从而提高护士工作效率。因此，病房护士实施的重点在于如何优化护理工作流程，从而提升系统便捷性和智能化。为此可以从以下几个方面着手：

1. 实现医护数据的共享　在书写护理记录单入量可以自动引用药品治疗量、临床输血输液后自动产生输血输液护理记录单、护理系统自动接收新医嘱内容并提示护士及时校对、医生下达告病危/病重病人实时通知病房护士和医护交班平台数据共享等一系列医护共享实例。

2. 实现护理结构化　目的在护理文书一次录入到处使用，如入院评估录入的生命体征数据，当天入院时间点体温单数据可自动获取，护理记录单体征数据可自动获取；相同护理时间点的体温单和护理记录单的数据可以相互引用；第三方采集的监护数据、心电数据、检查检验数据的引用。

3. 实现数据的批量化录入　如体温单、护理记录单、入院评估单、血糖监测单、健康宣教单和皮肤压疮观察量表等护理相关记录单的批量录入。目的在于实现快速录入，减少切换标签和病人的时间，提高工作效率。

4. 护理智能提醒　智能化护理病历的应用主要为护士提供一些必要的护理信息和护理措施的指导，如有计划的提醒护理工作者每个时间段该进行的工作(如生命体征录入、各种评估录入提醒等)；以及临床重要的信息能够实时提醒，如危急值信息、病人高烧信息和病人的突发情况等。

(三) 发展趋势

近年来，移动终端的发展和日趋成熟，护理移动终端如移动 PDA，平板等产品越来越多的得到应用和推广。同时越来越多的医院已经开始实现移动化办公，移动终端给临床护理工作带来更多的便捷和安全性的保障。推行移动护理的主要目的在于实现基本护理事务的移动化处理，其中重要一方面是移动化书写病历，彻底解决移动化病历书写在于是否能够覆盖大部分的护理文书。其次是移动临床治疗的执行，包括用药、输液、输血等执行，目的在于实现移动化便捷护理校对，达到全闭环可追溯的安全管理模式。医院在实施护理移动终端时重点要确保的是硬件设备的投入，主要是移动终端的采购和移动无线网络的部署。移动终端的采购要根据医院使用科室的需要，比如病房护士的配比数量，电池续航和程度，充电模式是坐充还是直充，触屏的模式和灵敏度等，最终选择适合的移动产品型号。移动无线网络的部署要注意信号覆盖的问题，规划和部署时要测试好并且预估到无线 WIFI 覆盖的范围，做到无死角，覆盖全面，否则会影响移动终端的正常使用。

三、门诊医师

(一) 建设内容

门诊医师使用电子病历主要是书写门诊病历、处方记录、检验检查报告和治疗方案，记录患者在门诊诊治过程的各种病历资料，包括主诉、病史、体格检查、诊断、治疗计划等内容。其中，门诊电子病历采用结构化方式录入，在患者初诊时，即建立患者健康档案，便于今后直接查看和调用，主要包括个人信息、家族史、既往病史、个人生活史，起病时症状。当门诊医师写完门诊病历后，即可进行实时打印，交给患者保留。电子病历系统结合数字签名和病历签章，形成具有法律效应的门诊病历，为地区健康卫生提供基础数据。同时，门诊医师的建设内容还包括处方书写、合理用药和门诊知识库等。

(二) 门诊医师实施要点

门诊医师与病房医师的实施不同。门诊患者数量众多、就诊时间短、病情变化快，且门诊医师大都为中年以上的专家，门诊电子病历应当更符合门诊医师的书写习惯，尽管门诊病历的内容较住院病历相对简单。做好计算机的基础培训是实施门诊电子病历成功的关键。其次，循序渐进是实施门诊医师的重要方法。可首先在接受力较强的年轻医师推行，不断完善程序和流程优化，做到既符合规范，又简单实用。在完善的基础上再进行全院的推广。最后，为提高病历的书写速度，在系统中可制作各专科的病历模板，最大限度提供人性化操作，做到全院统一标准和信息共享，也规范病历书写格式。

(三) 发展趋势

随着信息化的发展，专科电子病历越来越受到重视。它将重点转移到数据采集和提取分析，同时通过积累专科病历信息，形成专科知识库，为专科建设提供辅助决策支持，体现出专科诊疗特色，也更具科研分析价值。实施专科电子病历系统的难点主要有以下三点：

1. 系统整合性 将门诊医师在诊疗过程中所有业务系统的整合，才能更好帮助门诊医师完成患者的所有诊疗过程。比如口腔专科电子病历的系统应包括患者管理、预约诊疗、病历书写、检验申请、处方开具、处置开具、PACS调阅、知情同意等。

2. 系统灵活性 系统在设计架构上要满足松耦合，各种功能模块、工具套件可以如同堆砌积木一样实现系统的组合。需要哪些功能模块可以通过后台定义实现，包括流程定义可以利用维护界面的形式实现等。

3. 法律效应问题 通过与数字签名结合，实现门诊医师的登录认证、数字签名、病历时间戳和证书加密等手段，记录病历修改痕迹等，保证门诊电子病历具有等同手写的法律效应。

四、病案与质控

(一) 建设内容

病案管理人员，根据分工内容可以分为回收、编码、归档等，建设内容围绕病案管理人员的核心业务进行，主要包括病案编码、病案首页数据校对、病案归档、病案封存、病案回退、病案借阅、病案纸质病历登记、病案复印登记、病案数据查询等功能。

质控人员，主要是由医院的病历质控管理部门和科室质控员等组成，建设的主要内容是对临床病历的质量控制，临床质控主要包括时限质控管理、三级评分质控管理、核心制度、质控统计报表等功能。

(二) 病案与质控实施要点

病案与质控实施时要关注以下几个方面的重点和难点：

1. 三级质控评分 三级质控指科室医生自评、科室质控和全院质控。建立好三级质控目的在于分层次和分等级进行病历的抽检，从而提高病历的质量，完善病历的内容。为此，医院可根据自身管理的需要，开展这三个层次的病历质量控制。

(1)医生自评：指病历书写的医生按时按计划对书写的病历进行检查，结合病历的逻辑校验，对存在的病历质量问题进行整改。就病历书写者本人来说，自己所写病历的问题，自然心中有数，但通常不会去自己给自己评低分，基本上都是甲级病历。

(2)科室质控：指科室运行病历的环节质控，由医院指定的科室质控员定期任务对病历有针对性抽查，发现问题及时批注评分，同时汇集科室评分报表提交到质控管理部门存档。对于医院临床科室来说，质控的标准化和个性化管理比较突出，可能会涉及不同科室由不同的质控标准。如若科室质控执行较好，能起到较好的运行病历把关作用，做到事前控制。

(3)全院质控：指质控管理部门有针对性的全院性的病历抽查，全院质控的主要对象为终末病历，或称终末质控，涵盖范围为全院临床科室，属于事后控制。由质控管理部门发起和组织每月、每季度等定时或者临时质控任务，添加有针对性的评分病历，对有批注的扣分项将整改消息正反馈给医生，临床医生接收后进行处理和负反馈，最终上报生成汇总表。

2. 时限质控管理 病历时限质控指针对病历的书写时限要求进行的病历书写时限控制，如首次病程入院8小时内完成、入院记录入院24小时内完成、病重病人病程记录至少2天书写一次、病危病人病程记录至少1天书写一次等。

临床医生或者护士对病历的时限要求在规定时间内完成病历的书写，如果超时完成可以对个人进行适当处罚，同时对病历评分进行单项否决等。对于医院质控管理层来说更关注的是超时病历报表查询，对于已经超时完成的病历进行相应督促和整改，并根据时限质控数据的及时性和准确性进行持续完善。

3. 病案数据上报 如今很多医院特别是三级医院，需要对外进行实时有效的数据上报，如HQMS上报、卫生统计上报、市民健康上报等。病案数据上报相对复杂，对数据的内容格式要求比较严格，实施时要做好病历数据质量的把关，主要有三方面：第一，病历书写终端做好病历的内容质量控制，通过病历控制必填项(内容完整性)校验、非法字符校验、时间先后顺序校验、内容的合理性校验、诊断手术编码的规范性校验和身份证电话号码等多位符完整性校验。第二，病案管理部门进行数据二次校对特别是病案首页的校对，进一步完善病历的质量要求。第三，上报前置机或者病历的压缩工具做最后一步的数据合法性校验，对不合法的数据进行把控。

（三）发展趋势

电子病历的病案与质控管理主要是服务于医院职能管理部门，适应于医院在病案管理和质量控制上越来越高的要求。与此同时，病案与质控开始在临床医疗大数据、科研检索和决策支持方面挖掘深究。如今病历的结构化程度越来越高，加上后结构化技术的发展，临床医疗大数据的应用也开始越来越为更多的医院所发掘，基于病案精细的结构化，可以得到用来做统计分析、科研检索、临床和管理决策支持、更全面的临床质量控制等深入应用。

（张林劲　温其杭　陈建平　徐达雄　钟晓英）

参考文献

1. 王羽.电子病历系统功能规范与分级评价标准解读.北京：人民军医出版社，2012.
2. 李小华.医院信息化技术与应用.北京：人民卫生出版社，2014.
3. 王静仪.浅谈以电子病历为核心的医院信息系统.信息系统工程，2013(3)：49-50.
4. 刘晓辉，胡占生，赵霞，等.新版电子病历系统的实施与改进研究.医疗卫生装备，2015，36(2)：55-58.
5. 宋万荣，石威.实施电子病历系统的风险管理.中国数字医学杂志，2012，8(3)：42-44.

实 例 篇

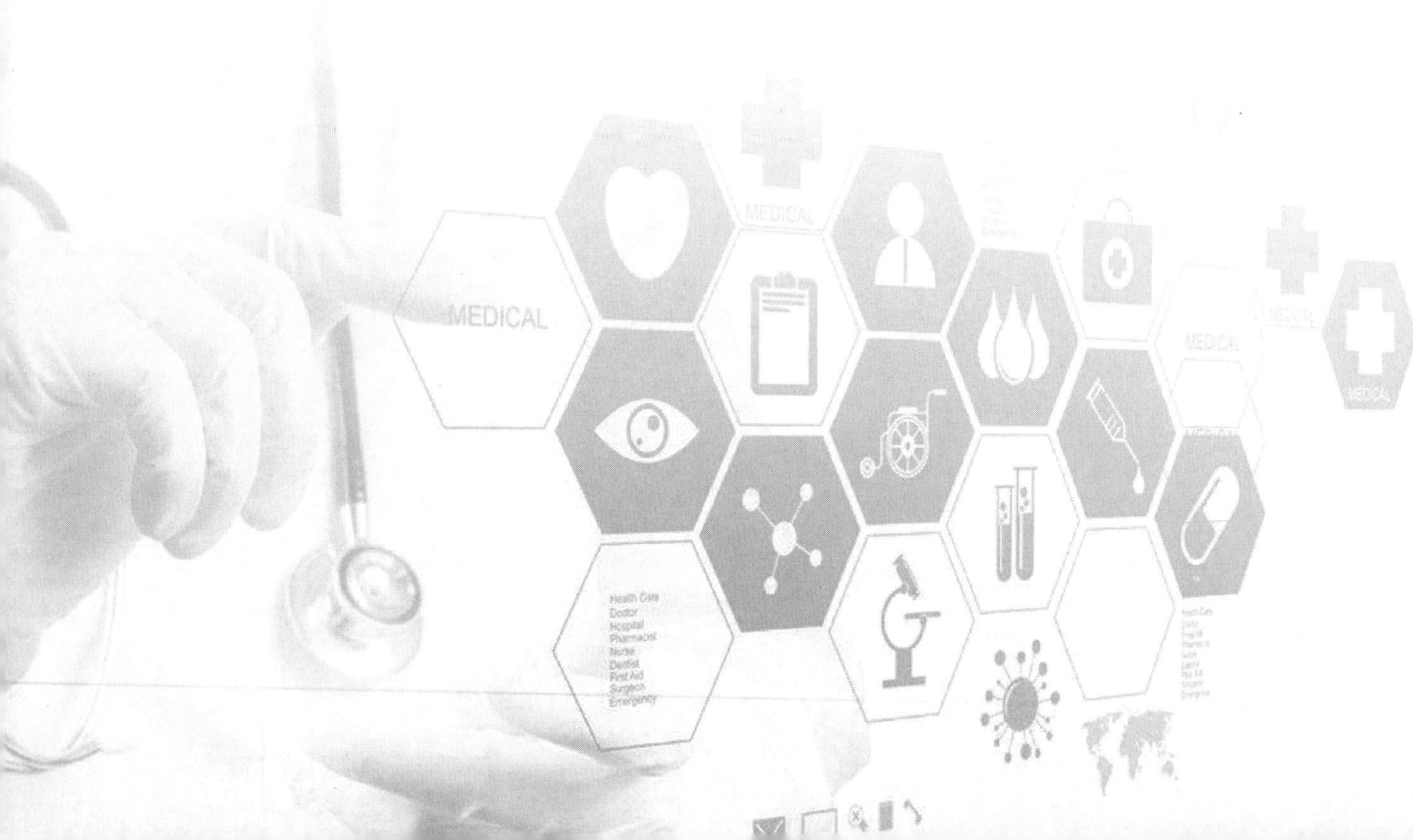

第二十三章　嘉和美康电子病历系统实例

第一节　系统概述

嘉和美康电子病历系统通过 15 年的不断完善，经过长期积累，形成了丰富的临床信息资源，从国标数据集到专病数据集；从符合互联互通的标准化模板，到符合专科特点的专病模板；从辅助病历快捷书写的文本知识库，到可以自动提醒的诊疗操作知识库；从一次住院的诊疗时间轴，到多次诊疗的 360 疾病视图；从可控管理型多级质控体系，到特殊患者的全面监测。嘉和美康电子病历提供临床工作、管理监控、标准化管理、科研采集等全方位的临床信息服务。目前在用户使用方面具备以下特色功能：

一、临床数据标准化管理

嘉和美康电子病历系统内嵌“标准数据集”。依托电子病历系统在医院信息化的核心地位，将所有汇集到电子病历系统中的临床数据通过“标准数据集”完成统一定义，统一分组等标化处理。为建立在标准化之上的数据查询和区域信息化提供扎实的基础。除国家卫计委已发布的标准数据集外，嘉和美康依托高端医疗资源多年科研工作的积累，形成了专科化疾病数据集，图 23-1 是标准数据集管理界面。

二、结构化的电子病历编辑器

结构化的方式无论是在书写还是数据利用都有着不可替代的重要地位。专业的电子病历编辑器就成为了电子病历系统的核心技术。嘉和美康公司开发了拥有独立知识产权的基于 XML 的专用电子病历系统编辑器，以标准统一的操作界面，实现各种病历文书的书写处理，很大程度上降低了系统的维护、扩展和培训难度。从底层实现病历采集的 XML 结构化，同时具有排版样式、表格、图像与标注、修改痕迹、特殊打印、动态模板调用、自动排版等功能。在实现临床病案快速、准确书写的基础上实现病历 XML 结构化，是实现科研和病案脱机使用的基础。

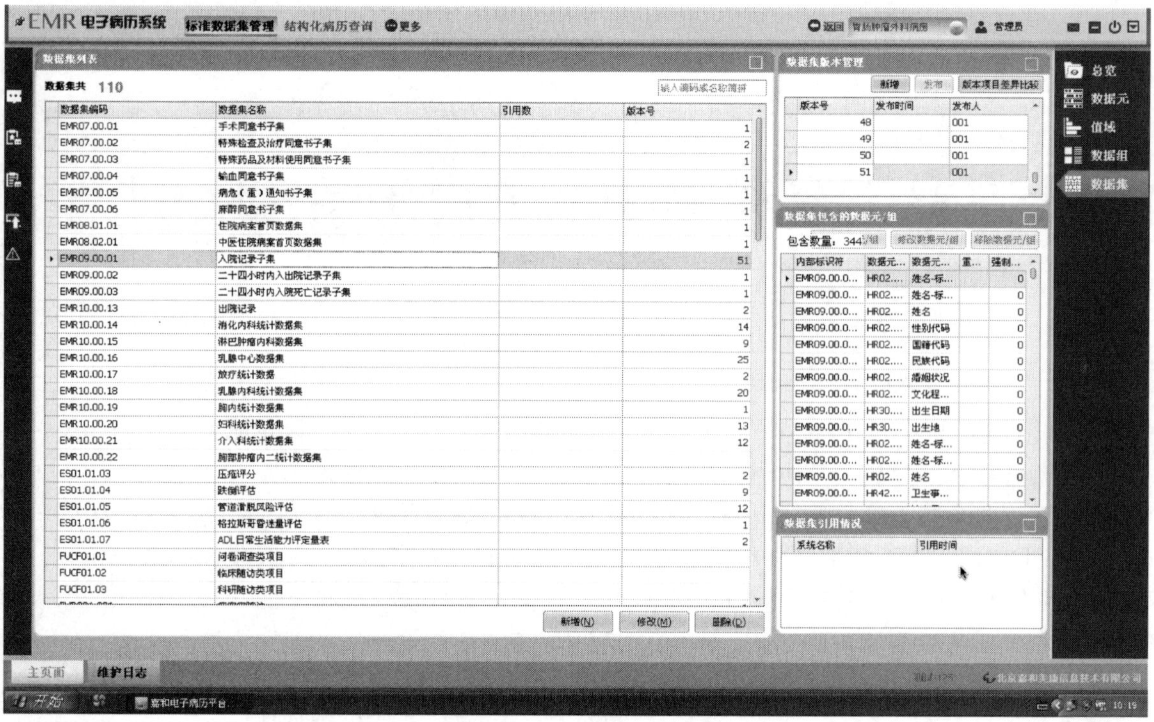

图 23-1　标准数据集管理

基于编辑器的结构化方式摆脱了数据库表结构调整对原有数据的彻底毁坏，独立的存储方式让用户可以一方面不断地完善模板提高书写效率，另一方面将所有的临床数据沉积后通过标化处理作为医院的资源库加以利用。

三、基于 CDR 的临床数据展现

临床数据是相互关联和影响的，但是信息孤岛让部分临床数据无法关联造成临床工作人员阅读信息和利用数据的严重不便。嘉和美康电子病历基于 CDR 完成了多种临床数据的展现，分别提供给临床工作者查房、讨论、患者周期趋势变化等不同工作场景。极大地方便了临床工作者获取更全面的关联信息，图 23-2 是 CDR 的诊疗时间轴显示。

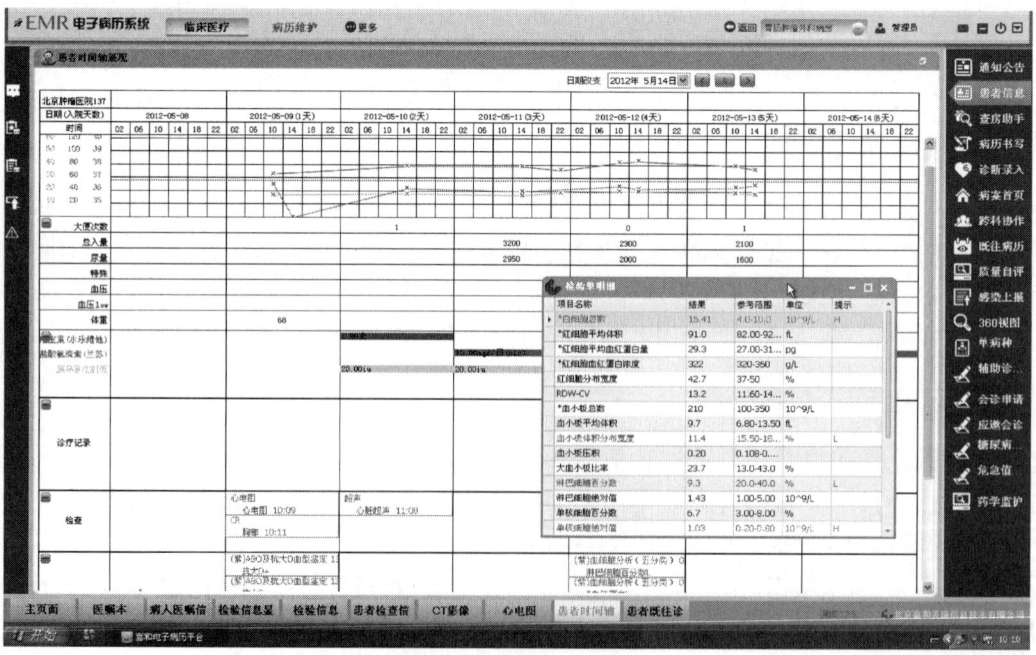

图 23-2　诊疗时间轴

四、360度全方位的诊疗视图

当患者多次住院，之前的诊断和治疗过程可能对本次产生影响。如果患者频繁入院和因同一疾病就诊，那医生对既往信息就需要掌握。单独的既往病历文书往往是不够的，嘉和美康电子病历提供给使用者的是一个更全面的、高度更高的360度全方位的诊疗视图。视图将患者多次住院数据完整获取，将这些数据分门别类纵向展示（图23-3）。

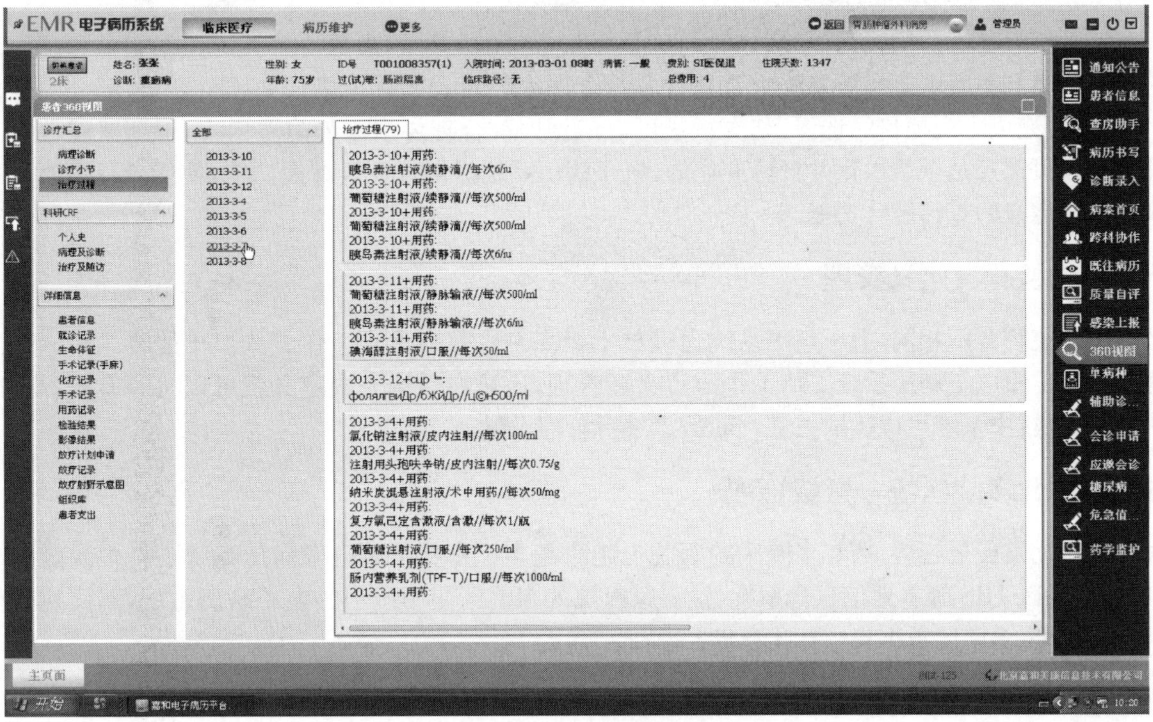

图23-3　360诊疗视图

五、可控管理型多级质控体系

嘉和美康电子病历系统建立起一套贯穿病历整个流传流程的质控体系，并且体系可以根据用户工作特点进行调整。当质控体系建立完成后，病历质控将从原有单一部门，时间滞后，效率不高等问题解脱出来；贯穿多个部门的病历流转就由多部门在特定时间点完成相应的质控工作，做到专业相符、时间相符、流程相符。质控扣分的依据可以由医院自行调控，让医院方便地进行人性化管理和符合医院特点的质控（图23-4）。

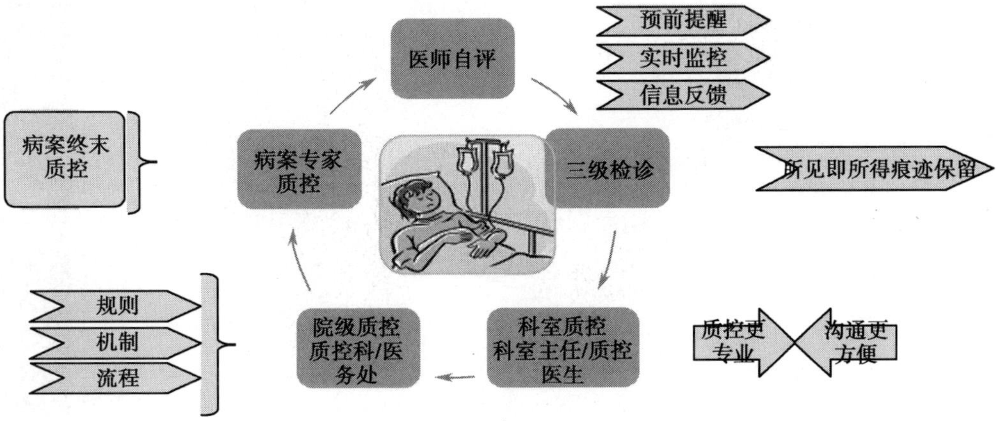

图23-4　可控管理型多级质控体系

六、特殊病历的全面监控

对于医院主管领导关心的是像死亡患者、危重患者等病历情况。嘉和美康电子病历系统将死亡、危重、手术、会诊等核心患者病历依据条件筛选梳理，按照不同时间区间，不同科室范围动态展示。通过同比环比图表方式明确每类患者变化情况。并且可以直接追溯到具体患者完整病历进行阅读。

七、病案首页的全查询

病案首页信息是一份病案高提纯的展示，又是多种上报的信息的来源。首页的数据完整和统计是上述工作的基础。嘉和美康电子病历系统中首页首先符合国家最新病案首页格式和项目要求，部分内容自动填充，医生只需要完成主观项目的选择，其次系统可以依据医院合理要求添加附页内容，保证医院上报工作的顺利进行。首页信息是全结构化并且标准化的，电子病历系统提供首页全查询功能，使用者只需要勾选条件就可以完整自定义的查询统计功能。

八、工作流程自定义管理

医院工作流程各不相同，电子病历系统通过技术提高工作效率优化工作方式但不能将医院原有流程推倒重建。嘉和美康电子病历系统支持工作流定义和管理，通过在系统完成定义就可以将原有流程镶嵌到系统中，在工作流转中系统可以读取关键判断信息进行管理设置。

九、集团化多院区统一区域管理

医院集团化发展是趋势，拥有多院区的医院也越来越多。嘉和美康电子病历系统支持多院区的统一管理，接口不同院区 HIS 等本地信息化系统，让一家医院的多院区使用统一的电子病历系统，不同院区科室之间可以互通有无，多院区数据集中标化存储。

十、事务型的临床路径

嘉和美康临床路径系统和嘉和美康电子病历系统无缝融合，将临床事物作为路径进行和质控的标准，自动标准路径中每阶段工作内容的完成程度，智能管控路径跳转，变异数据自动收集作为质控和统计的依据。路径定义工具化，路径管理员依据前一版本使用反馈完善路径内容从而生成新版本的路径，使路径越发符合临床使用(图 23-5)。

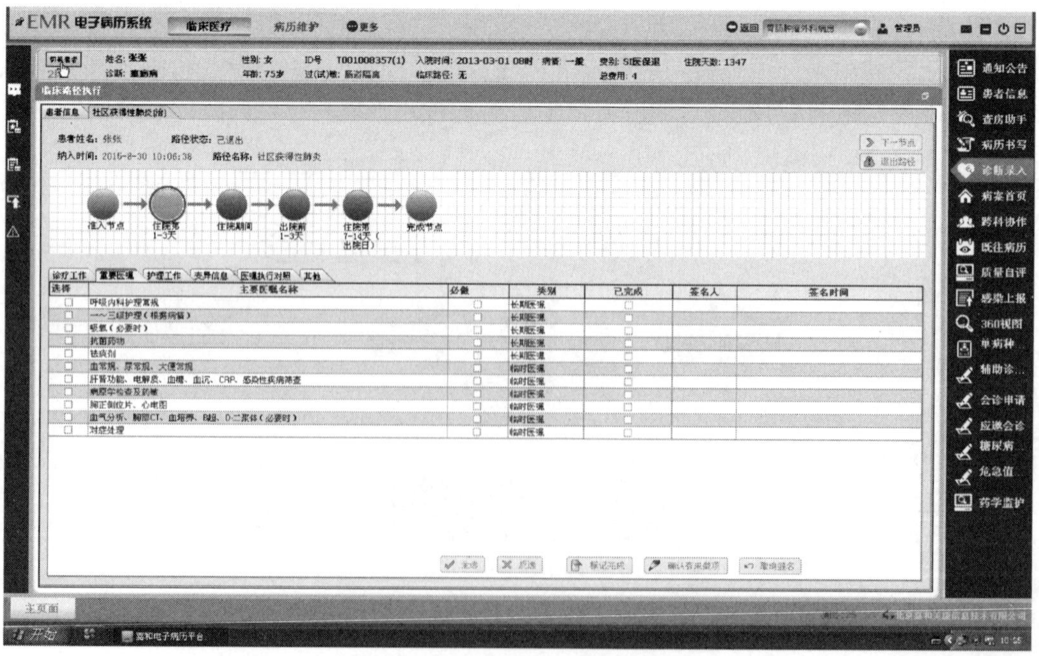

图 23-5 可视化临床路径

第二节　临床科研一体化体系

一、科研工作现状分析

（一）临床病历内容难以满足科研需要

当前，医院已经建设了HIS系统、电子病历系统、LIS系统、放射PACS系统等多种临床信息系统，侧重于提高业务运行效率和临床工作执行能力，但很少考虑医学研究等方面的深层次应用需求。因为临床业务过程的主要目的是完成对患者的诊疗、治病救人，在这个过程中采集的数据能够支持医疗活动即可，但对于临床研究来说，需要很多超出这个范围的信息，这些信息不是诊断、治疗必需的，但对于医学研究又是必需的，如各种量表、检查指标、院外随访信息等。因此，在医院希望利用现有数据开展科研工作时，会经常面对无数据可用的困难。

另一方面，医院原有电子病历系统对于各临床系统已经记录的信息，其结构化程度也不足以支持直接应用于科研分析，其中就包含了大量的自由文本内容，而且对自然语言进行自动分析处理的技术远未达到应用的程度，因此，目前能够良好支持后期分析应用的数据采集方式还是预先结构化模板录入，现有的电子病历模板需要按照这个标准进行改造。

（二）病历数据没有实现标准化

医院信息系统建设普遍缺乏数据标准支撑，同一个数据项目，在不同的系统之中以不同的定义和格式，被不同的科室、不同的医护人员所采集，这些数据很难被归并在一起进行比较和分析，因此大大限制这些数据的可用性。

（三）基于病历文档的数据组织方式不能真实还原患者诊疗过程

医院各种系统所产生的数据分散保存在各自的数据库系统中，即使因为业务流转需要，不同系统间进行了数据交换，这些数据也往往多是与业务流转紧密关联的数据片段，医院难以建立伴随患者就医、诊治、康复全程的队列性数据资源，在管理指标分析上，难以实现从全局分析到过程溯源分析，严重制约了医院从终末管理走向精细化过程管理的转变。

实际上，通过专科临床数据中心的建设可以院内各临床、科研业务系统产生的数据，并且以病人为中心、以符合临床信息产生实际情况的方式重新组织这些数据，真实地还原了完整的临床过程。

这些原生的临床数据同时也是经过标准化处理的，经过一定的转换和质控，能够形成面向科研的数据中心，直接服务于科研。

（四）来自多个临床信息系统的数据未能实现集成整合

各个应用信息系统所产生的信息与数据未能为医务工作者提供统一的数据与信息视图，信息与数据也未能按照临床事务、临床事件、时间序列、问题相关信息组织形式进行数据与信息的集中展示，为医务工作者进行临床事务的计划与处理提供有效的信息辅助。临床数据与信息的整体拥有和使用情况也不能给信息利用的最终用户提供信息的完整性、及时性以及有效性。

二、临床科研一体化的实现

经过多年的实践，形成一套完整的临床科研一体化电子病历及相关专科数据中心的建设模式，自主建立覆盖全院各科室的临床研究数据建设体系，实现了临床科研一体化电子病历的建设，将科研病历按内容分类拆分补充到临床病历的各种记录中，使电子病历文书同时包含临床病历与科研病历的内容；在电子病历系统中使用临床科研一体化病历模板，临床医生在完成临床病历的同时完成科研数据的采集，数据质控功能对采集的数据进行质控，保证数据质量；经过质控符合要求的科研数据进入专科数据中心，并提供灵活的数据检索、导出功能，使数据为科研所用。

（一）临床与科研的融合

融合需要兼顾临床和科研两者的要求，一定要保证科研数据的质量，但不能以单纯增加临床工作量为代价，所以需要找到科研数据与临床工作的结合点，然后在临床工作的基础上通过技术手段保证数据质量。这样一个融合的过程需要对科研课题理解足够深刻，对临床工作十分清楚。在融合过程中还要不断的磨合、调整系统的数据采集方式和质控流程，保证数据的可用性。

确定科研数据范围和质控要求，医院各科室的临床专家从学科发展、疾病研究方向出发，确定需要采集的科研数据范围，如各类评估表、量表、测量数据等，同时给出明确的数据质控要求，如取值范围、填写条件、逻辑关系等。

确定科研数据内容是整个科研工作的基础，也是非常重要的环节，因为后面的科研分析统计要以这些数据为基础来开展，所以科研数据内容一定要经过学科专家的评审、确认，以满足未来研究的需要。

图 23-6 显示了临床科研一体化的业务流程。

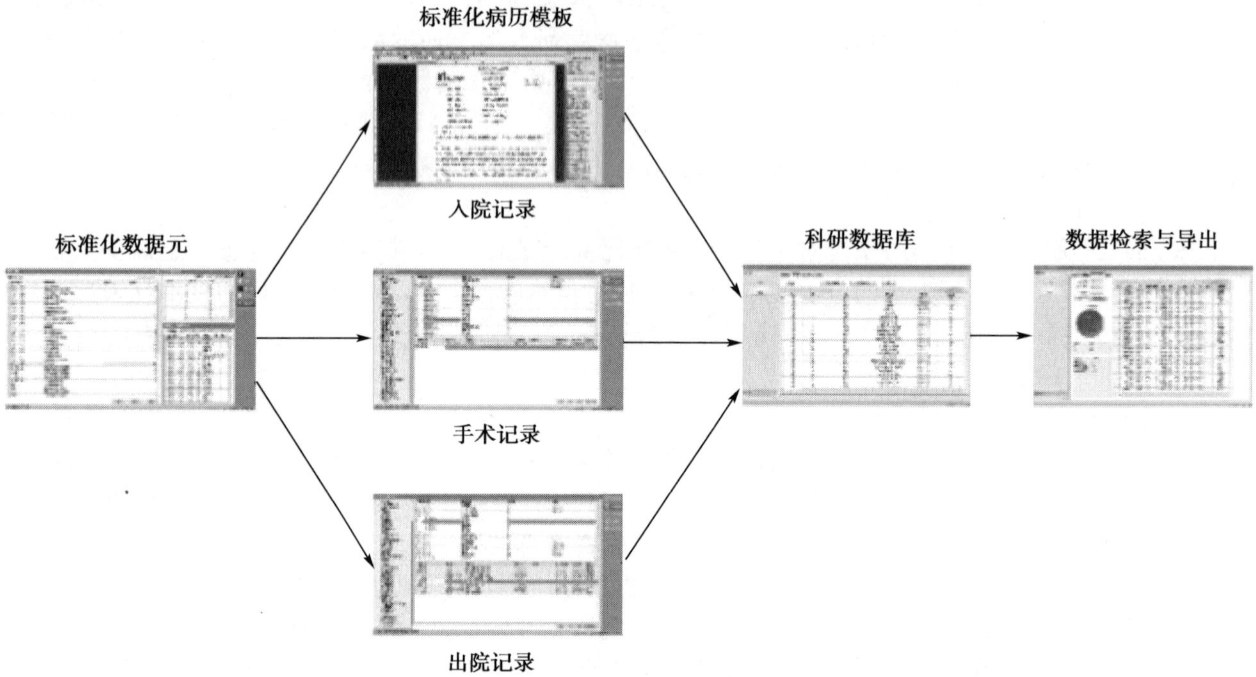

图 23-6 临床科研一体化流程

（二）建立专科标准化数据元和值域术语体系

科研数据范围确定后，对其中的每项数据进行标准化处理，建立不同学科各自的数据元体系，并且汇总成为全院的研究数据标准；基于国际标准和国家标准以及科研实际需要，对于每项数据的内容（值域）也要进行术语的标准化，实现不同数据元取值的统一。建立的标准化数据元要求符合国际标准化组织和我国卫生部关于数据元的标准定义，要能够支持后续的科研分析与利用。表 23-1 显示了部分医院专科标准化的应用情况。

表 23-1 专科疾病研究数据集

医院名称	疾病	1 期数据元个数	2 期数据元整合后个数	公用数据元使用个数	专科数据元个数
北京肿瘤医院	（乳腺癌）	236	233	125	108
解放军总医院	（慢性肾病）	383	511	241	270
北京妇产医院	（宫颈癌）	515	646	325	321
地坛医院	（新发突发疾病）	503	500	151	349
天坛医院	（脑血管病）	2770	925	172	753
北京安定医院	（精神疾病）	355	352	76	276
积水潭医院	（骨科疾病）	599	596	361	235
北大人民医院	（糖尿病）	236	501	173	328
佑安医院	（艾滋病）	0	248	71	177
佑安医院	（乙型肝炎）	0	143	35	108
北京安贞医院	（心血管病）	650	653	262	391
北京胸科医院	（结核疾病）	65	428	284	144
……					

（三）病历模板改造

各科室根据原有临床病历模板的内容，将需要采集的科研数据分成两类，一是现有病历模板中包含的内容，需要将病历模板中原有的结构化元素进行标准化，使其成为基于数据元的标准化元素；二是现有病历模板中没有的内容，要按照病历模板内容、分类和格式把这些数据项目对应的数据元补充到病历模板中，这样，病历模板同时包含了临床和科研两方面的内容，实现临床科研一体化的科研数据采集，并且病历模板中的科研数据不会打印在临床病历中。

在质控方面，病历系统原有的质控功能不变，以对病历书写时限和临床内容进行质控；同时根据科研数据的质控要求，配置病历模板质控规则，保证科研数据的完整性、有效性和高质量。

另外，改造后的病历模板还要通过院内相关管理部门的审核，以使病历既满足临床工作、科研工作的需要，又符合医院病历方面的相关规范。

图 23-7 是临床科研一体化模板界面。

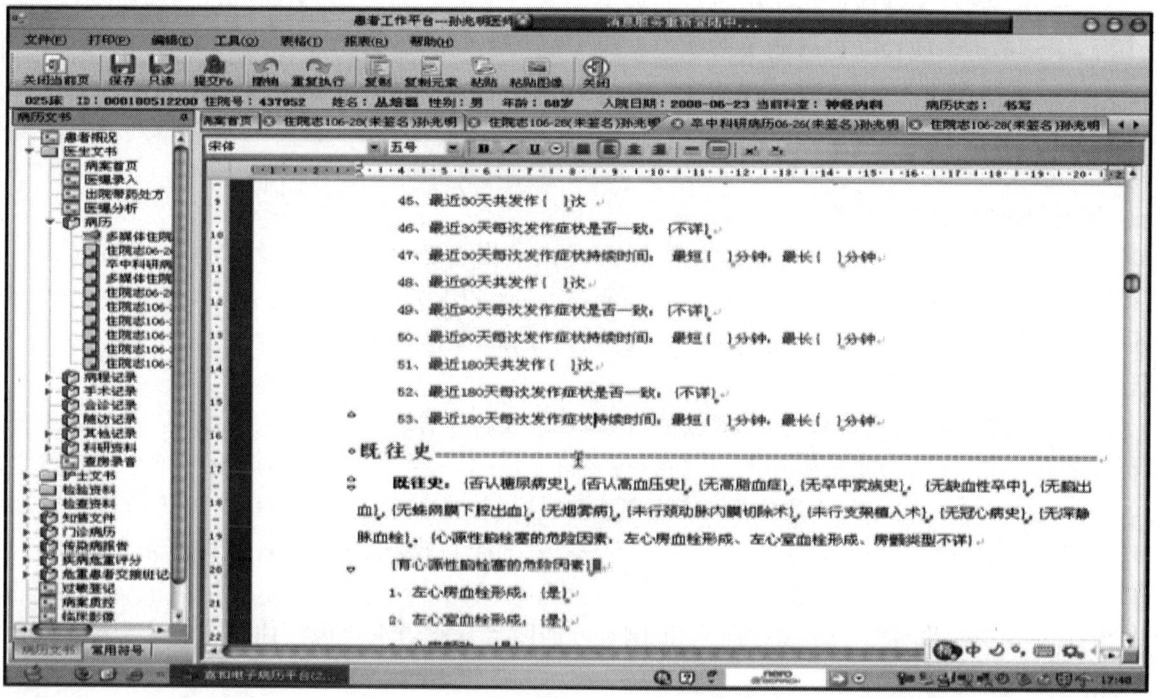

图 23-7　临床科研一体化模板

（四）专科数据中心建立与应用

建立全院级的以病种为单位的专科数据中心，病历模板中经过质控的科研数据最终进入数据中心存储。数据中心中的数据以病例个体为单位，以时间为线索进行组织存储，形成每个患者在我院就诊的研究数据队列，提供研究数据长期、动态、连续积累的能力。

科研数据中心提供灵活的数据检索功能，使用者能够自由定义查询条件和需要查询结果内容，支持复杂条件检索，并支持数据导出功能，导出的数据可以被 SAS、SPSS 等统计分析软件直接读取。

提升科研数据质量，电子病历系统已经是医院临床工作不可或缺的工具，通过电子病历系统获取临床科研数据，科室所有临床医生都可以参与到科研工作中来，扩大了数据来源。相比传统从病案中摘录 CRF 表的数据获取方式，病历科研一体化的方式通过结构化病历和标准数据集的嵌入不仅针对特定科研项目提高了数据获取效率，同疾病体系下多个科研项目之间的数据复用问题也得以解决。基于电子病历系统的质控体系，按照科研项目的数据质量要求多维度的保障数据质量，再通过与其他科研数据来源（如生物样本库）对接最终形成完整的科研数据中心。这样的科研数据可追溯来源，可了解数据清洗过程，在数据要求发生改变时亦可随之调整。合乎要求的数据可供科研软件直接利用，缩短科研成果的研究时间。

第三节 可控管理型多级质控体系

一、医疗质控现状分析

(一) 质量管理人力资源严重不足

病历质量控制与管理工作是由医疗机构中专门的病历质控人员负责的，但由于医疗机构中病床多、周转快的特点，病历质控人员管理与监控病历质量的工作压力较大。

(二) 质控范围很难面面俱到

由于临床业务中可能出现的各种不可预知问题，患者在住院期间的病历质量较难做到准确和实时监控。我国大部分医疗机构中的电子病历系统质控仍采用传统的终末质控模式，对正在书写的未到归档期的电子病历采用抽查的模式，从而造成许多病历质量问题未能及时被发现和改正，当问题被检查出来以后，往往患者已经出院，医疗机构的质控办也只能根据质控结果对病历书写者进行按照相关病历书写规定来进行教育和处罚。一旦发生医患矛盾及医疗纠纷的时候，由于病历书写的不规范，将把医疗机构和临床工作人员处于不必要的被动地位，甚至会导致败诉的情况出现。因此，如果医疗机构及质控部门不能做到及时发现与督促临床工作人员修改与避免在病历中所出现的纰漏，有效地持续改进病历质量。

(三) 质量管理缺乏统一标准

传统的病历质控方式是采用人工质控的模式，即质控工作人员对每份已归档的病历进行基本的病历书写规范和要点进行逐一检查，检查标准往往因人而异，存在人为误差，同时质控工作人员把主要精力集中在简单的重复性劳动工作上面，从而未能进行深层次的病历内涵质量检查中去。

(四) 病历内涵质控难度大

由于医疗机构各临床科室专科化、专病化的特点，要求质控工作人员掌握所有临床专科专病的全部知识几乎是不可能的，因此在病历质量监控中，从而影响专科专病的许多深层次的医疗质量问题不能被质控工作人员有效地筛选出来；综上所述，事后质量控制管理模式是目前我国各级医疗机构对病历质量的管理主要采用的方式，这种方式管理手段陈旧、效率低下、时效性差，管理控制效果不好，检查过程依靠人工执行，工作量大，查验病历数量有限，难免认为差错的发生，缺乏自查自纠机制，无法实时提示医生纠正病历中的错误，这样若一旦发生医惠矛盾及纠纷，医疗机构在举证倒置方面因自身病历不合规性往往可能处于被动局面。

二、可控管理型多级质控体系建设

(一) 环节质量管理的实现

环节质量管理是指在病历生成的各个环节和节点上进行质量管控，包括病历首页、分级审批、三级查房、病历书写、操作培训等各个环节，从而实现病历生成全周期的质量管控，实现将病历质量管理从传统的终末管理模式向现代的过程管理模式转变。环节质量管理主要分为病历质控、病历二级质控、病历审核质控以及终末病历质控等几个环节。

1. 病历质控　患者在住院期间病历在形成过程中，对医护人员病历书写存在的问题和时限规范给予告警。

2. 病历二级质控　对科内二级病历质控人员可以及时发现并尽快纠正病历中所存在的错误或缺陷内容，让临床医生及时纠正错误，提高病历内涵质量。

3. 病历审核质控　临床医生对病历进行质量控制和管理审核，确保纸质病历内容与以后病历管理部门保存的电子病历系统内容相同，可选择集中统一打印，为满足病案管理对病历的异地保存打下基础。

4. 终末病历质控　　医疗机构病历质控与管理部门提供对归档病历质量的监控，对归档病历进行审核评分和分级处理，全面了解各间医疗机构病历质量的整体情况，可以有针对性地对病历的质量进行全方位的管理，确保病历在医疗机构中的流通。

5. 实时质量管理　质控办质控人员可以实时监控每一份在线病历的质量情况，包括病程记录中的内容完成时限、逻辑性与完整性等内容，给予临床即时的提醒与反馈信息，也可通过设置电子病历质量质控点来自动触发与记录病历质量数据，并进行质控办提示与分析信息。

6. 终末质量管理　主要有医疗质量评价指标、病种质量与费用控制两方面。医疗质量评价指标一方面是对出院归档病历根据住院患者质量评价标准，为系统设计评分功能。对于系统能够逻辑检查的项目，加入到电子病历系统中的质控规则库中，由电子病历质控系统进行自动评分。

7. 重点病历质量管理　对死亡、危重、手术、使用抗生素、疑难杂症病历及环节中发现问题较多的病历进行细查，力求医院病历质控全过程管理。病种质量与费用控制主要是利用在各信息系统中设立的质量费用控制点指标提取实时、动态、有效的信息，可以对临场各病区患者病种、病情进行分类分型。

8. 单病种质量管理　在提取病种质量与费用控制标准参考值的基础上，对病种质量与费用控制目标进行前馈控制，对住院患者病种质量与费用实行实时现场控制，对出院患者病种质量与费用采取反馈控制方法，进行实时统计分析。当发现存在偏差、倾向和周期等 4 种病种质量与费用控制周期异常状态时，进行及时的调整与控制，从而实现动态控制病种质量与费用，提高医疗质量的目标。终末质量管理是对病历归档前进行的总体质量检查与评价，清洗与规整病案数据。并上传至国家或省市区域信息平台进行医疗质量安全管理与分析。作为病历质量管理信息系统，其操作时必须贯通实时、环节和终末三部分，形成一个病历质量管理的整体平台。

（二）分级质量管理方法的融合

根据国家卫计委颁布的《医院工作制度》《医疗质量和医疗安全核心制度》《病历书写基本规范》《电子病历基本规范（试行）》等规范制度要求，病历质量在医疗机构内部一般实行分级管理制度。

第一级是医疗机构病案管理委员会，负责制订医疗机构病历管理制度与实施细则，负责整个医疗机构的病历质量的监督与管理工作。第二级是医疗机构医疗质量管理部门，例如医务部门、病历质量管理部门等，负责具体监管整个医疗机构的病历质量。第三级是病历管理部门，如病案室、质控科等，负责整个医疗机构中的病历首页、疾病诊断编码、病历归档内容、时限质量管理。第四级是临床科室，包括各临床科室，负责监管本科室内患者的病历质量，一般临床科室病历质量的总负责人是临床病区主任。第五级是具体操作的工作人员，例如医务人员是病历数据的录入和校验点，是病历质量的第一关。通过监理电子病历质量评测标准的知识库，对电子病历进行实时动态的质量监控，达到事前有预警、事中有提醒、事后有监控的目标，系统一旦发现病历问题，即时提醒，并实行全程跟踪，直至错误被修正。在医疗机构具体的病历质量管理中，各层级管理流程要互联互通，数据共享，协同合作，从病历记录和数据入口开始到病历归档构成一条贯通的数据质量管理闭环链条。

（三）建立行之有效的质控体系

电子病历系统的电子化、规范化操作流程正改变着传统电子病历系统管理的模式与流程。电子病历系统的质量管理与控贯穿了电子病历系统的各个应用环节之中，因此要充分利用信息系统的特性和电子病历系统管理功能，通过电子病历系统的应用提高病历质量管理水平。利用各类医学库、标准库等知识库辅助病历质量控制，实现智能化的质量管理。系统环节间建立质量管理信息反馈流程，任何点发生或发现的问题质量要能够及时反馈到操作人员或监控人员的操作界面。电子病历系统作为病历质量监控、医疗卫生服务信息等提供技术支持，各级医疗机构应利用电子病历系统的特点建立医疗质量考核体系，规范诊疗行为，保证医疗质量，提高工作效率和管理水平。

传统的临床病历质量控制属于事后控制管理的病历质控，通常是在患者出院、病案归档后进行抽查，对于病历中的问题无法及时发现和纠正，属事后管理。这种传统的管理模式存在很多内涵质量不高、规范性、准确性等问题。在医疗信息化高速发展，电子病历系统广泛应用的今天，传统的这种病历质量事后控制的管理方式已不再适合，针对电子病历系统应该采用更加全面的新式的质控方式，重点突出对电子病历系统的形成过程的质量控制管理，采用对电子病历系统过程动态监控和出院终末检查相结合的方式，这种电子病历系统质量控制管理的新模式，更加完善了对电子病历质量的控制和管理，促进病历质量的全面提高。

在电子病历系统上建立病历质量监控服务，主要是根据国家卫计委颁发的《电子病历系统基本规范（试行）》和《医疗机构病历管理条例》制定的病历质量控制要素，通过采集的病历中的医嘱和病程中的住院记录、首次病程记录、查房记录、手术病程及出院记录等病历内容中的规定完成时限与书写规范要素，形成以医疗质量动态的、实时的控制为特点的全流程医疗质量监控与管理体系，对病历的完整性、时限性、安全性、逻辑合理性等重要指标进行检测，把实时发现质量问题及时纠正，缩短电子病历系统质控周期，实现电子病历系统的全过程的标准化、规范化管理，建立完善的、科学的、高效的质控管理模式，让电子病历系统质量时刻处于受控的状态之中。改变传统病历质控中只重视终末病历所出现问题进行处罚的不足，建立起防治合一的电子病历全过程系统质控体系。实现对医疗质控管理模式的转变，即从原来传统的终末质量管控为主转变为病历书写及时控制为主的过程节点质量管理模式。其主要特点：

1. 规范性　电子病历质控系统通过病历质量控制要素对电子病历系统中的不同质量问题和缺陷进行分类，提供病历质量问题及缺陷的知识库。质控工作人员在使用时可快速、便捷地将电子病历系统问题和缺陷归类，自动统计病历质控情况及过程的提示、处理和分析，统一医学术语，质控活动自身的规范性也得到相应的提高。

2. 实时性　电子病历系统质量控制系统与传统质控的事后监督模式相比，大大提高了即时的监控性。传统的环节质量检查需要病历质控人员到临床科室查阅病历，工作量大且不易实现，所以传统的质控多为事后监督模式；电子病历系统质量控制系统实现了将质量控制重点从终末前移到具体的环节中，既实现了全程质控，又不影响诊疗活动的独立性和完整性，较好地解决全程质控的操作性问题。

3. 互动性　电子病历系统质控系统通过与临床工作者进行互动与交互，提醒及跟进临床医生在日常使用中能及时发现病历中所存在的问题并提供持续改进的依据。以此同时，将改进或修改意见反馈给临床医生，发挥对临床病历质量的改善和提高作用，提升病历整体质量。

4. 有效性　质控科工作人员通过病历质控管理系统查看住院患者的各类病历、医嘱、检验及检查结果等信息，不再只是传统的病历记录而已，通过患者全方位信息的检查与控制，进一步提高质控的有效性。

电子病历平台最大限度地实现了对电子病历质量实时监控，提高电子病历系统质控的效率，降低了病历管理成本，在实践中具有较强的实战意义。通过建立和完善病历质量全流程监控与管理体系，使得电子病历质控系统有效地对电子病历系统进行全方位的监控，使得电子病历系统更加完整、全面、规范和高效。全流程电子病历质控系统不仅提升了电子病历系统水平及医疗机构核心竞争能力。以此同时，电子病历的质控管理实现了从传统的被动管理向现代的主动介入与管理的根本性转变。

第四节　住院病案无纸化体系

一、病案无纸化的趋势

2002 年国务院颁布病案是一种公开的资料和信息，病人，病人家属、医疗保险公司只要证件齐全，均可以复印和复制相关病历内容。医院实际运行中发现，科研、病案质量检查、上级机构检查、患者复印、保险公司查实等多种情况下均会涉及复印病案。该院日均产生住院病案大于 100 份，月均 3000 余份，病案室对内要完成病案签收、校对、编码、上架等工作，对外还有窗口服务负责各种类型的病案复印输出，又涉及病案查找、下架、复印、盖章、登记、收费、重新上架等工作。完全依靠手工操作，效率低、差错率高，病案损坏、归错架等情况常有发生，部分三甲医院病案室从申请到患者能拿到病案需要 5 天之久。

同时，随着病案数量的不断增长，要满足国家规定的住院病案资料保存不少于 30 年，有限的病案库房已经无法满足不断增长的病案存储需要。因此，探索一种合理的、有效的、科学的、便捷的病案管理方法和存储方式，成为该医院病案管理的重点发展思路。

为实现对病案的数字化存储和数字化管理，以节约存储空间，方便病案室的管理流程，在窗口服务中提高客户服务体验，同时减少对纸质病案的使用和损坏，医院先引进了数字化病案缩微扫描系统，通过高拍仪对病案原件内容进行拍摄和扫描，将纸质版病案文件转换为电子版病案文件，通过信息系统互联互通，使全院医务人员可以在院内联网电脑上阅读库存电子病案内容，在方便相关人员调阅病案资料的同时，减轻病案管理人员工作强度。但扫描拍摄的数字化病案不能作为法律凭证，还需要保存病案原件，不过时间较长的病案原件可以下架打箱，采用专业物流公司进行院外仓存，医院只保留近 2 年的纸质病案，减少院内存储空间需求。最重要的是，当病案通过扫描方式长期留存时，其数据属性消失殆尽，病案的数据基本无法利用，病案作为医院的宝贵财富，资源浪费得令人心痛。

二、基于电子病历系统的无纸化项目实践

（一）病案归档系统

随着医院信息化建设的不断深入，与国内外顶尖医院交流学习的过程中发现，逐步实现无纸化是信息化发展到一定程度的必经之路和必然结果。纸质病案扫描数字化也远没达到无纸化的效果，同时人工操作的缩微拍摄也出现了如漏扫与重复扫描，部分文件不清晰，数据检索困难，数字化时效滞后等问题。而且随着新病案产生，需要持续扫描，扫描还是需要先行打印，对于科室的物料成本和拍摄人员按工作量收费的模式对医院来说也是不小的投入。

在将既往纸质病案翻拍形成电子化病案完成存档后，结合医院现有的已经基本实现全信息化覆盖的情况，医院建设了新的数字病案归档的系统。数字化病案归档分为四层架构，形成一个病案库。底层由各个病案来源信息系统组成，系统实现了业务系统到病案库自行转换 PDF 文档或利用归档服务层提供的虚拟打印来完成病案数据标准化的过程；然后由归档系统的采集总线完成对病案文档的传送与规整，采集总线采用插件式 ESB 模式，支持目前主流的技术交互方式（如 SOA、XML、COM、TCP 等），最大限度的兼容医院各业务系统的交互模式；透过总线的规整，病案数据集中存储到病案库，病案库是 CDR 大数据建设的重要组成部分，使用先进的非关系型数据库存储方式，解决大文档型数据存储的问题，并内置集群服务可随意扩展数据库性能与容量，支持负载均衡自备完整的灾备与自我修复方案；系统的功能包括了病案室归档的功能应用，也支撑归档系统的外部服务，支持目前数字认证（CA）和高层次的病案文档库应用。

为保证医院不被信息系统厂商所局限，完整的病案归档采用了国际通用的 PDF 文档，一方面使得病案可以不依赖于电子病历系统或者编辑器打开，另一方面 PDF 归档也解决了 XML 文件存储无法还原带格式的原始病案的问题。

为解决不同病案数据来源的多状况适应性，建设的系统具有比较完整的解决方案。原始业务系统本身可以做 PDF 病案资料输出的，通过归档采集总线直接收集该 PDF 病案和对应的索引信息到病案归档库中；部分原始业务系统难以自行转换成标准的 PDF 格式，归档系统基于标准打印机功能，为这样的第三方信息系统提供虚拟打印服务，第三方信息系统可以像正常的打印一样，把需要转换的数据发送到虚拟打印服务，服务会在后台完成标准 PDF 格式的输出，免去第三方信息系统由于转换输出格式而做的大量改造工作。虚拟打印服务是基于 Windows 标准打印服务原理下，运用目前成熟的 Ghostscript 技术，完成整个虚拟打印；并加入了现今较为快速、准确的 OCR（Optical Character Recognition）技术对图形进行必要的文字识别，以达到标准 PDF 格式转换与文件优化的效果。医院还存在一些科室级的单机检查系统，未与整个医院信息化联网，单机系统直接输出纸质报告的，也有专门的智能收集终端与之对应，在单机系统出报告时直接将报告转换为 PDF 格式，同时智能识别内容并创建索引，再将 PDF 报告与索引传输到病案文档库中进行归档。

（二）依托 Hadoop 建立病案资源库

病案库使用 Hadoop 非关系型数据库，Hadoop 是目前业界公认的大数据存储与运算的主流系统之一。Hadoop 是一个分布式系统基础架构，用户可以在不了解分布式底层细节的情况下，开发分布式程序；充分利用集群的威力高速运算和存储。Hadoop 实现了一个分布式文件系统（Hadoop Distributed File System），简称 HDFS。HDFS 有高容错性的特点，并且设计用来部署在低廉的（low-cost）硬件上；而且它提供高传输率（high throughput）来访问应用程序的数据，适合那些有着超大数据集（large data set）的应用程序。HDFS 放宽了（relax）POSIX 的要求，可以以流的形式访问（streaming access）文件系统中的数据。Hadoop 能够让用户轻松架构和使用的分布式计算平台。用户可以轻松地在 Hadoop 上开发和运行处理海量数据的应用程序。

它主要有以下几个优点：高可靠性；它假设计算元素和存储会失败，因此它维护多个工作数据副本，确保能够针对失败的节点重新分布处理。高扩展性；它在可用的计算机集簇间分配数据并完成计算任务的，这些集簇可以方便地扩展到数以千计的节点中；它能够处理 PB 级数据。高效性；它以并行的方式工作，通过并行处理加快处理速度；它能够在节点之间动态地移动数据，并保证各个节点的动态平衡，因此处理速度非常快。高容错性；它能够自动保存数据的多个副本，并且能够自动将失败的任务重新分配。低成本；依赖于社区服务，因此它的成本比较低。

形成了归档病案文档库之后，对于PDF归档病案的后续利用，如病案内容的自由检索，对科研样本分析的查询支持等也是医院关心的内容。文库技术从最初的字符串匹配程序已经演进到能对超大文本、语音、图像、活动影像等非结构化数据进行综合管理查询，目前医院实现的全文检索无论是查全率（即系统在进行某一检索时，检索出的相关资料量与系统资料库中相关资料总量的比率）、查准率（系统在进行某一检索时，检索出的有用资料数量与检索出资料总量的比率）、检索速度、响应时间（从提交检索课题到查出资料结果所需的时间）、收录范围（所查找的范围）、用户负担（用户在检索过程中付出精力的总和）、输出形式（输出信息表现形式）等均能满足临床与管理部门的使用需求。同时医院还通过手机APP的方式提供给患者登录查阅个人的病案资料，便于患者及家属了解病情，并且在双向转诊、分级诊疗过程中也发挥了巨大的作用。

（三）数字认证

医院信息系统应用过程的封闭性导致其对身份认证强度的弱化。之前，医院医护人员登录信息系统采用"用户名＋口令"的方式。这种弱认证方式破解简单，并且在医院繁重的日常工作中产生了一些不规范也不安全的使用习惯，使得这种"用户名＋口令"的方式弊端凸显，这种做法很容易导致重要医疗数据的外泄，也不利于病历质量的提高，发生医疗纠纷时往往使医院和医生处于不利的地位。

在逐步实现住院病案无纸化的过程中，为了保障全院电子病历系统等的业务信息安全，保证电子病历的真实可信和合法有效性，依据《卫生系统电子认证服务管理办法（试行）》及相关标准规范要求，医院引进了数字认证系统，建立全院统一的数字认证服务体系和业务应用安全支撑体系，统一数字证书发放与管理，实现了数字认证服务和相关技术与医院信息系统的有机结合。

用户登录的数字认证改造实现了"可信身份"的问题，在电子病历系统业务流程中进行数字认证的改造，主要是对流程的再确认和审签接口的改造，实时记录了从临床信息系统采集来的诊疗信息和医护人员记录的主客观信息，即使因某种原因需要修改，也详细记录了修改人信息，再结合时间戳服务来记录可靠的修改时间，体现了医疗数据的完整性即数据的实时性和不可篡改性的需求，实现了"可信行为、可信时间"的效果。实现住院病案无纸化的过程，也是医护人员从对一张纸质诊断书的负责转向对一段数据电文描述内容的认可的转变过程，通过可靠的数字签名明确了数据电文的责任归属，建立了医院信息系统中的责任认定机制，这使得医院能够真正的用信息化流程取代传统的纸质流程，消除人工打印、手工签字的模式，实现真正意义的无纸化诊疗过程，充分发挥了信息化的高效率优势。

病案还具有对外输出的需求，在患者的常规认知中，医院出具的病案均附有医生签名和医院加盖印章来确保纸质文件的有效性，随着《电子签名法》的实施，数字签名和手写签名效力达到了等同的地位，但我们实现的数字认证在信息世界中是隐藏在电子文档中的一串字符，因此，实际使用中考虑到患者的接受情况，采用了电子签章的方式来实现数字签名的图形化展示。除了签名问题，完整病案中知情同意书或者告知类的文书需要的是医患双方的签名，实现无纸化的过程中，如何解决患者签名的数字化也是一个重要的课题。考虑到患者群体数量巨大，不固定，不适用于USBKey介质证书的签名方式，结合最新的硬件和数字认证的技术，采用了手写数字签名板的方式来实现患者签名的数字化，这种针对患者手写笔迹签名的终端签名数据采集设备，实现了集手写签名笔迹采集、指纹采集和签名密码运算为一体的功能。使用者在签名板的屏幕上直接手写姓名，签名板自动采集用户手写笔迹并实时同步显示到界面上。签名板内置安全密码模块，签名人证书密钥在密码模块内安全生成、运算、存储和销毁。在医患双方签名的流程改造上，一方面使用手写签名板解决技术上的瓶颈，另一方面医院还通过增设公共机电脑和移动Pad设备来优化服务流程和用户体验。病区增设的公共机电脑可使患者及家属随时查阅需要签署的知情同意书，并可反复阅读，思考完成后，可直接通过公共机上外接的安全签名板对知情同意书进行手写数字签名及指纹采集，也可选择回到医生工作站实现手写数字签名；增设的移动Pad，可实现对于行动不便的患者，在医生查房时就完成谈话告知和提供患者及家属反复阅读自己需要签署的知情同意书，思考完成后在进行手写数字签名。

三、病案无纸化后的效益分析

（一）社会效益

实现住院病案无纸化的过程中，医院相关业务流程也进行了无纸化改造，全信息化的业务流处理，加快了医院的工作效率，为患者带来了更快速的就诊服务，配合无纸化进程推进的无线移动查房、移动Pad的知情告知等为医生带来便利的同时也使患者能更方便的了解到自身病情治疗情况，病案文档库的手机发布和调阅，为患者转诊、社区康复、分级诊疗也提供了帮助。高效、准确的信息化诊疗过程信息获取，数字化认证的医疗过程行为监督，既能提高工作效率，也能让患者更加觉得安全放心，为医院赢得口碑。

（二）经济效益

实现住院无纸化的过程，虽然投入了一些软硬件，但从长远来看，却是为医院节省了大量的支出。通过专业的数字病案系统建设，数字认证技术在法律层面获得认可，将每年大量的归档病案直接转换为电子病案，医院不再担心不断增加的病案库房，不再需要专门花钱请病案仓储管理公司做异地库房；不再需要担心病案室的纸张损坏、发黄、受潮等这些问题；不再需要单独雇人每天完成大量病案的翻拍工作。所有的归档病案由系统自动收集，统一存储，由系统提供管理功能，提供并行备份。环节过程实现的无纸化也使临床科室也不用再承担每天大量的病历打印纸张和墨盒的消耗。据医院统计，以当前医院的规模和住院人次，实现无纸化仅在纸张墨盒的节省上，每年就达80余万元，可见无纸化给医院带来的明显的经济效益。

（三）管理效益

之前纸质病案需要医生护士、医技科室分别打印，患者出院后汇总在科室护士长处，进行整理核对，然后由病案室专人定时下科室收走，病案室再完成签收、编码、登记及归档上架的工作，病案签收后的终末检查中发现病案明显缺陷，还要通知科室医生到病案室来修改。通过建设病案归档系统实现无纸化后，电子病案流转不再需要人工处理，同时对于病案完整性检查、终末质量显著缺陷的检查都直接由系统完成，并通过信息化的手段及时通知医生做对应修改，使整个病案管理流程往高效和精确方向发展。

完整病案的数字化归档也给医务质控管理带来了便利，之前纸质及信息系统分布处理的质控都是滞后的质控，只能在出院之后完成，即便电子病历系统具有环节质控功能，也只是对于电子病历系统内部包含的文书部分质控，部分环节质控，例如检验检查相关，知情文书是否及时签署等，还是无法及时完成。建设病案归档系统和数字认证后，即可在信息化系统中实现完整的环节质控，结合移动互联网技术，更方便实现医务管理的及时性。

（四）科研效益

归档病案不仅是患者住院过程的记录，同时也是临床科研的主要数据来源。通过多年病案沉淀，医院是可以统计、总结出很多临床成果的。所以病案是医院的知识资产，是无价之宝。“工欲善其事必先利其器”，如果不能高效利用，病案就沦为一堆要专人看护的纸张。病案归档系统及文科技术的应用，替代了临床科室之前人工入组，查阅繁琐低效的科研方式，通过信息化手段将完整病案统一存储在病案文档库中，通过关键词直接对库中所有病案数据进行快速检索，匹配条目有序展示，让科研的重点在于科研而不是查找。提高了临床科室的科研效率，在临床资源长期紧张的情况下，避免了因为科研还要单独安排医生进行病案检索记录的工作。

第二十四章　和仁电子病历系统实例

第一节　系统概述

一、项目概况

医院现有病床 4000 张，设 62 个临床和医技科室，其中国家重点学科 8 个，国家临床重点专科 30 个。医院信息化经过 10 多年建设发展，已建立全面的信息化体系和系统，随着医院的不断发展，医院规模也在不断扩大，为了给居民提供就医便利，医院新建了两个分院区，同时还托管了多家医院，将医疗服务扩展到全省。

从集团化医院管理角度，医院信息化的建设主要包括三个层面：信息化基础设施建设层面，一体化业务系统(临床、医技、管理)建设层面，区域医疗协同三个部分。

二、集团化的管理需求

医院自 1998 年建设的 HIS 系统，2003 年建设的 HRP 系统，2008 年建设的临床信息系统以来，这些已建立的核心系统需要提升至适应当前多院区、托管医院、医联体的发展规划，满足医院的精细化管理要求。目前迫切需要进行信息系统升级，建立一整套标准化、一体化、全流程控制的医院业务管理，以适应多医院多院区的集中管理模式，实现医院集团化管理。

而目前国内的主流 HIS 与电子病历产品大部分采用 PB，MicroSoft.Net 编程语言开发，其模式已无法满足医院的信息化建设需要，需要推出一种体现灵活、开放、完全的全新系统，只有将 HIS、电子病历产品进行平台化组件式管理，采用全新的生产和实施模式，才能将这些需求变成现实。

与传统电子病历系统相比，平台化组件式的系统实际上已经不是一个具体的产品，而是一种信息应用平台，它具有一套优越的技术架构、成熟的业务对象和先进的定制工具，易于实现快速的、低成本的、深度的产品扩展和增值服务，使提供商能够根据用户的实际需求来定制最适合用户应用的产品，这样的产品不再是一个固化的东西，不再是束缚用户手脚的规矩，而是用户手里的资源，用户可以根据实际需要来进行这种资源的调配，从而切实有效地实施系统。基于这种思路，医院集团化医院项目应采用全新的架构，即采用B/S技术架构，基于J2EE的技术标准，引用分布式的面向服务的SOA体系，建立一个面向企业级的IT基础平台：基于SOA设计理念的，可扩展的IT基础架构，为医院集团内部、多机构、多业务系统的接入提供底层支撑，最终完成集团化电子病历开源体系技术的构建。

其次，在规划集团化医院项目中，需要构建开放的、具有随需而变能力的医院业务管理IT基础平台，有了良好的企业架构就可以缩短开发实施周期，加大复用程度，降低成本，增加系统的可扩展性。

最后，整个医院业务管理IT基础平台必须满足集团化管理要求。

针对上述集团化医院项目的需求分析及定位，应该从以下三个角度来考虑医院信息系统的建设。

（一）集团化管理

通过走集团化道路，发挥集团品牌效应和综合服务优势，一方面增强对病人的吸引力，扩大医疗市场份额，增强医院的竞争力，另一方面医疗资源的统筹管理可有效降低整体成本，这样有利于医院迅速实现低成本资本扩张，在市场竞争中处于有利地位。医院集团化扩展已成为目前大医院的发展趋势，是我国医院管理者不断探索的方向。

集团化管理带来的优势：

1. 集团化管理可实现整体规划、资源共享，节省整体投资。

2. 集团各医院间可实现优势互补，提高综合竞争力。

3. 核心大医院品牌效应和综合服务优势可扩展到集团子医院，增强对病人的吸引力，有利于缓解“无序就医”、“小病大治”医疗现状，缓解“看病难、看病贵”的社会矛盾问题。

4. 在核心大医院的带领下，有利于提高整体医疗水平和服务能力。

5. 集团化管理可实现资源统筹安排，有利于提高整体管理水平和运营效率。

6. 集团化运作，因资源共享，有利于内部科研创新，提高专业实力。

7. 集团化信息管理至关重要，数据中心与管理平台的建设，决定着集团化管理是否可实现高效的统筹管理模式。

（二）医疗云数据中心

传统数据中心存在诸多问题：信息孤岛、系统独立、重复建设；应用系统部署、升级复杂、项目周期长、数据平台不统一、信息集成难；服务器资源不能充分利用，效率低；系统架构很难按业务进行扩展、可靠性低；IT维护成本高、管理复杂、安全性差，已无法应对新的挑战，不适应医院集团化建设、医联体规划对信息化建设的要求。

“云计算”是实现新一代数据中心的理想模式，云计算是一种能够方便、按需从网络访问共享的可配置计算资源（如、网络、服务器、存储、应用程序和服务）池的模型。采用云技术整合数据中心的基础设施，建设医疗云数据中心，能够更快速的响应业务需求，提高医疗集团运营效率。

云计算模式的优势：

1. 整合基础资源，节省开支，性价比高。

2. 统一技术架构，易于管理维护，便于快速响应业务变化。

3. 具备强大的可扩展性，便于集团化发展、医联体建设。

4. 使用便利，可用性高，降低实施复杂度，便于各机构的接入。

5. 集中技术力量，统一灾备管理，保障性能，提高安全性、可靠性。

针对医院数据中心建设需求，建立集团化私有医疗云，利用物联网技术实现资源整合共享，三个院区通过集团医疗云共用同一个数据中心和一套业务服务及系统部署，各院区通过光纤网络访问系统。医疗云数据中心建设规划可支持后续建设以医院为中心的医联体，支持不断纳入的成员医院通过专用光线网络快捷接入医联体医疗云服务体系。

（三）医联体

医联体，即区域医疗联合体，是将同一个区域内的医疗资源整合在一起，以一所三级医院为中心，联合若干所二级医院和社区卫生服务中心组成，目的是在构建统一、节约、高效的医联体内部运行机制的基础上，缓解“无序就医”、“小病大治”等医疗现状，引导患者分层次就医，而非一味涌向三级甲等医院，改进各大医院人满为患的顽疾。更深层来说，它将最大程度地为医疗机构节省与合理利用医疗资源、为患者减少医疗费用，并切实缓解患者“看病难”、“看病贵”的社会矛盾问题。

利用医联体强大的医疗资源，可以真正实现“以人为本，以患者为中心”的智慧医疗服务。医联体的构建集医疗、教学、科研、预防、保健、康复于一体，提供高质量医疗服务、培养高层次医学人才、进行高水平科学研究，特色鲜明、服务一流、管理规范，通过统一数据中心与服务平台建设，实现全过程闭环管理，从而进一步提升医联体的良性运行和可持续发展能力。

三、外部要求

近年来国内医院信息化进入到一个快速发展的新时期，新医改不断发展，医疗保险支付方式深化改革，卫生行政部门加强监管“医联体”区域协同医疗模式发展等举措为医院信息化发展增加了新推力；医院更加注重医疗质量的提高、医疗行为的规范、服务能力的增强、绩效水平的提升，对医院信息化发展提出了新需求；云计算、大数据、物联网、移动互联等新技术、新概念不断涌现，为医院信息化发展提供了新手段。空前活跃的内外部因素共同推动着医院信息化应用从形式到内容创新发展。

第二节　架构及实现

一、领域划分的业务架构

为了提升IT与业务的一致性，为了更低成本、更高质量、更快速和灵活地实现业务服务；为了更好地复用业务服务和最大化业务价值；为了不断提升IT的资产效率，那就必须打破现有竖井式(silo)的业务应用模式和项目导向的应用生产方式。业务组件化就是最为有效的手段和最佳实践。在业务域组件化的理念方法、架构模型的推动下，把日渐复杂和不断变化的业务系统通过分层、分模块地设计分解为若干相对独立又不相交的业务域组件，并进一步分析这些业务域组件对于企业总体业务的基础性、差异化和核心度，然后再针对性地实现、改良和革新。组件化业务域模型实则是把复杂问题进行统筹和分而治之的一种业务设计模式，并根据企业的业务目标和关键业务指标(KPI)来分清各个业务模块的轻重缓急策略。

组件化业务域模式还打破了原先项目导向所带来的业务设计和资源配置只在各个系统内部考虑的局限性，通过统一的业务蓝图规划和业务模块分析来实现统筹分治。并且在业务服务的物理部署上也更为的灵活，业务组件的模块独立性和规范性带来了更好地计算资源配置和虚拟化部署，进一步提升了IT的资产效率。

构建业务域组件的目标是以方便各业务域组件域独立升级和减少不必要的组件之间的交互为基本原则，通过一定程度的分离，实现软件重用(Software Reuse)。根据这一原则，按照集团化系统业务功能特点及组件服务标准，划分为11个业务域(图24-1)：公共平台业务域，费用管理业务域，医嘱管理业务域，患者流转业务域，患者供药业务域，材料管理业务域，药品管理业务域，医保、内保、票据管理业务域，门诊留观管理业务域，手术管理业务域，统一预约业务域。

考虑到未来集团化医院的模式运作，必须保障解决多个医院基础数据的唯一性、统一性；多个院区之间的统一患者信息管理，统一一卡通管理，统一的支付管理；多个院区之间的统一系统用户管理，统一系统授权管理，单点登录等功能的构建，公共平台部分将基于上述技术架构的规范，通过JAVA实现前后端开发语言的统一管理。公共平台部分的业务应用除了为集团化HIS内部使用外，还预留了与其他系统如HRP、ENSEMBLE集成平台及CIS系统的接口。公共平台部分主要包括如下几个方面：基础数据字典，基础码表，诊疗项目，药品，材料等基本信息的统一性；全院系统用户信息的统一性，系统用户统一管理，单点登录，统一授权和认证等统一性；全院患者信息的统一性，包括患者信息的唯一标识等统一性；全院支付的统一性，在集团层面实现集中支付。

业务平台主要是在各分园区的终端上的运行业务系统，主要包括覆盖全院的门诊业务系统、住院业务系

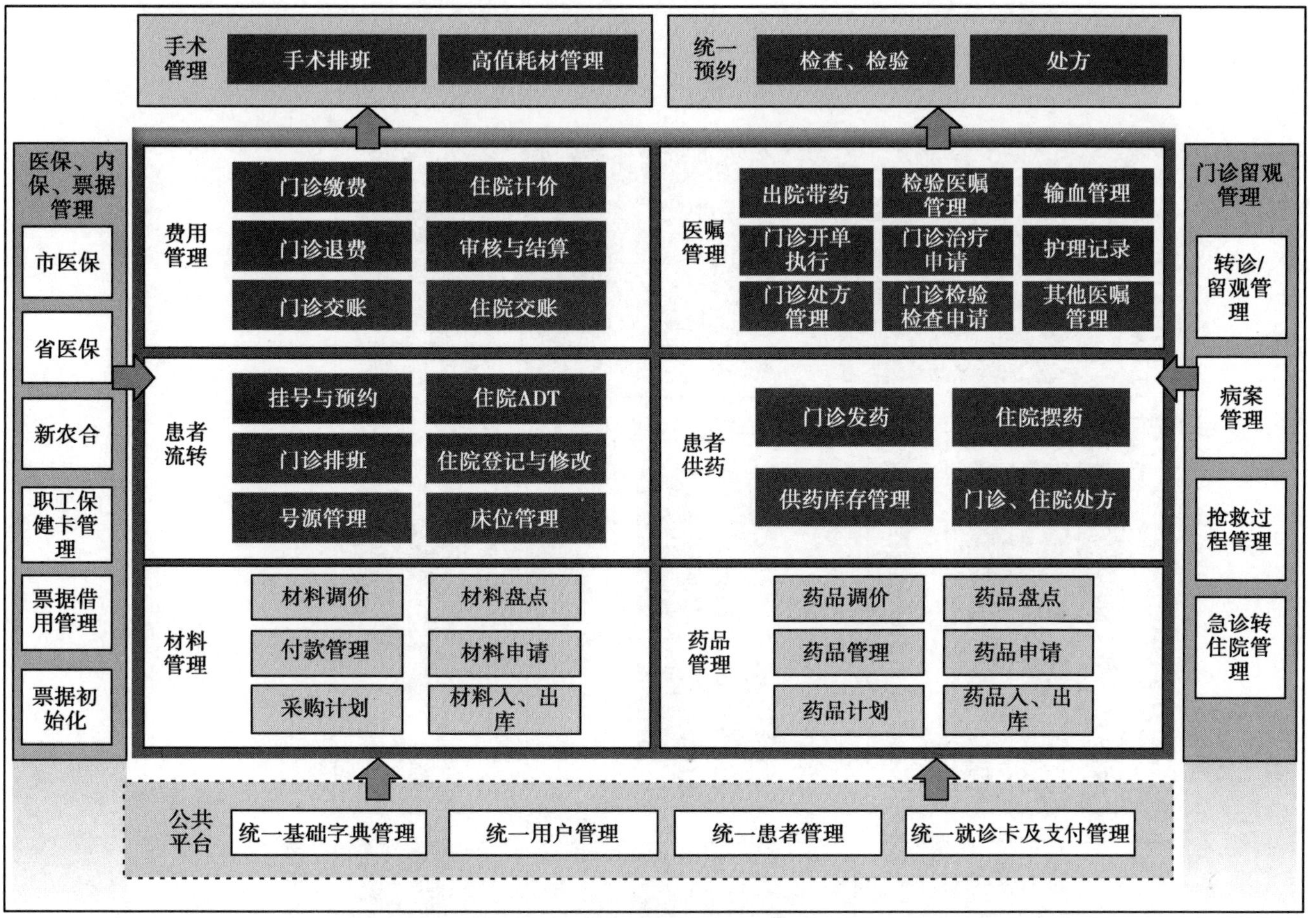

图 24-1　业务域划分图

统、辅助业务系统以及集成平台对接。门诊业务系统主要包括：门诊安排及挂号业务，急诊业务，门诊辅诊，门诊收费；住院业务主要包括入院管理，床位管理，护士站，住院收费结算；辅助系统主要包括手术管理，药房系统，一体化预约，医保农合对接业务；集成平台对接主要包括新开发的系统与院内其他医疗业务系统（包括EMR，LIS，PACS 等）进行对接功能的开发。

二、面向服务的技术架构

系统技术架构基于面向服务架构（SOA）的思路，按照服务集成的角度，根据业务特点进行业务建模，抽象成医疗业务域，并在此基础上形成一个个的服务单元，实现服务注册和服务事件发布与订阅功能。基于SOA 架构的业务应用，首先要进行业务功能模块和信息访问的合理化和模块化，达到业务功能模块可重用，这是 SOA 架构下通过服务组合编排生成新的服务和流程的基础。HIS 应用系统和其他信息系统是业务模块功能和信息访问的功能提供者，是业务模块的具体实现。在此基础上，SOA 集成平台提供 SOA 服务的管理，服务总线集成，业务流程管理等功能。业务应用系统和其他系统，与 SOA 信息框架平台一起，是 SOA 集成平台框架的实体层，完成服务架构层的业务功能模块和业务流程的目标，实现业务流程快速建立和优化。从而实现核心业务的分布式的面向服务的 SOA 架构建设的松耦合架构。基于业务域划分，达到高内聚低耦合的目的。

在对医院集团化医院建设的顶层设计中，结合医院集团化管理与运营要求和定位，采用 B/S 技术架构，主要是基于 J2EE 的技术标准，开发实现采用主流的开源体系技术（例如 Dubbo 服务治理总线、HornetQ 分布式异步消息引擎等），前后台统一采用 Java 语言开发，提升组件的复用度。信息框架平台采用基于服务的管理体系架构，平台服务包括服务端的注册与发布功能、权重调节限流、路由、服务版本管理、消息服务、缓存管理。同时平台采用的是 Linux 系列的底层操作系统平台，支持跨数据库平台的技术架构（图 24-2）。

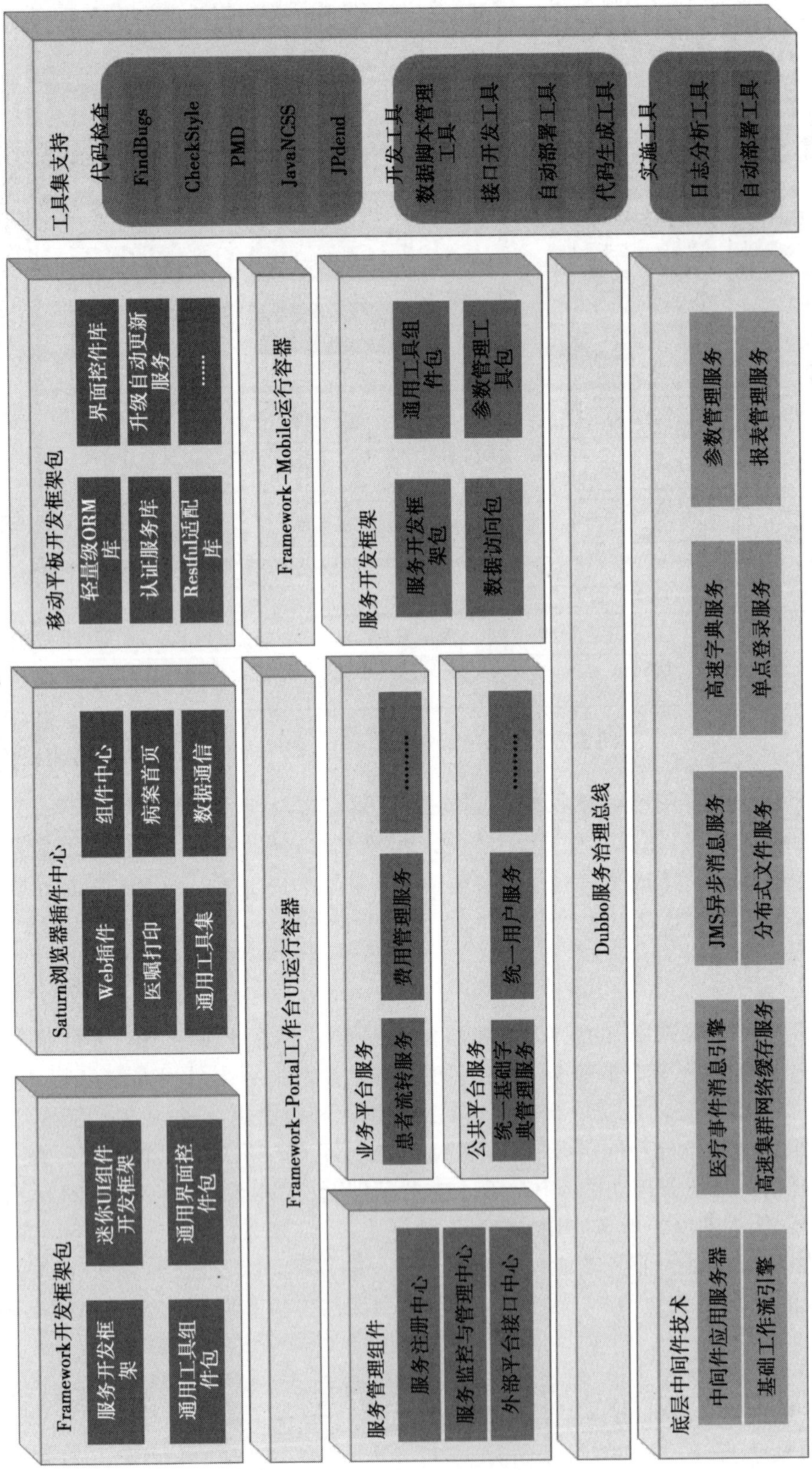
工具集支持
代码检查
FindBugs
CheckStyle
PMD
JavaNCSS
JPdend
开发工具
数据脚本管理工具
接口开发工具
自动部署工具
代码生成工具
实施工具
日志分析工具
自动部署工具
Framework开发框架包
服务开发框架
通用工具组件包
迷你UI组件开发框架
通用界面控件包
Saturn浏览器插件中心
Web插件
医嘱打印
通用工具集
组件中心
病案首页
数据通信
移动平板开发框架包
轻量级ORM库
认证服务库
Restful适配库
界面控件库
升级自动更新服务
......
Framework-Portal工作台UI运行容器
Framework-Mobile运行容器
服务管理组件
服务注册中心
服务监控与管理中心
外部平台接口中心
业务平台服务
患者流转服务
费用管理服务
....
公共平台服务
统一基础字典管理服务
统一用户服务
....
服务开发框架
服务开发框架包
数据访问包
通用工具组件包
参数管理工具包
Dubbo服务治理总线
底层中间件技术
中间件应用服务器
基础工作流引擎
医疗事件消息引擎
高速集群网络缓存服务
JMS异步消息服务
分布式文件服务
高速字典服务
单点登录服务
参数管理服务
报表管理服务

图 24-2　技术架构

信息框架平台采用四层物理架构，应用层（角色工作台）、服务层、中间件层、数据层（CDR）。其中，应用层基于 Framework 工作台 UI 容器运行，内置 Saturn 插件中心。服务层基于 SOA 架构，从逻辑上也细分为接口、业务、数据服务等三层，通过服务与组件开发模式进行发布，并在医院本部部署该平台服务，其他医院和医联体不设置服务器，院区间通过光纤将各自互联，建立统一的平台服务。

三、系统部署架构

按照“国务院新医改政策”理念，区域集团化系统采用成熟先进信息技术，以实现“人人享有基本医疗卫生服务”为核心。以促进“医疗服务规范化”，以深化“卫生改革”，以提升“医疗服务自量和水平”为目标。结合医院自身情况，势必要建设集中系统。通过建设集中系统，以实现区域内医院系统信息共享、资源共享、系统共享为目的。集团化系统是传统系统的扩展和创新的产物，是新国务院医改政策的产物。通过集团化系统的建设，最终真正实现区域医疗为目的，它修改了传统的区域医疗仅体系在影像视频范围内定义。它实现了集健康档案、HIS、远程医疗、病人数据共享、医生资源数据共享、医疗资源数据共享的现代化医疗信息化技术。系统的部署架构如图 24-3 所示。

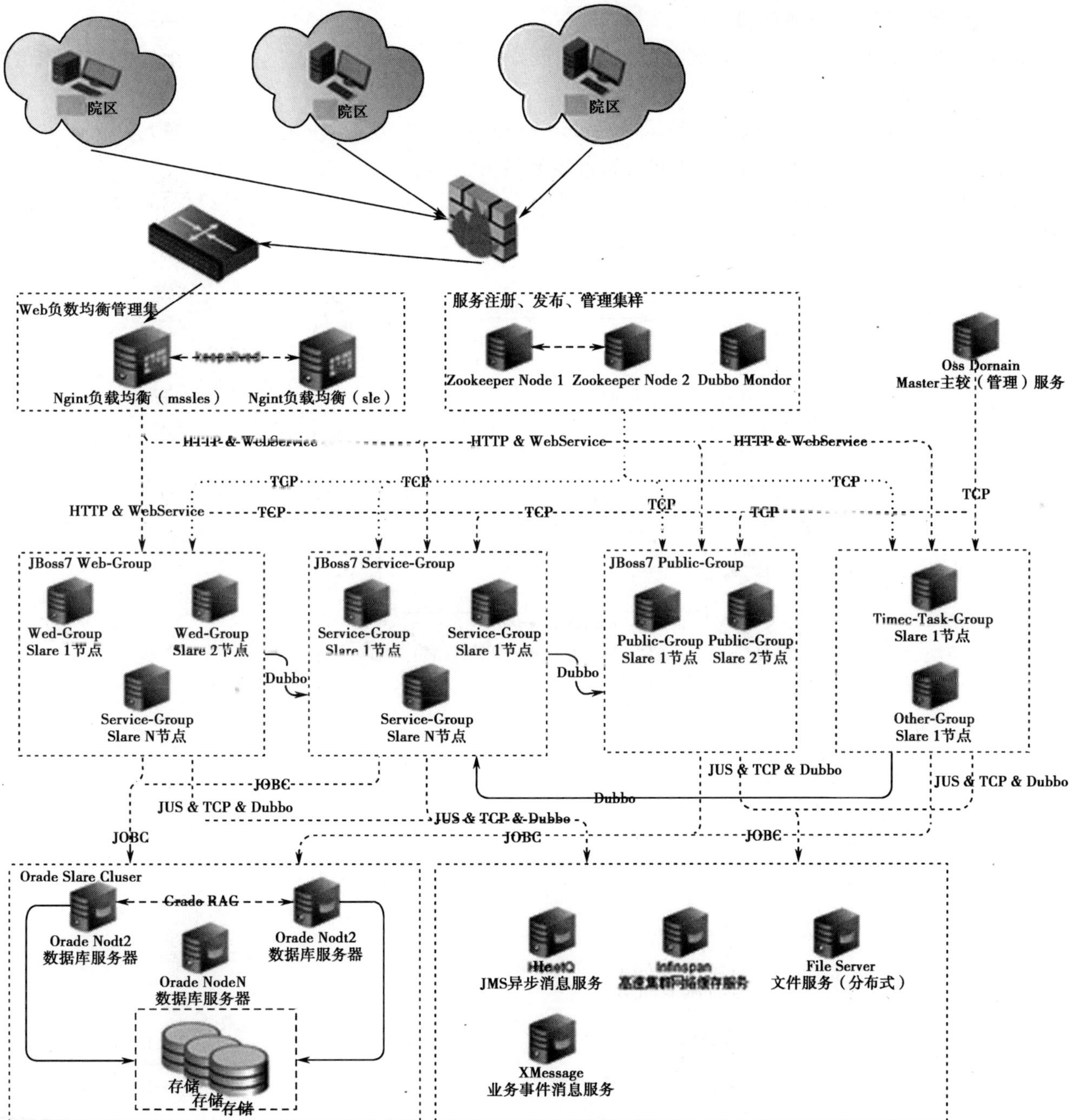

图 24-3 部署架构

（一）负载均衡管理集群

医院现有网络及服务器也将随着用户及并发的访问量和数据流量的增加而不断增长，其处理能力和计算强度也相应地增大，使得单一的服务器设备根本无法承担。通过负载均衡，可以在现有网络结构之上，提供一种有效的方法扩展服务器带宽和增加吞吐量，加强网络数据处理能力，提高网络的灵活性和可用性。它主要完成以下任务：解决网络拥塞问题，服务就近提供，实现地理位置无关性；为用户提供更好的访问质量；提高服务器响应速度；提高服务器及其他资源的利用效率；避免了网络关键部位出现单点失效。

基于医院的负载均衡技术将采用 keepalived＋nginx 实现。Keepalived 是 Linux 下面实现 VRRP 备份路由的高可靠性运行件。基于 Keepalived 设计的服务模式能够真正做到主服务器和备份服务器故障时 IP 瞬间无缝交接。Nginx 是基于 Linux 2.6 内核中 epoll 模型 http 服务器，与 Apache 进程派生模式不同的是 Nginx 进程基于 Master＋Slave 多进程模型，自身具有非常稳定的子进程管理功能。在 Master 进程分配模式下，Master 进程永远不进行业务处理，只是进行任务分发，从而达到 Master 进程的存活高可靠性，Slave 进程所有的业务信号都由主进程发出，Slave 进程所有的超时任务都会被 Master 中止，属于非阻塞式任务模型。

（二）集群环境下 Jboss 域部署

Jboss7 域模式的目的则是将多台服务器组成一个服务器组（Server Group），并为一个服务器组内的多台主机（Host）提供：

1. 单点集中配置（通过一个域控制器，即 Domain Controller，实现组内主机的统一配置）；

2. 单点统一部署，通过域控制器将项目一次部署至组内全部主机。

群集的目标是让多台服务器分摊压力，当一台或多台服务器当机时，服务可以继续保持运转；而域的目标则是提供集中配置和管理多台服务器的能力，如图 24-4 所示。

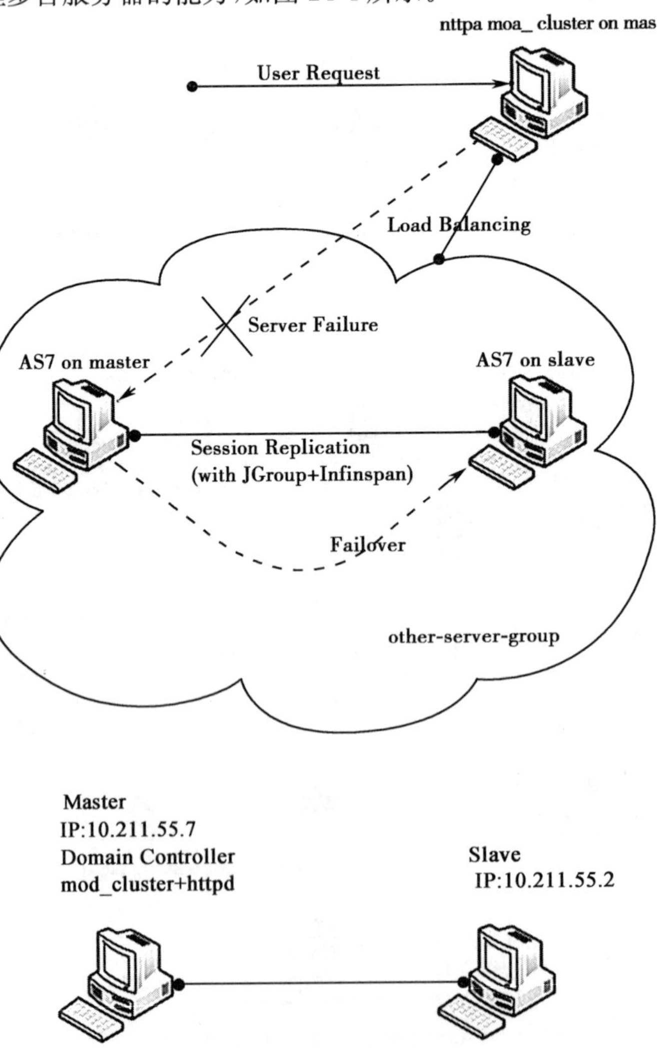

图 24-4 Jboss 域部署

（三）中间件服务器

1. HornetQ分布式消息引擎　HornetQ是一个支持集群和多种协议，可嵌入、高性能的异步消息系统。HornetQ完全支持JMS，HornetQ不但支持JMS1.1 API同时也定义属于自己的消息API，这可以最大限度的提升HornetQ的性能和灵活性。在不久的将来更多的协议将被HornetQ支持。

HornetQ拥有超高的性能，HornetQ在持久化消息方面的性能可以轻易的超过其他常见的非持久化消息引擎的性能。当然，HornetQ的非持久化消息的性能会表现的更好。

HornetQ完全使用POJO，纯POJO的设计让HornetQ可以尽可能少的依赖第三方的包。从设计模式来说，HornetQ这样的设计入侵性也最小。HornetQ既可以独立运行，也可以与其他Java应用程序服务器集成使用。

HornetQ拥有完善的错误处理机制，HornetQ提供服务器复制和故障自动转移功能，该功能可以消除消息丢失或多个重复信息导致服务器出错。

HornetQ提供了灵活的集群功能，通过创建HornetQ集群，您可以享受到消息的负载均衡带来的性能提升。您也可以通过集群，组成一个全球性的消息网络。您也可以灵活的配置消息路由。

HornetQ拥有强大的管理功能。HornetQ提供了大量的管理API和监控服务器。它可以无缝的与应用程序服务器整合，并共同工作在一个HA环境中。

2. Infinispan分布式缓存系统　Infinispan公开了一个简单的数据结构（一个Cache）来存储对象。虽然可以在本地模式下运行Infinspan，但其真正的价值在于分布式，在这种模式下，Infinispan可以将集群缓存起来并公开大容量的堆内存。它会为每个结点分配固定数量的副本——服务器故障的一种恢复手段——同时还提升了可伸缩性，这是由于存储每个结点所需的工作量是与集群大小息息相关的。Infinispan提供了一种简单的机制来利用大容量的堆内存。如果对每个结点维护一个拷贝，假如集群当中有100个结点，每个结点分配2GB的堆内存，那么网格中的任何实例都能使用多达100GB的空间，这可都是内存，显然速度会非常快。同时Infinispan还兼容于JTA，这样它就能很好地处理事务了。还有一个超级强大的异步API，它可以保证同步的网络调用以及异步调用的并行性及可伸缩性。

Infinispan缓存模式架构

如图24-5所示，假设示例中有4个Infinispan缓存实例构成4个节点的数据网格，将Infinispan缓存模

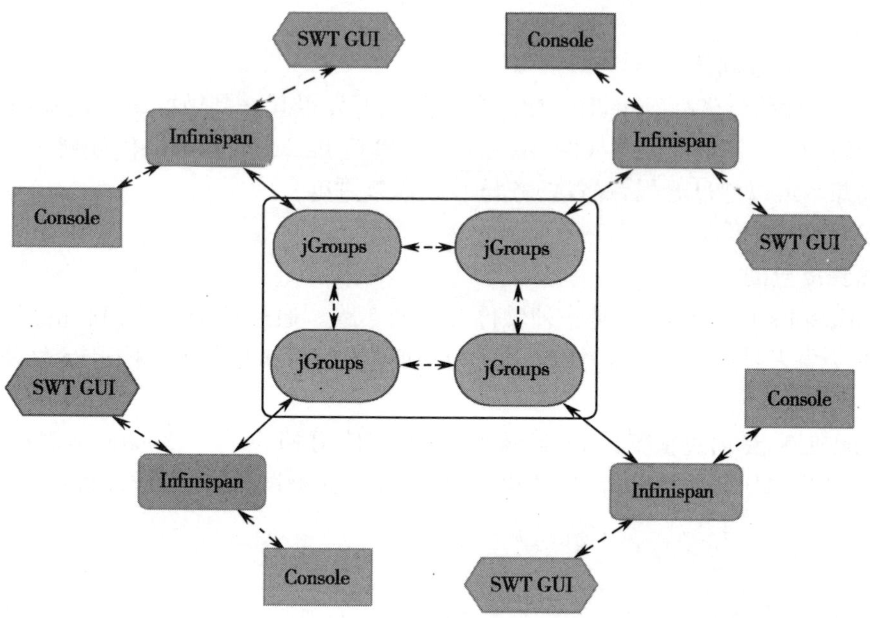

图24-5　缓存模式架构图

式示例分为两部分，核心部分和展示部分。核心部分包括 Infinispan 和 jGroups，jGroups 是群组通信工具包，Infinispan 基于 jGroups 构建一个分布式数据网格平台，这部分包括 Infinispan 启动，配置等主要逻辑。展示部分指的是显示界面，通过显示界面可以操作数据网格，改变网格中的数据，展示 Infinispan 缓存模式。

3. Hadoop 分布式文件系统　Hadoop 实现了一个分布式文件系统（Hadoop Distributed File System），简称 HDFS。HDFS 有高容错性的特点，并且设计用来部署在低廉的（low-cost）硬件上；而且它提供高传输率（high throughput）来访问应用程序的数据，适合那些有着超大数据集（large data set）的应用程序。HDFS 放宽了（relax）POSIX 的要求，可以以流的形式访问（streaming access）文件系统中的数据。

Hadoop 是一个能够让用户轻松架构和使用的分布式计算平台。用户可以轻松地在 Hadoop 上开发和运行处理海量数据的应用程序。它主要有以下几个优点：

（1）高可靠性：Hadoop 按位存储和处理数据的能力值得人们信赖。

（2）高扩展性：Hadoop 是在可用的计算机集簇间分配数据并完成计算任务的，这些集簇可以方便地扩展到数以千计的节点中。

（3）高效性：Hadoop 能够在节点之间动态地移动数据，并保证各个节点的动态平衡，因此处理速度非常快。

（4）高容错性：Hadoop 能够自动保存数据的多个副本，并且能够自动将失败的任务重新分配。

（5）低成本：与一体机、商用数据仓库以及 QlikView、Yonghong Z-Suite 等数据集市相比，hadoop 是开源的，项目的软件成本因此会大大降低。

四、敏捷项目管理实践

和仁一直在积极探讨软件工程化管理的有效途径，经过多年的软件工程管理实践经验，总结出了贴合实际的软件工程管理之道，可把软件的整个生命周期（LifeCycle）涉及的研发计划、需求分析、系统设计、程序编写、测试、实施、运行维护等步骤，通过行之有效的智能化管理途径串联起来，形成可量化、可监控、可持续优化的闭环管理模式。

采用 Scrum 敏捷开发纳入到项目开发工程化管理过程中，通过采用适当的自动化管理工具，以技术手段来保障项目管理的科学性、连续性、闭环可监控性。

（一）使用敏捷项目管理利器-Jira

从 sprint 计划会议开始到产品发布，Jira 使用贯穿整个开发过程。其敏捷研发流程如下所示：

1. 计划会议　使用 jira 制定产品路线图，编写 story，管理 backlog，制定迭代计划；

2. 开发进度跟踪　可以通过看板，查看任务与 bug 修复进度；

3. 发布测试或 Release 报告。

（二）采用持续集成机制

持续集成（Continuous Integration）是一种软件开发的实践。通过这个实践团队的成员频繁整合他们的工作，每次代码提交会触发持续集成。每次集成通过自动化的编译和测试等手段进行验证，来达到尽快发现集成错误的目的，如图 24-6 所示。

采用的持续集成机制，是通过在工具 Jenkins 的基础上，使用 Maven ＋ Nexus 实现基于组件研发的开发管理模式，并完成自动化源代码质量分析、自动化部署、自动单元测试，从而形成高效的自动化持续集成管理机制（图 24-7）。

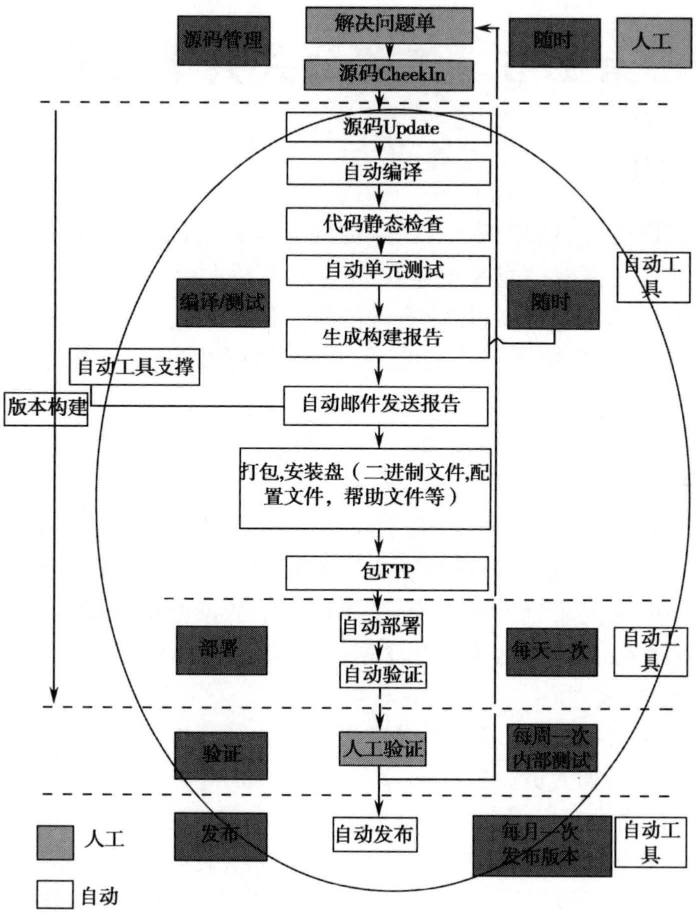

图 24-6　持续集成

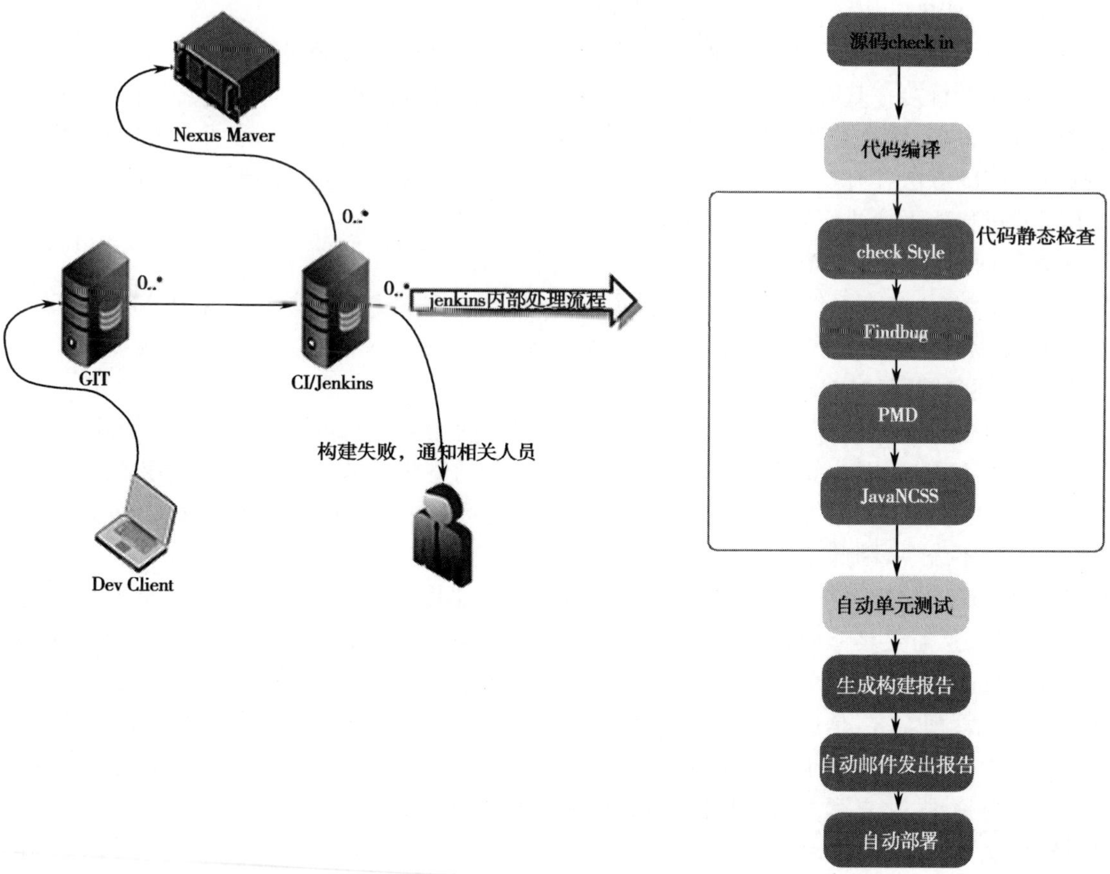

图 24-7　持续集成机制

第三节 集团公共共享服务

一、统一数据标准服务

医院信息系统是一个医院管理思想的表达，医院内部、外部均需要信息支持、信息共享，这就要求系统管理有统一的标准。基础字典库是医院信息系统中保持各系统数据统一、信息共享的基础。它主要是指各个系统在使用过程中要共同使用的、且需要具体业务部门进行维护的公共字典表。随着医院不断扩大，医院在向集团化医院进行发展，如何保证集团医院多个院区之间数据标准的统一，是进行集团化医院信息系统建设的前提。

目前医院数据标准的应用方面存在的问题如下：

（一）院内基础数据存在多套基础字典

由于医院信息系统已经运行多年，在多年的积累过程中，有很多基础数据在系统中存在冗余字典，可能多个表都是表示的同一个字典，然后进行系统数据交互的时候，不同的系统所取得字典数据来自不同的基础字典表，其实是表示一个字典，但是来自不同的表，结果造成了数据的不同步。例如，部门字典库目前就存在这样的问题，院内目前有多套部门字典，造成了几个系统的部门不一样，甚至连名称都存在差异。

（二）字典库数据随意性较大

医院信息系统在多年的运行和维护过程中，自定义字典库随意性大，每个医院 HIS 无论建设的规模有多大，都会涉及基本字典库的维护，如人员、费用、科室等医院基本项目，各个医院只根据自己的现有应用水平以较简便的方法进行定义，无统一的标准和规则可遵行，可能一个字典被多个用户改动。这样只满足了常规的运行，无法实现信息共享，难以进行数据汇总。例如，药品价格表可能被药库的人改动过，结果由于随意性比较强，药房的人在没有告知药库的前提下，通知计算机中心的人对价格表进行了修改，造成了数据的不统一。

（三）数据同步困难

由于基础字典需要被多个系统所共享，因此数据的同步机制必须要满足不同的系统。目前医院的系统同步有的系统是通过直接在基础字典表中提取，有的系统是通过集成平台来主动提取，有的系统则是通过集中或者定时同步的方式，而有的系统可能同时使用几种方式进行数据的同步。各个不同的系统进行基础数据的同步都有不同的方法，因此造成了数据同步方式比较混乱。例如，财务系统可能直接访问基础字典库，而电子病历则通过集成平台进行数据的同步。

（四）报表科研等没有任何可借鉴性

由于数据的不统一，各个系统之间所取的数据字典来自不同的表，给系统报表输出的时候带来了很大的困难，经常造成数据统计不准确的问题；同时，由于数据不统一，数据对科研数据清洗造成了很大的困难。

（五）无法实现多院区的支持

目前基础字典仅仅是在一个院区使用，如果在多个院区使用时，有的字典可能要多个院区统一，有的字典可能要多个院区不统一，因此如果还是使用目前的字典库的管理模式，院区之间使用时会存在很多问题。例如，一些基础码表、人事、部门等字典库必须要全院多个院区统一，而类似价格表这种，可能多个院区对同一个项目收费价格不统一，因此需要支持院区自己维护和修改。

基础字典库是医院信息系统中保持个系统数据统一、信息共享的基础。它主要是指各个系统在使用过程中要共同使用的、且需要具体业务部门进行维护的公共字典表。随着医院不断扩大，医院在向集团化医院进行发展，如何保证集团医院多个院区之间数据的统一，是进行集团化医院信息系统建设的前提。因此，将提出基础字典统一管理需求，是进行其他系统设计的必要条件。图 24-8 是统一数据标准服务架构。

遵循国家卫生数据字典、最小数据集、数据元和术语库标准，并结合医院集团化实际情况对医院各分院区所有的信息进行梳理，建立起满足医疗机构数据交换和数据共享的最小数据集（如医疗机构信息、人员信息、诊疗目录、疾病目录、药品目录、科室设置、诊断编码 ICD10 等）。共享平台内部维护一个统一的、共享的标准数据字典，允许用户通过可视化的图形界面实现术语服务的管理，如图 24-9 所示。

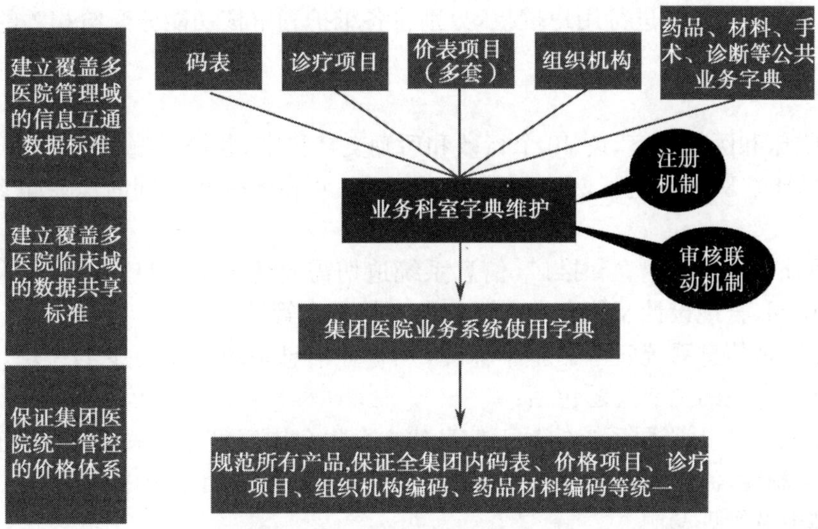

图 24-8　统一数据标准服务架构图

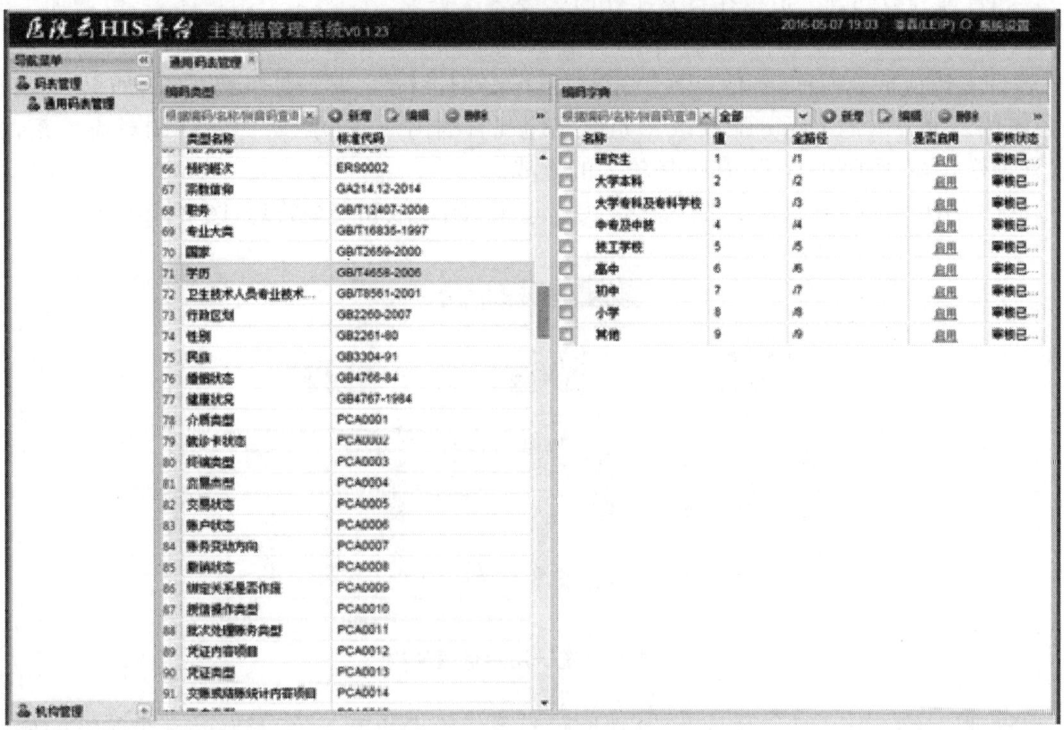

图 24-9　统一数据标准服务管理界面

1. 通过统一字典服务的建设,统一识别和标识集团医院下各个异构系统对医疗对象的称谓和定义,规范医疗卫生事件中所产生的信息含义的一致性问题,提高数据质量,为在医院信息化数据流环境下提供统一且标准的数据元,实现医院内部数据流语义的统一。实现基础字典管理范围的字典的基本管理,包括基础字典的增删改等基本操作。

2. 实现多院区基础字典的统一管理,实现数据的统一。

3. 实现医院基础数据元和国标、行标等统一。

4. 三个层面:基础字典流程管理、基础字典数据同步机制、基础字典数据的下发。

5. 保证数据的唯一性:尽管每一个元素在不同的系统中可能有不同的叫法、不同的描述,但基本元素编码、含义却只能有一个。

6. 保证数据的规范性:数据标准要规范化,这样才能提高其稳定性和可靠性。

7. 保证数据的稳定性:统一审核机制,保证数据元的安全性,不可随意改动。

8. 由本院统一用户管理系统进行用户授权，分别将各维护和审核功能分配给相关的用户进行使用。

二、统一用户权限管理

医院现有 62 个临床和医技科室，近 40 个行政和后勤支持科室，各类在编职工 6000 多名，进修医师 1000 多名，产业公司职工若干。医院兴建了两个新院区，在 2015 年投入使用。同时医院也参与了下级医院的运营管理。

随着医院信息系统被大量的建立和推广，信息系统迫切需要建设统一身份认证和身份管理平台对用户账号的管理、数据的访问、合规设计及信息安全进行统一管理和管控。

用户权限管理是管理信息系统安全的基本保障，是管理信息系统必不可少的模块。目前大部分医疗机构在用户认证授权体系存在的主要问题包括：

1. 各应用系统没有与人力资源系统的员工信息建立全生命周期管理的关联关系。在员工入职、调岗、离职全过程中，由于缺乏制度、流程及技术手段的有效控制，无法对各应用系统中的员工账号进行同步变动，造成较大的信息安全隐患及管理漏洞。

2. 各信息系统用户管理和认证方式彼此孤立。目前信息系统都采用独立管理自身用户的方式，出现用户信息不一致和管理分散问题。员工在日常工作时需要多次登录。既影响了用户体验，也增加了 IT 管理的成本。

3. 授权管理有待梳理。目前，各信息系统相对孤立，分别进行授权管理，管理复杂，如果用户权限发生变化，需要在各应用系统分散地重新分配权限。如何梳理现有的用户、权限、资源之间的对应关系，实现集中、高效的授权管理模式，对医院现有 IT 系统是较大的挑战。

通过建设统一用户权限管理，来实现医院集团之间用户的权限和安全管理，图 24-10 所示。

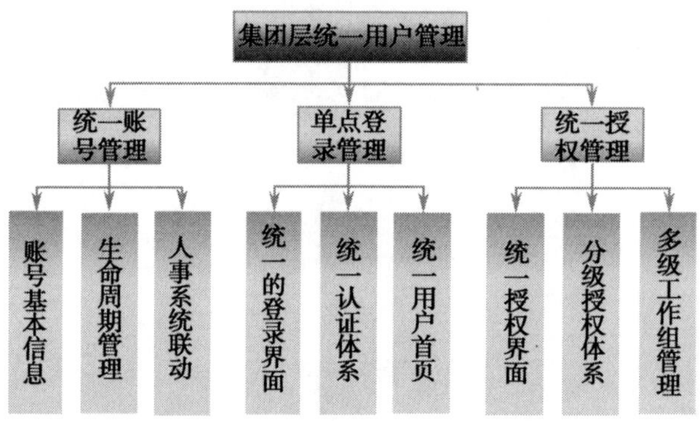

图 24-10 统一用户管理架构

统一用户管理，是指在集团医院模式下，从医院信息系统管理角度着手，对医院三个院区的科室、院内职工、院外人员使用医院信息系统的行为进行统一管理，实现信息系统间权限集中管理，建立多级授权管理体系，建立人事系统员工相关信息变化和医院信息系统用户权限变化的联动关系，为各类人员提供统一的医院信息系统访问方式；此外，对医疗领域特有的医疗分级管理和 CA 证书管理集中管控。图 24-11 是统一用户权限管理界面。

总体思路如下：

1. 集中建立机构和用户信息库，做到机构和用户信息聚合。对单位、科室、员工进行集中管理。

2. 集中构建用户账户供应/管理平台。对所有人员的用户账号进行集中管理。

3. 提供统一的密码设置入口，制定标准的密码策略。

4. 建立用户管理制度、账号流程管理和岗位职责对应。

5. 定义统一的应用系统用户管理服务接口标准，采用集中认证管理，实现用户登录系统身份认证方式的统一。

6. 建立基于角色、群组、岗位的集中授权管理平台。集中分配用户对医院内部各信息系统的访问权限，并保证授权行为的可追溯。

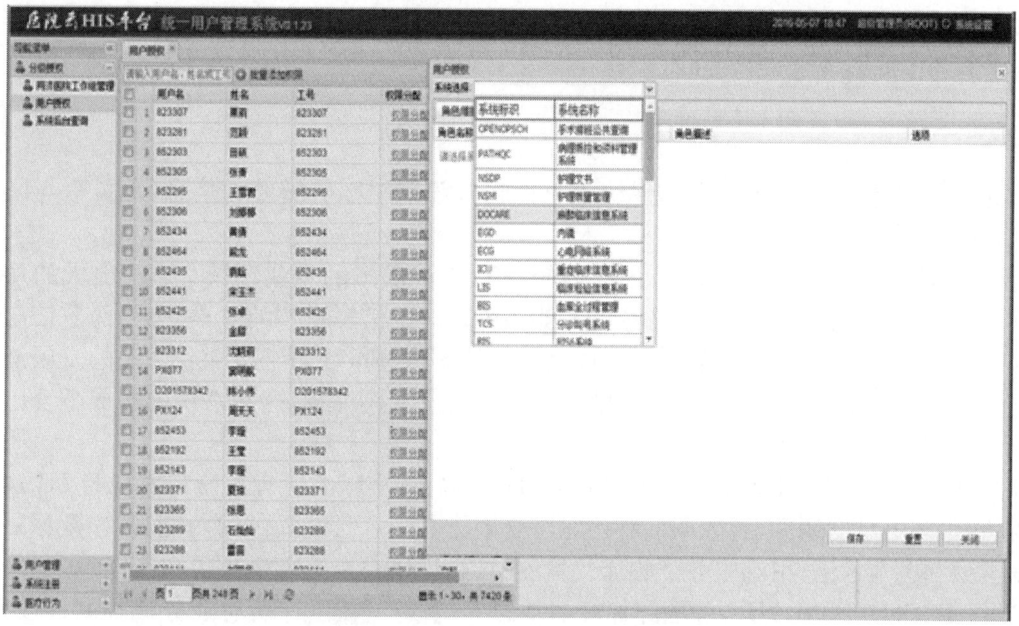

图 24-11　统一用户权限管理界面

三、统一患者账户服务

目前医院各个应用系统均有患者基本信息，但是数据的标准不统一，维护的方式不统一。临床医疗活动均是以患者为主线的，如果患者的信息不统一是无法实现电子病历等数据整合的。医院信息整合要解决的关键问题是患者信息的不统一。因此，通过建立集团医院级统一的病人主索引，并以此为基础实现集团医院层面的数据整合，包括电子病历的数据整合以及医院业务和管理数据的整合。图 24-12 是统一用户账户服务。

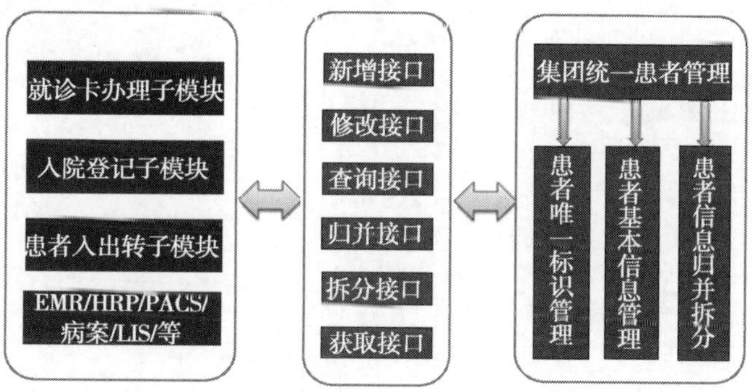

图 24-12　统一用户账户服务

病人主索引是指在特定域范围内，用以标识该域内每个病人实例（Patient Instance）并保持其唯一性的编码。病人唯一标识是指用于临床实际业务并且能够辅助进行病人信息唯一性识别，这里约定为统一病案号。病人主索引服务是指为保持在多域或跨域中用以标识病人实例所涉及的所有域中病人实例的唯一性，所提供的一种跨域的系统服务。

在医院集团的新模式下，在集团层面上对医院三个院区，以及托管医院的患者进行统一管理，统一患者管理是医院实施患者管理的基础，也是整个医院集团化系统运行的基础，对患者在集团内部就诊时涉及的办卡、看诊、缴费、查询等环节进行统一受理，特别是保证患者在医院三个院区之间就诊方式一致和互通，促进集团医院管理效率和医疗资源共享程度的提高。统一患者管理主要包括如下几个方面：

1. 患者身份信息管理　患者到医院就诊时，医院信息系统需要登记个人基本信息，患者登记的信息，在集团内部共享。在就诊过程中，需要调阅患者身份信息。

2. 患者身份归并　一名患者可能在集团内部，办理了多张就诊卡或者多个病历本条码，需要建立患者主索引，对同一患者的不同就诊号进行关联。

四、集成平台

信息集成交换平台负责从各个信息子系统中收集临床数据中心所需要的信息，也负责与区域健康档案信息平台之间的信息交互。

一个完善的医院信息系统通常由上百个子系统组成，牵涉众多的专业领域。这么庞大的系统需要非常专业化的软件开发分工，整合不同厂商有特色的专业系统是医院信息系统的发展趋势，医院信息化能够取得成功必须保证各个系统的有效集成和数据的高度共享。然而这些系统通常是随着医院的发展需求逐步建设的，它们来源于不同的厂家，基于不同的技术，缺乏统一的信息交换标准，这些系统的集成整合已经逐渐成为制约医院数字化发展的主要障碍。

目前大部分医院的集成依托医院管理信息系统（HIS），后续实施的所有系统都实现与HIS的集成，这种集成方式存在着很多不足的地方，对数据的利用完全受限于各信息系统提供的功能，医疗数据缺乏统一的信息模型、数据类型和医学术语，很难服务于临床决策支持、科学研究及运营管理等高级应用。

因此在遵循IHE、DICOM、HL7等国际标准的基础上，制定覆盖医疗所有业务流程的系统集成规范，提供基于规范的系统集成平台，为遗留的、当前的以及将来的系统提供了一个统一且标准的数据交换和工作流协同的平台。

信息集成交换平台采用基于标准的系统集成规范，实现数字化系统内各分系统、子系统及模块间的数据融合及工作流协同，如图24-13所示。

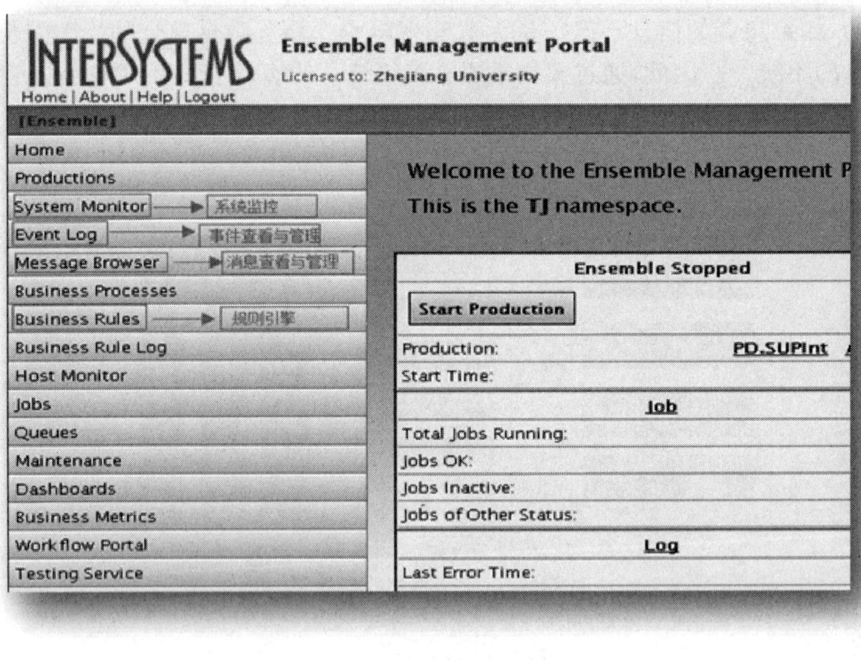

图 24-13　集成平台

（一）信息集成交换引擎

信息集成交互引擎是信息集成交换平台的核心部件，负责事务消息的路由转发、事务流程处理、消息匹配映射和接口适配器的调度。

1. 参照IHE规范制定集成规范事务，参照DICOM、HL7 2.4等国际标准制定消息的交互标准。

2. 集成平台支持的业务系统可包括：集团化HIS系统、电子病历系统（医疗、护理）、体检管理系统、影像管理系统（PACS）、检验信息系统（LIS）、手术麻醉管理系统、电生理管理系统、重症监督护信息系统等。

（二）基于HL7标准的集成接口适配器

对于所有文本消息类集成交互事务，提供基于HL7 2.4标准的集成接口适配器，实现和第三方业务系统消息交互。

（三）基于 FTP 的集成接口适配器

1. 提供基于 FTP 的集成接口适配器，实现和这些业务系统消息和文件交互，如辅诊医技科室反馈的图文检查报告，手术麻醉系统反馈的手术麻醉记录单等。

2. 支持适配器提供的服务接口包括：向 FTP 服务器获取文件列表、下载指定文件、获取下载进度、获取异常信息等。

（四）基于数据库的集成接口适配器

1. 对于无法支持 HL7 消息的第三方业务系统，支持提供基于数据库的集成接口适配器，实现和这些业务系统消息交互。

2. 支持适配器支持的数据库类型包括：Oracle、SQL Server、DB2 等主流商业数据库以应对第三方业务系统异构数据库的支持。

（五）信息映射设计器

1. 提供图形化界面实现不同消息间的动态映射配置。

2. 基于 DTL-Data Transform Language 实现医疗数据的转换功能。

（六）信息集成监控

提供图形化界面，列表、仪表盘等方式展示消息事务日志。

（七）数据同步引擎和服务

1. 对于业务系统间需要高频率、大数据量、高性能要求的信息交互，如计价信息与药品库存等信息的实时共享等，针对这样的应用场景，提供数据库底层同步方式。

2. 基于高性能 ETL 工具，开发数据库同步引擎和同步服务。

五、数据中心

医院临床信息系统由于信息的分散存储、不规范和不完整，使得信息无法很好地为科研、管理和临床决策服务。通过将来自各业务系统的信息融合，构建完整的、标准化的数据中心（Clinical Data Repository，CDR），可满足来自于科研、管理、患者的各种信息需求，并可服务于远程医疗/区域协同以及医院客户关系管理等各类应用。

数据中心的整体设计参考 HL7 RIM 模型，遵从 CDA、IHE 等国际标准进行开发。通过对各类临床数据进行标准化、结构化地表达、组织和存储，以及在此基础上开放各种标准的、符合法律规范和安全要求的数据访问服务，为医院的各类信息化应用提供一个统一的、完整的数据视图。病人统一视图包含病人的既往病史、临床检验、检查、病历、手术、病程记录、医嘱情况等。数据中心架构如图 24-14 所示。

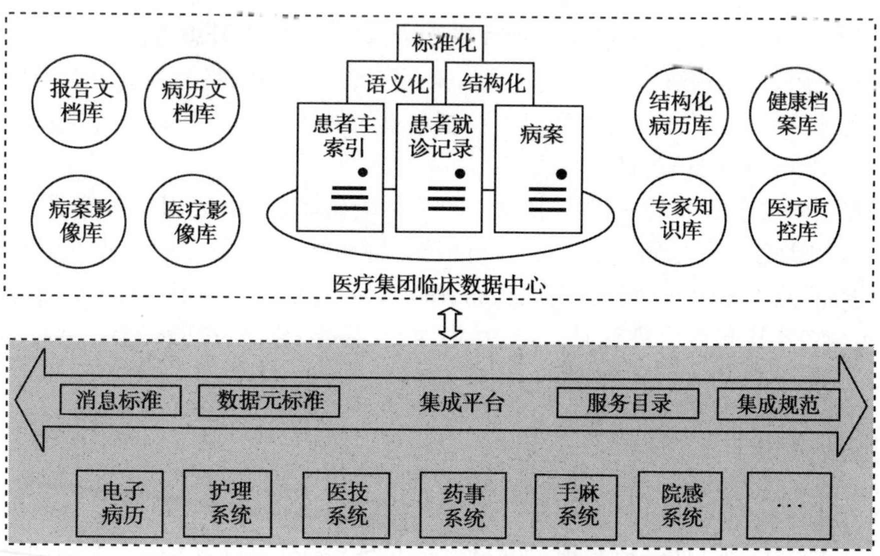

图 24-14　数据中心架构

数据中心作为是以电子病历为核心的临床信息的重要组成部分，通过对各类临床数据进行标准化、结构化地表达、组织和存储，以及在此基础上开放各种标准的、符合法律规范和安全要求的数据访问服务，为医院的各类信息化应用提供一个统一的、完整的数据视图，最终实现辅助改善医疗服务质量、减少医疗差错、提高临床科研水平和降低医疗成本等主要目标。

底层的数据存储层包括在线生产库、ODS长期存储库、临床文档库和多媒体医学影像存储库四个组成部分，分别负责不同类型临床数据的存储和管理。

通过建立这样的数据中心，可以为各种系统应用提供一个统一而完整的病人诊疗信息的数据视图，为电子病历系统的实现提供良好的基础。随着对医疗质量的要求不断提高，新的临床应用也会不断涌现，拥有这样一个数据中心对于实现这些应用扩展提供必要的支持，通过统一的数据访问接口可以方便的实现对各种数据的访问，避免重复的开发，节省大量资金和人员等资源。

六、登录门户

医院信息资源的整合与利用的最终展现是通过综合门户，或称为统一访问门户。

统一访问门户(Portal)作为医院应用、信息的集成展现窗口，首先是一个开放的、标准的架构，并且在提供一个丰富的声明式环境的基础上，实现门户页面和门户组件(Portlet)的多渠道开发模式。

门户服务器(Portal Server)是整个统一访问门户的核心部分。门户服务器通过Portlet(门户小程序)整合医院的各种信息资源，同时还提供了强大的内容管理功能。用户可以通过门户服务器定制自己的网页内容，发布信息和取得个性化的服务。

用户只需一次性登录，即可实现访问其所有授权的应用系统，无需在每一次访问系统时再输入用户和口令。

第四节 集成化电子病历实践

一、CPOE

COPE又称计算机化医嘱录入系统，俗称电子处方。中国临床信息系统经过多年的发展，已经逐步转向以医疗为中心的临床信息系统(CIS)的建设。CIS是以医生工作站为基础，以计算机化医生医嘱录入(CPOE)为主线贯穿着医疗事务流。建立完善的CPOE不仅仅提高了工作效率，能够极大地降低可预防的医疗差错，提高医疗服务质量。

临床CPOE应用与CDS的结合，能够极大地改进临床医疗质量，提升患者满意度。国内外研究表明，通过计算机监控软件的应用，可以预防28%～85%的临床医疗差错。临床路径和电子医嘱应用说明，CPOE应用不仅是医疗质量提升的工具，而且也为医疗成本控制和收入增加提供了极大空间，目前公立医院改革形势下，实施和应用临床CPOE系统具有特别意义。

总结过往医疗差错中关于医嘱录入过程中发生的药物配伍禁忌、用法用量等错误，研究整合了合理用药、临床指南等医学知识库系统，实现医嘱录入时，可根据患者电子病历数据中的检查、检验结果以及既往过敏史、用药史，结合诊断、病人医保、性别、病生理状态、医疗保险等信息，以及医生的资历等级，即时实现智能纠错和主动提醒，实现各类医嘱的合理化录入，包括中西药、检查、化验、诊断、治疗、手术、护理、膳食、病情、会诊等全类型医嘱。图24-15是CPOE的界面。

二、结构化病历文书

病历是医务人员在日常诊疗过程中形成的文字、符号、图表、图形、数据、影像等信息，电子病历是这些信息的数字化集成。由于电子病历具有易实现、易存储、易传输、易重现等优势，电子病历逐步取代了传统病历，成为各级医务工作者的首选。目前，电子病历尚处于发展阶段，大多是重功能、轻管理，在应用中产生了许多新的问题：

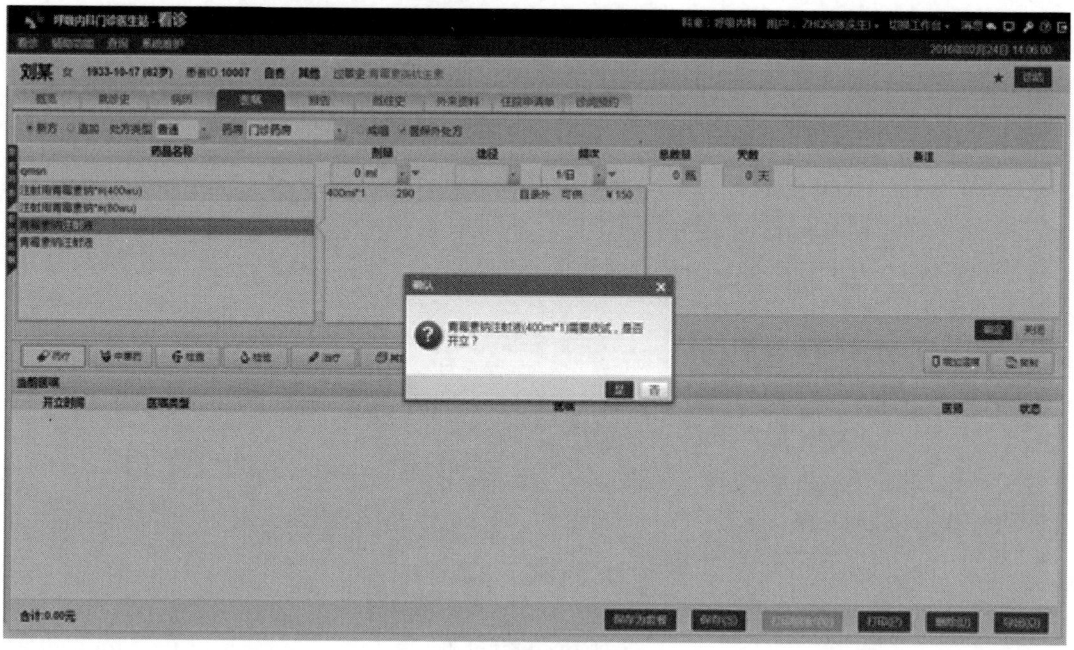

图 24-15　CPOE

（一）滥用模板、过度复制

电子病历的应用将医务人员从繁重的手写劳动中解放出来，其中模板、复制等功能更让电子病历的书写如虎添翼。部分人员为快完成病历，粗心大意，张冠李戴，出现诸如“男性有月经史”“儿童有婚育史”等，甚至出现诊疗对象姓名错误等问题，埋下了医疗纠纷的隐患。

（二）病历录入不及时

对有时限要求的检查、检验报告不及时归档，对检查检验时间的描述不统一，甚至前后矛盾；病程记录、查房记录不及时书写，甚至要等到所有诊疗过程完成才开始进行，对于记忆模糊的细节随意编造，造成整个诊疗过程的记录不能正确反映患者病情转归过程，因此形成的病历资料不具有科学分析的意义，违背电子病历产生的初衷。

（三）病历审签不及时

按照电子病历规范的要求，电子病历应当满一页或满一条查房记录打印一页，但实际操作过程中，相当一部分病历都是等到病人出院才统一打印，由此造成上级医生手工审签不及时，无法实时审阅病历质量。

（四）病历资料不完整

病程记录完成不及时，由于记忆模糊导致部分查房记录、病程记录缺失；缺少辅助诊断报告单、特殊检查治疗记录单、各种知情同意书等；检查检验记录缺失重要阳性体征、体格检查只记录专科检查，不注重全面性等。

2010 年以来，卫生部陆续下发了一系列电子病历标准和规范，出台了《电子病历系统功能规范（试行）》《电子病历基本架构与数据标准（试行）》《基于电子病历的医院信息平台建设技术解决方案（1.0 版）》等相关内容。规范化电子病历已经逐步走上日程，特别是医疗文书的书写，是病区工作的一个重要组成部分。

基于以上问题，建立病历文书系统，不仅实现了病历的结构化储存，更为重要的是实现病历的快速的智能的结构化录入、自动化录入、关联计算、实时质控、实时提醒等高级应用，实现病历模板的标准化管理，同时基于元素的科研检索应用支持子系统，也为后续病历数据深层次挖掘、临床决策等提供可能。

图 24-16 是结构化病历文书的界面。

三、闭环医嘱

在患者住院过程中，医嘱处理流程是业务流程中的关键环节。现如今的电子化医嘱管理模式按照从医嘱开具，执行再到终止的流程被大多数医院在实际过程中应用。即信息系统遵循医生医嘱下达，然后护士核

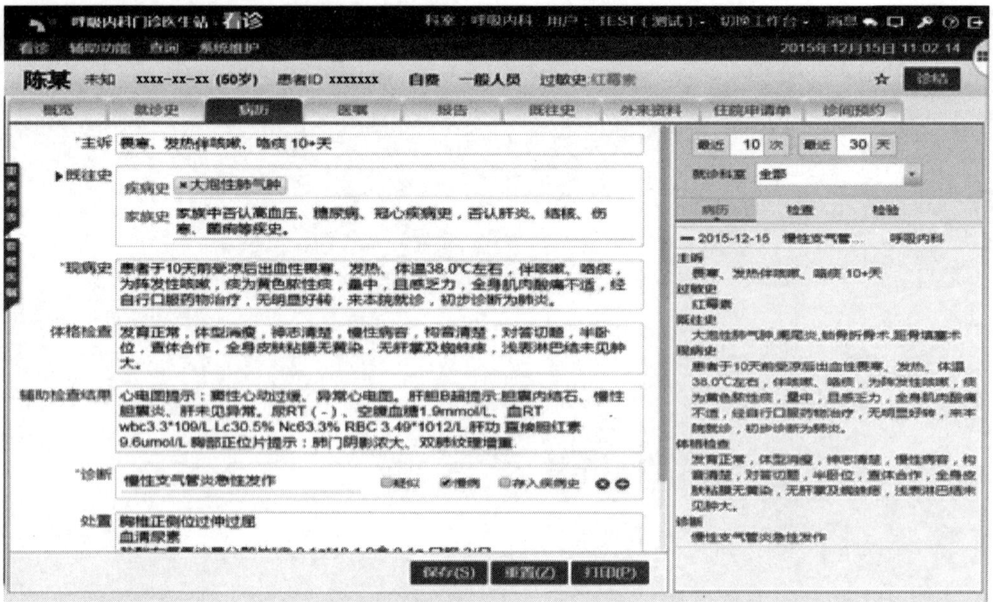

呼吸内科门诊医生站 · 看诊
看诊 辅助功能 查询 系统维护
2015年12月15日 11:02:14
陈某 未知 xxxx-xx-xx (50岁) 患者ID xxxxxxx 自费 一般人员 过敏史:红霉素
诊结
概览 就诊史 病历 医嘱 报告 既往史 外来资料 住院申请单 诊间预约
*主诉 咳嗽、发热伴咳嗽、咯痰 10+天
既往史
疾病史 大泡性肺气肿
家族史 家族中否认高血压、糖尿病、冠心病病史，否认肝炎、结核、伤寒、菌痢等疾史。
*现病史 患者于10天前受凉后出血性咳嗽、发热、体温38.0℃左右，伴咳嗽、咯痰，为阵发性咳嗽，痰为黄色脓性痰，量中，且感乏力，全身肌肉酸痛不适，经自行口服药物治疗，无明显好转，来本院就诊，初步诊断为肺炎。
体格检查 发育正常，体型消瘦，神志清楚，慢性病容，构音清楚，对答切题，半卧位，查体合作，全身皮肤粘膜无黄染，无肝掌及蜘蛛痣，浅表淋巴结未见肿大。
*诊断 慢性支气管炎急性发作
处置 胸椎正侧位过伸过屈
血清尿素
保存(S) 重置(Z) 打印(P)
最近 10 次 最近 30 天
就诊科室 全部
病历 检查 检验
2015-12-15 慢性支气管... 呼吸内科

图 24-16 病历文书

对，最后到药房摆药的管理流程。其中如医嘱执行、用药确认等环节，在实际应用中对医嘱的安全执行起着非常重要的作用。通过医嘱闭环管理可以避免人工核对、用药方面的执行差错，实现临床执行环节监控和信息反馈，提高医疗质量和工作效率。

闭环医嘱管理模式通过信息技术对整个医疗过程进行实时监控及反馈。通过移动终端对医嘱从下达、转抄、核对，再到执行、确立执行结果的整个流程进行检测，使医嘱管理过程形成一个闭环，这种模式对医嘱的全生命过程实现可追溯管理，对医疗安全控制有着积极的意义。

为实现医嘱的闭环管理，除了传统的医生站、护士站、药房管理等信息系统外，还需结合自动识别（条形码、RFID 技术）、移动医疗（WIFI、PDA）、自动化（单剂量药品自动包装机、静脉配置中心）等新技术、新系统的综合应用。跟踪监控医嘱执行的全过程，可以极大程度的限制人为差错，保证在正确的时间给予病人正确的处置。图 24-17 是闭环医嘱的界面。

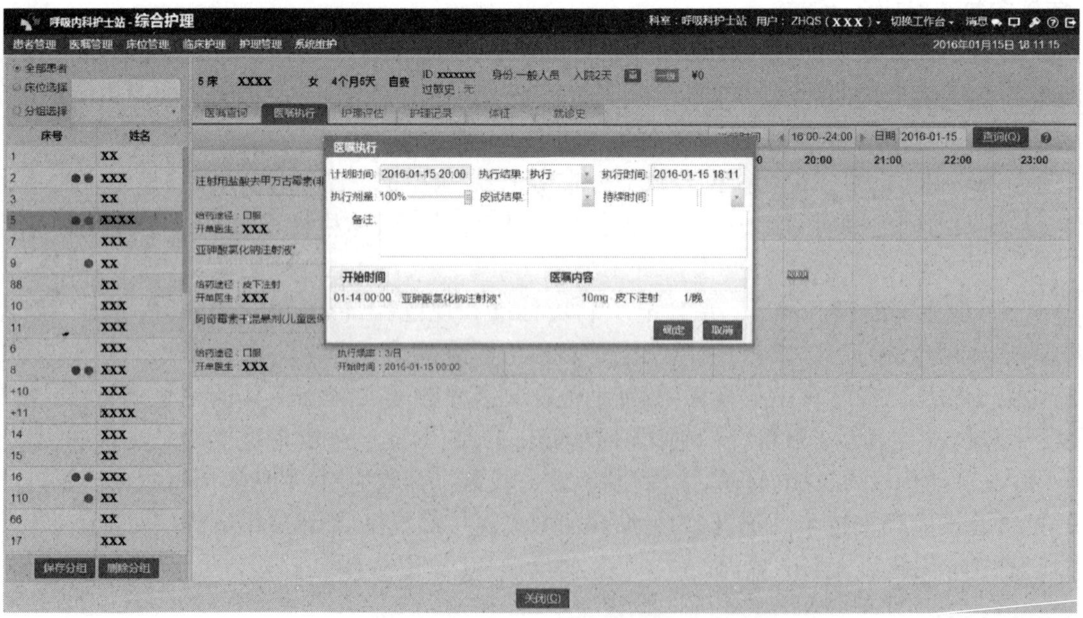

图 24-17 闭环医嘱

四、集成视图

集成视图是为终端用户提供的基于 WEB 的访问个人电子健康记录的应用程序，提供电子病历的展现。集成视图的目标是建立一个用户友好的环境，在该环境下被授权的医护专业人员或患者可以方便地访问电子病历中保存的相关数据。电子病历信息主要由临床信息组成，集成视图可以根据使用者的特定需求提供不同医疗卫生领域的调阅展示服务。

图 24-18 是集成视图界面，集成视图为医、护操作者在一个界面上，提供了可查询、浏览、书写各医护文书、特护记录、辅诊检查资料的快捷方式。界面以直观方式显示患者当前各生命体症（体温、脉搏、血压、呼吸）、检查检验、医嘱等患者重要的观察指标，并能以时间方式查询此前任意上述指标的情况、相互关系和趋势。为医护人员提供了一个统一的工作平台，医护人员可以直接基于病历视图中所集成的各类医疗数据以可视化的形式开展大部分日常工作，包括书写病程，处理医嘱、检查、检验、处方、治疗处置、手术、护理等，能够同时满足医护人员多样的日常工作需求。

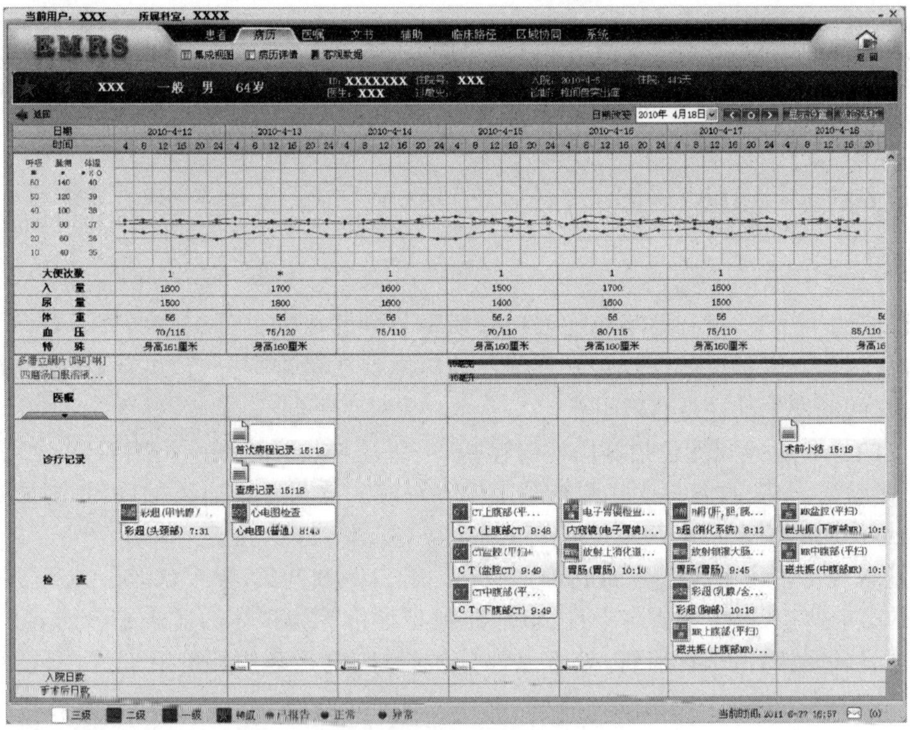

图 24-18　集成视图

五、临床路径

临床路径（Clinic Pathway，CP）是一种诊疗标准化方法，以缩短平均住院日、合理支付医疗费用为特征，按病种设计最佳的医疗和护理方案根据病情合理安排住院时间和费用。不仅可以规范诊疗过程，减少一些不必要、不合理的诊疗行为而且还可以规范诊疗行为应完成的时间等，增强了诊疗活动的计划性。在提倡高效率、高品质、低费用的医疗服务改革下，临床路径提供了多专业协作的工作模式；保证医疗护理等措施在既定时间内实现，并达到预期的医疗效果，促使了医疗资源的有效利用。

图 24-19 是临床路径的界面。临床路径包含的内容有：医疗评估、护理评估、麻醉评估和会诊评估，检查，检验，医疗措施，治疗和护理，活动，饮食，病情监测，宣教，出院计划，治疗护理结果等。

临床路径包含的功能有：路径的定义和维护管理、路径的执行管理与控制、临床路径的监控统计与管理、临床路径知识库等。

临床路径系统打破了纸质临床路径教科书式的工作指导流程，完全嵌入到计算机化医嘱录入系统中，路径出入口判断、相关检查预约提示、路径异常中断控制、相应文书生成、患者移动及食宿安排等功能，进一步

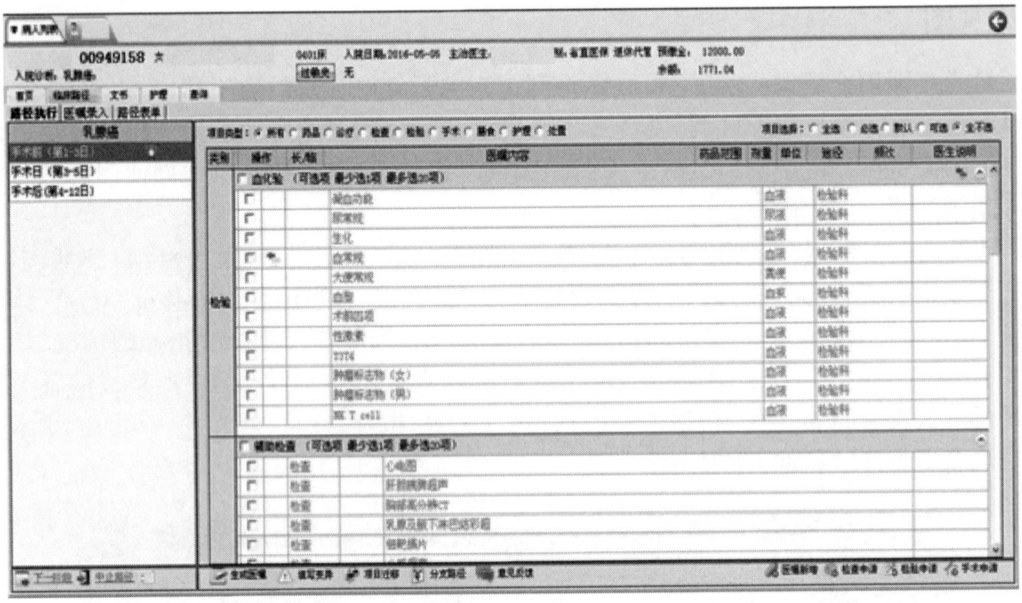

图 24-19 临床路径

减少人为因素造成的不确定性，以电子化方式更加高效规范地完成一整套临床医疗服务。

六、医疗质控

医疗质量是医院的生命线，只有不断地加强医疗质量管理才可能提升医院的核心竞争力。传统的医疗质量监控都是由医疗行政部门进行管理，多为阶段性地对医疗质量进行分析、讲评，虽然能起到总结经验的作用，但无法在医疗问题发生前进行有效阻止。

质量管理系统的主要业务职能包括病历实时监控、一级质控、二级质控、病案管理、医疗质量督察、基本医疗保险、出院患者随访、全院服务满意度调查等工作。对院领导是承上启下的助手，对临床科室起到监督作用，对患者是医患沟通的桥梁。

全面医疗质量管理由多个系统组合而成。主要是围绕着医嘱开具、保存、提交、执行至病人出院为医嘱生命周期而进行的事前监控、事中分析与干预、事后监督与评价等为一体的监管平台。其系统主要包括：合理医疗精细化管理、抗菌药物精细化监管、处方点评分析管理、电子药历评价管理、医保精细化监管等功能系统。

第二十五章　北大医信电子病历系统实例

第一节　系统概述

一、项目概况

本实例实施医院现有住院床位数 2700 张，年出院病人 10.11 万人次，年手术量达到 10.5 万台。医院有六个门诊部，2013 年门诊量约 439 万人次。医院共有 79 个专业/专科，其中国家级和省部级临床医学重点专科/学科 38 个。医院整体科研实力雄厚，近年来承担国家和省部等各级政府科研课题 1000 余项。

医院信息系统始建于 1994 年，主要完成门诊收费的业务流程。2000 年建立 HIS 门诊系统，2001 年建立 HIS 住院系统，2004 年建立电子病历系统，已实现电子病历与 HIS 系统的初步整合，国内电子病历系统应用水平评级 3 级。随着医院信息化建设的发展，医院计划从 2015 年开始展开 HIS 和电子病历系统升级，以及集成平台、CDR 和大数据应用等系统建设。

二、现状和问题

医院自 1994 年开始到 2014 年，已经形成了较全面的门诊系统、住院系统、医技系统、管理系统和物流系统等业务系统，还有部分系统如门诊预付费系统、处方点评系统、临床路径管理系统等业务系统在建或正在升级。目前医院的信息化建设存在以下主要问题：

1. 信息孤岛问题　信息及业务普遍存在孤岛现象，很多系统之间数据无法交互，信息不共享。例如，电子病历系统与 HIS 系统信息集成度和互联互通程度差，医生需要在两个系统间切换，操作繁杂且容易出错；检查科室的 PACS 系统存在多个，影像数据各自独立、无法共享；物资管理方面，各个子系统维护独立的库，系统间互不连通，难以实现完整业务流程追踪，无法完成闭环管理。

2. 患者身份不统一　没有统一的病人主索引机制，同一患者，因就诊途径的不同，在医院系统中存在多个身份 ID，在不同业务系统中同一患者的数据无法关联，无法给医生呈现完整的医疗数据。数据的整合程度与可利用率低。

三、整体建设要求

医院计划自2015年开始到2020年，以面向临床、面向科研为重点，建设全国一流的信息系统。未来的信息系统将以丰富的智能化医疗质量控制为特色，全面支撑临床科学研究为特点，实现信息全面互联互通，医院的管理融入质量监控的闭环中，近期目标达到国内电子病历和HIMSS EMRAM标准6级，远期目标达到7级标准。主要内容包括：

1. 以患者为中心的信息资源整合与利用　业务从传统的以收费为核心，转化为以患者为核心。以提升医疗质量和病人安全为核心目标推动信息化的工作。通过以电子病历系统为核心的医院信息数据平台，促进电子病历评级工作。

2. 以集成平台和临床数据中心为依托的医院信息平台　建设集成平台，解决集成接口管理、统一术语维护和数据标准化等问题，建设临床数据和生物标本库数据管理为一体的临床数据仓库。在集成平台建成基础上，建成EMPI系统，实现不同厂商各个异源异构信息系统间的数据整合、信息共享和流程协同，通过电子病历系统门户，贯穿患者临床诊疗信息的全过程，为医院智能化医疗服务。

3. 临床决策支持　以完善的医疗质量闭环智能管理与临床科研为特色　基于临床数据中心数据，实现院感控制管理、手术安全管理、质控闭环管理流程，建立完善的临床决策支持系统。依托集成平台，建设科研中心平台，为业务科室提供科研应用，为医院临床科研服务。

4. 医疗与人财物运营的管理决策支持　实现高效的、智能的物资闭环管理流程，完善HRP系统，为医院精细化管理服务。

第二节　电子病历系统的设计与实现

一、设计原则

（一）以患者为中心

电子病历系统旨在存储医疗信息，并在医疗过程中为医护人员、患者提供及时准确的信息，帮助医护人员以及患者能够准确、高效地做出临床决策。因此，电子病历是以患者为中心和以事件为驱动的（当事件发生时采集信息），其应用能够提高医疗工作效率、保障医疗服务质量，减少重复性医疗活动，降低医疗成本。而传统的许多医疗相关信息系统则大多是以医疗机构为中心或以收费项目为中心。

（二）临床数据视图定制化

患者、医务人员以及医院管理者将在不同医疗背景下访问电子病历系统。无论用户何时、何地访问系统，系统都能够按照用户需求，以安全授权地方式，提供可定制的数据视图。系统的可定制化还需要满足以下条件：

1. 在用户需要使用数据的时候。
2. 以用户要求的形式。
3. 查看用户需要的、经过授权的数据。
4. 在应用环境中，数据是可读的和格式化的。
5. 支持医务人员的所有可能的应用场景。

（三）支持医务人员高效工作

电子病历系统的重要性或者价值，就在于该系统能够为医务人员和医疗机构及时、准确地提供数据。电子病历必须能够满足现在和未来医疗活动的要求，这些活动是医务人员以及医疗机构在日常临床诊疗工作中必须要完成的任务。

（四）及时、准确的信息服务

患者和医务人员需要在治疗疾病和处理其他健康相关问题的过程中，根据情况的变化做出决策。电子病历系统应该能够为医务人员和决策者提供及时、完整和准确的信息。电子病历系统被视作权威和可靠的临床信息源，在不同的层次和区域内开发、实施和运行，针对不同情况提供相应的信息。而最为重要的，电子病历系统必须支持医务人员在机构和区域范围内提供完善的诊疗服务。

（五）支持标准规范

电子病历系统必须是支持行业标准规范，从而支持不同系统之间的互操作。电子病历系统架构也必须遵照、符合公认的信息与通讯技术标准、信息及消息标准，这些行业标准是面向医疗行业的，并支持面向服务架构。这些行业标准也是实现信息共享的基础。

目前行业内存在一些互相不兼容的和不可互操作的信息系统和行业标准。而且，同一标准还有互不兼容的多个版本在全国范围配置。为了实现电子病历系统解决方案的广泛应用，相关系统必须要支持标准化。标准化能节约系统研发、实现和应用的总体成本，使系统集成和互操作成本变低、效果更好。

（六）支持模块化/组件化，具有可扩展性

电子病历系统架构必须支持所有层次上的系统模块化以及复用性。系统支持设计模式驱动的组件设计以及复用性，是系统建设、推广应用和发展的基础。

电子病历系统架构的设计不仅要满足医院当前医疗的需求，还要面向未来，满足未来的开放性需求。临床医疗业务随着人们需求的增加而不断发展，电子病历系统也在随着时间变迁而动态变化。因此，系统架构还必须能够提供针对不同业务域的灵活性和可扩展性。

（七）安全和隐私保护

电子病历系统采集、存储和应用患者的个人信息以及临床信息。这些信息对于患者来说极为隐私，其安全性是信息安全工作的重心。电子病历系统架构必须提供严格、严谨和最优化的安全和隐私策略和方案，应用在系统所有组件的方方面面。

二、技术架构与实现

（一）多层体系架构

多层架构是信息系统产品发展的趋势。随着分层的细化，各层承担的功能越来越专业、越来越单纯，系统架构越来越灵活，不同模块之间的耦合度越来越低，系统的可扩展性、可维护性越来越高。

该系统采用七层技术架构，如图 25-1 所示，包括表示层、流程层、服务层、模型层、操作层、映射层、数据层，用于支撑系统不同层次的需求。其中，该系统在重点架构层采用了多项当前热门的成熟先进技术和思想。

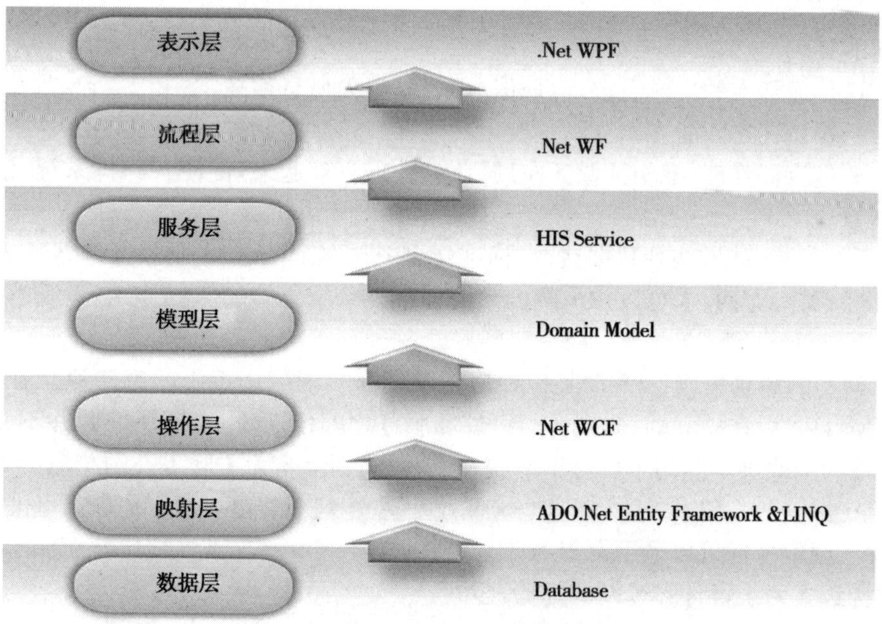

图 25-1　多层体系架构

1. 表示层采用 WPF 界面设计技术　WPF 可以创建你能想象得到的任何包含 2D/3D、视频、音频、动画、富文档视图等内容的界面。该技术融合了 B/S 和 C/S 界面的优点而改进了各自缺点，模糊了窗体和页面之间的界限。通过 XAML(一种基于 XML 的语言)创建专业级的用户界面，界面与逻辑代码完全分离，系统可以像 WEB 应用程序一样按页面构造，并在页面之间导航。

2. 流程层采用 WF 工作流技术　WF 工作流技术能适应医疗业务流程的快速变化，在系统预制活动的基础上，让客户自行定义工作流程。

3. 模型层基于 HL7 V3.0 参考信息模型(RIM)构建核心的领域模型　该系统的数据模型源自 HL7 V3 RIM，不但能很好地贴合医疗领域的内在规律，而且具有良好的抽象性，能够适应软件的不断变化和发展。

4. 操作层采用 WCF 跨平台分布式技术　WCF 支持分布式事务，具有优良的跨平台交互性，采用基于特性的编程方式，广泛支持 WS 系列规范。采用基于消息的传输方式，支持可靠会话数据协议、会话状态管理、单向无状态消息。此外，还具有良好的可扩展性、对象地址无关性，支持 HTTP、SOAP、TCP、MSMQ 和命名管道等多种服务端点。

5. 层采用 ADO.NET EF & LINQ 集成的数据访问模型　ADO.NET Entity Framework 把数据访问模型分为概念层、映射层、存储层等三层，通过分层映射解除了业务逻辑对存储的紧耦合。而 LINQ(Language Integrated Query)则在.NET 语言中集成了查询的数据访问模型，使其对多种数据源的做到了一致性的访问。

由于映射层的灵活映射支持，因此在数据层不仅可以跨越多种数据库平台(Oracle、SQL Server、DB2 等)，而且甚至可以支持不同的数据库模型(关系数据库、对象数据库，以及基于 XML 的层次型数据库等)。

(二) 基于 SOA/EDA 的集成架构

该系统按照面向服务的体系架构(Service-Oriented Architecture，SOA)和事件驱动架构(Event Driven Architecture，EDA)思想，将业务应用设计为各类服务，基于 ESB 工具进行集成，并通过 HL7 标准消息进行基于事件机制的通信。该架构设计思想极大地降低了异构系统之间的耦合性，使系统更易于集成建设。

1. A 架构的系统集成　随着医院信息系统的发展，异构系统逐渐增多，异构系统之间的信息集成成为医院信息系统发展关注的重点。针对异构系统集成问题，目前行业中最直接、最多采用的方案是点对点接口的方式。该方式加强了异构系统间的关联性、依赖性，但可能存在技术风险。当医院中存在多个异构系统互操作集成时，采用点对点连接方式，每个系统要和每个连接的系统建立耦合关系，对方的服务地址、接口修改的变动，都会影响到该系统的正常运行。这种耦合性限制了系统的灵活性与可扩展性，提高了系统运维的成本以及技术难度。

异构系统之间的集成，包括几个层级：

(1)数据集成：这是最基本的集成需求，实现信息共享、消灭信息孤岛。

(2)应用集成：异构系统之间能够相互调用应用功能接口，复用相同的业务功能。

(3)流程集成：通过流程管理，把相关业务应用、信息数据管理起来，促使各异构系统、信息数据和业务工作的统一、规范、高效。

基于 SOA 的系统架构，能够实现数据获取、标准化、整合、统计分析等业务操作。一方面可以有效保障院内系统的统一互联；另一方面，也可以作为院内系统与院外系统之间的互操作平台，随着区域医疗发展，重要性越来越大。

2. 基于 EDA 架构的消息集成　EDA 是一种用于设计和实现应用系统的方法论。在这类应用系统里，各类事件所触发的消息可以在独立的、非耦合的组件和服务之间传递，相关模块彼此并不知晓对方。相关应用程序中的 EDA 极大地改进了应用单位对于不同种类的、表面上毫无关联事件的相应能力。通过提供瞬时过滤、聚合和关联事件的能力，EDA 可以快速地检测出事件并判断类型，从而帮助应用机构快速、恰当地响应和处理这些事件。通常事件可以采用发布/订阅机制。

基于 EDA 架构进行系统设计和开发的优势，包括：

(1)EDA 提高了针对不断变化的业务需求的响应能力，最大限度地减少了对现有业务应用的影响。

(2)可以更容易开发和维护大规模分布式应用程序和不可预知的服务或异步服务。

(3)可以很容易，低成本地集成、再集成、再配置新的和已存在的应用程序和服务。

(4)促进远程组件和服务的再使用，拥有一个更灵敏、没有代码错误的开发环境。

(5)从时间维度来看 EDA 的优势：

1)短期利益：更容易定制，因为设计对动态处理有更好的响应。

2)长期利益：系统和组织的状态变得更精准，对实时变化的响应接近于同步。

(三) 标准化的业务数据建模

1. 基于 HL7 V3 数据建模　临床数据模型用于描述临床信息，以及帮助用户更加全面地理解临床信息。在数据和信息模型方面，比较重要的有 HL7 V3 的 RIM 模型。HL7 V3 RIM 模型的目的是为了解决大家开发和制定的信息标准不一致问题，需要为标准开发和制定者提供一个最高层次的参考模型。RIM 是一个纯粹的对象结构模型，某一个业务域的专家在开发数据标准中，其所使用到的任何元素、数据类型、词汇或代码如果都是衍生自 RIM 规范要求，就可保证与其他业务域一致。

临床文档架构(Clinical Document Architecture，CDA)是 HL7 V3 的一部分，关注临床文档内容的标准化。CDA 标准只规范文档内容表达形式，不涉及文档的交换机制。CDA 提供了一个能够表达所有可能文档的通用架构，所有的 CDA 文档都用 XML 编码表达，CDA 架构的基本构件包括：第一层(L1)包含非结构化文档；第二层(L2)包含一个或多个章节(Section)；第三层(L3)，包含临床陈述的 CDA 文档。

该电子病历系统就是基于 HL7 的核心——RIM 模型来构造和设计的，是以患者为中心、以临床为主线、一体化运作的紧密集成临床业务系统。此外，该电子病历系统的通信机制符合 HL7 V3 Message 标准，文档输出则符合 HL7 CDA 标准。

2. 国内电子病历数据标准的实现　目前国内已经颁布了若干个医疗信息化相关标准，如《医院信息基本数据集标准》《国家卫生信息标准基础框架》《公共卫生基本数据集标准》《居民健康档案基本架构与数据标准》《国家电子病历基本架构与数据标准》《国家卫生信息数据字典》等。该电子病历系统最大程度的采用和遵循了以上相关标准。

卫计委发布的电子病历数据标准是关于数据元的标准。该电子病历系统通过元数据绑定对应的数据元，以标引的方式实现了数据的结构化和标准化。该系统是真正能够把卫计委标准落地的电子病历系统。并且，数据绑定的实现方式使得系统可以适应数据标准的迅速变化。

除此之外，系统中的元数据还可以绑定到卫计委数据元标准以外的任何国际标准、行业标准、地方标准和自定义标准。同时，可以在多个数据标准之间进行术语的映射，以实现跨越不同标准的数据转换。

(四) 基于 HIE 的医疗信息交互应用

患者在医疗机构就诊，医疗机构会产生许多的患者医疗服务记录(医疗文书)，例如患者在门诊就诊时会产生门诊病历记录、处方、辅助检查报告等，在住院期间会产生住院病案首页、用药记录、出院小结等，这些医疗服务记录都是具有独立语义的完整的医疗信息，可以以文档的形式被医疗机构的信息系统进行交换和共享。

由于医疗记录的类型多种多样，包括文本、影像、结构化信息等等，因此 HL7 定义了一套用于医疗信息系统之间交换医疗信息的标准，并提供了临床文档的交换模型。IHE 定义了实现医疗信息集成的技术框架，用来描述不同系统间集成的实现规范。

该系统基于 HIE(Healthcare Information Exchange)中间件技术和 IHE 定义的医疗卫生信息交换规范，实现了医疗机构内部和外部医疗信息系统之间的医疗记录共享和交换，能够提供符合 IHE 规范的患者身份管理、跨领域的信息查询和医疗文档交换(包括 XDS. a、XDS. b、XDS-i)等医疗信息访问服务，同时又进行了一定的扩展，支持对医疗文档的管理和定制功能。这些扩展功能由一系列服务组件构成，包括：

1. 元数据定制　HIE 实现了对 XDS 集成概要的文档元数据的管理和查询，该组件可在此之上对现有的元数据进行定制和扩充，例如增加新的元数据。

2. 术语以及语义　针对医疗卫生行业内的不同系统的术语、编码给出定义和解释，因为不同的系统定义的编码和术语可能不一样，该组件支持不同系统的编码和标准编码(如 LOINC 编码)的映射和管理。

3. 检索　支持以不同的方式检索文档存储库，虽然 HIE 给出了一些标准查询接口，但并不能满足一些特定的检索需求，该组件可以提供基于内容关键字的全文检索功能，例如查询所有患有糖尿病的病人文档。

4. 文档模板管理　CDA 是一个统一的文档架构，需要定义不同的模板以支持在不同业务域的文档类型，例如门诊病历模板、病案首页模板、出院小结模板、辅助检查报告模板等。文档模板管理提供了对 CDA

文档模板的定义、管理和验证功能。

5. 数据同步服务　支持其他医疗信息系统和电子病历系统数据服务模块的文档数据同步，也支持文档更新的自动通知功能。

(五) 基于 WPF 的一体化 UI 设计

WPF 技术是融合 B/S 与 C/S 优势、注重用户体验的界面技术。该系统采用 WPF 技术来构造表示层，使得用户获得 B/S 架构的部署优势和 C/S 架构的交互优势。而 WPF 中的流文档(Flow Document)技术，则是迄今为止最适合于构造电子病历系统表示层技术。该技术改变了以往电子病历系统的自由文本录入和表单式(控件)录入，两种截然不同的录入方式，将两者完美地融为一体。在 WPF 流文档中，文本和控件被作为最小的结构化单元(Entry)而得到一致地处理，其结果是在模版编辑和病历编辑的操作就像在 Word 文档中随意插入各种控件，而这些控件具有和文本一样的特性。

该系统设计构建了一体化的医护操作界面，其一体化优势表现为：虽然在实际工作应用中，电子病历系统的操作涉及多个系统，但从医生、护士的角度，相关系统都是紧密整合在一个界面上呈现，包括医嘱、电子病历、临床路径、护理、技诊预约，乃至将来扩展的医疗质量控制、随访、科研业务等。

就某个患者而言，医护人员首先要了解掌握其各种诊疗信息。传统的临床信息系统由于结构互异，实现该功能需要在各系统中频繁切换不同的操作界面，重复选择该病人的相关信息，给临床工作带来了极大的不便。医护人员的工作环境通常是非常忙碌的，没有时间进行耗时的搜索和信息重组，一体化的用户界面和操作方式是临床信息系统能真正实现支持诊疗活动的必要条件。

该电子病历系统可以为所有用户提供统一的用户注册与用户授权管理机制，并且针对不同用户角色和权限提供相应的一体化操作界面，以便能通过各类信息的相互支持和印证，最大程度地利用信息的互补性，辅助他们做出正确的疾病诊断和治疗决策。

第三节　主要功能与应用

一、临床信息集成平台

临床信息集成平台是连接医院内业务系统的数据交换和共享平台，是不同系统间进行信息整合的基础和载体。建设临床信息集成平台的目的不是解决性能问题，而是解决系统间的紧耦合的问题，从而降低系统间的依赖程度，增加系统架构的灵活性、可扩展性，使系统整体改造更容易、成本更低。

临床信息集成平台提供的集成服务包括：注册服务、临床数据服务、医疗信息接入服务。

(一) 注册服务

注册服务提供唯一关键实体的标识：客户、医疗机构(如院区、科室、病区等)、术语集。医院信息系统以及临床信息集成平台的构成组件均应统一使用注册服务。注册服务保存有一个内部的、非公布的标识符，在医院信息系统全局唯一。

注册服务还包含有各类关键实体的、充分的基本人口统计学信息，在公共唯一标识不可用或者注册服务返回多个或不确定结果的情况下，用来帮助无歧义地标识实体对象。有关客户的基本人口统计学信息的可包括：住址信息、性别、出生日期、亲属、电话号码等。当首次遇到这些关键实体时，各业务应用程序使用注册服务查找这些实体，并将业务应用程序内部使用的标识关联到适用的公共标识。

临床信息集成平台使用注册服务来验证交互操作中涉及的关键实体是唯一可标识的，然后当数据存储在集成平台数据存储库中时赋予它一个集成平台内部标识符。

1. 客户注册　客户注册是一个医疗机构或区域医疗系统中，安全地存储和有效管理客户 ID、人口统计学信息(包括姓名、性别、年龄、民族、住址等)，并能够通过安全机制与其他互操作系统进行共享。客户注册服务功能，包括：

(1)注册新客户

(2)修改客户信息

(3)逻辑删除客户信息

(4)查询客户信息

(5)获取客户信息

(6)合并重复的客户信息

(7)拆分被错误合并的客户信息

(8)链接/取消客户关系

2. 医疗机构及用户注册　医疗机构注册用以标识、定义进行临床医疗服务的机构，并进行医疗机构信息的管理。这些机构负责其唯一标识符、行医权、医务人员标识和基本数据的管理。

在临床信息集成平台上，医疗机构、医务人员注册和用户注册有一定的关联关系。但用户注册不仅包括医务人员，还包括任何被授权访问医院信息系统的人员。

3. 术语注册及术语映射　医疗体系内有众多的术语体系，不同医院的应用系统之间，甚至于同一个医院的不同应用系统之间使用不同的术语表示体系，这是医疗信息系统进行数据整合或者信息交换必须要解决的问题。

广义的术语系统是指对医疗专业词汇和术语进行归纳、概括、分类、总结并把它们结构化地组织起来，从而形成能够指导医卫领域日常工作的标准化系统。国际上常用的术语系统包括 ICD-9、ICD-10、SNOMED-CT、MDC 等，这些术语系统定义了疾病、药品、临床症状、医疗器具等一系列医药卫生相关内容的分类与描述，并且为其中涉及的概念分配了数字或字母等形式的标识，从而提供了对它们进行信息化描述的手段。

针对各种不同类型的业务应用系统，临床信息集成平台需要一个通用的术语注册服务来解决概念一致性问题。术语服务的功能就是建立原始数据的实际取值与标准数据的术语概念之间的关系，从而在数据导入的过程中可以实现基于语义的数据标准化。在对原始数据完成数据规范化工作后，首先需要确定对哪些字段使用术语服务。通常，这些字段描述的应该是逻辑性强、意义明确、表述简单的内容，而不应是文字描述性的内容。

各类专业术语系统之间需要映射关系管理。例如，一个医学问题可以使用 SNOMED-CT 编码来输入，但是在输出和查询的时候需要使用相应的 ICD-9 或者 ICD-10 编码来表示。当然，这种“概念映射”需要依赖外部系统来提供映射数据，也需要支持本地同义词的使用。

术语的基本单位是“概念”，即术语系统中表示某一具体含义的特定词汇。因此，每个编码系统其实就是由许许多多的概念组成的。如果两个概念之间存在“等价”关系，则说明它们的含义是相同的。映射关系可以支持映射到树状编码系统的枝干节点。同时，还需要支持为概念建立本地描述，即概念的别名。支持通过别名对概念进行查找。

在一个术语系统(即编码系统)内部，可以设置多个“概念列表”来把概念根据不同的主题进行分类。概念列表的作用是为术语系统内部的概念提供更加清晰的组织结构，从而利于概念的浏览、查询与获取。同一个概念可以属于多个不同的概念列表，也可以不属于任何概念列表。但为了方便地将概念组织起来，一般会把概念放到与其主题相关的概念列表中。

(二)临床数据服务

1. 临床医疗记录服务　临床医疗记录存储了从临床业务应用系统中所获取信息的备份，临床医疗记录提供了以下服务：

(1)增加新就诊记录，记录信息包括开始日期、计划结束日期、结束日期、状态、就诊或住院原因。

(2)增加转诊记录，包括转诊类型、转诊日期、转诊目标、转诊状态。

(3)记录新就诊概要信息，一个新就诊概要通常应与至少一条就诊记录相关联。

(4)增加记录观察信息，包括编码信息以及非编码信息。

(5)增加记录病情或诊断信息。

(6)获取一个特定就诊记录以及所有相关的支持信息。

(7)获取一个特定转诊记录以及所有相关的支持信息。

(8)获取一个特定就诊概要记录以及所有相关的支持信息。

(9)获取一个特定观察记录以及所有相关的支持信息。

(10)获取一个特定病情或诊断记录以及所有相关的支持信息。

2. 药物记录服务　支持用户通过药物记录服务接口来获得患者临床数据，所提供的服务包括：

(1)对于指定患者，抽取所有出未分装的处方、其他正在进行的药物治疗信息、没有处方的发药信息。

(2)抽取某个患者的完整用药记录。

(3)通过处方序号来获取指定处方的具体信息。

(4)获取指定药物的配药信息，包括备注。

3. 诊断影像服务　用于维护和管理诊断影像的医嘱和结果信息。该服务允许集中获取和共享大型分布式网络中符合 DICOM 标准的对象。通常与诊断影像检查相关的数据有两部分，一份用于说明概要结论的书面报告和影像文件。影像文件可以采取不同的形式，如视频或声音，但多数时候会采取一张或多张影像的形式。服务内容包括：

(1)查看已经诊断影像检查医嘱/申请。

(2)查看诊断影像检查报告。

(3)查看诊断影像文件。

(三) 医疗信息接入服务

在临床信息集成平台中，为了响应请求并给出一个完整的回应，将会出现错综复杂的网络系统和多重调用。发起调用的业务系统不需要关心具体的交互，将通过信息接入服务从集成平台获得反馈。

医疗信息接入服务提供了一个平台，在该平台内集中了许多公用和复用功能，这些功能可以一致化地应用到所有链接到信息集成平台中的系统。

1. 通信总线服务　支持临床数据服务、其他业务服务和应用系统之间的底层通信。服务组件一般包括：消息服务组件、协议服务组件两类。

2. 公用服务　公用服务内容包括：

(1)上下文服务：缓存服务、会话管理服务。

(2)通用服务：审计服务、错误/异常处理服务、日志管理服务。

(3)集成服务：代理服务、映射服务、队列服务、目录服务。

(4)互操作性：互操作服务、搜索/解析服务。

(5)管理服务：配置服务、管理服务、策略管理服务。

(6)隐私与安全：匿名化服务、许可指令管理、数字签名、加密服务。

(7)订阅服务：提醒/通知服务、发布/订阅服务。

(8)用户管理：用户管理、角色管理、权限管理、用户认证、访问控制服务。

二、临床数据中心

临床数据中心提供一种机制来支持安全、适当、及时地共享与临床相关的、以患者为中心的医疗信息。尽管医务人员在不同的诊疗部门、不同的地点使用不同技术的信息系统，但此临床数据中心支持正确的信息共享，只要业务应用系统支持必要的接口标准，即可与临床数据中心进行交互，可以提交、访问、共享“虚拟”的临床数据。从这个意义上来说，临床数据中心提供一个信息共享“实体”，每个应用都要毫无例外地与此“实体”连接。

作为一个实体，临床数据中心支持应用系统之间的信息共享。使用临床数据中心驱动的应用系统的过程中，一些预定义的事件将导致应用系统与临床数据中心之间的交互，既可以为共享临床数据中心发送一个相关信息子集，也可以是从临床数据中心请求相同类型的信息。从而，临床数据中心从本质上“掌握”着共享信息。当信息放进共享数据库中之后，人们无须预设何时需要或如何使用这些信息。

如果每一个临床数据中心实施都是基于标准的，共享临床信息的能力可以扩展超越一个具体的机构或区域，使任何地方的医疗工作者，都能获得信息共享。

(一) 临床数据中心系统

临床数据中心系统是以病人为中心、在医院范围内制作的终生纵向多媒体记录，包含所有重要的临床数据，可集成院内各科室级临床信息系统，实现所有临床诊疗数据的整合与集中展现，为临床决策提供支持信息。临床数据中心的数据包含：症状描述、临床记录、用药信息、查体信息、预约随访信息、检验/检查数据以及影像信息等。

临床数据中心系统还具有临床信息报告管理与分发功能，包括：临床文件和数据获取（以结构化的方式为主组织和管理临床数据，辅以非结构化的方式。能够实现临床信息/报告的长期存储）、临床信息和报告显示（提供多种形式的报告显示和查询手段，可以是定制的图表、纵向视图、临床医师特定的视图、多个外观）、临床信息和报告的分发控制（依据临床报告的质控要求，提供对相关人的分发管理）等功能。

（二）临床知识库系统

临床知识库系统用于建立辅助临床诊断和临床治疗的知识库。知识库通过特定的患者症状/指征信息，提醒医生考虑做出何种诊断；再根据诊断支持手段，提醒医生采用何种治疗方案；在治疗方案执行过程中，根据患者的不同治疗效果等辅助手段，提醒医生采用何种方案的分支路径等。

治疗方案的知识库具有开放性，系统负责建立知识库中治疗方案的逻辑结构，医生负责维护和更新知识库的具体内容、建立科室的诊疗方案模版，以便确保知识库中的治疗方案符合最新的学术成果。

该系统只进行智能识别和提醒，而不进行智能化的判断，尽可能把决策权留给医生做出人工的判断和选择，以确保诊疗的安全性不受到“人造系统”的干扰。

具体功能包括：

1. 临床实践指南　支持临床知识库（包括临床药典、临床症状等）的建立和维护，支持临床诊疗规则和临床路径模板的建立和维护。

2. 临床告警　支持按临床指南、规范的预警，关键路径告警、备忘录和逻辑预先告警，支持合理用药提示和配伍禁忌提示。

3. 护理知识库　设立护理计划中常用的护理诊断和相关的护理措施等字典库，设置护士工作中常用的计算公式、各种评估表等，方便护士随时使用。

（三）以患者为中心的临床信息整合

医院的信息系统建设集成了多个厂商的系统，患者临床信息分散在各个系统之中。需要有一个真正的、基于以患者为中心的体系结构来同步、汇总分散的客户信息，进行客户和临床信息的整合，将所有的患者资料、电子病历、处方、医嘱、诊断、检查检验结果、就诊信息等全部实现统一和共享。并在此基础上实现所有客户的临床信息管理，以此作为医院各种服务流程的整合与无纸化运作的基础。

医院每年的门诊病人数以百万计、住院病人数以万计，病种繁多，资料丰富，数据量庞大，资料的收集和处理工作量是天文数字，只有使用数据整合的技术手段来建立电子健康档案的整合存储，才可能为后续的电子化服务流程，以及快速信息检索、精准信息挖掘分析提供数据基础。

（四）临床信息的整合展现

临床数据经过整合以后，还需要以快捷、方便、灵活的方式展现给医务和科研人员。

该系统可以从患者为中心的角度，提供时间维度、诊疗事件维度、主要疾病和健康问题维度的三维立体视图进行全生命周期的纵向临床记录浏览，关注患者的整体健康状况和临床信息。

可以从以病种/主要体征和症状的角度，通过诊断、检验结果、主要体征和症状等多种条件进行组合的语义级查询，方便医生比较那些具有相近或相同的症状、体征、病情的患者的临床记录，从而为医生罗列具有较大可能性的问题/诊断。

系统还能支持查询结果的导出和远程浏览（如通过智能手机），支持临床信息的发布和订阅。

（五）临床信息的分析和挖掘

通过多维数据仓库和数据挖掘等技术手段，建立面向主题的数据仓库，目的是基于某一主题所需要的各类信息，通过对该主题相关科学数据的规划和设计，构建针对该主题的主题数据框架，包括学科信息、诊疗信息、电子病历信息、共享资源信息等方面的信息，建立数据资源（数据集）之间的关联模型，进而针对该主题的科学数据资源开发具有共享性和一致性的主题数据库管理系统，为相关的科研、教学和卫生决策提供辅助数据支持。

三、一体化医护工作站系统

在传统环境中医生和护士临床工作涉及多个系统，写病历、开医嘱、查看检验/检查结果等必须要在多个系统之间进行界面切换进行，对于医生和护士来说这样的系统操作既不方便，也容易发生错误。

该一体化医护工作站系统是站在医生和护士的角度来实现的，系统能够将医生和护士日常工作中使用的所有系统紧密整合在一个界面上呈现，主要功能包括医嘱、电子病历、临床路径、护理、技诊预约、医疗质量控制、随访、科研等，如图 25-2。

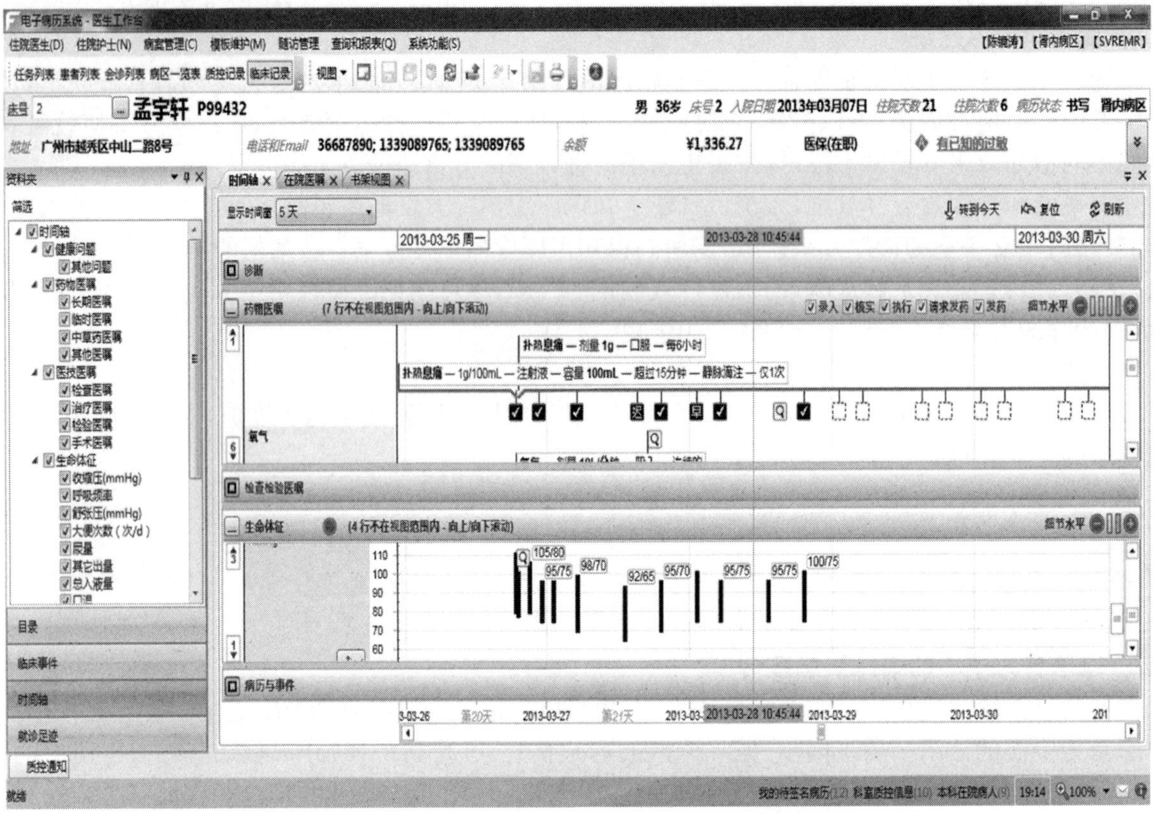

图 25-2 电子病历系统——医生工作台界面

除此之外，该系统除了具有目前同类一般电子病历系统的基本功能以外，还提供了很多有特点的功能，给医生和护士带来了更多优质的人机交互体验。

（一）一体化工作台

该系统通过自定义桌面窗口提供集成各种丰富功能的工作台界面，医生、护士、质控人员只需在一个界面就能完成 90％的操作。与传统的电子病历产品相比，该系统并非单纯的病历编辑器，医务人员不需要频繁地切换系统记录各类诊疗活动（如：评估、诊断、开具医嘱、病历书写等），使病历书写真正融入医疗过程中，不再是医疗照护之外的附加任务，减少了因系统繁琐地操作引起的医疗差错，提高了医疗效率。

（二）动态电子病历

传统的电子病历，在极度自由化的非结构化文本输入，以及极度固化的结构化表格输入两种方式之间摇摆。前者由于非结构化输入，临床数据将不能进行共享及再利用，成为系统智能化发展的瓶颈。后者由于固化了录入内容，医生无法在模板之外新增，无法应对千变万化的临床情况。该系统不仅能实现所有病历文书的全结构化，而且实现了病历内容的自由新增和扩展。医生在录入病历时，可根据临床情况动态变化，实时插入所需要的各种模板或自由文本。

（三）系统自学习

该系统根据医生的录入习惯，自动统计在输入该词汇后，后续插入频率最高的词汇。在医生录入病历时，系统自动联想常见搭配和后续项目模板，供医生参考。

（四）智能引导

该系统的智能感知功能，能够自动感知医生当前录入的临床专业术语，自动搜索与录入内容匹配的模板。

（五）多样式自由更换

该系统支持对同一个术语模板，具有多种样式可供选择和切换。样式包含文本、表格、图片、数据元等。

（六）便捷地获取数据

该系统可以自动收集患者的主诉、现病史、医嘱、检验结果、手术资料等数据放入数据篮，书写病历时可快速引用数据篮中的内容，医生也可以将常用的段落文字保存到数据篮，如术后处理、每日查房结果等，方便书写病历。

（七）多媒体处理

该系统不仅可以实现病历的图文化、表格化处理，还可以嵌入内容丰富的音频、视频等多媒体内容。对于上级查房的录音，乃至医疗工作的取证，都带来了极大的方便。

（八）充分地数据共享

该系统综合地汇总与共享医疗过程中各个环节产生的结构化数据。例如，入院记录既往史中录入的既往过敏药物信息，能够被系统自动抽取成过敏史列表，可以被共享和复用到医务人员工作台显著位置、首次护理记录和病案首页等多个场景。

（九）直观修改痕迹

该系统提供类似 Word 的审阅功能，可以直观显示文档的所有修改痕迹，并可以进行多版本之间的修改内容比较。

（十）质控在线互动

质控缺陷修补自动生成系统任务，呈现在医生的任务列表中。医生和质控人员对于质控缺陷修补和质控返修回复的互动，均可以通过即时消息完成。医生接收到任务和消息后，双击即可启动质控窗口，定位到质控缺陷位置。

第四节　特色及优势

一、系统特色

（一）界面灵活性

1. 统一集成各类功能丰富的工作台界面，使得医生、护士、质控人员只需在一个界面就能完成 90%的业务操作。

2. 系统界面可以自由布局，用户可根据屏幕大小、个人使用习惯调整界面大小和功能区域的位置。

3. 用户可对界面无级缩放，支持整个屏幕的内容平滑放大，即使是老医生，也能轻松使用系统。

（二）界面操作简便性

1. 病历书写风格与 Word 编辑风格相似，符合普通用户的系统操作习惯。

2. 电子病历编辑所见即所得，系统中的病历与打印出来的病历效果完全相同，无需再次调整排版。

3. 系统能够把患者所有的病程、查房、会诊等文书合并到一份文档进行浏览，并提供快速导航目录，方便医生查看病历。

4. 系统提供书写助手模块，可输入各种特殊符号和常用单位，可以输入上下标以及计算公式。

5. 系统支持视频、音频、图像等多媒体功能。

6. 系统支持图像处理功能，除了常用的画图工具外，还可使用各种常用医学符号对图片进行填充、绘线，可轻易画出神经科、烧伤科的发病情况及部位示意图。

7. 系统提供检验结果的动态趋势图，医生可以自由改变趋势图的时间粒度，在宏观和微观两个层面考察指标值。

8. 系统提供临床事件和信息的时间轴视图，显示住院患者在整个就诊期间所有相关事件和临床信息的综合性概要图表，患者从入院到出院所发生的各种事件，以及相关的临床信息都一目了然。

（三）智能化和动态化

1. 系统针对每一份病历可设置多种默认值；新建病历时，系统自动根据科室、诊断等关键内容找出合适的默认值并填充到病历，减少录入工作量。

2. 系统提供元素模板和术语搜索功能，协助医生录入病历。

3. 系统可实时插入各种医疗元素，对输入的临床专业术语具有智能感知功能。

4. 系统提供智能模板搜索功能，书写病历时，系统自动搜索与编辑区域相关病历模板，供医生选择使用。

5. 在系统中，通过知识库功能，医护人员可随时查阅各种医疗资料，如疾病介绍、药品介绍、治愈标准、护理操作标准等。

6. 在系统中，可以定制手机短信服务，当发生紧急事件时，相关人员可收到短信通知，如紧急会诊等，还可定制每天上班前的当天任务提醒，以便医生提前做好准备。

（四）安全性与质量控制

1. 系统提供多维度、全流程的病案质控功能，结合人工质控和自动质控两种检查方式，包括医生自查、科室审核、全院质控三个环节，确保病案质量。

2. 系统提供多种自动质控规则应用，包括时限类质控、书写次数类质控、合理检查质控、医嘱质控、诊断质控、病历内容质控等功能。

3. 系统提供完善的权限管理功能，可针对人员组、科室、功能模块分别进行权限设置。

4. 系统借助 XPS 文件和 U 盾证书，对病历文书进行数字签名，真正实现无纸化病历。

（五）结构化与标准化

1. 电子病历数据结构化，符合 HL7 V3 标准以及卫生部的电子病历数据标准，满足科研分析、统计挖掘、与外部系统进行数据交换等数据二次利用的需要。

2. 系统采用 XML、结构化数据结合的方式进行数据存储，巧妙解决页面数据转换和数据提取两个难题，同时避免直接使用文件存储，提高数据安全性。

3. 系统可将病历完整地输出为 XPS 文件，独立存储。

二、系统优势

（一）书写方式优势

该系统采用基于 WPF 技术构造、仿 Word 的所见即所得病历书写界面，书写速度快速，医护人员经过短期培训就能够很好地掌握系统的使用。这种符合临床书写习惯的软件设计，使得医护人员很容易从纸张书写状态直接过渡到电子病历书写上，降低用户的学习成本。

该系统仿 Word 的病历编辑器，其快速并没有以牺牲病历的结构化为代价，而是将结构化录入和自由文本录入完美地结合，适合于医生在不同的地方按照不同的方式录入病历。例如，拟诊讨论（或称论诊、鉴别诊断）、术前讨论、出院小结（或阶段小结）等部分，反映的是医生的思维、分析、判断和文字表达能力，是典型的个性化记录，对于这类思维和逻辑都很严谨的病历栏目，自由文本的书写方式最适合，而入院记录和病程记录完全是记录性的，结构化书写模板将记录得更完整和准确。

同时，该系统通过仿 Word 的病历编辑器使得质控科很容易以 Word 文档修改痕迹的方式，所见即所得地查看病历修改痕迹，这对质控工作非常重要。另外，该系统还很好地实现了病历的图文化，不仅可以嵌入上下标、复杂表格、图形，还可以嵌入音频、视频等多媒体内容。这些功能对于上级查房的录音，乃至医疗工作的取证，都带来了极大的方便性。除此之外，该系统还可以将患者的所有病程、查房、会诊等文书合并到一份文档进行浏览，并提供快速导航目录，方便医生查看病历。

（二）动态电子病历优势

传统的电子病历系统，在极度自由化的非结构化文本输入，以及极度固化的结构化表格输入两种方式之间摇摆。前一种方式由于采用非结构化输入，医生需要通过键盘输入每一个字，录入速度大大降低，信息的完备性不能得到保证，更重要的是数据无法进行检索、统计、分析等再利用。后一种方式，则通过固化了的模板限制了病历输入的内容，医生很难在模板之外新增，难以满足千变万化的临床情况。

该系统则不仅实现了结构化，而且实现了病历内容的自由新增和扩展功能。系统在录入病历时，可根据临床情况的动态变化的需要，实时插入所需要的各种术语和模板，且对输入的临床专业术语具有智能感知功能，能根据所感知到的术语自动搜索相关的模板（也可以手动搜索模板），医生可以随时插入所找到的模板。

动态电子病历的动态插入模板和术语的技术，可以实现病历内容的无级自由扩展和变化，同时极大地减少模板的维护量，提高模板的利用率，方便模板的优化和更新。

（三）结构化和标准化优势

电子病历系统是以患者为中心来组织诊疗信息，具有时间跨度大、信息元素丰富、信息组织结构复杂等特点，同时信息元素和组织结构需要随着医学进步而不断变化。

该系统的结构化完全符合 HL7 V3 标准。由于参照 HL7 V3 模型，使得系统获得了前所未有的抽象性、可扩展性、灵活性，可以适应临床需求的不断变化。

卫计委发布的电子病历数据标准是关于数据元的标准，该系统完全满足卫计委电子病历数据标准。此外，该系统还可以绑定到卫生部数据元标准以外的任何国际标准、行业标准、地方标准和自定义标准。同时，可以在多个数据标准之间进行术语的映射，以实现跨越不同标准的数据转换。

（四）系统集成优势

该系统参考 SOA 架构，以及 SaaS 的思想，将应用设计为符合 IHE 国际规范的服务，这些服务以 MQ（Message Queue）和 Web Service 的方式发布，通过 ESB 服务总线进行集成，应用之间通过 HL7 标准的消息进行基于事件机制的通信。这使得系统之间的耦合度大大降低，避免各系统之间相互影响，同时易于集成。对于其他非标准化的异构系统，也可以通过适配器实现标准化的消息通信和系统集成。

第二十六章　曼荼罗电子病历系统实例

第一节　系统概述

一、设计理念

曼荼罗电子病历系统“以医疗为中心”，系统地处理的数据定位，清晰地定位在临床医疗信息范畴中，对于非临床医疗的信息，采用企业应用集成的概念，让其他软件系统帮助进行维护和管理。这些数据如：病人的基本档案信息、挂号信息、医疗费用、药品信息、保险结算信息等。“以医疗为中心”也可以这么表达，把所有的注意力都放在处理临床医疗信息方面，使之构成完整的电子病历体系。同时，从医疗的角度尊重医生的判断和选择，如：医院的各个部门、科室在任何地方、任何时候都将能根据各种不同的权限，调阅到病人所在医院的全部病历记录；对药物配伍禁忌、医疗方法不正当做出提示；实现医疗过程的智能化分析，帮助医生快速分析电子病历的内容；支持海量的医疗资源管理，全方位为医生的日常工作提供各式各样的电子病历模板、语言片断、语法分析、语言资源、约定的或者说是标准的医嘱处理参考、电子医学图形图像辅助和分析、全方位的药品器械介绍，以及提供上述各种资源的交互、积累、再利用等。

曼荼罗电子病历系统是开放式的，它将和医院信息平台或外部的 HIS，PACS，LIS 等系统进行数据交换，并利用专门开发的临床消息系统，形成一个集成和协同的平台，支持医院内部以及医院之间的数据集成和消息传递，使得临床医务工作者享受到信息技术带来的全新的工作体验和很高的工作效率。

本系统目标：提高医生的工作效率，促进医疗记录的规范化，避免因病历书写失误而导致的医疗事故，为医疗纠纷的仲裁提供可靠的证据，实现临床信息的共享，全面支持临床信息的自定义统计查询和分析，改进医院的作业流程，提升医院的总体形象和竞争力，减少人工干预，实现真正的临床医疗信息化。

二、技术特点

从曼荼罗软件公司最初发布DoqLei电子病历系统至今，已有十年。十年来，这一软件系统的功能越来越丰富，已逐渐发展成为一个包含了住院、门急诊、护理、质控、临床路径管理、科研统计、临床数据集成、区域医疗协同等诸多子系统的庞大体系。而支撑这一体系的根本，是从最初就确立且从未改变的面向全息临床文档的设计。

（一）临床医疗数据的特殊性

面向文档的设计，从本质上区别于基于数据库的设计。临床医疗数据和传统数据库应用中的普通数据有非常大的差别，因此，在数据存储和应用的各方面，都有其独特性，其不能够按照传统数据管理和应用的模式进行管理。这些特殊性表现在：

1. 法律严肃性　要求进行长期的保管，向后兼容至少15年。
2. 数据交换的广泛性需要　需要进行非常广泛的共享和交换。
3. 高原始性需求　不允许对数据升级处理，及任何形式的修改。
4. 保密性　需要加密存储和传输。
5. 权限复杂性　符合各种临床医疗权限要求。
6. 海量存储特征　需要进行符合医疗需要的压缩存储。
7. 面向文档特性　需要保持临床医生确认的原始文档外观。
8. 历史性特征　保留任何的历史记录，不能进行任何的覆盖。

因此，对于临床医疗数据，传统的关系型数据库数据管理原则，在此必须进行顺应性调整，在数据完整性、统一性、安全性方面，都要进行特殊的设计。

临床医疗信息，是一个自然数据集合，并不是诸如银行、物流、财务数据，有非常明确约束条件，对临床数据进行约束，也不利于如实记录临床信息。而且，临床医疗信息，通常只是一个参照数值，对于自身，通常只是反映这个数值的变化过程，很少进行数据运算。例如，对于一个病人来说，临床检验值，只是反映一种状态，并不能够明确检验值到达某一数值，必然会导致某种结果，而且计算这个病人的平均检验值，也毫无临床意义；对于某一病人的血压值，最多描述血压的变化过程，进行各种完整性约束没有价值。

对于数据库数据统一性和第三范式原则，临床信息记录就会产生很多误差，甚至引发医疗差错。对于临床医疗信息，所有记录都是法律文件，必须显式修改，否则违反临床医疗权限原则。比如，一般的数据库设计，只会建立一张病人信息的表，但在电子病历中，病人每一次就诊，都将重新建立病人的基本信息，而不覆盖病人以前的基本信息，这是医学要求。例如，上一次就诊，病人的住址在疫区，而这一次，病人的住址已经不在疫区，此类信息的保留，有非常重要的意义，不能够按照数据统一性原则加以覆盖。

传统数据库管理系统的安全性设计，并不能够适应临床医疗信息的需求，临床信息对安全性的需求，建立临床医疗权限基础之上，这种权限，并不是要保证数据不能够被访问，而是为了指导临床工作。数据可被访问和共享反而是一个重要的前提。也就是说，临床医疗信息的权限，除了在不查封和不能够跨越医疗组共享之外，都必须呈现给相关的医生或者病人观看，安全性的考虑，只是在读写操作，或者规定数据区域的读写操作中，进行控制。例如，如果在一次临床抢救中，值班医生如果没有查看病人所有临床信息的权限，那将有可能导致重大的医疗差错。因此，临床医疗信息共享具有广泛的意义，而非传统数据管理系统的那种安全性。

（二）基于全息临床文档的电子病历

由于认识到传统关系型数据库在电子病历应用方面的局限性，曼荼罗在产品框架设计阶段，就明确了基于全息临床文档开发电子病历系统的设计思路。这个思路简单来讲，是要遵从临床数据的自然特性，以树状结构化文档的形式描述、集成和存储临床数据。就好比要存储一片森林，是将一颗一颗的树木，一颗一颗的花草，都作为一个一个对象进行完整保存，而不是传统的关系表方式：把所有树叶，保存在一个地方，所有树干，保存在另外一个地方，把所有的树根，保存在第三个地方。这种文档，称之为“全息临床文档”，以一个病人的所有信息为基础，包括病历、费用、处方医嘱、检查检验报告、其他信息等。全息临床文档使用XML对文档内容进行逻辑定义，具体信息使用自然语言进行记载，如实记录各种情况。全息临床文档，可以很好地支持数据交换和共享、数据中心、远程医疗、权限控制、患者服务等的建设。

基于全息临床文档的电子病历系统具备许多优点，包括：

1. 逐字逐句的临床医学描述结构化，也就是临床医学描述语言的深度结构化，粒度极细，能够描述临床医学语言的上下文语义。换句话说，就是让计算机能够读懂一篇临床病历几乎所有的医学含义，而且能够做到计算机的精确理解，从而支持非常复杂的临床诊断、治疗、管理工作。

2. 支持处理所有的临床病历格式，包括非结构化文本、结构化数据、医学图形、医学表达式、DICOM3 医学影像等。

3. 可以不依赖数据库管理系统运行，也可以不依赖医院里的其他软件运行，在网络发生故障的时候，也能够正常工作，保证正常的临床医疗秩序。

4. 采用国际通用的 HTML 和 PDF 描述电子病历外观，与外界进行病历共享和交换非常方便。

5. 由于多文档程序界面的实现成本低，因此，能够提供多任务的处理模式，支持医生同时处理多个病人的病历。

6. 纯文本病历，容易穿透防火墙，能够跨医院交换。

7. 病历和处方、医嘱、护理生命体征监测数据集成，能够帮助进行科研和重现诊断和治疗的全过程。

8. 对整个文档可以方便地进行电子签名传输、加密、压缩、既可存储到硬盘，也可存储到数据库，也可对文档进行临床医疗权限控制。

9. 具有结构上的可扩展性，能够做到向后兼容，确保数据的长期性。

（三）技术实现

实现基于全息临床文档的电子病历系统的关键是能否完整集成病人一次就诊的所有信息，并对其中颗粒度较大的文本数据进行结构化分析。

曼荼罗电子病历系统对外部数据的集成，是通过 XML 文档的形式描述并保存各种查询逻辑定义来实现的。也就是说，不针对特定查询编写固定的代码，彻底做到程序和数据分离。这样做使得接口易于维护，如果医院的软件系统发生改变，电子病历系统能够很快适应新的系统，而不需要修改程序代码。通过这种方式，曼荼罗电子病历系统可将外部系统的检验、检查、医嘱等信息完整集成，并统一存储在全息临床文档中。

另一个技术实现难点是病历的结构化问题。曼荼罗电子病历系统虽然提供强大的结构化录入、模板结构自定义和术语选项自定义功能，但在实际使用中，并不特别依赖医生对结构化录入方式的依从性，而更多的是通过对医生自由录入的文本进行信息抽取，达到结构化存储的目的。信息抽取是以一个以未知的自然语言文档作为输入，产生固定格式、无歧义的输出数据的过程。比如：从病人的医疗记录中抽取出症状、诊断记录、检验结果、处方和对应时间等等。

（四）标准符合性

曼荼罗电子病历系统在设计上，以最大程度保留医疗数据的应用价值。因此，在标准符合性方面，并不强调直接按照“标准”约束电子病历的数据录入，而是通过“同义词字典库”来进行数据字典查询、转换和编码映射，从而支持各种标准编码。事实上，通过这种方式，曼荼罗电子病历系统很好地兼容了国家卫生部统计信息中心发布的“电子病历共享文档规范”，并支持其用户通过首轮“医院信息互联互通标准化成熟度测评”。

（五）医疗大数据应用

《大数据时代》作者维克托·迈尔-舍恩伯格博士对大数据的特征进行了归纳，“大数据有三个主要的特点，分别是全体、混杂和相关关系。”曼荼罗研发的基于全息临床文档的电子病历系统，强调临床数据的完整集成，强调避免对录入进行约束，强调对关联性统计的支持，是医疗大数据应用的基础性工具，将在医疗大数据分析、医疗行为监管和远程医疗等方面发挥越来越关键的作用。

三、应用情况

电子病历系统是曼荼罗公司的旗舰产品。它坚持了开放性、标准化、易操作的设计原则，自 2004 年首次发布至今，已被国内超过 500 家大中型医院采用，并在全国十多个城市中实现了区域电子病历部署。该系统在实践中日臻完善，已形成一个功能丰富、性能卓越的软件产品体系。在国内同类软件中处于领先水平，并在国内率先实现了全无锡市规模的电子病历区域联网，建立电子病历为核心的数据中心，成为国家区域协同医疗的示范基地之一。应用本系统的无锡市中医医院，以系统模块完整、应用成效显著、不断创新而尤其具备标杆意义。该院通过电子病历、移动查房、移动护理、"医患通"、质控、临床路径管理等系统的实施，以及各新老系统间的无缝集成，真正实现了以电子病历为核心的医院信息管理平台，提高了医院的管理水平和服务质量。该医院于2008年获得卫生部首批20家"全国数字化试点示范医院"称号。同时曼荼罗公司还承担了"国家上海市闸北区居民社区健康档案示范课题"率先实现双向转诊、居民健康档案传输与存储等新医改课题。

第二节 医院电子病历系统

一、应用环境

DoqLei电子病历是一个广义的、完整的临床软件系统，包含了住院医生电子病历、护理电子病历。通过系统的集成，电子病历系统将给医护人员提供完整的诊疗工作环境，包括病人基本查看、历史住院病历查看、住院病历书写、医嘱开立、申请单开立、会诊管理、病案首页、病历质控、数据上报、消息提醒等。该系统主要包含以下门户应用功能。

1. 病人基本信息　提供患者信息统一列表，包括病人的基本信息、相关诊断信息、费用情况、入院病情、护理等级等信息；提供与患者相关诊疗信息的统一集成功能。

2. 患者病历信息　能够显示患者病历、显示病历段落内容，能够让医生快速打开病历，支持病历的段落显示，能够协助医生完成病历质控。

3. 患者医嘱信息　能够通过集成后，查询有效的长期医嘱和近两天的临时医嘱，能够让医生快速浏览患者的用药情况，同时支持医生快速查询检查报告。

4. 医疗权限信息　根据三级医师管理制度支持对转科、病历修改、同份病历多人操作提醒、病历封存、病历归档等权限应用。

5. 会诊信息　支持会诊申请、会诊消息提醒、会诊接收等会诊应用。

6. 诊疗消息　可对诊疗计划、质控消息、任务计划等进行实时的提醒，通过消息可直接定位相应的应用系统。

7. 消息公告　提供通知公告信息浏览功能以及日常工作提醒，包括未完成文书提醒、医护信息、质控信息、会诊信息等。

8. 病案首页　提供可定制病案首页，符合天津市病案首页要求，提供首页信息分类录入功能、质控等功能。

9. 知识库　具有通用类及专科类知识库，能够维护、更新，定期升级，支持对第三方支持库的集成。

10. 信息上报　能够根据要求制作上报信息表，形成上报信息电子文档，如肿瘤信息上报、传染病信息上报、院内感染信息上报、脑卒中信息上报等。

11. 综合查询　可查看患者历次就诊记录，包括门诊和住院的各类诊疗信息，实现多种医疗数据的集中显示，可以在线查阅护理病历内容。

系统所用开发技术如下：

开发平台：.Net

开发语言：C#

系统架构：基于Web服务的三层架构

数据模型：XML结构化病历

支持数据库：Oracle，SQL Server，DB2，Cache等

二、技术方法

（一）面向对象的设计

面向对象的设计，这样就有效地保证了开发的进度，因为该设计可重用代码，对开发和维护都有很大的好处，同时也实现了软件产品的无限可扩展性。实际上，要做到软件的设计和实现完全面向对象，并不容易。

虽然软件的维护工作量和软件的可重用性得到了非常好的体现，但是软件的设计和开发工作的难度和复杂程度确实是令人望而生畏的。而且从软件系统的表面上，就可以看出软件系统是否是真正面向对象的，如，非面向对象的软件（过程化软件）是基于流程的。也就是说，一个屏幕只能够显示一个功能界面，当前的功能界面不处理完，就无法进行下一个功能的操作。系统采用面向对象的设计，是为了能够以最大的灵活性和辅助信息，帮助医生进行诊断和治疗处理，因为，如果医生在开医嘱的同时，希望参考病人的病程录，也同时参考针对该疾病的习惯性医嘱库医嘱，如果按照传统的非面向对象软件，将无法做到。又如，面向对象的软件，是通过消息来和其他的对象交互的，而不像非面向对象软件通过查询数据库或者通过改写数据库中的数据来交换数据的。因此，能够接收和发送消息，收到相关消息的对象又能够立即刷新自身的数据显示，这样做的好处是能让医生在一个操作视野里面，处理各种各样的数据，处理好的数据会根据自身的关联，重新刷新显示，可以做到随心所欲，鼠标能够点到，就可以操作，换句话说，也就是可以同时在一个视野里面，既可以写病程录，又可以开医嘱，又可以开检验申请单或者影像申请单，大大提高了医生的工作效率。

（二）先进的界面设计技术

扬弃了以大量对话窗口和网格为主的传统操作界面，也避免采用针对单一功能或用户角色的特定界面。对于所有的医务人员，只有一个统一的软件界面，就他们所有人来说，只需要学习掌握这一个操作界面就可以了。而不像其他的软件系统，光是医生，就需要学习掌握多个不同的软件，如门诊医生站、急诊医生站、住院医生站、体检医生站、移动医生站、高级病房医生站、重症监护医生站、家庭病房医生站等。而且传统的这些名目繁多的医生站，还不能够相互交户数据，也就是说，住院医生站无法打开病人的门诊病历，同样，门诊医生站也无法打开病人的急诊病历；同样，门诊医生站的处方处理模块也无法打开急诊病历的医嘱。而本电子病历系统的统一的界面操作极其简单、通用易懂、屏幕视野开阔、重点突出。该操作方式的目的，在于让所有的医生、护士、麻醉师、检验师、影像师等等，能在任何一台安装了曼荼罗电子病历系统客户端的计算机上面进行自己工作的处理。对于临床医生，只需要掌握这一个软件界面的使用方法，就可以到各个科室去轮转了，而不用担心要重新学习使用其他软件，也不必在其他医务人员使用的计算机上重新安装自己需要的电子病历软件了。

（三）XML 技术

XML 提供一种描述结构化数据的方法。XML 使用一组标记来描绘数据元素，其中每个元素封装可能十分简单，也可能十分复杂的数据。XML 标记在整个单位中以及跨单位采用，因此来自各种不同数据存储区的数据将更容易交换和操作。XML 是一种简单、与平台无关并被广泛采用的标准，其优点是它将用户界面与结构化数据分隔开来，这种数据与显示的分离使得集成来自不同源的数据成为可能。

（四）数据库设计

曼荼罗电子病历系统，默认情况下，采用 Oracle 或 SQLserver 等主流数据库作为数据库服务器，但这并不是唯一的选择。因为在电子病历的设计过程中，充分考虑到各个医院的实际情况，也就是说，很多医院购买了其他的大型数据库管理系统，而且并不打算购买其他的数据库产品，所以，数据库服务端是极其容易进行移植的，即无论医院采用什么样的数据库管理系统，本电子病历系统都能够在极短的时间内，完成移植工作。

曼荼罗电子病历系统的数据库表，进行了严格的年度的划分，也就是说，数据是分年度储存的，每一年度的数据，分存入一张表。实际上，本电子病历中的每一张主要业务表中的数据记录数，都被控制在一个极小的数量级上，这就保证本电子病历永远能够高速运转，随着使用时间的推移和业务数据量的增加，几乎都不会受到数据库查询效率的影响。而其他的软件系统，所有数据都存入一张表，一年的数据量增加到数百万条，三年的数据量上千万条级别，系统运行的速度越来越慢，即使购买数台小型计算机也无济于事。

三、关键技术

（一）电子病历后结构化设计

电子病历中同时包含结构化、半结构化和自由文本这三种数据，其中医嘱，检验检查等数据在数据库中，属于全结构化数据；病历中的表格以网页形式存在，属于半结构化数据；主诉、现病史、病程录等段落属于自由文本，将这三种数据的抽取以统一的抽取模型来处理，可以提供一套集成抽取工具和统一抽取语言。抽取规则就可由非计算机专业的医学领域专家来编制，大大提高了规则编写速度和匹配准确度，并减少了程序出错的可能性。

统一抽取模型对抽取和转换进行了统一，将抽取看作是一种特殊的转换，即只变换位置而不改变原符号系统。在实际使用中，抽取和转换是相辅相成的，如：标点的全角半角，英文大小写，中英文数字等，还有同义词，如：病历中上级医师查房录有多种写法：主任医师查房记录，副主任医师查房记录，主任医师查房录，主任查房病程录等多种写法，而抽取后都应该转换为上级医师查房录，可以这样来看，如果一份病历转换得足够好，那么也就可以认为完成了结构化。

统一处理对象，由于统一模型将关键词匹配和 NLP 两种技术有机融合，对全结构化，半结构化，自由文本均可以以一种统一的方式来处理，如，病历中诊断的识别，如果用 NLP 方法，几乎不可能识别所有的可能，而且还异常复杂，而用关键词定位则简单高效，且准确率高，只要病历规范，准确率几乎 100%。

（二）医疗权限设计

通过权限映射的方式来实现电子病历使用者的分级分类授权。临床医疗权限的控制范围和内容，受限于所登录的服务器中的权限规则配置。临床医疗权限的判定，结合权限映射（每一个医务人员都有一个相应的权限映射）、排班情况等的内容来进行综合判定。权限映射服务的任务，是通过获取客户端传入的权限判断参数，进行运算，最后，将结论传递给电子病历客户端。医疗权限类型包括：

1. 文档修改时间控制　文档可被修改的时间是要加以控制的，过了这个可修改时间的界限，就不可以进行修改了，而只允许本人或者上级医生进行标注或者批注。一般情况下，行业规定为病人入院 24 小时以内病历必须完成，24 小时之后病历不得修改。

2. 具有专门的实习生权限管理　按照三级甲等医院的临床实际应用，临床一线病历书写的主要人员是实习医生或进修医生，因此必须具备以下功能这类人员的权限必须与导师关联。

3. 病历书写过程中，只能书写、保存病历，在病历签名时，必须由导师权限审签病历。

4. 医疗文档数字签名　此权限不包括在权限判断逻辑中，而是通过电子病历软件系统，使电子病历软件公司的密钥，统一实现文档的加密传输和归档。

5. 临时阅读权限　有些情况下，有许多非临床医生需要阅读指定的病历文件，因此，需要为这些非临床医生，开辟一定时间范围内的阅读权限，这些人员可能是：检验检查人员、执法人员、病人、家属、外部文档交换等。

6. 签字权限　密码签字权是医务人员最低的权限，除医务人员外（查询员工表），其他人没有签字权。

7. 文档查封权限　医院或者病区负责人，对某些临床病历，进行查封，查封后，任何其他人员（包括床位医师本人），对此病历丧失所有的控制权。

8. 医疗小组权限　临床医生被分派到指定的医疗小组，每个医疗小组通常由三级职称的医师组成，当然还有若干的其他非正式医师。阅读和处理权限，控制在医疗小组内，临床医疗文档可以自由阅读，而其他小组的成员，不可以交叉阅读和处理。另外，若干个临床医疗小组，被所属病区的主任或者病区组长管辖，这个病区主任或者组长可以阅读和处理管辖范围内的临床文件。

9. 三级责任签名　临床医生分为若干的医疗小组，临床医生的职称级别分为主任医师（包括正主任和副主任医师）、主治医师、住院医师，其中主任医师对主治医师和住院医师负责，主治医师对住院医师负责，以上三种正规的医院医师对其他非正规的医院医师负责，这些医师包括：实习医师、见习医师、进修医师、被剥夺处方权的正规医院医师等。负责的过程，是一个临床文件审阅-签字的过程。

10. 文档修改历史　此权限判断是文档作者本人或者上级医生，判断文档修改的时间是否恰当，其他的逻辑，例如被修改内容的保留等，由电子病历实现。

11. 文档标注或批注　只有本人或者上级医生才可以对文件进行标注或者批注，标注或者批注没有时间限制。

12. 值班权限变更　通常情况下，不同的医疗小组，不同的病区之间，没有文件阅读和处理权，然而，在值班期间（法定工作时间之外），值班医生对值班区域内的所有病历具有阅读和处理权。

13. 文档归档权限　在病人出院后，临床病历文档都将进行归档处理，统一存放到病案室进行保存，有病案归档权的医师（一般是医疗小组的主任，病区的主任医师，或者病区的组长等），对病历的相应位置签字以后，才有权归档。

14. 质量控制权限　每个大科室的质量控制小组成员，具有特殊的权限，可以对本大科的所有病历进行阅读和标注，以便进行实时的医疗质量控制。

15. 病案调用权限　临床病历归档以后，全部存放在病案室，当病人再入院时，病人的床位医生一般都会去病案室查找该病人上一次住院的病历，这要求病案室将该病案的阅读权限开放给该临床医师。另外一种情况，当医师需要进行临床科研、教学、统计分析时，也需要病案室开放相应文档的权限给相应的医师。

16. 会诊权限(包括麻醉师查看病历)　需要进行跨科室病历文档共享，包括阅读和处理。这一过程为：申请会诊的医师，发送会诊通知书给会诊目标科室，同时，将阅读权限开放给会诊目标科室，并且限定开放文件的时间，会诊科室收到会诊申请后，指派医生进行会诊，会诊前后，该医生针对病人的病历有阅读权和处理权。

17. 转科权限交接　转科的时候，转科医生将病历的所有操作权转给接科医生，同时放弃对该病人病历的所有阅读权和操作权。

18. 诊断权限　对于临床医师，诊断权限大多数情况下，被病历的审阅签字覆盖。

19. 诊断审核权限　对于检验和辅助检查科室工作人员，发布诊断报告需要通过专门的报告审核程序，科室中负责审核诊断报告的资深人员具有此权限。

20. 医学证明书权限　一般情况下，开具医学证明书的权限等同于处方权，这里将这种权限单独提取出来，是为了适应可能的特殊情况。医疗证明书还需要医院的门诊办公室审阅盖章以后，才具有通常意义上的效力。

21. 诊断编码权限　在手工时代，本权限是不存在的，但在电子病历系统中，这种权限用于进行标准化的疾病编码，医院可以指派对疾病编码比较精通的医务人员来担任此角色。

22. 双签字权限　某些场合中，医疗行为需要进行两个医生同时的签名，比如，在麻醉师开具麻醉处方时，如果处方上某种麻醉药的总剂量超过了某个剂量限度(如三支以上)，就需要两个麻醉师同时签名。

23. 病历权限授权链　在门诊，有时候，由于等候检验检查结果，门诊医生不能够及时完成一次门诊就诊记录，此时，就可以进行病历权限授权链的设置，处于这个授权链中的其他医生，可以在任何时候帮助继续续写这段没有完成的病历记录。

24. 只读权限　大多数情况下，病历记录处于只读状态，如，过了病历修改的有效时间，报告单，无权修改的病历等。

25. 三级病历模板控制权限　在使用病历模板的过程中，采用三级模板控制权限，在限制医生对病历模板的修改权，造成其他病历模板使用者的不便。

(三) 电子病历存储体系设计

曼荼罗电子病历系统采用加密得 XML 文件，XML 满足病历内容和样式保存。所有电子病历数据，不管前台医护人员是通过何种操作录入方式，最终在电子病历数据存储时，将统一采用标准格式的 XML 数据存储。电子病历的数据存储服务，是一个面向文档和医疗的数据存储的框架，主要特点为：

- 存储简单，一个数据库，实现年度表管理。
- 电子病历系统数据要求单独存储，独立于 HIS 系统运行，但能够实现与 HIS 的连接。
- 支持目前主流的关系型数据库，支持 Sqlsever、Oracle、DB2、Cache 等。
- 采用 Microsoft.NET Web Service 提供数据服务。
- 数据库操作少，服务器负担非常轻。
- 易于移植到其他数据库管理系统中。
- 加密传输和存储。
- 数据压缩储存，节约了储存容量。

因此，曼荼罗电子病历系统的数据库管理，备份和维护极其简易，对服务器硬件资源要求很低。

四、系统特色

1. 真正意义上面向临床的电子病历系统　以临床医生、护士、科研教学人员、医务管理人员等为对象，提供结构化病历录入、加密病历库、数据集成与共享、医疗行为协同与提醒、医疗权限控制、病历质量控制、病案统计分析、临床路径、疾病监测、数据标准兼容等完整功能。

2. 创新的结构化医疗文档技术　国内领先的医疗文档后结构化技术解决了计算机无法“读懂”病历的难题。

3. 临床医疗信息集成平台　特殊设计的医疗数据集成中间件使曼荼罗电子病历系统能够快速集成所有的临床医疗信息，且对外部系统及数据库没有特定得依赖性。

4. 界面简洁易操作　软件能够有效地支持几乎所有的临床工作环节，同时住院和门诊病历书写操作界面相同，不需重复学习。对复杂的护理表单也能够很好支持并提供了快速录入的功能。

5. 支持个性化设置　曼荼罗电子病历系统支持医护人员临床经验的积累，支持个性化病历模板的制作、自定义模板的存放、自定义个性化诊疗库。

6. 实时、自动的病历质量控制　不仅能实现一般的段落质控，还能实现大多数电子病历软件无法实现的内容质控。软件能够按照医院制订的病历质控条款，自动、批量的分析检查病历，医生在写病历的过程中也可以随时自检，实现了病历质控的过程管理和事前管理，已在许多医院取得很好的应用效果。

7. 临床医疗权限的控制　曼荼罗电子病历系统以精确和自动的方式进行权限控制，所有目前医政管理规定的权限，都能在系统中体现，能有效减少违规的可能，从而起到降低医疗差错的发生概率。

8. 利用短信进行医疗提醒和协同　结合手机短信平台，可以进行传统模式无法实现的主动、实时的医疗提醒和协同，例如，将病人检验报告中的危急值直接以短信方式提示相关医生。

9. 支持临床科研和教学　曼荼罗电子病历系统独有的临床语言分析功能，能在语义的层面上，分析海量的历史病案，使临床科研和教学工作的效率大幅提高。

10. 支持移动查房和移动护理　便携化、移动化是医院信息化建设的必然趋势。曼荼罗公司在电子病历系统的基础上，结合无线网络、条码扫描和 RFID 技术，开发出具有自主知识产权的移动查房系统和移动护理系统，形成面向未来的数字化医疗解决方案。

第三节　医院信息平台

一、应用环境

曼荼罗电子病历系统借鉴了国外先进软件的设计规范和优点，并通过大胆创新，较好地解决了电子病历长期面临的结构化、数据集成、权限控制、跨网段共享等难题，使得本系统软件多方面的价值得以体现：

1. 作为一个完整的临床协同工作平台，电子病历提供包括移动医疗和护理在内的各种临床数字化解决方案，可大幅提升医护人员的工作效率，同时支持临床路径和动态知识库，为提高医疗质量、提升医政管理水平提供了有效手段。

2. 作为医院临床信息的核心交换与共享平台，电子病历可与医院其他软件系统无缝连接，将医院现有的各个信息系统整合成为一个整体，既可实现院内诊疗疗程的优化，也将支撑区域协同医疗，实现远程会诊、双向转诊、跟踪随访、病历远程调阅等功能。

3. 作为一个智能的临床信息源，电子病历具备强大的统计分析和数据挖掘功能，并能够和公共卫生信息系统紧密衔接，这将在疾病控制和科研等方面上大有作为。

二、技术方法

曼荼罗医院信息平台的业务集成是通过自主研发的医用消息系统来实现。它基于 SOA 思想，能够在分布式的网络环境中以 SOA 的方式将医院的各个业务系统集成在一起，与其无缝结合，具备面向服务、面向消息、事件驱动的特性，是一个在 SOA 架构中充当服务间智能化集成与管理中介的灵活敏捷的基础平台，保证在一个异构的环境中实现信息稳定、可靠的传输，屏蔽掉用户实际中的硬件层、操作系统层、网络层等相对复杂、烦琐的界面，为用户提供一个统一、标准的信息通道，保证用户的逻辑应用和这些底层平台没有任何关系，最大限度地提高用户应用的可移植性、可扩充性和可靠性。系统的实现维护都相对简单，保证每一个应用系统的更新和修改都能够实时地实现；同时当新的应用系统出现时能够简便的纳入到整个应用环境当中，与其他的应用系统相互协作，共同为用户提供服务。

与传统的企业服务总线相比，曼荼罗医院信息平台在实现业务系统对接外，还在不同业务系统之间增加了流程驱动，这种流程驱动是一个基于 TCP/IP 技术的医用网络通讯框架，其核心是消息服务，其目的是改变传统的临床医疗工作方式和流程协调方式，提供主动、实时、协同的信息交互平台。

三、关键技术

（一）数据清洗技术

在医院信息平台的建设中，异构数据集成是一个重点也是一个难点。医疗信息平台的建设需要与院内多个业务应用系统进行对接，而这些系统由不同开发商进行建设，采用不同的操作系统、不同的开发环境、不同的软件体系架构、不同的数据格式等，数据来源、环境、格式极其复杂。传统的医疗整合方式一般是由医院各系统供应商对原有系统进行改造后向平台提交数据，这种方式使项目的成败极其依赖各系统供应商的主观配合意愿和技术配合能力，使项目变得极其不可控。

因此，在医院信息平台建设中必须突破以上瓶颈问题，从根本上改变目前信息平台依赖自下而上“提交”标准化数据、从而实现数据整合的传统模式，而是将主动权交给医院，由医院通过平台来决定在什么时间，提取什么数据，按什么样的标准格式转换。曼荼罗医院信息平台采取一种“自上而下、主动、及时”的集成模式，一方面由于不再需要各业务信息系统改造数据格式而大大加快项目进度，另一方面也使得未来实时数据监测成为可能。

抽取：通过收集医院各系统的字典文档与平台目标数据字典集，实现以病人诊疗信息库、药品库和运营报表库的实时数据获取，为下一步的数据清洗提供完善的预处理数据库。

转换：通过数据清洗工具，将前置机预处理数据库中的数据按照医院信息平台要求进行转换和清理，最终生成高质量的标准数据。

装载：通过将清洗后的数据装载至医院信息平台资源库，并提供数据验证服务，如有与目标库要求不符数据时，系统将提供自动的提醒服务。

（二）数据抽取技术 ETL

数据中心的清洗过程必须是可重现的，同时清洗结果必须一致。相同的数据可以多次加载到数据中心中，如果系统使用不同规则，那么结果也会不一致。因此数据中心中数据清洗步骤往往是包含在 ETL 过程之中，而且一般情况下都是自动运行的，数据清洗过程中使用的数据都是来自于业务系统，这些系统被公认为是最权威的数据来源，但数据清洗过程有可能会改变这些数据，因此清洗规则必须得到业务用户的认可，同时必须详细的记录在案。最终，清洗业务规则的维护工作可以交由知识型分析用户负责完成。

基于规则的数据清洗会根据预定义的业务规则修正数据。每个业务规则定义了数据项必须满足的条件以及当条件不满足时，如何对数据进行修正。业务规则可以由具备数据中心知识的知识性分析人员维护。这些规则通常是基于数据模型元素和类似于 SQL 的表达式而产生的。

数据清洗规则是由标准加载过程的一个重要的组件——清洗引擎来核对。清洗引擎是一个由元数据驱动的工具，它首先选择数据，随后检查数据是否符合规则。清洗引擎提供了自动修正数据的方法和监控清洗模块统计值的方法。

该方法可以用来解决下列数据缺陷：域值重复；数据缺失；数据错误；非元素化的数据值；范围混淆；违反业务规则（简单的）。

（三）交叉索引技术 UHID

平台建设的一个关键点是唯一身份识别，也就是如何将同一个人在不同医疗机构或科室的就诊记录关联起来，并建立统一的交叉索引机制。为了保证一个患者的医疗数据在临床数据中心的统一管理、标准化存储以及这些数据的完整、准确，需要在临床数据中心建立患者主索引系统，并能够与 HIS 患者主索引系统保持同步。通过患者主索引服务，为每一个患者分配一个唯一的 ID 号，系统可以侦测到重复的患者，快速、准确、全面定位患者诊疗信息。

曼荼罗对患者主索引的设计，旨在突破传统的标识编码禁锢，做到“无号胜有号，无卡胜有卡”，解决医疗系统中长期以来存在的唯一身份识别的问题。它的设计原理是基于这样一个简单现现实：现实世界中，标识一个人并不是靠任何 ID 号码(监狱等特殊场所除外)，而是基于姓名、性别、年龄、籍贯、亲属关系等自然身份属性，这些信息是不易改变和忘记的。因此 EMPI 可利用这类自然身份信息进行编码，并与身份证号、医保号、医院内部就诊号，乃至将来卫生部推行的一卡通号等建立交叉索引，同时记录数据路由表，从而实现医疗系统内的唯一身份识别。

(四) 消息流程组件技术

曼荼罗消息流程组件是一款标准、安全、高效、集成并具备丰富功能的医用级消息组件，基于医用消息中间件，为区域卫生信息平台、区域医疗数据中心、医院信息平台的建设提供了坚实的基础支撑。

曼荼罗消息流程组件主要用于医疗领域在应用程序之间传递消息，使这些消息可以在不同的网络协议、不同的计算机系统和不同的应用软件之间传递。消息中间件通过内部的可靠队列传输机制，使数据可以快速、可靠地送达接送方，在传输期间能够应对网络故障、主机宕机等各种意外情况，做到断点续传，保证数据“一次传递、可靠达到”。

四、系统特色

(一) 全息数据集成技术

曼荼罗医院信息平台集成的数据是按照大数据的要求进行患者全医疗数据的集成，包括患者门诊处方、门诊检验检查、门诊病历、住院病历、手术记录、费用记录、检验报告、检查报告等医疗相关的全部内容，而非国内其他同类案例中的电子病历片段数据集成。医疗全数据的集成一方面是考虑对未来大数据分析的支持，另一方面，由于平台集成了患者全程医疗数据，卫生管理部门可以基于此对各类医疗环节进行全过程分析和管控。

医疗数据是不断快速增长的数据，未来以平台数据为基础，将大数据挖掘理论与方法应用于各类疾病的分析研究，提取出病例中隐含的有价值的规律性信息，对区域疾病的临床诊治精确化和个体化研究具有重大意义。

(二) 医疗数据抽取 ETL

数据集成与清洗采用曼荼罗自主研发的 ETL 中间件和后结构化技术来实现，不需要现有业务系统进行改造提供标准数据，也不强制医护人员按特定格式进行录入，而是由平台来完成数据标准化转化和病历结构化处理。即使所集成的医院信息系统并不是曼荼罗研发，也毫无压力，完全能够满足目前大多数医院信息系统不是曼荼罗建设、系统高度异构的现状。

(三) 开放的协同流程管理服务

目前我国已经出台了分级诊疗相关政策，在未来，随着分级诊疗制度的落实，在基层机构和上级医院之间还将会开展双向转诊、远程查房、远程医技协同、远程患者管理等一系列协同业务。这就需要在信息平台层面上，有一套工具能对现有的和未来各种协同业务流程进行统一管理。曼荼罗公司基于多年的项目实践，形成了一套医疗协同管理解决方案，抽象出所有协同业务的共性特征，通过个性化配置来加强对协同业务的统一监管和控制。曼荼罗协同流程管理服务具有如下两个特点：第一、兼容医院现有业务系统，且接口方式简单高效；第二、不仅能支撑跨网段、跨机构协同，还支持借助各种移动互联网/物联网终端建立医患沟通。

(四) 数据挖掘智能分析技术

根据医学知识特点和现有健康管理工作流程，利用知识工程技术对医学和健康管理逻辑进行建模和表达，建立医学知识和流程统一表达的模型；挖掘患者慢病临床中的必要/关键医疗行为，发现符合实际慢病管理流程的治疗和护理行为模式，分析关联信息，得到潜在规律性的慢病管理知识，结合专家分析结论，为慢性病干预管理提供决策支持；通过人工智能的手段，将专家的知识和经验联合起来，经过计算机的建模、知识推理等技术处理，模拟成真实的健康专家，为居民提供智能的健康管理。

第四节　区域电子病历系统

一、应用环境

区域电子病历系统是指部署在区域范围内或医疗联合体内，实现区域电子病历数据共享、医疗业务互联，作为电子病历资源库基础数据采集的一个区域临床应用系统。

区域电子病历数据中心逻辑架构主要分为3层架构：医疗机构基础完善层，区域电子病历数据中心基础服务层、区域电子病历数据中心应用层。

医疗机构基础完善层：完善目前医疗机构的信息化程度，实现区域平台需要的数据的电子化，使得系统符合国家和地方的标准规范。实现数据的完整，统一和标准化。

区域电子病历数据中心基础服务层：实现数据的采集、索引、交换、存储、整合、分析等数据基础服务和区域医疗权限管理、区域医疗消息协同等上层的专业，实时应用支撑服务。

1. 提供数据采集、存储、交换、安全等基础模块，是数据中心应用系统的基础。

2. 数据存储模块对采集的数据进行的加密、压缩存储和异地备份。

3. 消息协同模块可以通过对工作流程的灵活定义，改变传统的临床医疗工作方式和流程协调方式，达到医院内部，以及医院间的前所未有的协同工作效果。还可以和手机、互联网、电视等相结合，支撑预约挂号、健康咨询、患者关怀等医疗服务。

区域电子病历数据中心应用层：基于对基础服务层实现面向医疗机构的医疗协同服务和基于对电子病历的数据分析实现面向管理的的实时病历质量控制、电子病历疾病监测等应用。

1. 服务于居民

在医院现有基础上，提供更便捷的就诊服务。

2. 服务于针对医疗机构

(1)统一界面。

(2)帮助医护人员规范、高效处理各类医疗文书。

(3)权限控制。

(4)方便医疗机构之间医院进行远程会诊、病例讨论。

(5)方便医疗机构间的学术交流。

(6)为医疗机构间的文件传输提供安全快捷的通道。

(7)支撑医疗机构间门诊病历、出院小结共享。

(8)方便多家医疗机构共同组织开展临床科研项目。

3. 服务于管理部门

(1)帮助加强对各医疗机构的病历质量进行监管。

(2)集中备份病案首页和出院小结数据，并可对各医院的其他数据进行。

(3)实时查询和统计，为资源优化配置提供决策依据。

(4)与疾控中心、院感系统和区域平台系统关联，自动上报监测的疾病。

(5)在发生公共卫生突发事件时，即时掌握情况、调配资源、发布公告。

(6)通过消息系统提供交互、主动提醒、引导等功能。

(7)处理病人投诉和建议信息。

4. 服务于其他社会协作部门

(1)为社保提供统计分析数据。

(2)为科研机构提供统计分析数据。

(3)为社会调查公司提供统计分析数据。

以病人隐私保护为特点的信息安全保障体系：居民、医疗机构和政府部门通过单点登录、统一认证授权用户管理、应用审计、数据加密及病人信息统一管理服务，实现安全的医疗信息共享。

国际医学信息学标准，预留扩展应用接口：将 SNOMED、HL7、DICOM 等国际医学信息学标准运用于国内区域医疗信息共享和交换的方法。

二、部署方式

（一）集中部署

按照项目规划需求方案一采用集中部署方式，根据具体项目的需求，满足区域医疗机构的电子病历信息系统建设。

（二）分散部署

按照项目规划需求方案分散部署方式，根据项目的要求，硬件规划内容区域内每家医疗机构每家各一套系统，满足基层医疗机构的电子病历信息系统建设，规模比较大的医疗机构采用高端服务器方式，规模比较小的机构采用中低端的服务器，在卫生主管部门配置统一的数据安全备份方案进行集中备份。

三、关键技术

（一）病历建档及所有服务

病历建档及索引服务主要服务于：电子病历疾病监测，索引患者历史数据，确认此次的疾病诊断是否需要上报（例如本人相同的疾病在 1 周内已经上报过的，此次不用在进行监测上报）。

1. 索引服务　是保证医疗信息区域电子病历数据中心概念上的各个分布式服务器之间保持联系的必要手段，可以增加未知数据的透明度、可访问性，在必要的时候自动地进行数据交换，保证数据畅通，在进行远程备份的同时，也保持一定数据的冗余，以方便在系统故障的时候，可以加快系统恢复。

2. 医疗信息来源于基本业务处理类系统　不同系统，不同机构，不同时间的医疗数据如何在区域电子病历数据中心有机的集合为以病人为中心的数据档案，身份索引技术是解决此问题的关键基础。

身份索引服务有效运转的关键是唯一身份识别，也就是如何将同一个人在不同医疗机构的就诊记录关联起来，并建立统一索引。

（二）医疗数据分析服务

医疗数据分析服务主要服务于：

1. 区域病历质控　将电子病历数据转换为计算机可以识别和理解的数据，并根据质控要求分析数据。

2. 电子病历疾病监测　针对疾病监测需要监控的数据点进行分析，并根据需要产生的院感和区域平台的要求自动抽取相关数据产生对应报表。

3. 其他需要的应用　基础的数据分析和抽取功能未其他应用提供数据分析结构和数据片段。

4. 数据仓库和数据挖掘　是实现临床决策支持和管理决策支持的基础。要建立数据仓库需要从现有业务系统中抽取数据，经过加工处理形成全市的临床和管理数据仓库，在此基础上进行数据挖掘，为医疗服务质量改进和管理水平提升提供决策支持。

（三）医疗协同消息服务

医疗消息协同服务主要服务于：

1. 区域医疗质控　整改意见的发送和反馈。

2. 其他医疗应用　专业的医疗交互和流程的执行。

目前医院和区域医疗的各种应用中，越来越强调提供交互、主动提醒、引导等功能，因此医疗协同消息服务，作为区域医疗信息系统（电子病历、HIS、院感系统等）的交互点，让医疗信息通过消息服务在区域电子病历数据中心体系中的所有应用中流转，实现相应的协同服务，构造和定制不同的工作流程。任何应用系统只要引用这个组件库里面的方法、属性、事件，就可以获得消息服务。

- 医院内用户收发消息，传递临床文档。
- 跨医院跨区域之间，用户收发消息，传递临床文档。
- 远程医疗管理。
- 临床计划和提醒。
- 用消息打开各类系统界面（需要外部软件实现接口）。

● 通过远程医疗管理中心，与普通市民收发消息。

● 面向市民的智能手机平台的医疗信息查询服务。

(四) 区域医疗权限管理

区域权限服务是数据中心的基础服务，服务于所有上层应用：

1. 病历质控

(1)区域病历质控管理员权限：增加、修改、删除区域病历质控的质控脚本和质控结果展示演示。

(2)区域病历质控只读权限：查询区域内所有医疗机构病历质控的汇总数据，对比数据和详细数据等。

(3)区域病历质控读写权限：查询和修改区域内所有医疗机构的质控汇总数据，对比数据，修改备注说明等。

(4)本院病历质控数据查询：查询本院质控结果和本院详细数据。

(5)机构权限：不同的机构可以查询不同的区域病历质控内容，可分为卫生管理、医院、科室、个人等。

(6)病历封装权限：对于问题病历可以进行病历封装，使得无法再次修改。

(7)其他权限。

2. 电子病历疾病监测

(1)电子病历疾病监测管理员权限：增加、修改、删除电子病历疾病监测的监测点、检测依据和上报方式，并将脚本上传中心由医院下载执行。

(2)电子病历疾病监测只读权限：查询区域内所有电子病历疾病监测的汇总数据，对比数据和详细数据等。

(3)电子病历疾病监测读写权限：查询、修改和删除区域内所有医疗机构的电子病历疾病监测汇总数据，对比数据，详细情况并修改备注说明等。

(4)电子病历疾病监测上传权限：可以将结果上传院感和区域平台。

(5)机构权限：不同的机构可以查询不同的疾病监测内容和结果，可分为卫生管理，院感，医院，科室，个人等等。

(6)其他权限。

3. 医疗协同

(1)医疗协同管理权限：增加、修改、删除医疗协同的医疗机构和授权管理和会诊流程管理。

(2)医疗协同诊发起权限：可以发起医疗协同申请，一般为医务科相关人员。

(3)医疗协同接受权限：可以接受医疗协同申请，一般为医务科相关人员。

(4)临时病历阅读权限：接受医疗协同的医生临时获得本次医疗协同患者完整的本次医疗数据和部分历史数据的查看权限。

(5)临时书写权限：接受医疗协同的医生临时获得本次医疗协同患者的病历相关会诊内容的书写权限。

(6)医疗协同情况查询权限：主要用于管理部门参看区域医疗协同的统计情况等。

(7)其他权限。

四、系统特色

区域电子病历集成的数据是按照大数据的要求进行患者全医疗数据的集成，包括患者门诊处方、门诊检验检查、门诊病历、住院病历、手术记录、费用记录、检验报告、检查报告等医疗相关的全部内容，而非国内其他同类案例中的电子病历片段数据集成。医疗全数据的集成一方面是考虑对未来大数据分析的支持，另一方面，由于集成了患者全程医疗数据，卫生管理部门可以基于此对各类医疗环节进行全过程分析和管控。

医疗数据是不断快速增长的数据。未来以数据中心的数据为基础，它将大数据挖掘理论与方法应用于各类疾病的分析研究，提取出病例中隐含的有价值的规律性信息，对区域疾病的临床诊治精确化和个体化研究具有重大意义。

第五节　典型实例

一、医院电子病历应用实例

某中医院始建于 1954 年 10 月，是一家集医疗、教学、科研、预防保健及康复为一体的综合性三甲中医院。核定床位 1200 张，医院信息系统模块完整、应用成效显著、不断创新而尤其具备标杆意义。

2008 年该院实施了曼荼罗公司电子病历系统，通过电子病历系统建设，建立了简洁高效的医护工作平台，实现了各类信息系统间的无缝集成，真正实现了以电子病历为核心的医院信息管理平台，提高了医院的管理水平和服务质量；医院于 2008 年获得卫生部首批 20 家“全国数字化试点示范医院”称号，2013 年获得首批“医院信息互联互通标准化成熟度测评四级甲等医院”称号。

二、区域电子病历应用实例

曼荼罗公司在某市实施了区域电子病历项目，通过对区域医疗信息共享模式的研究，对区域医疗信息集成、抽取、安全存储、唯一身份识别等关键技术的攻关，和对相关软件系统的开发，建立了覆盖该市所有市属 7 家医院的基于区域电子病历的区域医疗数据中心，完成区域内以电子病历为核心的医疗数据以及异构数据的高度集成、统一存储和结构化抽取，成为健康档案的主要信息来源和重要组成部分。为居民提供便捷的医疗服务，为医疗卫生机构提供诊疗信息共享、双向转诊、远程会诊、临床路径、医疗质量控制、科研统计工具，为市级医院管理机构提供实时疾病监控等辅助决策信息支撑工具。充分展示整合利用医疗卫生信息资源辅助决策和服务社会的效果，为后续更大范围的推广和更加深入的应用探索出一种成功模式。

区域医疗数据中心的建设不仅给该市带来了医疗信息化改革实质的辅助发展，同时该市区域医疗数据中心的建设模式得到了全方位的认可。相继在 2009 年得到了由倪光南院士等人的鉴定与肯定、在 2010 年被卫生部列为全国区域电子病历试点城市。

三、基于电子病历的医院信息平台应用实例

某医院编制床位 1900 张，2015 年门诊量逾 130 万人次、出院病人 7.2 万人次，是某偏远山区规模最大、现代化程度最高、医疗技术水平和综合实力最强的三级甲等综合医院；2015 年以来，在整合原有信息系统的基础上部署实施了基于电子病历的医院信息平台，在医院管理决策和临床决策应用方面效果明显，带来了较好的管理支持和临床支持，在建立现代医院管理制度上通过平台的流程优化和再造实现精益化管理应用，对重点事件、重点病人、重要医疗环节完成了 PDCA 在线闭环管理和追溯，更好的规范了医疗行为、提高了医疗事故的纠错率；在患者体验方面，利用物联网应用结合平台大数据，实现了智能导诊、个人健康管理等平台应用，改善了医患关系，增强了患者体验。

第二十七章　智业电子病历系统实例

第一节　系 统 概 述

智业以电子病历为核心的临床信息系统(CIS)的建设是为全院医护人员提供流程化、信息化、结构化、智能化的临床业务信息综合处理平台。随着医疗卫生信息化建设的不断推进,电子病历系统的建设也逐步走向标准化、规范化。基于医院现有信息系统,智业通过建设以电子病历为核心的医院信息平台,推进临床信息系统和医院管理信息系统(HMIS)、医院运营管理信息系统(HRP)的一体化融合,实现医院业务协同与决策支撑服务,同时通过标准化、规范化的统一接口接入区域卫生信息平台,实现区域医疗信息共享。总体规划设计如图 27-1 所示:

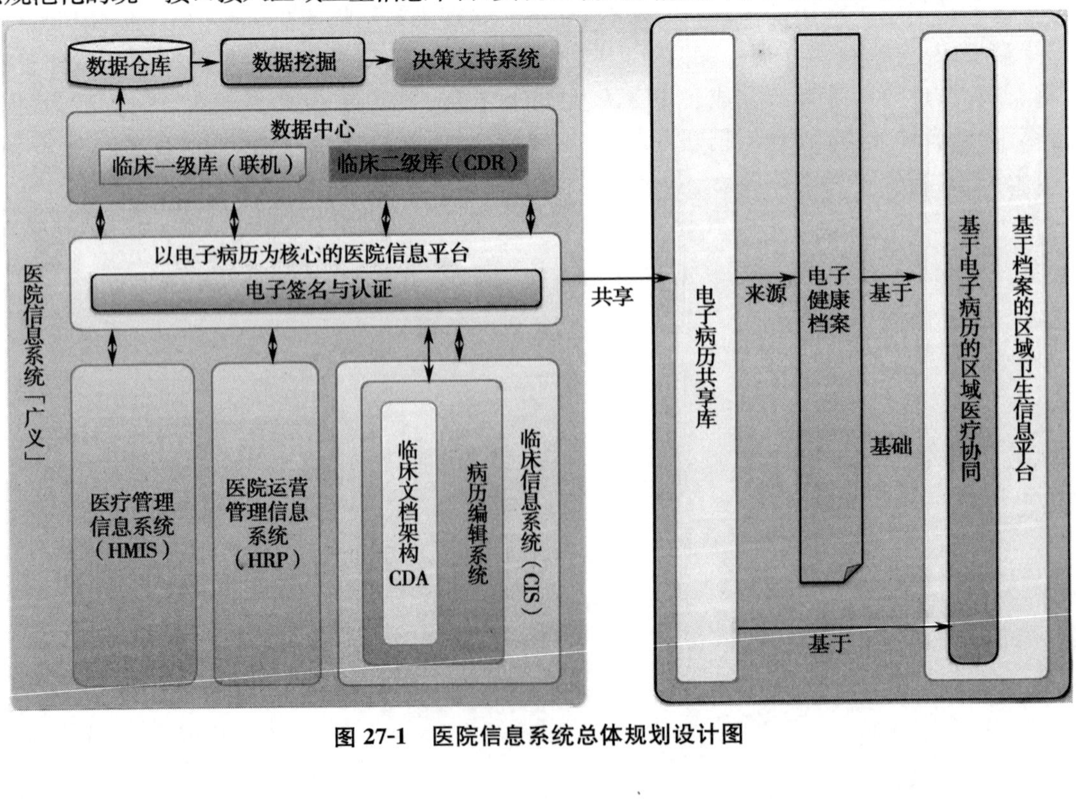

图 27-1　医院信息系统总体规划设计图

一、产品理念与设计原则

（一）产品设计理念

智业电子病历作为临床信息系统的核心，不是一个孤立的系统，需要和其他多个系统进行数据交换，例如 HIS 系统、LIS 系统、PACS 系统。参照 HL7 医疗信息交换标准，以 XML 语言定义电子病历系统和其他系统的数据交换规范，保证和 HL7 兼容，并且为未来的数据共享提供标准的交互规范。

为了真正达到信息存储和交换的要求，智业电子病历采用标准的信息格式和信息编码方案。在系统实现过程中，采用了国际和国家有关部门的信息标准，包括：

DICOM-3 医学图像传输标准

HL7-医学电子数据交换标准

ICD-国际疾病分类

ICPC-国际社区医疗分类

DSM-精神病的诊断和统计手册

SNOMED-CT-医学系统命名法一临床术语

ICD-O-国际肿瘤疾病分类

CPT-通用过程术语

ICPM-国际医疗过程分类

《电子病历系统功能规范（试行）》

《疾病分类与代码（试行稿）》

《卫生信息数据元目录》（WS 363-2011）

《卫生信息数据元值域代码》（WS 364-2011）

《电子病历基本架构与数据标准（试行）》

《电子病历基本数据集》（WS 445-2014）

《电子病历共享文档规范》（WS/T 500. X-2016）

《医院信息互联互通标准化成熟度测评方案（试行）》

《电子病历与医院信息平台标准符合性测试规范》（WS/T 501-2016）

智业电子病历系统产品的设计理念可以归纳为以下五个方面：

1. 医疗质量最优化　充分利用系统的集成优势，将相关临床学科的专业知识库与现有业务系统连接，使得医护人员临床工作有章可循、有资料可查，为快速及准确诊治奠定基础；同时通过完善医疗质量控制系统，达到实时监督的目的。

2. 医疗效率最高化　最大限度减少手工操作，提高软件易用性，减轻医护工作强度，通过使用无线移动、自动联机获取数据等方式提高临床诊疗效率。

3. 病历书写标准化、结构化　通过标准化、结构化模板定制，实现符合原卫生部数据组和数据元标准的结构化病历书写，提供丰富的结构化信息字典，让病历的书写符合标准规范的前提下更智能、更高效。

4. 决策分析科学化　通过建立强大的数据仓库及临床决策支持系统，利用有效的数据分析工具，实现客观数据之上的科学决策，不断提高管理和诊疗决策水平。

5. 软件设计标准化　严格遵循相关技术标准，并按“有国家（行业）标准的，优先遵循国家（行业）标准；无国家（行业）标准的，等效采用或约束使用国际标准；无参照标准的，采用行业事实标准，或按标准制定规范自行研制标准。”的指导思想设计产品。

（二）产品设计原则

1. 前瞻性、先进性原则　系统的设计和所采用的技术具备前瞻性和先进性，充分考虑由于医院业务发展所带来的海量数据处理，采用分布式存储、增量备份方式，确保 30～50 年内的电子病历在线查询，保证未来 5 年内能满足医院业务运行对整个系统的需求。

2. 实时性原则　采用数据库存储与文件服务存储双项存储。数据库保证数据检索的速度，文件服务存储方便分布式存储保证系统的应用性和实时性。

3. 可靠性原则　系统设计和软件编程使用容错技术，数据库实时分布复制和热备份，确保意外情况发生时系统运行的连续性、资料的完整性。

4. 易维护性原则　电子病历系统的编辑器集模板制作、病历书写、病历修改为一体，操作简单快捷，模板维护完全采用前台修改方式，不需要改动数据库和程序，流程实现完全模型化。

5. 扩充性、开放性原则　支持业界通用的标准平台和协议，支持 HL7 标准，提供 HL7 标准接口，以便进行系统集成和数据交换。

6. 安全性原则　所有的重要操作保留痕迹，按照每个用户的角色的角色分配权限，每个用户只能看到本人所能查看的信息。

7. 经济性原则　支持分步实施，先建设一个基本满足功能应用要求的系统，根据业务增加的实际需求逐步扩充建设临床信息系统的功能。

8. 无缝集成和平稳过渡原则　采用 Web Service 集成方式，保证与医院现有信息系统无缝集成。

9. 易操作性原则　人机界面友好、直观、清楚、统一，提供模板工具供用户选择，免去繁琐费时的手工输入，既简化操作、提高可用性，同时又保证病历资料的一致性。

10. 数据一致性原则

支持一致性数据模型，保证数据的一致性和完整性。

二、技术架构

智业以电子病历为核心的临床信息系统采用的是电子病历客户端系统、应用层服务器、数据库中心的三层架构模式，并基于标准的 XML 技术、Web Service(兼容 HL7 V3.0)实现与其他系统消息交互的分布式体系。其中应用层服务器拥有独立的业务逻辑，可实现 3 层或多层部署方案，并根据应用需要，实现中间层应用服务器集群及负载平衡，真正适应中大型医院的可伸缩应用。技术架构如图 27-2 所示：

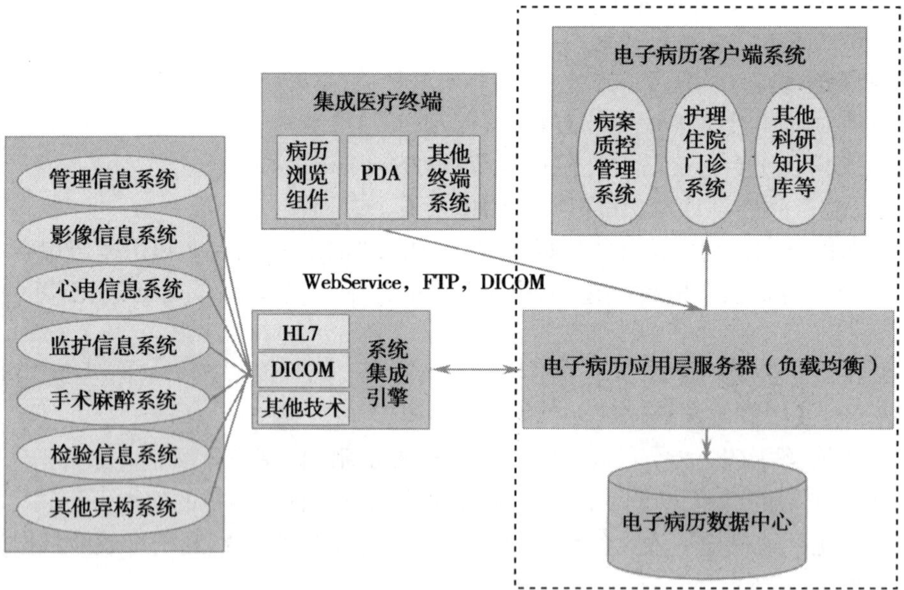

图 27-2　电子病历系统技术架构图

1. 三层 C/S/S(多层)架构，多应用服务器动态切换　依据病历书写业务的特点，选用多层架构，将客户应用、应用服务、数据服务分离，逻辑规则集中在应用服务层，既减少了将来因业务逻辑变动带来的维护修改工作量，更主要的是，通过多台应用服务器的集群技术，可以自动均衡应用负载，即当多台客户端医生工作站链接的同一台应用服务器繁忙而处理效率降低时，系统能自动寻找到集群内空闲的应用服务器并动态切换，而不影响客户端的任何操作。电子病历三层架构如图 27-3 所示：

2. XML Web Service 的体系结构　最终的服务端是建立在 XML Web Service 的基础之上的。XML Web Service 使用标准的 Web 协议提供对应用程序逻辑的编程访问。这样，用任何语言编写的、使用任何组

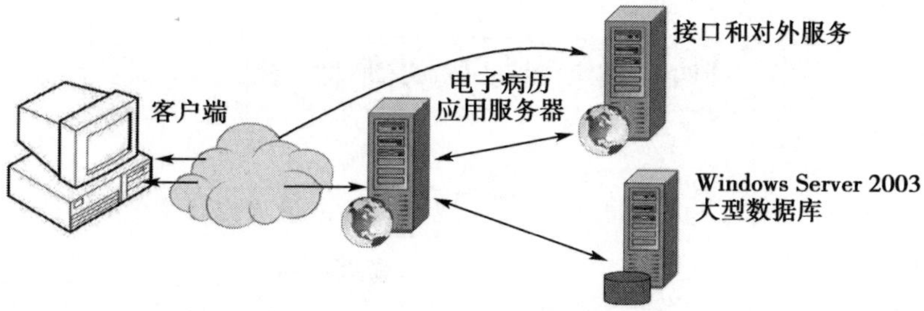

图 27-3　电子病历系统三层架构模型

件模型和在任何操作系统上运行的程序都能够访问 XML Web Service。

基于 Web Service 的系统可以轻松实现各个异种系统之间的接口，满足电子病历的复杂的环境要求。如与检验 LIS 的接口联结与存储、与影像 PACS/RIS 系统的接口、与病案系统的接口、与其他厂商 HIS 的接口等等。

3. 跨数据平台　只有做到跨平台，才能做到通用、易维护；并且，也为用户节省了另外购买数据库软件的成本。

三、功能架构

智业以电子病历为核心的临床信息系统建设是为全院医护人员提供流程化、信息化、结构化、智能化的临床业务信息综合处理平台，满足全院各级用户多层次的应用需求，不仅实现广大医护人员的业务处理信息化，实现患者诊疗信息的电子化，还实现面向院内管理人员，规范医疗行为、提高工作效率、改善医疗服务质量，同时实现面向患者。为解决看病难、看病贵、杜绝重复检查等问题实现区域医疗信息共享，也为广大医务人员的科研、教学提供准确、高效的基础数据，推进医院电子病历系统功能应用水平分级向高阶级别迈进。电子病历的功能架构如图 27-4 所示：

四、功能特色

1. 临床信息一体化　通过电子病历集成平台，将医院现有和将来要建设的信息系统实现无缝整合，实现医院内部信息资源共享、业务协同，同时也为将来接入区域卫生信息平台提供标准的居民健康档案奠定坚实基础。临床信息一体化如图 27-5 所示。

2. 结构化病历编辑器　病历编辑器是实现智业电子病历的基础，公司完全自主研发了功能完备的病历编辑器，实现全结构化病历书写，符合卫生部下发的《电子病历基本架构和数据标准》规范。智业病历编辑器不仅实现了常用编辑功能，例如：复制、粘贴、字体、字号、颜色、上标/下标等，而且实现了所见即所得的打印技术，结合病历打印的特点还开发了病历续打技术。

此外，智业电子病历编辑器支持表格、图片以及自画图，采用图文并茂的排版方式，完全符合病历书写需要。

更主要的是，将病历编辑器与 HIS 的病人资料（如基本信息、首页信息、医嘱等）紧密结合，与医学知识（如医学图片、人体器官部位、病历书写规范、常用医学短语、药品名称、医学符号等等）、与医疗专业知识（如各种疾病病症、诊断的诊疗与护理计划）紧密结合，构建一个专业的电子病历书写工具。

（1）简洁直观的病历录入：考虑到部分医生已经开始使用类似 WORD 软件书写打印病历，智业电子病历的病历录入界面和传统使用的纸张病历格式类似，操作方式和习惯与 WORD 相似，这样医生在学习电子病历的时候就可以很快地掌握使用方法。

（2）图文并茂，强大的排版功能：排版是电子病历软件的重要组成部分，智业电子病历具有强大的排版功能。除了常用的设置字体、字号、粗体、斜体等常见功能之外，还支持局部文字的上标/下标处理，特殊符号的录入等，充分满足医学病历的书写需要。

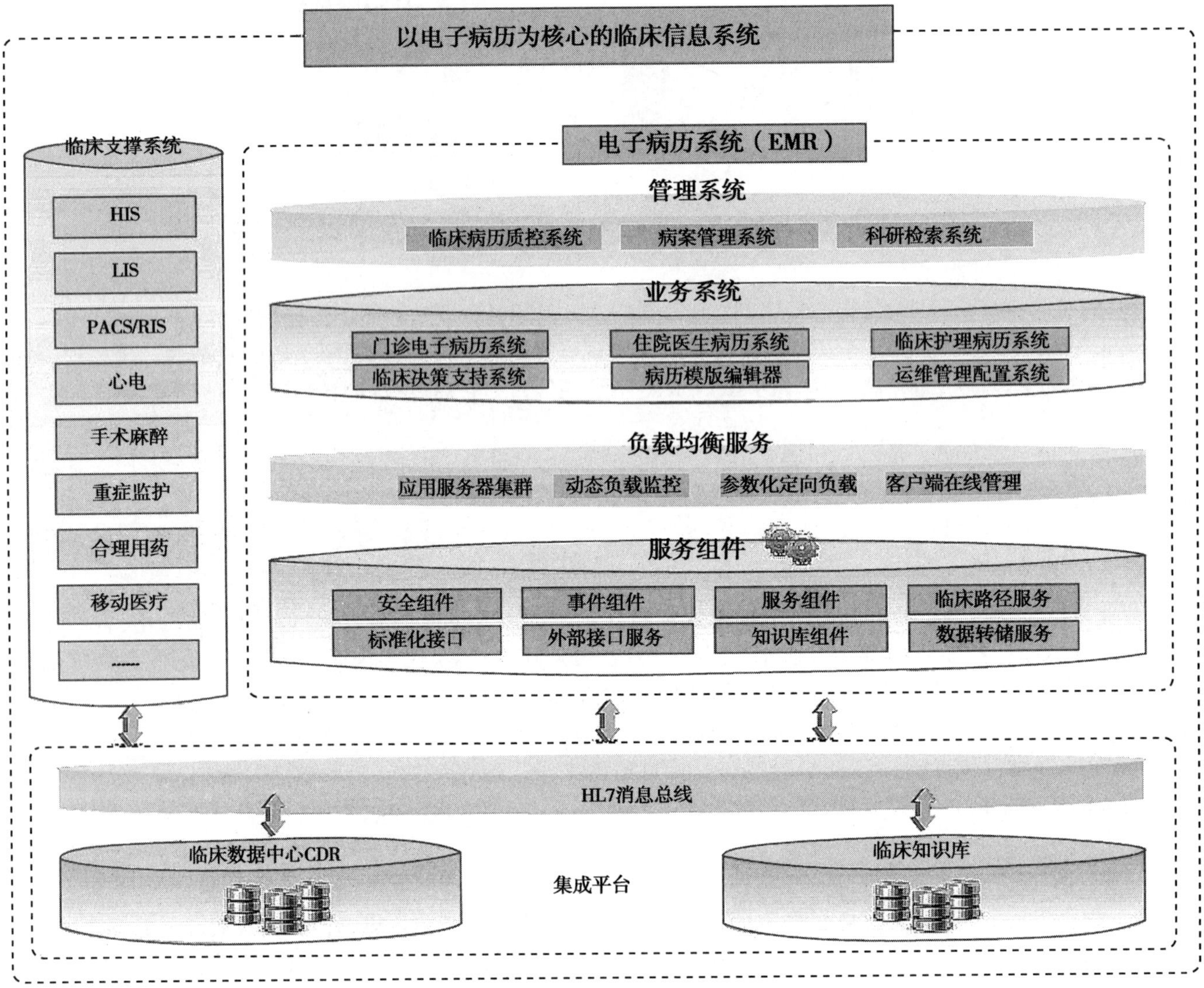

图 27-4 功能结构模型图

智业电子病历除了在文字排版上具有强大功能外还可以插入图片文件和手绘示意图。

图片在病历某些方面的表达方面具有简洁直观的效果，医生在书写传统病历时也经常插入一些示意图，在示意图上进行相关的标注表达一些症状，智业电子病历可以完全满足这个需求，并且还可以从硬盘或其他存储设备上插入已有的图片文件，格式支持 JPG、BMP 等常见图片格式。

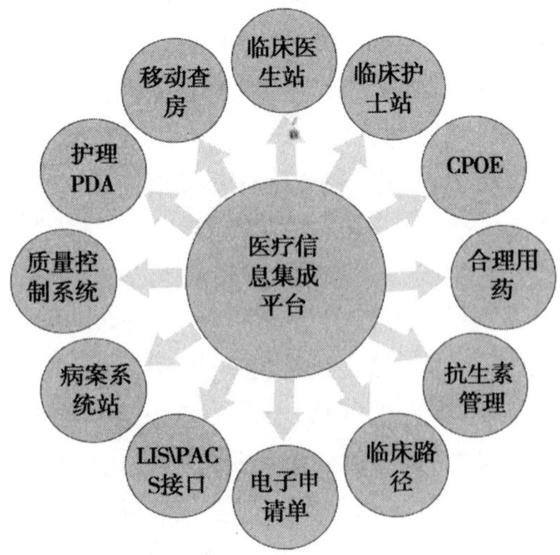

图 27-5 临床信息一体化

(3)痕迹保留、清洁技术：上级医师对已完成病历的修改、删除等由颜色区分并自动记录修改人与时间，增加的部分自动插入、排版，可以“原汁原味”的打印，也可以使用清洁技术，将最终的整洁病历打印出来(不同人员书写的用额外的颜色标注说明)(图 27-6)。

(4)智能检查：智能检查功能可以对病历文档中一些基本的错误进行筛选检查，以高亮形态标明出来给以用户警示作用，如下列中对于女病人不可能有男病人所具有的症状，这类最基本性的错误的检查，“智能检查”功能是开关执行形式，由系统中某些事件自动触发(如插入一段文字，保存关闭、新打开等)。智能检查效果如图 27-7：

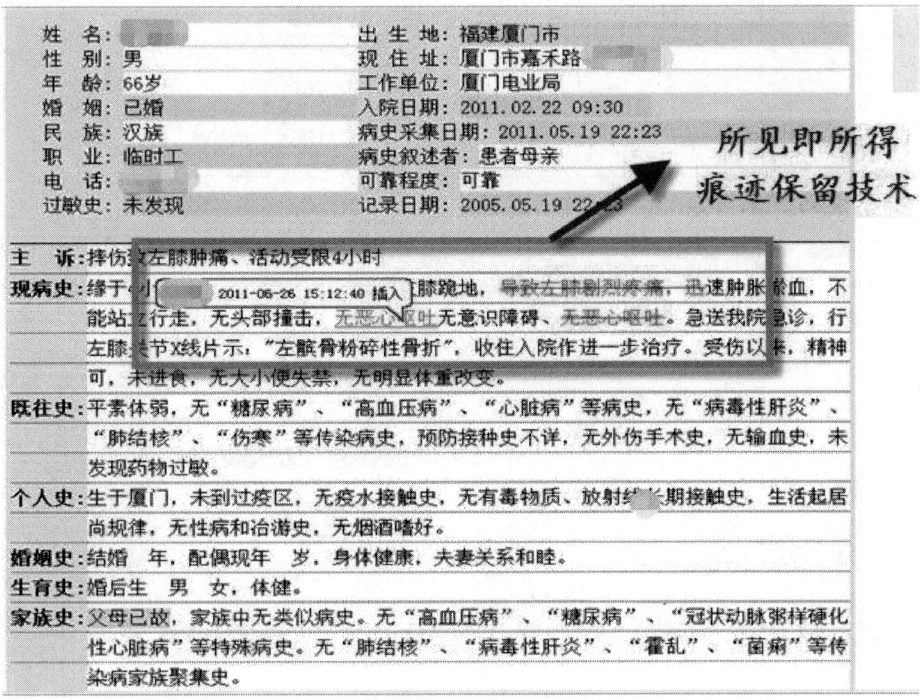

图 27-6　痕迹保留

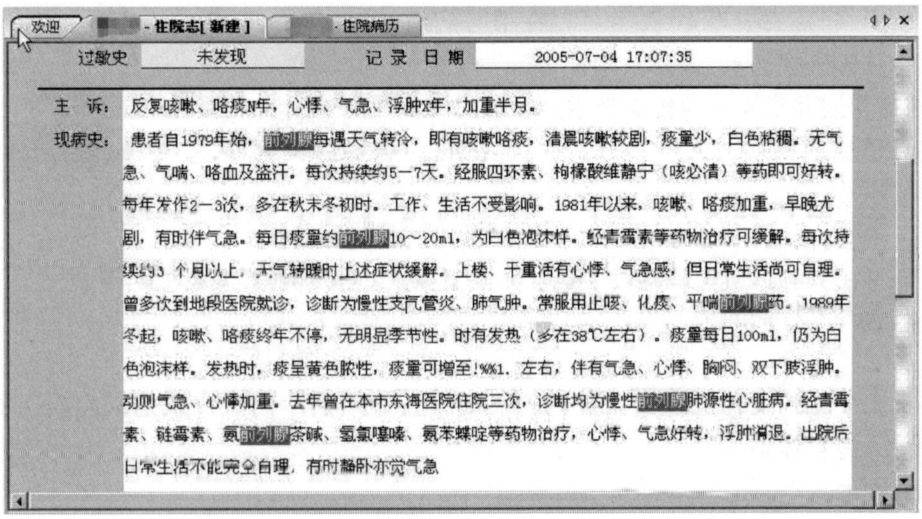

图 27-7　智能检查

3. 快速录入技术的创新使用　这些快速输入技术非常多，有些比较小，有些需要综合使用，随着医生不断练习，将越来越得心应手。主要有以下几点：

(1)专家知识与智能输入：比如对于系统的"关键词"——胆囊肿，系统可自动插入一段描述胆囊肿的文字，包括大小、部位、光泽等；对于体格检查，根据不同的医学系列（如心外科或心内科）只需要把阳性体症写出，其余依据病历书写规范，把需要的体格检查要素用阴性词汇自动产生。等等，这些医学专家知识系统一开始预置部分，医院可以不断积累补充，也可以从个人积累上升为科室公用，进而到全院共用。

(2)智业电子病历标记语言：智业电子病历标记语言将病人基本信息、病人住院信息、病人诊断手术信息、特殊字符、用户自定义短语、结构化病历中的主诉、现病史等等，用固定的代号来称呼，书写病历时只有插入这些代号，则系统自动替换为当前病人的实际内容，不仅提高速度，而且保持相互一致，保证质量。标记语言效果如图 27-8：

(3)方便的模板管理　模板是加快病历录入的有效方法之一，模板是一段预定义的格式化文字和图片。

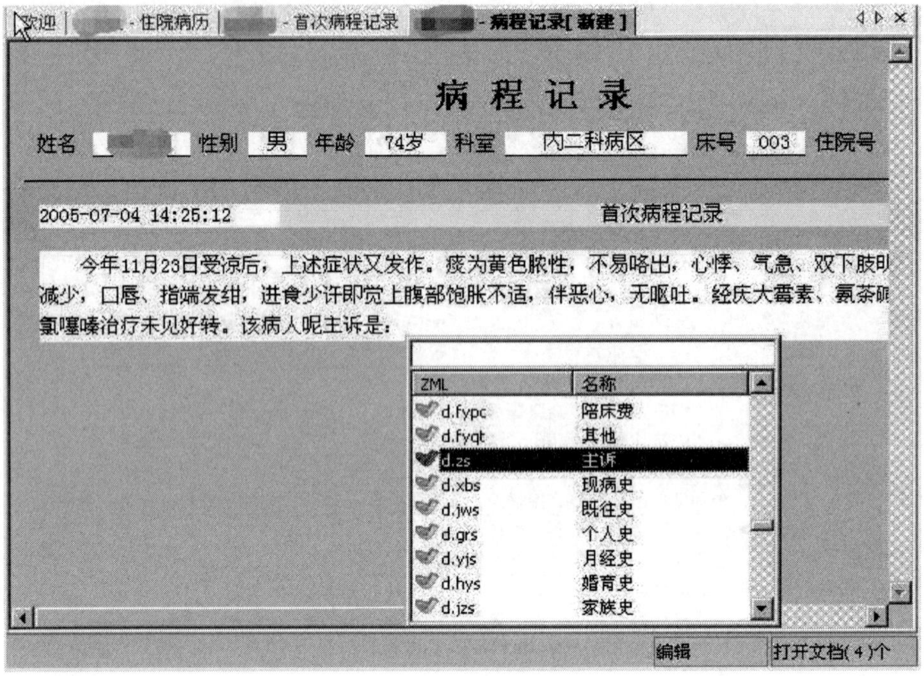

图 27-8 标记语言

智业电子病历提供了强大的模板管理功能，智能模板、片段模板与系统模板、个人模板与科室模板、各类诊疗文件模板与住院病历、病程模板等等，医生可以在书写病历的任何时候方便的插入相关模板，同时系统也提供了多种制作模板的方法。

(4)信息资料的快速共享输入与传输技术：对已经“数据化”的资料，需要在电子病历中使用的，均可以获取而不是重新输入已杜绝相互间的不一致。如住院信息、病案首页资料、诊断、医嘱、病人基本信息、手术等等。

4. 临床质控　由终末控制转到全面的环节控制、过程控制，这些控制包括：

(1)时限控制：必须要在何时完成，如入院病历、首日病程、术后小结、接班记录等。

(2)依赖控制：医疗文件间的依赖关系，如术后小结必须要有术前讨论、术中记录，手术记录必须要有手术同意书等等。

(3)内容控制：某类诊疗文件必须包含的内容和要素。如依据不同医疗系列入院病历的内容应有所不同，如一些专科病历、专科体格检查，女性的月经史等。

(4)智能检查、拼写检查：如男性不能有“月经史”等。

(5)数量控制：未完成的不可以提交，也不允许提交病案室电子病历中的有未完成的医疗文件。

(6)三级质控：医生自评、科室质控和质控科质控。

5. 安全管理　安全性是电子病历的基础功能之一，病历信息具有特殊的性质，其中包括的病人的隐私信息，不能随便浏览查阅，病历的书写也有很高的权限要求。

严密的权限管理：多级业务交叉权限，如实习生、住院医师、主治医生、主任医生，还有查房医生、值班医生，更有主管医生、主管医疗小组、同科医生等多重角色管理。智业电子病历采用医学角色为基础的方式很好的和实际中的操作权限想吻合，不仅满足了安全管理的需要，也降低了系统管理的复杂度，使系统管理员更快的熟悉系统。

6. 界面简单简洁，系统灵活稳定　虽然大部分医院的管理流程都相同，但是每个医院都有自己特别的地方，智业电子病历采用参数控制的方法适应医院的特殊管理需求，仅通过设置系统参数而不需要修改程序就可以满足不同的管理需要。

7. 良好的开放性和集成性—接口技术　智业电子病历系统不是一个单独的系统，它依附于 HIS 系统，和 HIS 系统具有相互补充的作用。又与很多其他系统相关，如检验 LIS，影像 PACS，国外还有 CareCenter

的 MUS 等等，因此智业电子病历系统的存储采用国际标准的 XML 格式作为存储格式，不仅保留了很好的伸缩性，而且具有很好的开放性。

第二节　系统功能及应用

一、住院电子病历

住院电子病历是医院医疗信息中心系统的核心模块，它结合医生日常的工作，以医嘱和电子病历为中心全面展开，将医院医疗中心系统的各个组成部分有机的连接起来，是临床医疗信息系统事务处理的一个重要标志。而其中全结构化的模板病历信息录入、智能的医嘱处理及知识索引是医院医疗系统得以顺利实施的关键。医生使用此系统可以处理手工业务的大部分事务，也可实时了解病人病情和治疗情况、检验检查数据，还可以参考类似病案进行辅助诊断，从而极大的提高工作效率。同时，系统在避免医生书写病历的疏忽、错误、遗漏等易发生法律纠纷的常见问题上进行了深入研究，能够及时给医生必要的提示，大大避免了医疗事故发生的几率。智业住院电子病历具有以下几个关键功能和应用：

(一) 病历编辑与管理

覆盖各种医学文档的内容，主要内容包括：病案首页、首次病程、病程记录、出院小结、住院记录、医嘱单、申请单、会诊单、检查检验报告、医学影像检查资料、麻醉记录单、手术记录单、病理资料、出院记录（或死亡记录）、病程记录（含抢救记录）、疑难病例讨论记录、上级医生查房记录、死亡病例讨论记录等。

特点：

1. 统一的文档展示技术，系统的编辑器视图可以显示各种类型文档资料。
2. 各种集成数据的加载技术，医生不用区分哪些是来自于系统内部，哪些来自于系统外部，统一展示在电子病历集成平台。
3. 病历书写支持文字、表格、图形、图像等多种方式引用与编译。
4. 检查检验信息以结构化形式呈现，系统支持选择、条件、自定义格式等方式引用。检查图片可直接显示在引用界面，供医生直接插入病历。
5. 结构化医嘱数据引用，用户可以选择长期、临时，也可以按照日期搜索，自定义返回结果列。
6. 所见即所得的痕迹保留技术。
7. 所有的修改可准确提示修改人、修改时间、修改类型。

(二) 结构化病历模板管理

结构化电子病历在数据处理上和上一代电子病历（非结构化电子病历）有着本质的区别。在非结构化电子病历系统中，除了表格式数据外，所有的医疗文书都以文本的方式保存到数据库中。结构化电子病历是从医学信息学的角度将传统的自然语言方式录入的医疗文书按照医学术语的要求进行标准的结构化拆分，并存储到数据库中。

智业电子病历系统模板样式采用 HTML 格式，编辑简单，样式展现丰富，完全满足病历展现的需求。同时通过电子病历模板编辑器可以灵活定制结构化模板，根据卫生部标准数据元和数据组进行定义维护，配置灵活简单（图 27-9）。

特点：

1. 可根据专科科室、病种、病历结构要求等定义内容模板。
2. 可分发模板到相应的科室，可独立配置模板的打印属性，如：可打印的子系统、纸张设定、边距设定等。
3. 可定义结构化 XML 样式、模板元素映射的数据库表，根据 CDA 文档数据标准进行存储。
4. 动态配置模板内容逻辑校验代码。

(三) 智能科室记事及科室流动统计黑板

系统支持护士输入科室记事，注意事项、病人事件、通知等信息都可以在科室记事内发布。系统欢迎界面默认显示科室记事。科室流动统计黑板也显示科室记事内容。护士离开座位后一定时间，系统自动弹出科室流动统计黑板，使护士随时可以看到科室流动统计信息。

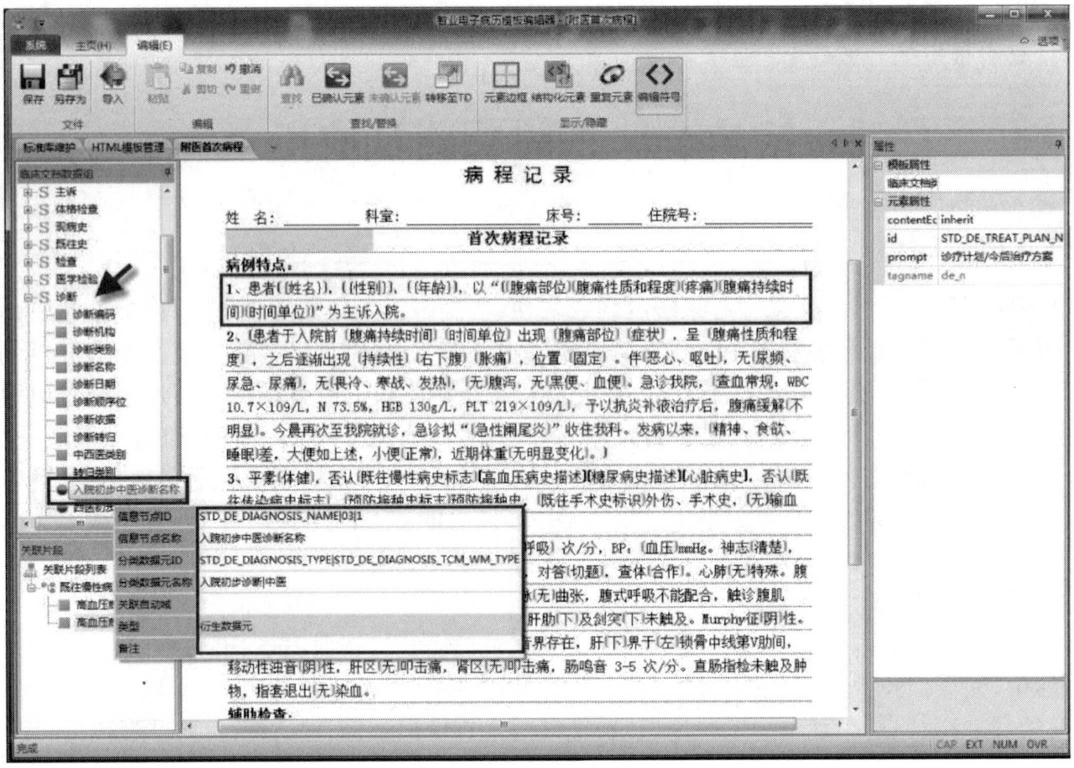

图 27-9 结构化模板编辑器

特点：

1. 方便的录入界面。

2. 展示界面良好，方便护士获取信息。

3. 系统根据当前科室统计信息、病人诊疗信息，自动生成当前时段的科室交班记录，每天生成一份，便于护士长或护理部跟踪查询。

二、门诊电子病历

门诊电子病历系统实现真正以电子病历为核心的中心，提供医生记录患者门诊就诊过程中处方管理及各类病历文书书写，包括：处方、初诊病历、复诊病历以及急诊留观记录等。实现处方管理与病历书写一体化，既通过门急诊电子病历系统可对患者进行开立处方，也能够完成病历文书的书写。门诊病历主要功能应用如下：

（一）门诊病历诊疗模型

门诊系统整合了 HIS、病历书写、检验检查报告、检查预约等相关诊疗规范的一体化建设，结合知识库的应用实施病历的智能书写应用，实现临床诊疗的辅助决策支持。

门诊电子病历系统能够通过病人的症状描述智能给予相关病种病历模板推荐，并基于智能知识库，结合结构化病历信息（病人症状、检查检验结果等信息）推荐临床诊断和临床诊疗并自动生成电子病历，大大减轻医生的病历书写工作，见图 27-10。

（二）门诊辅助诊疗

患者患病时，同样的表征可能是多种疾病的表现，医生在诊断时有可能会由于诊断种类繁多而出现漏诊误诊。辅助诊疗系统收集病人贻患各类疾病时所表现出的体征，症状及各类生理化学指标，存放于知识库中。医生就诊时，系统可根据病人当前所表现出的症状、体征及检验报告的结果，提示医生病人可能的诊断，给予医生更多地参考，减少漏诊和误诊的概率。

1. 系统支持通过不同类型的诊断依据（包括症状、体征）进行组合，推断出不同的推荐检验检查，根据临床需求进行勾选（图 27-11）。

2. 系统支持通过不同类型的诊断依据（包括检验、检查）异常结果进行组合，推断出不同的推荐诊断，根

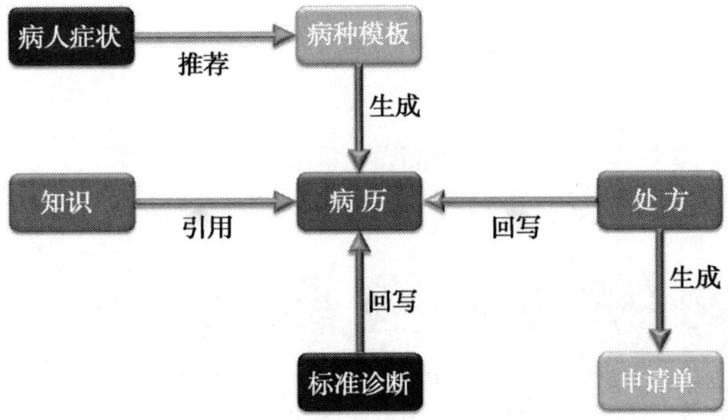

图 27-10　门诊电子病历诊疗模型

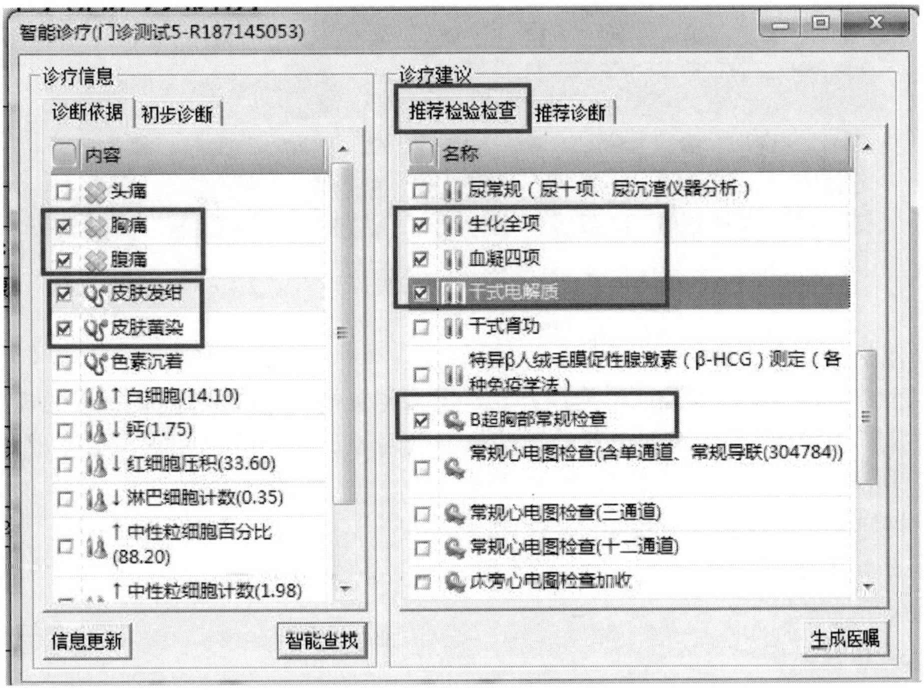

图 27-11　辅助诊疗

据临床判断进行勾选。

3. 系统支持根据选择推荐的检验检查项目，自动生成医嘱和处方项目。

三、临床知识库

目前医护人员在医疗活动中的差错已经成为国内外普遍关注的社会问题。研究结果表明：第一，医疗错误数量惊人，医疗差错致死已经排在十大人类死因的第五位；第二，由人为因素导致的医疗错误占到很大比重。但这样的医疗错误是可以通过计算机系统操作来避免的，业内已一致将提高医疗质量、控制医疗差错、提高病人安全列为当前首要的、紧迫的任务。随着人们对医疗质量关注程度的日益提高，临床决策研究逐渐成为临床医学中一个重要领域。

临床决策，准确的讲即科室的临床决策，对其研究既具理论价值又具有重大的现实意义。研究和探讨临床决策问题不仅有利于医生自身素质的提高，同时一种具有权威性的决策也有利于当前就医难题的解决。

智业的临床知识库平台是面向医院所有业务信息系统提供知识的辅助诊疗应用，在临床诊疗过程中提供智能辅助诊疗提醒，对临床医生在复杂的临床决策中，减少决策失误，提高诊疗质量，减少医疗纠纷等方面都有深远意义。主要功能包括静态知识库、逻辑知识库及动态知识库，并基于知识库实现临床应用，包括知识库智能查询和临床指导、智能诊疗应用服务、智能诊疗服务等。系统架构如图 27-12。平台具有以下几个特色：

1. 基于结构化数据共享(CDR)——表达完整。
2. 知识库统一集中管理与维护——标准统一。
3. 全院统一的知识库平台服务接口——服务面广。
4. 知识规则与数据低耦合性——便于积累。

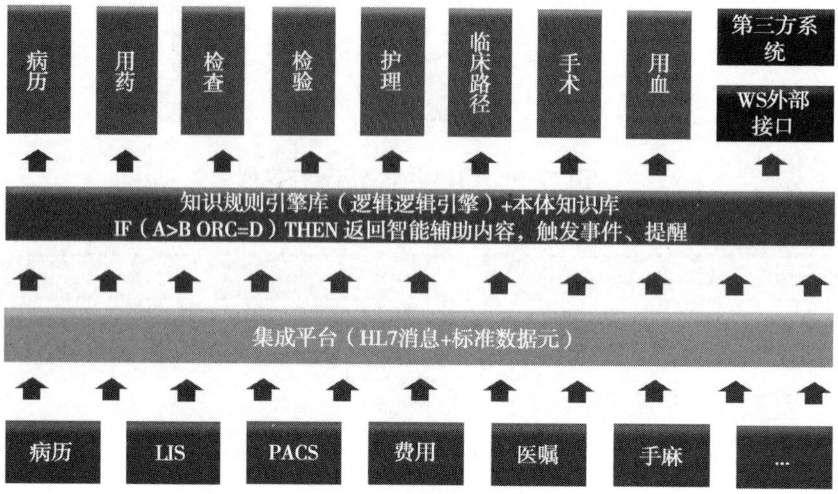

图 27-12 知识库软件架构

(一) 知识库维护与管理平台

1. 逻辑知识中心 动态知识库是通过拖拽方式自定义配置规则,并将已配置完成的规则保存在知识库中。系统通过调用知识库中规则或根据设置的条件触发引用知识库中的规则实现智能逻辑检查,实现智能提醒、智慧引导等功能。

2. 用药合理性知识库 具备以下功能：

(1)药物相互作用审查。

(2)注射药物配伍审查。

(3)药物过敏史审查。

(4)年龄与性别用药审查。

(5)妊娠期妇女用药审查。

(6)哺乳期妇女用药审查。

(7)药品用量审查。

(8)给药途径审查。

3. 用血知识库 用血流程是一个医疗保障过程,包括输血申请流程、配血与发血流程、输血流程。用血知识库包含以下知识内容：

(1)血液库存预警。

(2)输血适应证:综合诊断、症状、生命体征、辅助检查和血常规、雪凝等检验结果判断输血适应证。

(3)输血申请:综合输血单种类、输血申请资质、血液成分、输血性质等判断输血申请合理性。

(4)血型复核:审核受血者、供血者、医生申请的血型的一致性。

(5)配血:配血相合判断。

(6)输血:输血反应的表现及处理程序。

4. 专题知识中心 专题知识中心是根据逻辑知识中心联合搭建的针对诊断合理性、用药合理性、检查合理性、检验合理性、治疗合理性、手术合理性等临床诊疗过程所建立的专题知识逻辑平台,给予临床诊疗提供循证医学诊疗计划建议,提升临床诊疗服务质量。包括症状辅助诊断专题库、症状推荐检查专题库、合理用药专题库、检查合理性专题库、治疗合理性专题库等。

（二）智能诊疗服务

根据知识库动态关联所配置的内容，在诊疗和临床治疗过程中进行智能判断，同时提供调用接口供第三方应用软件使用。包括如下智能诊疗服务：

1. 智能输血。
2. 智能手术。
3. 检验知识应用。
4. 检查知识应用。
5. 用药知识应用。
6. 治疗知识应用。
7. 辅助诊疗知识应用。
8. 护理知识应用。

（三）智能辅助诊疗应用

1. 智能输血　检验系统上报告审核后，将调用集成平台接通知这一事件。继而，集成平台将此事件转发给知识库，由知识库来判断检验结果是否符合输血适应证。如果符合，将通知临床医师，并将结果记录于日志表中。

2. 检查检验知识应用　合理检查检验智能提醒：医师在医嘱界面上，发送检验医嘱时，知识库结合性别判断检验医嘱的合理性。

标本采集智能提醒：护士使用 PDA 进行采样登记时，知识库判断病人是否在输液，8 小时内是否进食。

对特定的检查项目有给出建议、警示、注意事项等信息。

检查检验结果处理建议辅助提醒：医师浏览检验报告时，对于有异常结果的检验细项，鼠标停靠后，系统能够显示该异常结果的历史结果及异常结果的临床意义。

此外，该功能部分实现于“辅助诊疗知识库”中。例如，结合检查检验异常结果、体征、症状推导疑似诊断。

3. 治疗知识应用　对有特殊疾病的患者，某些不适宜的治疗项目给予警示。

（1）高风险资料判断提醒：医师下治疗医嘱时，知识库结合判断治疗医嘱的风险性。如分米波治疗，有恶性肿瘤、血液类疾病、结核病等诊断的患者做该治疗有风险。

（2）治疗方案辅助支持：护士执行治疗项目时，知识库根据病人的年龄、诊断、检验结果自动调整治疗参数，给出治疗方案。例如，对于高压氧项目，系统根据病人年龄，自动给出不同压强、时长等参数。

四、电子病历系统的移动应用

（一）现状分析

目前大部分医院已经建立了功能强大的医疗信息系统（如 HIS、PACS、LIS 等），但由于院内有线网络存在信息点固定的局限性，医生查房只有两种选择：一是手持打印的厚重的纸质病历，供查房时查阅；二是医生在办公室工作站上事先调阅病历，并记忆分管病人的主要病史、生命体征数据，待查房时，凭记忆呈现病人情况。

传统住院医生查房存在以下问题：

1. 对于医生　①纸质病历查房方式效率低，信息缺漏时当凭记忆容易造成差错；②医生工作站固定，医嘱信息查询和录入繁琐。

2. 对于管理层　①纸质病历打印成本高，浪费资源；②纸质病历管理安全性和完整性无法保证；③查房效率低，影响医嘱和医技执行，导致病人住院时间延长，床位轮转利用率低，最终影响收治病人数量和经济效益。

3. 对于病人　①希望获得医生更多时间和精力的关注，加强医患沟通；②希望获得高质量和高效率的床边探视；③希望生病时能及时住院，同时缩短住院时间。

电子病历移动应用建设目标为：以新一代无线网络技术为载体，结合平板电脑优势，优化医院业务流程，将医院 HIS 整合延伸到移动终端，最终实现医疗流程最优化、医疗差错率最小化、工作强度最轻化、病历电子化、决策科学化、办公自动化、名誉效益最大化。

（二）系统概述

智业移动医生查房系统是结合移动互联网技术和平板电脑的优势，通过无线网络或3G/4G通信网络保持与医院信息系统的实时连接，形成一个实时、动态的工作平台。医生通过便携的平板电脑进行移动查房，可以随时在患者床旁调阅病人医嘱、病历、检验检查报告单，实现了将医疗信息系统延伸到病人床边，使医疗服务真正做到“临床”，从而获得高效率、高质量的床边探视，也提高了病人的满意度。

客户端采用Web App＋Native App的架构，服务端采用JSON序列化数据，是一种轻量级的数据交换格式，解析速度比XML快。软件前端应用分为Android版和iOS版。软件架构如图27-13。

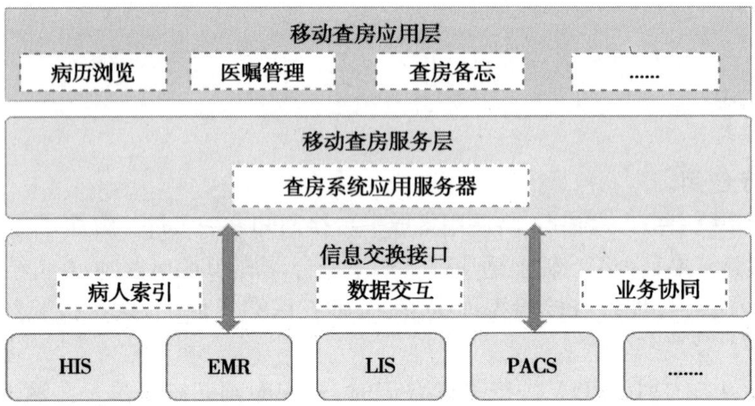

图27-13 软件架构

（三）系统功能介绍

1. 医嘱查询 实现在平板电脑上实时、动态地浏览病人的医嘱信息，支持按照医嘱性质、医嘱状态过滤，通过不同颜色直观地区分医嘱状态，数据与HIS保持实时同步，以仿纸质医嘱本样式直观、自然地展示，支持平板电脑的缩放手势进行界面的放大缩小，以及左右滑动手势进行医嘱类别的切换，方便医生使用。

2. 医嘱开单 实现医生查房时利用平板电脑进行床边下嘱，支持以拼音首码方式快速选择医嘱项目、支持利用模板来快速开单、大部分项目以选择的方式录入以加快下嘱速度，数据与HIS保持实时同步。

3. 病历浏览 通过单击“列表”按钮进行病历类别的切换，实时获取病人已书写的病历、护理记录等信息，与电子病历内容实时同步，同样也支持平板电脑的缩放手势进行界面的放大缩小，以及左右滑动手势进行病历类别的切换，如图27-14。

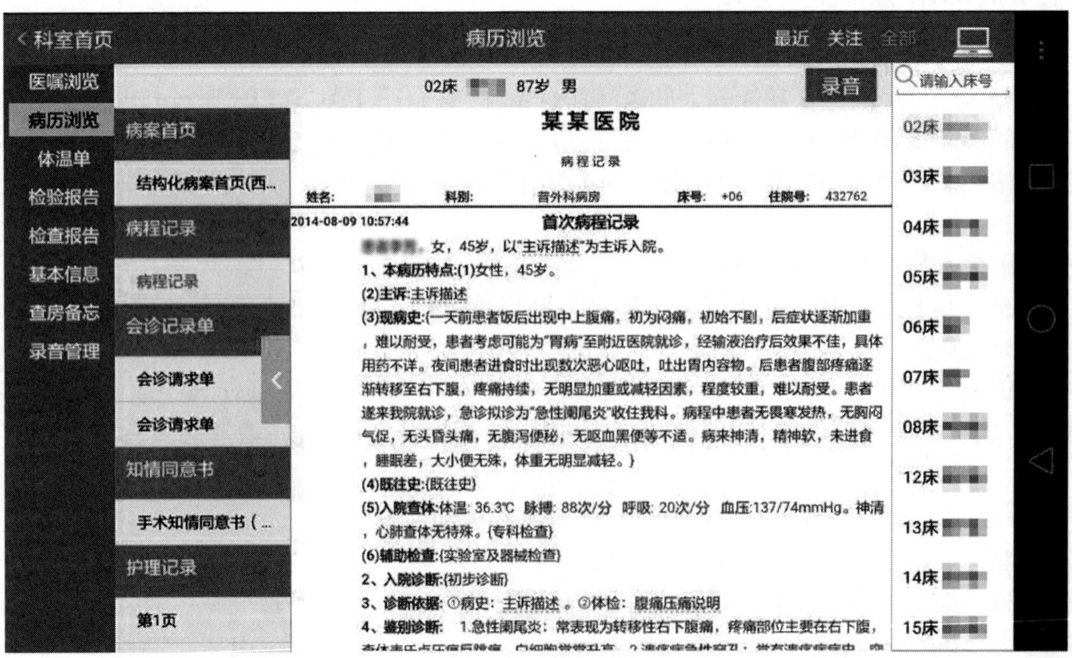

图27-14 病历浏览

4. 检查检验报告　能动态地获取病人的检查检验报告及相应的影像信息，默认显示的是最近的检查检验报告，可以通过单击“检查检验报告列表”选择其他的检查报告，影像信息以缩略图形式展示，单击该影像缩略图可以以大图的形式展示并可以利用平板的手势操作进行影像的放大缩小。

5. 查房备忘/录音　在查房过程中，医生可以采用文字录入或者录音的方式记录备忘信息，满足不同情况的需要，并且支持按科室查询汇总的备忘信息。

五、临床信息一体化整合

随着医院信息化建设的深入，信息化系统越来越多，这些系统的安装维护不仅让信息中心花费大量心血，也让多角色的用户在使用系统时头疼不已。产品的易用性成为他们的迫切需求，特别是医院专家级用户(年龄较大)，因为记录多个运用系统账户与密码对他们来说是沉重的负担。

在用户使用系统授权问题上，如果一个客户有多重角色，在业务工作中要登录多个系统，那么在授权工作时系统管理员就要登录多个系统维护界面对其授权(登录权限与使用权限)。无法统一授权在医院管理上也显得比较混乱。

面对上述客户存在的问题与用户需求，智业推出临床信息一体化整合的解决方案。该方案将医院所有医疗应用软件统一登录与统一授权。方案从界面整合、病人集成视图、业务协作三方面展开，具体方案如下：

(一) 界面整合

通过单点登录(SSO)用户不再需要每次输入用户名称和用户密码，也不需要牢记多套不同供应商的系统用户名称和用户密码，从而改善用户使用应用系统的体验。单点登录界面如图 27-15。根据不同的使用者可以分为：

1. 医务人员　针对医务人员，提供应用的统一入口，医务人员所有的医院应用在该门户上使用。

2. 医院管理人员　针对医院管理人员，提供应用的统一入口，医院管理人员所有的医院应用在该门户上使用。特别是提供统一的管理辅助决策和临床辅助决策应用。

3. 信息管理员　针对医院信息管理员，提供统一的用户管理入口，提高效率。

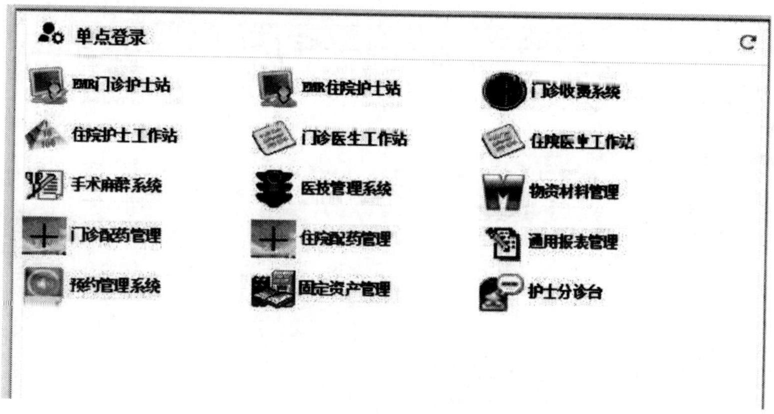

图 27-15　单点登录(SSO)

(二) 基于时间轴的病人集成视图

病人集成视图是基于临床数据中心实现病人诊疗信息的统一展现，横向以时间轴的方式显示病人的体征、医嘱等信息，纵向是以诊疗事件顺序来显示相关诊病信息，如检验、检查报告、手术记录等信息，支持报告的趋势分析、历史报告对比分析等功能。因所有的数据来源于数据中心，没有直接与业务系统交互，不仅效率上有保证，也避免了影响临床业务系统性能。基于 web 方式实现，可方便其他系统直接调用，比如远程会诊，见图 27-16。

(三) 业务协作

1. 临床电子申请单流转　医生开立检查项目时，系统智能提醒医生进行预约(包括：放射、超声、心电等)，同时根据申请单类型自动生成电子申请单，并自动通过临床数据中心自动抓取申请单所需的病历信息，完成电子申请单的申请工作，见图 27-17。

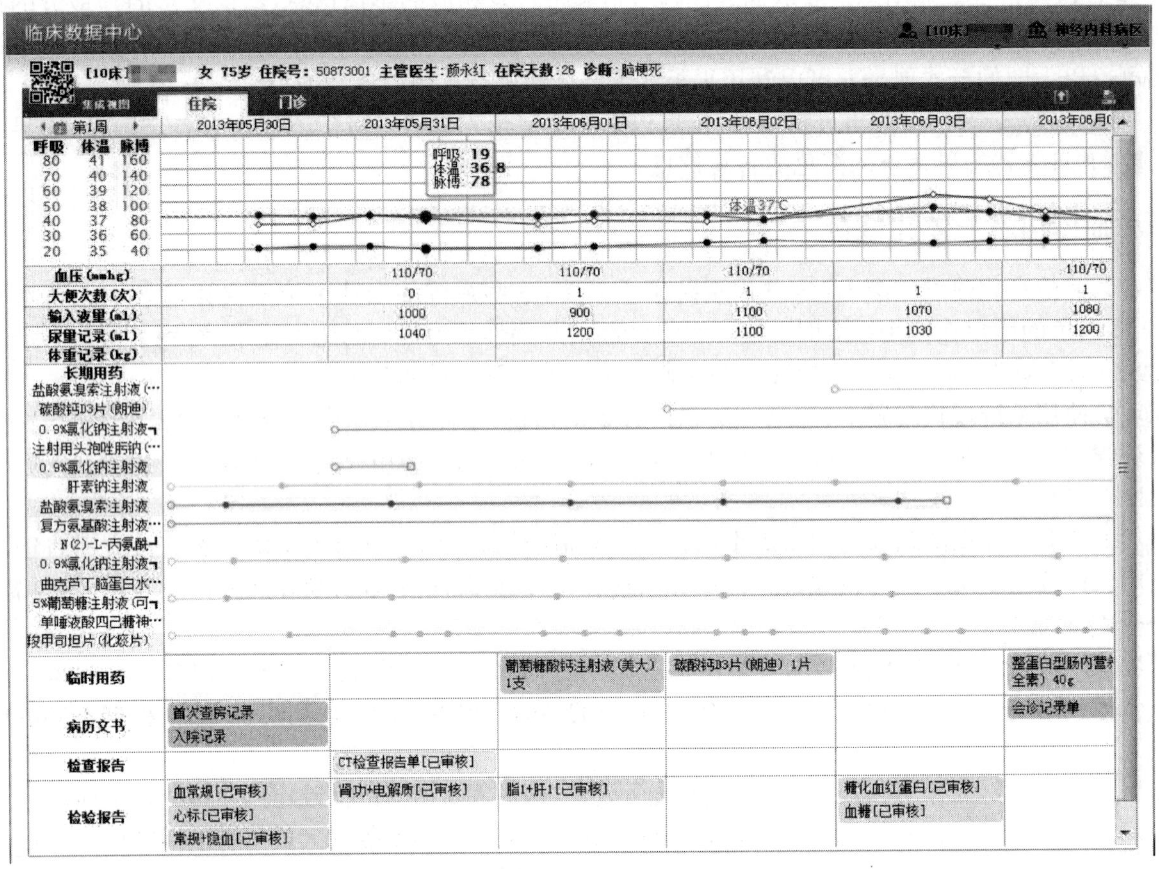

图 27-16　集成视图

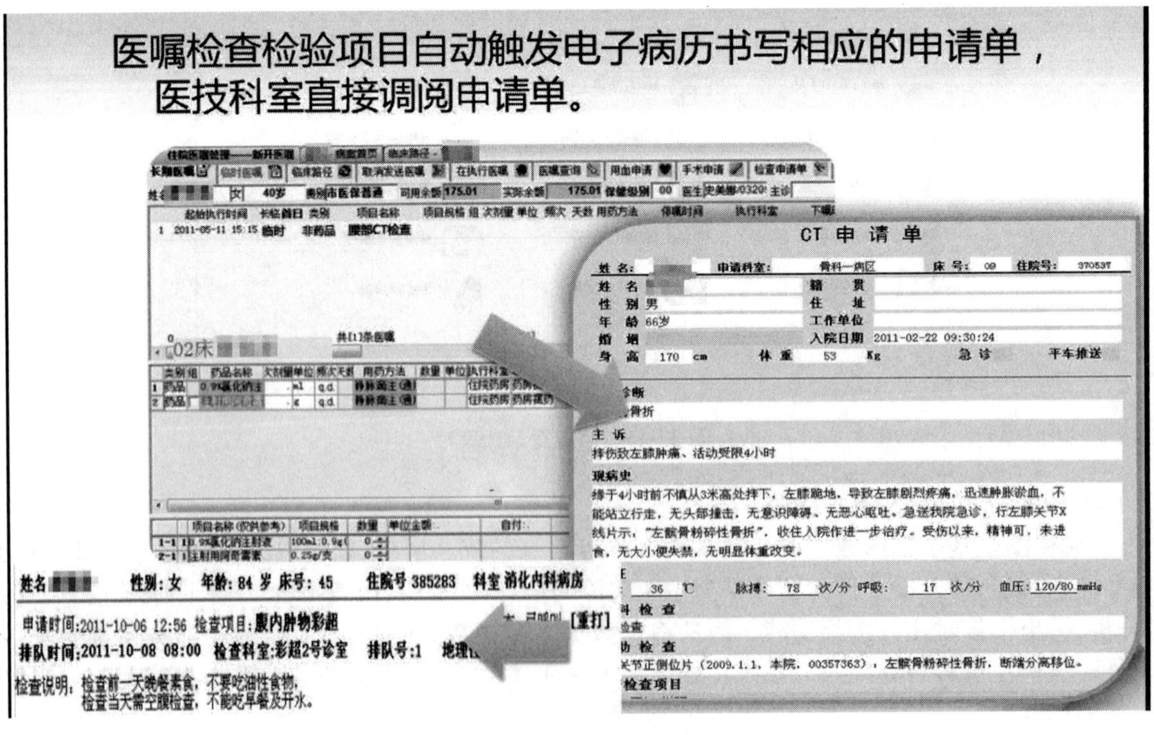

图 27-17　电子申请单流转

2. 危急值的智能提醒　临床诊疗过程中如果发现检验、检查危急值时，相关临床信息系统会将危急值信息发送给临床医生，实时提醒临床医生进行危急值的处理，处理成功后系统自动生成危急值病种，实时提醒医生进行完成。

3. 基于闭环医嘱的移动医疗　通过移动医疗信息系统实现离开护士站期间的临床诊疗服务，包括床边体征信息采集、床边医嘱执行、患者不良反应信息登记、标本采集时间确认等，信息基于无线 Wifi 技术，实时动态将采集信息上传到电子病历服务器，实现床边诊疗移动医疗服务。

第三节　应用评价六级实例

一、建设目标及意义

2011 年，原卫生部印发了《电子病历系统功能应用水平评价方法与标准(试行)》通知，明确了医疗机构关于电子病历系统各发展阶段应当具有的功能，为电子病历系统的开发厂家和用户提供了一个参考标准。

概括来讲，电子病历系统功能应用水平评价标准中各个等级的要求如表 27-1：

表 27-1　电子病历系统功能应用水平评价等级要求

等级	要求
0	无联网计算机系统
1	部门内初步数据采集
2	部门内数据交换
3	部门间数据交换，初级医疗决策支持
4	全院信息共享，中级医疗决策支持
5	数据集成，以电子病历为基础的医院信息平台
6	全流程数据闭环管理，高级医疗决策支持
7	区域医疗信息共享

项目所要达到的目标，便是研发应用“全流程数据闭环管理，高级医疗决策支持”的 6 级电子病历系统。

其局部要求是：各个医疗业务项目均使用计算机进行身份识别(如条形码、磁卡、IC 卡等)与数据采集，电子病历系统提供实时在线数据核查与管理功能。业务处理过程中，能够依据知识库提供审核功能，并及时向医护人员提供信息反馈和提示，减少医疗差错的发生概率。

整体要求是：

1. 实现全流程数据跟踪与闭环管理。医疗、护理等实现全流程闭环信息记录与管理，能够提供高级医疗决策支持。

2. 形成全院跨部门的知识库(如症状＋体征＋检查检验＋诊断＋治疗＋药物合理使用知识库等)。

3. 基本实现电子病历无纸化。

值得一提的是，标准所评价的内容已远超狭义上的电子病历，其包含九个评价角色：病房医师、病房护士、门诊医师、检查科室、检验处理、治疗信息处理、医疗保障、病历管理、病历基础。就标准所涉及 37 个项目，332 个功能点而言，已基本覆盖了医院的各个应用系统详见表 27-2。评分方法是 SUM(系统功能点得分×有效应用百分比)，除了实现对应功能点，应用推广也是评价标准中非常关键步骤。

表 27-2　应用评价涉及的医院应用系统

门急诊挂号系统	临床护理电子病历	病案管理系统
门急诊收费、结算管理系统	临床路径系统	病历质量控制管理系统
门诊分诊叫号管理系统	手术麻醉管理系统	医院感染管理系统
门诊医生工作站	药品库房管理系统	手术分级管理系统
急诊管理系统	药房管理系统	医疗统计与分析系统

续表

门诊输液管理系统	门诊配药管理系统	综合查询与统计分析系统
门诊自助取号排队系统	病区摆药管理系统	决策支持系统
门诊预约挂号系统	配液管理系统	医护交接班平台
门诊自助打印系统	三线用药控制管理系统	科研检索系统
门诊手术室管理系统	合理用药系统	
住院病人管理系统	PACS 系统	
住院收费结算管理系统	全院 LIS 系统	
住院医生工作站	心电检查及电生理网络信息系统	
住院护士工作站	全院数字认证与电子签章系统	
移动住院医生工作站	病理图像处理与资料管理系统	
移动住院护士工作站	集成平台	
临床电子病历系统	知识库平台	

二、建设历程与总结

(一) 标准测评

在原卫生部发布《电子病历系统功能应用水平评价方法与标准(试行)》后的次年底,公司与建设医院就六级病历项目达成意向,"全流程数据闭环管理,高级医疗决策支持"的"六级病历"作为公司重点研发项目立项申请。项目从筹备到项目完成,即通过电子病历系统评价标准 6 级测评,大概经历了以下 6 个阶段的工作。

第一阶段:标准分析阶段。此阶段主要工作是结合《电子病历功能规范》分析《电子病历系统功能应用水平评价方法与标准(试行)》,分析应用评价的基本流程,分析相关医疗角色和评价项目,分析综合评分及应用水平评分方法,分析基本数据项和获取方法。输出 6 级功能与应用评价表格。

第二阶段:系统调研、项目计划阶段。根据第一阶段标准分析结果,对现有系统功能实现水平与分级标准进行差异化分析,对现有系统应用水平与分级标准进行差异化分析,依据现有系统实现情况和应用水平制定基础开发,现场开发和实施应用计划。

第三阶段:基础开发阶段。根据第二阶段制定的基础开发计划,完善或补全基础信息系统,构建院内数据中心,构建院内统一数据总线和消息引擎,构建决策支持平台,构建院内闭环体系。

第四阶段:现场开发、应用阶段。提出项目目标并构建项目团队,协调各供应商进驻项目组,制定现场开发计划和应用推广计划,执行开发和应用推广计划,并对每阶段成果进行评价。此阶段的现场开发部分与第三阶段没有一个明显的时间先后,可以根据实际项目功能模块情况同时进行。

第五阶段:6 级自评与申报阶段。自评阶段主要是评估数据的采集与整理汇总。一方面由电子病历供应商协助确认系统功能点,另一方面由统计部门协助统计医院运行数据,最终把数据整理汇总。对未达标的 6 级功能与应用进行及时调整。自评后即可通过国家卫生计生委医院管理研究所的电子病历系统分级评价平台进行数据填报,填报的数据主要分为两个方面:

1. 医院基础数据填报　基础信息包括"医院当前展开的病房数"、"医院门诊科室数"、"医院床位数"、"医院是否有专门的信息化部门"等等。"医院运行基础数据"中"医疗服务信息"全部为近 3 个月的数据。

2. EMR 数据填报　EMR 数据按照考察项目角色划分为 9 个部分,分别是"病历医师"、"病房护士"、"门诊医师"、"检查科室"、"检验处理"、"治疗信息处理"、"医疗保障"、"病历管理"、"电子病历基础"。数据填报方式为逐级填报,上一级别达标时显示下一级别考察内容。

医院基础数据以及全部角色填写完成后,将系统数据上报。数据上报完成后,医院即可获得网上自评结果。根据结果对达标的 6 级功能与应用进行及时调整。

第六阶段：复核通过电子病历系统评价标准6级。6级复核阶段需经过现场考察认证，现场考察认证分两个阶段：

1. 建设医院准备实证材料

(1)自查6级功能的前级功能，确认均完全实现。列表声明这些项目的前级功能全部实现。

(2)提供5级至6等级考察项目的实证材料。项目按照申报等级的基本项和所实现的选择项列出。实证内容包括：系统截屏、统计数据、方案说明与场景描述。

2. 专家组复核

(1)审查提交内容是否满足要求，对于有疑问的项目，可要求医院给予说明。

(2)现场核实实证内容的一致性并做记录、存档。

(3)逐项审查5级功能并记录、存档。

(4)逐项审查5级功能并记录、存档。

专家组复核结果建设医院最终以总分224分通过了通过电子病历系统评价标准6级。

(二) 应用推广

六级标准要落地，需结合医院的实际情况，切入关键业务，进行流程再造。为此，公司和院方共同组建攻关小组，对照《电子病历系统功能应用水平评价方法与标准》相关角色中的功能要求，分析关键业务流程及信息系统的实际应用情况。优化不合理的流程，形成业务流程图、系统实施路径表；收集整理专科知识库、相关表单。而后形成概要技术文档，双方商定后便进入实际开发阶段。就每个角色的分工而言，院方侧重于前期的调研、关键业务过程分析改进、资料收集及后期的应用推广，而公司一方侧重于中期的研发。其中，提升电子病历应用等级的关键是结合本院的实际情况，把《电子病历系统功能应用水平评价方法与标准》中离散的评价点，进行合并，形成易于实施应用的跨角色的流程优化方案。

(三) 项目管理

六级电子病历项目是一个系统工程，项目需要以下角色人员：

1. 项目经理　项目推动、项目范围控制、医院各类组织沟通协调工作。

2. 业务及需求分析员　标准解读、业务分析、需求分析。

3. 设计与架构师　技术上的总体解决方案，着眼于系统之间交互与通信，模块的划分与集成。将各个业务系统或功能模块贯穿应用于总体业务过程。还包括数据中心思想及业务总线的规划。

4. 开发工程师　六级标准落地到医院的具体开发工作。

5. 实施工程师　需了解分级标准，需熟悉各个业务系统，贯穿整个过程。工作着重于用户培训与应用推广。

6. 测试人员　需了解分级标准，需熟悉各个业务系统，贯穿整个过程。

每个角色并不一定需要专人担任，但是项目中每位成员基本都有一个主要角色。

六级项目的建设需要以下主要的技术条件，在项目建设过程中需进行充分准备：

1. 分级标准研究　我国电子病历分级标准是一套科学严谨的医院信息化建设评价体系，对医院、厂商有着重大指导意义，必须充分了解标准用意及要求。

2. 结合医院实际　必须结合医院自身特点，实现标准的本地化，才能把标准的内涵实质应用到具体实践中，不能为了分级而分级。

3. 领导统筹规划　由院领导牵头，成立由厂商、院方联合的攻关小组，共同就技术问题、业务问题进行联合攻关。

4. 关键业务切入　电子病历分级标准针对角色、项目进行定义，而实际业务基于多角色流程，因此必须在理解标准的基础上，统揽业务，以具体业务流程再造为切入点。

(四) 风险评估和应对准备

六级电子病历项目，建设的难度比起一般项目高很多，建设的难点主要有以下几方面，在项目建设初期应该进行充分的风险评估和应对准备：

1. 标准融合落地　通过对标准的解读，理解标准的指导方向，标准与医院实际情况结合，形成具有本院特色的闭环业务流程，需花大量精力进行研究。

2. 医疗知识归纳　六级电子病历已经形成全院统一的高级决策支持体系，在知识的归纳整理及实际应用的技术使用上，均需要大量投入。

3. 厂商协调沟通　要将全院系统进行集成，流程再造，需要涉及众多供应商的系统改造，接口对接，必须进行密切的沟通协调。

4. 用户习惯培养　电子病历的高阶应用，形成众多闭环操作流程，大量新功能的应用，也带来业务操作习惯的改变，需进行大量用户动员与不断习惯培养。

三、应用效果

从公司与建设医院达成协议，成立电子病历六级项目攻关小组，启动六级电子病历建设工作，经过公司、医院相关组织及医院各个系统厂商的精诚合作下，经过六级项目建设周期的研发、部署、实施，依托于六级病历建设，建设医院已建成以全结构化电子病历平台为基础、以集成平台为依托的全院信息系统建设整体解决方案。基于建设医院特点，对全院业务流程进行了全面梳理，对信息系统进行全面整合。在流程优化的同时，构建全院统一的智能知识库平台，初步形成全院信息系统的智能化。通过移动医疗平台建设，核心业务领域实现闭环管理，为医院绩效考核、决策支持系统等后期数据利用提供坚实数据基础。基于卫生部数据标准，建成全结构化电子病历应用体系，将效率、安全、数据利用统一起来。同时，全院所有业务领域医疗记录实现第三方认证的数字签名，为全面无纸化打下基础。

2014 年 4 月，在经历了资料上报审核、系统复核及专家现场评测 3 个阶段后，建设医院完成了六级病历复审。专家惊讶于初审之后半年时间里我们所做的改进工作。2014 年 6 月中旬，建设医院荣获卫生部医院管理研究所、中国医院协会信息管理专业委员会颁发的“电子病历系统功能应用单位分级评价六级医院”称号，这是全国第二家获此殊荣的医院，标志着建设医院以电子病历为核心的医院信息化建设达到了国内领先水平。

致　谢

感谢以下公司参与本书编写并提供技术资料和应用实例(排名不分先后)

北京嘉和美康信息技术有限公司
北大医疗信息技术有限公司
江苏曼荼罗软件股份有限公司
浙江和仁科技股份有限公司
智业软件股份有限公司